Manual de
NEUROINTENSIVISMO
BP – A Beneficência
Portuguesa de São Paulo
2ª Edição

Cardiologia — Livros de interesse

Acessos Vasculares para Quimioterapia e Hemodiálise – **Wolosker**
Atividade Física e Obesidade – **Matsudo**
Atualização em Hipertensão Arterial – Clínica, Diagnóstico e Terapêutica – **Beltrame Ribeiro**
Bases Moleculares das Doenças Cardiovasculares – **Krieger**
Cardiologia Clínica 2ª – **Celso Ferreira e Rui Póvoa**
Cardiologia Prática – **Miguel Antônio Moretti**
Cardiologia Pediátrica – **Carvalho**
Cardiologia Preventiva - Prevenção Primária e Secundária – **Giannini**
Cardiopatias Congênitas no Recém-nascido 2ª ed. Revisada e Ampliada – **Virgínia Santana**
Cardiopatia Hipertensiva – **Rui Póvoa**
Células-tronco – **Zago**
Células Tronco Nova Perspectiva Terapêutica – **Carvalho Souza**
Chefs do Coração – **Ramires**
Cirurgia Cardiovascular – **Oliveira**
Climatério e Doenças Cardiovasculares na Mulher – **Aldrighi**
Clínicas Brasileiras de Cirurgia – **CBC** (Colégio Brasileiro de Cirurgiões) Vol. 2/5 - Cirurgia Cardiovascular – **Oliveira**
Como Cuidar de seu Coração – **Mitsue Isosaki** e Adriana Lúcia Van-Erven **Ávila**
Condutas em Terapia Intensiva Cardiológica – **Knobel**
Condutas no Paciente Grave 3ª ed. (vol. I com CD e vol. II) – **Knobel**
Coração...é emoção – **Knobel**
Coração e Sepse – **Constantino** José Fernandes Junior, Cristiano Freitas de Souza e Antonio Carlos **Carvalho**
Cuidados Paliativos – Diretrizes, Humanização e Alívio de Sintomas – **Franklin Santana**
Desfibrilação Precoce - Reforçando a Corrente de Sobrevivência – **Timerman**
Dietoterapia & Avaliação Nutricional – **Isosaki**
Dinâmica Cardiovascular - Do Miócito à Maratona – **Gottschal**
Doença Cardiovascular, Gravidez e Planejamento Familiar – **Andrade e Ávila**
Doença Coronária – **Lopes Palandri**
Dor - Manual para o Clínico – **Jacobsen Teixeira**
Eletrocardiograma – **Cirenza**
Eletrocardiologia Atual 2ª ed. – **Pastore**
Eletrofisiologia Cardíaca na Prática Clínica vol. 3 – **SOBRAC**
Emergências em Cardiopatia Pediátrica – **Lopes e Tanaka**
Endotélio e Doenças Cardiovasculares – **Protásio, Chagas e Laurindo**
Enfermagem em Cardiologia – **Cardoso**
Enfermaria Cardiológica – Ana Paula Quilici, André Moreira Bento, Fátima Gil Ferreira, Luiz Francisco **Cardoso**, Renato Scotti Bagnatori, Rita Simone Lopes Moreira e Sandra Cristine da Silva
Equilíbrio Ácido-Base e Hidroeletrolítico 3ª ed. – Renato Delascio **Lopes**
Ergometria – Ergoespirometria, Cintilografia e Ecocardiografia de Esforço 2ª ed. – Ricardo **Vivacqua** Cardoso Costa
Fitoterapia - Bases Científicas e Tecnológicas – **Viana Leite**
Gestão Estratégica de Clínicas e Hospitais – **Adriana Maria** André
Guia de Bolso de UTI – **Hélio Penna Guimarães**
Hipertensão Arterial na Prática Clínica – **Póvoa**
ICFEN - Insuficiência Cardíaca com Fração de Ejeção Normal – Evandro **Tinoco** Mesquista
Insuficiência Cardíaca – **Lopes Buffolo**
Intervenções Cardiovasculares – **SOLACI**
Lesões das Valvas Cardíacas - Diagnóstico e Tratamento – **Meneghelo e Ramos**
Manual de Cardiologia da SOCESP – **SOCESP (Soc. Card. Est. SP)**
Manual de Dietoterapia e Avaliação Nutricional – Serviço de Nutrição e Dietética do Instituto do Coração (HC-FMUSP) – **InCor**
MAPA - Monitorización Ambulatória de la Presión Arterial (edição em espanhol) – **Nobre, Mion e Oigman**
Medicina Intensiva Baseada em Evidência – **Luciano Cesar Pontes de Azevedo**
Medicina Nuclear em Cardiologia - Da Metodologia à Clínica – **Thom Smanio**
Medicina: Olhando para o Futuro – **Protásio** Lemos **da Luz**
Medicina, Saúde e Sociedade – **Jatene**

Monitorização Ambulatorial da Pressão Arterial 4ª ed. – **Nobre, Mion e Oigman**
O Exercício - Preparação Fisiológica, Avaliação Médica, Aspectos Especiais e Preventivos – **Ghorayeb e Turíbio**
O Pós-operatório Imediato em Cirurgia Cardíaca - Guia para Intensivistas, Anestesiologistas e Enfermagem Especializada – **Fortuna**
Os Chefs do Coração – **InCor**
Parada Cardiorrespiratória – **Lopes Guimarães**
Política Públicas de Saúde Interação dos Atores Sociais – **Lopes**
Prescrição de Medicamentos em Enfermaria – **Brandão Neto**
Prevenção das Doenças do Coração - Fatores de Risco – **Soc. Bras. Card. (SBC) – FUNCOR**
Problemas e Soluções em Ecocardiografia Abordagem Prática – José Maria **Del Castillo** e Nathan Herzskowicz
Ecocardiograma na Prática Clínica – Problemas e Soluções – **Del Castillo**
Pronto-socorro Cardiológico – **Chagas e Palandrini**
Psicologia e Cardiologia - Um Desafio que Deu Certo - SOCESP – Ana Lucia **Alves Ribeiro**
Ressuscitação Cardiopulmonar – Hélio **Penna Guimarães**
Riscos e Prevenção da Obesidade – **De Angelis**
Rotinas de Emergência – **Pró-cardíaco**
Rotinas Ilustradas da Unidade Clínica de Emergência do Incor – **Mansur**
Semiologia Cardiovascular – **Tinoco**
Série Clínica Médica - Dislipidemias – **Lopes e Martinez**
Série Clínica Médica Ciência e Arte – **Soc. Bras. Clínica Médica**
Série – Guia de Cardiologia de Bolso – 5 volumes
   Vol. 1 – Doença Coronariana e Cardiologia Intervencionista
   Vol. 2 – Miocardiopatias e Valvopatias
   Vol. 3 – Arritmias
   Vol. 4 – Emergências e Terapia Intensiva Cardiológica
   Vol. 5 – Fármacos: Classificações, Escores de Risco, Escalas e Cálculos em Cardiologia
   Doença Coronária – **Lopes Palandri**
   Insuficiência Cardíaca – **Lopes Buffolo**
Série Fisiopatologia Clínica – **Carvalho**
   Vol. 3 - Fisiopatologia Respiratória
Série Fisiopatologia Clínica (com CD-ROM) – **Rocha e Silva**
   Vol. 1 - Fisiopatologia Cardiovascular – **Rocha e Silva**
   Vol. 2 - Fisiopatologia Renal – **Zatz**
   Vol. 3 - Fisiopatologia Respiratória – **Carvalho**
   Vol. 4 - Fisiopatologia Digestiva – **Laudana**
   Vol. 5 - Fisiopatologia Neurológica – **Yasuda**
Série Livros de Cardiologia de Bolso (Coleção Completa 6 vols.) – **Tinoco**
   Vol. 1 - Atividade Física em Cardiologia – **Nóbrega**
   Vol. 2 - Avaliação do Risco Cirúrgico e Cuidados Perioperatórios – **Martins**
   Vol. 3 - Cardiomiopatias: Dilatada e Hipertrófica – **Mady, Arteaga e Ianni**
   Vol. 4 - Medicina Nuclear Aplicada à Cardiologia – **Tinoco e Fonseca**
   Vol. 5 - Anticoagulação em Cardiologia – **Vilanova**
   Vol. 6 - Cardiogeriatria – **Bruno**
Série SOBRAC – vol. 2 – Papel dos Métodos não Invasivos em Arritmias Cardíacas – **Martinelli e Zimerman**
Série SOBRAC – vol. 4 – Terapia de Ressincronização Cardiaca
Série Terapia Intensiva – **Knobel**
   Vol. 1 - Pneumologia e Fisioterapia Respiratória 2ª ed.
   Vol. 3 - Hemodinâmica
Síndrome Metabólica – **Godoy Matos**
Síndrome Metabólica - Uma Abordagem Multidisciplinar – **Ferreira e Lopes**
Síndromes Hipertensivas na Gravidez – **Zugaib e Kahhale**
Síndromes Isquêmicas Miocárdicas Instáveis – **Nicolau e Marin**
Sociedade de Medicina do Esporte e do Exercício - Manual de Medicina do Esporte: Do Paciente ao Diagnóstico – Antônio Claudio Lucas da **Nóbrega**
Stent Coronário - Aplicações Clínicas – **Sousa e Sousa**
Tabagismo: Do Diagnóstico à Saúde Pública – **Viegas**
Terapias Avançadas - Células-tronco – **Morales**
Transradial – Diagnóstico e Intervenção Coronária e Extracardíaca 2ª ed. – **Raimundo Furtado**
Tratado de Cardiologia do Exercício e do Esporte – **Ghorayeb**
Tratamento Cirúrgico da Insuficiência Coronária – **Stolf e Jatene**
Um Guia para o Leitor de Artigos Científicos na Área da Saúde – **Marcopito Santos**

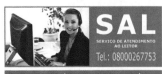
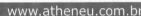

Facebook.com/editoraatheneu Twitter.com/editoraatheneu Youtube.com/atheneueditora

Manual de
NEUROINTENSIVISMO

BP – A Beneficência Portuguesa de São Paulo

2ª Edição

Editores

Salomón Soriano Ordinola Rojas

Viviane Cordeiro Veiga

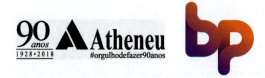

EDITORA ATHENEU

São Paulo	*Rua Jesuíno Pascoal, 30* *Tel.: (11) 2858-8750* *Fax: (11) 2858-8766* *E-mail: atheneu@atheneu.com.br*
Rio de Janeiro	*Rua Bambina, 74* *Tel.: (21) 3094-1295* *Fax: (21) 3094-1284* *E-mail: atheneu@atheneu.com.br*
Belo Horizonte	*Rua Domingos Vieira, 319, conj. 1.104*

PRODUÇÃO EDITORIAL: Fernando Palermo
CAPA: Paulo Verardo

CIP-BRASIL. CATALOGAÇÃO NA PUBLICAÇÃO
SINDICATO NACIONAL DOS EDITORES DE LIVROS, RJ

R645m
2. ed.

Rojas, Salomón Soriano Ordinola
Manual de neurointensivismo BP – A Benificência Portuguesa de São Paulo/ Salomón Soriano Ordinola Rojas, Viviane Cordeiro Veiga. - 2. ed. - Rio de Janeiro : Atheneu, 2018.
: il.

Inclui bibliografia
ISBN 978-85-388-0879-4

1. Neuroanatomia. I. Veiga, Viviane Cordeiro. II. Título.

18-48989	CDD: 611.8
	CDU: 611.8

ROJAS, S. S. O.; VEIGA, V. C.
Manual de Neurointensivismo BP – A Beneficência Portuguesa de São Paulo – 2ª Edição

©*Direitos reservados à Editora ATHENEU — São Paulo, Rio de Janeiro, Belo Horizonte, 2018*

Editores

Salomón Soriano Ordinola Rojas

Médico coordenador da Unidade de Terapia Intensiva Neurológica e da CTI do Hospital BP - A Beneficência Portuguesa de São Paulo. Doutor pela Faculdade de Medicina de São José do Rio Preto. Mestre pela Universidade Estadual de Campinas (Unicamp). Especialista em Terapia Intensiva pela Associação de Medicina Intensiva Brasileira (AMIB) e em Cirurgia Cardiovascular pela Sociedade Brasileira de Cirurgia Cardiovascular (SBCCV). Membro Titular da SBCCV. Professor da Faculdade de Medicina da Universidade Cidade de São Paulo. MBA Executivo em Saúde pela FGV.

Viviane Cordeiro Veiga

Médica coordenadora da Unidade de Terapia Intensiva Neurológica e da CTI do Hospital BP - A Beneficência Portuguesa de São Paulo. Coordenadora do grupo de PCR – Time de Resposta Rápida do Hospital BP - A Beneficência Portuguesa de São Paulo. Doutora pela Universidade Estadual de Campinas (Unicamp). Mestre pela Unicamp. Especialista em Terapia Intensiva pela Associação de Medicina Intensiva Brasileira e em Cardiologia pela Sociedade Brasileira de Cardiologia. Presidente do Comitê de Neurointensivismo da AMIB. Membro da Diretoria da SOPATI (Sociedade Paulista de Terapia Intensiva) - Gestão 2018/2019. MBA Executivo em Saúde pela FGV.

Colaboradores

Alessandra de Assis Miura

Coordenadora de Fisioterapia do Hospital BP – A Beneficência Portuguesa de São Paulo – Mirante. Especialista em Reabilitação das Mãos e dos Membros Superiores do Hospital das Clínicas da Faculdade de Medicina da Universidade de São Paulo – HCFMUSP. Especialista em Terapia Manual e Formação em RPG na Escola Philippe Souchard. Especialista em Gestão de Pessoas e Gestão RH, MBA, BI Internacional..

Alex Machado Baeta

Médico Neurologista do Hospital BP – A Beneficência Portuguesa de São Paulo. Médico Responsável pelo Ambulatório de Doenças do Neuroperiférico da Universidade Federal de São Paulo – Unifesp. Mestrado e Doutorado pela Faculté de Médecine Aix-Marseille II/Universidade de São Paulo – USP.

Alexandre Bernardo dos Santos

Médico Diarista da CTI do Hospital BP – A Beneficência Portuguesa de São Paulo.

Alexandre Israel Kochi Silva

Graduado em Medicina pela Escola Paulista de Medicina da Universidade Federal de São Paulo – EPM-Unifesp. Médico Residente de Neurocirurgia na Unifesp.

Alexandre Slullitel

Especialista em Anestesia e Medicina Intensiva. Certificado de Atuação na Área de Dor. Título Superior de Anestesiologia pela Faculdade de Medicina de Ribeirão Preto da Universidade de São Paulo – FMRP-USP.

Amanda Ayako Minemura Ordinola

Acadêmica do Curso de Medicina da Universidade de Santo Amaro.

Anderson Benine Belezia

Neurorradiologista do Hospital BP – A Beneficência Portuguesa de São Paulo.

Anderson Paes da Silva

Gerente de TI do Hospital BP – A Beneficência Portuguesa de SP. Graduado em Farmácia Bioquímica pela Universidade Nove de Julho, São Paulo.

André Luis Signori Baracat

Mestre em Medicina Interna pela Faculdade de Ciências Médicas da Universidade Estadual de Campinas – Unicamp. Especialista em Nefrologia pela Sociedade Brasileira de Nefrologia/ Associação Médica Brasileira – SBN/AMB. Médico Assistente da Equipe Anita Saldanha de Nefrologia e Transplante de Órgãos do Complexo Hospitalar do Hospital BP – A Beneficência Portuguesa de São Paulo.

André Luiz Guimarães de Queiroz

Médico Residente em Neurologia no Hospital BP – A Beneficência Portuguesa de São Paulo.

Anita Leme da Rocha Saldanha

Chefe da Equipe Anita Saldanha de Nefrologia e Transplante de Órgãos do Hospital BP – A Beneficência Portuguesa de São Paulo.

Antonio Carlos Batista Pereira

Anestesiologista Responsável pelo Serviço de Anestesia da Equipe de Cirurgia Cardiovascular "Dr. Januário Manoel de Souza", São Paulo-SP. Anestesiologista Integrante do Serviço de Anestesiologia Analgesia e Dor do Hospital Santa Paula, São Paulo-SP.

Antônio Carlos de Souza Correia

Médico Residente em Neurocirurgia no Hospital BP – A Beneficência Portuguesa de São Paulo.

Antonio Nogueira de Almeida

Médico Titular do Hospital BP – A Beneficência Portuguesa de São Paulo. Médico Assistente da Divisão de Neurocirurgia Funcional do Instituto da Psiquiatria do Hospital das Clínicas da Faculdade de Medicina da Universidade de São Paulo – IPq/HCFMUSP

Barbara de Abreu Pereira

Médica Intensivista da UTI Neurológica do Hospital BP – A Beneficência Portuguesa de São Paulo. Título de Especialista em Medicina Intensiva pela Associação de Medicina Intensiva Brasileira – AMIB. Título de Especialista em Infectologia pela Sociedade Brasileira de Infectologia.

Bruno Fernandes de Oliveira Santos

Médico Residente em Neurocirurgia pela Universidade Federal de São Paulo – Unifesp. Mestrado Profissional do Programa de Pós-Graduação em Tecnologias e Atenção à Saúde da Unifesp.

Bruno Merlo Chaves

Neurorradiologista Intervencionista do Centro de Neuroangiografia Diagnóstica e Terapêutica do Hospital BP – A Beneficência Portuguesa de São Paulo.

Carlos Vanderlei de Medeiros Holanda

Neurocirurgião do Hospital BP – A Beneficência Portuguesa de São Paulo.

Carlos Zapata

Médico Intensivista das UTIs Neurológica do Hospital BP – A Beneficência Portuguesa de São Paulo. Especialista em Terapia Intensiva pela Associação de Medicina Intensiva Brasileira (AMIB) e em Cardiologia pela Sociedade Brasileira de Cardiologia (SBC).

Christiane Siqueira Monteiro Campos

Especialista e Membro Titular do Colégio Brasileiro de Radiologia. Membro Titular da Sociedade Brasileira de Neurorradiologia Diagnóstica e Terapeutica. Médica Radiologista do Grupo de Neuroradiologia do Hospital BP – A Beneficência Portuguesa de São Paulo – Medimagem. Pós-Graduação "Master degree in Neurovascular Diseases" pela Universidade de Paris.

Cinthia Yone Kubota

Farmacêutica.

Cristiane dos Santos Manoel Resende da Silva

Farmacêutica. Especialista em Administração Hospitalar pela Universidade São Camilo, São Paulo. Gerente de Enfermagem das Unidades de Terapia Intensiva do Hospital BP – A Beneficência Portuguesa de SP.

Daniani Boldani da Costa Wilson

Coordenadora de Farmácia do Hospital BP – A Beneficência Portuguesa de SP. Graduada em Farmácia Bioquímica pela Universidade do Sagrado Coração, Bauru-SP. Especialista em Análises Clínicas/Bioquímica pela Universidade Estadual Paulista (Unesp) e em Assuntos Regulatórios pela Faculdade Oswaldo Cruz, São Paulo.

Diana Lara Pinto de Santana

Graduada em Medicina na Universidade Federal da Bahia – UFBA. Residência Médica em Neurocirurgia no Hospital das Clínicas da Universidade de São Paulo – HCFMUSP. Título de Especialista em Neurocirurgia pela Sociedade Brasileira de Neurocirurgia. Fellow em Cirurgia Endoscópica Minimamente Invasiva pela University of California – Los Angeles (UCLA), EUA. Doutoranda do Departamento de Neurologia da Universidade de São Paulo – USP.

Ériton de Souza Teixeira

Pós-Graduação lato sensu em Fisioterapia Pneumofuncional pelo Hospital Universitário da Universidade de São Paulo – HU-USP. Fisioterapeuta da UTI Neurológica do Hospital BP – A Beneficência Portuguesa de São Paulo.

Evandro Pinto da Luz de Oliveira

Neurocirurgião. Chefe do Programa de Residência Médica de Neurocirurgia do Hospital BP – A Beneficência Portuguesa de São Paulo. Diretor do Laboratório de Microneurocirurgia do Hospital BP. Diretor do Instituto de Ciências Neurológicas – ICNE, São Paulo.

Fabiana Hara

Fonoaudióloga Responsável do Serviço de Fonoaudiologia Hospitalar do Hospital BP – A Beneficência Portuguesa de São Paulo. Fonoaudióloga responsável pela Clínica de Desenvolvimento Integrado (CDI – Fonoterapia). Especialista em Voz pelo Centro de Estudos da Voz (CEV).

Fabiane Gomes Corrêa

Residência Médica em Clínica Médica. Residência Médica em Geriatria.

Fabricio Argenton Sofiato

Médico-Assistente das UTIs Neurológica do Hospital Hospital BP – A Beneficência Portuguesa de São Paulo.

Feres Eduardo Aparecido Chaddad Neto

Professor Adjunto da Disciplina de Neurocirurgia. Chefe do Laboratório de Técnicas Neuromicrocirúrgicas. Chefe do Setor de Neurocirurgia Vascular e Docente do Programa de Pós-Graduação em Neurologia e Neurociências da Universidade Federal de São Paulo – Unifesp. Chefe da Disciplina de Neurocirurgia da Unifesp.

Fernando Augusto Alves da Costa

Doutorado em Ciências da Saúde – Área Cardiologia pela Universidade de São Paulo – USP. Cardiologista da BP – A Beneficência Portuguesa de São Paulo. Diretor da Clínica Paulista de Doenças Cardiovasculares. Diretor Eleito de Qualidade Assistencial do Biênio 2018/2019 da Sociedade de Cardiologia do Estado de São Paulo – SOCESP. Diretor Eleito de Promoção à Saúde Cardiovascular do Biênio 2018/2019 do Funcor – Sociedade Brasileira de Cardiologia.

Giszele Previato

Fonoaudióloga Responsável pelo Serviço de Fonoaudiologia Hospitalar do Hospital BP – A Beneficência Portuguesa de São Paulo. Fonoaudióloga responsável pela Clínica de Desenvolvimento Integrado (CDI – Fonoterapia). Especialista em Disfagia pelo Conselho Federal de Fonoaudiologia. Especialista em Fonoaudiologia Preventiva e Hospitalar pela Universidade São Camilo.

Glauco Adrieno Westphal

Doutor em Ciências pela Faculdade de Medicina da Universidade de São Paulo – FMUSP. Título de Especialista em Medicina Intensiva pela Associação de Medicina Intensiva Brasileira – AMIB. Coordenador da UTI do Centro Hospitalar Unimed de Joinville. Intensivista da UTI do Hospital Municipal São José de Joinville. Médico da Central de Transplantes de Santa Catarina.

Guilherme Rosario

Médico-Assistente das UTIs Neurológicas do Hospital BP – A Beneficência Portuguesa de São Paulo. Especialização em Neurologia no Hospital BP. Pós-Graduação em Neurointensivismo no Hospital Sírio-Libanês. Pós-Graduação em Medicina Paliativa na Faculdade São Camilo e Instituto Paliar.

Gustavo Maia

Médico Intensivista da Unidade de Terapia Intensiva Neurológica do Hospital BP – A Beneficência Portuguesa de São Paulo.

Hennan Salzedas Teixeira

Médico Residente em Neurologia no Hospital BP – A Beneficência Portuguesa de São Paulo.

Hugo Leonardo Dória-Netto

Neurocirurgião Assistente do Departamento de Neurocirurgia Vascular da Universidade Federal de São Paulo – Unifesp. Neurocirurgião do Grupo de Neurocirurgia Vascular do Hospital de Transplantes Euryclides de Jesus Zerbini – Hospital Brigadeiro. Neurocirurgião do Hospital BP – A Beneficência Portuguesa de São Paulo.

Israel Ferreira da Silva

Especialista em Anestesiologia pela Sociedade Brasileira de Anestesiologia – SBA, MEC e Cremesp. Título Superior em Anestesiologia pela SBA. Corresponsável pelo Centro de Ensino e Treinamento em Anestesiologia do Hospital do Servidor Público Estadual do Estado de São Paulo – CET-SBA-HSPE. Chefe da Equipe de Anestesia do Serviço de Cirurgia Cardiovascular do Prof. Dr. Sérgio Almeida de Oliveira no Hospital BP – A Beneficência Portuguesa de São Paulo.

José Luciano Monteiro Cunha

Graduação em Medicina pela Escola Bahiana de Medicina. Residência Médica em Neurologia pelo Instituto de Assistência Médica ao Servidor Público Estadual de São Paulo do Hospital do Servidor Público Estadual – IAMSPE-HSPE. Membro da Academia Americana de Neurologia. Membro da Academia Brasileira de Neurologia. Aperfeiçoamento em Doenças Neuromusculares Pitié-Salpêtrière de Paris.

José Marcos de Gois

Cardiologista do Hospital BP – A Beneficência Portuguesa de São Paulo. Doutor pela Faculdade de Medicina da Universidade de São Paulo, FMUSP.

José Maria Campos Filho

Neurocirurgião do Hospital BP – A Beneficência Portuguesa de São Paulo. Pós-Graduação em Neuro-oncologia pelo Hospital Sírio-Libanês.

José Rodrigues Pereira

Médico Coordenador do Serviço de Pneumologia da BP – A Beneficência Portuguesa de São Paulo. Médico Pneumologista Doutorando do Programa de Pós-Graduação da Escola Paulista de Medicina da Universidade Federal de São Paulo – EPM-Unifesp.

Juliana da Silva Milhomem

Graduação em Medicina pela Universidade de Santo Amaro. Especialização em Clínica Médica pelo Hospital BP – A Beneficência Portuguesa de São Paulo.

Júlio Cesar de Carvalho

Médico-Assistente das UTIs Neurológicas do Hospital BP – A Beneficência Portuguesa de São Paulo.

Julio Leonardo Barbosa Pereira

Graduado em Medicina na Universidade Federal da Bahia – UFBA. Residência Médica em Neurocirurgia na Santa Casa de Misericórdia de Belo Horizonte. Título de Especialista em Neurocirurgia pela Sociedade Brasileira de Neurocirurgia. Fellow em Radiocirurgia e Neurocirurgia Funcional pela University of California – Los Angeles (UCLA), EUA.

Karlla Danielle Ferreira Lima

Médica Residente em Neurologia no Hospital BP – A Beneficência Portuguesa de São Paulo.

Lázaro Luís Faria do Amaral

Neurorradiologista e Chefe do Departamento de Neurorradiologia da Medimagem – Hospital BP – A Beneficência Portuguesa de São Paulo e Hospital São José de São Paulo. Fellow em Neurorradiologia pela Universidade do Oregon, Portland, EUA. Diploma em Neurorradiologia pela Sociedade Europeia de Neurorradiologia. Neurorradiologista pela Sociedade Brasileira de Neurorradiologia Diagnóstica e Terapêutica pelo Colégio Brasileiro de Radiologia e pelo Conselho Regional de Medicina do Estado de São Paulo. Coordenador da Área de Neurorradiologia da Sociedade Paulista de Radiologia.

Leonardo José Rolim Ferraz

Supervisor Médico da UTI do Hospital Israelita Albert Einstein.

Ligia Maria Coscrato Junqueira Silva

Coordenadora de Fisioterapia das UTIs Neurológicas do Hospital BP – A Beneficência Portuguesa de São Paulo. Mestrado em Neurociências pela Escola Paulista de Medicina da Universidade Federal de São Paulo – EPM-Unifesp.

Luana Gomes Alonso

Especialista em Fisioterapia Respiratória pela Universidade de Santo Amaro. Fisioterapeuta da Unidade de Terapia Intensiva Neurológica do Hospital BP – A Beneficência Portuguesa de São Paulo.

Luciana Souza Freitas

Enferemeira Especialista em Insuficiência Respiratória e Cardiopulmonar em UTI – Monitorização e Tratamento pelo Hospital A.C. Camargo. MBA em Gestão de Pessoas pela Faculdade de Medicina do ABC. Supervisora de Enfermagem na UTI Neurológica do Hospital BP – A Beneficência Portuguesa de São Paulo.

Luis Enrique Campodônico Amaya

Médico-Assistente das UTIs Neurológicas do Hospital BP – A Beneficência Portuguesa de São Paulo.

Marcelo Freitas Schmid

Neurologista da BP – A Beneficência Portuguesa de São Paulo. Neurologista e Neurofisiologista da Unidade de Pesquisa e Tratamento das Epilepsias da Universidade Federal de São Paulo – Unifesp.

Marcio Correia

Bacharel em Direito pela Universidade de Guarulhos, SP. Pós-Graduado em Direito Processual Civil pela Faculdades Metropolitanas Unidas de São Paulo – FMU.

Marcos Devanir Silva da Costa

Neurocirurgião da Disciplina de Neurocirurgia da Escola Paulista de Medicina – Universidade Federal de São Paulo .

Maria Angela Ueda Martins

Fonoaudióloga responsável pelo Serviço de Fonoaudiologia Hospitalar e Ambulatorial do Hospital BP – A Beneficência Portuguesa de São Paulo. Fonoaudióloga responsável pela CDI – Clínica de Desenvolvimento Integrado (CDI Fonoterapia). Especialista em Voz pelo Conselho Federal de Fonoaudiologia. Especialista em Disfagia pelo Conselho Federal de Fonoaudiologia. Especialista em Fonoaudiologia Preventiva e Hospitalar pela Universidade São Camilo.

Maria de Lourdes Teixeira da Silva

Especialista em Nutrição Parenteral e Enteral pela Sociedade Brasileira de Nutrição Parenteral e Enteral. Mestre em Gastroenterologia pelo Instituto Brasileiro de Estudos e Pesquisas em Gastroenterologia do Colégio Brasileiro de Cirurgia Digestiva. Coordenadora Clínica da Equipe Multiprofissional em Terapia Nutricional do Hospital BP – A Beneficência Portuguesa de São Paulo.

Maria Eduarda Pedroso

Farmacêutica da UTI Neurológica do Hospital BP – A Beneficência Portuguesa de SP.

Marina Fernandes Nogueira

Especialista pela Sociedade Brasileira de Nefrologia/ Associação Médica Brasileira – SBN/AMB. Médica Assistente da Equipe Anita Saldanha de Nefrologia e Transplante de Órgãos do Complexo Hospitalar do Hospital BP – A Beneficência Portuguesa de São Paulo.

Marina Zanzini Torrano

Médica Residente de Anestesiologia do Hospital BP – A Beneficência Portuguesa de São Paulo.

Mateus Reghin Neto

Especialização em Anatomia Microcirurgica e Neurocirurgia Vascular (Aneurismas Cerebrais/ Malformações Arteriovenosas/Cavernomas) pelo Instituto de Ciências Neurológicas – ICNE. Pós Graduação em Neuro-Oncologia e Neurointensivismo pelo Hospital Sírio-Libanês. Coordenador do Laboratório de Microcirurgia do Hospital BP – A Beneficência Portuguesa de São Paulo – ICNE.

Milena Tenório Cerezoli

Médica Assistente da Clínica de Pneumologia do Hospital BP – A Beneficência Portuguesa de São Paulo. Médica Pneumologista Doutoranda do Programa de Pós-Graduação da Disciplina de Pneumologia da Escola Paulista de Medicina da Universidade Federal de São Paulo – EPM-Unifesp.

Natalia Postalli

Médica Intensivista da UTI Neurológica do Hospital BP – A Beneficência Portuguesa de São Paulo.

Nícollas Nunes Rabelo

Médico Graduado na Faculdade Atenas Paracatu, MG. Pós-Graduado em Neurointensivismo pelo Hospital Sírio-Libanês, SP. Médico Residente em Neurocirurgia pelo Hospital da Santa Casa de Misericórdia de Ribeirão Preto, SP.

Patrícia Morais de Oliveira

Nutricionista. Especialista em Nutrição Clínica pelo Grupo de Apoio à Nutrição Enteral e Parenteral e em Nutrição Enteral e Parenteral pela Sociedade Brasileira de Nutrição Parenteral e Enteral. Membro da Equipe Multiprofissional de Terapia Nutricional do Hospital BP – A Beneficência Portuguesa de São Paulo.

Phillipe Pereira Travassos

Residente de Medicina Intensiva do Hospital BP – A Beneficência Portuguesa de São Paulo.

Rafael Lisboa de Souza

Residência Médica em Medicina Interna e Medicina Intensiva pela Universidade Federal de Santa Catarina – UFSC. Mestrado em Neurociências pela UFSC.

Raquel Franchin Ferraz

Farmacêutica/Bioquímica pela Universidade Cidade de São Paulo – UNICID. Fisioterapeuta pela UNICID. Mestrado em Ciências da Saúde pela Universidade Federal de São Paulo – Unifesp.

Raquel Telles da Silva Vale

Residente de Medicina Intensiva do Hospital BP – A Beneficência Portuguesa de São Paulo.

Regina Stella Lellis de Abreu

Gerente de Operações do Hospital BP – A Beneficência Portuguesa de São Paulo – Mirante. Bacharelado em Ciências Biológicas da Saúde pela Universidade São Judas Tadeu e Pós-Graduada em Administração Hospitalar e Sistemas de Saúde pelo Instituto de Pesquisas Hospitalares Jarbas Karman. MBA em Administração em Saúde pela Escola Paulista de Medicina da Universidade Federal de São Paulo – EPM-Unifesp. Professora da Pós-Graduação de Qualidade no Curso de Engenharia Clínica – Centro Universitário FEI..

Ricardo Hutter

Superintendente Executivo do Hospital BP – A Beneficência Portuguesa de São Paulo – Mirante.

Ricardo Lourenço Caramanti

Neurocirurgião da Disciplina de Neurocirurgia da Escola Paulista de Medicina da Universidade Federal de São Paulo – EPM-Unifesp.

Robson Ferrigno

Coordenador dos Serviços de Radioterapia dos Hospital BP – A Beneficência Portuguesa de São Paulo – Filantrópico e Hospital BP – cidade de São Paulo. Doutor em Medicina pela Universidade de São Paulo – USP.

Rodrigo Marques Di Gregório

Especialista em Fisioterapia em Terapia Intensiva pelo Hospital das Clínicas da Faculdade de Medicina da Universidade de São Paulo – HCFMUSP. Fisioterapeuta na UTI Neurológica do Hospital Santa Catarina. Fisioterapeuta na UTI Neurológica do Hospital BP – A Beneficência Portuguesa de São Paulo.

Ronie Leo Piske

Chefe do Centro de Neuroangiografia Diagnóstica e Terapêutica do Hospital BP – A Beneficência Portuguesa de São Paulo.

Stênio Holanda Filho (*in memoriam*)

Neurocirurgião.

Thais Kawagoe Alvarisa

Médica Intensivista da Unidade de Terapia Intensiva Neurológica do Hospital BP – A Beneficência Portuguesa de São Paulo.

Valeria Marques Muoio

Neurocirurgiã do Hospital BP – A Beneficência Portuguesa de São Paulo. Chefe do Serviço de Neurocirurgia Pediátrica do Hospital Santa Marcelina. Doutora pela Faculdade de Medicina da Universidade de São Paulo – FMUSP.

Vanessa Milanesi Holanda

Médica. Neurocirurgiã Funcional. Doutora em Ciências do Departament of Neurosurgery University of Florida (EUA) e do Centro de Neurologia e Neurocirurgia Associados (CENNA) do Hospital BP – A Beneficência Portuguesa de São Paulo.

Vitor de Carvalho Queiroz

Graduação em Medicina pela Universidade Federal do Pará – UFPA. Especialização em Clínica Médica pelo Hospital BP – A Beneficência Portuguesa de São Paulo. Especialização em Hematologia pelo Hospital do Servidor Público Estadual – HSPE, São Paulo.

Vívian Felício Gonçalves Zagalo

Especialização em Cardiologia. Especialização em Clínica Médica. Cardiologista do Hospital BP – A Beneficência Portuguesa de São Paulo.

Dedicatórias

Dedico este livro a meu pai, Luis Felipe (*in memoriam*),
a minha mãe, Otilia, a minha irmã, Maria Magdalena, e
a meus filhos, Luis Enrique, Amália e Amanda.

Salomón Soriano Ordinola Rojas

A meus pais, Suely e Dorival, a quem amo incondicionalmente
e responsáveis por tudo que sou, a meu irmão, Marcel, amigo de
todas as horas, e a meu avô, Nico, meu grande incentivador.

Viviane Cordeiro Veiga

Prefácio da segunda edição

O neurointensivsmo como domínio de conhecimento específico no atendimento de pacientes neurológicos críticos vem crescendo e se consolidando como uma área de atuação da Medicina Intensiva, Neurologia ou Neurocirurgia, ou especialidade médica em todo mundo, visto que envolve conhecimentos específicos, integrados e avançados que envolvem as três áreas.

O conhecimento científico acerca do paciente neurocrítico também vem aumentando, e a necessidade de profissionais treinados e capacitados para o atendimento desta população torna-se mandatória.

Considerando o exposto acima, o Manual de Neurointensivimo, tem como objetivo principal contribuir para capacitação de profissionais da área da saúde, em especial, os profissionais médicos, com a disseminação de conceitos importantes de fisiologia, diagnóstico e tratamento, baseados em evidência, na área da medicina neurocrítica.

No decorrer de 47 capítulos, os profissionais de referência em Neurointensivismo e seus convidados compartilham o que há de mais atual e relevante sobre os mais diversos temas relacionados ao paciente crítico neurológico.

Desta forma, soma-se ao crescente material científico já disponível, mais esta fonte de informação de alta qualidade de autores brasileiros.

Mirella Oliveira

Presidente da Associação de Medicina Intensiva Brasileira – AMIB

Gestão 2016-2017

Prefácio da primeira edição

"A mente humana, expandida por uma ideia nova,
jamais retorna à sua dimensão original."
Oliver Wendell Holmes

Trabalhar com neurointensivismo é um desafio diário para todo profissional de saúde, e uma equipe multiprofissional qualificada e especializada no paciente neurocrítico tem sido associada a um melhor prognóstico, com diminuição de morbimortalidade. Escrever sobre neurointensivismo é um desafio ainda maior, visto as constantes mudanças e novos conceitos que surgem a cada momento.

O *Manual de Neurointensivismo da Beneficência Portuguesa de São Paulo* é um material abrangente, completo, que reúne todos os aspectos que envolvem o diagnóstico e tratamento do paciente neurológico, em uma visão multiprofissional. Será de grande valia para todos aqueles que desejam entrar nesse universo!

Dr. João Carlos Salvestrin
Superintendente Médico Associativo
Hospital Beneficência Portuguesa de São Paulo

Introdução

Tornar viável a segunda edição do *Manual de Neurointensivismo da BP* – A Beneficência Portuguesa de São Paulo é um grande desafio, por representar o trabalho de uma instituição centenária, respeitada, que nos proporciona fazer uma medicina de excelência.

Este projeto foi possível pelo envolvimento de um grupo multiprofissional, que busca o melhor para nossos pacientes e aceitou o nosso convite para compartilhar suas experiências.

Nossos sinceros agradecimentos à Diretoria e superintendência da BP, à toda equipe multiprofissional da UTI Neurológica do Hospital BP e aos nossos pacientes, que são a razão principal do nosso dia a dia.

Os autores

Sumário

1 Neuroanatomia *1*
Feres Eduardo Aparecido Chaddad Neto
Hugo Leonardo Dória-Netto
José Maria Campos Filho
Mateus Reghin Neto
Evandro Pinto da Luz de Oliveira

2 Neurofisiologia *17*
Antonio Nogueira de Almeida
Valeria Marques Muoio

3 Critérios para a Admissão na Unidade de Terapia Intensiva *33*
Alexandre Bernardo dos Santos
Júlio Cesar de Carvalho
Luis Enrique Campodônico Amaya
Carlos Zapata

4 Exame Neurológico em Unidade de Terapia Intensiva *41*
José Luciano Monteiro Cunha

5 Neuroimagem *53*
Lázaro Luís Faria do Amaral
Anderson Benine Belezia
Christiane Siqueira Monteiro Campos

6 Monitorização Hemodinâmica *75*
Salomón Soriano Ordinola Rojas
Amanda Ayako Minemura Ordinola
Vitor de Carvalho Queiroz
Juliana da Silva Milhomem
Viviane Cordeiro Veiga

7 Monitorização Neurológica *85*
Salomón Soriano Ordinola Rojas
Amanda Ayako Minemura Ordinola
Thais Kawagoe Alvarisa
Viviane Cordeiro Veiga

8 Acidente Vascular Encefálico Isquêmico *97*
Alex Machado Baeta
Hennan Salzedas Teixeira
André Luiz Guimarães de Queiroz
Karlla Danielle Ferreira Lima

9 O Coração como Fonte Emboligênica *123*
Viviane Cordeiro Veiga
José Marcos de Gois

10 Fisioterapia Urológica na Unidade de Terapia Intensiva Neurológica *129*
Alessandra de Assis Miura
Ligia Maria Coscrato Junqueira Silva

11 Reabilitação em Unidade de Terapia Intensiva Neurológica *149*
Luana Gomes Alonso
Rodrigo Marques Di Gregório
Ligia Maria Coscrato Junqueira Silva

12 Hemorragia Encefálica Intraparenquimatosa (HIP) *163*
Alex Machado Baeta
Karlla Danielle Ferreira Lima
André Luiz Guimarães de Queiroz
Antônio Carlos de Souza Correia

13 Hemorragia Subaracnóidea *175*
Viviane Cordeiro Veiga
Salomón Soriano Ordinola Rojas

14 Tratamento Endovascular da Hemorragia Subaracnoide *181*
Ronie Leo Piske
Bruno Merlo Chaves

15 Tratamento Cirúrgico do Acidente Vascular Cerebral Hemorrágico *203*
Vanessa Milanesi Holanda

16 Traumatismo Cranioencefálico *211*
Feres Eduardo Aparecido Chaddad Neto
Nícollas Nunes Rabelo
Bruno Fernandes de Oliveira Santos

17 Traumatismo Raquimedular *237*
Carlos Vanderlei de Medeiros Holanda
Stênio Holanda Filho (in memoriam)
Vanessa Milanesi Holanda

18 Estado de Mal Epiléptico *249*
Alex Machado Baeta
Hennnan Salzedas Teixeira

19 Tumores Cerebrais *261*
Julio Leonardo Barbosa Pereira
Diana Lara Pinto de Santana

20 Hipertensão Intracraniana *275*
Marcos Devanir Silva da Costa
Ricardo Lourenço Caramanti
Feres Eduardo Aparecido Chaddad Neto

21 Doenças Neuromusculares *291*
Alex Machado Baeta
Marcelo Freitas Schmid

22 Princípios de Radiocirurgia *313*
Robson Ferrigno

23 Morte Encefálica *323*
Rafael Lisboa de Souza

24 Manutenção do Potencial Doador *335*
Glauco Adrieno Westphal
Leonardo José Rolim Ferraz
Rafael Lisboa de Souza

25 Pós-Operatório de Neurocirurgia *349*
Salomón Soriano Ordinola Rojas
Viviane Cordeiro Veiga

26 Hipotermia em UTI Neurológica × Controle de Temperatura *361*
Phillipe Pereira Travassos
Raquel Telles da Silva Vale
Viviane Cordeiro Veiga
Salomón Soriano Ordinola Rojas

27 Analgossedação no Paciente Neurocrítico *379*
Viviane Cordeiro Veiga
Salomón Soriano Ordinola Rojas

28 *Delirium* em Terapia Intensiva *389*
Viviane Cordeiro Veiga
Salomón Soriano Ordinola Rojas

29 Distúrbios Hidroeletrolíticos *399*
Viviane Cordeiro Veiga
Salomón Soriano Ordinola Rojas
Marina Zanzini Torrano
Natalia Postalli

30 Alterações do Equilíbrio Acidobásico *433*
Viviane Cordeiro Veiga
Salomón Soriano Ordinola Rojas
Natalia Postalli
Marina Zanzini Torrano

31 Reposição Volêmica em Unidade de Terapia Intensiva *447*
Israel Ferreira da Silva
Alexandre Israel Kochi Silva

32 Lesão Renal Aguda em UTI *465*
Anita Leme da Rocha Saldanha
Marina Fernandes Nogueira
André Luis Signori Baracat

33 Complicações Pulmonares no Paciente Neurocrítico *481*
José Rodrigues Pereira
Milena Tenório Cerezoli

34 Via Aérea Difícil *497*
Antonio Carlos Batista Pereira
Alexandre Slullitel

35 Anticoagulação no Paciente Neurocrítico *515*
Fernando Augusto Alves da Costa
Fabiane Gomes Corrêa
Raquel Franchin Ferraz
Vívian Felício Gonçalves Zagalo

36 Infecções do Sistema Nervoso Central *533*
Barbara de Abreu Pereira

37 Drogas Tituláveis *545*
Fabricio Argenton Sofiato
Júlio Cesar de Carvalho

38 Encefalopatia Tóxico-Metabólica *565*
Gustavo Maia

39 Aspectos Legais em Terapia Intensiva *575*
Marcio Correia

40 Cuidados Paliativos em Unidade de Terapia Intensiva *589*
Guilherme Rosario

41 Enfermagem em Unidade de Terapia Intensiva Neurológica *605*
Cristiane dos Santos Manoel Resende da Silva
Luciana Souza Freitas

42 Abordagem Fisioterapêutica no Paciente Neurocrítico *619*
Ériton de Souza Teixeira
Ligia Maria Coscrato Junqueira Silva

43 O Papel da Fonoaudiologia em Unidade de Terapia Intensiva Neurológica *633*
Maria Angela Ueda Martins
Giszele Previato
Fabiana Hara

44 Nutrição no Paciente Neurocrítico *651*
Maria de Lourdes Teixeira da Silva
Patrícia Morais de Oliveira

45 Interações Farmacológicas *671*
Maria Eduarda Pedroso
Cinthia Yone Kubota
Daniani Baldani da Costa Wilson
Anderson Paes da Silva

46 Qualidade em Unidade de Terapia Intensiva *695*
Regina Stella Lellis de Abreu

47 Gestão em Unidade de Terapia Intensiva *707*
Ricardo Hutter

Capítulo

1

NEUROANATOMIA

Feres Eduardo Aparecido Chaddad Neto
Hugo Leonardo Dória-Netto
José Maria Campos Filho
Mateus Reghin Neto
Evandro Pinto da Luz de Oliveira

Anatomia dos sulcos e giros cerebrais

Na evolução filogenética da espécie humana, houve a expansão da área cortical sem que ocorresse um aumento volumétrico proporcional do crânio. Para que esse fenômeno ocorresse, o manto cortical sofreu dobraduras e invaginações, originando os sulcos e giros cerebrais. Esse fenômeno permitiu que dois terços das células neuronais se localizassem na profundidade dos sulcos. E, apesar da aparência caótica, essas estruturas mantêm um padrão constante, apresentando algum grau de variação[1, 5].

Os hemisférios cerebrais apresentam três superfícies[2]:

1) **lateral** – também denominada convexidade e voltada lateralmente para o crânio;
2) **medial** – voltada para a foice cerebral;
3) **basal** – voltada para o assoalho das fossas anterior, média e para a tenda do cerebelo.

Na superfície lateral é bem evidente o sulco lateral (fissura sylviana), que é dividida em componente superficial e profundo, sendo o primeiro dividido em tronco e três ramos. O tronco inicia medialmente ao processo clinóideo anterior e se estende lateralmente até o ptério, onde se divide em ramo anterior horizontal, anterior ascendente e posterior. O ramo posterior se dirige para trás e para cima, separando o lobo frontal e parietal do temporal; sua extremidade posterior termina no lobo parietal inferior, onde o giro supramarginal o envolve. Os ramos horizontal anterior e ascendente anterior delimitam as partes orbitária, triangular e opercular do giro frontal inferior. A porção profunda é denominada cisterna sylviana[3].

O sulco central começa junto à borda superior da superfície lateral, cruza a borda hemisférica superior, aproximadamente 2 cm posterior ao ponto médio entre o polo frontal e occipital. Direciona-se de forma oblíqua anterior e inferiormente e termina 2-2,5 cm atrás do ramo ascendente anterior. Apresenta duas curvaturas: a superior com convexidade para posterior, e a inferior com convexidade para anterior. Divide o lobo parietal do lobo frontal e o giro pré-central do pós-central[3].

O giro pré-central, localizado entre o sulco central e o sulco pré-central, começa acima do esplênio do corpo caloso na face medial e cursa de medial para lateral de posterior para anterior. No lobo frontal também estão localizados dois sulcos longitudinais em relação à linha média – os sulcos frontais superior e inferior, que delimitam três giros: giros frontais superior, médio e inferior[3].

A superfície lateral do lobo parietal é limitada anteriormente pelo sulco central, superiormente pela fissura inter-hemisférica, posteriormente pelo ramo posterior do sulco lateral e ínfero lateralmente por uma linha imaginária que liga a extremidade superior da fissura parietoccipital até a incisura pré-occipital. O sulco pós-central delimita o giro pós-central, e o sulco intraparietal divide o lobo parietal em superior e inferior, sendo o último formado pelo giro angular e supramarginal[3].

No lobo occipital, há um sulco pouco consistente – o occipital lateral –, que divide a face lateral do lobo occipital em giros occipital superior e inferior[3].

No lobo temporal existem três giros longitudinais – temporal superior, médio e inferior –, delimitados por dois sulcos – temporais superior e inferior –, além dos giros temporais transversos que formam a parede inferior da porção posterior do assoalho do sulco lateral (Figura 1.1).

Na superfície medial do lobo frontal encontra-se o giro frontal superior, metade anterior do lobo paracentral e o giro do cíngulo. O sulco do cíngulo separa o giro frontal do giro do cíngulo. Na frente da borda lateral da lâmina terminal há um estreito triângulo de substância cinzenta que corresponde ao giro paraterminal[4].

A superfície medial do lobo parietal é formada pela porção posterior do giro do cíngulo, do lobo paracentral e pelo pré-cúneo, que é uma área quadrilátera limitada anteriormente pelo ramo ascendente do sulco do cíngulo e posteriormente pelo sulco parietoccipital, inferiormente pelo sulco subparietal[4].

A superfície medial do lobo temporal é separada do lobo parietal pelo sulco parietoccipital. A fissura calcarina divide essa superfície em cúneo e língula[4].

As superfícies mediais dos giros para-hipocampal e uncal formam a face medial do lobo temporal. Essa superfície é composta por três faixas de tecido neural; a mais inferior é formada pela borda medial do giro para-hipocampal; a faixa média pelo giro denteado; a superior pela fímbria do fórnice. O sulco hipocampal separa o giro para-hipocampal do giro denteado, e o sulco fímbrio-denteado separa o giro denteado da fímbria. A amígdala e a formação hipocampal estão localizadas imediatamente abaixo e estão intimamente relacionadas ao córtex temporal medial (Figura 1.2).

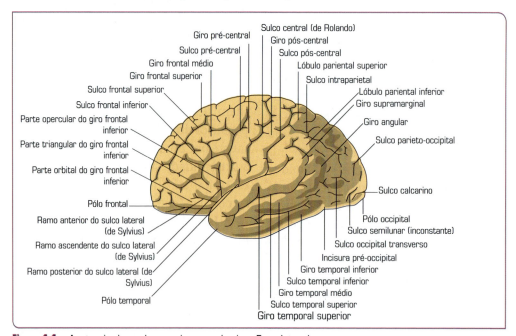

Figura 1.1 – Anatomia dos sulcos e giros cerebrais – Face lateral.

A superfície basal do cérebro possui uma porção anterior formada pela base do lobo frontal inferior, e uma posterior formada pela superfície inferior dos lobos temporal e occipital. Na região frontal está localizado o sulco olfatório, que divide o giro reto e orbital (Figura 1.3).

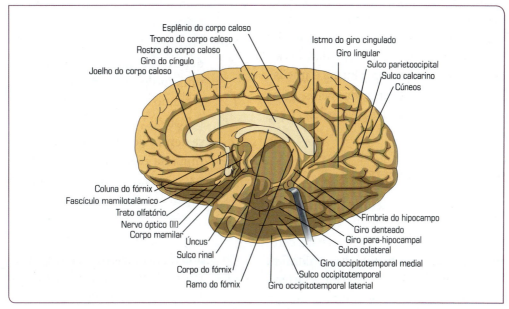

Figura 1.2 – Anatomia dos sulcos e giros cerebrais – Face medial cerebral.

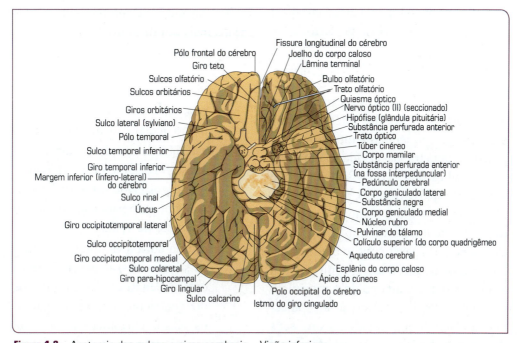

Figura 1.3 – Anatomia dos sulcos e giros cerebrais – Visão inferior.

As superfícies basais do lobo temporal e occipital são formadas pelos mesmos giros que se estendem posteriormente através da sua borda ininterrupta. Longitudinalmente estão presentes o sulco colateral, o occipitotemporal e o rinal, delimitando os giros para-hipocampal e occipitotemporal. A extremidade anterior do giro para-hipocampal forma o úncus[3].

A ínsula é constituída pelos giros curtos e giros longos, e pelo sulco circular da ínsula[3].

Sistema arterial cerebral

As artérias supratentoriais incluem a porção supraclinóidea da artéria carótida interna e seus ramos (artérias cerebrais média e anterior, artéria oftálmica, artéria comunicante posterior e artéria corióidea anterior), e os componentes do polígono de Willis (que, na linha média posterior, inclui o topo da artéria basilar) e, ainda, a artéria cerebral posterior[4].

Segmentos da artéria carótida interna

Ramo de bifurcação da carótida comum, artéria carótida interna. Após um trajeto moderadamente longo no pescoço, penetra na cavidade craniana pelo canal carotídeo do osso temporal e atravessa o seio cavernoso, no interior do qual descreve em um plano vertical uma dupla curva, formando um "S" – o sifão carotídeo que aparece muito bem nas arteriografias da carótida. A seguir perfura a dura-máter e a aracnoide e, no início do sulco lateral, próximo à substância perfurada anterior, divide-se em seus dois ramos terminais: as artérias cerebrais média e anterior[4]. A artéria carótida interna é dividida em quatro porções[3]:

a) porção C1 (ou cervical) – se estende da junção com a carótida comum até o orifício externo do canal carotídeo;

b) porção C2 (ou petrosa) – cursa dentro do canal carotídeo e termina no ponto em que a artéria entra no seio cavernoso;

c) porção C3 (ou cavernosa) – cursa dentro do seio cavernoso e termina na região em que a artéria passa pela dura-máter, formando o teto do seio cavernoso;

d) porção C4 (ou supraclinóidea) – que começa no ponto em que a artéria entra no espaço subaracnóideo e termina na sua bifurcação.

Além de seus dois ramos terminais, a artéria carótida interna dá os seguintes ramos mais importantes:

a) artéria oftálmica – emerge da carótida quando esta atravessa a dura-máter, logo abaixo do processo clinóideo anterior. Irriga o bulbo ocular e formações anexas;

b) artéria comunicante posterior – anastomosa-se com a artéria cerebral posterior, ramo da basilar, contribuindo para a formação do polígono de Willis;

c) artéria corióidea anterior – dirige-se para trás, ao longo do trato óptico. Penetra no corno inferior do ventrículo lateral, irrigando os plexos corióideos e parte da cápsula interna.

Segmentos de C4

O segmento C4 é dividido em outros três segmentos, de acordo com a origem das artérias oftálmica, comunicante posterior (AcomP) e coróidea anterior (ACorA). O segmento oftálmico estende-se do teto do seio cavernoso e da origem da artéria oftálmica até a origem da artéria comunicante posterior. O segmento comunicante posterior se estende da origem de ACoP até a origem da ACoA. O segmento coróideo se estende da origem da ACorA até a bifurcação da artéria carótida interna (ACI).

Polígono de Willis

O polígono de Willis é uma anastomose arterial situada na base do cérebro, onde circundam o quiasma óptico e o túber cinéreo, relacionando-se com a fossa interpeduncular e a substância perfurada anterior. É formado pelas porções proximais das artérias cerebrais anterior (ACA), artéria cerebral média (ACM), artéria cerebral posterior (ACP), pela artéria comunicante anterior (AcomA) e pelas artérias comunicantes posteriores direita e esquerda (Figura 1.4). As artérias cerebrais anteriores, médias e posteriores dão ramos corticais, que vascularizam o córtex – e substância branca adjacente – e os ramos centrais, que vascularizam o diencéfalo, os núcleos da base e a cápsula interna[4].

A ACA dirige-se para diante e para cima, ganha a fissura longitudinal do cérebro, curva-se em torno do joelho do corpo caloso e ramifica-se na face medial de cada hemisfério desde o lobo frontal até o sulco parieto-occipital. A obstrução de uma dessas artérias causa, entre outros sintomas, a diminuição da sensibilidade e a paralisia do membro inferior do lado oposto por lesão da porção alta dos giros pré e pós-central[4]. A ACA é dividida em duas partes: proximal (pré-comunicante) e distal (pós-comunicante). A parte proximal que se estende até a comunicante anterior constitui o segmento A1. A parte distal é formada pelos segmentos A2 (infracaloso), A3 (pré-caloso), A4 (supracaloso) e A5 (caloso posterior).

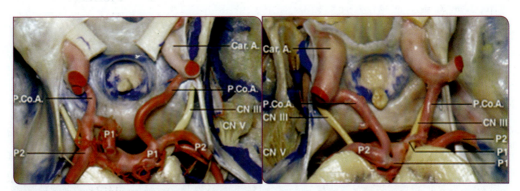

Figura 1.4. Variações na porção posterior do polígono de Willis. Notar as variações no diâmetro e comprimento da artéria comunicante posterior e porção P1 da artéria cerebral posterior.

A1 cursa acima do quiasma óptico até se unir a comunicante anterior. Na maior parte dos casos (70%), a junção de A1 com AComA ocorre acima do quiasma óptico, entretanto somente em 30% dos casos esta fica acima dos nervos ópticos. O segmento A1, exceto a artéria recorrente e o segmento A2, irriga o quiasma e a porção anterior do terceiro ventrículo e a região hipotalâmica, podendo ainda irrigar o núcleo caudado e o globo pálido. O ramo recorrente da ACA descrito em 1874 por Heubner se origina geralmente de A1 distal ou da porção proximal de A2, se curva na direção oposta a sua origem e passa acima da bifurcação da ACI e da ACM para entrar na substância perfurada anterior. Irriga o núcleo caudado e a cápsula interna adjacente. A artéria pericalosa corresponde à porção distal da ACA, situada ao redor, próximo ou no corpo caloso. A artéria calosomarginal é o maior ramo da pericalosa e é definida como artéria que cursa próximo ou no sulco do cíngulo e que dá origem a dois ou mais ramos corticais[3]. Dentre os ramos corticais do segmento distal da ACA destacam-se as artérias órbitofrontal, frontopolar, frontais internas e artérias parietais (Figura 1.5).

A ACM percorre o sulco lateral em toda a sua extensão e representa a maior e mais complexa artéria cerebral. Surge como o maior ramo da bifurcação da carótida e cursa lateralmente e abaixo da substância perfurada anterior e paralelamente à parede do esfenoide. Ao passar abaixo da substância perfurada anterior dá origem a uma série de ramos perfurantes, denominados ramos lentículoestriados. A ACM é dividida em quatro segmentos (Figura 1.6)[3]:

- M1 (esfenoidal) – começa na origem da ACM e estende-se lateralmente no sulco lateral até logo após a bifurcação;
- M2 (insular) – inclui o tronco situado na ínsula, a qual irriga. Começa no joelho, passa sobre o límen da ínsula e termina no sulco circular da ínsula;
- M3 (opercular) – começa no sulco circular da ínsula e termina na superfície do sulco lateral;
- M4 (cortical) – é composto pelos ramos que se dirigem para a convexidade lateral.

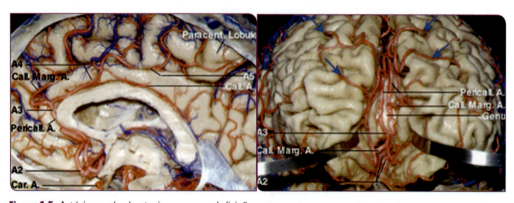

Figura 1.5. Artéria cerebral anterior e suas subdivisões.

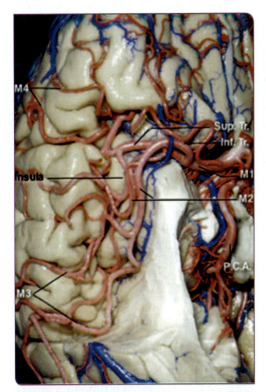
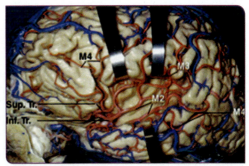
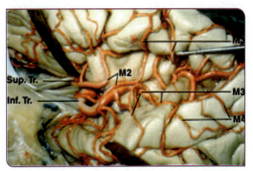

Figura 1.6. Artéria cerebral média e suas subdivisões.

As artérias vertebrais direita e esquerda destacam-se das artérias subclávias, sobem no pescoço dentro dos forames transversos das vértebras cervicais, perfuram a membrana atlanto-occipital, a dura-máter e a aracnóidea, penetrando no crânio pelo forame magno. Percorrem a seguir a face ventral do bulbo, e aproximadamente ao nível do sulco bulbo-pontino, e fundem-se para constituir a artéria basilar. As artérias vertebrais dão origem às duas artérias espinhais posteriores e à artéria espinhal anterior. Originam ainda as artérias cerebelares inferiores e posteriores que irrigam a porção inferior e posterior do cerebelo, bem como a área lateral do bulbo. A artéria basilar percorre o sulco basilar da ponte e termina anteriormente, bifurcando-se para formar as artérias cerebrais posteriores direita e esquerda. Nesse trajeto emite ainda os seguintes ramos: artéria cerebelar superior distribuindo-se ao mesencéfalo e a parte superior do cerebelo, artéria cerebelar inferior anterior e artéria do labirinto que penetra no meato acústico interno junto com os nervos facial e vestibulococlear vascularizando estruturas do ouvido interno[4].

A artéria cerebral posterior origina-se da bifurcação da basilar, unindo-se à AComP na margem lateral da cisterna interpeduncular, envolve o tronco encefálico em seu percurso através das cisternas crural e circundante e dirige-se para a porção posterior do hemisfério cerebral. É dividida em quatro segmentos, denominados P1 a P4[3,4]:

- P1 – também denominado segmento pré-comunicante. Estende-se da bifurcação da basilar até a sua junção com a AComP. O padrão normal em que o segmento P1 é mais calibroso que a AComP é encontrado em dois terços dos hemisférios. O padrão fetal, em que o segmento P1 é menor que AComP, é encontrado em um terço dos hemisférios;
- P2 – começa na AComP, percorre as cisternas crural e circundante e termina lateralmente à borda posterior do mesencéfalo;
- P3 (ou colicular) – projeta-se posteriormente a partir da borda posterior da superfície lateral do mesencéfalo e da cisterna circundante, alcançando a porção lateral da cisterna quadrigeminal e terminando junto ao limite anterior da fissura calcarina;
- P4 – inclui os ramos que se dirigem para a superfície cortical.

Sistema de drenagem venosa encefálica

O estudo do sistema de drenagem venosa do encéfalo é de grande importância do ponto de vista de abordagem cirúrgica e para a compreensão de possíveis consequências decorrentes do seu mau funcionamento, seja por lesão ou obstrução. Há frequentes variações de tamanho e conexões entre as redes venosas, o que torna difícil a definição de um padrão normal, porém estudos detalhados têm sido feitos recentemente dando maior atenção a esse assunto.

Apesar do grande número de anastomoses entre as veias encefálicas, lesão dessa complexa rede pode causar déficits graves, incluindo paresias, coma e morte. Por isso, muitas vezes são obstáculos cirúrgicos. Em estudos neurorradiológicos, as veias podem dar informações mais precisas que as artérias, já que são mais aderidas ao encéfalo em seus cursos superficiais e ventriculares[12].

De modo geral, as veias do encéfalo não acompanham as artérias. Drenam para seios venosos da dura-máter (Figura 1.7), de onde o sangue converge para as veias jugulares internas. Pequenas veias emissárias comunicam o sistema intra e extracraniano.

Seios venosos

Os seios da dura-máter são canais venosos revestidos de endotélio situados entre os dois folhetos durais em formato seccional triangular, geralmente. As paredes, embora finas, são mais rígidas que a das veias. A disposição dos seios está principalmente ao longo da inserção das pregas da dura-máter, distinguindo-se didaticamente os da convexidade do crânio e os da base.

Os seios da convexidade são:
- seio sagital superior (Figuras 1.7 e 1.8) – único e mediano que percorre a margem superficial da foice do cérebro terminando na confluência dos seios próximo à protuberância occipital interna;
- seio sagital inferior (Figura 1.7) – situado na margem livre da foice, terminando no seio reto;
- seio reto (Figura 1.7) – situado ao longo da linha de união entre a foice cerebral e a tenda do cerebelo e ori-

ginado do seio sagital inferior e veia cerebral magna, terminando na confluência dos seios (Figura 1.8);
- seio transverso (Figuras 1.7 e 1.8) – são dois, dispostos um de cada lado da inserção da tenda do cerebelo no osso occipital, desde a confluência dos seios até porção petrosa do osso temporal, onde recebe o seio petroso superior para formar o seio sigmoide;
- seios tentoriais – mediais, que cursam medialmente para desembocar no seio reto; e laterais, que drenam para porção terminal dos seios transversos.

Os seios da base são:
- seios cavernosos (Figura 1.7) – grandes e irregulares, situados de cada lado do corpo do esfenoide e sela túrcica. Comunicam-se entre si (seios intercavernosos) e com seios esfenoparietal, petroso superior e inferior, além de comunicação com veias oftálmicas e plexo pterigóideo;
- seio esfenoparietal (Figura 1.7) – bilateral, cursa abaixo da asa menor

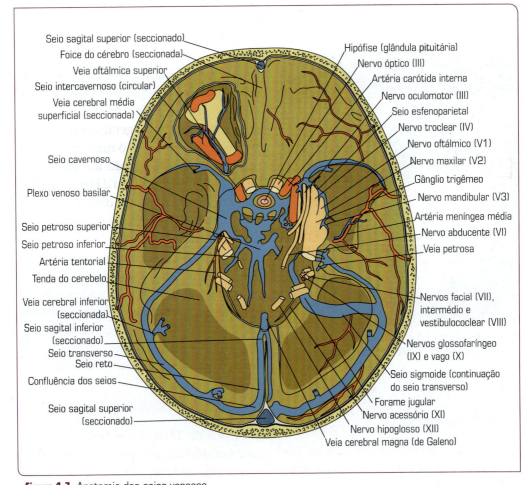

Figura 1.7. Anatomia dos seios venosos.

do esfenoide, desembocando no seio cavernoso. A variante esfenobasal deixa o crânio através de veias emissárias para unir-se ao plexo pterigóideo, e a variante esfenopetroso drena para o seio petroso superior;
- seio petroso superior (Figura 1.7) – bilateral, cursa ao longo da inserção da tenda do cerebelo na porção petrosa do osso temporal, drenando do seio cavernoso para o seio sigmoide (Figura 1.8);
- seio petroso inferior (Figura 1.7) – bilateral, percorre o sulco petroso inferior entre o seio cavernoso e o forame jugular, desembocando na veia jugular interna.

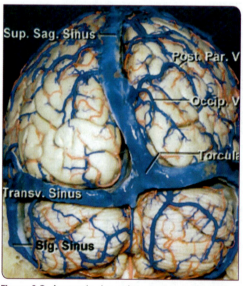

Figura 1.8. Anatomia dos seios venosos: seio sagital superior, seios transversos, torcula e seio sigmóideo.

Veias cerebrais

Veias superficiais

As veias superficiais drenam as superfícies corticais do cérebro e são divididas em quatro grupos: sagital superior, esfenoidal, tentorial e falcino. Compõem esses grupos grandes veias anastomóticas, veias corticais e veias meníngeas.

O grupo sagital superior é composto por veias que drenam para o seio sagital superior, provenientes da parte superior das superfícies lateral e medial dos lobos frontal, parietal e occipital, além da parte anterior da superfície orbitária do lobo frontal.

O grupo esfenoidal é composto por veias que drenam para os seios esfenoparietal ou cavernoso. É formado, portanto, pelas terminações da veia sylviana superficial e, ocasionalmente, sylviana profunda, com sangue proveniente de porções sylvianas dos lobos frontal, temporal e parietal.

O grupo tentorial é composto por veias que drenam para os seios tentoriais ou das margens tentoriais, incluindo transverso e petroso superior. O sangue é proveniente da superfície lateral do lobo temporal e superfície basal dos lobos temporal e occipital. Formado pelas veias temporobasal, occipitobasal e veias descendentes da superfície lateral do temporal, incluindo a veia de Labbé.

O grupo falcino é composto por veias que drenam para o seio sagital inferior ou para seio reto, direta ou indiretamente, através de veias cerebrais profundas. As áreas drenadas correspondem aos giros do cíngulo, para-hipocampal, paraolfatório, paraterminal e o úncus.

Veias anastomóticas

A veia de Trolard, também chamada veia anastomótica superior, constitui a maior veia anastomótica que cursa ao longo da superfície cortical dos lobos frontal e parietal[8]. Une veias localizadas no sulco lateral ao seio sagital superior.

A veia de Labbé, também chamada veia anastomótica inferior, constitui o maior vaso anastomótico que cruza o lobo temporal[8,9]. Conecta o sulco lateral ao seio transverso em direção posterior e inferior.

A veia sylviana superficial nasce na porção posterior do sulco lateral e percorre ao longo do sulco, anterior e inferiormente, para desembocar nos seios da borda esfenoidal. Recebe as veias frontossylviana, parietossylviana e temporossylviana, além de comumente comunicar-se com as de Trolard e de Labbé (Figura 1.9).

Veias corticais

As veias corticais superficiais são divididas em grupos lateral, medial e inferior, de acordo com a superfície cerebral drenada, além de subdivisões de acordo com área e lobo proveniente. A maioria dessas veias desemboca nos seios venosos durais e forma as veias-ponte quando sai do espaço subaracnóideo e cruza o subdural[10]. Veias corticais de áreas adjacentes podem se unir em veia-ponte única antes de terminarem nos seios.

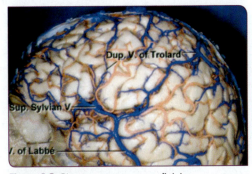

Figura 1.9. Sistema venoso superficial.

Veias meníngeas

Veias meníngeas consistem em canais pequenos que drenam a dura-máter, geralmente acompanhando as artérias meníngeas[11]. Aquelas que acompanham os ramos anteriores da artéria se unem aos seios esfenoparietal, cavernoso ou veias emissárias esfenoidais, enquanto as que acompanham os ramos posteriores se unem ao seio transverso.

Veias profundas

O sistema venoso profundo do encéfalo consiste nas veias cerebrais internas, basais e de Galeno (cerebral magna), somadas às suas tributárias. São responsáveis pela drenagem de estruturas profundas, substâncias branca e cinzenta que envolvem ventrículos e cisternas basais, compondo um grupo ventricular e um cisternal.

Para a veia cerebral magna converge todo sangue do sistema profundo. Trata-se de um tronco único, curto, mediano, formado pela confluência das veias cerebrais internas, logo abaixo do esplênio do corpo caloso, e desembocando no seio reto.

Veia cerebral interna

Uma de cada lado, as veias cerebrais internas originam no forame interventricular e projetam-se posteriormente pelo véu interpósito até se unirem para formar a veia cerebral magna posterior ou inferiormente à pineal e ao esplênio do corpo caloso. Constituem a principal via de drenagem do grupo ventricular.

Veia basal

Uma de cada lado, as veias basais são formadas abaixo da substância perfurada anterior, cursam posteriormente entre o mesencéfalo e o lobo temporal e terminam no espaço incisural posterior unindo-se às veias cerebrais internas e magna. São responsáveis pela principal via de drenagem das veias do grupo cisternal[10].

Veias da fossa posterior

O sistema venoso da fossa posterior se organiza em três grupos para drenagem sanguínea dessa região. Um grupo galênico, que drena para veia cerebral magna (veia de Galeno), um grupo petroso, que drena para os seios petrosos, e um grupo tentorial, que drena para os seios tentoriais, desembocando ao final da linha nos seios transverso, reto e petroso superior.

As veias desse sistema terminam em veias-ponte que se agrupam nos grupos descritos. São divididas em superficiais, profundas e do tronco encefálico.

As veias superficiais da fossa posterior são subdivididas de acordo com a superfície cortical do cerebelo drenada, sendo elas: hemisférica superior e vermiana superior (superfície tentorial); hemisférica inferior e vermiana inferior (superfície suboccipital); hemisférica anterior (superfície petrosa)[14].

As veias profundas percorrem fissuras entre o cerebelo e tronco encefálico; são elas: cerebelomesencefálica, pontocerebelar, cerebelobulbar e veias do pedúnculo cerebelar superior, médio e inferior.

As veias do tronco encefálico são nomeadas de acordo com a estrutura que drenam (mesencéfalo, ponte e bulbo) e têm percurso transversal ou horizontal.

Sistema ventricular cerebral

O sistema ventricular cerebral é composto pelos ventrículos laterais, os quais se comunicam com o terceiro ventrículo através dos respectivos forames interventriculares (de Monro). O terceiro ventrículo, por sua vez, se comunica com o quarto ventrículo através do arqueduto sylviano. O quarto ventrículo possui três aberturas: dois forames laterais (de Luschka) e um forame mediano (de Magendie), os quais o comunicam com os ângulos pontocerebelares e a cisterna magna, respectivamente[4].

Cada ventrículo lateral é uma cavidade repleta de líquido cefalorraquidiano (LCR) em formato de "C", que circunda o tálamo. Cada um possui cinco partes: cornos frontal, temporal e occipital, corpo e átrio.

O corno frontal se situa anteriormente ao forame interventricular; sua parede medial é vertical e constituída pelo septo pelúcido; o teto e a parede anterior pelo joelho do corpo caloso; a parede lateral pela cabeça do núcleo caudado; e o assoalho pelo rostro do corpo caloso[3,13] (Figura 1.10).

Cada terceiro ventrículo está situado no centro da cabeça, abaixo do corpo caloso e do corpo do ventrículo lateral, acima da sela turca, da hipófise e do mesencéfalo e entre os hemisférios cerebrais, as duas metades do tálamo e do hipotálamo[3]. O quarto ventrículo é uma cavidade ampla e em formato de tenda situado na linha média entre o tronco cerebral e o cerebelo; contém um teto, um assoalho e dois recessos laterais. A maioria dos nervos cranianos origina-se próximo ao seu assoalho[3]. O plexo corióideo, responsável pela formação de LCR, está presente no corno temporal, no corpo do ventrículo lateral e no terceiro ventrículo[4].

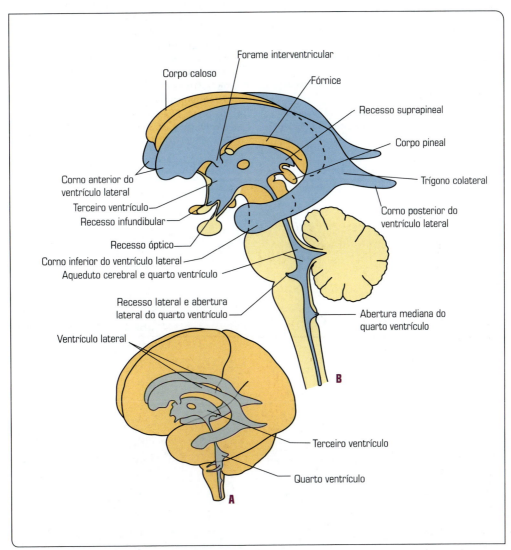

Figura 1.10. Sistema ventricular. **A.** Relação do sistema ventricular com o encéfalo. **B.** Anatomia das cavidades ventriculares[14]. O corpo se estende da borda posterior do forame interventricular ao ponto em que o septo pelúcido desaparece e o corpo caloso e fórnice se encontram. O teto é formado pelo corpo caloso, a parede medial pelo septo pelúcido e fórnice, a parede lateral pelo corpo do núcleo caudado e assoalho pelo tálamo. Corno occipital e átrio formam uma cavidade triangular com ápice voltado para occipital e base para o pulvinar do tálamo. O átrio é o encontro das cavidades ventriculares; se abre anteriormente para o corpo do ventrículo lateral, posteriormente para o corno occipital e inferiormente para o corno temporal.

Referências bibliográficas

1. Ribas GC, Ribas EC, Rodrigues Jr AJ. Demonstração estereoscópica dos sulcos e giros cerebrais. Rev Med (São Paulo). 2006;85(3):91-100.

2. Ribas GC. The cerebral suci and gyri. Neurosurg Focus. 2010;28(2):E2.

3. Rhoton Jr AL. Crânio: anatomia e acessos cirúrgicos. Rio de Janeiro: Dilivros; 2009.

4. Machado ABM. Neuroanatomia funcional. 2. ed. São Paulo: Atheneu; 2002.

5. Netter FH. Atlas de anatomia humana. 2. ed. Porto Alegre: Artmed; 2000.

6. Le GrosClark WE. On the pacchionian bodies. J Anat. 1920;55:40-8.

7. Grossman CB, Potts DG. Arachnoid granuletions: radiology and anatomy. Radiology. 1974;113:95-100.

8. DiChiro G. Angiographic patterns of cerebral convexity veins and superficial dural sinuses. AJR Am J Roentgenol. 1962;87:308-21.

9. Delmas A, Perttuiset B, Bertrand G. Les veines do lobe temporal. Rev Otoneuroophtalmol. 1951;23:224-30.

10. Ono M, Rhoton Jr AL, Peace D, et al. Microsurgical anatomy of the deep venous system of the brain. Neurosurgery. 1984;15:621-57.

11. O'Connell EA. Some observation of the cerebral veins. Brain. 1934;57:484-503.

12. Matsushima T, Rhoton Jr AL Jr, de Oliveira E, et al. Microsurgical anatomy of the veins of the posterior fossa. J Neurosurg. 1983;59:63-105.

13. Matsushima T, Rhoton Jr AL Jr, et al. Microsurgery of the fourth ventricle: Part 1 – Microsurgical anatomy. Neurosurgery. 1982;11:631-67.

14. Baehr M, Frotscher M. Duus' topical diagnosis in Neurology. 4. ed. Stutgart/New York: Thieme; 2005.

Capítulo

2

NEUROFISIOLOGIA

Antonio Nogueira de Almeida
Valeria Marques Muoio

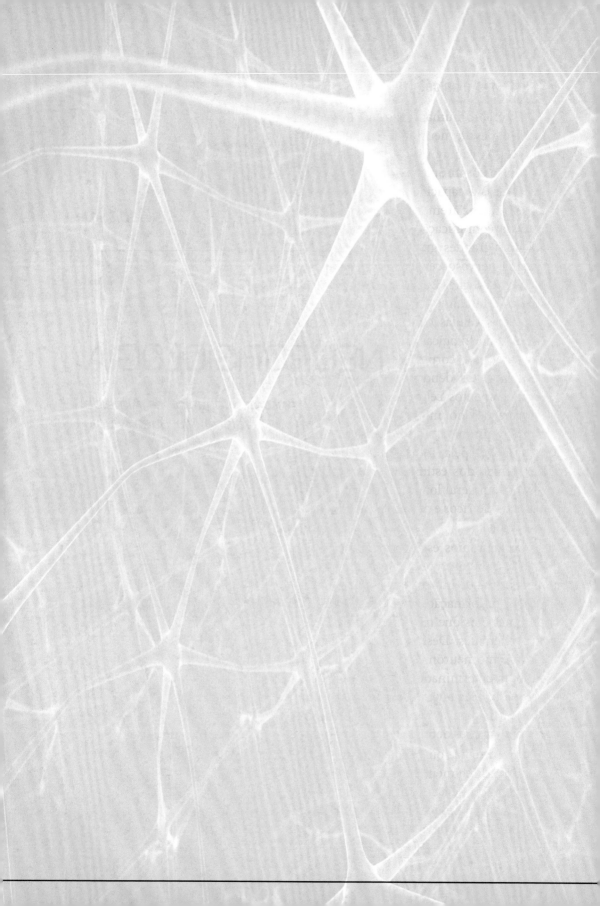

O neurônio e as células da glia

O cérebro humano contém mais de 100 bilhões de neurônios para manter sua relação com o meio ambiente e com o próprio corpo. Suas funções são possíveis graças à capacidade dos neurônios de se influenciarem, estabelecendo uma rede de comunicação rápida e precisa. Há dois grandes grupos de células no sistema nervoso central (SNC): neurônios e neuróglia. Embora com funções, formas e tamanhos diferentes, a maioria dessas células compartilha características morfológicas em comum e são formadas por corpo celular, dendritos e axônios. Os dendritos são delicados prolongamentos celulares que recebem informações do microambiente ou de outros neurônios. O corpo celular é o responsável pela integração elétrica e metabólica dos estímulos recebidos. O axônio, em geral longo e único, conduz os sinais elétricos e metabólicos para outras células.

Os neurônios estão organizados em grandes circuitos que processam diferentes tipos de informação. Aqueles que trazem informação são denominados aferentes e os que transmitem informações, eferentes. Destaca-se, porém, que um mesmo neurônio pode ser aferente para um determinado circuito e eferente para outro. Há ainda os interneurônios, que participam apenas da transmissão de informações dentro de um circuito.

A neuróglia, ou célula da glia, não participa diretamente na sinalização elétrica, embora seja crítica na manutenção da homeostase e no suporte dos neurônios. As células da glia são classificadas em três tipos principais: astrócitos, oligodendrócitos e micróglia. Os astrócitos têm a função principal de manter o ambiente metabólico adequado para a sinalização neuronal. Os oligodendrócitos produzem a bainha de mielina dos neurônios, o que aumenta significativamente a velocidade da transmissão do estímulo. A micróglia, por sua vez, desempenha funções semelhantes às dos macrófagos, atuando na recuperação neuronal pós-lesão e no descarte de células inviáveis (Figura 2.1).

Os neurônios também se distinguem das células da glia em sua capacidade de replicação. Embora a neurogênese dentro do sistema nervoso seja um fato aceito nos dias de hoje, a capacidade do neurônio de se replicar ainda é bastante reduzida quando comparada à das células da glia[1]. Dessa forma, não é de se surpreender que a maioria dos tumores primários do SNC tenha como linhagem células da glia[2].

Membrana neuronal

A membrana neuronal é uma estrutura altamente especializada constituída por três camadas de lípides. A camada bilipídica polar (hidrofílica) ocupa as duas superfícies (interna e externa) da membrana e envolve a porção lipídica não polar (hidrofóbica). Embebidas na camada bilipídica existem proteínas de alto peso molecular, incluindo canais iônicos e bombas iônicas, que estão em contato com o citoplasma e a matriz extracelular. É por meio dessas proteínas que a membrana neuronal realiza suas funções de interface entre a matriz ex-

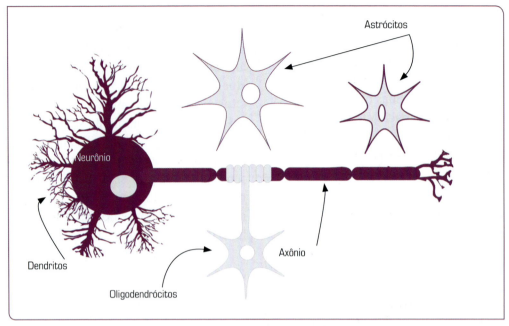

Figura 2.1. Representação do neurônio mostrando seu corpo, axônio e dendritos. Deve-se notar que os oligodendrócitos são responsáveis pela bainha de mielina do neurônio, envolvendo seu axônio. Os astrócitos realizam atividades de suporte. A micróglia não está representada (vide texto para detalhes).

tracelular e o citoplasma, transportando íons e outras moléculas do ambiente intracelular para o extracelular e vice-versa. A camada bilipídica é relativamente impermeável a moléculas solúveis em água, incluindo íons Na^+, K^+, Cl^- e Ca^{2+}, agindo dessa forma como barreira seletiva e garantindo a individualidade intracelular. A camada lipídica não polar (hidrofóbica), por sua vez, apresenta maior permeabilidade iônica, facilitando assim a integração de moléculas em trânsito pela camada bilipídica[3].

As características de permeabilidade da membrana neuronal permitem uma alta concentração de íons Na^+, Cl^- e Ca^{2+} no ambiente extracelular, e uma alta concentração de K^+, ânions impermeáveis e proteínas de alto peso molecular no ambiente intracelular. A manutenção desse gradiente entre o ambiente intra e extracelular depende do balanço entre a difusão passiva de íons através dos canais iônicos (ou poros da membrana) e do transporte ativo de íons através de bombas iônicas ATP-dependentes.

Os canais iônicos são proteínas de membrana que formam poros hidrofílicos e permitem a passagem passiva de íons (Figura 2.2). Esses canais usualmente são seletivos, permitindo ou barrando a passagem de determinados íons de acordo com o microambiente elétrico ou por estímulos específicos[4]. Assim, esses canais atuam na estabilidade do ambiente intracelular sem gasto de energia. Por sua vez, o transporte ativo de íons é feito contra o gradiente de concentração celular e demanda energia (ATP – trifosfato de adenosina).

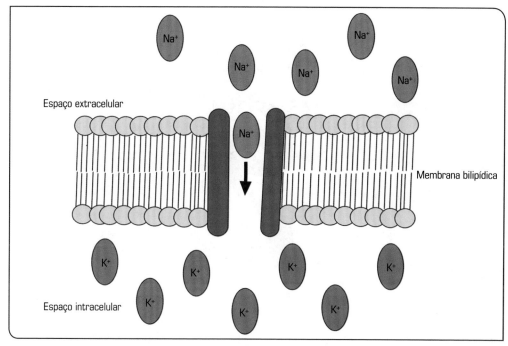

Figura 2.2. Membrana neuronal mostrando a camada bilipídica com um canal iônico permeável ao sódio.

As bombas iônicas ATP-dependentes são proteínas de membrana dependentes de energia (ATP), cuja principal função é manter a homeostase iônica intraneuronal. Desse grupo de proteínas, a mais relevante é a bomba de sódio/potássio ATP-dependente (Na$^+$/K$^+$ ATPase) (Figura 2.3). A bomba de sódio/potássio tem a função de manutenção da concentração de Na$^+$ e K$^+$ dentro da célula, independentemente do fluxo iônico constante através dos canais da membrana. A bomba Na$^+$/K$^+$ transporta três íons de sódio para fora da célula, para cada dois íons de K para dentro da célula. Como essa bomba não é eletricamente neutra, ela contribui também para o potencial de repouso. Para o transporte ativo os neurônios obtêm energia em forma de ATP através de vias glicolíticas do ciclo de Krebs e do sistema de transporte de elétrons (dependentes de oxigênio).

A manutenção do gradiente iônico transmembrana é essencial para permitir que os neurônios sejam capazes de transmitir impulsos elétricos e de se comunicar. A concentração do Na$^+$ também está diretamente relacionada à quantidade de água em cada compartimento (intra e extracelular). Em razão da grande diferença de concentração do Na$^+$ nos ambientes intra e extracelular, a bomba de Na$^+$/K$^+$ é uma das principais fontes de consumo de energia da célula (oxigênio e glicose). Em consequência, quando ocorre falha no suporte de energia para a célula (como na hipoglicemia severa ou em processos anóxicos), o mau funcionamento da bomba de Na$^+$/K$^+$ leva à perda do gradiente iônico

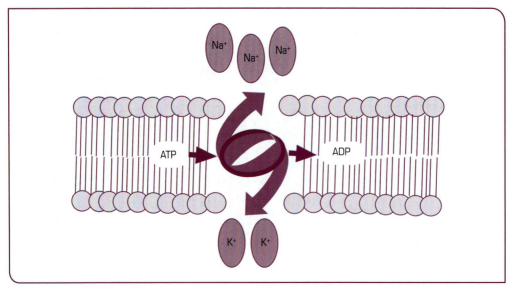

Figura 2.3. Bomba de Na+/K+ trocando três moléculas de Na+ por duas de K+. Nesse processo, há consumo de energia com queima de ATP.

transmembrana, com graves consequências para o SNC. O influxo indesejado de íons para o ambiente intracelular provoca o acúmulo de água (edema celular), a descaracterização elétrica e química da célula e, em casos mais graves, a morte celular[5].

Além do sódio, o fluxo de cálcio também tem grande influência no funcionamento neuronal. O Ca^{++} altera o potencial de membrana por meio de neutralização das cargas negativas locais, facilitando a abertura dos canais de sódio voltagem-dependentes. Na prática clínica, observamos aumento na excitabilidade da membrana, com presença de atividade elétrica espontânea (tetania) que ocorre em pacientes com hipercalcemia ou alcalose (que pode ser causada por hiperventilação). Nesse contexto, os astrócitos desempenham um papel de tamponamento, evitando o excesso de potássio e outras moléculas indesejáveis no ambiente extracelular.

Potencial de membrana

O potencial de repouso da membrana celular pode ser definido como a diferença entre as cargas elétricas do espaço intra e extracelular. A diferença varia em torno de −60 a −80 mV, com o interior da célula mais negativo em relação ao exterior. A diminuição do gradiente elétrico do potencial de repouso da membrana pode causar a despolarização da membrana e iniciar o potencial de ação, como será visto mais adiante. Entretanto, quando o gradiente elétrico se torna mais negativo, ocorre a hiperpolarização da membrana, que dificulta ou impede a transmissão de estímulos elétricos temporariamente.

Em virtude da diferença de gradiente (tanto elétrico quanto iônico), a membrana mantém um fluxo contínuo de íons. No entanto, a permeabilidade da membrana não é a mesma para diferentes substâncias. Por exemplo, a permeabilidade ao sódio é de apenas 1% da do potássio. Assim, o fluxo de potássio se torna importante para a formação do potencial elétrico da membrana, embora outros componentes, como o cloreto, também contribuam para este fim. Como os astrócitos são muito permeáveis ao potássio, eles auxiliam no controle e na manutenção do potencial de membrana neuronal. Quando a concentração extracelular de potássio aumenta pela atividade neuronal, os astrócitos incorporam o potássio e transferem-no para outras células através das *gap junctions*, evitando o acúmulo extracelular de potássio e alteração da excitabilidade neuronal.

Sob condições ideais de fornecimento de energia, o potencial de repouso é mantido estável. Alguns estímulos, porém, podem causar modificações nesse potencial. Hipóxia, hipoglicemia e distúrbios hidroeletrolíticos graves ou prolongados podem gerar alterações da polarização de membrana e levar a um dano neuronal definitivo. As correntes iônicas também podem ocorrer pela ação de agentes químicos (neurotransmissores), deformação mecânica (como no trauma ou na presença de tumores) ou alteração de voltagem. Mudanças rápidas de pouca intensidade (como correntes iônicas inesperadas) podem causar hiperpolarizações ou despolarizações segmentares e espontâneas, diretamente proporcionais à intensidade do estímulo. Essas mudanças rápidas são denominadas potenciais locais, usualmente fisiológicos e necessários para que as sinapses aconteçam. O potencial local é um fenômeno limitado e circunscrito[6].

Potencial de ação

O potencial de ação é propagação elétrica que ocorre ao longo da membrana durante a excitação neuronal. Sua finalidade é transferir informações do neurônio para as células-alvo como músculos, glândulas ou outros neurônios. O potencial de ação compreende cinco fases:

1) **fase 1** – repouso;
2) **fase 2** – o limiar excitatório é atingido e ocorre a rápida despolarização;
3) **fase 3** – o potencial atinge seu pico e há a inversão do fluxo iônico;
4) **fase 4** – repolarização;
5) **fase 5** – hiperpolarização reativa.

Como dito anteriormente, a membrana neuronal mantém uma diferença de potencial elétrico entre o meio interno e o externo durante o repouso em torno de −60 a −80 mV. Essa diferença é mantida em parte pelo gradiente iônico entre os dois compartimentos. No espaço extracelular, as concentrações de Na^+, K^+, Ca^{++} e Cl^- são, respectivamente, em torno de 145 mM, 5 mM, 5 mM e 103 mM. No espaço intracelular esses valores se invertem (Na^+ 10 mM, K^+ 148 mM, $Ca^{++} < 1$ μM e Cl^- 4 mM). Dessa forma, existe uma tensão constante de fluxo iônico controlado pelos poros da membrana e pela atividade da bomba de Na^+/K^+ dependente de ATP.

Quando estímulos diminuem o potencial transmembrana para valores em torno de −70 mV, inicia-se o potencial de ação propriamente dito (fase 2). Nesse ponto há um aumento irreversível na permeabilidade da membrana, com a abertura maciça dos canais de sódio dependentes de voltagem e o fluxo desse íon para dentro da célula (lembrar que a concentração do Na^+ extracelular é cerca de 30 vezes maior que a do intracelular)[7]. A entrada do sódio (que tem carga positiva) causa uma rápida despolarização, em que a diferença de potencial atinge valores em torno de 30 mV. Logo após o potencial atingir seu pico positivo, os canais de sódio dependentes de voltagem se fecham e os canais de K^+ se abrem (fase 3). A diferença na concentração extra e intracelular do K^+ (com maior concentração no interior da célula) associado ao gradiente elétrico (nesta fase mais negativo no ambiente externo) leva a um fluxo de saída do potássio com quase a mesma velocidade da entrada do sódio. Dessa forma, a célula volta a se polarizar (fase 4). Após a entrada de K^+, a membrana atinge um potencial mais negativo que o inicial (em torno de 90 mV), o que torna a membrana temporariamente refratária a novos estímulos (fase 5).

Após esta fase, o potencial de membrana volta lentamente aos seus valores habituais (Figura 2.4). O potencial de ação consome cerca de 50% de toda energia relacionada à transmissão de informações pelos neurônios[8]. Em situações nas quais ocorre uma despolarização maciça em todo o cérebro (p. ex., em alguns traumatismos cranianos), há um aumento súbito na demanda de energia (oxigênio e glicose). Nessas situações é frequente o surgimento de sinais de falência energética cerebral transitória, mesmo que o aporte de oxigênio persista constante.

O potencial de ação tem como característica uma variação relativamente constante nos valores do diferencial elétrico transmembrana durante todo o processo de despolarização/repolarização. Assim, durante o repouso a diferença de potencial se encontra em torno de −80 mV, vai até 30 mV durante o pico de despolarização e atinge cerca de −90 mV na fase de hiperpolarização. Esse padrão se repete porque o estímulo leva à uma resposta de "tudo ou nada" na abertura dos canais iônicos. Se o estímulo não é suficiente para gerar um potencial de ação, ele é tamponado pelos mecanismos de controle da membrana. Se o estímulo rompe o limiar de excitação da membrana (em torno de −70 mV) há

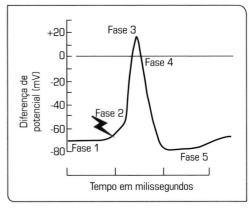

Figura 2.4. Fases do potencial evocado em relação ao tempo e variação do potencial elétrico transmembrana. A seta mostra o ponto onde o processo se torna irreversível, disparando a abertura dos canais de sódio (vide texto para detalhes).

uma ampla abertura dos canais de sódio que faz com que o potencial ocorra em toda sua plenitude. Assim, independentemente da intensidade do estímulo inicial, se ele for suficiente para romper o limiar excitatório da membrana, seu resultado será um potencial de ação de tamanho padrão.

Por sua vez, a intensidade (número de fibras envolvidas) e a rapidez de propagação do potencial de ação dependem da intensidade do estímulo, do microambiente em que ele ocorre e das características do neurônio envolvido. Tamanho, conformação e composição da membrana neuronal são determinantes para a resposta ao estímulo. Neurônios cujos axônios são mielinizados conduzem os potenciais de forma mais rápida que os sem bainha de mielina. Tal fato se explica pela distribuição peculiar dos canais iônicos ao longo dos nódulos de Ranvier. Nessa região, há uma concentração dos canais de sódio e potássio, fazendo com que os potenciais se propaguem em "saltos" de nódulo para nódulo, e não de maneira contínua ao longo do axônio[9]. Dessa forma, a condução do estímulo é muito mais rápida (Figura 2.5). Devemos lembrar ainda que os neurônios apresentam uma seletividade (com base nos tipos de receptores que possuem na membrana) para determinados neurotransmissores. Ou seja, os neurônios podem reagir de forma diferente a estímulos semelhantes. O tipo de neurônio também determinará a resposta da célula-alvo do estímulo (excitação ou hiperpolarização).

Sinapses

Sinapse é o local de junção que permite a passagem do estímulo elétrico (corrente elétrica) ou químico (neurotransmissores) de um neurônio a outro. Na sinapse, a membrana plasmática do neurônio que transmite o estímulo (pré-sináptico) está justaposta à membrana do neurônio que o recebe (pós-sináptico) (Figura 2.6). Na maior parte das sinapses, o componente neuronal pré-sináptico é o axônio, porém dendritos e o próprio corpo neuronal podem desempenhar esse papel.

Há dois tipos de sinapses: as sinapses elétricas e as químicas. Nas sinapses elétricas as membranas pré e pós-sináp-

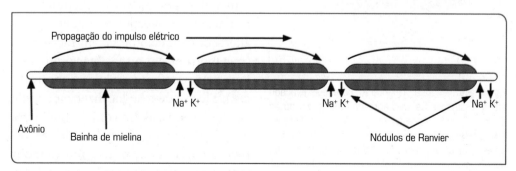

Figura 2.5. Nódulos de Ranvier mostrando a propagação do potencial evocado em saltos (vide texto para detalhes).

ticas são unidas através de canais iônicos e *gap junctions*, que atuam como condutores de corrente elétrica. Dessa forma, um neurônio comunica-se com o outro diretamente através do fluxo iônico. Nas sinapses químicas, o neurônio pré-sináptico contém neurotransmissores que são armazenados em vesículas. Quando o potencial de ação sobrevém, canais de cálcio se abrem e ocorre a entrada desse íon para o ambiente intracelular. O Ca^{++} provoca a abertura das vesículas na fenda sináptica (exocitose), liberando os neurotransmissores. Esse fenômeno pode ocorrer por meio do efeito de um único potencial de ação ou por uma sequência deles. Os neurotransmissores liberados na fenda sináptica podem se ligar a receptores na membrana pós-sináptica ou na pré-sináptica (modulando o próprio neurônio que o liberou)[10].

Neurotransmissores

Neurotransmissores são substâncias utilizadas pelos neurônios para a sinalização química com a célula-alvo. Eles podem pertencer a várias categorias de substâncias, como aminoácidos/peptídeos (glutamato, GABA – ácido gama-aminobutírico, glicina, substância P, encefalina, etc.), monoaminas (dopamina, adrenalina, noradrenalina, serotonina, melatonina, histamina, tiramina, triptofano, etc.) ou outros compostos como acetilcolina, óxido nítirico, adenosina, etc.

Os neurotransmissores agem na célula-alvo por meio de receptores específicos. Os receptores podem gerar alterações metabólicas intracelulares (metabotrópicos) ou facilitar o fluxo de íons pela membrana celular (ionotrópicos). Eles podem se localizar na parede de células-alvo, assim como o botão pré ou pós-sináptico. Cada uma dessas variáveis faz com que o neurotransmissor tenha um efeito diferente. Além disso, existem várias subclasses de receptores

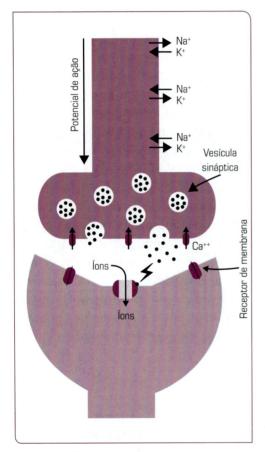

Figura 2.6. Sinapse. Quando o potencial evocado atinge a sinapse há uma entrada de Ca^{++} no botão sináptico, com liberação dos neurotransmissores. Estes se ligam aos receptores de membrana e permitem a abertura de canais para a entrada de íons (ionotrópicos) ou para catalisação de processos metabólicos intracelulares (metabotrópicos) (vide texto para detalhes).

para cada um dos neurotransmissores, o que faz com que o mesmo neurotransmissor possa ter diversos efeitos no SNC dependendo do tipo, da quantidade e do local dos seus receptores.

O principal neurotransmissor excitatório do SNC é o glutamato, que se liga com as duas classes de receptores[11]. Seus receptores ionotrópicos agem pela facilitação de fluxo iônico (entrada de Ca^{++} e Na^+) pela membrana celular, enquanto seus receptores metabotrópicos agem pela ativação de segundos mensageiros no interior da célula e síntese de proteínas. Os receptores ionotrópicos (AMPA, NMDA e Kainato) são os principais receptores excitatórios do SNC e estão relacionados à formação dos potenciais de longa duração (que facilitam sinapses e criam a base fisiológica da memória) e à excitotoxicidade (um dos principais mecanismos de morte celular no trauma e em tumores)[12,13].

Os receptores para ácido gama-aminobutírico e para glicina são os principais responsáveis por estímulos inibitórios do sistema nervoso. Os receptores GABA são permeáveis aos íons bicarbonato (HCO_3^-) e cloro (Cl_2^-)[14]. Sua ativação leva à entrada de cargas negativas para o interior dos neurônios, aumentando a hiperpolarização do potencial de membrana. Substâncias inibitórias do SNC, como o álcool e diazepínicos, têm grande afinidade aos receptores GABA[15]. Distúrbios de outros neurotransmissores estão relacionados com várias enfermidades neurológicas e psiquiátricas, como doença de Parkinson, depressão, dependência química e esquizofrenia[16-20].

Fisiopatologia

Anóxia

O cérebro é nutrido essencialmente pela oxidação da glicose. Seu alto metabolismo faz com que consuma, em situações fisiológicas, cerca de 20% do oxigênio e 25% da glicose utilizada pelo organismo[21].

O aporte de oxigênio às células do SNC depende do fluxo sanguíneo cerebral (FSC), da saturação de oxigênio, da concentração de hemoglobina no sangue e da capacidade de troca gasosa pelos capilares. Fatores como obstrução de vias aéreas, traumatismo pulmonar, choque e hipovolemia podem contribuir para a diminuição de oferta de oxigênio no tecido cerebral. Associado a isso, distúrbios da microcirculação, que comprometem a troca gasosa entre as hemácias e o tecido, podem ocorrer por perda da autorregulação vascular ou processos inflamatórios[22]. A diminuição do aporte de energia força a célula a utilizar vias anaeróbias que, por sua vez, aumentam a concentração de radicais livres e glutamato, amplificando a destruição celular intracraniana.

Tanto a hipoglicemia, que priva a célula de nutrientes, quanto a hiperglicemia, que causa acidose tecidual, podem contribuir para o dano cerebral[23]. A acidose resultante leva ao acúmulo de íons no ambiente extracelular, que inicialmente são removidos pela população astrocitária. Uma vez saturado esse mecanismo compensatório, ocorrem fenômenos de descaracterização do potencial de repouso da célula, influxo de água e sódio para o citoplasma, destruição de citoesqueleto e, na persistência do insulto anóxico, a morte celular.

Edema

O edema citotóxico é um processo intracelular que afeta particularmente os astrócitos. Sua causa é a ausência do aporte de energia, o que interfere com os mecanismos da bomba iônica na membrana celular e levam ao acúmulo de Na^+ intracelular e consequente edema. A formação desse edema está intimamente ligada a níveis críticos do FSC. O processo começa com a perda da atividade elétrica quando o FSC cai abaixo de 40% do basal. Quando o FSC cai abaixo de 20% do normal, há falência dos mecanismos da bomba iônica da membrana celular. Esse tipo de edema é frequentemente encontrado ao redor de contusões cerebrais ou no infarto do território vascular[24].

O edema cerebral vasogênico resulta de distúrbio na barreira hematoencefálica, permitindo a passagem de água, sódio e proteína para dentro do espaço intersticial. O edema é formado na substância cinzenta, mas pode se acumular na substância branca. A taxa de formação do edema é aumentada pela hipertensão arterial e elevação da temperatura corporal. Fatores inflamatórios que aumentam a permeabilidade vascular podem contribuir para esse processo[25].

O edema hidrostático também é devido ao acúmulo de líquido extracelular pobre em proteína, porém, é considerado resultado de aumento abrupto na diferença de pressão hidrostática entre os espaços intra e extravascular. No trau-matismo cranioencefálico (TCE) isso pode ocorrer após a descompressão súbita de uma lesão expansiva, que causa redução aguda da pressão intracraniana (PIC) e aumento abrupto da pressão transmural da vasculatura cerebral. Isso também pode ocorrer quando a autorregulação vascular se altera pelo trauma e existe um concomitante aumento da pressão arterial. Assim, a pressão transmural na rede capilar é abruptamente elevada[26].

O edema intersticial é uma complicação da obstrução do fluxo do líquido cefalorraquidiano (LCR) que ocorre na hidrocefalia. O aumento da pressão intraventricular força a infiltração de LCR no tecido periventricular.

O edema osmótico é resultante de queda da osmolaridade plasmática, usualmente associada com hiponatremia. A relação entre níveis particulares do sódio plasmático e a formação do edema cerebral é complexa e relacionada à velocidade de desenvolvimento e duração da hiponatremia.

Mecanismos de morte celular

Atualmente, são conhecidos dois mecanismos de morte celular: a apoptose e a necrose[27]. A característica central da morte pela apoptose é a quebra programada da fita de DNA internucleossomal. Na necrose existe perda da homeostase celular. A microscopia eletrônica evidencia edema celular e mitocondrial, vacuolização citoplasmática e núcleos picnóticos[28].

A apoptose é a manifestação morfológica da morte programada, utilizada em situações fisiológicas, como no processo de maturação do sistema nervoso, em que neurônios que não desenvolveram sinapses relevantes são descartados[29]. A morte celular por apoptose tem a vantagem de suscitar muito pouca reação inflamatória ao seu redor, o que evita dano tecidual indesejado; entretanto, como é um mecanismo fisiológico, depende do gasto de energia.

A apoptose pode ser deflagrada por estímulos conhecidos, como a lesão parcial do DNA, o glutamato e o estresse oxidativo. Todavia, todos esses fatores também podem levar a necrose neuronal. Assim, mesmo conhecendo alguns estímulos, ainda não se sabe ao certo o que determina se a célula irá ser destruída por necrose ou apoptose. Alguns autores sugerem a disponibilidade de energia como esse determinante. Como a apoptose depende de energia, na forma de ATP, ela seria o mecanismo preferencial nos casos em que houvesse um meio mais próximo do fisiológico. No TCE podemos encontrar lesões por apoptose tanto em sítios perilesionais quanto em estruturas distantes do trauma, como o tálamo, o hipocampo e o tronco encefálico[30,31]. Apesar de bem documentada, a apoptose parece ser responsável por apenas uma pequena parte das mortes neuronais no TCE; logo, sua utilização como possível alvo de novas abordagens terapêuticas ainda está para ser estabelecida[32].

A necrose é o principal mecanismo de morte celular no TCE e no acidente vascular cerebral (AVC). Ao contrário da apoptose, em que a célula comanda ativamente o processo de sua destruição, na necrose existe uma falência energética e a morte ocorre pela incapacidade da célula de manter sua homeostase. Dessa maneira, é um processo menos organizado e que envolve uma resposta inflamatória de maior intensidade ao seu redor. Os mais conhecidos estímulos que levam à necrose são a excitotoxicidade e o estresse oxidativo.

A excitotoxicidade é o mecanismo pelo qual o glutamato e outros neurotransmissores excitatórios causam dano celular[33]. Os níveis de glutamato se elevam no trauma por vários caminhos. Em um primeiro momento, a energia cinética do TCE causa deformação mecânica nos axônios, o que, por sua vez, leva à despolarização das membranas celulares e à liberação de neurotransmissores, dentre eles o glutamato. Em um segundo momento, outros fatores, como a hipóxia, o estresse oxidativo e a própria despolarização gerada pela excitotoxicidade, podem comprometer o controle da permeabilidade da membrana e aumentar ainda mais a presença do glutamato extracelular.

O glutamato se liga tanto a receptores acoplados a canais iônicos de Ca^{++} e Na^+, os mais importantes são os chamados Kainato, NMDA e AMPA, quanto a receptores acoplados a sistemas de segundo mensageiro, chamados metabotrópicos[34]. Nos mecanismos de excitotoxicidade os receptores ionotrópicos são os mais estudados. A lesão celular na excitotoxicidade ocorre em dois estágios: em um primeiro momento ocorre um influxo de Na^+ com consequente edema celular; em um segundo momento, a abertura de canais de Ca^{++} de longa duração leva ao acúmulo excessivo de cálcio intracelular. O acúmulo de cálcio, por sua vez, é capaz de promover a ativação de proteases, fosfolipases e óxido nítrico, que desencadeiam uma série de eventos que culminam com a morte celular[35]. A ativação da fosfolipase A aumenta a permeabilidade da membrana e gera a formação de ácido araquidônico (AA) e radicais livres. O AA, além de poder desencadear apoptose na célula, estimula a liberação e inibe a recaptação do glutamato, levando a um ciclo vicioso. O estresse oxidativo é o resultado da ação de radicais livres no tecido. No TCE, a hipóxia é o principal fator para o acúmulo de radicais livres, embora o glutamato, como já visto, contribua para esse quadro pela ativação da fosfolipase A.

Os radicais livres lesam a célula por diferentes mecanismos. Na membrana eles inibem a bomba de Na^+/K^+, oxidam a dupla camada de lipídios e hidrolisam fosfolípides. Essas ações levam ao aumento da permeabilidade da membrana, que favorece o acúmulo e cálcio intracelular e liberação de glutamato. Ao hidrolisar fosfolípides, levam também à formação de AA, cujas consequências foram descritas anteriormente.

O óxido nítrico (NO) é produzido pelo aumento na concentração do cálcio intracelular associado aos mecanismos de agressão celular presentes no trauma. No TCE, sua ação pode ser dividida em três fases: antes de 30 minutos, entre 30 minutos e 6 horas, e após 6 horas. Na primeira fase o NO parece agir preservando o FSC. Em um segundo tempo existe uma depleção do NO acompanhada de diminuição do FSC. Após 6 horas, o NO

volta a aumentar. Nessa última fase, o acúmulo de NO acomete o endotélio, causando uma potente vasodilatação e aumento da permeabilidade vascular. A combinação dessas ações leva ao aumento do FSC, da PIC e do edema cerebral[36]. Por sua vez, a depleção persistente do NO está associada à presença de vasoespasmo no TCE[37].

Referências bibliográficas

1. Toda H, Hamani C, Fawcett AP, et al. The regulation of adult rodent hippocampal neurogenesis by deep brain stimulation. J Neurosurg. 2008;108(1):132-8.
2. Buckner JC, Brown PD, O'Neill BP, et al. Central nervous system tumors. Mayo Clin Proc. 2007;82(10):1271-86.
3. Patton KT, Thibodeau GA. Anatomy & Physiology. 7. ed. St. Louis: Mosby Elsevier; 2009.
4. Bourque CW, Ciura S, Trudel E, et al. Neurophysiological characterization of mammalian osmosensitive neurones. Exp Physiol. [Review]. 2007;92(3):499-505.
5. Hall JE. Guyton & Hall textbook of Medical Physiology. Philadelphia: Saunders Elsevier; 2010.
6. Fox SI. Human physiology,. 10. ed. New York: McGraw-Hill Science; 2007.
7. Ogata N, Ohishi Y. Molecular diversity of structure and function of the voltage-gated Na+ channels. Jpn J Pharmacol. [Review]. 2002;88(4):365-77.
8. Attwell D, Laughlin SB. An energy budget for signaling in the grey matter of the brain. J Cereb Blood Flow Metab. [Review]. 2001;21(10):1133-45.
9. Susuki K, Rasband MN. Molecular mechanisms of node of Ranvier formation. Curr Opin Cell Biol. 2008;20(6):616-23.
10. Hammond C. Cellular and Molecular Neurophysiology. 3. ed. San Diego: Elsevier; 2008.
11. Mankiewicz KA, Jayaraman V. Glutamate receptors as seen by light: spectroscopic studies of structure-function relationships. Braz J Med Biol Res. [Review]. 2007;40(11):1419-27.
12. Matute C, Alberdi E, Domercq M, et al. Excitotoxic damage to white matter. J Anat. [Review]. 2007;210(6):693-702.
13. Noch E, Khalili K. Molecular mechanisms of necrosis in glioblastoma: the role of glutamate excitotoxicity. Cancer Biol Ther. [Review]. 2009;8(19):1791-7.
14. Goetz T, Arslan A, Wisden W, et al. GABA(A) receptors: structure and function in the basal ganglia. Prog Brain Res. [Review]. 2007;160:21-41.

15. Harris RA, Trudell JR, Mihic SJ. Ethanol's molecular targets. Sci Signal. [Review]. 2008;1(28):re7.

16. Morelli M, Carta AR, Kachroo A, et al. Pathophysiological roles for purines: adenosine, caffeine and urate. Prog Brain Res. [Review]. 2010;183:183-208.

17. Bruijnzeel AW. kappa-Opioid receptor signaling and brain reward function. Brain Res Rev. [Review]. 2009;62(1):127-46.

18. Thomas MJ, Kalivas PW, Shaham Y. Neuroplasticity in the mesolimbic dopamine system and cocaine addiction. Br J Pharmacol. 2008;154(2):327-42.

19. Benes FM. Amygdalocortical circuitry in schizophrenia: from circuits to molecules. Neuropsychopharmacology. [Review]. 2010;35(1):239-57.

20. Nordquist N, Oreland L. Serotonin, genetic variability, behaviour, and psychiatric disorders: a review. Ups J Med Sci. [Review]. 2010;115(1):2-10.

21. Zauner A, Daugherty WP, Bullock MR, et al. Brain oxygenation and energy metabolism: part I-biological function and pathophysiology. Neurosurgery. [Review]. 2002;51(2):289-301; discussion 2.

22. Meixensberger J, Kunze E, Barcsay E, et al. Clinical cerebral microdialysis: brain metabolism and brain tissue oxygenation after acute brain injury. Neurol Res. [Clinical Trial]. 2001;23(8):801-6.

23. Zygun DA, Steiner LA, Johnston AJ, et al. Hyperglycemia and brain tissue pH after traumatic brain injury. Neurosurgery. 2004;55(4):877-81; discussion 82.

24. Miller J. Brain edema in head injury. In: Cohadon FBA, Go KG, Miller JD, eds. Traumatic brain edema. New York: Springer-Verlag; 1987. p. 99-103.

25. Fishman RA. Brain edema. N Engl J Med. 1975;293(14):706-11.

26. Cooper PR, Hagler H, Clark WK, et al. Enhancement of experimental cerebral edema after decompressive craniectomy: implications for the management of severe head injuries. Neurosurgery. 1979;4(4):296-300.

27. Raghupathi R. Cell death mechanisms following traumatic brain injury. Brain Pathol. [Review]. 2004;14(2):215-22.

28. Ng I, Yeo TT, Tang WY, et al. Apoptosis occurs after cerebral contusions in humans. Neurosurgery. 2000;46(4):949-56.

29. Keane RW, Kraydieh S, Lotocki G, et al. Apoptotic and antiapoptotic mechanisms after traumatic brain injury. J Cereb Blood Flow Metab. 2001;21(10):1189-98.

30. DeLuca GC, Nagy Z, Esiri MM, et al. Evidence for a role for apoptosis in central pontine myelinolysis. Acta Neuropathol. 2002;103(6):590-8.

31. Nau R, Haase S, Bunkowski S, et al. Neuronal apoptosis in the dentate gyrus in humans with subarachnoid hemorrhage and cerebral hypoxia. Brain Pathol. 2002;12(3):329-36.

32. Maragos WF, Korde AS. Mitochondrial uncoupling as a potential therapeutic target in acute central nervous system injury. J Neurochem. [Review]. 2004;91(2):257-62.

33. Lipton SA, Rosenberg PA. Excitatory amino acids as a final common pathway for neurologic disorders. N Engl J Med. [Review]. 1994;330(9):613-22.

34. Bruno V, Battaglia G, Copani A, et al. Metabotropic glutamate receptor subtypes as targets for neuroprotective drugs. J Cereb Blood Flow Metab. [Review]. 2001;21(9):1013-33.

35. Nathoo N, Chetry R, van Dellen JR, et al. Apolipoprotein E polymorphism and outcome after closed traumatic brain injury: influence of ethnic and regional differences. J Neurosurg. 2003;98(2):302-6.

36. Cherian L, Hlatky R, Robertson CS. Nitric oxide in traumatic brain injury. Brain Pathol. 2004;14(2):195-201.

37. Lee JH, Martin NA, Alsina G, et al. Hemodynamically significant cerebral vasospasm and outcome after head injury: a prospective study. J Neurosurg. 1997;87(2):221-33.

Capítulo

3

CRITÉRIOS PARA A ADMISSÃO NA UNIDADE DE TERAPIA INTENSIVA

Alexandre Bernardo dos Santos
Júlio Cesar de Carvalho
Luis Enrique Campodônico Amaya
Carlos Zapata

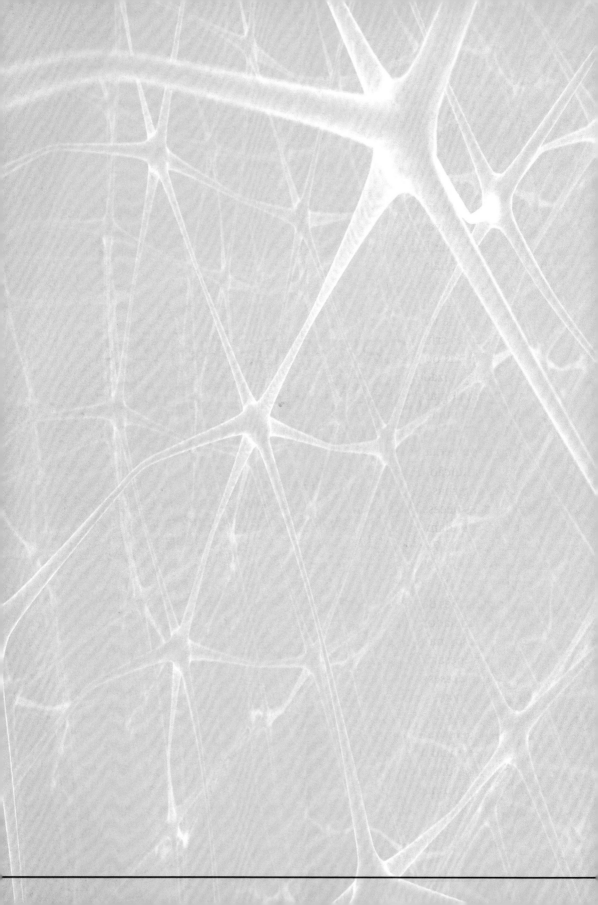

Introdução

Desde que se fez necessária a separação de pacientes, de acordo com sua gravidade e a mobilização de recursos técnicos científicos na tentativa de organizar e otimizar medidas terapêuticas, surgiu a ideia de criação das Unidades de Terapia Intensiva (UTI).

As Unidades de Terapia Intensiva são instalações hospitalares em que se oferecem tecnologias avançadas, tais como suporte hemodinâmico e pessoal treinado em suporte de vida intensivo e avançado a pacientes críticos. Essas unidades podem ser gerais ou especializadas, podendo ser organizadas por sistemas específicos, patologias (neurológicas, coronarianas, queimados, trauma, clinicas ou cirúrgicas) ou por grupos de idades, UTI adulto ou pediátrica.

Cada instituição deve ter protocolos e políticas internas específicos, levando em conta suas necessidades e limitações, desde que atendam a requisitos mínimos da RDC nº 7, regulamentação de 2010 que dispõe sobre as necessidades mínimas de funcionamento da UTI.

São instalações de custo elevado, com o aval da financiadora do serviço de não poupar recursos na recuperação do paciente, mas apesar disso deve-se fazer uso racional desses recursos, de modo a combater custos exorbitantes. Desta forma, faz-se necessária a criação de critérios para determinar quais pacientes terão real benefício com a terapia intensiva, e de medidas de triagem que nos ajudem a determinar aqueles pacientes, de forma a não retardar seu ingresso na UTI.

De acordo com o mais recente Guideline Americano, os critérios clássicos de admissão são divididos em modelo de priorização, modelo de internação por patologias e modelo baseado em parâmetros objetivos.

Modelo de priorização de leitos

P1 Prioridade 1: pacientes com necessidade de tratamento intensivo, instáveis e que necessitam de tratamento que não pode ser oferecido fora da UTI, tais como suporte ventilatório, métodos dialíticos com alguma instabilidade; pacientes em choque ou hemodinamicamente instáveis. São pacientes que têm por característica a falência de um ou mais órgãos, porém, com grande possibilidade de cura. Recebem terapêuticas ilimitadas e não são poupados esforços para o tratamento adequado.

P2 Prioridade 2: pacientes que requerem monitoração intensiva e podem, potencialmente, requerer intervenção imediata, como os pacientes com síndrome coronariana, pelo risco de arritmias ou pós-operatórios de cirurgias de grande porte, também sem limites terapêuticos.

P3 Prioridade 3: pacientes instáveis e criticamente doentes, porém, com chance reduzida de recuperação por causa da doença de base ou da natureza da condição aguda. Podem receber cuidados intensivos, porém há limites (p.

ex., não intubar e não realizar reanimação cardiorrespiratória).

P4 Prioridade 4: pacientes não apropriados para internação em UTI ou, devido à baixa gravidade, que demandem tratamento ou monitoração intensiva, ou pelo pequeno ou nenhum benefício de medidas interventivas, por incapacidade de recuperação e/ou sobrevivência; doença terminal irreversível com probabilidade de morte iminente.

P5 Prioridade 5: pacientes terminais ou moribundos sem possibilidade de recuperação em casos de doenças terminais, mas que podem se beneficiar de cuidados paliativos e controles dos sintomas.

Indicações para internação por sistemas e patologias

- **Sistema cardiocirculatório:**
  - infarto agudo do miocárdio;
  - choque cardiogênico;
  - arritmias cardíacas complexas com repercussão hemodinâmica e necessidade de monitoração e intervenção;
  - insuficiência cardíaca com repercussão hemodinâmica;
  - emergência hipertensiva;
  - angina instável;
  - pós-parada cardiorrespiratória;
  - tamponamento cardíaco ou derrame pericárdico com instabilidade hemodinâmica;
  - dissecção de aorta;
  - bloqueio atrioventricular total e de alto grau;
  - pós-operatório imediato de cirurgias cardíacas ou vasculares.

- **Sistema ventilatório:**
  - insuficiência respiratória aguda com necessidade de suporte ventilatório;
  - embolia pulmonar;
  - deterioração do padrão respiratório com necessidade de suporte ventilatório;
  - necessidade de cuidados de enfermagem ou de fisioterapia específicos intensivos;
  - hemoptise;
  - critérios laboratoriais de falência respiratória aguda;
  - vias aéreas não protegidas contra broncoaspirações, vômitos e deglutição;
  - pós-operatório de cirurgias pulmonares ou mediastinais, com risco de instabilidade hemodinâmica ou impossibilidade de ventilação espontânea imediata.

- **Sistema nervoso:**
  - acidentes vasculares encefálicos recentes, tanto isquêmicos como hemorrágicos;
  - coma metabólico, tóxico ou por anóxia;
  - meningite com comprometimento de outros sistemas ou alterações do nível de consciência;
  - mal epiléptico ou crise convulsiva de difícil controle;
  - pós-operatório imediato de neurocirurgia;

- ○ vasoespasmo cerebral;
- ○ politrauma;
- ○ traumatismo cranioencefálico e traumatismo raquimedular.

- **Sistema digestório:**
  - ○ hemorragia digestiva ativa e de grande volume;
  - ○ hepatite fulminante;
  - ○ perfurações de vísceras ocas;
  - ○ pós-operatório de cirurgia abdominal com risco de instabilidades hemodinâmica ou respiratória;

- **Sistema endocrinológico e metabólico:**
  - ○ cetoacidose com instabilidade hemodinâmica ou ventilatória;
  - ○ coma hiperosmolar;
  - ○ tempestade tireoidiana ou coma mixedematoso;
  - ○ crise adrenal com repercussão hemodinâmica;
  - ○ alterações hidroeletrolíticas que podem levar a risco de morte ou a lesões teciduais durante o restabelecimento do equilíbrio hidroeletrolítico.

- **Outros:**
  - ○ cirurgias:
  - ○ pós-operatórios com necessidade de cuidados intensivos do paciente;
  - ○ intoxicação exógena e *overdose*:
  - ○ instabilidade hemodinâmica;
  - ○ alterações mentais importantes sem proteção adequada das vias aéreas;
  - ○ necessidade de terapia medicamentosa de alta complexidade;

- ○ necessidade de terapias complexas (ventilação mecânica, monitorações intensivas, métodos dialíticos, etc.);
- ○ *sepse:* sepse, choque séptico, com ou sem instabilidade hemodinâmica e com risco de deterioração de órgãos e sistemas (urinário, circulatório, respiratório e outros);
- ○ *injúrias ambientais:* hipotermia, hipertermia, lesões solares, lesões por raios e outras.

Modelos de parâmetros objetivos para admissão na UTI

- **Sinais vitais:**
  - ○ pulso menor que 40 ou maior que 150 batimentos por minuto;
  - ○ pressão arterial sistólica menor que 80 mmHg ou 20 mmHg abaixo da pressão habitual do paciente;
  - ○ pressão arterial média menor que 65 mmHg;
  - ○ pressão arterial diastólica maior que 120 mmHg;
  - ○ frequência respiratória maior ou igual a 35 incursões por minuto.

- **Laboratório:**
  - ○ sódio sérico menor que 120 mEq/L ou maior que 160 mEq/L;
  - ○ potássio sérico menor que 2,0 mEq/L ou maior que 6,0 mEq/L;
  - ○ saturação capilar de O_2 menor que 90%, levando-se em consideração a saturação de oxigênio basal do paciente e suas comorbidades.

- pH menor que 7,1 ou superior a 7,7;
- glicemia superior a 800 mg/dL;
- cálcio sérico superior a 13 mg/dL;
- nível tóxico de drogas ou outras substâncias em pacientes com comprometimento hemodinâmico ou neurológico;
- alterações das enzimas cardíacas compatíveis com infarto agudo do miocárdio.

- **Métodos de imagem:**
  - hemorragia cerebral, subaracnóidea ou outra hemorragia intracraniana com alterações do estado mental ou sinais neurológicos focais;
  - roturas viscerais;
  - dissecção da aorta;
  - achados ecocardiográficos com instabilidade hemodinâmica.

- **Eletrocardiografia:**
  - sinais de isquemia cardíaca (supra ou infradesnivelamentos em derivações consecutivas, bloqueios de ramo esquerdo que não existiam previamente);
  - taquicardia sustentada ou fibrilação atrial ou ventricular;
  - bloqueio atrioventricular do primeiro grau em fase de deterioração;
  - bloqueio atrioventricular com risco de instabilidade hemodinâmica.

A escolha do paciente

A escolha do paciente que irá ocupar o leito de cuidados intensivos é uma decisão objetiva baseada em critérios subjetivos. Tentando minimizar esta subjetividade, criaram-se critérios para guiar as decisões mais difíceis. No entanto, não existe um critério único válido para todas as situações.

A resolução do CREMESP nº 170, de 06/11/2007, que define e regulamenta as atividades das Unidades de Terapia Intensiva, estabelece que os Serviços de Tratamento Intensivo têm por objetivo prestar atendimento a pacientes graves ou de risco, potencialmente recuperáveis, que exijam assistência médica ininterrupta, com apoio de equipe de saúde multiprofissional, além de equipamento e recursos humanos especializados.

A novas recomendações da SCCM, desenvolveu critérios dispostos em tabela de graduação e recomendações baseadas em evidência das melhores práticas de cuidados intensivos.

As diretrizes sugerem que toda UTI desenvolva suas próprias políticas e diretrizes em relação à escolha de pacientes e divulgue-as antecipadamente. Recomenda-se que fiquem de fora critérios como origem étnica, raça, sexo, *status* financeiro e social.

No Brasil, um estudo avaliando a triagem de pacientes, sob critérios de prioridade, demonstrou maior benefício aos pacientes de prioridade P1 e P2 em relação aos de prioridade P3 e P4, demonstrando a maior mortalidade destes pacientes em relação àqueles.

Em adição a estas medidas, recomenda-se otimização do tempo no processo de triagem, uma vez que a demora na seleção dos pacientes tem impacto no seu desfecho e a agilidade pode prevenir a deterioração aguda daqueles que requerem rápida estabilização após internação hospitalar. Por este motivo, torna-se aceitável um certo grau de admissão de pacientes que foram superestimados como candidatos a UTI, isto é, aqueles que não estavam suficientemente doentes para se beneficiar dos cuidados intensivos, diminuindo o tempo que pode ser e é decisivo no caso de pacientes subestimados para UTI.

No que tange aos pacientes em pós-operatório, é recomendada uma avaliação e monitoração bem acurada considerando a complexidade da cirurgia e os fatores de risco do paciente que possam gerar instabilidade, desta forma antecipando e otimizando a disponibilização de vagas.

Em suma, o paciente que é admitido em uma unidade de urgência ou emergência deve ser atendido o mais brevemente possível e avaliado em suas condições fisiológicas e, se tiver consciência adequada, deve ser informado sobre seu estado, das terapêuticas a serem tomadas e sobre o limite imposto pela sua patologia, assim como sobre a capacidade terapêutica do serviço e a linha que separa a capacidade atual de cura e/ou tratamento da patologia.

A limitação dos esforços da recuperação do paciente está na interseção do conjunto das possibilidades atuais da ciência e do direito legal do paciente de refutar o tratamento médico proposto, incluindo o suporte avançado da vida. Quando o paciente não está apto a decidir sobre estas questões, o representante legal do paciente deverá receber as devidas informações e decidir sobre as condutas a serem tomadas.

A autonomia do paciente deve ser respeitada, principalmente nas fases avançadas das doenças terminais, quando o tratamento irá somente prolongar o sofrimento do paciente.

Bibliografia consultada

1. Anvisa, RDC nº 7, de 25/02/2010. Dispõe sobre os requisitos mínimos para funcionamento de Unidades de Terapia Intensiva e dá outras providências.
2. Código de Ética Médica 2010 – Conselho Regional de Medicina do Estado de São Paulo.
3. Guidelines for intensive care admission, discharge, and trige. Task force of the American College of critical Care Medicine, Society of Critical Care Medicine. Copyright from 2016.
4. Guimarães HP. Manual de medicina intensiva AMIB. São Paulo: Atheneu; 2014.
5. Guimarães HP, Falcão LFR, Orlando JM C. Guia Prático de UTI. São Paulo: Atheneu; AMIB; 2008. p. 37 a 42.
6. Guimarães HP, Lopes RD, Lopes AC. Tratado de Medicina de Urgência e Emergência Pronto-Socorro e UTI. vol. 1. São Paulo: Atheneu; UNIFESP-Escola Paulista de Medicina; ABRAMUGEM; 2010. p. 3-9.
7. Knobel E. Condutas no Paciente Grave. vol. 2, 3ª ed. São Paulo: Atheneu; 2006. p. 1753-1761.
8. Oliveira AR, Taniguchi LU, Park M, Scalabrini ASN, Velasco IT. Manual da Residência de Medicina Intensiva. São Paulo: Malone; HC-FMUSP; 2011. p. 1-5.
9. Pires TB, Starling SV. ERAZO – Manual de Urgências em Pronto Socorro. 9ª ed. Rio de Janeiro: Guanabara Koogan; 2010. p. 950 a 952.
10. Resolução do CREMESP nº 170 de 06/11/2007.
11. Soriano FG, Nogueira AC. UTI – Adulto Manual Prático.Série: Medicina Ciência e Arte. São Paulo: Sarvier; 2010. p. 1-6.

Capítulo

4

EXAME NEUROLÓGICO EM UNIDADE DE TERAPIA INTENSIVA

José Luciano Monteiro Cunha

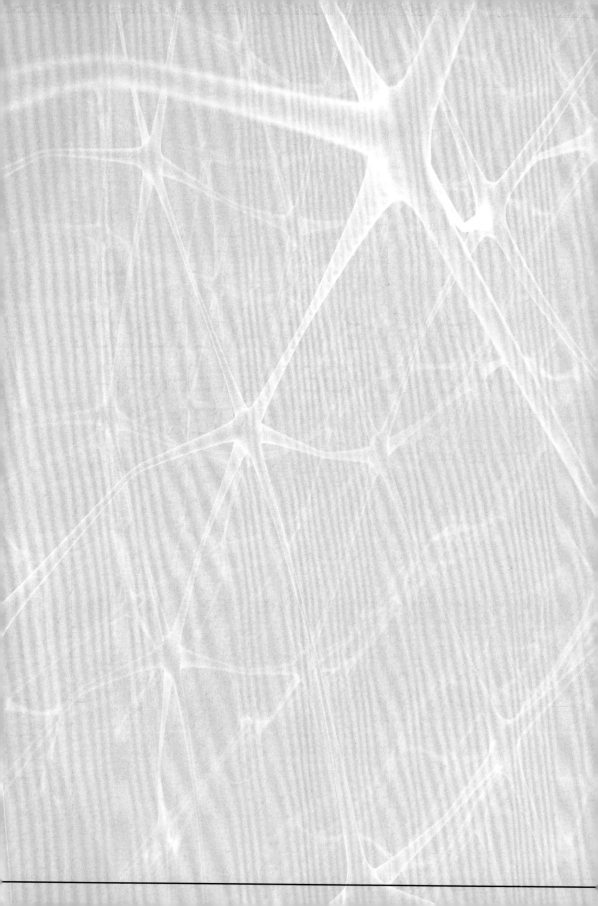

Introdução

A avaliação neurológica do paciente crítico pode se tornar um desafio trabalhoso tanto para o médico intensivista como para o neurologista. Devido às condições clínicas diversas e, por vezes, altamente graves, em que os indivíduos se encontram, alguns testes podem se tornar impossíveis de serem realizados ou, até mesmo, não apresentar a resposta esperada, em virtude da sedação, por exemplo.

Portanto, saber como realizar o exame neurológico de forma diferenciada e objetiva, em cada paciente na UTI, pode fazer a diferença na tomada de condutas e, consequentemente, nos desfechos clínicos.

Anatomia do sistema sono/vigília

A consciência pode ser definida como estado de lucidez e orientação sobre si mesmo e sobre o ambiente em que estamos. Esse estado de consciência pode ser dividido em dois componentes básicos: o estado de vigília e o conteúdo. O estado de vigília se relaciona basicamente ao nível de alerta, ou atenção em que o indivíduo se encontra. O conteúdo da consciência, por sua vez, é composto das diversas funções cognitivas, incluindo pensamento, memória, linguagem, etc.

De forma simplificada, esses dois componentes possuem locais anatômicos distintos no sistema nervoso central (SNC). Eles são independentes, porém, frequentemente precisam um do outro para funcionar de maneira adequada[1].

O estado de vigília é mediado pelo sistema reticular ativador ascendente (SRAA), localizado no tronco encefálico, formado por uma coluna frouxa de neurônios que vão da ponte até estruturas diencefálicas. O tálamo serve como relé principal desses neurônios, e as projeções talamocorticais ligam o SRAA às diferentes regiões do córtex cerebral. O conteúdo da consciência, por sua vez, está localizado de forma mais difusa no cérebro. Por exemplo, algumas funções cognitivas como a fala/linguagem estão localizadas no lobo temporal dominante, enquanto a memória se localiza na região do sistema límbico e hipocampo[2].

Um grave comprometimento da linguagem pode alterar a percepção do ambiente e a interação com o mesmo, levando a um distúrbio do sistema de vigília, com diminuição da atenção e concentração. Portanto, uma lesão cerebral difusa, que acometa ambos os hemisférios, pode comprometer, de forma significativa, o nível de consciência em ambos aspectos (conteúdo e vigília), sem comprometer necessariamente o SRAA ou estruturas encefálicas específicas relacionadas a determinado domínio cognitivo[1,3].

Essas características anatômicas e fisiológicas explicam porque determinadas doenças podem provocar alteração do nível de consciência ou do seu conteúdo, sem necessariamente haver uma lesão da estrutura encefálica.

Diversos são os motivos para um paciente estar sob monitoração intensiva e, para cada um deles, existem diferentes formas de comprometimento neurológico, seja por complicações clínicas com repercussão no metabolismo cerebral, ou por distúrbios agudos que deterioram diretamente as funções do SNC, como um acidente vascular cerebral (AVC) hemorrágico volumoso. Portanto, ao avaliar um paciente com alterações neurológicas agudas no ambiente de terapia intensiva, necessitamos sempre de uma visão global do paciente, para que possamos chegar ao diagnóstico mais acurado.

Abordagem neurológica para o paciente crítico

Lesões estruturais do SNC, como um hematoma intraparenquimatoso ou um AVC isquêmico no tronco encefálico, são quase intuitivamente ligadas a processos que determinam redução do nível de consciência e alterações neurológicas focais. Esses processos patológicos podem causar o coma devido ao comprometimento direto do SRAA, como nas lesões envolvendo o tronco encefálico, ou indireto, afetando estruturas diencefálicas, o tálamo ou o córtex cerebral difusamente nos dois hemisférios.

Já os distúrbios metabólicos, muito frequentes no paciente critico, ocasionam o comprometimento da consciência pelo envolvimento bi-hemisférico difuso, levando a uma desconexão funcional do SRAA. Essa disfunção cortical difusa pode ser causada por diversos mecanismos, entre eles: falta de substrato energético ou metabólico; disfunções orgânicas graves envolvendo principalmente o fígado e o rim; citocinas circulantes; distúrbios eletrolíticos e medicações depressoras do SNC. Todas essas

condições são altamente prevalentes nos pacientes críticos, e podem se sobrepor umas às outras, dificultando ainda mais a descoberta da etiologia do comprometimento da consciência.

Desordens sistêmicas com manifestações primariamente neurológicas

Diversas desordens sistêmicas podem causar alteração da consciência, geralmente por infiltração da doença no SNC. Três categorias dominam esse tipo de apresentação: as doenças do colágeno, as malignidades sistêmicas e as infecções difusas com invasão do SNC.

As colagenoses, entre elas o lúpus eritematoso sistêmico (LES), a doença de Behçet, granulomatose de Wegener e poliarterite nodosa podem afetar diretamente o SNC. Na maioria das vezes, a vasculite é a principal manifestação, ocasionando défices neurológicos focais, e/ou alterações comportamentais importantes, como distúrbios neuropsiquiátricos e declínio cognitivo. A neurossarcoidose frequentemente se manifesta com infiltração meníngea e anormalidades oculomotoras, além de poder envolver o tronco encefálico, afetando a consciência[4].

A neoplasia sistêmica pode afetar o nível de consciência de várias formas. A infiltração meníngea é uma das formas de afecção do SNC que pode aumentar a pressão intracraniana por dificuldades na drenagem liquórica, além de causar paresia de múltiplos nervos cranianos. Isso pode levar a diplopia, disfagia e disartria graves. Além disso, diversos tumores podem enviar metástases para o encéfalo, ocasionado défices neurológicos focais, a depender da localização, ou até mesmo rebaixamento do nível de consciência e coma, se houver sangramentos intratumorais que aumentem abruptamente a pressão intracraniana[5].

Algumas infecções podem também causar distúrbios neurológicos focais ou globais. Exemplos comuns são os abscessos cerebrais e as meningites (virais, bacterianas, fúngicas e tuberculose). A infecção pelo vírus HIV proporcionou o surgimento de diversas infecções oportunistas, entre elas as neuroinfecções pelo vírus JC, causando a leucoencefalopatia multifocal progressiva (LMP), levando a uma encefalopatia progressiva, com défices neurológicos focais e morte. Além desse exemplo, temos a neurotoxoplasmose e o surgimento do linfoma primário do SNC. A sífilis pode ter diversas manifestações encefálicas, porém a principal delas se dá através do envolvimento dos vasos intracranianos, ocasionando a chamada sífilis meningovascular. Outro tipo de manifestação, porém menos comum, é a sífilis terciária com distúrbios cognitivos comportamentais[6-8].

Rebaixamento do nível de consciência – Coma: o exame físico neurológico no paciente em coma/principais achados e significado clínico

O coma é considerado uma emergência médica. O exame deve ser conjugado com o tratamento e, ao mesmo tempo, ser objetivo e completo.

Primeiramente devemos abordar o paciente de forma verbal, percebendo se há alguma resposta ou esboço dela, seja com movimentos incaracterísticos ou com abertura ocular. Se o paciente não responde, devemos falar num tom de voz mais alto e veemente, ou sacudir o paciente, sem causar estímulo doloroso. Quando essas manobras não surtem efeitos, devemos aplicar estímulo doloroso, e é neste ponto onde o exame do paciente em coma se inicia.

Antes de se iniciar o exame físico, devemos saber sobre a história clínica da forma mais detalhada possível. Em algumas situações isso é difícil, pois às vezes não há informantes próximos à ocorrência do evento, e o paciente é trazido pelo serviço de resgate apenas com a frase de que "foi encontrado desacordado em via pública...". Contudo, sempre que possível devemos saber quais foram as manifestações clínicas no início do coma. Por exemplo, num indivíduo que é jovem e saudável, o início súbito de coma pode sugerir abuso de drogas, hemorragia subaracnóidea (HSA), ou traumatismo cranioencefálico (TCE) grave. No idoso, o coma de início abrupto pode estar relacionado a AVC hemorrágico ou isquêmico extenso. Além dessa diferenciação por idade e epidemiológica, podemos inquirir sobre sintomas e doenças prévias, e medicações em uso contínuo.

A abordagem ao paciente em coma deve priorizar, sempre, a estabilização clínica através da manutenção das vias aéreas e dos parâmetros hemodinâmicos adequados para manter uma pressão de perfusão cerebral que supra as necessidades metabólicas mínimas do encéfalo. Para isso, devemos assegurar as vias aéreas com intubação orotraqueal, sempre que necessário, além de manter uma pressão arterial média (PAM) adequada para uma boa perfusão tecidual.

Alguns detalhes na inspeção do paciente em coma podem revelar a etiologia do processo e as possíveis complicações existentes. Por exemplo, nos casos de TCE grave, hematoma nos olhos bilateralmente (sinal do guaxinim) ou sinais de hematomas nas mastoides (sinal de Battle), podem sugerir fratura de base de crânio. O exame cervical é importante, pois em casos de trauma deve ficar assegurada a imobilidade até que se complete a investigação da coluna vertebral com exames de imagem direcionados. Em casos de suspeita de infecção ou hemorragia intracerebral, a rigidez de nuca pode ser pesquisada, buscando-se sinais de irritação meníngea como o Brudzinski (flexão das pernas após flexão do pescoço). Petéquias pelo corpo ou *rash* cutâneo eritematoso podem sugerir meningite.

Após uma breve ectoscopia e avaliação da história clínica, além da realização de manobras para estabilização das funções vitais do indivíduo, o examinador deve realizar os testes formais para avaliação do coma.

Avaliação pupilar

As pupilas devem ser avaliadas em ambiente com meia-luz. Devemos verificar se as pupilas possuem o mesmo tamanho, e se reagem de forma simétrica e com a mesma rapidez à luz, tanto no reflexo direito como no reflexo consensual. A anisocoria pode estar presente sem patologia subjacente, levando-se em consideração que existem diferenças fisiológicas de até 0,4 mm entre as pupilas. Portanto, na presença de anisocoria devemos avaliar a resposta pupilar no reflexo consensual e direito. Se existe resposta normal e a diferença entre as pupilas não ultrapassa 0,4 mm, pode-se tratar de uma anisocoria fisiológica. Devemos sempre indagar aos familiares e à equipe que assume os cuidados do paciente na UTI, se há algum histórico de trauma ocular, cirurgia ocular prévia ou utilização de colírios. Isso pode confundir o examinador.

Existem algumas pupilas que ajudam a definir o local de lesão no SNC. Entre elas estão as pupilas pontinas, mesencéfalicas e oculomotoras.

As pupilas pontinas são decorrentes, como o próprio nome sugere, de lesões na ponte, e são caracterizadas como pupilas puntiformes, com pouca ou sem fotorreação. Já as pupilas mesencefálicas se encontram em posição intermediária entre a pupila normal e a dilatada, e sem fotorreação, chamadas também de pupilas mediofixas. A pupila referente à lesão do terceiro nervo se relaciona à anisocoria com midríase ipsolateral à lesão do oculomotor, permanecendo sem fotorreação.

Todas essas alterações pupilares são causadas na maioria das vezes por alterações estruturais, como lesões vasculares isquêmicas ou hemorrágicas, traumas e lesões tumorais.

Avaliação da resposta oculomotora

Nos pacientes comatosos, a observação dos reflexos corneopalpebrais e dos movimentos oculares é suficiente para uma avaliação adequada de localização e gravidade da lesão no SNC.

O reflexo corneopalpebral é testado em geral com uma gaze estéril ou uma solução salina fisiológica em gotas, identificando-se a presença de piscamento bilateral, além de anotar a sua intensidade, velocidade e simetria.

O exame da motricidade ocular no coma tem dois aspectos: a avaliação estática, e os testes de provocação.

A avaliação estática consiste na simples abertura palpebral e observação de movimentações oculares involuntárias, as quais podem ter diversos padrões nos eixos perpendicular e horizontal. Movimentos espontâneos podem identificar o nível de lesão, e a sua observação demanda paciência.

O *bobbing* ocular é caracterizado por um movimento conjugado rápido para baixo, retornando lentamente à posição primária do olhar. Geralmente é causado por lesões pontinas devidas a infarto e distúrbios tóxico-metabólicos.

O *bobbing* inverso é demonstrado quando existe uma lenta decida do olhar conjugado e um rápido retorno à posição primária. Não é muito bom como parâmetro localizatório, mas ocorre principalmente em desordens metabólicas.

Bobbing ocular reverso é caracterizado por movimento rápido ao olhar para cima e lento retorno à posição primária. Ocorre também com lesões metabólicas, predominantemente.

Olhar em pingue-pongue é bem distinto e se caracteriza pelo olhar conjugado no sentido horizontal de forma alternante. Geralmente essa manifesta-

ção decorre de lesões cerebrais difusas, como lesões tóxico-metabólicas.

O desvio periódico alternante do olhar é notado através do movimento alternante a cada 2 minutos, aproximadamente. Pode ocorrer na encefalopatia hepática e no estado vegetativo.

O *mioclonus* vertical é caracterizado por oscilações pendulares verticais, geralmente causado por infartos pontinos. Além de todos esses movimentos oculares do olhar conjugado, tanto verticais como horizontais, existem movimentos monoculares, por vezes discretos e muito rápidos, que podem traduzir lesões pontinas e mesencefálicas, além de crises convulsivas.

Escalas de avaliação do paciente em coma

Inúmeras escalas diferentes foram criadas para avaliar e tentar classificar o grau de comprometimento de consciência para diversos grupos de pacientes. Atualmente existem quatro escalas que são utilizadas mais comumente na UTI, para avaliação do nível e conteúdo da consciência: RASS (*Richmond Agitation Sedation Scale*), SAS (*Sedation Agitation Scale*), FOUR (*Full Outline of Unresponsiveness*) e Glasgow. Iremos falar sobre cada uma delas e suas aplicações.

• Escalas RASS e SAS

A escala RASS foi desenvolvida por uma equipe multidisciplinar da *Virginia Commonwealth University School of Medicine*, em Richmond, EUA. Uma das características únicas da RASS é que utiliza o contato visual direto seguido de estimulação verbal como o principal meio de obtenção de respostas. A pontuação zero se refere ao paciente alerta, sem aparente agitação ou sedação. Níveis maiores que zero significam que o paciente apresenta algum grau de agitação. Níveis abaixo de zero identificam o paciente com algum grau de rebaixamento do nível de consciência, desde uma sonolência (RASS = −1), até o coma profundo (RASS = −5). Essa escala é utilizada como base formal para a avaliação do *delirium* na UTI. Portanto,

é essencial ter em mente os seus valores e significados para aplicá-la na avaliação de um paciente com flutuação do nível de consciência, com suspeita de *delirium* (Tabela 4.1).

A utilização da escala SAS é muito semelhante à da escala RASS. Existe uma pontuação de 1 a 7, numa escala gradativa que vai desde o coma profundo arresponsivo (SAS 1) até a agitação psicomotora grave (SAS 7) (Tabela 4.2). Seus resultados clínicos, em relação à escala RASS, são semelhantes na avaliação dos pacientes em ambiente de terapia intensiva.

Tabela 4.1. *Richmond Agitation Sedation Scale* (RASS)

Escore	Termos	Descrição
+4	Combativo	Francamente combativo, violento, levando a perigo imediato a equipe de saúde
+3	Muito agitado	Agressivo, pode puxar tubos e cateteres
+2	Agitado	Movimentos não intencionais frequentes, briga com o respirador (se estiver em ventilação mecânica)
+1	Inquieto	Ansioso, inquieto, mas não agressivo
0	Alerta e calmo	
−1	Torporoso	Não completamente alerta, mas mantém olhos abertos e contato ocular ao estímulo verbal ≥ 10 s
−2	Sedado leve	Acorda rapidamente, e mantém contato ocular ao estímulo verbal por < 10 s
−3	Sedado moderado	Movimento ou abertura dos olhos, mas sem contato ocular com o examinador
−4	Sedado profundamente	Sem resposta ao estímulo verbal, mas tem movimentos ou abertura ocular ao estímulo tátil/físico
−5	Coma	Sem resposta aos estímulos verbais ou exame físico

Tabela 4.2. Escala de agitação-sedação (SAS)

7	Agitação perigosa	Ansiedade severa, sudorese, traciona a cânula traqueal, tentando remover cateteres com movimentos de um lado para outro
6	Muito agitado	Não permanece calmo, a despeito de ordem verbal frequente com o paciente, necessita restrição física, morde a cânula traqueal
5	Agitado	Ansioso ou levemente agitado. Calmo quando se passa instruções verbais
4	Calmo e cooperativo	Calmo, desperta facilmente e segue comandos
3	Sedado	Difícil para despertar, alerta a estímulo verbal ou a um movimento gentil, obedece a comandos simples
2	Muito sedado	Acorda a estímulo físico mas não responde a comandos, movimentos espontâneos ocasionais
1	Não responsivo	Mínima ou nenhuma resposta a estímulo, não responde a comandos, sem movimento espontâneo, ausência de tosse

- *Escala Four Score (Full Outline UnResponsiveness)*

A escala FOUR foi desenvolvida em 2005, por Wijdicks e cols. Ela envolve a análise de quatro componentes, cada um com uma máxima pontuação de 4: resposta ocular, resposta motora, reflexos de tronco e respiração. Essa escala é capaz de detectar condições como síndrome *locked-in* e estados vegetativos persistentes, os quais não são bem avaliados pela RASS ou pela de Glasgow. Ao analisar a resposta ocular, a melhor resposta de três tentativas é computada após o comando do examinador (p. ex., pedindo ao paciente para olhar para cima, para a direita e para esquerda). Se as pálpebras estão fechadas sem abertura ao chamado, o examinador deve abri-las e verificar se existe movimentação ocular reativa a algum objeto. Caso não haja movimentos horizontais, deve-se testar movimentos verticais.

A resposta motora é testada de preferência nas extremidades superiores, com a realização de alguns movimentos específicos da mão. Por exemplo, inicialmente se pede ao paciente para realizar um movimento de elevação do polegar (sinal de OK), cerrar os punhos ou mostrar dois dedos. Se ele não é capaz de obedecer a comandos, a resposta à dor é avaliada, através de respostas localizatórias, ou respostas patológicas anormais, como flexão ou extensão, ou sem resposta à dor.

Os reflexos do tronco encefálico testados são os corneopalpebral e pupilar. O teste do reflexo corneopalpebral é realizado através de gotejamento de solução salina ou *swab* de algodão. Quando esses reflexos estão ausentes, a presença do reflexo de tosse é avaliada.

Para a avaliação da parte respiratória, pacientes não intubados com um padrão respiratório adequado são classificados como R4. Aqueles que possuem respiração de Cheyne-Stokes são pontuados como R3, e os que apresentam respiração irregular, como R2. Os indivíduos que se encontram em ventilação mecânica são classificados como R1 se ventilam acima da frequência do aparelho e em R0 se estão realizando apenas os movimentos respiratórios gerados pelo ventilador.

- **Resposta ocular**
  - (4) Pálpebras abertas, acompanha com o olhar ou pisca ao comando
  - (3) Pálpebras abertas mas não acompanha com o olhar
  - (2) Olhos fechados mas abrem com estímulo auditivo forte (*loud voice*)
  - (1) Olhos fechados mas abrem apenas com dor
  - (0) Não há abertura ocular, mesmo à dor

- **Resposta motora**
  - (4) Faz sinal de OK com as mãos, fecha o punho, ou "sinal de paz"
  - (3) Localiza a dor
  - (2) Resposta em flexão à dor
  - (1) Resposta em extensão à dor
  - (0) Sem respostas à dor ou mioclonias generalizadas

- **Reflexos do tronco cerebral**
  - (4) Presentes reflexos pupilares e corneanos

(3) Uma pupila fixa e midriática

(2) Reflexos corneanos ou pupilares ausentes

(1) Ambos os reflexos corneanos e pupilares ausentes

(0) Ausência de reflexos corneanos, pupilares ou de tosse

- **Respiração**

(4) Não intubado, com padrão respiratório regular, normal

(3) Não intubado, com padrão respiratório Cheyne-Stokes

(2) Não intubado, com padrão respiratório irregular

(1) Respira com frequência respiratória acima do ventilador

(0) Respira com a frequência respiratória do ventilador ou apneia

- *Escala de coma de Glasgow*

A escala de Glasgow é amplamente utilizada em todo o mundo por médicos e outros profissionais de saúde. É de fácil utilização e foi criada basicamente para avaliação de pacientes vitimas de trauma. A sua aplicação no ambiente do UTI, na maioria das vezes, é dificultada pela presença da ventilação mecânica. A pontuação varia entre 3 e 15 pontos. Valores abaixo de 9 correspondem em geral a sérias condições neurológicas e requerem intubação para proteção de vias aéreas (Tabela 4.3).

Tabela 4.3. Escala de Coma de Glasgow

	Variáveis	Escore
Abertura ocular	Espontânea	4
	À voz (comando verbal)	3
	À dor	2
	Ausente	1
	Não testável (NT) – Em pacientes com edema ou hematoma que impossibilita a abertura dos olhos	
Melhor resposta verbal	Orientado	5
	Confuso	4
	Palavras inapropriadas	3
	Palavras ou sons	2
	incompreensivos	1
	Sem resposta	
	Não testável (NT) – Em pacientes intubados	
Resposta motora	Obedece a comandos	6
	Localizador	5
	Movimento de retirada à dor	4
	Flexão anormal	3
	Extensão anormal	2
	Nenhuma resposta	1

Adaptada de: Teasdale G, Jennett BTB. Assessment of coma and impaired consciousness: a pratical scale. Lancet 1974;2:81-84.

Exame neurológico no paciente crítico: como proceder objetivamente

Ao avaliar um paciente com qualquer comprometimento do nível de consciência, devemos primeiramente identificar alterações no ABCGS (*Airways, Breathing, Circulation, Glucose, Seizures*) que podem, de fato, estar causando a piora da função neurológica. Se mesmo corrigindo essas situações a deterioração persiste, então deve ser realizada uma avaliação neurológica mais detalhada.

No paciente que ainda está consciente, devemos seguir um *checklist* simples:

1. avaliar a orientação, atenção, coerência e compreensão;
2. avaliação de *delirium*;
3. identificar sintomas como cefaleia, náuseas ou alterações visuais.

Nos pacientes que possuem um maior comprometimento do nível de consciência devemos avaliar na seguinte sequência a responsividade do indivíduo:

1. voz normal;
2. voz alta;
3. toque leve;
4. dor.

Sempre devemos procurar por evidências de crise convulsiva (estado de mal epiléptico não convulsivo). Algumas vezes pequenas alterações na movimentação ocular podem ser suficientes para identificar tais alterações referentes à crise.

Avalie o Glasgow

Após essa etapa, a avaliação da escala de Glasgow é essencial para definição das condutas mais invasivas, como proteção de vias áreas, por exemplo.

Teste respostas motoras patológicas

Avaliar o movimento realizado pelo indivíduo e a simetria do mesmo, observando se existe flexão ou extensão dos membros ao ser realizado estímulo doloroso profundo.

Avalie reflexos de tronco rapidamente

A melhor forma de acessar as respostas do tronco encefálico de forma rápida e objetiva é avaliando o reflexo pupilar e a presença de alterações na motricidade ocular voluntária (sácades e olhar conjugado) e involuntária (reflexo oculocefálico e vestíbulo-ocular). A presença de pupilas arreativas, anisocóricas e/ou com fotorreação bastante lentificada leva a crer que existem lesões estruturais encefálicas ocasionando o problema podendo, por sua vez, tratar-se de um hematoma intraparenquimatoso, um tumor ou um AVC isquêmico extenso.

Caso o reflexo pupilar ou até mesmo o reflexo corneopalpebral esteja ausente, devemos avaliar os reflexos de tosse, oculocefálico e vestibulococlear, os quais são realizados à beira-leito, com técnicas simples.

Avalie a presença de fraqueza muscular

A polineuropatia/miopatia do paciente crítico (PMPC) é caracterizada por uma redução simétrica e generalizada da força muscular, que ocorre devido a complicações da doença crítica. Essa condição é uma das causas possíveis de falhas de extubação no ambiente de terapia intensiva.

A força muscular é avaliada através da escala *Medical Research Council* (MRC), graduada de 0 a 5, sendo 0 a ausência de movimento e 5, força normal. Nos pacientes colaborativos, um dinamômetro manual pode ser utilizado para medir de forma mais objetiva a força de preensão das mãos.

Diagnósticos diferenciais incluem a rabdomiólise, compressões de nervos periféricos, estado de mal epiléptico, uso de drogas, distúrbios eletrolíticos e doenças neuromusculares preexistentes, como a miastenia grave, miopatias e doenças do neurônio motor.

Portanto, em um paciente critico com fraqueza muscular generalizada devemos realizar uma ampla gama de diagnósticos diferenciais, no intuito de descobrir e tratar rapidamente a causa, caso haja uma resolução imediata e efetiva.

Considerações finais

Na UTI, o exame neurológico pode se tornar um desafio tanto para o neurologista como para o intensivista. Contudo, é inegável a importância do exame físico na prática clínica em qualquer especialidade. Os achados do exame físico encontrados no paciente neurocrítico podem alterar de forma completa a conduta clínica e ajudar na monitoração multimodal utilizada no paciente neurológico na UTI. O treinamento da equipe médica para esse tipo de avaliação é essencial para o sucesso do diagnóstico e tratamento.

Referências bibliográficas

1. Posner JB, Saper CB, Schiff ND, et al. Diagnosis of stupor and coma. 4th ed. Oxford: Oxford University Press; 2007.

2. Aggleton JP, O'Mara SM, Vann SD, et al. Hippocampal–anterior thalamic pathways for memory: uncovering a network of direct and indirect actions. Eur J Neurosci. 2010 Jun;31(12):2292-307. doi: 10.1111/j.1460-9568.2010.07251.x. Epub 2010 Jun 14.

3. Goldfine AM & Schiff ND. Consciousness: Its Neurobiology and the Major Classes of Impairment. Neurol Clin. 2011 Nov;29(4):723-37. doi: 10.1016/j.ncl.2011.08.001. Epub 2011 Sep 25.

4. Sciascia S, Bertolaccini ML, Baldovino S, et al.. Central nervous system involvement in systemic lupus erythematosus: Overview on classification criteria. Autoimmunity reviews. 2013;12(3):426-9. Disponível em: <http://www.ncbi.nlm.nih.gov/pubmed/22944298>. Acessado em: 17 out. 2016.

5. Lu-Emerson C & Eichler AF.. Brain Metastases. Continuum: Lifelong Learning in Neurology. 2012;18:295-311. Disponível em: <http://content.wkhealth.com/linkback/openurl?sid=WKPTLP:landingpage&an=00132979-201204000-00007>. Acessado em:17 out. 2016.6. McArthur JC, Brew BJ, Nath A.. Neurological complications of HIV infection. The Lancet. Neurology. 2005;4(9):543-55. Disponível em: <http://www.ncbi.nlm.nih.gov/pubmed/16109361>. Acessado em:17 out. 2016.7. Ghanem KG. Review: Neurosyphilis: A historical perspective and review. CNS neuroscience & therapeutics, 2010;16(5):157-68. Disponível em: <http://www.ncbi.nlm.nih.gov/pubmed/20626434>. Acessado em: 17 out. 2016.8. Pruitt AA.. CNS infections in patients with cancer. Continuum (Minneapolis, Minn.). 2012;18(2):384-405. Disponível em: <http://www.ncbi.nlm.nih.gov/pubmed/22810134>. Acessado em:17 out. 2016.

Capítulo

5

NEUROIMAGEM

Lázaro Luís Faria do Amaral
Anderson Benine Belezia
Christiane Siqueira Monteiro Campos

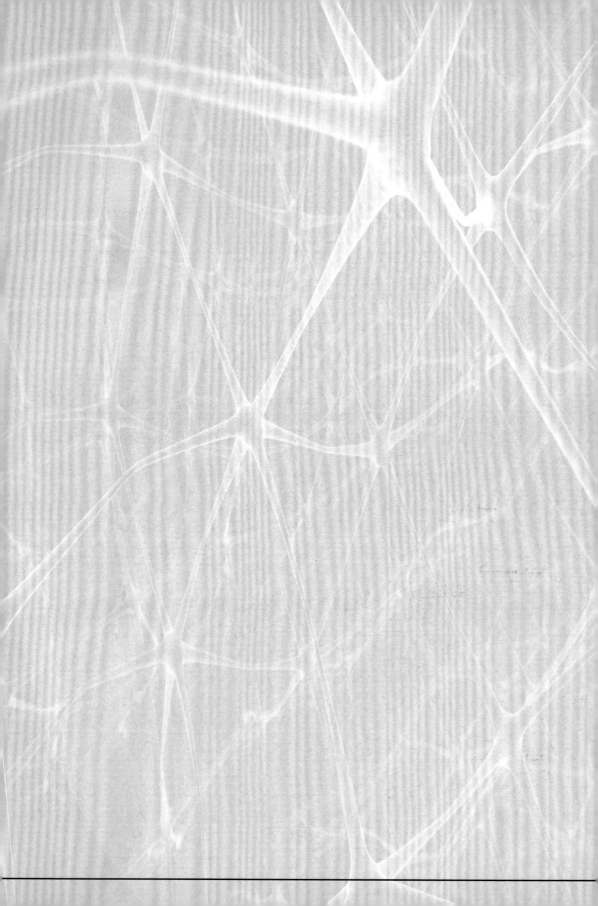

Introdução

O cuidado apropriado de pacientes em unidade de terapia neurointensiva (UTN) depende do diagnóstico e do acompanhamento rápido e preciso de suas condições clínicas, tendo a neuroimagem papel de evidente importância nesta tarefa, já que permite a aquisição de substancial quantidade de informações em pacientes que muitas vezes estão impedidos de informar uma história clínica adequada, por vezes por todo seu período de internação nesta unidade.

Os recentes avanços tecnológicos na área da imaginologia médica permitiram o desenvolvimento de ferramentas cada vez mais precisas e sofisticadas no estudo do sistema nervoso central, destacando-se dentre eles os estudos por tomografia computadorizada (TC) e ressonância magnética (RM). Cada estudo por sua vez possui suas indicações, vantagens e desvantagens em relação aos demais.

Métodos de imagem e suas indicações

Radiografia simples

Possui papel extremamente limitado na avalição do sistema nervoso central nos pacientes de UTN em praticamente todas as situações clínicas. Por ser de fácil aquisição, barato e amplamente disponível, podendo inclusive ser realizado no próprio leito do paciente, o estudo radiográfico ainda possui papel de importância no diagnóstico e acompanhamento de afecções extracranianas, principalmente do sistema respiratório, como por exemplo em pneumonias, edema pulmonar, entre outras, assunto que foge do escopo deste capítulo.

Tomografia computadorizada

A TC, assim como a radiografia, utiliza-se da radiação para a aquisição das imagens. É muito útil em eventos agudos em função de seu baixo tempo de aquisição, acessibilidade e relativo baixo custo, principalmente em comparação com o estudo por ressonância magnética. É o exame mais sensível na detecção de fraturas e pode detectar facilmente hemorragias agudas/subagudas nos diversos compartimentos intracranianos. Possui também como vantagem a ausência de contraindicações em pacientes com marca-passo e desfibriladores cardíacos, bem como portadores de outros objetos ferromagnéticos. O estudo de angiotomografia computadorizada (ATC) possui importante papel na avaliação de pacientes com hemorragia subaracnoide, destacando-se a alta sensibilidade na detecção de aneurismas intracranianos. Como desvantagem ressalta-se a exposição à radiação ionizante do paciente e o uso do contraste iodado em alguns estudos.

Ressonância magnética

É um método relativamente caro, de menor disponibilidade e com maior tempo de aquisição quando comparado com a TC. Nele, o paciente é exposto a um campo magnético definido e a pulsos de radiofrequência para a formação das imagens. Seu uso normalmente é resguardado para poucos casos em que a TC foi incapaz de fornecer as informações essenciais, tais como em pacientes com eventos isquêmicos agudos, avaliação de processos expansivos intracranianos, dentre outras situações. O campo magnético muitas vezes inviabiliza sua utilização em pacientes críticos, já que estes podem apresentar inúmeros dispositivos que contêm materiais ferromagnéticos.

Angiografia por subtração digital

Com o recente desenvolvimento da ATC, este exame tem perdido bastante espaço na avaliação de pacientes críticos, já que é um procedimento mais invasivo e de maior tempo de execução. Eventualmente é empregado em pacientes com lesões vasculares (fístulas arteriovenosas, malformações arteriovenosas, aneurismas, entre outras), embora frequentemente fora dos cuidados neurointensivos.

Herniações cerebrais

Herniação subfalcina

É a herniação encefálica mais comum. Ocorre quando há efeito expansivo de um hemisfério cerebral, que determina desvio de suas estruturas medianas (giro do cíngulo, artéria cerebral anterior e/ou veia cerebral interna) do mesmo lado para o lado contralateral, por baixo da borda livre da foice inter-hemisférica (Figura 5.1). Pode determi-

nar hidrocefalia unilateral por compressão do forame de Monro contralateral e mais gravemente a artéria cerebral anterior ipsolateral pode ser comprimida na margem livre da foice, com consequente isquemia no seu território de irrigação.

Herniação transtentorial

São herniações que acontecem pela incisura tentorial. Podem ser ascendentes ou descendentes, sendo estas mais comuns que as primeiras.

Transtentorial descendente

Acontece quando há efeito expansivo geralmente de um ou de ambos os hemisférios cerebrais, que empurra o aspecto mesial do lobo temporal medialmente, geralmente o úncus para a cisterna suprasselar e o hipocampo em direção à cisterna quadrigeminal do mesmo lado (Figura 5.1). Pode ser uni ou bilateral. A primeira complicação é a compressão dos nervos oculomotores. Conforme a herniação se agrava, podem acontecer isquemias em território de irrigação da artéria cerebral posterior, por compressão da mesma, hemorragias puntiformes no tronco encefálico, por obstrução de artérias perfurantes provenientes da artéria basilar (hemorragia de Duret) e em casos mais graves, infartos hipotalâmicos e de núcleos da base.

Transtentorial ascendente

Nesta herniação, o cerebelo e o vérmis cerebelar são deslocados superiormente pela borda livre do tentório para

5 | NEUROIMAGEM

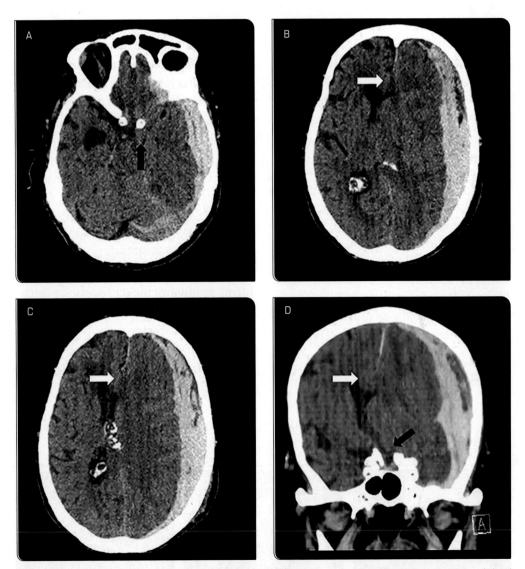

Figura 5.1 – Imagens de TC cranioencefálica sem contraste, que demonstram coleção hemática subdural heterogênea, predominantemente hiperdensa, mas com áreas hipodensas de permeio, na convexidade frontotemporoparietal esquerda compatível com hematoma subdural agudo, com sinais de sangramento em atividade. As setas pretas em A e D mostram sinais de herniação transtentorial descendente caracterizada por apagamento da cisterna suprasselar e herniação medial do úncus. As setas brancas em B, C e D mostram herniação do giro do cíngulo esquerdo por baixo da borda livre da foice cerebral.

o compartimento supratentorial. Acontece quando há efeito expansivo na fossa posterior que determina este deslocamento. Sua complicação mais comum é a hidrocefalia decorrente da obstrução do sistema ventricular.

Herniação tonsilar

Assim como a herniação transtentorial ascendente, também ocorre quando há efeito expansivo na fossa posterior determinando deslocamento das tonsilas cerebelares pelo forame magno. Pode também acontecer em pacientes com hipotensão intracraniana. Como complicações, destacam-se hidrocefalia obstrutiva e necrose das tonsilas cerebrais.

Inchaço cerebral

O inchaço cerebral difuso é uma condição clínica bastante grave, com índices de mortalidade que podem atingir cerca de 50%. Supõe-se que pode ser decorrente de um aumento do acúmulo de líquido tecidual (edema), aumento do volume sanguíneo cerebral, desregulação vascular cerebral ou mesmo o conjunto destes três fatores. É uma complicação encontrada em pacientes vítimas de traumatismo cranioencefálico ou que sofreram danos isquêmicos (infartos extensos ou pós-parada cardiorrespiratória). O primeiro sinal por imagem que sugere inchaço cerebral difuso é o apagamento dos sulcos entre os giros corticais nos hemisférios cerebrais (Figura 5.2). Conforme gradualmente o processo se intensifica, observa-se compressão do sistema ventricular, caracterizada por redução nas dimensões do mesmo, evoluindo com perda da diferenciação das substâncias branca e cinzenta, inferindo algum grau de edema cerebral do tipo vasogênico e/ou citotóxico, condição esta referida como edema cerebral difuso.

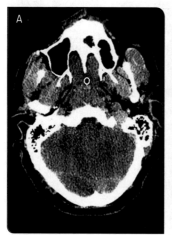
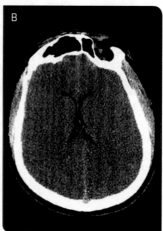
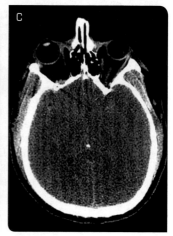

Figura 5.2 – Imagens de TC cranioencefálica sem contraste demonstra sinais de inchaço cerebral difuso decorrente de encefalopatia hepática fulminante secundária à tentativa de suicídio após a ingestão de inúmeros comprimidos de paracetamol. As imagens evidenciam apagamento difuso dos sulcos encefálicos **(A, B e C)**, colapso parcial dos ventrículos laterais **(C)** e completo do IV ventrículo **(A)** e das cisternas da base **(B)**, ainda com relativa preservação da diferenciação entre as substâncias branca e cinzenta.

Hemorragia cerebral

As hemorragias cerebrais podem ser de natureza traumática ou não traumática e acometer diferentes espaços intracranianos.

Hematoma epidural (extradural)

É assim chamado o acúmulo de conteúdo hemático entre a tábua interna da calota craniana e a camada mais externa da dura-máter (camada periosteal). Por ser a dura-máter firmemente aderida às suturas cranianas, estes hematomas caracteristicamente não ultrapassam as suturas da calota craniana e assumem um formato de aspecto biconvexo (Figura 5.3B). Ocorre mais comumente no contexto clínico de traumatismo cranioencefálico e em sua maior parte por rotura das artérias meníngeas, principalmente a artéria meníngea média. Quando volumosos, exercem significativo efeito de massa, podendo ocasionar herniações encefálicas que devem ser minuciosamente detalhadas. Uma análise cuidadosa da calota craniana adjacente em estudos por TC frequentemente revela um traço de fratura associado.

Conforme descrito anteriormente, assumem formato biconvexo e apresentam-se hiperdensos ao estudo por TC, quando se encontram em fase aguda/subaguda. A presença de heterogeneidade de seu conteúdo com áreas com baixos coeficientes de atenuação de permeio levanta as possibilidades de sangramento em atividade e/ou distúrbio de coagulação associado, informação esta que torna imperativo o acompanhamento

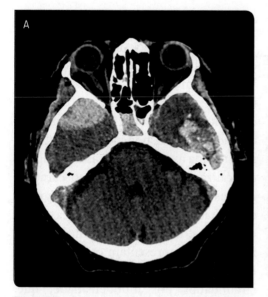
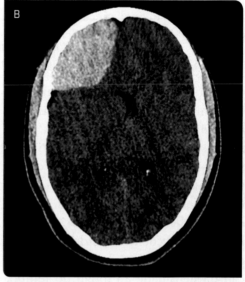

Figura 5.3 – Imagens de TC cranioencefálica sem contraste demonstram hemorragia intraparenquimatosa no aspecto basal do lobo temporal esquerdo (A) e hematoma epidural recente caracterizado por coleção espontânea com altos coeficientes de atenuação e formato biconvexo nos lobos frontal e temporal à direita (A e B). Existem ainda sinais de hemossinus nos seios esfenoidais (A).

neurológico minucioso, com controle por imagem precoce. Ao estudo por ressonância magnética, a intensidade de sinal do hematoma epidural é variável de acordo com o estágio de degradação da hemoglobina. Neste estudo pode ser possível identificar a dura-máter deslocada como uma linha de baixo sinal nas sequências ponderadas em T1 e T2.

Hematoma subdural

É o acúmulo de sangue entre a dura-máter e a aracnoide. Assim como o hematoma epidural, ocorre em sua maior parte no contexto clínico de trauma. Sua etiologia principal varia conforme a faixa etária, sendo o trauma não incidental na infância, acidentes automobilísticos nos adultos jovens e quedas/traumas leves nos idosos, neste último grupo frequentemente encontrado em pacientes sem história clínica bem definida. Seu principal mecanismo fisiopatológico é o estiramento com rompimento das veias tributárias do seio sagital superior (veias pontes) quando cruzam este espaço. Nos exames de imagem, assumem formato lenticular (lentiforme) e não são limitados pelas suturas cranianas. Nos idosos (hematomas subdurais crônicos) e nas crianças vítimas de trauma não acidental frequentemente são bilaterais. Assim como os hematomas subdurais, apresentam altos coeficientes de atenuação em fase aguda, com decrescente redução da densidade ao longo do tempo, até apresentarem-se por vezes com densidade semelhante ao líquor na fase crônica, o que os tornam indiferenciá-

veis dos higromas subdurais pelo estudo tomográfico (Figura 5.1).

A intensidade de sinal ao estudo por ressonância magnética também segue os intervalos de tempo de degradação da hemoglobina. Na fase crônica aparecem como uma coleção hiperintensa em T2, sendo que a hiperintensidade de sinal na sequência FLAIR e focos com baixo sinal nas sequências T2* e SWI de permeio fazem o diagnóstico diferencial de um hematoma subdural crônico com higroma subdural que caracteristicamente segue a intensidade de sinal do líquor em todas as sequências utilizadas (baixo sinal em FLAIR e sem focos de baixo sinal no T2*/SWI). Assim como os hematomas epidurais, os hematomas subdurais grandes, que exercem significativo efeito de massa e/ou são sintomáticos, devem ser drenados cirurgicamente.

Hematoma intraparenquimatoso

Pode ser definido como o acúmulo de conteúdo hemático fora do espaço intravascular, em situação intra-axial. Também é decorrente de inúmeras causas e, diferentemente das outras hemorragias, a condição predisponente em geral está relacionada às características de imagem e localizações distintas. Como características gerais, o estudo por tomografia computadorizada demonstra áreas arredondadas com altos coeficientes de atenuação, que representam os hematomas intraparenquimatosos, quase sempre circundados por hipodensidade, que representa edema vasogênico adjacente. Com o decorrer do tempo os coeficientes de atenuação vão reduzindo até que ele fique iso/hipodenso ao parênquima adjacente. Ao estudo por ressonância magnética os hematomas intraparenquimatosos se apresentam como área arredondadas, cujo sinal varia conforme a idade (Tabela 5.1). As sequências SWI e gradiente-eco (T2*) evidenciam área de marcado baixo sinal na topografia da hemorragia, mesmo após anos da resolução do hematoma, refletindo o depósito de hemossiderina no local. No contexto clínico de trauma, os hematomas intraparenquimatosos costumam ser pequenos e geralmente ocorrem nos aspectos basais dos lobos frontais e dos lobos temporais, por fricção com a superfície rugosa da base do crânio, ou mais volumosos no local próximo ao impacto ou no lado oposto a ele, lesão de golpe e contragolpe, respectivamente (Figura 5.3A).

Outra lesão relacionada ao trauma é a lesão axonal difusa. Deve ser suspeitada em pacientes vítimas de trauma de alta intensidade e que se apresentam comatosos logo após o episódio, sem lesões identificáveis ou com pequenas lesões ao estudo por TC, que geralmente não justificariam a gravidade do quadro. Acontece pela diferença de massa entre as substâncias branca e cinzenta, que determinam forças de cisalhamento em estados de acelerações e desacelerações súbitas. Ao estudo por ressonância magnética identificam-se pequenos focos hemorrágicos, mais bem visibilizados nas sequências T2*/SWI, na interface entre as substâncias branca e cinzenta dos hemisférios cerebrais adjacentes ao corpo caloso, e em grau mais grave no tronco encefálico (Figura 5.4).

A hipertensão arterial sistêmica é outra condição clínica que predispõe aos hematomas intraparenquimatosos, sendo que nesta condição geralmente acontece nas profundidades cerebrais e tem volumes variados (Figura 5.5). Outra condição predisponente é a trombose venosa cerebral, sendo que nesta o hematoma intraparenquimatoso geralmente se localiza na convexidade cerebral próxima à veia cortical trombosada (trombose venosa de veia cortical) e nos tálamos (trombose das veias cerebrais internas).

Tabela 5.1. Caracterização dos hematomas intraparenquimatosos

Estágio	Tempo	Hemoglobina	T1	T2
Hiperagudo	< 24h	Oxihemoglobina	Isossinal	Hiperssinal
Agudo	1 – 3 dias	Deoxihemoglobina	Isossinal	Hipossinal
Subagudo Precoce	3 – 7 duias	Metahemoglobina intracelular	Hiperssinal	Hipossinal
Subagudo Tardio	7-14 dias	Metahemoglobina extracelular	Hiperssinal	Hiperssinal
Crônico	> 14 dias	Hemossiderina	Iso/hipossinal	Hipossinal

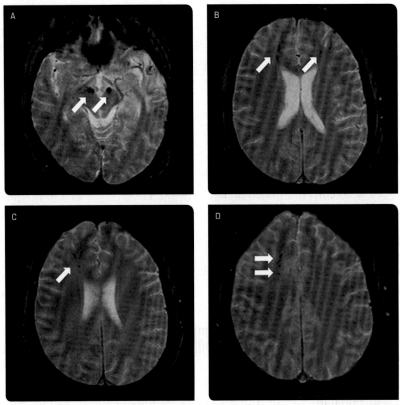

Figura 5.4 – Imagens de RM do encéfalo na sequência gradiente-eco (T2*) no plano axial em diferentes níveis demostram focos de marcado baixo sinal compatíveis com micro-hemorragias na topografia dos pedúnculos cerebrais (A) e em situação subcortical dos lobos frontais (B, C e D), em paciente vítima de acidente automobilístico encontrado em coma no local do acidente. Estes achados são compatíveis com lesão axonal difusa neste contexto clínico.

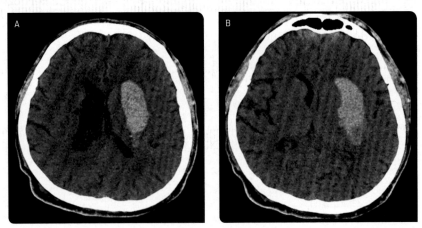

Figura 5.5 – Imagens de TC cranioencefálica sem contraste evidenciando a presença de volumoso hematoma intraparenquimatoso capsulolenticular lateral recente em paciente hipertenso, caracterizado por área com coeficientes de atenuação elevados aos raios X (sangue) na profundidade do hemisfério cerebral esquerdo. A topografia deste achado corrobora a possibilidade de hematoma relacionado à hipertensão arterial sistêmica.

Hemorragia subaracnoide

Ocorre quando há acúmulo de sangue no espaço subaracnoide. Também pode ser decorrente de traumatismos cranioencefálicos e pode ocorrer de forma espontânea em pacientes com aneurisma cerebral, malformações arteriovenosas, fistulas arteriovenosas durais, infarto venoso, dissecção arterial intradural, vasculite, entre outras causas. O estudo por TC evidencia material com altos coeficientes de atenuação no espaço subaracnoide quando em fase aguda. A quantidade de sangue e a fase na qual se encontra influi diretamente na sensibilidade do método. Nas fases mais tardias e quando há apenas pouca quantidade de conteúdo hemático, o estudo por ressonância magnética possui maior sensibilidade quando comparado com a tomografia computadorizada, principalmente pelo emprego das sequências T2*/SWI e FLAIR, destacando-se apenas certa limitação na avaliação das regiões mais basais em decorrência de artefatos determinados pela base do crânio (Figura 5.6).

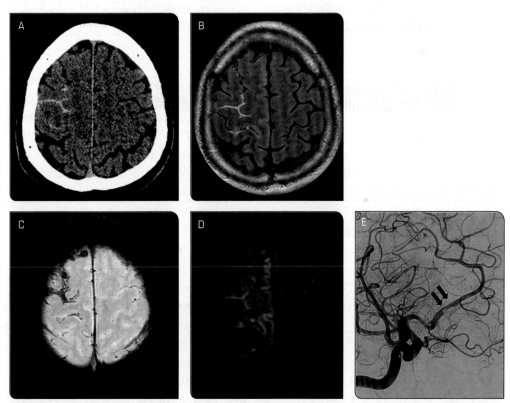

Figura 5.6 – A imagem de TC cranioencefálica sem contraste (A) mostra conteúdo espontaneamente hiperdenso nos sulcos da alta convexidade frontal direita (frontal superior, pré e pós-central), compatível com conteúdo hemático (hemorragia subaracnoide recente). As imagens de RM do encéfalo demonstram hemorragia com hiperintensidade de sinal em T2/FLAIR (B) e baixo sinal na sequência de suscetibilidade magnética – SWI (C). Nota-se ainda restrição à difusão da água na superfície inter-hemisférica do lobo frontal direito em território de irrigação da artéria cerebral anterior deste lado (D). A imagem de arteriografia digital por subtração (E) evidencia sinais de dissecção da artéria cerebral anterior direita (setas pretas) como responsável pelas alterações anteriormente descritas.

Mais uma vez o padrão e a localização do sangramento podem sugerir uma etiologia específica, destacando-se que a presença de importante hemorragia subaracnoide nas cisternas da base sugere a possibilidade de rotura de aneurisma, sendo que em determinadas regiões, como, por exemplo, na cisterna da lâmina terminal, indica a provável localização do aneurisma, neste caso da artéria comunicante anterior; e na alta convexidade pode indicar vasculite, vasoconstrição reversível ou angiopatia amiloide, na dependência de correlação com demais dados clínicos do paciente. Para graduação da hemorragia subaracnoide pode-se fazer uso da escala de Fisher modificada (Tabela 5.2) em estudos de tomografia computadorizada, ferramenta importante na predição de ocorrência de vasoespasmo/isquemia cerebral tardia, complicação mais comum, complicação mais comum e potencialmente catastrófica da hemorragia subaracnoide.

Acidente vascular encefálico isquêmico

O défice neurológico súbito resultante de um evento vascular cerebral isquêmico corresponde a cerca de 80% de todos os acidentes vasculares encefálicos. Decorre da cessação súbita do suprimento adequado de sangue para determinada região do cérebro.

O estudo por TC sem contraste é o principal exame na avaliação de pacientes com evento ictal súbito. Sua limitação principal, contudo, é sua menor sensibilidade na avaliação dos eventos hiperagudos, em comparação com o es-

Tabela 5.2. Escala de Fischer Modificada

Grau 0
Sem hemorragia subaracnóide
Sem hemorragia intraventricular
Grau 1
Hemorragia subaracnóide filiforme focal ou difusa
Sem hemorragia intraventricular
Grau 2
Hemorragia subaracnóide filiforme focal ou difusa
Com hemorragia intraventricular
Grau 3
Hemorragia subaracnóide espessa focal ou difusa
Sem hemorragia intraventricular
Grau 4
Hemorragia subaracnóide espessa focal ou difusa
Com hemorragia intraventricular

tudo por RM, que pode detectar pequenas áreas isquêmicas após 30 minutos do evento. Têm como principais objetivos excluir a presença de sangramentos, o que é contraindicação formal ao uso de trombolítico intravenoso, avaliar a extensão da área comprometida recomendando-se o uso do *score* ASPECTS e a exclusão de outras patologias, que podem mimetizar um acidente vascular encefálico isquêmico.

Na TC, as áreas de isquemias recentes se apresentam como hipodensidades córtico-subcorticais que determinam apagamento da diferenciação entre as substâncias branca e cinzenta, e quando grandes determinam certo efeito expansivo normalmente caracterizado como apagamento dos sulcos entre os giros corticais adjacentes (Figura 5.7). A diferenciação com uma área de isquemia antiga se faz principalmente pelo efeito atrófico que esta última determina. Salientamos ainda que em pequenas áreas

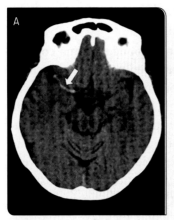 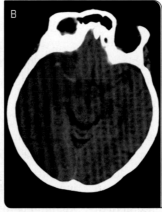 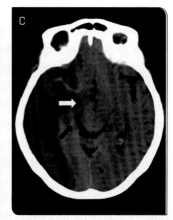

Figura 5.7 – Estudo por TC cranioencefálica realizado 4 horas após quadro de hemiplegia súbita à esquerda, evidenciando a presença de hiperdensidade espontânea no segmento M1 da artéria cerebral média direita, compatível com trombo (seta branca em A) e perda da diferenciação córtico-subcortical da ínsula e do opérculo frontal do mesmo lado (A). Exame de controle após 1 dia evidencia melhor definição da área de isquemia que compromete praticamente todo o território de irrigação da artéria cerebral média direita, com hipodensidade franca do parênquima encefálico correspondente, que agora determina certo efeito expansivo com apagamento dos sulcos entre os giros corticais adjacentes (B). Exame realizado 4 dias após o primeiro demonstra acentuação da hipodensidade visibilizada em (B), bem como o maior efeito expansivo caracterizado pelo aparecimento de grau leve de herniação medial do úncus direito (seta branca em C) e leve apagamento da cisterna *ambiens* deste mesmo lado (seta preta em C).

de isquemia pode ser difícil a determinação temporal pela TC.

No estudo por RM, as áreas de isquemia recente se apresentam a princípio como áreas de restrição à difusão da água na sequência difusão, que assim como na TC respeitam um determinado território vascular em situação córtico-subcortical. As áreas de hiperintensidade de sinal em T2/FLAIR em um evento vascular isquêmico recente podem ser maiores que a área de restrição à difusão, sendo a diferença entre estas duas áreas considerada área de penumbra, que pode ou não evoluir para uma área de infarto definitivo, a depender de diversos fatores, incluindo o manejo clínico.

Em fase subaguda, as áreas de insulto isquêmico podem apresentar sinais de necrose cortical laminar, caracterizada por hiperintensidade de sinal espontânea em T1 desenhando o córtex comprometido, e apresentam captação pelo agente de contraste paramagnético. As sequências SWI e T2* na isquemia recente são de significativa importância, já que podem identificar pequenas áreas de transformação hemorrágica que eventualmente passaram desapercebidas no estudo por TC.

Infecções

Infecções do sistema nervoso central, em pacientes em unidade de terapia intensiva, devem ser diagnosticadas o quanto antes, para o início o mais precoce possível da terapêutica específica (antibioticoterapia), a fim de se evitar complicações e eventualmente até o óbito. Para fins de simplicidade e diante do enorme conteúdo teórico que envolve as infecções do sistema nervoso central, aqui as infecções serão discutidas, de forma geral, de acordo com a anatomia.

Leptomeningite é a inflamação das meninges pia-máter e aracnoide que pode ter como agente etiológico bactérias, vírus ou mesmo fungos. O estudo por TC pode ser normal nestes casos ou eventualmente mostrar discreta ventriculomegalia, sendo a RM o método de imagem de escolha na avaliação de pacientes com esta suspeita clínica. Salientamos que o diagnóstico deve ser feito pela punção lombar e análise do líquor, empregando-se a imagem para avaliação de possíveis complicações. O estudo por RM pode identificar hiperintensidade de sinal nos sulcos entre os giros corticais na sequência FLAIR, denotando conteúdo proteico/inflamatório, captação pelo meio de contraste paramagnético na mesma topografia nas sequências T1 pós-gadolínio, achado mais frequentemente observado em meningites bacterianas (exsudato) e a captação do compartimento leptomeníngeo na sequência FLAIR pós-gadolínio, que atualmente é a sequência com maior sensibilidade na detecção de processo inflamatório leptomeníngeo (Figura 5.8).

Em pacientes que realizam o exame sob anestesia e com a administração de oxigênio a 100% pode haver hiperintensidade de sinal nos sulcos entre os giros corticais na sequência FLAIR, que pode ser interpretado erroneamente como sinal de infecção leptomeníngea, caso esta informação seja suprimida. Infartos cerebrais podem ocorrer como complicação de meningite avançada, resultante do comprometimento inflamatório da parede dos vasos ou mesmo decorrente de vasoespasmo.

A ventriculite pode ser uma complicação de uma meningite, de derivação ventricular ou mesmo de manipulação cirúrgica. Aqui, a RM também é muito mais sensível que a tomografia computadorizada e demonstra impregnação ao longo da superfície ependimária do ventrículo. Eventualmente se pode observar conteúdo hiperproteico no interior do sistema ventricular, inclusive com restrição à difusão da água, inferindo exsudato/conteúdo purulento (Figura 5.9).

A paquimeningite apresenta-se como um espessamento linear ou eventualmente algo nodular, com impregnação pelo agente de contraste paramagnético da dura-máter, sendo diferenciada da leptomeningite pela topografia dos achados (acompanha a calvária e não se estende aos sulcos). Pode ser observada em pacientes com infecção por tuberculose, principalmente quando acompanhada de importante comprometimento das cisternas da base e em infecções fúngicas. Em pacientes oncológicos, tanto o padrão leptomeníngeo quanto o paquimeníngeo de impregnação também devem levantar a suspeita de carcinomatose.

Cerebrite ocorre quando há inflamação do parênquima cerebral, normalmente resultante de infecções piogênicas por disseminação hematogênica. O estudo por RM pode evidenciar áreas com alto sinal em T2/FLAIR, com focos de impregnação pelo agente de contraste paramagnético de permeio. Se não tratado, o processo se organiza formando um abscesso, que por imagem é caracterizado por coleção com impregnação parietal (anelar) geralmente regular pelo meio de contraste nos dois principais métodos de imagem (TC e RM), sendo que seu conteúdo se apresenta usualmente com restrição à difusão da água na sequência de difusão decorrente de alto conteúdo proteico/pus (Figura 5.10).

Outra categoria de infecções do parênquima encefálico são as encefalites virais. Dentre estas, a infecção pelo herpesvírus se destaca por evoluir rapidamente e pelas sérias complicações/sequelas que causa, eventualmente levando o paciente a óbito. Acontece por reativação do herpes simples vírus (HSV-1) latente em pacientes imunocompetentes, que normalmente ascende até o parênquima encefálico pelos nervos olfatório ou trigêmeo. O estudo por TC possui sensibilidade baixa e pode evidenciar eventualmente hipodensidade no aspecto medial dos lobos temporais. O estudo por RM pode evidenciar achados após o segundo dia do início dos sintomas, que se caracterizam por edema citotóxico (hiperintensidade de sinal em T2 e FLAIR com restrição a

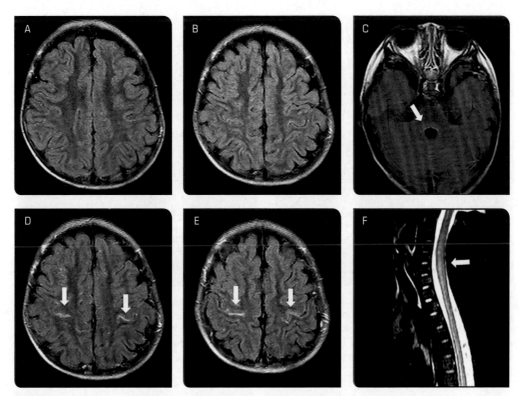

Figura 5.8 – Imagens de RM do encéfalo na sequência FLAIR pré (A e B) e pós-gadolínio (C e D) evidenciam captação pelo agente paramagnético (gadolínio) no sulco central bilateral (setas brancas em C e D), inferindo processo inflamatório leptomeníngeo, posteriormente confirmado como meningite pelo vírus Coxsackie. Este mesmo paciente apresentava lesões hiperintensas na sequência FLAIR comprometendo a porção posterior da ponte e os pedúnculos cerebelares médios (setas brancas em E), bem como lesão hiperintensa em T2 STIR comprometendo a porção central da medula espinal cervical no segmento compreendido entre C3 e C7, determinando discreta expansão da mesma (seta branca em F), que no contexto clínico sugere mielite viral.

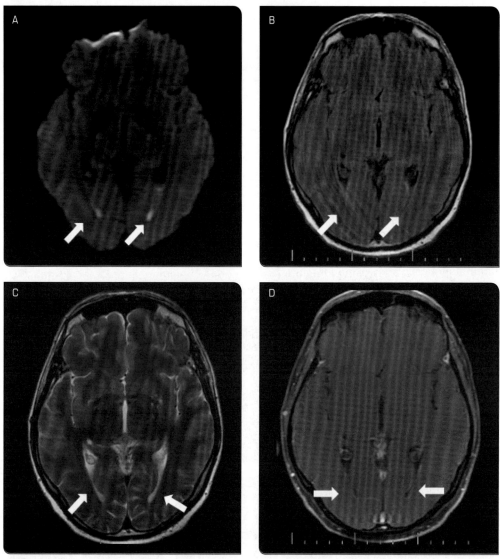

Figura 5.9 – Imagens de RM do encéfalo evidenciando a presença de conteúdo depositado nos aspectos posteriores dos cornos occipitais dos ventrículos laterais, com restrição à difusão da água na sequência eco planar (setas brancas em A), alto sinal em FLAIR (setas brancas em B), leve hipointensidade de sinal em relação ao líquor na sequência T2 (setas brancas em C) e tênue captação na superfície ependimária em correspondência (setas brancas em D), em paciente com o diagnóstico clínico de meningite bacteriana, inferindo sinais de ventriculite.

5 | NEUROIMAGEM

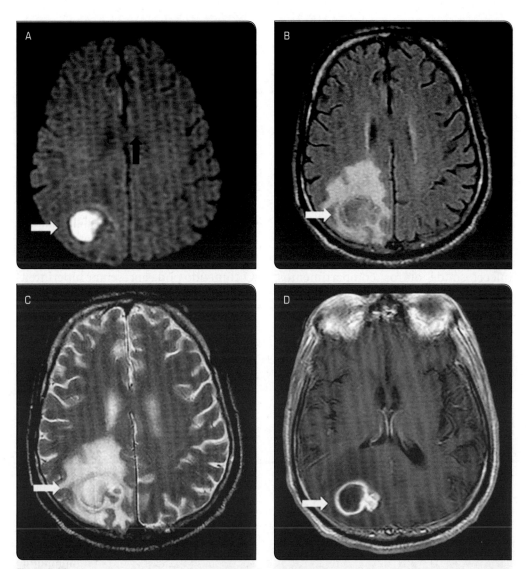

Figura 5.10 – Imagens de RM do encéfalo evidenciando a presença de lesão com captação anelar pelo agente paramagnético em situação subcortical na topografia do lóbulo parietal inferior direito, com área central de necrose cujo conteúdo restringe na sequência difusão (A), sendo circundada por extensa área de edema vasogênico no parênquima cerebral adjacente nas sequências T2 e FLAIR (B e C), sendo que adjacente a sua parede medial observamos pequenos filhotes da lesão mãe. Estes achados são compatíveis com abscesso cerebral.

difusão da água) no aspecto medial dos lobos temporais, na ínsula e eventualmente na porção basal dos lobos frontais, usualmente assimétrico e por vezes unilateral, com focos de impregnação pelo agente de contraste paramagnético, que com a progressão da doença assume aspecto giriforme (Figura 5.11).

Empiema ocorre quando há acúmulo de conteúdo purulento em situação extra-axial nos espaços epidural e subdural. Comumente relacionado com a extensão do processo inflamatório/infeccioso de outros compartimentos, como por exemplo dos seios da face, mas também pode ocorrer como complicação de pacientes que tenham se submetido a procedimento neurocirúrgico. Os empiemas, sejam eles subdurais ou epidurais, apresentam-se ao estudo por TC como coleções hipodensas nestes espaços, usualmente com coeficientes de atenuação ligeiramente superiores ao do líquor, em função do conteúdo hiperproteico. Assim como nos abscessos, no estudo por RM tais coleções apresentam conteúdo com restrição à difusão da água, bem como apresentam evidente impregnação anelar de suas paredes pelo meio de contraste paramagnético. O conteúdo pode apresentar hiperintensidade de sinal em T1 pelo alto conteúdo proteico e geralmente apresenta alto sinal em T2 (Figura 5.12).

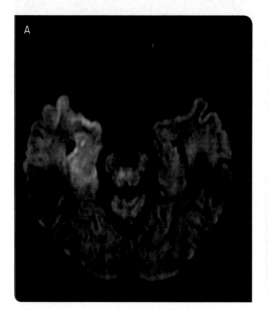
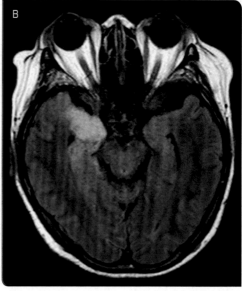

Figura 5.11 – Imagens de RM do encéfalo nas sequências axial difusão (A) e axial FLAIR (B) demostram respectivamente área de restrição à difusão da água comprometendo o aspecto medial do lobo temporal direito, com correspondente hiperintensidade de sinal na sequência FLAIR. Tais achados em um paciente com quadro rapidamente progressivo de confusão mental é bastante sugestivo de encefalite herpética, diagnóstico confirmado neste caso.

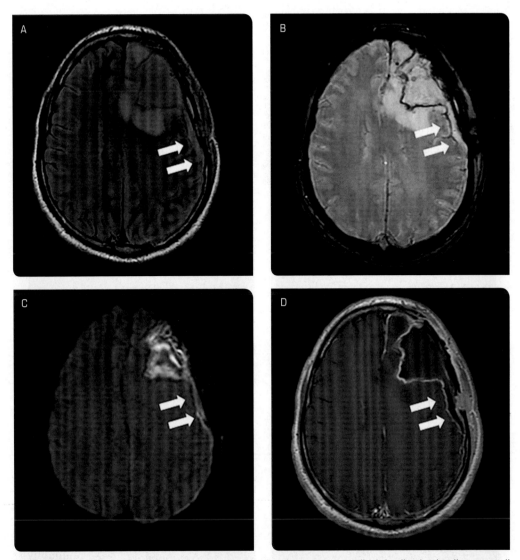

Figura 5.12 – Exame para controle evolutivo pós-cirúrgico de ressecção radical de oligodendroglioma grau II no lobo frontal esquerdo, que demonstrou drenagem espontânea de conteúdo purulento pela ferida operatória do 17º PO. O estudo por RM do encéfalo evidenciou a presença de cavidade cirúrgica na região frontal esquerda preenchida por material com alto sinal na sequência FLAIR (A), com depósito de hemossiderina em suas margens na sequência SWI (B) e restrição na sequência difusão do seu conteúdo (C) e impregnação periférica pelo agende de contraste paramagnético (D), achados compatíveis com abscesso decorrente de infecção do sítio cirúrgico. As setas brancas nas quatro imagens mostram extensão da coleção em situação extra-axial tanto epi quanto subdural, configurando empiema.

Tumores

Fugiria do escopo deste capítulo a discussão das diferentes lesões tumorais intracranianas e a diferenciação dentre elas, dado a vasta extensão deste assunto. Em sua maior parte, as lesões tumorais são manejadas eletivamente, excetuando-se casos de doença avançada, nos quais o efeito expansivo determina alguma das herniações intracranianas supracitadas, por exemplo, ou em possíveis complicações das mesmas, como por exemplo hemorragias, hidrocefalia por compressão/obstrução de alguma parte do sistema ventricular, dentre outras (Figura 5.13).

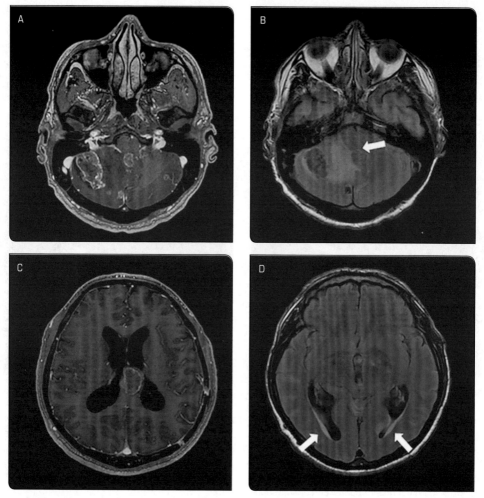

Figura 5.13 – Paciente portador de metástases de adenocarcinoma mucinoso de cólon caracterizadas por múltiplas lesões com impregnação algo anelar pelo agente de contraste paramagnético predominando na fossa posterior na sequência axial T1 volumétrico pós-gadolinio (A e C), que apresenta conteúdo com baixo sinal na sequência FLAIR (B), cujo efeito de massa acompanhado de edema vasogênico no parênquima cerebral adjacente, determina colapso do IV ventrículo (seta branca em B). Existe ainda dilatação dos ventrículos laterais e do III ventrículo (C e D), com sinais de transudação liquórica transependimária ao redor dos cornos occipitais dos ventrículos laterais na sequência FLAIR, configurando hidrocefalia supratentorial (setas brancas em D).

Pacientes em pós-operatório neurocirúrgico

Com os avanços recentes da neurocirurgia, o acompanhamento por imagem do pós-operatório neurocirúrgico tem apresentando exponencial crescimento na neurorradiologia. As indicações destes exames variam desde a avaliação do ato cirúrgico em si, como por exemplo o grau de ressecção do tumor abordado, de possíveis complicações decorrentes do mesmo, tais como hemorragias, infartos, infecções (Figura 5.12), dentre outras, até a avaliação da colocação de dispositivos tais como cânulas de derivação liquórica ou eletrodos de neuroestimulação profunda.

Dentre as complicações decorrentes de procedimentos neurocirúrgicos, destacamos a hemorragia cerebelar remota, que ocorre mais comumente em pacientes entre 30 e 60 anos, após craniotomia frontal ou frontotemporal, principalmente em cirurgias onde ocorre abertura de cisternas ou do sistema ventricular (Figura 5.14). A fisiopatologia desta complicação ainda não é totalmente compreendida, entretanto postula-se que ocorram alterações da pressão intracraniana durante o procedimento neurocirúrgico, que determinam rebaixamento do cerebelo, com consequente oclusão transitória de veias tributárias dos seios venosos, com posterior infarto venoso.

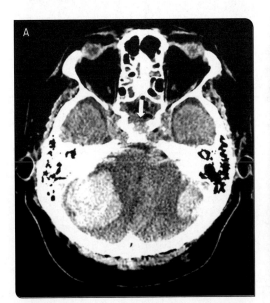
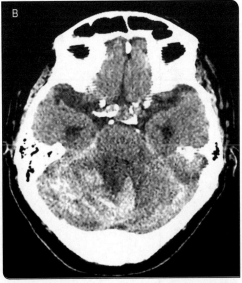

Figura 5.14 – Paciente do sexo feminino de 47 anos submetida à cirurgia transesfenoidal, apresentou quadro de cefaleia súbita no pós-operatório seguida de ataxia e posterior rebaixamento do nível de consciência. As duas imagens de TC sem contraste (A e B) evidenciam sinais de hemorragia subaracnoide nos sulcos entre as *folia* cerebelares, bem como hemorragias intraparenquimatosas bilaterais, achados compatíveis com hemorragia cerebelar remota. A seta em A mostra descontinuidade do assoalho selar com material de inclusão cirúrgica para fechamento da falha óssea, na tentativa de evitar fístula liquórica.

Bibliografia consultada

1. Castillo M. Neuroradiology Companion. Philadelphia: Lippincott Williams & Wilkins; 2012.
2. Huang BY, Castilho M. Hypoxic-Ischemic Brain Injury: Imaging Findings from Birth to Adulthood. RadioGraphics. 2008;28:417-439.
3. Knauth M, Hähnel S. Inflammatory Diseases of the Brain. Leipzig: Springer Science & Business Media; 2009.
4. Lev MH, Farkas J, Gemmete JJ, Hossain ST, Hunter GJ, Koroshetz WJ, et al. Acute Stroke: Improved Nonenhanced CT Detection—Benefits of Soft-Copy Interpretation by Using Variable Window Width and Center Level Settings. Radiology. 1999;213(1):150.
5. Marder CP, Narla V, Fink JR, Fink KRT. Subarachnoid hemorrhage: beyond aneurysms. AJR Am J Roentgenol. 2013;202(1):25-37.
6. Naidich TP, Castilho M, Cha S et al. Imaging of the Brain, 1st ed. Philadelphia: Saunders; 2012.
7. Osborn AG. Osborn's Brain – Imaging, Pathology, and Anatomy, 1st ed. Salt Lake City: Amirsys; 2013.
8. Osborn AG, Digre KB. Imaging in Neurology, 1st ed. New York: Elsevier; 2016.
9. Pressman BD, Tourje EJ, Thompson JR. An early CT sign of ischemic infarction: increased density in a cerebral artery. AJR Am J Roentgenol. 1987;149(3):583-6.
10. Rocha JR, Vedolin L, Mendonça RA. Encéfalo. 1ª ed. Rio de Janeiro: Elsevier; 2012.
11. Signore A, Quintero AM. Diagnostic Imaging of Infections and Inflammatory Diseases. New Jersey: John Wiley & Sons; 2013.
12. Shih RY, Koeller KK. Bacterial, Fungal, and Parasitic Infections of the Central Nervous System: Radiologic-Pathologic Correlation and Historical Perspectives. RadioGraphics. 2015;35:1141-1169.
13. Smirniotopoulos JG, Murphy FM, Rushing EJ, et al. From the Archives of the AFIP – Patterns of Contrast Enhancement in the Brain and Meninges. RadioGraphics. 2007;27:525-551.
14. Srinivasan A, Goyal M, Azri AlF, Lum C. State-of-the-art imaging of acute stroke. RadioGraphics. 2006;26:S75-95.
15. Tomandl BF, Klotz E, Handschu R, Stemper B, Reinhardt F, Huk WJ, et al. Comprehensive imaging of ischemic stroke with multisection CT. RadioGraphics. 2013;23:565-92.

Capítulo

6

MONITORAÇÃO HEMODINÂMICA

Salomón Soriano Ordinola Rojas
Amanda Ayako Minemura Ordinola
Vitor de Carvalho Queiroz
Juliana da Silva Milhomem
Viviane Cordeiro Veiga

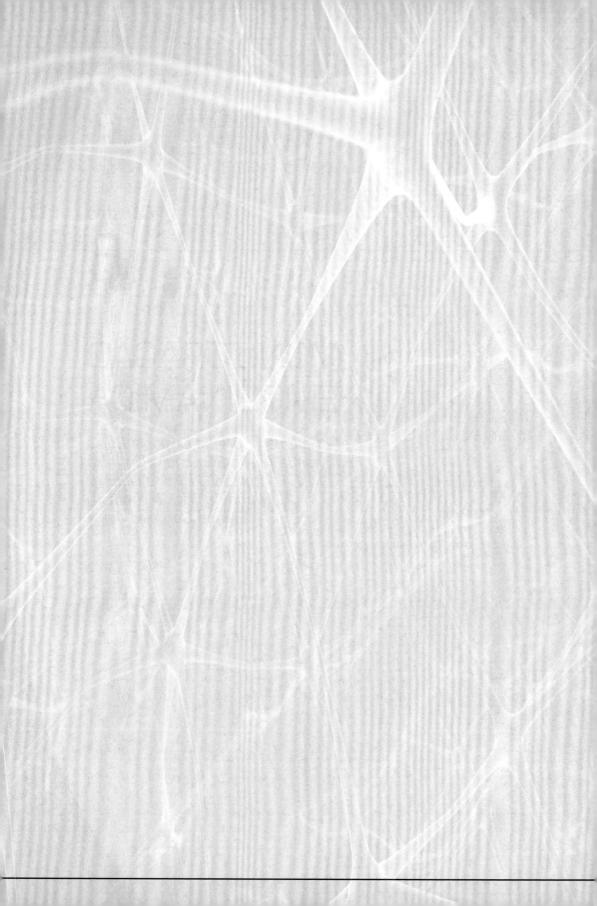

Introdução

A oferta de oxigênio é primordial para o metabolismo aeróbio dos seres vivos, isto é garantido por uma interação na qual participam pulmão, coração e sangue. Uma queda de oxigênio para o metabolismo das células, isso é conhecido como disóxia, e para preservar este metabolismo precisamos ajustar e manter os parâmetros com auxílio do suporte hemodinâmico.

Desta maneira, a monitoração dos métodos de perfusão e oxigenação dos tecidos é feita por métodos invasivos ou não invasivos. Exame clínico, frequência cardíaca, frequência respiratória, pressão arterial não invasiva e invasiva, pressão venosa central, monitoração hemodinâmica invasiva e minimamente invasiva e o eletrocardiograma contínuo são algumas maneiras de se controlar e monitorar hemodinamicamente os pacientes.

A causa mais comum de instabilidade hemodinâmica é a sepse, seguida por síndrome da resposta inflamatória sistêmica (como no trauma, pancreatite ou grandes cirurgias). Sinais que apontam instabilidade hemodinâmica e necessidade de monitoração incluem hipotensão (76%), oligúria (60%), livedo reticular (48%), taquicardia (48%) e a impressão clínica do intensivista sobre hipovolemia (34%)[1].

Exame clínico

Todo paciente crítico deve iniciar a avaliação da perfusão dos tecidos pelo exame clínico. Posteriormente, o médico intensivista deve decidir que método vai utilizar na avaliação dos parâmetros hemodinâmicos.

Sabe-se que não existem exames laboratoriais e sinais clínicos que demonstrem de forma inequívoca alterações da perfusão[2]. A diminuição da pressão sistólica e o aumento da diastólica são um sinal precoce de choque, em que a pressão diastólica aumenta pela liberação de catecolaminas. Por exemplo, quando há perda de 15% da volemia tem-se o aumento da frequência cardíaca; se este volume perdido é de 30% aparece a hipotensão arterial[3]. A vasoconstrição reflexa se manifesta com extremidades frias e livedo reticular, no entanto esta resposta pode ser mascarada pelo uso de betabloqueadores. O rebaixamento do nível de consciência pode ser um sinal de instabilidade hemodinâmica.

As alterações de temperatura podem ser um sinal de hipoperfusão e a concentração de oxigênio tissular reflete o fluxo sanguíneo e nos permite avaliar os tecidos periféricos[4-6].

Estudos investigaram a acurácia do diagnóstico clínico baseado nos dados de mucosas secas, turgor de pele diminuído, tempo de enchimento capilar maior que 2 segundos, taquicardia e pressão venosa central baixa. O exame físico não tem acurácia para diferenciar os pacientes que responderão ou não a volume[1].

Manobra de elevação dos membros inferiores (*Passive Leg Raising* – PLR)

No choque, a manobra de elevação dos membros inferiores (PRL) é um teste que prediz quando o paciente pode se beneficiar de volume. Transfere-se cerca de 300 mL de sangue venoso do compartimento inferior para o coração direito, mimetizando uma prova volêmica. Contudo, não é usado fluido e os efeitos hemodinâmicos podem ser rapidamente revertidos, evitando-se sobrecarga de volume.

Esse teste tem a vantagem de permanecer confiável em condições nas quais os índices de responsividade ao fluido que se baseiam nas variações respiratórias do volume sistólico não podem ser usados, como respiração espontânea, arritmias, ventilação de baixo volume corrente e baixa complacência pulmonar.

A manobra de elevação dos membros inferiores deve ser considerada no lugar da tradicional prova volêmica, pois se esta for negativa e o paciente for não respondedor a volume, nenhum fluido foi infundido inadequadamente. O teste não deve atrasar a infusão de volume em um paciente classicamente candidato à terapia e a decisão deve ser individualizada com base no reconhecimento precoce de instabilidade hemodinâmica ou sinais de choque circulatório, resposta a aumento da precarga (teste PLR positivo) e risco de sobrecarga volêmica[7].

Lactato

A medida do lactato é um parâmetro para avaliar quadros de hipoperfusão tissular. Na presença de baixo fluxo, o produto final da glicólise anaeróbica é o piruvato, que se transforma em lactato e não entra no ciclo de Krebs. A coleta deve ser arterial ou venosa mista, pois

se for periférica só será avaliada a região onde foi coletado. Lactato elevado em estados de choque séptico é um grande marcador prognóstico, pois está relacionado a estados de hipoperfusão e diante de conduta adequada, quando não há queda do lactato, representa um marcador independente de mau prognóstico[6,8].

Nos pacientes cirúrgicos, independentemente do seu quadro hemodinâmico, avalia o prognóstico e está relacionado a aumento da incidência de complicações e mortalidade nestes pacientes[7]. Em pacientes politraumatizados instáveis, avalia o grau de ressuscitação[10].

Estudo envolvendo pacientes em pós-operatório de cirurgia cardíaca correlacionou a ressuscitação guiada pelo lactato e pela saturação venosa, com diminuição da mortalidade[11].

No entanto, o método apresenta limitações, pois há outras condições além da hipoperfusão que levam a aumentos do lactato, como no choque séptico por disfunção da piruvato desidrogenase ou aumento da glicólise aeróbica. Em caso de insuficiência hepática, apesar de quadros de hipoperfusão, o lactato pode não aumentar.

Cateter venoso central e pressão arterial invasiva

É consenso a utilização de cateter venoso central (CVC) e cateter de pressão arterial associado a estudo ecocardiográfico em paciente com choque. A presença de cateter de pressão arterial permite mensurar a pressão sistólica, a pressão arterial diastólica, a pressão arterial média e a pressão de pulso.

O CVC está indicado quando se faz necessário o uso de drogas vasoativas e permite a obtenção da pressão venosa central (PVC) e saturação venosa central de oxigênio (ScvO$_2$). A PVC deve ser usada como ponto de corte (*safety end point*), mas não como alvo terapêutico para reposição de fluidos[12].

Saturação venosa

A monitoração venosa ou saturação venosa central mostra a relação entre oferta de oxigênio (DO$_2$) e consumo de oxigênio (VO$_2$) e estas medidas devem ser utilizadas na fase aguda do choque, (SvO$_2$ – ScvO$_2$), como mostra o estudo de Rivers e cols.[13], em que preconiza a reanimação por metas, onde se deve manter a saturação maior que 65 ou 70%, correlacionando estes dados com a diminuição da mortalidade.

O gradiente venoso-arterial de CO$_2$ permite uma distinção entre estados de choque de baixo e normo ou alto fluxo, avaliação de gravidade, e pode ser usado como orientador de manobras terapêuticas durante a ressuscitação cardiorrespiratória[14,15].

Pressão venosa central (PVC)

As indicações de PVC são: estados de choque, cirurgias de grande porte, sepse, insuficiência renal e respiratória. Quando PVC tem variação de 3 mmHg com a respiração, sugere que o paciente se beneficiará com volume e quando não há alteração, manifesta que a função ventricular está preservada (Figura 6.1)[16,17].

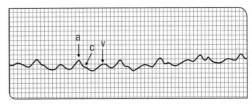

Figura 6.1 – Curva de pressão venosa central (PVC), onde "a" é a contração atrial, "c" significa o fechamento da valva tricúspide e a "v" o enchimento sanguíneo atrial.

Pressão arterial média (PAM)

A monitoração da pressão arterial média (PAM) está indicada em todo paciente que está em uso de drogas vasoativas, como vasopressores ou vasodilatadores, pacientes em estado de choque ou pacientes neurológicos, onde devemos medir de forma rigorosa a pressão para cálculo da pressão de perfusão pressão de perfusão cerebral[19].

A artéria que deve ser utilizada em primeiro lugar é a radial, e posteriormente a artéria femoral. O teste de Allen deve ser realizado em todos os pacientes para avaliar a irrigação da mão (Figura 6.2).

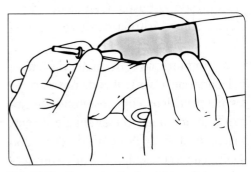

Figura 6.2 – Cateterização da artéria radial.

Ecocardiograma

Ecocardiograma é o melhor método para avaliação da funcão cardíaca à beira do leito. Não promove uma monitoração contínua, mas pode ser utilizado repetidas vezes e é capaz de identificar desordens hemodinâmicas, selecionar a melhor opção terapêutica (fluidos intravenosos, inotrópicos e ultrafiltração) e avaliar a resposta terapêutica às medidas adotadas. A Doppler ecocardiografia estima o volume de ejeção e o débito cardíaco, calculando a velocidade do fluxo sanguíneo[20].

Monitoração hemodinâmica invasiva

A monitoração com cateter da artéria pulmonar perdeu forças para técnicas não invasivas de monitoração hemodinâmica. Estas técnicas fornecem o débito cardíaco e resposta a fluidos em tempo real. Metade dos pacientes de UTI é não respondedora a fluidos e o débito cardíaco não melhora com a reposição volêmica. Sobrecarga de volume está relacionada com aumento da mortalidade[12]. Embora o cateter de pressão da artéria pulmonar possa ser substituído por outras técnicas menos invasivas, ainda é preconizado seu uso em situações complexas, como cirurgia cardíaca e transplantes de órgãos[21].

A monitoração com cateter da artéria pulmonar deve ser realizada nos pacientes neurocríticos com instabilidade hemodinâmica que necessitam de drogas vasoativas e naqueles com deterioração da função ventricular. Permite-nos verificar alterações volêmicas, verificar

shunt intracardíaco, avaliar a pressão da artéria pulmonar e calcular a resistência vascular para orientar nossa terapêutica.

Existem várias formas de mensurar o débito cardíaco, entre eles o método de Fick embasado no consumo de oxigênio, que calcula a diferença entre a concentração arterial e a venosa de oxigênio.

$$CO = VO_2 / Ca\, O_2 - CvO_2$$

A medida do débito cardíaco pode ser realizada por termodiluição, utilizando a fórmula de Stewart-Hamilton. Para que estas medidas sejam de validade, devemos verificar a curva do monitor para saber a localização do cateter. A termodiluição transpulmonar pode tirar proveito da mensuração da medida da água transpulmonar, especialmente no contexto da síndrome do desconforto respiratório agudo (SDRA). Mostrou-se em um estudo randomizado que o manejo de fluidos guiado pela medida da água transpulmonar *versus* pressão de oclusão da artéria pulmonar resultou em um melhor equilíbrio hídrico mantido e uma duração mais curta da ventilação mecânica e do tempo de permanência na UTI em pacientes críticos[12].

O cateter da artéria pulmonar deve estar locado na área lll de West, introduzido com balão insuflado locado em um ramo menor da artéria pulmonar, onde as pressões arterial e venosa pulmonar são iguais e maiores que a pressão alveolar e o fluxo sanguíneo é ininterrupto, onde permite livre comunicação da ponta do cateter com as pressões distais. Na área l de West, a pressão alveolar é maior que a pressão venosa e arterial pulmonar e na área ll de West, a pressão alveolar é maior que a pressão venosa e menor que a pressão arterial pulmonar.

As pressões diastólica da artéria pulmonar, de oclusão da artéria pulmonar ocluída (PAPO), do átrio esquerdo (PAE) e diastólica do ventrículo esquerdo (PdVE) são iguais na final da diástole.

Em pacientes em ventilação mecânica, com PEEP inferiores a 10 cmH$_2$O, as alterações das pressões de artéria pulmonar ocluída são mínimas. No entanto, PEEP maiores podem produzir alterações nas medidas da pressão pulmonar.

A pressão diastólica da artéria pulmonar é geralmente 1 a 2 mmHg maior que a pressão do átrio esquerdo, da PAPO e da pressão de enchimento do VE. Na presença de diferenças maiores que 4 mmHg, devemos suspeitar de hipertensão pulmonar primária e tromboembolismo pulmonar.

Em presença de pressões pleural e intrapericárdica normais, a pressão diastólica final do ventrículo esquerdo é igual à pressão de enchimento.

A pressão de capilar pulmonar está aumentada na estenose ou insuficiência mitral, na presença de estenose aórtica e hipertrofia do VE.

Nas Figuras 6.3 a 6.6 evidenciamos as curvas de monitoração hemodinâmica invasiva.

Através da monitoração hemodinâmica invasiva é possível fazer o diagnóstico diferencial de várias situações clínicas na terapia intensiva (Tabela 6.1).

O FloTrac®/Vigileo (método de contorno de pulso) é relacionado com as pressões arteriais máximas obtidas na inspiração e pressões arteriais mínimas na inspiração, o delta PP maior que 13% nos indica que o paciente responde ao volume (resultado normal entre 8 e 13%). Para utilizar este método é necessário que o paciente esteja estável e em

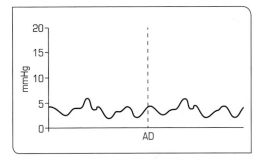

Figura 6.3 – Curva de monitoração hemodinâmica invasiva locada no átrio direito.

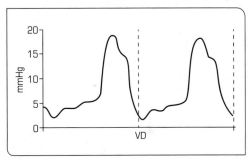

Figura 6.4 – Curva de monitoração hemodinâmica invasiva locada no ventrículo direito.

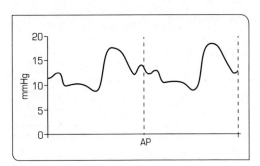

Figura 6.5 – Curva de monitoração hemodinâmica invasiva locada na artéria pulmonar.

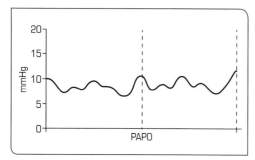

Figura 6.6 – Curva de monitoração hemodinâmica invasiva demonstrando a pressão ocluída da artéria pulmonar.

ventilação mecânica controlada, deve estar sedado, com volume corrente de 8 a 10 mL/kg, PEEP inferior a 8 e sem arritmia.

Outras modalidades de monitoração hemodinâmica minimamente invasiva incluem o EV1000, PiCCO$_2$/PiCCOplus e o LiDCO baseados na curva de onda de pressão arterial por um cateter ou manguito (*cuff*) de pressão de pulso.[20]

O LiDCO é um método que permite avaliar o traçado de pressão arterial e as variações do traçado, que correspondem a oscilações do volume sistólico. Como vantagens, é um bom método de predição de fluido-responsividade e não há necessidade de acesso venoso central. No entanto, pacientes com doença vascular periférica grave, em uso de balão intra-aórtico e aqueles com doença valvar aórtica apresentam limitações à sua utilização.

O PiCCO, método de análise de contorno de pulso, utiliza a técnica de termodiluição. Necessita de um cateter central e permite mensuração do débito cardíaco. Apresenta limitações de avaliação em pacientes com valvopatia aórtica grave, uso de balão intra-aórtico e *shunts* intracardíacos.

A tecnologia mais recente é o EV1000, que apresenta como adicional a medida do volume diastólico final global e a água extravascular pulmonar. Necessita de acesso venoso central e linha arterial para mensuração.

Tabela 6.1. Diagnóstico diferencial através da monitorização hemodinâmica invasiva

	DC	PAP	PAOP	PdAP-PAOP	RVS	RAP
Choque hipovolêmico	↓	↓	↓	NI	NI ou ↑	NI ou ↑
Insuf. VE	↓	NI ou ↑	↑	NI	↑	NI ou ↑
Insuf. VD	↓	↑	NI ou ↑	NI	NI	NI ou ↑
Tamponamento cardíaco	↓	↑	↑	NI	↑	↑
IMI aguda	↓	NI ou ↑	↑	NI	↑	↑
CIV aguda	↓	↑	↑	NI	↑	↑
Choque séptico	↑	↓	↓	NI ou ↑	↓	NI ou ↑
SARA	↓↑	NI ou ↑	NI	↑	NI ↑↓	↑
TEP	↓	↑	NI	↑	↑	↑

Insuf. VE – insuficiência do ventrículo esquerdo, Insuf. VD – insuficiência do ventrículo direito. IMI aguda – insuficiência mitral aguda, CIV – comunicação intraventricular, SARA – síndrome da angústia respiratória aguda, TEP – tromboembolismo pulmonar

Anexo 6.1. Valores de referência de monitorização hemodinâmica

Pressão arterial sistêmica
Diastólica – 60-80 mmHg Sistólica – 100-140 mmHg Média – 70-100 mmHg
Pressão da artéria pulmonar
Pressão de artéria pulmonar ocluída (PAPO) Diastólica – 6-12 mmHg Sistólica – 25-35 mmHg Média – 15-20 mmHg
Pressão de átrio direito
Média – 5-10 mmHg
Índice cardíaco (IC) DC/SC: 2,8-4,2 lt/min/m²
Índice volume sistólico: IC/FC – 30-70 ml/m²
Índice de trabalho sistólico de ventrículo esquerdo
ITSVE = IVS × (PAM-PAPO) × 0,0136: 40-65 m/m²
Índice de trabalho sistólico de ventrículo direito
ITSVD = IVS × (PAPM-PAD) × 0,0136: 8-12 Gr m/m²
Resistência vascular sistêmica
PAM – PVC/DC × 80: 900-1400 dinas/s/cm⁵
Resistência vascular pulmonar
PAPm – PAPO/DC × 80: 150-250 dinas/s/cm⁵

Referências bibliográficas

1. Bentzer P, Griesdale D, Boyd J, et al. Will this hemodynamically unstable patient respond to a bolus of intravenous fluids? JAMA 2016;316(12):1298-1309.

2. Deakin CD, Low JL. Accuracy of the advanced trauma life support guidelines for predicting systolic blood pressure using carotid, femoral, and radial pulses: observational study. BMJ. 2000;321(7262):673-674.

3. Rady MY, Rivers EP, Nowak RM. Resuscitation of the critically ill in the ED: responses of blood pressure, heart rate, shock index, central venous oxygen saturation, and lactate. Am J Emerg Med. 1996;14:218-225.

4. Tremper KK, Barker SJ. Transcutaneous oxygen measurement: experimental studies and adult applications. Int Anesthesiol Clin. 1987;25:67-96.

5. Gottrup F, Gellett S, Kirkegaard L, et al. Continuous monitoring of tissue oxygen tension during hyperoxia and hypoxia: relation of subcutaneous, transcutaneous, and conjunctival oxygen tension to hemodynamic variables. Crit Care Med. 1988;16:1229-1234.

6. Friedman G, Berlot G, Kahn RJ et al. Combined measurements of blood lactate concentrations and gastric intramucosal pH in patients with severe sepsis. Crit Care Med. 1995;23:1184-1193.

7. Monnet X and Tebou JL. Passive Leg Raising: five rules, not a drop of fluid! Crit Care. 2015;19(1):18.

8. Bakker J, Gris P, Coffernils M, et al. Serial blood lactate levels can predict the development of multiple organ failure following septic shock. Am J Surg. 1996;171:221-226.

9. Meregalli A, Oliveira RP, Friedman G. Occult hypoperfusion is associated with increased mortality in hemodynamically stable, high-risk, surgical patients. Crit Care. 2004;8:R60-R65.

10. Blow O, Magliore L, Claridge JA et al. The golden hour and the silver day: detection and correction of occult hypoperfusion within 24 hours improves outcome from major trauma. J Trauma. 1999;47:964-969.

11. Polonen P, Ruokonen E, Hippelainen M, et al. A prospective, randomized study of goal-oriented hemodynamic therapy in cardiac surgical patients. Anesth Analg. 2000;90:1052-1059.

12. Teboul JL, Sangel B, Cecconi M, et al. Less invasive hemodynamic monitoring in critically ill patient. Intens Care Med. 2016;42:1350-9.

13. Rivers E, Nguyen B, Havstad S et al. Early goal-directed therapy in the treatment of severe sepsis and septic shock. N Engl J Med. 2001;345:1368-1377.

14. Doglio GR, Pusajo JF, Egurrola MA, et al. Gastric mucosal pH as a prognostic index of mortality in critically ill patients. Crit Care Med. 1991;19:1037-1040.

15. Bowles SA, Schlichtig R, Kramer DJ et al. Arterio-venous pH and partial pressure of carbon dioxide detect critical oxygen delivery during progressive hemorrhage in dogs. J Crit Care. 1992;7:95-105.

16. Assunção MSC, Rezende EAC. Monitorização da PVC e da PAM in Monitorização em UTI. 1ª ed. Rio de Janeiro: Revinter; 2004.

17. Verweij J, Kester A, Stroes W, et al, Comparison of three methods for measuring central venous pressure. Crit Care Med. 1986;14:288-290.

18. Koh WJ, Suh GY, Han J, et al. Recruitment maneuvers attenuate repeated derecruitment-associated lung injury. Crit Care Med. 2005;33:1070-1076.

19. Cohn JN. Blood Pressure measurement in shock. Mechanism of innacuracy in auscultatory and palpatory methods. JAMA. 1967;119:118-122.

20. Cecconi M, De Backer D, Antonelli M, et al. Consensus on circulatory shock and hemodynamic monitoring. Task Force of the European Society of Intensive Care Medicine. Intens Care Med. 2014;40:1795.

21. Vincent JL, Perosi P, Pearse R, et al. Perioperative cardiovascular monitoring of high-risk patients: a consensus of 12. Crit Care. 2015;19:224.

Capítulo

7

MONITORAÇÃO NEUROLÓGICA

Salomón Soriano Ordinola Rojas
Amanda Ayako Minemura Ordinola
Thais Kawagoe Alvarisa
Viviane Cordeiro Veiga

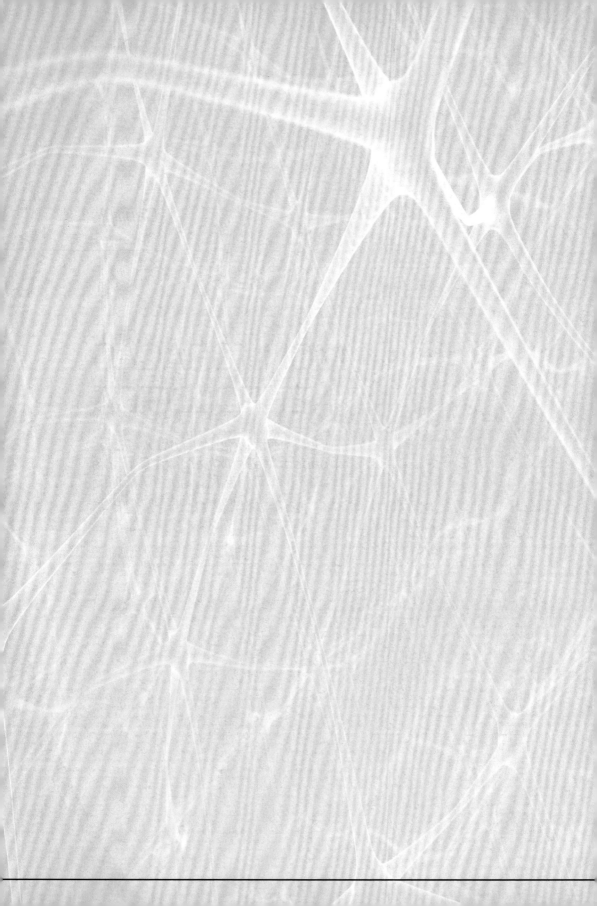

Introdução

A compreensão dos diferentes mecanismos da lesão cerebral tem despertado grande interesse científico, com o intuito de promover o manejo adequado das diferentes patologias através da monitoração neurológica, que compreende desde avaliação clínica até condutas invasivas.

A monitoração intracraniana é um parâmetro de grande importância que, associado a outros métodos, permite-nos fazer uma terapêutica adequada. Os diversos mecanismos de lesão cerebral secundária associados às evidências clínicas crescentes sugerem que monitoramento multimodal pode auxiliar na condução do paciente neurocrítico.

Quando avaliamos um paciente neurológico, temos que entender a fisiopatologia da lesão desencadeante e o mecanismo que leva à lesão secundária. Entendemos que lesão primária é a que resulta diretamente do trauma, do acidente vascular encefálico, isquêmico ou hemorrágico ou do tumor cerebral. A lesão secundária geralmente é isquêmica e deve-se a um desequilíbrio entre a oferta e o consumo de oxigênio (O_2) e tem como principais desencadeantes a hipotensão e a hipóxia.

O cérebro é um órgão que consome 20% de oxigênio, 15% do débito cardíaco e 25% da glicose, tendo apenas 2% do peso corporal. Para manter esta taxa metabólica, depende do equilíbrio entre oferta e demanda de oxigênio. A oferta de oxigênio (DO_2) depende do fluxo sanguíneo cerebral, da autorregulação, da pressão parcial de liberação de O_2, da demanda de O_2 para produção de energia, glicólise, do ciclo de Krebs, da cadeia de transporte e da função mitocondrial. O débito cardíaco é uma das variáveis mais importantes para oferta de oxigênio e depende da frequência cardíaca e do volume sistólico.

O oxigênio é importante para manter as funções cerebrais, uma PaO_2 de 65 mmHg impede realizações cerebrais importantes e a PaO_2 entre 30 e 55 causa alterações da memória e consciência e, portanto, a manutenção da quantidade total de O_2 arterial (CaO_2) depende da saturação de oxigênio (SaO_2) e da hemoglobina.

A pressão parcial de oxigênio no sangue arterial é maior que 90 mmHg (PaO_2) e no sangue venoso é de 20-40 mmHg (PvO_2); e a pressão parcial de O_2 no tecido cerebral é de 20-40 mmHg, onde temos um gradiente de difusão entre sangue arterial e o tecido cerebral.

Outras variáveis que interferem no transporte do oxigênio pela hemoglobina são as causas que desviam a curva de hemoglobina para esquerda, portanto, há aumento da afinidade da hemoglobina por oxigênio, hipotermia, alcalose e diminuição de 2,3-difosfoglicerato, dificultando a liberação do oxigênio para tecido cerebral. A febre, anemia e aumento do 2,3-difosfoglicerato desviam a curva de dissociação para direita e facilitam a liberação de oxigênio para o tecido cerebral.

O fluxo sanguíneo cerebral (FSC) é de 53 mL/100 g de tecido cerebral/minuto, quando diminui para menos que 25 mL ocorre paralisia reversível no eletroencefalograma (EEG); caso seja inferior a 18 mL ocorre ausência de atividade elétrica no EEG e caso persista por mais de 4 h leva ao infarto.

O fluxo cerebral depende de variáveis pouco significativas como viscosidade do sangue, que está dada pelo hematócrito. De forma inversa, quanto maior o hematócrito, menor será o fluxo, sendo o ideal entre 30 e 40%. As variáveis mais importantes são a pressão de perfusão cerebral (PPC) e a resistência vascular cerebral (RVC) e esta depende do tônus vascular (vasoconstrição e vasodilatação). A PPC é a diferença entre a pressão arterial média (PAM) e a pressão intracraniana (PIC), que deve maior que 60-70 mmHg, e a PIC, de 10 a 20 mmHg. Por mecanismo de autorregulação podemos manter um FSC constante com pressão arterial média de 50 até 150 mmHg. Se temos uma queda da PPC por queda da PAM, o fluxo será mantido por uma vasodilatação arteriolar mas, se por alguma injúria este mecanismo conhecido como autorregulação perder-se, podemos ter queda da PAM desencadeando uma lesão.

Quando houver queda da PPC por aumento da PIC, haverá um reflexo vasomotor (reflexo de Cushing) com aumento da PAM e se associado a bradicardia e alteração da respiração, temos a tríade de Cushing. Se a queda da PPC for em níveis inferiores a 60 mmHg há produção de acidose, que desencadeia vasodilatação e aumento da PIC, podendo levar à hipertensão intracraniana refratária e morte encefálica.

A resistência vascular cerebral (RVC) está representada por tônus vascular, que é sensível à $PaCO_2$. Na vigência de $PaCO_2$ baixa há vasoconstrição e quando está elevada, vasodilatação. Há diferenças do FSC com mudanças do CO_2: o aumento de 1 mmHg do CO_2 provoca elevação do FSC em 2 a 3%; uma $PaCO_2$ de 25 mmHg diminui o FSC em 40%; a $PaCO_2$ de 20 mmHg reduz o FSC em 50% e apresenta alteração de EEG; a $PaCO_2$ de 80 a 100 mmHg aumenta o fluxo sanguíneo cerebral em 100%. As prostaglandinas têm efeito regulador sob o FSC, especialmente a E2 e a prostaciclina, e estão aumentadas na hipotensão arterial. O óxido nítrico é sintetizado pela enzima óxido nítrico sintetase (NOS) e capaz de regular o fluxo sanguíneo cerebral.

Avaliação clínica

A avaliação clínica deve ser o primeiro passo na abordagem de qualquer paciente com alteração neurológica e sua realização de forma seriada garante importantes informações.

Deve-se aplicar o neuro-*check*, que inclui a avaliação do Glasgow, avaliação pupilar, padrão respiratório e défice focal, devendo-se atentar para o uso de sedativos quando for avaliada esta escala. Esta avaliação deve ser feita a cada 15 minutos até a estabilização do paciente e, a partir de então, realizada a cada hora.

Monitoração da pressão intracraniana (PIC)

A monitoração da PIC é um método que permite a medição do fluxo sanguíneo cerebral, através da mensuração da pressão de perfusão cerebral:

PPC = PAM − PIC, e evita terapêuticas desnecessárias.

A PIC normal é inferior a 10 mmHg, podendo aumentar pelos seguintes mecanismos: edema encefálico, tumores e hematomas cerebrais, aumento do líquor e hidrocefalia ou vascular, *brain swelling* ou hiperemia. Temos a curva de Langfitt que mostra as quatro fases da PIC e seu mecanismo compensatório.

A curva de Langfitt consiste na relação entre a pressão intracraniana e o volume expansivo intracraniano e demonstra que, durante a fase de compensação, mesmo com aumento do volume intracraniano, a PIC se mantém constante e dentro da faixa de normalidade. Entretanto, na fase de descompensação da hipertensão intracraniana, pequenos acréscimos no volume intracraniano determinam grandes elevações na PIC. Nessa situação, a HIC pode levar a isquemia, hipóxia tecidual, herniação cerebral e óbito (Figura 7.1).

As curvas da PIC são: P1, onda de percussão, é mais alta e corresponde ao pulso arterial sistólico, P2 é a própria onda de pulso e a onda P3 corresponde ao fechamento da válvula aórtica (Figura 7.2). Quando temos uma onda P2 maior que P1, a complacência cerebral está reduzida (Figura 7.3).

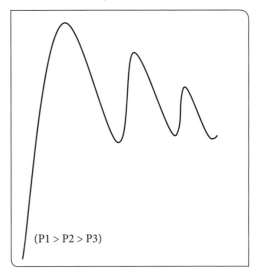

Figura 7.2 – Curva de PIC normal.

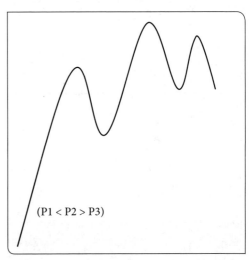

Figura 7.3 – Curva de PIC com diminuição da complacência.

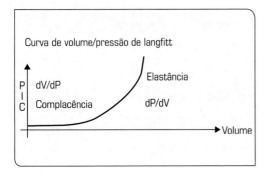

Figura 7.1 – Curva de Langfitt.

- **Onda A ou onda em platô**: Pode resultar do aumento da pressão intratorácica ou representar diminuição da complacência, aparece a cada 15 ou 30 minutos e tem uma duração de 5 a 20 minutos, quando o aumento da PIC está associado a uma diminuição da PPC.

- **Onda B:** Elevações pontiagudas, está relacionada com a diminuição da complacência cerebral e caracteriza a claudicação do centro de autorregulação, aparece com uma frequência a cada 1 ou 3 minutos e alcança pressão de até 50 mm Hg.

- **Onda C:** esta onda não tem tradução clínica e importância e está relacionada com o aumento da pressão arterial, ou relacionada com o ciclo respiratório.

Os tipos de cateteres são de fibra óptica e polietileno que, colocados a um transdutor, mensuram a PIC, podem ser locados em posição intraventricular, que são os mais precisos, e quando necessário podem controlar a hipertensão intracraniana com drenagem de líquor; podem também ser colocados em localização subdural, epidural ou subaranóidea, mas estas posições não são tão fidedignas. Quando não é possível colocar em posição intraventricular, a alternativa é colocar em posição intraparenquimatosa (Tabela 7.1).

São indicações de monitoração da PIC:

- trauma cranioencefálico (TCE) com Glasgow menor que 9 com tomografia de encéfalo anormal;

- trauma cranioencefálico com Glasgow menor que 9 com tomografia de encéfalo normal, se ao menos dois dos itens a seguir estiverem presentes: idade maior que 40 anos, pressão arterial sistólica menor que 90 mmHg e postura anormal;

- quando em posição ventricular, permite a drenagem de líquor para controle da PIC.

O monitoramento da pressão intracraniana é considerado o padrão de cuidados para lesão cerebral traumática grave e é usado com frequência. Entretanto, não existe um consenso definido sobre o seu uso rotineiro.

Um estudo multicêntrico controlado distribuiu aleatoriamente dois grupos específicos: foi utilizado um protocolo para monitorar a pressão intracraniana intraparenquimatosa (grupo de monitoramento de pressão) e um protocolo em que o tratamento se baseou em imagens e exame clínico (grupo de exame

Tabela 7.1. Técnicas de monitorização da PIC

Posição	Método	Drenagem	Precisão	Recalibração	Custo
Ventricular	Transdutor	+	+	+	+
Ventricular	Fibra óptica	+	+	+	++++
Parênquima	Fibra óptica	-	+	-	+++
Subaracnóide	Transdutor	-	-	+	+
Subdural	Fibra óptica	-	-	-	+++
Subdural	Transdutor	-	-	+	+
Epidural	Transdutor	-	-	+	+

clínico). O desfecho primário foi um composto de tempo de sobrevida, comprometimento da consciência e estado funcional, além do estado neuropsicológico. Resultados mostraram não existir diferença significativa entre os grupos, portanto os cuidados focados em manter a pressão intracraniana monitorada a 20 mmHg ou menos não mostraram ser superiores aos cuidados com base em imagens e exame clínico.

Por outro lado, a monitoração da pressão intracraniana desempenha um papel na diminuição da taxa de alterações eletrolíticas, na taxa de insuficiência renal e no aumento do desfecho funcional favorável. Dentre as indicações, as relacionadas ao TCE são as mais estudadas, com indicação cientificamente respaldada. No entanto, outras condições podem se beneficiar:

- hemorragia subaracnóidea;
- acidente vascular encefálico isquêmico;
- trombose venosa;
- tumores cerebrais.

Monitoração da pressão parcial de oxigênio intersticial cerebral ($PtiO_2$)

Qualquer evento que leve à falta de oxigênio cerebral tem resultados catastróficos com o tecido cerebral, e muitas medidas terapêuticas com a finalidade de manter uma pressão de perfusão cerebral mais elevada resultaram em lesão pulmonar, sem melhora clínica. A medida da $PtiO_2$ é feita por dois tipos de cateteres: um por sistema Li-

cox[*] que utiliza a técnica polarográfica miniaturizada tipo Clark, e o outro é o Neurovent[*], que utiliza técnica calorimétrica por espectrofotometria. Os valores que ambas as sondas aferem diferem significativamente, bem como durante fases de mudanças dinâmicas em FiO_2 e PAM.

A meta terapêutica é manter a $PtiO_2$ acima de 20 mmHg e está relacionada a mau prognóstico quando abaixo de 15 mmHg e, em casos de $PtiO_2$ inferior a 5 mmHg, temos o infarto cerebral. A $PtiO_2$ está relacionada com outros parâmetros como pressão de perfusão cerebral, PAM, PIC, FiO_2, PCO_2 e fluxo cerebral, onde qualquer alteração na relação oferta-consumo de oxigênio se reflete sob a $PtiO_2$.

Novas tecnologias estão em desenvolvimento, um monitor não invasivo de oxigenação cerebral que quantifica as concentrações relativas de hemoglobina oxigenada e desoxigenada através da dependência da transmissão e absorção da luz do infravermelho próximo ao passar pelo tecido já é realidade, entretanto a pesquisa em seu uso é limitada e nenhum estudo de resultados concretos existe.

- **Para fazer o cálculo:**

$$DO_2 = FSC \times CaO_2, CaO_2 = SaO_2 \times 1,34 \times Hb + PaO_2 \times 0,0034$$

As alterações de qualquer componente deste cálculo vão estar relacionadas à alteração na $PtiO_2$.

Valores de $PtiO_2$ inferiores a 20 mmHg (isquemia) ou superiores a 45 (hiperemia) têm que ser tratados.

Diante de uma suspeita de isquemia devemos alterar a FiO_2 até atingir $PtiO_2$ superior ou igual 20, seguida pela melhora do fluxo sanguíneo cerebral com drogas vasoativas ou com alteração de uma das variáveis fisiológicas, como a frequência respiratória para aumentar CO_2 e produzir uma vasodilatação, com melhora da PIC.

Em todo paciente devemos checar: ventilação mecânica, intubação endotraqueal, manter FiO_2 aumentada até melhorar $PtiO_2$. Após melhorar, diminuir FiO_2 de forma lenta para não levar à queda do $PtiO_2$.

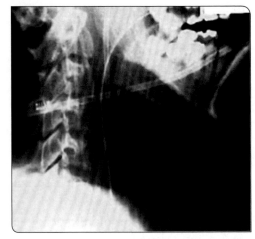

Figura 7.4 – Radiografia de região cervical para controle do local do cateter de bulbo jugular.

Monitoração do bulbo da jugular

A monitorização do bulbo da jugular é feita através de um cateter colocada na veia jugular interna direita de forma retrógrada na jugular, onde são tomadas como medidas os valores da diferença entre oferta e consumo do tecido cerebral (Figura 7.4). Quando há decréscimo da oferta e aumento da demanda, temos queda da saturação do bulbo jugular. A coleta da amostra pode ser intermitente ou através do cateter de leitura óptica. O valor normal da oximetria do bulbo jugular é de 55 a 75% de saturação.

Os riscos relacionados ao procedimento são baixos e iguais aos de todo cateter central, como infecção, punção da artéria carótida comum, trombose ou hematoma. A maior desvantagem é que qualquer queda pode ser dada por oxigenação cerebral global e pode nos mostrar um falso resultado. Valores inferiores a 55% são considerados isquemia e acima de 75%, hiperemia.

Microdiálise cerebral

Permite medir solutos de baixo peso molecular no interstício, além de fazer medidas quantitativas de glicose, piruvato, lactato e glicerol.

Consiste em um monitor de cabeceira para detectar isquemia/hipoxia cerebral iminente e avaliar o estado bioenergético do cérebro humano, medindo substratos-chave de energia cerebral e metabólitos. Cateter de 0,2 a 0,6 mm de diâmetro, com uma membrana semipermeável e perfundido com uma solução isotônica ao fluido intersticial em uma velocidade de 0,3 a 2,0 µL/h, que permite difusão por gradiente de concentração e o fluido dialítico será proporcional ao fluido intersticial cerebral.

O principal energético é metabolizado no citoplasma, pela glicólise e por reação enzimática e gera 6 ATP (adenosina trifosfato) e piruvato. Este entra no ciclo de Krebs, transforma-se em lactato ou alanina.

Por via aeróbia, o piruvato no ciclo de Krebs produz CO_2, trifosfato de guanosina, NADH e $FADH_2$ e na parte final do ciclo gera 32 ATP. Com isto deduzimos que com a diminuição de piruvato e o aumento de lactato, o metabolismo não está aeróbio e sim anaeróbio, seja por isquemia ou falha da mitocôndria. Aqui temos que a alteração da relação lactato/piruvato (maior de 40) mostra alteração do ciclo de Krebs.

Glutamato é o principal neurotransmissor, liberado por um potencial de ação na fenda sináptica. Atua nos receptores *N-methyl D-aspartate* (NMDA) e α-*amino-3-hidroxy-5-methyl-4-isoxazolepropionic acid receptor* (AMPA) e dá o influxo de sódio e cálcio que é captado pelos astrócitos e transformado em glutamina e, por difusão, retorna para os neurônios e é armazenado nas vesículas pré-sinápticas. Este mecanismo gasta energia e consome 80% da glicose. Quando há injúria cerebral, existe alteração da barreira hematoencefálica e os astrócitos, por falha energética, não captam e metabolizam o glutamato, portanto, ele aumenta no interstício.

Pacientes com injúria cerebral, lesão da membrana celular e alteração da barreira hematoencefálica apresentam relação do grau de injúria com o aumento de glicerol.

- **Indicações:**
  - pacientes com HSA, devendo ser colocado na área de risco de infarto;
  - no TCE, onde deve ser colocado no hemisfério mais lesado ou

quando o edema é difuso, o cateter deve ser colocado no lobo frontal direito.

Os pacientes com glicose baixa estão propensos a um desfecho ruim, também visto naqueles que apresentaram controle rigoroso da glicemia. Nos pacientes com TCE que tiveram elevação da relação lactato/piruvato maior que 25 e nos quais o lactato subiu 0,2 mmol/dL, os cateteres mostraram-se preditores de aumento da HIC e com detecção antes do aumento.

Doppler transcraniano

Método não invasivo que permite medir a velocidade do fluxo nas artérias intracranianas é examinador-dependente e apresenta como vantagem poder ser repetido quantas vezes for necessário. Tem utilidade no diagnóstico e manejo dos pacientes com vasoespasmo, nas doenças oclusivas, monitoração hemodinâmica e na verificação da capacidade de autorregulação do cérebro. Na Tabela 7.2 temos as velocidades de fluxos normais das artérias avaliadas pelo Doppler transcraniano.

Tabela 7.2. Velocidades de fluxos normais das artérias, avaliadas pelo Doppler transcraniano

Artéria cerebral média (ACM)	41-67 cm/s
Artéria cerebral anterior (ACA)	36-64 cm/s
Arteria cerebral posterior (ACP)	31-49 cm/s
Artéria carótida interna (ACI)	30-54 cm/s
Artéria vertebral (AV)	27-45 cm/s
Artéria basilar (AB)	80-110 cm/s

No vasoespasmo cerebral, responsável pelas sequelas neurológicas nos pacientes com HSA, especialmente nos pacientes com Fisher III e IV, o diagnóstico precoce nos permite condutas terapêuticas adequadas. O índice de Lindergaard superior a 6 sugere vasoespasmo cerebral (relação entre a velocidade da artéria cerebral média e a artéria carótida interna).

Na doença oclusiva das artérias cerebrais o Doppler transcraniano detecta oclusão hemodinamicamente significativa na porção inicial da artéria cerebral média (ACM-M1), no sifão carotídeo, em artérias vertebrais internas, artéria basilar e cerebral posterior.

Na fase aguda do AVC ou ataque isquêmico transitório, a alteração de fluxo no Doppler está associada a pior prognóstico. Em casos de trombólise nos permite avaliar a reperfusão.

Na autorregulação cerebral, permite-nos avaliar durante as mudanças de pressão arterial e do estado ácido-base, alguma variação na alteração do CO_2 sanguíneo. Permite visualizar microembolia cerebral e maior risco de AVC em pacientes com estenose carotídea, FA e em perioperatório de cirurgias cardíaca e de endarterectomia de carótida.

Para diagnóstico clínico de morte encefálica, apresenta sensibilidade e especificidade de 91 a 100% e 97 a 100%, respectivamente.

Pacientes com TCE que têm baixo fluxo cerebral diagnosticado por Doppler, estão associados a pior prognóstico.

Eletroncefalograma contínuo

Nos pacientes neurocríticos, este exame contínuo é útil para monitorar e detectar quadros de isquemia, além da crise convulsiva. Há pacientes que apresentam alterações eletroencefalográficas sem manifestação clínica, o que nos permite tratamento precoce. Esta técnica é limitada por sua atenuação de agentes anestésicos e sedativos e é uma tecnologia que exige pessoal qualificado para interpretação.

A Tabela 7.3 mostra a probabilidade de crises diagnosticadas pelo encefalograma em diferentes patologias.

Estudos mostram que 11% dos pacientes clínicos sem alteração neurológica prévia apresentam alteração no eletroencefalograma. Já nos pacientes com sepse, este valor aumenta para 19%. Portanto, pacientes que não acordam devem ser investigados nas UTI, para descartar crise epilépticas não convulsivas, além

Tabela 7.3. Probabilidade de crises epilépticas diagnosticadas pelo eletroencefalograma contínuo em diferentes situações clínicas

Diagnóstico	% de crise gráfica
TCE	18-33%
Infecção do sistema nervoso central	33 %
AVC hemorrágico	18-28%
HSA	18 %
AVC isquêmico	9%

Tabela 7.4. Classificação das ondas

Onda delta	0-4 HZ
Onda teta	4-8 Hz
Onda alfa	8-13 Hz
Onda beta	Maior de 13 HZ

de todos os pacientes com lesão cerebral aguda. O monitoramento contínuo de EEG como método preferido em relação ao monitoramento rotineiro de EEG deve ser realizado sempre que possível nesses pacientes.

As ondas delta e teta são lentificadas na isquemia. Na anestesia profunda, as ondas delta e teta aparecem e as ondas rápidas desaparecem.

Conclusão

A monitoração neurológica é importante no manejo do paciente neurocrítico. No entanto, não há monitoração ideal e devemos sempre lembrar que a monitoração deve sempre estar associada à avaliação clínica criteriosa para oferecer benefícios na condução do paciente.

Bibliografia consultada

1. Aaslid R. developments and principles of transcranial Doppler ultrasound recording of flow velocity in basal cerebral arteries. J Neurosurg. 1982;57:769-74.
2. American Association of Neurological Surgeons. Guidelines for the management of severe head injury. J Neurotrauma. 1996;13(11):643-734.
3. Andrews PJ, Citerio G, Longhi L, et al. NICEM consensus on neurological monitoring in acute neurological disease. Intensive Care Med. 2008;34:1362-1370.
4. Aramides AA, Rosenfeldt FL, Winter CD, et al. Brain tissue lactate elevations predict episodes of intracranial hypertension in patients with traumatic brain injury. J. Am Coll Surg. 2009;(4):531-539.
5. Bellner J, Romner B, Reinstrup P, et al. transcranial Doppler sonography pulsatility index reflects intracranial pressure. Surg Neurol. 2004;62(1):45-51.
6. Bouma GJ, Muizelaar JP. Cerebral blood flow in severe clinical Head Injury. New horizons. 1995;3 (3)::384-94.
7. Cabrera HTN. Fisiopatologia básica da hipertensão intracraniana. In: Stávale MA, ed. Bases da terapia intensiva neurológica. São Paulo (SP): Santos; 1996. p. 39-47.

8. Cesarini KG, Enblad P, Ronneengstron E, Marklund N, Salci K, Nilsson P, et al. Early cerebral hyperglycolysis after subarachnoid haemorrhage correlates with favourable outcome. Acta Neurochi. 2002;144:1121-31.
9. Chesnut RM, Temkin N, Carney N, et al. A Trial of Intracranial-Pressure Monitoring in Traumatic Brain Injury. N Engl J Med; Dec 27 2012;367(26):2471-2481.
10. Dengler J, Frenzel C, Vajkoczy P, et al. Cerebral tissue oxygenation measured by two different probes: challenges and interpretation. Intensive Care Medicine. Nov 2011;37(11).
11. Guerit MJ. Medical thecnology assessment EEG and evoked potentials in the intensive care unit. Neurophysiol Clin. 1999;29:301-17.
12. Han J, Yang S, Zhang C, et al. Impact of Intracranial Pressure Monitoring on Prognosis of Patients With Severe Traumatic Brain Injury: A PRISMA Systematic Review and Meta-Analysis. Medicine (Baltimore). 2016 Feb;95(7):e2827. doi: 10.1097/MD.0000000000002827. Hickey JV, ed. The clinical practice of neurological and neurosurgical nursing. 5th ed. Philadelphia: Lippincott Williams & Wilkins;1999.
13. Kirkman MA, Smith M. Intracranial pressure monitoring, cerebral perfusion pressure estimation, and ICP/CPP-guided therapy: a standard of care or optional extra after brain injury? Br J Anaesth. 2014 Jan;112(1):35-46.
14. Le Roux P, Menon DK, Citerio G, et al. Consensus summary statement of the International Multidisciplinary Consensus Conference on Multimodality Monitoring in Neurocritical Care: a statement for healthcare professionals from the Neurocritical Care Society and the European Society of Intensive Care Medicine. Intensive Care Med. Set 2014.
15. Le Roux P. Intracranial pressure after the BEST TRIP trial: a call for more monitoring. Crit Care. 2014;20(2):141-7.
16. Maas AI, Dearden M, Teasdale GM, et al. EBIC-guidelines for management of severe head injury in adults. European Brain Injury Consortium. Acta Neurochir (Wien). 1997;139:286-294.
17. Nunes ALB, Machado FS. Transporte de oxigênio no paciente grave. In: Terzi RGG, Araújo S. Monitorização hemodinâmica em UTI. 8. São Paulo:2004. p. 81-102.
18. Oddo M, Carrera E, Claassen J, et al. continuous eletroencephalography in the medical intensive care unit. Crit Care Med. 2009;37(6):2051-2056.
19. Peter GA. Intracranial pressure Part one: historical overview and basic concepts;Intensive Care Med. 2004;30:1730-1733.
20. Procaccio F, Polo A, Lanteri P, et al. Electrophysiologic monitoring in neurointensive care. Curr Opin Crit Care. 2001;7:74-80.

21. Rose JC, Neill TA, Hemphill JC 3rd. Continuous monitoring of the microcirculation in neurocritical care: an update on brain tissue oxygenation. Curr Opin Crit Care. 2006;12:97-102.

22. Sharma D, Souter MJ, Moore AE, Lam AM. Clinical Experience with Transcranial Doppler Ultrasonography as a Confirmatory Test for Brain Death: A Retrospective Analysis. Neurocrit Care. 2010;14(3):370-6.

23. Sivakumar S, Taccone FS, Rehman M, et al. Hemodynamic and Neuro-Monitoring for Neurocritically-Ill Patients: An International Survey of Intensivists. J Crit Care. 2017 Jun;39:40-47.

24. Spiotta AM, Stiefel MF, Gracias VH, et al. brain tissue oxygen-directed management and outcome in patients with severe traumatic brain injury. J Neurosurg. 2010 Apr;113(3):571-80 .

25. Stiefel MF, Spiotta A, Gracias VH, et al. Reduced mortality rate in patients with severe traumatic brain injury treated with brain tissue oxygen monitoring. J Neurosurg. 2005 Nov;103(5):805-11.

26. Stocchetti N, Longhi L, Zanier ER, et al. Metabolismo cerebral In: Cuidados Neurointensivos. Clínicas de Medicina Intensiva Brasileira. São Paulo: Ed. Atheneu; 2012.

27. White H, Baker A. continuous jugular venous oximetry in the neurointensive care unit - a brief review. Can J Anesth. 2002;49(6):623-9.

28. Zauner A, Daugherty WP, Bullock MR, et al. Brain Oxygenation and Energy metabolism: Part I - Biological function and pathophisiology. Neurosurgery. 2002;51(2):289-302.

Capítulo

8

ACIDENTE VASCULAR ENCEFÁLICO ISQUÊMICO

Alex Machado Baeta
Hennan Salzedas Teixeira
André Luiz Guimarães de Queiroz
Karlla Danielle Ferreira Lima

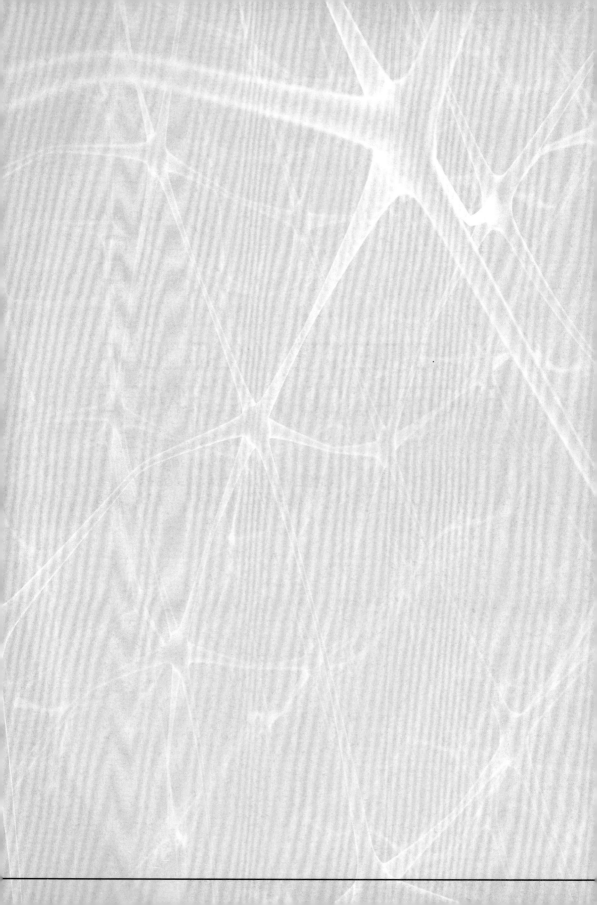

Introdução

O acidente vascular cerebral isquêmico (AVEi) ocorre devido a uma interrupção ou redução do suprimento de sangue no tecido cerebral. Durante o AVEi o cérebro não recebe oxigênio e nutrientes suficientes, fazendo com que as células não sejam capazes de gerar energia, acarretando edema, lise e morte celular. Este fenômeno leva à liberação de neurotransmissores excitatórios que aumentam o gasto enérgico.

Em condições normais o fluxo de sangue para o cérebro é de 50-55 mL/100 g/min. O fluxo sanguíneo abaixo de 18 mL/100 g/min gera disfunção celular e abaixo de 8 mL/100 g/min leva à morte celular.

Os eventos isquêmicos são causados por um estreitamento ou bloqueio das artérias intracranianas, que podem ser decorrente do comprometimento de pequenos e grandes vasos, de origem embólica (cardíaca), ou outras causas inflamatórias/infecciosas, como vasculite, ou devido a sífilis terciária.

O AVE é uma emergência médica, e o tratamento deve ser realizado o mais rápido possível para minimizar danos cerebrais.

Epidemiologia

Aproximadamente 800.000 pessoas por ano são acometidas por AVEi, cerca de uma a cada 40 segundos. A epidemiologia brasileira apresenta poucos dados, principalmente referentes à incapacidade. Estima-se que 2.231.000 pessoas têm AVEi e 568.000 apresentam incapacidade grave.

Nos EUA, aproximadamente 60% das mortes por acidente vascular cerebral são do sexo feminino. De acordo com a *American Heart Association* (AHA), em comparação com os brancos, os negros têm quase o dobro do risco e uma taxa de mortalidade muito maior. Pacientes asiáticos e negros apresentam taxas elevadas de aterosclerose intracraniana.

O risco é maior em pessoas com excesso de peso, idade igual ou superior a 55 anos, antecedentes pessoais ou familiares de AVEi, com dislipidemia, sedentários, alcoólatras, fumantes e usuários de drogas.

Etiologia

O AVEi é a forma mais comum, representando cerca de 85% dos AVE. A classificação mais reconhecida para os diferentes mecanismos de AVEi é retirada do TOAST (*Trial of Org in Acute Stroke Treatment*).

AVEi de grandes artérias

Normalmente ocorre em pacientes com múltiplas comorbidades e fatores de risco, como HAS, dislipidemia, doença ateromatosa avançada e placas ulceradas gerando êmbolos arteriais. Os pacientes apresentam 25% de trombos fatais em 3 anos, sendo a maioria dos óbitos decorrente de infarto agudo do miocárdio.

Apesar de classificado anteriormente como AVEi aterotrombótico, seu mecanismo mais comum compreende oclusão distal por embolia artério-arterial a partir de trombos fibrinoplaquetários, mais frequentemente em bifurcações de grandes artérias (carótidas e vertebrais). Oclusão aterosclerótica ocasionando infarto cerebral também pode ocorrer, porém é incomum, respondendo por apenas 5% de todos os infartos. A aterosclerose do arco aórtico pode também ser fonte de embolia.

Estes pacientes habitualmente possuem neuroimagem exibindo estenose significativa (> 50%) ou oclusão de uma grande artéria cervical ou intracraniana, ou mesmo em um ramo arterial, presumivelmente devido a aterosclerose. História de ataque isquêmico transitório (AIT) no mesmo território vascular, sopro carotídeo ou diminuição de pulsos ajuda a firmar o diagnóstico clínico.

Lesões isquêmicas corticais, cerebelares, do tronco encefálico ou hemisféricas subcorticais maiores que 15 mm de diâmetro, definidas na TC ou RM, são consideradas de origem potencialmente aterosclerótica de grandes artérias. Imagens isquêmicas no território de fronteira vascular, por exemplo entre os territórios das artérias cerebrais média e posterior, são sugestivas de sofrimento vascular por mecanismo hemodinâmico. O diagnóstico de AVE consequente à aterosclerose de grandes vasos não pode ser feito se os exames de imagem vascular forem normais ou exibirem alterações mínimas.

AVEi de pequenas artérias

Normalmente associados à HAS e/ou diabetes *mellitus*. Este subtipo abrange pacientes que apresentam AVEi frequen-

temente denominado de infarto lacunar. Tais infartos, pequenos e profundos, menores que 15 mm de diâmetro, têm como substratos principais a lipo-hialinose e lesões microateromatosas acometendo o óstio das artérias perfurantes profundas.

Potenciais fontes cardioembólicas devem estar ausentes e a investigação por imagem das grandes artérias extra e intracranianas deve excluir estenose significativa no território arterial correspondente.

AVEi cardioembólico

Ocorre em até 20% dos quadros isquêmicos, e se deve à oclusão arterial devida a um êmbolo composto de fibrina, plaquetas, fibrina-plaquetas, células neoplásicas ou agente infeccioso. Deve-se salientar aqui em nosso meio a importância da cardiopatia chagásica crônica como fonte potencialmente embólica, elevando o percentual de casos de AVEi embólico no Brasil.

A grande maioria dos casos está relacionada à fibrilação atrial (FA) sem anticoagulação ou subtratados, na população idosa, sendo nas crianças as malformações cardíacas a principal causa de AVEi.

Embolias cardíacas são normalmente grandes, múltiplas, bilaterais em forma de cunha, com piora neurológica súbita que evolui com progressiva melhora.

As fontes cardíacas são divididas em grupos de médio e alto risco emboligênico. Consideram-se como fontes de alto risco: prótese valvar mecânica, estenose mitral com FA, trombo no átrio esquerdo ou ventrículo esquerdo, infarto recente do miocárdio (< 4 semanas), miocardiopatia dilatada, acinesia ventricular esquerda, mixoma atrial e endocardite infecciosa.

As fontes de médio risco são: prolapso da valva mitral, calcificação do anel mitral, estenose mitral sem FA, contraste espontâneo no átrio esquerdo, aneurisma do septo atrial, forame oval patente, *flutter* atrial, FA isolada, prótese cardíaca biológica, endocardite trombótica não infecciosa, insuficiência cardíaca congestiva, hipocinesia ventricular esquerda, infarto do miocárdio entre 4 semanas a 6 meses de evolução.

Pelo menos uma fonte cardíaca de êmbolo deve ser identificada para se firmar o diagnóstico de possível ou provável AVE cardioembólico. Evidência de isquemia cerebral prévia em mais que um território vascular ou embolia sistêmica reforça o diagnóstico de embolia cardíaca.

Os achados clínicos e de imagem são similares àqueles descritos na aterosclerose de grandes artérias. Porém, os infartos cerebrais com transformação hemorrágica são mais comuns nas embolias de origem cardíaca, e a isquemia costuma ocorrer na região cortico-subcortical, múltipla, podendo ocorrer em mais de um território vascular.

Ataque isquêmico transitório (AIT)

É diferente dos tipos citados anteriormente porque o fluxo de sangue para o cérebro é interrompido apenas de forma breve. AIT são semelhantes aos acidentes vasculares cerebrais isquêmicos causados por coágulos sanguíneos ou outros tipos de coágulos.

Os AIT devem ser considerados emergências médicas, como os outros tipos de AVE, mesmo que o bloqueio da artéria e os sintomas sejam temporários. Eles servem como sinais de alerta e indicam que há uma fonte de coágulos ou hipofluxo devida a oclusões arteriais.

Mais de 1/3 das pessoas que apresentaram um AIT desenvolvem um AVEi no prazo de 1 ano, 10 a 15% dentro de 3 meses e em alguns casos o AVEi pode ocorrer em até 48 horas caso não tenham recebido nenhum tratamento.

Síndromes neurovasculares

As síndromes vasculares englobam uma série de sintomas que identificam o território cerebral acometido. A distinção entre uma oclusão vascular por placa aterosclerótica com trombose sobreposta e uma oclusão embólica é feita principalmente com base nos seguintes fatores:

- o perfil temporal da síndrome no AVEi, no qual um défice focal súbito favorece a causa embólica, enquanto uma evolução lenta e progressiva favorece a causa aterosclerótica;
- fatores de risco associados como fibrilação atrial (etiologia embólica) ou hipertensão, diabetes, dislipidemia e tabagismo (etiologia aterosclerótica).

Síndrome da artéria carótida

O sistema carotídeo consiste de três artérias principais: a carótida comum, carótida interna e carótida externa. Os vasos carotídeos estão sujeitos a aterosclerose, estreitamento, oclusão aterotrombótica, dissecção arterial e raramente, outros processos, como vasculites. A oclusão da artéria carótida comum corresponde a menos de 1% dos casos. O restante dos casos está relacionado à oclusão da artéria carotida interna, que corresponde à maior parte dos casos. As manifestações clínicas variam, a depender dos territórios afetados, que são bastante heterogêneos conforme a configuração do círculo de Willis. Trinta a quarenta por cento dos casos podem se apresentar de forma silenciosa, principalmente na oclusão proximal, devido à irrigação por circulação colateral. As síndromes arteriais carotídeas compreendem o acometimento dos seus principais ramos: oftálmica, coróidea anterior, cerebral anterior e média.

O infarto primário da carótida comum localiza-se na região dos córtices frontal, parietal, e na substância branca adjacente. Com a perfusão prejudicada de regiões profundas ocorrem infartos secundários de extensão variável. O quadro clínico inclui hemianopsia, afasia (se for o hemisfério dominante), hemiplegia e hemianestesia contralaterais. Pode ocorrer um extenso edema cerebral levando frequentemente ao coma e à morte.

Síndrome da artéria oftálmica

Quadro clínico de cegueira monocular ipsolateral, transitória (amaurose fugaz) ou permanente.

Síndrome da artéria coróidea anterior (ACoA)

A artéria coróidea anterior surge a partir da carótida interna. Sendo um ramo de pequeno calibre, a maioria dos acidentes vasculares cerebrais neste território é devida a aterosclerose.

Os sintomas incluem hemiplegia, hemianestesia e hemianopia homônima contralaterais. Essa combinação de défice motor unilateral, sensorial e deficiência visual em um indivíduo sem alterações da linguagem e da cognição distingue essa síndrome. Em lesões no hemisfério direito pode haver heminegligência espacial esquerda e apraxia de construção.

Síndrome da artéria cerebral anterior (ACA)

Através de seus ramos corticais, a ACA supre os 3/4 da superfície medial do lobo frontal, ramo anterior da cápsula interna e porções dos núcleos da base. O maior dos ramos é conhecido como artéria recorrente de Heubner. Sua oclusão ocorre principalmente por causa embólica. A oclusão do tronco da artéria cerebral anterior, proximal ao seu primeiro segmento (A1) é bem tolerada, devido à irrigação pela circulação anterior do lado oposto, ao passo que lesões no segmento A2 causam défice motor no lado oposto à lesão.

A clínica varia de acordo com extensão da isquemia. Há hemiplegia/hemiparesia de predomínio crural contralateral, incontinência urinária, abulia e afasia não fluente, heminegligência (em lesões do hemisfério não dominante), além de alterações de personalidade do lobo frontal e défices de memória.

Uma lesão distal na ACA – ramo A2, causa um défice sensorimotor contralateral, de menor grau em quadril. A cabeça e os olhos podem ter desvio ipsolateral à lesão. Incontinência urinária, reflexo de *grasping* contralateral e rigidez paratônica dos membros opostos pode ser evidente. Pode haver afasia motora transcortical e movimentos hipercinéticos, como coreoatetose transitória e outras discinesias. Nas lesões hemisféricas à esquerda pode haver o fenômeno de mão ou braço alienígena.

Síndrome da artéria cerebral média (ACM)

A artéria cerebral média (ACM) tem ramos hemisféricos superficiais e profundos que, juntos, fornecem a maior parte da irrigação do hemisfério cerebral – abrangendo porções dos lobos frontal, parietal, temporal e da ínsula, além de regiões dos núcleos da base, coroa radiada e cápsula interna. Amaurose fugaz é a única caracteristica que distingue a síndrome da artéria carótida da síndrome da ACM. O quadro clínico varia de acordo com o sítio de oclusão (raiz, divisão superior, divisão inferior ou ramo lenticuloestriado) e da extensão das colaterais acometidas.

Na oclusão da porção M1 da ACM, os achados clínicos englobam a hemiplegia/hemiparesia contralateral (de predomínio braquiofacial) hemianestesia e hemianopia homônima. Nas lesões do hemisfério esquerdo pode haver afasia global associada a hemiplegia à direita.

As síndromes dos ramos da artéria cerebral média incluem a divisão superior e a inferior. A divisão superior provoca um défice sensorimotor na face contralateral, bem como o desvio ipsolateral da cabeça e dos olhos. O défice sensorial pode ser profundo, menos grave que o motor. Nas lesões hemisféricas esquerdas há inicialmente afasia global, que regride para afasia de Broca. No acometimento da divisão inferior, a maioria de origem cardioembólica, os sintomas incluem afasia de Wernicke (nas lesões em hemisfério esquerdo), défice de compreensão da linguagem escrita, quadrantopsia superior ou hemianopia homônima, além de hemingligência (nos hemisférios não dominantes).

Nas lesões do ramo leticuloestriado, pode haver infarto lacunar com síndrome motora pura.

Síndrome da artéria vertebral

A artéria vertebral é a principal da região do bulbo. Os resultados da sua oclusão são bastante variados. As alterações clínicas incluem hemi-hipoestesia alterna (face ipsolateral e membros contralaterais), ataxia cerebelar ipsolateral, paralisia bulbar ipsolateral (IX e X nervos cranianos), síndrome de Claude Bernard-Horner ipsolateral, síndrome vestibular periférica (vertigem, náuseas, vômitos e nistagmo) e diplopia devida a *skew deviation* (desvio não conjugado vertical do olhar).

Síndrome da artéria cerebelar posteroinferior (PICA)

Os achados clínicos incluem ataxia cerebelar ipsolateral e síndrome vestibular (vertigem, vômitos e nistagmo).

Síndrome da artéria basilar

Ocorre principalmente secundária à aterotrombose. Quando secundária à embolia, a oclusão ocorre na região terminal de sua bifurcação – síndrome do topo da basilar. É caracterizada por dupla hemiplegia e dupla hemianestesia térmica e dolorosa, paralisia do olhar conjugado horizontal ou vertical, torpor ou coma. Há ainda desvio ocular tipo *skew deviation* (desvio não conjugado vertical do olhar), paralisia ipsolateral de nervos cranianos (III, IV, VI, VII), ataxia cerebelar, cegueira cortical, além de alucinações visuais.

Síndrome da artéria cerebelar anteroinfeiror (AICA)

Ataxia cerebelar ipsolateral, surdez, vertigem, vômitos e nistagmo, além de hemi-hipoestesia térmica e dolorosa contralateral.

Síndrome da artéria cerebelar superior

As manifestações clínicas incluem ataxia cerebelar ipsolateral, tremor braquial postural, síndrome de Claude Bernard-Horner ipsolateral, além de hemi-hipoestesia térmica e dolorosa contralateral.

Síndrome da artéria cerebral posterior (ACP)

Em aproximadamente 70% dos indivíduos, ambas artérias cerebrais posteriores são formadas pela bifurcação da artéria basilar e artérias comunicantes posteriores. Já em 20-25% dos casos, uma artéria cerebral posterior surge da basilar, mas a outra surge da carótida interna, mantendo um padrão de circulação fetal persistente. Menos de 5% têm a configuração incomum, em que ambas surgem das artérias carótidas correspondentes.

Apresentam menos incapacidade crônica geral do que aqueles com infartos da artéria cerebral anterior, cerebral média ou basilar.

Os sintomas incluem hemianopsia homônima contralateral, ou apenas quadrantopsia, alucinações visuais, prosopagnosia, hemi-hipoestesia térmica e dolorosa contralateral, além de parestesias. Os infartos na região do tálamo podem causar afasia transcortical, mutismo cinético, amnésia global, distúrbios hipercinéticos e síndrome de Dejerine. Esta é secundária à lesão do ramo talamogeniculado e caracterizada por hemiparesia transitória associada a hemianestesia superficial, dor, parestesia e hiperpatia, além de hemiataxia leve, astereognosia, movimentos coreoatetóticos e hemibalismo.

As síndromes do mesencéfalo central e subtalâmico são um resultado da oclusão dos ramos interpedunculares da artéria cerebral posterior. As síndromes clínicas incluem paralisias do olhar vertical, estupor ou coma.

As síndromes das artérias paramedianas podem se manifestar com paralisia do terceiro nervo com hemiplegia contralateral (síndrome de Weber), tremor atáxico contralateral (síndrome de Claude), ou ataxia homolateral com hemiplegia contralateral e paralisia do terceiro nervo (síndrome de Benedikt). As síndromes corticais da ACP ocorrem por oclusão de ramos nos lobos temporais e occipitais, com hemianopia homônima, alucinações visuais e palinopsia (persistência de uma imagem após o estímulo visual). Nos infartos em região occipital ocorre alexia sem agrafia (hemisfério dominante), uma variedade de agnosias visuais e raramente algum grau de memória é prejudicado.

Síndromes lacunares

Os infartos lacunares preferencialmente se localizam no território dos ramos lenticuloestriados da artéria cerebral média, dos ramos talamoperfurantes da artéria cerebral posterior e dos ramos paramedianos pontinos da artéria basilar. O paciente com AVEi lacunar deve exibir uma das cinco síndromes clássicas: hemiparesia motora pura, hemiparesia atáxica, quadro sensitivo puro, síndrome sensitivo-motora e disartria-mão desajeitada, sem apresentar sinais de disfunção cortical (afasia, apraxia, agnosia, negligência). História de HAS ou DM reforça este diagnóstico clínico e o paciente deve ter TC ou RM com lesão isquêmica menor que 15 mm. Estado lacunar é a denominação para múltiplos infartos lacunares, que se caracterizam clinicamente por distúrbios de equilíbrio com marcha a pequenos passos, sinais pseudobulbares tais como disartria e disfagia, declínio cognitivo e incontinência urinária.

Síndrome isquêmica de zona de fronteira

Ocorre secundária a episódios de hipotensão arterial severa, durante e após cirurgia cardíaca, episódios prolongados de hipoxemia ou por doença arterial carotídea bilateral severa.

AVEi em jovem

Embora mais comum em idosos, o AVEi também pode ocorrer em neonatos, crianças e jovens adultos, resultando em alta morbidade e mortalidade. Em adultos abaixo de 50 anos, a incidência é maior em homens e negros. Segundo informações do DATASUS, em 2016 a prevalência de AVEi abaixo de 50 anos foi de 18.218 pacientes.

As etiologias e os fatores de risco para AVEi em jovens diferem dos encontrados em pacientes acima de 55 anos. Em crianças e jovens adultos, doenças cardiovasculares adquiridas e congênitas, condições hematológicas, vasculopatias, distúrbios metabólicos, uso de drogas (líticas e ilícitas), síndrome de vasoconstrição cerebral reversível, vasculite primária do SNC ou até doenças raras como fibrodisplasia muscular são causas que fazem parte do diagnóstico diferencial. Hipertensão, tabagismo, diabetes e dislipidemia e o uso de anticoncepcionais são fatores de risco presentes em alguns jovens adultos e muito raramente em crianças. Desta forma, um amplo aspecto de doenças deve fazer parte da investigação diagnóstica de pacientes com AVEi, sendo necessária investigação para estados de hipercoagulabilidade, infecções e vasculites, sendo a angiografia convencional essencial para tal investigação.

- Anemia falciforme é a causa mais comum de AVC isquêmico em crianças. Diversos distúrbios pro-trombóticos adquiridos e hereditários estão associados com AVEi em crianças e jovens adultos.
- Anormalidades na vascularização cerebral predispõem a acidente isquêmico, incluindo dissecção arterial, displasia fibromuscular, síndrome de Moyamoya e vasculites.
- Das condições metabólicas mais relevantes, geralmente por lesão na parede do vaso, podem-se citar CADASIL, doença de Fabry, MELAS e homocisteinemia.

A apresentação clínica na faixa pediátrica geralmente se dá com crises convulsivas, redução do nível de consciência e défice focal. Jovens adultos não diferem quanto a manifestações clínicas do quadro de AVEi se comparados com pacientes mais velhos, abrindo quadro com hemiparesia e outros sinais neurológicos focais como afasia, distúrbios visuais, sinais cerebelares e cefaleia.

A investigação para fatores de risco em pacientes com AVEi em jovem se faz necessária em todos os casos. Dentro da investigação deve haver rastreio para trombofilias, que podem ser fatores de risco associados ou fatores independen-

tes para AVEi. Os exames preconizados para tal avaliação são os seguintes:

- proteína C funcional;
- proteína S total e parcial ou proteína S funcional;
- atividade antitrombina III;
- lipoproteína (a);
- homocisteína;
- mutações do gene da protrombina;
- fator V mutante de Leiden;
- anticorpos anticardiolipina (IgG e IgM);
- anticorpos Beta$_2$-glicoproteína I (IgG e IgM);
- anticoagulante lúpico;
- fator VIII ativado.

Além de coagulopatias, as vasculites são importante causa de AVEi em pacientes jovens, sempre sendo necessário entrar no diagnóstico diferencial e investigar adequadamente. Os principais exames laboratoriais e de imagem são os seguintes:

- angiografia cerebral;
- VHS e proteína C-reativa;
- exames reumatológicos;
- sorologia para varicela;
- investigação para HIV;
- VDRL;
- líquor com quimiocitológico, manometria, concentração de proteína e reações sorológicas de varredura.

Diagnóstico

O diagnóstico do AVEi é basicamente clínico, sendo o estudo de neuroimagem realizado para afastar diagnósticos diferenciais, entre eles o mais importante é o AVCH, o qual é indistinguível por critérios clínicos do evento isquêmico.

Como citado anteriormente, o estudo radiológico por imagem é realizado sobretudo para afastar hemorragia, porém os exames de neuroimagem avaliam os sinais diretos e indiretos da isquemia aguda. A RNM é superior à TC do encéfalo, pois pode presenciar sinais de alteração relacionada a isquemia de forma precoce, enquanto a TC normalmente só evidencia sinais de isquemia após 6 horas do evento.

Após o diagnóstico do AVEi deve-se realizar o diagnóstico etiológico. Na maioria dos casos os pacientes são idosos com múltiplos fatores de risco, sendo difícil determinar com segurança a etiologia em alguns casos, denominados como AVEi criptogênico. Desta forma, uma avaliação cardiovascular é necessária, com Doppler cardíaco, estudo dos vasos arteriais cervicais e intracranianos e exame de Holter para afastar arritmias silenciosas.

Condutas gerais e tratamento

O tratamento do AVEi depende principalmente do tempo em que foram estabelecidos os sintomas. A trombólise, que deve ser indicada dentro da janela de 4,5 horas, será descrita a seguir com maiores detalhes. Neste tópico abordaremos as outras medidas necessárias para estabilização clínica. Os objetivos imediatos incluem minimizar lesões cerebrais secundárias, tratar possíveis complicações e paralelamente descobrir a fisiopatologia da isquemia. A avaliação inicial deve ser realizada de forma rápida, porém ampla, sendo importante descartar condições que possam apresentar quadro clínico semelhante, além de condições médicas graves concomitantes ao quadro. Uma avaliação sistematizada com tempo determinado para cada etapa na primeira avaliação até a realização da trombólise é elucidada na Tabela 8.1.

Os objetivos na fase inicial incluem:

- garantir a estabilidade clínica, com especial atenção para as vias aéreas, respiração e circulação;
- reverter rapidamente quaisquer condições que agravem o problema do paciente
- determinar se o paciente é candidato à terapia trombolítica ou trombectomia endovascular;
- investigação etiológica do AVEi.

Tabela 8.1. Tempo ideal de atendimento

Necessário rápido reconhecimento – primeira avaliação em até 10 minutos
Contato com equipe de AVEi ou avalição de um neurologista: 15 minutos
Tomografia de crânio ou Ressonância Magnética do Encéfalo: 20 minutos
Interpretação do exame de imagem: 45 minutos
Início do Tratamento: Avalição dos critérios: 60 minutos

Via aérea, respiração e circulação

Avaliar os sinais vitais, garantir uma via aérea pérvia e estabilização dos padrões de respiração e circulação fazem parte da avaliação inicial de todos os pacientes com doença crítica, incluindo aqueles com AVEi. Pacientes com aumento da pressão intracraniana podem apresentar uma diminuição da condução respiratória ou obstrução das vias aéreas, hipoventilação e retenção de dióxido de carbono, com consequente vasodilatação cerebral e elevação da pressão intracraniana, sendo necessária a intubação. A monitoração da saturação de oxigênio é necessária e o oxigênio suplementar não deve ser rotineiramente administrado. Pacientes com hipoxemia devem receber oxigênio suplementar para manter a saturação de oxigênio maior que 94%.

O tempo de início dos sintomas do AVEi é de fundamental importância porque é o principal determinante para a terapia de reperfusão. Para os pacientes que são incapazes de fornecer um tempo de início confiável, é estimado o tempo pelo período em que o paciente esteve acordado e livre de sintomas pela última vez. Para os pacientes que se apresentam dentro da janela terapêutica para a trombólise (menos de 4,5 horas após o início dos sintomas) ou trombectomia endovascular (menos de 6 horas após o início dos sintomas), a história clínica deve ser precisa, mas rápida. As contraindicações para o tratamento trombolítico também devem ser priorizadas e avaliadas.

A história e o exame físico devem ser utilizados para auxiliar na investigação etiológica e distinguir entre outros distúrbios no diagnóstico diferencial. Os casos mais difíceis envolvem pacientes com a combinação de sinais focais e nível de consciência alterado. É importante interrogar sobre comorbidades, uso de medicações prévias, traumas. A neuroimagem precoce com TC ou ressonância nuclear magnética (RNM) é fundamental para afastar eventos hemorrágicos.

Avaliação neurológica

A isquemia se apresenta com manifestações clínicas específicas, dependendo do território vascular acometido. A história deve focar o tempo de início dos sintomas, o curso dos sintomas ao longo do tempo, possíveis fontes embólicas, diagnóstico diferencial e doenças concomitantes. Muitas escalas que fornecem um exame neurológico estruturado e quantificável estão disponíveis. Uma das escalas mais utilizadas e validadas é a *National Institutes of Health Stroke Scale* (NIHSS), composta por 11 itens que somam uma pontuação total de 0 a 42 (Tabela 8.2). A escala pode ser acessada integralmente com suas orientações no *website* do *National Institute of Neurological Disorders and Stroke* (NINDS). Os pontos de corte do escore NIHSS são: < 5 para leve; 5 a 9 para moderada; ≥ 10 para AVEi grave. Os três achados de exame mais preditivo para o diagnóstico de AVEi agudo são paresia facial, paresia de membros superiores e fala anormal (uma combinação de disartria e itens de linguagem derivados do NIHSS). O escore NIHSS na admissão foi correlacionado com o prognóstico do AVEi, e seu uso é recomendado para todos os pacientes com suspeita de AVEi.

Estudos complementares imediatos

Inclui avaliação laboratorial geral: glicemia, função renal, enzimas cardíacas, entre outros. A imagem cerebral urgente com TC ou RNM é obrigatória em todos os pacientes com défice focal agudo na suspeita de AVEi.

Tabela 8.2. National Institutes of Health Stroke Scale (Tradução Livre)

Item		Escore
1A	Nível de consciência	0 – Alerta 1 – Letárgico 2 – Torporoso 3 – Coma/não responsivo
1B	Grau de orientação	0 – Responde ambas as perguntas adequadamente 1 – Responde apenas uma adequadamente 2 – Não há resposta adequada
1C	Resposta a comandos	0 – Responde a comandos adequadamente 1 – Realiza uma tarefa adequadamente 2 – Não responde a comandos
2	Olhar	0 – Olhar conjugado horizontal normal 1 – Paralisia do olhar parcial 2 – Paralisia total do olhar
3	Campo de visão	0 – Sem defeito do campo visual 1 – Hemianopsia parcial 2 – Hemianopsia completa 3 – Hemianopsia bilateral
4	Movimento facial	0 – Normal 1 – Paresia facial discreta 2 – Paralisia facial central 3 – Paralisia facial completa
5	Função motora Membros Superiores a. Esquerdo b. Direito	0 – Mobilidade completa 1 – Movimenta contra certo grau de resistência 2 – Movimenta contra a ação da gravidade 3 – Movimento não vence a gravidade 4 – Não há movimento
6	Função motora Membros Inferiores a. Esquerdo b. Direito	0 – Mobilidade completa 1 – Movimenta contra certo grau de resistência 2 – Movimenta contra a ação da gravidade 3 – Movimento não vence a gravidade 4 – Não há movimento
7	Ataxia de membros	0 – Sem ataxia 1 – Ataxia em um membro 2 – Ataxia em dois membros
8	Somatossensorial	0 – Sem perda sensitiva 1 – Perda sensitiva moderada 2 – Perda sensitiva grave
9	Linguagem	0 – Normal 1 – Afasia leve a moderada 2 – Afasia grave 3 – Afasia global / mutismo
10	Articulação da fala	0 – Normal 1 – Disartria leve a moderada 2 – Disartria grave
11	Inatenção	0 – Ausente 1 – Negligência Parcial 2 – Negligência Total

Outros testes imediatos para a avaliação do AVC isquêmico incluem o seguinte:

- eletrocardiograma;
- hemograma completo;
- enzimas cardíacas e troponina;
- eletrólitos, ureia, creatinina;
- tempo de protrombina e razão normalizada internacional (RNI);
- tempo de tromboplastina parcial ativada.

No entanto, a terapia fibrinolítica para AVC isquêmico agudo não deve ser adiada enquanto aguarda os resultados de estudos hematológicos, a menos que o paciente tenha recebido anticoagulantes ou se suspeite de uma anormalidade hemorrágica ou trombocitopenia.

Além da estabilização dos sinais vitais, as medidas gerais incluem o controle da pressão arterial, gerenciamento de fluidos, tratamento dos níveis anormais de glicose no sangue, avaliação da deglutição e tratamento da febre e da infecção.

Hidratação

A depleção do volume intravascular é frequente no quadro de AVEi agudo, particularmente em pacientes idosos, e pode piorar o fluxo sanguíneo cerebral. Para a maioria dos pacientes com AVEi e depleção de volume, a solução salina isotônica sem dextrose é o agente de escolha. Evitar o excesso de água livre, pelo risco de exacerbar o edema cerebral, além de fluidos contendo glicose, o que pode exacerbar a hiperglicemia. No entanto, o gerenciamento de fluidos deve ser individualizado com base no estado cardiovascular, em distúrbios eletrolíticos e outras condições que podem perturbar o equilíbrio líquido.

Glicemia

Normoglicemia é o objetivo desejado, evitando elevação rápida da glicose sérica. As diretrizes da *American Heart Association* e da *American Stroke Association* para AVC isquêmico recomendam tratamento para hiperglicemia a fim de atingir concentrações séricas de glicose no intervalo de 140 a 180 mg/dL (7,8 a 10 mmol/L).

Posição da cabeça e do corpo

Durante a fase aguda a posição do paciente e a inclinação da cabeceira no leito devem ser individualizadas em relação ao risco de aumento da pressão intracraniana e broncoaspiração. Recomenda-se manter a cabeça em alinhamento neutro com o corpo e elevar a cabeceira da cama para 30 graus em pacientes na fase aguda do acidente vascular encefálico que correm o risco de qualquer um dos seguintes problemas:

- hipertensão intracraniana (p. ex.,hemorragia intracraniana, edema cerebral em grandes infartos isquêmicos);
- aspiração (p. ex., pacientes com disfagia e/ou redução do nível de consciência);
- descompensação cardiopulmonar ou dessaturação (p. ex., paciente com doença crônica cardíaca e pulmonar).

As diretrizes americanas favorecem a mobilização precoce de pacientes estáveis, diminuindo assim a probabilidade de grandes complicações como pneumonia, trombose venosa profunda, embolia pulmonar e úlceras de pressão. As exceções podem incluir aqueles que exibem deterioração neurológica ao assumirem posturas mais verticais.

Manejo da pressão arterial

A abordagem do controle da pressão arterial no AVEi é diferente da abordagem no AVCH. Do mesmo modo, existem diferenças importantes entre o manejo da pressão arterial nas fases aguda e crônica do AVC. Em pacientes com AVC isquêmico a pressão arterial é geralmente elevada. Isso pode ser devido à HAS crônica, a uma resposta simpática aguda ou a outros mecanismos mediados pelo AVEi. No entanto, a pressão arterial sistêmica elevada é necessária para manter a perfusão cerebral em áreas isquêmicas limítrofes (regiões de penumbra). O efeito hipertensivo é transitório, uma vez que a pressão arterial diminui até 20/10 mmHg dentro de 10 dias.

Metas pressóricas

A maioria das diretrizes recomenda que a pressão arterial não seja tratada de forma rigorosa, a menos que a hipertensão seja extrema (pressão arterial sistólica > 220 mmHg ou pressão arterial diastólica > 120 mmHg) ou o paciente possuir doença coronariana isquêmica ativa, insuficiência cardíaca, dissecção aórtica, encefalopatia hipertensiva, insuficiência renal aguda ou pré-eclâmpsia/eclâmpsia. Quando alguma conduta anti-hipertensiva é indicada, sugere-se uma diminuição prudente da pressão arterial em aproximadamente 15% durante as primeiras 24 horas após o início do AVEi.

Considerações especiais aplicam-se ao controle da pressão arterial em pacientes com AVC isquêmico que são elegíveis para terapia trombolítica. Antes de iniciar a terapia com alteplase, recomenda-se o tratamento para que a pressão arterial sistólica seja < 185 mmHg e a pressão arterial diastólica seja < 110 mmHg (Tabela 8.3). A pressão sanguínea deve ser estabilizada e mantida a cerca de 180/105 mmHg durante pelo menos 24 horas após o tratamento trombolítico. Essa questão será discutida em detalhes separadamente.

Tabela 8.3. Abordagem na hipertensão arterial em pacientes com AVE isquêmico agudo candidatos à terapia de reperfusão

Paciente elegível para terapia de reperfusão aguda, exceto pela pressão arterial > 185/110 mmHg
Labetalol 10 a 20 mg por via endovenosa durante 1 a 2 minutos, podendo se repetir uma vez; ou
Nicardipina 5 mg / hora por via endovenosa, titular 2,5 mg / hora a cada 5 a 15 minutos, máximo de 15 mg / hora; Quando a pressão sanguínea desejada for atingida, ajustar para manter os limites adequados de pressão arterial; ou
Outros agentes (hidralazina, enalapril, etc.) podem ser considerados quando apropriado;
Se a pressão arterial não for mantida igual ou abaixo de 185/110 mmHg, não administrar rtPA
Manejo da pressão arterial igual ou abaixo de 180/105 mmHg durante e após a terapia de reperfusão aguda
Monitorar a pressão arterial a cada 15 minutos durante 2 horas após o início da terapia com rtPA, seguir a cada 30 minutos por 6 horas, e depois a cada hora por 16 horas
Se a pressão arterial sistólica estiver > 180 a 230 mmHg ou diastólica for > 105 a 120 mmHg: Labetalol 10 mg por via endovenosa seguido de infusão contínua 2 a 8 mg/min; ou Nicardipina 5 mg/hora por via endovenosa, aumentar até o efeito desejado em 2,5 mg/hora a cada 5 a 15 minutos, máximo de 15 mg/hora
Se a pressão arterial não for controlada ou a pressão arterial diastólica > 140 mmHg, considerar nitroprussiato de sódio intravenoso

As diretrizes atuais sugerem que é razoável reiniciar os medicamentos anti-hipertensivos 24 horas após o início do AVEi em pacientes com hipertensão preexistente que são neurologicamente estáveis, a menos que uma contraindicação específica para reiniciar o tratamento seja conhecida.

Pacientes com estenoses importantes de artérias cervicais ou intracranianas podem exigir uma redução mais lenta da pressão arterial (p. ex., durante 7 a 14 dias após o acidente isquêmico), a fim de manter algum grau de elevação da pressão arterial e estabilizar o fluxo sanguíneo cerebral para regiões isquêmicas. Por este motivo, recomendamos não reiniciar os agentes anti-hipertensivos até que a imagem vascular seja completada e a estenose sintomática seja resolvida.

Escolha de drogas anti-hipertensivas

Na fase aguda do AVEi não há evidências claras na literatura que apontem para uma droga anti-hipertensiva específica para atingir as metas pressóricas. No entanto, se for necessária uma terapia anti-hipertensiva, os agentes intravenosos são geralmente utilizados. Drogas de ação reversível são mais bem indicadas para reduzir a pressão arterial de forma mais precisa e segura. As diretrizes americanas sugerem o uso do labetalol e da nicardipina endovenosos como terapia anti-hipertensiva de primeira linha, não disponíveis no Brasil, e o nitroprussiato de sódio endovenoso como terapia de segunda linha, disponível em nosso meio. Medicamentos que tendem a cau-

sar declínio prolongado ou vertiginoso da pressão arterial devem ser evitados.

Hipertermia

Aproximadamente 1/3 dos pacientes admitidos com diagnóstico de AVEi apresenta hipertermia (temperatura > 38°C) nas primeiras horas após a abertura do quadro isquêmico. No contexto de um AVC isquêmico agudo, a hipertermia está associada a piores desfechos neurológicos, possivelmente secundários ao aumento da demanda metabólica, elevando a liberação de neurotransmissores e a produção de radicais livres.

O médico intensivista deve determinar a causa da hipertermia, que pode ser secundária ao AVEi, como por exemplo endocardite infecciosa, ou representar uma complicação, como pneumonia, infecção do trato urinário ou sepse. Por conta dos efeitos negativos da hipertermia, é recomendado manter uma normotermia reduzindo ativamente temperaturas corporais elevadas, relacionada com melhor prognóstico de pacientes com AVEi. Medidas para atingir normotermia ou prevenir hipertermia incluem ambas condutas, farmacológicas e não farmacológicas.

Estudos mostram que AAS, dipirona e paracetamol são escolhas adequadas e efetivas para atingir normotermia, mas pacientes com temperatura > 38°C foram pouco responsivos a esse tratamento.

Terapia com estatinas

Sugere-se iniciar ou manter tratamento com estatinas, assim que os medicamentos orais possam ser utilizados com segurança. Há evidências claras de que a terapia com estatina em longo prazo está associada a um risco reduzido de AVC isquêmico recorrente e eventos cardiovasculares. A utilidade da terapia com estatinas durante a fase aguda do AVC isquêmico ainda não foi bem estudada, mas tem suporte nas seguintes observações:

- em um estudo controlado, a taxa de morte ou dependência funcional aos 3 meses foi significativamente menor com o tratamento com estatina;
- o uso de estatina antes e durante a hospitalização foi associado a melhor resultado na alta hospitalar e maior sobrevivência ao ano. Além disso, o tratamento com estatinas no início da internação foi associado a uma melhor sobrevida, enquanto a descontinuação de estatinas no início da hospitalização, mesmo que por um curto período, foi associada à diminuição da mesma.

Antiagregação plaquetária

Ensaios clínicos mostraram um benefício significativo do AAS na redução das taxas de morbidade e mortalidade quando instituído dentro de 48 horas após o início dos sintomas. O efeito primário do AAS parece prevenir a recorrência precoce de acidente vascular cerebral. Seu uso é recomendado dentro das primeiras 24-48 h do AVEi nos pacientes que não receberam trombólise.

Há uma experiência limitada com o uso de clopidogrel ou dipiridamol no cenário de AVEi. Uma dose de ataque entre 300-600 mg de clopidogrel é necessária para inibir rapidamente a agregação plaquetária, seguida de uma dose diária de 75 mg, com seu benefício comprovado no infarto agudo do miocárdio. Porém, ainda não há evidências sólidas sobre a utilidade desses agentes antiplaquetários no tratamento de pacientes com AVC isquêmico.

O uso de antiplaquetários intravenosos – inibidores do receptor da glicoproteína plaquetária IIb/IIIa – está sendo considerado para o tratamento do AVC isquêmico, por seus efeitos relacionados ao aumento da taxa de recanalização e melhora da permeabilidade da microcirculação. São exemplos o abciximab, tirofibana e eptifibatide. Estudos recentes demonstram um maior risco de sangramento com o uso dessas medicações, sobretudo o abciximab, não sendo recomendado o seu uso pela carência de estudos da medicação no tratamento do AVEi.

O uso de AAS como terapia adjuvante dentro das primeiras 24 h após a terapia fibrinolítica está associado a maior probabilidade de transformação hemorrágica, e por esse motivo seu uso não é recomendado.

Os dados atualmente disponíveis demonstram um declínio pequeno, mas estatisticamente significante, na mortalidade e nos resultados desfavoráveis com a administração de AAS dentro de 48 horas após o AVC. Seus efeitos primários parecem estar atribuíveis a uma redução no AVEi recorrente inicial.

Os dados relativos à utilidade de outros agentes antiplaquetários, incluindo o clopidogrel com ou sem associação com AAS são limitados.

As recomendações do último *guideline* da *American Stroke Association* (2014) são:

- a administração oral de AAS (dose inicial é de 325 mg) dentro de 24 a 48 horas após o início do acidente vascular cerebral é recomendada na maioria dos pacientes (classe I, nível de evidência A);
- a utilidade do clopidogrel para o tratamento do AVEi não está bem estabelecida (classe IIb, nível de evidência C);
- a eficácia da tirofibana intravenosa e do eptifibatide não está bem estabelecida, e esses agentes devem ser usados apenas no estabelecimento de ensaios clínicos (classe IIb, nível de evidência C);
- o AAS não é recomendado como substituto de outras intervenções agudas para o tratamento de AVC, incluindo rtPA intravenoso (classe III, nível de evidência B);
- a administração de outros agentes antiplaquetários intravenosos que inibem o receptor da glicoproteína IIb/IIIa não é recomendada (classe III, nível de evidência B) devido à falta de estudos da medicação como opção de tratamento no AVEi;
- a administração de AAS (ou outros agentes antiplaquetários) como terapia adjuvante dentro de 24 horas de fibrinólise intravenosa não é recomendada (classe III, nível de evidência C).

Fibrilação atrial

É a arritmia mais comum no mundo, sendo a causa mais comum de AVEi cardioembólico. O uso de anticoagulantes é mais efetivo, sendo uma das indicações para anticoagulação no AVEi. Dentre as opções medicamentosas estão a heparina não fracionada, a fracionada de baixo peso molecular e os anticoagulantes novos. O uso de antiagregantes apresenta um papel mais limitado, sendo normalmente utilizado quando há contraindicação absoluta para a anticoagulação.

Os anticoagulantes novos começaram a ganhar seu espaço dentro da prevenção primária e secundária em pacientes com FA não valvar. Apresentam a vantagem da não necessidade do controle sistemático do RNI, o que facilita a adesão do paciente e o manejo clínico. Dabigatrana é o primeiro inibidor direto da trombina, podendo ser utilizada na dose de 150 mg duas vezes ao dia, demonstrando não inferioridade à varfarina (classe I, nível de evidência B).

Além da dabigatrana, outras duas drogas inibidoras do fator Xa são efetivas no tratamento do AVEi. A rivaroxabana, avaliada no estudo *Rivaroxaban Once Daily Oral Direct Factor Xa Inhibition Compared With Vitamin K Antagonism for Prevention of Stroke and Embolism Trial in Atrial Fibrillation* (ROCKET AF) mostrou não inferioridade à varfarina e menores índices de complicações hemorrágicas intracranianas.

A apixabana, outro inibidor do fator Xa, foi avaliada por vários estudos, entre eles o *Apixaban for Reduction in Stroke and Other Thromboembolic Events in*

Atrial Fibrillation (ARISTOTLE), demostrando menores complicações hemorrágicas intracranianas, além da não inferioridade da droga em relação à varfarina, e superioridade que foi estatisticamente relevante.

Desta forma, todas estas drogas podem ser utilizadas como ferramentas na prevenção do AVEi em pacientes com FA não valvar.

Trombólise endovenosa

A alteplase endovenosa permanece como a principal ferramenta para o manejo do AVEi. O fator mais importante para o sucesso e benefício da terapia com o fator recombinante ativador do plasminogênio – alteplase (rtPA) – é a adequada seleção dos pacientes e o início precoce da terapia.

Seu uso é baseado nos resultados do NINDS rtPA *Stroke Trial*, no qual pacientes com AVEi foram tratados com placebo ou rtPA endovenoso (0,9 mg/kg IV, máximo 90 mg) com até 3 horas do início dos sintomas, evidenciando melhora na morbidade dos pacientes em 24 horas, com benefício se mantendo até 1 ano após o evento vascular.

A janela terapêutica foi estendida para 4,5 horas após o estudo ECASS 3. Foram adicionados neste estudo novos critérios de exclusão, entre eles idade acima de 80 anos, NIH acima de 25, diabetes associado ao quadro de AVEi e o uso prévio de anticoagulantes independente do RNI. Os resultados deste trabalho evidenciaram um modesto benefício na morbidade dos pacientes tratados entre 3 e 4,5 horas e meia, com uma taxa de complicações hemorrágicas semelhante à reportada nos pacientes tratados em até 3 horas.

Quando corretamente indicado, respeitando os critérios de exclusão e inclusão, o benefício do tratamento com trombolítico endovenoso supera os riscos. O maior risco do tratamento trombolítico é a hemorragia intracraniana, ocorrendo na maioria das vezes 36 horas após o evento isquêmico, normalmente de grande volume, múltipla e intraparenquimatosa.

No estudo NINDS rtPA *Stroke Trial*, complicações hemorrágicas ocorreram em 6,4% dos pacientes tratados com rtPA e 0,6% dos pacientes que receberam placebo, porém a mortalidade dos dois grupos foi similar. Outras complicações que envolvem o uso do rtPA são angioedema orolingual, estimado entre 1,3 até 5,1%, sendo possível o tratamento empírico com ranitidina, defenidramina ou metilprednisona.

Seleção dos pacientes

A seleção dos pacientes que se beneficiariam da trombólise endovenosa e a exclusão adequada daqueles que apresentam contraindicações é parte fundamental para um desfecho adequado.

Na primeira avaliação em um paciente com suspeita de AVEi, tão importante quanto realizar o diagnóstico de forma adequada é determinar o tempo no qual os sintomas se iniciaram. Em pacientes que apresentaram início em até 3 horas, o tratamento com alteplase pode ser iniciado, podendo a janela terapêutica ser estendida até 4,5 horas, porém com menor nível de evidência. Em pacientes que acordam pela manhã com um défice, o tempo do início dos sintomas é determinado pelo último momento em que o mesmo se recorda ou foi visto antes de dormir e de apresentar o quadro clínico. Os critérios para utilização do rtPA estão citados na Tabela 8.4, sendo necessário controlar os níveis pressóricos, mantendo uma PAS < 185 mmHg e PAD < 110 mmHg. Défices persistentes que possam ser debilitantes devem ser tratados. Desta forma, hemianopsia completa, afasia severa, extinção visual ou sensitiva, fraqueza motora debilitante, NIH > 5 ou qualquer défice que o paciente ou os cuidadores julguem debilitantes devem ser valorizados e tratados.

Administração

A dose de alteplase deve ser administrada via endovenosa, na dose total de 0,9 mg/kg, com ataque de 10% da dose total em 1 minuto e o restante em 1 hora.

Monitoração

Todos os pacientes tratados com rtPA devem ser admitidos em unidade de UTI por no mínimo 24 horas para monitoração neurológica e cardiológica, com exame neurológico e sinais vitais avaliados a cada 15 minutos por 2 horas, a cada 30 minutos por 6 horas e a cada hora por 24 horas. A pressão arterial deve ser mantida até 180/105 mmHg durante as primeiras 24 horas.

Manejo das complicações hemorrágicas

Hemorragia intracraniana deve ser suspeitada em qualquer paciente com quadro de deterioração neurológica, principalmente nas primeiras 24 horas após o tratamento, mas também atenção deve ser dada nas 36 horas após a medicação. Em pacientes com suspeita de hemorragia cerebral, o rtPA deve ser imediatamente suspenso, e exames de neuroimagem devem ser realizados. Exames para avaliação do tipo sanguíneo, coagulograma e fibrinogênio devem ser realizados e caso seja confirmado o sangramento intracraniano, crioprecipitado ou plaquetas, podem ser administradas, porém não há evidência científica sobre o real benefício destas medidas.

Sangramento sistêmico

Sangramentos moderados através do sítio do cateter e equimoses podem ocorrer, porém estas complicações não inferem na necessidade de interromper a medicação. Sangramentos intestinais ou urinários devem ser avaliados individualmente para a descontinuação do rtPA. Tamponamento cardíaco pode ocorrer em pacientes que receberam rtPA e apresentaram infarto do miocárdio, desta forma pacientes com hipotensão sem sítio evidente de sangramento devem ser investigados quanto a IAM e tamponamento cardíaco.

Tabela 8.4. Critérios de eleição para alteplase

Critérios de inclusão
Diagnóstico clínico por déficits mensuráveis
Início dos sintomas <4.5 horas antes do início do tratamento, caso o tempo exato do início do quadro não seja conhecido, é definido como a última vez em que o paciente estava normal.
Idade ≥ 18 anos
Critérios de exclusão
Antecedentes pessoais
AVE ou trauma cranioencefálico há 3 meses.
Hemorragia intracraniana prévia
Neoplasia intracraniana, malformação arteriovenosa ou aneurisma.
Cirurgia intracraniana recente ou intraespinal.
Punção arterial em sítio não compressivo há 7 dias
Clínico
Sintomas sugestivos de hemorragia subaracnóidea
Elevação da pressão arterial sistêmica com sistólica ≥185 mmHg ou diastólica ≥110 mmHg)
Glicose sérica <50 mg/dL (<2.8 mmol/L)
Hemorragia interna ativa
Sangramento ativo definido como diáteses, incluindo, mas não limitado pelas condições definidas em Hematológicas
Hematológicas
Plaquetas < 100,000/mm³
Anticoagulação em uso com RNI > 1,7 ou TO > 15segundos
Heparina em uso há 48 horas e TTPA elevado
Uso de inibidor direto da trombina ou do fator Xa ativado, com evidência de anticoagulação pelo TTPa, RNI, TP ou testagem do fator Xa ativado.
Tomografia de crânio
Evidência de hemorragia intracraniana
Regiões de extensa hipodensidade consistente com injúria irreversível.
Critérios de exclusão relativos
Apenas déficits menores e isolados
Rápida melhora dos sintomas
Cirurgias grandes ou trauma grave há 14 dias
Hemorragia intestinal ou urinária nos últimos 21 dias
Infarto do miocárdio prévio nos últimos 3 meses
Convulsão no início dos sintomas com estado pós-ictal com comprometimento neurológico
Gravidez
Critérios de exclusão relativos adicionais para o tratamento entre 3 e 4,5 h do início dos sintomas
Idade > 80 anos
Anticoagulação independente do RNI
AVEi grave (NIHSS score > 25)

Recanalização

A lise do coágulo resulta em recanalização e restauração do fluxo cerebral necessário para manter a viabilidade celular, gerando melhores desfechos clínicos. Alguns pacientes podem não experimentar melhora imediata dos seus défices, mesmo após a recanalização, podendo ocorrer em 27-73% dos casos de AVEi com recanalização.

As taxas de recanalização variam de acordo com o método do tratamento instituído. Ocorrem espontaneamente em 24,1%, 46,2% com a trombólise endovenosa, 63,2% com a trombólise intra-arterial, 67,5% com a trombólise combinada (intra-arterial e endovenosa) e 83,6% com trombólise mecânica.

Características do coágulo

O tamanho, a posição e idade dos trombos podem interferir em sua resposta aos trombolíticos, sendo importante reconhecer tais características para auxiliar na decisão terapêutica:

- trombos grandes são mais resistentes à lise;
- trombos em regiões mais proximais são mais resistentes a trombólise em relação aos trombos em regiões mais distais;
- nos grandes vasos, trombos *in situ* com doença aterosclerótica são mais resistentes à recanalização em relação aos êmbolos ricos em fibrina, que são provenientes do coração.

Os trombos mais recentes podem ser mais suscetíveis a trombólise farmacológica, enquanto os trombos mais antigos podem apresentar melhores taxas de reperfusão com a trombólise mecânica. Isto se deve provavelmente porque ao longo dos meses a fibrina e o plasminogênio contidos no trombo são degradados e substituídos, tornando-o assim mais resistente à lise. Estes fatores são usualmente incertos no momento do quadro agudo, auxiliando muito pouco nas decisões terapêuticas.

Trombectomia mecânica

Indicada para pacientes com obstrução de segmentos proximais de artérias grandes da circulação anterior, de preferência de forma precoce, com trombólise mecânica intra-arterial usando um *stent* de segunda geração, podendo ser realizada em pacientes que receberam trombólise endovenosa antes do procedimento. A avaliação inicial para se decidir o uso de trombectomia mecânica abrange:

- neuroimagem com ausência ou pequenas lesões isquêmicas, com exclusão de hemorragia ou lesões isquêmicas grandes;
- angiografia, angiotomografia ou angiorressonância (em ordem decrescente de sensibilidade e especificidade) evidenciando oclusão arterial proximal;
- Estudos recentes consideram a realização de trombectomia mecânica até 24 horas do início dos sintomas.

- *Critérios de inclusão*

Isquemia da circulação anterior de grandes vasos proximais é critério de indicação para trombectomia mecânica. Os critérios de inclusão e exclusão são baseados no trabalho MR CLEAN, que são descritos a seguir:

- diagnóstico clínico de isquemia aguda com NIHSS ≥ 6 pontos e escala de ASPECTS ≥ 6 na tomografia sem contraste;
- neuroimagem afastando AVCH;
- artéria intracraniana da região distal da carótida interna, cerebral média em região de M1/M2 ou artéria cerebral anterior em A1/A2, evidenciadas por angiotomografia, angiorressonância ou angiografia com subtração digital;
- tempo do início dos sintomas de até 6 horas;
- consentimento informado;
- idade ≥ 18 anos.
- Escore mRs 0-1 antes do evento.

Em pacientes selecionados, estudos recentes (Dawn Trial e DEFUSE 3) mostram benefícios da trombectomia realizada de 6 a 18 horas, sendo que no Dawn Trial, este tempo pode chegar a 24 horas.

- *Critérios de exclusão*

Pressão arterial > 185/110 mmHg. Glicose sérica < 2,7 ou > 22,2 mmol/L. Trombólise endovenosa em dose maior que 0,9 mg/kg ou > 90 mg.Plaquetas < 40.000 ou RNI > 3,0.

Métodos em estudo

Estão em investigação outros agentes trombolíticos incluindo agentes fibrinolíticos alternativos como tenecteplase, infusão intra-arterial de agentes trombolíticos, *stent* com angioplastia, trombólise intra-arterial e endovenosa em associação, além de fibrinolíticos e antagonistas do GP IIb/IIa.

- *Trombólise intra-arterial*

Trombólise intra-arterial tem se mostrado promissora para pacientes com AVEi, porém permanece sem evidência o real benefício até o momento. Uma das vantagens deste método é que a dose pode ser individualizada, uma vez que o procedimento está sob visualização direta, sendo a dose máxima até 1/3 da dose utilizada para trombólise endovenosa. Está indicada apenas para pacientes que não se enquadram nos critérios de inclusão para trombólise endovenosa, em especial nos casos de oclusão aguda da artéria basilar.

- *Oclusão da artéria basilar*

Indicada em pacientes que não preenchem critérios de elegibilidade para trombólise endovenosa e possuem angiograficamente uma oclusão da artéria basilar, porém sem sinais de infarto grande pela TC ou RM. Trombectomia mecânica ou trombólise intra-arterial podem ser realizadas em centros especializados.

- *Trombólise intra-arterial e endovenosa combinada*

O argumento para esta forma de tratamento é unir o benefício específico de cada uma das modalidades, tendo a terapia endovenosa um início mais rápido e de fácil acesso, além das maiores taxas de recanalização com o método intra-arterial, porém ainda não há evidência científica quanto ao real benefício.

Tratamento cirúrgico

No manejo do paciente com acidente vascular encefálico isquêmico, a neurocirurgia tem importância para determinados subgrupos. Pacientes com infarto cerebelar podem se beneficiar da cirurgia descompressiva, seja por lesões extensas não compressivas com finalidades preventivas ou para o alívio imediato da herniação tonsilar sobre o tronco. Outra indicação para cirurgia descompressiva é o controle do edema em pacientes com isquemias hemisféricas. Essa indicação é bem estabelecida por se tratar de medida salvadora. Contudo, pela possibilidade de evoluir com sequelas severas no pós-operatório, seu uso tem sido alvo de controvérsias para lesões supratentoriais. Os benefícios da cirurgia descompressiva são: se aplicada dentro de 48 horas em pacientes com isquemia extensa, tende a diminuir a mortalidade imediata; melhora dos índices de mortalidade em 3 anos; redução da mortalidade sem agravar a morbidade em pacientes com idade maior que 61 anos. Os argumentos contra o uso da craniotomia são: aumento da morbidade, redução da qualidade de vida e depressão. As indicações variam entre os autores.

A maioria adota um dos três critérios a seguir:

volume da isquemia > 145 cm^3 – avaliado em estudo de ressonância nuclear magnética por difusão;tomografia computadorizada de crânio demonstrando isquemia em ≥ 2/3 do território da artéria cerebral média – incluindo gânglios da base;tomografia computadorizada de crânio demonstrando isquemia em ≥ 2/3 do território da artéria cerebral média, associada a edema, promovendo herniação.

Bibliografia consultada

1. André C, Curioni CC, Cunha CB, Veras R. Progressive decline in stroke mortality in Brazil from 1980 to 1982, 1990 to 1992, and 2000 to 2002. Stroke. 2006;37:2784-89.
2. Bhatt DL, Fox KAA, Hacke W, et al. Clopidogrel and aspirin versus aspirin alone for the prevention of atherothrombotic events. N Engl J Med. 2006;354:1706-17.
3. Caplan LR. Etiology, classification, and epidemiology of stroke. In: UpToDate, Waltham, MA, 2017.
4. Castillo J, Dávalos A, Marrugat J, Noya M. Timing for fever-related brain damage in acute ischemic stroke. Stroke. 1998;29:2455-60.
5. Cavatas Investigators. Endovascular versus surgical treatment in patients with carotid stenosis in the Carotid and Vertebral Artery Transluminal Angioplasty Study (CAVATAS). A randomized trial. Lancet. 2001;357:1729-37.
6. Cruz-Flores S, Berge E, Whittle IR. Surgical decompression for cerebral oedema in acute ischaemic stroke. Cochrane Database Syst Rev. 2012 Jan 18;1:CD003435. doi: 10.1002/14651858.CD003435. pub2.
7. Daroff RB, Bradley WG. Bradley's Neurology in Clinical Practice. Philadelphia, PA: Elsevier/Saunders; 2012.
8. Diener HC, Cunha L, Forbes C, et al. European Stroke Prevention Study 2. Dipyridamole and acetylsalicylic acid in the secondary prevention of stroke. J Neurol Sci. 1996;143:1-13.
9. Filho JO, Samuels OB. Reperfusion therapy for acute ischemic stroke. In: UpToDate, Waltham, MA, 2017.
10. Filho JO. Mullen, MT. Initial assessment and management of acute stroke. In: UpToDate, Waltham, MA, 2017.
11. Geurts M, van der Worp HB, Kappelle LJ, Amelink GJ, Algra A, Hofmeijer J. HAMLET Steering Committee. Surgical decompression for space-occupying cerebral infarction: outcomes at 3 years in the randomized HAMLET trial. Stroke. 2013 Sep;44(9):2506-8. doi: 10.1161/STROKEAHA.113.002014. Epub 2013 Jul 18.
12. Hacke W, Kaste M, Bluhmki E, et al. Thrombolysis with alteplase 3 to 4.5 hours after acute ischemic stroke. N Engl J Med. 2008;359:1317-29.
13. Jauch EC, Saver JL, Adams HP Jr, et al. American Heart Association Stroke Council, Council on Cardiovascular Nursing, Council on Peripheral Vascular Disease, Council on Clinical Cardiology Stroke.

Guidelines for the early management of patients with acute ischemic stroke: a guideline for healthcare professionals from the American Heart Association/American Stroke Association. 2013;44(3):870. Epub 2013 Jan 31.

14. Khatri P, Kasner S. Ischemic strokes after cardiac catheterization: opportune thrombolysis candidates? Arch Neurol. 2006;63:817-21.

15. Ropper AH, Adams RD, Victor M, Brow RH, Victor M. Adams and Victor's principles of neurology, cap. 43 -10 edition. New York: McGraw-Hill Medical Pub; 2014.

16. Ropper AH. Hemicraniectomy--to halve or halve not. N Engl J Med. 2014 Mar 20;370(12):1159-60. doi: 10.1056/NEJMe1315721.

17. Smith SE, Fox C. Ischemic stroke in children and young adults: Etiology and clinical features. In: UpToDate, Waltham, MA, 2017.

18. The National Institute of Neurological Disorders and Stroke rt-PA Stroke Study Group. Tissue plasminogen activator for acute ischemic stroke. N Engl J Med. 1995;333:1581-87.

19. Vahedi K, Hofmeijer J, Juettler E, et al. Early decompressive surgery in malignant infarction of the middle cerebral artery: a pooled analysis of three randomized controlled trials. Lancet Neurol. 2007;6(3):215-22.

20. Vaughan CJ, Delanty N. Neuroprotective properties of statins in cerebral ischemia and stroke. Stroke. 1999;30:1969-73.

21. Weir CJ, Murray GD, Dyker AG, Lees KR. Is hyperglycaemia an independent predictor of poor outcome after acute stroke? Results of a long-term follow up study. Br Med J. 1997;314:1303-6.

22. Wolf PA, D'Agostino RB. Epidemiology of stroke. In: Barnett HJM, Mohr JP, Stein BM, Yatsu FM, eds. Stroke: pathophysiology, diagnosis, and management. New York, NY: Churchill Livingstone; 1992. p. 3-27.

23. Yadav JS, Wholey MH, Kuntz RE, Fayad P, et al. Protected carotid-artery stenting versus endarterectomy in high-risk patients. N Engl J Med. 2004;351:1493-1501.

24. 2018 Guidelines for early management of patients with acute ischemic stroke: a guideline for healthcare professionals from the American Heart Association/American Stroke Association. Stroke 2018;49(4).

25. Nogueira RG, Jadhav AP, Haussen DC et al for the Dawn Trial Investigators. Thrombectomy 6 to 24 hours after stroke with a mismatch between deficit and infarct. N Engl J Med 2018; 378:11-21.

26. Albers GW, Marks MP, Kemps S et al. for the DEFUSE 3 Investigators. Thrombectomy for stroke at 6 to 16 hours with selection by perfusion imaging. N Engl J Med 2018; 378:708-718.

Capítulo

9

O CORAÇÃO COMO FONTE EMBOLIGÊNICA

Viviane Cordeiro Veiga
José Marcos de Gois

Introdução

Segundo dados da Organização Mundial de Saúde (OMS), o acidente vascular encefálico é a terceira maior causa de morte no mundo, com mais de cinco milhões de casos diagnosticados por ano[1].

O evento neurológico cardioembólico é definido quando, na ausência de doença cerebrovascular em paciente com acidente vascular encefálico não lacunar, uma potencial fonte cardioembólica é encontrada[2].

O coração, como foco embólico, é responsável por aproximadamente 20 a 30% dos acidentes vasculares encefálicos isquêmicos[3]. As etiologias cardíacas de fonte emboligênica podem ser classificadas em maiores e menores (Tabela 9.1), sendo as maiores aquelas definidas como fatores de risco para infarto cerebral e as menores as que são fonte potencial e risco incerto de acidente isquêmico recorrente, devido a achados inconclusivos epidemiológicos.

Frequentemente as lesões encefálicas de origem cardiogênica ocasionam obstruções de artérias cujo território é extenso, como a artéria cerebral média ou territórios múltiplos[5].

O reconhecimento das fontes cardioembólicas, da extensão do processo e do diagnóstico etiológico correto é de suma importância para prevenção e avaliação da recorrência do acidente vascular encefálico.

Para estudo da fonte emboligênica, o ecocardiograma tem papel fundamental. O ecocardiograma transtorácico permite avaliar a função ventricular, fluxos transvalvares, analisar a contração segmentar e evidenciar a presença de trombos ventriculares. No entanto, para atingir maior sensibilidade utiliza-se o ecocardiograma transesofágico, que permite avaliar a presença de trombos em átrio esquerdo e no apêndice atrial esquerdo, a presença de contraste espontâneo, comunicações interatriais e a doença ateromatosa da aorta.

Fibrilação atrial e a presença de trombos intracardíacos

Em pacientes com fibrilação atrial, estenose mitral e grave disfunção do ventrículo esquerdo, deve-se realizar o ecocardiograma transesofágico para excluir a presença de trombo no átrio esquerdo e/ou no apêndice atrial esquerdo (Figura 9.1) Estudos têm mostrado que em pacientes com fibrilação

Tabela 9.1. Classificação das fontes cardioembólicas – Critério TOAST[4]

Maiores	Menores
Fibrilação atrial	Prolapso de valva mitral
Estenose mitral	Cálcio de anel mitral importante
Prótese valvar metálica	Prótese valvar biológica
Infarto agudo do miocárdio recente (menos de 4 semanas)	Aneurisma de septo interatrial, forame oval pérvio, comunicação interatrial
Trombo intracardíaco	Infarto agudo do miocárdio entre 4 semanas e 6 meses
Mixoma atrial esquerdo	Hipocinesia do ventrículo esquerdo
Endocardite infecciosa	Insuficiência cardíaca
Presença de acinesia no ventrículo esquerdo	Endocardite marântica
Doença do nó sinusal	Contraste espontâneo
Cardiomiopatia dilatada	Flutter atrial

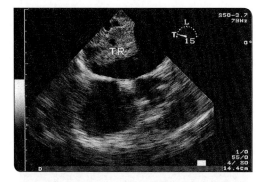

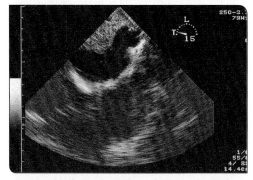

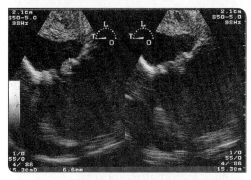

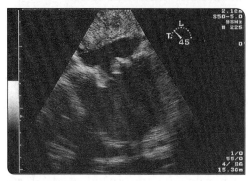

Figura 9.1 – Ecocardiograma transesofágico evidenciando trombo no átrio esquerdo e na superfície da prótese biológica em posição mitral.

atrial não reumáticos, os trombos estão localizados no apêndice atrial esquerdo em 90% dos casos. Por isso, técnicas cirúrgicas de exclusão do apêndice atrial esquerdo podem ser uma alternativa nos pacientes com contraindicação aos anticoagulantes[6].

O ecocardiograma dos pacientes com quadros de fibrilação atrial frequentemente apresenta aumento das câmaras atriais. A presença de contraste espontâneo pode ser considerada um marcador de estase sanguínea (Figura 9.2).

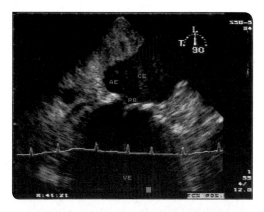

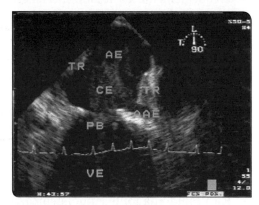

Figura 9.2 – Ecocardiograma transesofágico evidenciando presença de contraste espontâneo (CE) no átrio esquerdo (AE) e trombos (TR) no interior do AE e do apêndice atrial esquerdo (AAE).

Placas de ateroma na aorta

A presença de placas ateromatosas na aorta ascendente e no arco aórtico é um fator de risco para embolia. Além da presença das placas, é importante a caracterização das mesmas através de sua espessura, presença de elementos móveis ou ulceração, podendo classificá-las em diversos graus, que estão correlacionados com o potencial emboligênico – quanto maior o grau, maior o risco (Tabela 9.2).

As placas com alto risco de embolização se caracterizam por apresentar: protrusão para o interior da luz do vaso, espessura superior a 4 mm, ausência de calcificação, presença de ulceração e elementos móveis ou pequenos coágulos (Figura 9.3).

Tabela 9.2. Graduação das placas de ateroma

Grau	Características das placas
Grau I	Normal
Grau II	Espessamento intimal
Grau III	Placa de ateroma com menos de 5mm de saliência para a luz da aorta
Grau IV	Placa de ateroma com saliência maior que 5mm
Grau V	Placa ulcerada com componente móvel

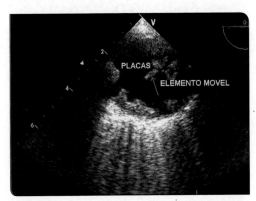

Figura 9.3 – Ecocardiograma transesofágico evidenciando presença de placas ateromatosas na aorta torácica, com existência de elementos móveis.

Forame oval pérvio e aneurisma do septo interatrial

Estudos mostram que o forame oval pérvio pode ser achado em até 25% da população[7] e ocorre por falta de fusão entre as bordas da fossa oval (septo *secundum*) e a membrana da fossa oval (septo *primum*). Estudo publicado em 2007 identifica o forame oval pérvio como um fator de risco independente para acidente vascular encefálico criptogênico, sem relação com a idade[8].

Quando ocorre um movimento do septo interatrial durante a respiração, caracterizado pela excursão maior que 10 a 15 mm, classificamos com aneurisma do septo interatrial.

Em pacientes com suspeita de embolia paradoxal, o ecocardiograma transesofágico é o exame de escolha para avaliação de possível *shunt* esquerda-direita, associado à injeção de contraste ou solução salina agitada. Como alternativa ao ecocardiograma transesofágico, pode-se realizar o Doppler transcraniano para avaliar a presença de *shunt*[9].

A Diretriz da Sociedade Brasileira de Cardiologia sobre as Indicações da Ecocardiografia, publicada em 2009, define as recomendações do ecocardiograma em pacientes com ataque isquêmico transitório, acidente vascular encefálico isquêmico ou embolia sistêmica[2] (Tabela 9.3).

Recentemente, a Sociedade Americana de Ecocardiografia, publicou o primeiro *guideline* sobre ecocardiografia na avaliação de fonte emboligênica[10], onde descreve indicações para os ecocardiogramas transtorácico e transesofágico

Tabela 9.3. Recomendações para utilização do eco-cardiograma transtorácico e/ou transesofágico no diagnóstico de fonte cardioembólica

Recomendações	Classe
Paciente com AIT ou AVEI e comorbidades de maior risco*	I
Paciente jovem (< 45 anos) com AIT ou AVEI agudo	I
Paciente idoso com evidência de AVEI não lacunar	I
AVEI lacunar pré-existente, com suspeita de embolia cerebral ou sistêmica	I
Oclusão aguda de grande artéria central ou periférica	I
AIT ou AVEI criptogênico associado à TVP, TEP ou SAOS	I
Indicação para a ETE quando há causas de baixo risco para AIT detectadas ao ETT	IIa
Orientação para oclusão de CIA ou FOP em pacientes selecionados	IIa
Orientação terapêutica para o uso de anticoagulantes	IIa
Realização pré-hospitalar da ETE na fase aguda do AVEI	III

AIT: ataque isquêmico transitório; AVEI: acidente vascular encefálico isquêmico; TVP: trombose venosa profunda; TEP: tromboembolismo pulmonar; SAOS: síndrome da apneia obstrutiva do sono; ETT: ecocardiograma transtorácico; CIA: comunicação interatrial; FOP: forame oval pérvio; ETE: ecocardiograma transesofágico.

nas diferentes situações clínicas que originam o fenômeno embólico, com os prós e contras de cada método.

Dentre as principais informações deste guia está a comparação de benefícios entre o ecocardiograma transtorácico e o esofágico nas diferentes origens de fenômenos embólicos cardíacos, tendo superiorida-de o ecocardiograma transesofágico nas situações de trombos no átrio esquerdo e apêndice atrial esquerdo, avaliação das placas de ateroma na aorta, alterações em próteses valvares, vegetações de valvas nativas e anormalidades do septo interatrial. Já o ecocardiograma transtorácico mostra superioridade na pesquisa de trombos no ventrículo esquerdo.

Referências bibliográficas

1. Strong K, Mathers C, Bonita R. Preventing stroke: saving lives around the world. Lancet Neurol. 2007;61:182-187.

2. Barbosa MM, Nunes CMP, Campos Filho O, et al. Sociedade Brasileira de Cardiologia. Diretriz das Indicações da Ecocardiografia. Arq Bras Cardiol. 2009;93(6 supl 3):e265-e302.

3. Foulkes MA, Wolf PA, Price TR, et al. The Stroke Data Bank : design, methods and baseline characteristics. Stroke. 1988;19:547-554.

4. Lip GY, Lim HS. Atrial fibrillation and stroke prevention. Lancet Neurol. 2007;6:981-993.

5. Timsit SG, Sacco RL, Mohr JP, et al. Brain infarction severity differs according to cardiac or arterial embolic source. Neurology. 1993;43:728-733.

6. Johnson WD, Ganjoo AK, Stone CD, et al. The left atrial appendage: our most lethal human attachment: surgical implications. Eur J Cardiothorac Surg. 2000;17(6):718-22.

7. Horton S, Bunch TJ. Patent foramen ovale and stroke. Mayo Clinc Proc. 2004;79:79-88.

8. Handke HA, Olschewski M, Hetzel A, et al. Patente foramen ovale and cryptogenic stroke in older patients. N Engl J Med. 2007;357:2262-8.

9. Blersch WK, Draganski BM, Holmer SR, et al. Transcranial Duplex sonography in the detection of patent foramen ovale. Radiology. 2002;225:693-699.

10. Saric M, Armour AC, Arnaout MS, et al. Guidelines for the use of echocardiography in the evaluation of a cardiac source of embolism. J Am Soc Echocardiogr. 2016;29:1-42.

Capítulo

10

FISIOTERAPIA UROLÓGICA NA UNIDADE DE TERAPIA INTENSIVA NEUROLÓGICA

Alessandra de Assis Miura
Ligia Maria Coscrato Junqueira Silva

Introdução

O trato urinário inferior (TUI) tem como principal função o armazenamento e esvaziamento vesical. Para seu adequado funcionamento, é necessário que haja integridade do mecanismo nervoso que o supre. A maioria dos pacientes com desordens neurológicas apresenta algum tipo de disfunção vesicoesfincteriana. Nestas situações, a bexiga e os esfíncteres uretrais perdem, em graus variados, a capacidade de controle voluntário, evoluindo com alteração da capacidade vesical, incontinência urinária (IU) – em seus variados tipos –, dissinergia vesicoesfincteriana, dificuldade do esvaziamento vesical completo, retenção urinária e infecções urinárias[1,2].

De acordo com a região e extensão do acometimento neurológico, as disfunções urinárias poderão estar presentes de forma sintomática ou assintomática. Estas alterações possivelmente terão repercussão direta com a função renal, podendo se manifestar em longo prazo[2].

A bexiga neurogênica (BN), segundo o modelo de Madersbacher (1990), é classificada de acordo com a função da musculatura detrusora em: BN hiperativa ou hipoativa. Também quanto ao funcionamento esfincteriano em: hiperativo, hipoativo ou normoativo[2-4].

São comumente observados nos portadores de disfunções do trato urinário inferior (DTUI), episódios de infecção do trato urinário (ITU) recorrentes. Estes ocorrem devido à presença de um resíduo urinário elevado, que supera o nível considerado como limite fisiológico, após a micção, pelo esvaziamento vesical incompleto. A adequada avaliação precoce e identificação dos possíveis fatores de risco presentes na fase aguda, auxilia a minimizar as chances de complicações posteriores, com a redução no impacto de futuras ITU e alteração da função renal[3].

Para facilitar o entendimento do mecanismo da BN, faremos uma breve revisão anatômica do TUI e da fisiologia da micção.

Anatomia do trato urinário e fisiologia da micção

Entender a anatomia e a fisiologia do trato urinário é de fundamental importância para o tratamento das lesões ou sequelas relacionadas ao desenvolvimento da BN.

Trato urinário superior

É composto por rins e ureteres, os rins se situam na parede posterior do abdome. O lado medial de cada rim possui uma região chamada de hilo renal, onde passam nervos, vasos sanguíneos e linfáticos e os ureteres.

Os ureteres têm as paredes compostas por musculatura lisa, penetram na bexiga pela região do trígono vesical, onde o fluxo da urina por este percurso é obtido por contrações peristálticas, gerando maior pressão do ureter e abrindo a parede vesical[5].

O detrusor (músculo da bexiga), comprime a região do ureter, inserida na parede vesical no momento da micção para que não ocorra o refluxo vesicoureteral e prejudique a função renal[6].

Trato urinário inferior

É composto pela bexiga, uretra e esfíncteres. A bexiga é constituída por musculatura lisa que compreende o trígono vesical e o músculo detrusor. As fibras do detrusor, ao atingirem a região do colo da bexiga, formam três distintas camadas que circundam a parte inicial da uretra, que se convencionou chamar de esfíncter interno ou esfíncter liso da uretra[7].

A bexiga atua como um reservatório, devendo ser capaz de acomodar volumes de forma progressiva, sem aumento significativo da pressão vesical e sem que ocorra contração involuntária do detrusor. Assim, o processo miccional ocorrerá espontaneamente com uma contração detrusora mantida e adequada, a qual pode ser interrompida em qualquer momento de forma voluntária[7].

Fisiologia da micção

Para melhor compreensão das DTUI serão abordados de modo sucinto os principais aspectos da fisiologia da micção, que podem ser divididos basicamente em duas etapas: enchimento vesical e micção ou esvaziamento vesical.

Durante a fase de enchimento vesical existe a oclusão uretral e ausência de atividade detrusora. Além disso, o aumento do volume intravesical ocorre sem alteração significativa da pressão em seu interior. Já no esvaziamento vesical, há a diminuição da atividade esfincteriana uretral e ocorre contração da musculatura detrusora, com eliminação completa do conteúdo vesical.

Mesmo durante a micção, a pressão no interior da bexiga permanece baixa às custas de um sincronismo (sinergismo) detrusor-esfincteriano[8].

O funcionamento vesical está baseado em um arco reflexo com sinapse medular em nível S2-S4. Esse reflexo é desencadeado mediante enchimento progressivo vesical, levando à contração detrusora. No momento apropriado, os esfíncteres são relaxados voluntariamente, o arco reflexo sacral é inibido e ocorre a micção. Esse sincronismo é regido pelo centro pontino da micção, localizado no tronco cerebral. Sendo assim, para uma função vesicoesfincteriana adequada, é fundamental a integridade neurológica desde o córtex cerebral até as terminações nervosas na bexiga[7,8].

Alterações neurológicas de etiologia congênita ou adquirida levam a distúrbios do funcionamento do TUI, com graus variados de comprometimento.

Principais lesões neurológicas na unidade de terapia intensiva

Acidente vascular encefálico

O acidente vascular encefálico (AVE), ocupa o quinto lugar entre todas as causas de morte, quando considerado isolado de outras doenças cardiovasculares, ficando atrás das doenças do coração, câncer, doenças respiratórias crônicas e lesões ou acidentes não intencionais[9].

Dentre as sequelas que o AVE pode gerar, destaca-se a alteração da função miccional, onde na fase aguda há uma taxa elevada de retenção urinária, sendo necessário, na maioria dos casos, cateter vesical intermitente ou permanente, a depender do quadro do paciente e de seu débito urinário[10].

A prevalência de IU nesses casos é de 38-60% na fase aguda e está correlacionada com o tamanho do infarto ou hemorragia, o local da lesão, a presença de comprometimento cognitivo, afasia, morbidade, mortalidade e prognóstico do paciente. A IU também é observada pós-AVE, sendo que estes pacientes têm alta taxa de mortalidade (52% morrem dentro de 6 meses do acidente vascular cerebral). Sua presença também é um preditor de incapacidade moderada ou grave em 3 meses pós-acidente vascular cerebral nos pacientes com menos de 75 anos de idade[11-16].

Os principais mecanismos responsáveis pela IU pós-AVE são: interrupção das vias nervosas miccionais, défices cognitivos e de linguagem, com função da bexiga preservada e neuropatia ou uso de medicação (hipoatividade detrusora e incontinência por transbordamento)[11].

De acordo com pesquisa realizada com 60 pacientes, em 72 horas após um AVE, por meio de avaliações urodinâmicas, foi constatado que cerca de 50% dos pacientes apresentavam retenção urinária, principalmente devida à acontratilidade detrusora. Além disso, esse quadro de retenção urinária foi mais prevalente em pacientes com infarto hemorrágico (85%) do que em pacientes com infarto isquêmico (10%), sendo que mais de 95% dos pacientes tiveram resolução de sua retenção urinária dentro de dois meses[10,17-19].

Foi observada, por meio de estudos, a influência da localização da lesão neurológica com diferentes disfunções vesicais. Houve redução da capacidade vesical com maior frequência em pacientes com infarto pontino (62%), em comparação com infarto medular (11%). Em contrapartida, a hipoatividade detrusora foi mais comum em pacientes com infartos medulares (55%), comparados aos com infartos pontinos (10%)[17,19-21].

É relevante considerar, na avaliação de pacientes neurológicos, as comorbidades associadas, como por exemplo, diabetes *mellitus*, hiperplasia prostática benigna (HPB) ou patologias prévias que possam influenciar na disfunção vesical[22].

Doença de Parkinson

A doença de Parkinson (DP) é caracterizada como neurodegenerativa. Um distúrbio do movimento que está associado à degradação dos neurônios dopaminérgicos na substância negra dos gânglios da base, resultando em sintomas como tremores, rigidez, bradicinesia e instabilidade postural[23-25].

Os distúrbios nervosos autonômicos também estão presentes na DP, de forma que são afetadas áreas cerebrais como córtex frontal, gânglio basal, tálamo, giro cingulado anterior e núcleo caudado, levando à disfunção vesical, sendo a hiperatividade detrusora (37,9 a 70%) a mais frequente. Isso ocorre devido à desregulação do centro pontino da micção, que afeta o controle voluntário de inibição do reflexo miccional[23-27].

A presença de hipocontratilidade detrusora também é observada nos portadores de DP. A fisiopatogenia subjacente deste sintoma urinário citado não é atualmente bem compreendida, embora trabalhos correlacionem este sintoma urinário com a função motora geral do paciente[28].

Esclerose múltipla

A esclerose múltipla (EM) é conceituada como uma doença inflamatória, com danos na bainha de mielina dos nervos, no sistema nervoso central (SNC). Estima-se que mais de 2,3 milhões de pessoas vivem com EM em todo o mundo[29,30].

A EM é diagnosticada com maior frequência no sexo feminino, entre 20 a 40 anos de idade. Embora a causa desta doença seja desconhecida, uma combinação genética com fatores imunológicos e influências ambientais são investigados como elementos predisponentes para o seu desenvolvimento[30].

A fraqueza muscular, distúrbios sensoriais e visuais, fadiga, disfunção cognitiva e a disfunção do trato urinário inferior (DTUI), estão entre as principais alterações decorrentes da EM. Na maioria dos casos observa-se BN hiperativa, na qual a atividade detrusora se encontra aumentada, com redução da capacidade vesical, aumento da frequência urinária, presença de urgência miccional que pode estar associada ou não a perda urinária (urgeincontinência) e noctúria. Sintomas estes que interferem emocionalmente no convívio pessoal e profissional e na qualidade de vida do paciente[31].

De modo geral, as lesões do neurônio motor superior, ou acima do nível espinhal S2-S4, apresentam sintomas urinários de armazenamento vesical, enquanto as lesões do neurônio motor inferior ou dos nervos periféricos vesicais (isto é, a desmielinização do cordão sacral e do cone medular) evoluem com sintomas de esvaziamento vesical, como por exemplo, acontratilidade detrusora[32].

O comprometimento do neurônio motor superior, com lesões nervosas periféricas podem afetar o sincronismo neural, promovendo uma dissinergia do detrusor e esfíncter. Essa descoordenação pode levar à retenção urinária ou volumes elevados de resíduo urinário, com potencial risco de refluxo vesicoureteral[33].

Traumatismo cranioencefálico

O traumatismo crânio encefálico (TCE) é uma causa comum de morte e incapacidade e apresenta-se como uma lesão primária e uma progressão de lesão secundária que requer um longo período de cuidados e reabilitação[34,35].

Atualmente, poucos estudos têm investigado a relação entre TCE e disfunção da bexiga. As principais alterações investigadas estão relacionadas à função motora, função cognitiva e avaliações comportamentais, mas não há documentação clara para sintomas de órgãos autonômicos como o vesical[19,36-39].

Os sintomas urinários comumente observados após TCE são: retenção e incontinência urinária, ITU, cálculos e até mesmo insuficiência renal. No entanto, a disfunção vesical não é bem caracterizada quando comparada com outras complicações neurológicas do TCE[19,36,40,41].

Estudos retrospectivos de pacientes com TCE que realizaram estudo urodinâmico concluíram que 30-85% dos pacientes desenvolveram alguma disfunção urinária. A fisiopatologia da BN é na maioria das vezes multifatorial, podendo estar relacionada a danos em áreas cerebrais que coordenam a micção, assim como, défice de comunicação e cognição[19,42].

A localização e extensão da lesão cerebral também se correlaciona com o tipo e a gravidade da disfunção urinária. Estudos constataram que 85% dos pacientes avaliados apresentavam algum tipo disfunção miccional, como hipocontratilidade (32%), tempo de micção prolongado (83%) entre outros menos frequentes. Concluiu-se que o TCE induz a uma desregulação neural e altera as condições para a tradução e transmissão de sinais aferentes, embora os mecanismos exatos permaneçam desconhecidos[40,43,44].

Trauma raquimedular

O traumatismo raquimedular (TRM) é uma das mais graves síndromes incapacitantes, responsável por grande número das admissões de urgência em serviços de atendimento por politrauma, acometendo principalmente homens, predominantemente em idade produtiva (faixa etária de 15 a 40 anos), dos quais 70% tornam-se paraplégicos e 30%, tetraplégicos[45].

Os avanços na área de saúde e as melhorias na gestão urológica diminuíram significativamente a morbidade e mortalidade desses pacientes. As disfunções urológicas advindas deste trauma são as principais causadoras de reinternação desses pacientes, devido a ITU recorrentes[46-48].

Nesse tipo de lesão, ocorre a interrupção parcial ou total da comunicação entre o centro sacral da micção, os centros pontinos e encefálicos responsáveis pelo sinergismo vesicoesfincteriano e o controle voluntário da micção (com graus variáveis de disfunção miccional). Logo após a lesão medular estabelece-se a fase de choque medular. Refere-se à abolição repentina de diversas influências inibitórias e excitatórias sobre os motoneurônios da medula, resultando em estado de hipocontratilidade ou acontratilidade detrusora, com consequente retenção urinária que pode durar de 2 a 6 semanas[49-52].

Após a fase de choque medular, o padrão vesical que irá se estabelecer dependerá do nível da lesão, e o tipo da lesão ser completa ou incompleta. A avaliação urodinâmica é uma ferramenta diagnóstica que fornece informações objetivas sobre as alterações do TUI, amplamente aceita e recomendada pelos urologistas nesses casos[53,54].

Bexiga neurogênica

Classificam-se as anormalidades do TUI de acordo com a função vesical, detrusora e esfincteriana. As disfunções urinárias nessa condição dependerão das diversas características que o mecanismo de trauma pode causar ao controle neural miccional. Pode ser notada a presença de BN hiperativa – podem vir associadas a baixa complacência vesical e alta pressão vesical – ou hipoativa, dissinergia vesicouretral, esfíncteres hiperativos ou hipoativos[51,55].

A bexiga neurogênica hiperativa tem como característica principal o aumento da atividade detrusora. O paciente refere sintomas como: urgência miccional, urgeincontinência, noctúria, polaciúria, redução do intervalo miccional, apresentando-se de forma isolada ou associada. Essa disfunção pode estar relacionada com a capacidade vesical reduzida ou tônus elevado do assoalho pélvico, que dificulta o adequado esvaziamento da bexiga[56,57].

Já na bexiga neurogênica hipoativa, a fisiopatologia não está bem estabelecida na literatura, sabe-se que as alterações desta condição incluem: hipocontratilidade detrusora ou acontratilidade, redução ou ausência da sensibilidade vesical, disfunção do esfíncter uretral e assoalho pélvico. Os pacientes que apresentam esta disfunção correm risco potencial de desenvolver insuficiência renal crônica (IRC) devido à retenção urinária[58,59].

A hipocontratilidade detrusora é definida pela *International Continence Society* (ICS) como "uma contração muscular de força e/ou duração reduzida, resultando em esvaziamento prolongado da bexiga ou falha na obtenção do esvaziamento vesical completo num intervalo normal de tempo" na ausência de obstrução anatômica. A acontratilidade detrusora é a ausência de contração do detrusor na fase de esvaziamento vesical[60].

De modo sucinto, o mecanismo de aferência via nervo pélvico intacto é fundamental para desencadear a eferência necessária na propagação do reflexo miccional. Qualquer mudança da percepção sensorial e sensibilidade vesical leva a ativação inadequada do sistema nervoso central integrativo, com consequente impacto no controle eferente, que pode levar à disfunção conhecida como bexiga neurogênica hipoativa[61-63].

Intervenção da fisioterapia urológica na terapia intensiva

Diante da oportunidade de atuação da nossa especialidade no ambiente de terapia intensiva, despertamos o olhar cuidadoso voltado para as questões vesicais deste setor, principalmente na mudança de cultura de toda a equipe multidisciplinar em relação ao uso racional de dispositivo vesical permanente (sonda vesical de demora – SVD). Temos como propósito desencadear uma ação puramente reabilitadora e de fundamental importância para a saúde e qualidade de vida do paciente. Propomos medidas preventivas, por meio da participação nas discussões diárias sobre as condições clínicas de cada paciente, com objetivo principal da redução da incidência de ITU na unidade, e comorbidades no TUI, como mais uma alternativa para a ampliação da qualidade assistencial e diminuição de custos e tempo de hospitalização. Além de favorecer a mobilização precoce, saída do leito (estímulo ao uso do toalete) e consequentemente prevenção de *delirium*.

O uso prolongado de cateteres uretrovesicais propicia a formação de um biofilme intra e extraluminal que aumenta significativamente o risco de bacteriúria com uma taxa de, aproximadamente, 5 a 8% ao dia. Ao final de 1 mês a quase totalidade dos pacientes encontra-se com a urina contaminada[64-66].

É atribuição da fisioterapia urológica orientar a real necessidade e intervalos do cateterismo vesical intermitente (sonda vesical de alívio – SVA) assim como o uso de dispositivo vesical com preservativo, como opções para o controle de diurese, o que possibilita e estimula o paciente a realizar a micção de forma fisiológica, além da prevenção de ITU.

A avaliação criteriosa do paciente é essencial, para ter êxito na indicação adequada de retirada precoce ou necessidade da permanência prolongada do dispositivo vesical. É importante ressaltar que o uso crônico de cateter urinário é responsável por uma incidência até 30 vezes maior de neoplasia vesical em lesados medulares[64,65].

Avaliação fisioterapêutica

A avaliação fisioterapêutica urológica, na Unidade de Terapia Intensiva Neurológica, inicia-se com uma anamnese detalhada, histórico do paciente, condição clínica, queixa atual, exame físico e qualitativo da urina, exames complementares e indicação médica.

Uma extensiva história geral e específica é mandatória; deve-se concentrar na condição clínica atual, nos sintomas pregressos e atuais (tipo de lesão neurológica, características e padrão das queixas urinárias, início e tipo dos sintomas), em antecedentes patológicos que possam interferir na função urinária, no tipo de medicação em uso que possa influenciar o correto funcionamento vesical e esfincteriano, débito urinário,

balanço hídrico, função renal, uso de dispositivos vesicais (tempo, motivo do uso e real indicação)[67].

Existem diversos fatores que podem ocasionar disfunções miccionais nesse grupo específico de população, o que dificulta o diagnóstico clínico. Dentre estes fatores, podemos citar a presença de HPB prévia à internação, incontinência urinária, demência senil, diabetes, neuropatias, alterações de mobilidade, obstipação, entre outros, sendo necessária uma avaliação mais criteriosa, com exames complementares além do diagnóstico clínico[2].

É essencial a realização do exame físico, com o objetivo de observar a sensibilidade em dermátomos, nível e comprometimento sensitivo-motor, sensibilidade vesical, sensação de repleção vesical, presença do desejo miccional, percepção da necessidade de realizar micção, sensação de esvaziamento vesical completo/incompleto, perda urinária insensível, características da urina, distensão e capacidade vesical e controle esfincteriano.

Nos pacientes não contactuantes, levar em consideração a inquietude no leito e/ou expressão de dor facial à palpação – durante exame físico em região suprapúbica – como sinal de desconforto vesical, globo vesical visível ou distensão vesical como indicativo subjetivo de retenção urinária.

Quando a queixa se refere à incontinência urinária, é importante observar as características da perda urinária, assim como o seu surgimento, padrão das perdas, alteração da frequência e presença de urgência miccional[2,60].

Tratamento fisioterapêutico das disfunções neurogênicas do trato urinário inferior na unidade de terapia intensiva

A reabilitação fisioterapêutica do TUI compreende o tratamento conservador, não cirúrgico e não farmacológico das alterações urinárias. As disfunções miccionais nestes pacientes têm impacto direto em sua vida social e qualidade de vida. A reabilitação contribui substancialmente na recuperação do controle voluntário sobre a DTUI, com a cura dos sintomas urinários, ou tornando-os socialmente aceitáveis[1,68].

As alterações urinárias citadas anteriormente neste capítulo são classificadas de acordo com o estado contrátil da bexiga, a sensibilidade ao enchimento vesical, a topografia da lesão nervosa, a capacidade vesical e o grau de resistência uretral, sendo de valor prático no processo de reabilitação. A abordagem do tratamento fisioterapêutico na BN hiperativa tem como objetivo proporcionar um efeito inibitório da contração detrusora, assim como o equilíbrio muscular necessário para favorecer a micção de forma ideal[56,69].

Já na BN hipoativa, o objetivo do tratamento desta disfunção é prevenir a hiperdistensão vesical e o resíduo urinário elevado, assim como incidência de ITU e lesão no trato urinário superior. Não compreende apenas promover melhora da contratilidade detrusora, mas sim o correto esvaziamento vesical.

O cateterismo vesical intermitente e/ou cateter permanente é convencionalmente utilizado para proteção da função renal na promoção de esvaziamento vesical completo, porém não é conduta para tratamento desta condição, apenas uma técnica auxiliar na reabilitação da função urinária.

Técnicas fisioterapêuticas utilizadas para reabilitação da bexiga neurogênica na unidade de terapia intensiva e internação

Modificação do padrão comportamental

Compreende a análise da queixa do paciente e da relação alterada entre os sintomas urinários, os seus hábitos comportamentais e o ambiente. Conhecer as interações entre os sintomas do paciente, sua condição geral e seu ambiente é essencial para o tratamento de padrões alterados da micção[68,70].

Para a modificação comportamental, vários conceitos e técnicas terapêuticas podem ser empregados, tais como, micção programada – para aumento dos intervalos miccionais nos casos de bexiga hiperativa; orientação quanto à ingesta líquida (p. ex., tipo, quantidade, restrição e horário de ingesta); medidas para melhorar a mobilidade dos pacientes e adaptações do seu ambiente; sugestões e orientações quanto ao uso e tipo de protetores adequados para sua condição, entre outros[68,70].

Nos pacientes com BN hipoativa tem-se como finalidade promover meios para auxiliar no esvaziamento vesical completo. Como exemplo, o correto posicionamento no vaso promove melhor relaxamento da musculatura do assoalho pélvico, pois reduz a resistência esfincteriana e a inclinação do tronco leva ao aumento da pressão intra-abdominal, favorecendo a micção. Os pacientes também são encorajados a realizar a micção em dois tempos para minimizar resíduo urinário e micção programada para esvaziamento vesical completo (a cada 2 a 3 horas), visando reduzir o risco de hiperdistensão vesical[71].

Algumas técnicas usadas de forma empírica têm por finalidade desencadear uma contração reflexa detrusora ao realizar estímulos exteroceptivos, como exemplo: técnicas de percussão, amassamento, tracionamento de pelos pubianos, estimulação dos dermátomos sacrais ou lombares. Também são utilizadas compressas frias ou mornas como estímulo sensorial para despertar o reflexo da micção[60].

Uma das causas de retenção urinária na UTI é a parurese (dificuldade para realizar micção no leito, muitas vezes relacionada ao uso de dispositivos vesicais não invasivos, como comadre, papagaio, fralda, dispositivo vesical com preservativo, etc.). Muitos pacientes são beneficiados com melhora desta condição após adaptação do ambiente. Se sua situação clínica permitir, os portadores desta alteração podem ser encaminhados para o uso precoce do toalete após liberação médica. Com esta medida, reduz-se a necessidade de invasão desnecessária por meio da cateterização de alívio e/ou uso de dispositivo vesical permanente.

As manobras de Credé ou Valsalva, ainda utilizadas pelos pacientes, não são recomendadas nas situações em que fatores obstrutivos não foram descartados,

ou nas disfunções miccionais com a presença de dissinergia vesicoesfincteriana e diminuição da complacência vesical. São potencialmente perigosas pelo risco do aumento da pressão intravesical e refluxo vesicoureteral, que pode lesionar o trato urinário superior[2], assim como a função alterada do assoalho pélvico poderá ser ainda mais agravada, exacerbando a incontinência urinária existente.

Eletroestimulação do nervo tibial posterior (EENTP) ou parassacral

A estimulação elétrica tem como finalidade induzir diretamente uma resposta terapêutica para modular o reflexo miccional no TUI. O exato mecanismo não está claramente elucidado. Baseia-se na restauração do equilíbrio entre os estímulos elétricos excitatórios e inibitórios em nível espinal ou supraespinal[72].

A atual hipótese sugere que a neuromodulação funciona estimulando os nervos aferentes somáticos periféricos (via fibras C). Na EENTP o componente sensorial do nervo tibial é estimulado, essa estimulação nervosa periférica aferente compete com a aferência anormal visceral da bexiga e impede a hiperatividade ou retenção vesical de modo reflexo[73-77].

Os efeitos da neuromodulação não se limitam apenas aos reflexos na medula espinal. Estudos de imagem por ressonância magnética funcional demonstraram alterações na atividade cerebral no tronco encefálico e sistema límbico. Estudos adicionais mostraram diferenças na atividade cerebral das neuromodulações aguda e crônica, consistentes com o mecanismo de aprendizagem senso-riomotora[77-79], sendo uma terapêutica efetiva no tratamento da hiperatividade detrusora[2,80]. Uma recente metanálise avaliou o sucesso terapêutico da EENTP em diferentes populações de pacientes, incluindo doenças como esclerose múltipla e Parkinson, e as taxas de sucesso foram variadas, com aproximadamente 40 a 100% de cura no tratamento da BN hiperativa ou retenção urinária[81].

Reabilitação do assoalho pélvico

É definida como contração voluntária, isolada, repetitiva e coordenada deste grupo muscular. Para que isso ocorra, é necessário o treinamento e a percepção da correta atividade desta musculatura, se os músculos estão sendo ativados de forma correta e eficiente, também para evitar contrações indesejáveis de grupos musculares adjacentes. Os pacientes são orientados a realizar os exercícios com a finalidade de ganho de força, resistência, coordenação e aumento da resistência e pressão de fechamento uretral[82]. Esta técnica é considerada de primeira escolha para o tratamento da incontinência urinária[56].

Além do tratamento para incontinência urinária, sabe-se que um reflexo de inibição de contração detrusora é incitado com o aumento da atividade desta musculatura, reduzindo o desejo imperioso de urinar. Esta técnica é orientada para portadores de sintomas urinários como: urgência, polaciúria e urgeincontinência, mas só é possível com a inervação íntegra do músculo do assoalho pélvico[83-85].

Por isso, um adequado acompanhamento ambulatorial faz-se necessário no processo de reabilitação do assoalho pélvico.

Particularidades da avaliação ambulatorial

A investigação clínica se inicia em uma minuciosa anamnese, sendo uma das principais partes da investigação clínica deste paciente com distúrbios miccionais. É preciso caracterizar os sintomas e queixas, assim como a história prévia, antecedentes urológicos, ginecológicos, entre outros, o estado geral de saúde do paciente e queixas sexuais, levando em consideração principalmente patologia diretamente relacionada com a queixa/sintoma principal e suas possíveis influências e correlações com o quadro atual deste indivíduo. Sendo assim, faz-se de extrema importância uma coleta minuciosa para que sejam traçados objetivos e condutas de tratamentos direcionados para cada paciente de forma individual, obtendo um resultado satisfatório e retornando-o a um convívio social e familiar com mais qualidade de vida, pois tais distúrbios urinários geram danos tanto físicos como emocionais[86].

Ainda nesta primeira fase, caso o paciente tenha realizado exames laboratoriais (como exames de urina e função renal) e de imagens (como estudo urodinâmico e USG abdominal, por exemplo), é relevante que o fisioterapeuta solicite tais dados para melhor compor sua anamnese[87,88].

Em seguida, é necessária a realização do exame físico para avaliar a presença de distensão vesical (através da palpação em região suprapúbica), distensão abdominal (com palpação abdominal, seguindo trajeto intestinal, para verificar obstipação e/ou presença de flatulências) e anormalidades genitais (como retoceles, cistoceles, por exemplo). Além disso, dando continuidade a esta fase da avaliação, outros procedimentos também são de extrema importância, como a inspeção da região perineal (para observar a coloração da pele, presença ou não de corrimento, lesões e cicatrizes, que irão influenciar na sensibilidade e percepção da contração da musculatura do assoalho pélvico), testes de reflexos para observar a integridade das raízes nervosas S2 a S4 (bulbocavernoso e reflexo cutâneo anal), assim como o toque via vaginal (bidigital) ou retal (unidigital). Este último tem o objetivo de avaliar o tônus muscular do assoalho pélvico, grau de força, coordenação, controle e sinergia desta contração, presença de pontos dolorosos e fibroses[86].

O diário miccional é outro ponto solicitado quando se vê necessário pelo fisioterapeuta, em um terceiro momento, após tais investigações realizadas acima, para coletar por 2 ou 3 dias, preenchido pelo próprio paciente, com o intuito de informar ao fisioterapeuta quanto à ingesta líquida, frequência urinária e grau da incontinência (quando presente)[86,88].

Com isso, a partir de todos estes processos decorrentes da avaliação, o fisioterapeuta poderá traçar seus objetivos e elaborar um tratamento mais bem direcionado para cada caso clínico.

Tratamento do paciente pós-alta hospitalar

No paciente em ambiente ambulatorial, a fisioterapia tem sido demonstrada como tratamento eficiente e de baixo custo financeiro[89].

A reabilitação do assoalho pélvico do paciente com bexiga hiperativa tem como objetivo restaurar a função urinária, nos casos de IU devida à bexiga hiperativa, com melhora do mecanismo de fechamento uretral, aumento do tônus muscular e consequente efeito inibitório das contrações involuntárias do músculo detrusor[90,91].

Os exercícios perineais podem ser ensinados utilizando *biofeedback* – este pode ser manométrico ou eletromiográfico (EMG) –, consiste em um método didático que possibilita quantificar e visualizar a atividade elétrica ou pressão muscular. Sinais sonoros ou visuais são enviados para o paciente durante a contração dos músculos do assoalho pélvico (MAP). Este treinamento permite um maior controle sobre os MAP, e facilita o aprendizado e a percepção da contração muscular, força, intensidade, duração, resistência e coordenação motora[54,90,92]. Estudos recentes mostram que esta terapia inibe a hiperatividade vesical, nos casos de urgeincontinência, ao melhorar a força e coordenação desta musculatura[69,92].

As técnicas já mencionadas neste capítulo como eletroestimulação do nervo tibial posterior e a terapia comportamental são utilizadas com o mesmo objetivo no ambiente ambulatorial. A particularidade do paciente neste ambiente é devida à possibilidade de uma abordagem mais objetiva e direta dos MAP, além de outros aspectos a serem abordados como questões sexuais e intestinais, que frequentemente sofrem grande impacto nos pacientes com patologias neurológicas.

No tratamento da bexiga neurogênica hipoativa a finalidade é reeducar o relaxamento muscular para completo esvaziamento vesical. Equilibrar o tônus muscular, caso esteja hipertônico ou com espasmos, ou no caso de hipotonia muscular e esfincteriana. O *biofeedback* (EMG e/ou manométrico) permite a distinção da musculatura contraída acessoriamente durante o esvaziamento vesical (músculos abdominais), assim como a avaliação do tônus dos MAP e treino de relaxamento do assoalho pélvico para facilitar a micção[92].

A estimulação elétrica também deve ser utilizada para estímulo da sensibilidade vesical e para desencadear contração reflexa do detrusor quando aplicada em região suprapúbica[45,51,54,93].

Concomitantemente à reabilitação pélvica, são necessários exames que mostrem com precisão se o resíduo miccional está aumentado e a indicação da sondagem vesical de alívio como complemento, reduzindo o risco de infecções do trato urinário[51].

Por fim, a reabilitação pélvica é recomendada para auxiliar na "reeducação" miccional e contribuir com a reestruturação do controle neural da bexiga, resultando na reeducação vesical[54,69].

Considerações finais

A fisioterapia urológica na unidade de terapia intensiva encontra-se em constante processo de desenvolvimento. O principal objetivo da nossa atuação é a promoção, prevenção e reabilitação precoce das disfunções do TUI, corroborando também para a diminuição de eventos de infecção do trato urinário, onde atuamos de maneira ímpar na redução da incidência e recidivas de complicações clínicas como ITU, promovendo um menor período ou ausência de uso de fármacos (antibióticos) e, principalmente, diminuindo o tempo total de internação hospitalar.

Além da recuperação do controle vesical adequado ainda durante o período de internação, através da intervenção precoce, favorecemos o restabelecimento da sua independência, individualidade, da qualidade de vida e da sua rotina, impactando positivamente na sua satisfação e na de seus familiares.

Devido à escassez na literatura sobre o referido tema, torna-se pertinente a necessidade de expor as práticas e técnicas adotadas, evidenciando os benefícios da assistência precoce, o impacto na condição clínica e qualidade de vida do paciente e a importância da nossa atuação no ambiente de terapia intensiva, unidades de internação e serviços ambulatoriais, para que a prática se estenda a outros serviços de saúde, minimizando gastos e favorecendo a reabilitação e recuperação plena deste paciente.

Referências bibliográficas

1. Andersen JT, Blaivas JG, Cardozo L, Thuroff J. Seventh Report on the Standardisation of Terminology of Lower Urinary Tract Function: Lower Urinary Tract Rehabilitation Techniques. Scand J Urol Nephrol. 1992;26(2):99-106.

2. Stohrer M, Blok B, Castro-Diaz D, Chartier-Kastler E, Del Popolo G, Kramer G, et al. EAU guidelines on neurogenic lower urinary tract dysfunction. Eur Urol. 2009;56(1):81-8.

3. Liao L. Evaluation and Management of Neurogenic Bladder: What Is New in China? Int J Mol Sci. 2015;16(8):18580-600.

4. Madersbacher H. The various types of neurogenic bladder dysfunction: an update of current therapeutic concepts. Paraplegia. 1990;28(4):217-29.

5. Weiss RM. Clinical correlations of ureteral physiology. Am J Kidney Dis. 1983;2(4):409-22.

6. Williams G, Fletcher JT, Alexander SI, Craig JC. Vesicoureteral reflux. J Am Soc Nephrol. 2008;19(5):847-62.

7. Elbadawi A. Functional anatomy of the organs of micturition. Urol Clin North Am. 1996;23(2):177-210.

8. Mehnert U, Nehiba M. [Neuro-urological dysfunction of the lower urinary tract in CNS diseases: pathophysiology, epidemiology, and treatment options]. Urologe A. 2012;51(2):189-97.

9. Benjamin EJ, Blaha MJ, Chiuve SE, Cushman M, Das SR, Deo R, et al. Heart Disease and Stroke Statistics-2017 Update: A Report From the American Heart Association. Circulation. 2017.

10. Burney TL, Senapati M, Desai S, Choudhary ST, Badlani GH. Acute cerebrovascular accident and lower urinary tract dysfunction: a prospective correlation of the site of brain injury with urodynamic findings. J Urol. 1996;156(5):1748-50.

11. Gelber DA, Good DC, Laven LJ, Verhulst SJ. Causes of urinary incontinence after acute hemispheric stroke. Stroke. 1993;24(3):378-82.

12. Reding MJ, McDowell F. Stroke rehabilitation. Neurol Clin. 1987;5(4):601-30.

13. Brocklehurst JC, Andrews K, Richards B, Laycock PJ. Incidence and correlates of incontinence in stroke patients. J Am Geriatr Soc. 1985;33(8):540-2.

14. Brittain KR, Peet SM, Castleden CM. Stroke and incontinence. Stroke. 1998;29(2):524-8.

15. Nakayama H, Jorgensen HS, Pedersen PM, Raaschou HO, Olsen TS. Prevalence and risk factors of incontinence after stroke. The Copenhagen Stroke Study. Stroke. 1997;28(1):58-62.

16. Taub NA, Wolfe CD, Richardson E, Burney PG. Predicting the disability of first-time stroke sufferers at 1 year. 12-month follow-up of a population-based cohort in southeast England. Stroke. 1994;25(2):352-7.

17. Burney TL, Senapati M, Desai S, Choudhary ST, Badlani GH. Effects of cerebrovascular accident on micturition. Urol Clin North Am. 1996;23(3):483-90.

18. Kim TG, Chun MH, Chang MC, Yang S. Outcomes of drug-resistant urinary retention in patients in the early stage of stroke. Ann Rehabil Med. 2015;39(2):262-7.

19. Chua K, Chuo A, Kong KH. Urinary incontinence after traumatic brain injury: incidence, outcomes and correlates. Brain Inj. 2003;17(6):469-78.

20. Yum KS, Na SJ, Lee KY, Kim J, Oh SH, Kim YD, et al. Pattern of voiding dysfunction after acute brainstem infarction. Eur Neurol. 2013;70(5-6):291-6.

21. Cho HJ, Kang TH, Chang JH, Choi YR, Park MG, Choi KD, et al. Neuroanatomical correlation of urinary retention in lateral medullary infarction. Ann Neurol. 2015;77(4):726-33.

22. Araki I, Matsui M, Ozawa K, Takeda M, Kuno S. Relationship of bladder dysfunction to lesion site in multiple sclerosis. J Urol. 2003;169(4):1384-7.

23. Badri AV, Purohit RS, Skenazy J, Weiss JP, Blaivas JG. A review of lower urinary tract symptoms in patients with Parkinson's disease. Curr Urol Rep. 2014;15(9):435.

24. Ransmayr GN, Holliger S, Schletterer K, Heidler H, Deibl M, Poewe W, et al. Lower urinary tract symptoms in dementia with Lewy bodies, Parkinson disease, and Alzheimer disease. Neurology. 2008;70(4):299-303.

25. Blackett H, Walker R, Wood B. Urinary dysfunction in Parkinson's disease: a review. Parkinsonism Relat Disord. 2009;15(2):81-7.

26. Murnaghan GF. Neurogenic disorders of the bladder in Parkinsonism. Br J Urol. 1961;33:403-9.

27. Salinas JM, Berger Y, De La Rocha RE, Blaivas JG. Urological evaluation in the Shy Drager syndrome. J Urol. 1986;135(4):741-3.

28. Liu Z, Uchiyama T, Sakakibara R, Yamamoto T. Underactive and overactive bladders are related to motor function and quality of life in Parkinson's disease. Int Urol Nephrol. 2015;47(5):751-7.

29. Compston A, Coles A. Multiple sclerosis. Lancet. 2002;359(9313):1221-31.

30. Rubin SM. Management of multiple sclerosis: an overview. Dis Mon. 2013;59(7):253-60.

31. Khan F, Pallant JF, Shea TL, Whishaw M. Multiple sclerosis: prevalence and factors impacting bladder and bowel function in an Australian community cohort. Disabil Rehabil. 2009;31(19):1567-76.

32. Yonnet GJ, Fjeldstad AS, Carlson NG, Rose JW. Advances in the management of neurogenic detrusor overactivity in multiple sclerosis. Int J MS Care. 2013;15(2):66-72.

33. Haab F. Chapter 1: The conditions of neurogenic detrusor overactivity and overactive bladder. Neurourol Urodyn. 2014;33 Suppl 3:S2-5.

34. Masel BE, DeWitt DS. Traumatic brain injury: a disease process, not an event. J Neurotrauma. 2010;27(8):1529-40.

35. Vaishnavi S, Rao V, Fann JR. Neuropsychiatric problems after traumatic brain injury: unraveling the silent epidemic. Psychosomatics. 2009;50(3):198-205.

36. Chernev I, Yan K. Position-dependent urinary retention in a traumatic brain injury patient: a case report. Cases J. 2009;2:9120.

37. Dixon CE, Lyeth BG, Povlishock JT, Findling RL, Hamm RJ, Marmarou A, et al. A fluid percussion model of experimental brain injury in the rat. J Neurosurg. 1987;67(1):110-9.

38. Schiff ND, Giacino JT, Kalmar K, Victor JD, Baker K, Gerber M, et al. Behavioural improvements with thalamic stimulation after severe traumatic brain injury. Nature. 2007;448(7153):600-3.

39. Gennarelli TA. Animate models of human head injury. J Neurotrauma. 1994;11(4):357-68.

40. Giannantoni A, Silvestro D, Siracusano S, Azicnuda E, D'Ippolito M, Rigon J, et al. Urologic dysfunction and neurologic outcome in coma survivors after severe traumatic brain injury in the postacute and chronic phase. Arch Phys Med Rehabil. 2011;92(7):1134-8.

41. Jiang HH, Kokiko-Cochran ON, Li K, Balog B, Lin CY, Damaser MS, et al. Bladder dysfunction changes from underactive to overactive after experimental traumatic brain injury. Exp Neurol. 2013;240:57-63.

42. Ersoz M, Tunc H, Akyuz M, Ozel S. Bladder storage and emptying disorder frequencies in hemorrhagic and ischemic stroke patients with bladder dysfunction. Cerebrovasc Dis. 2005;20(5):395-9.

43. Kadow BT, Tyagi P, Chermansky CJ. Neurogenic Causes of Detrusor Underactivity. Curr Bladder Dysfunct Rep. 2015;10(4):325-31.

44. Moody BJ, Liberman C, Zvara P, Smith PP, Freeman K, Zvarova K. Acute lower urinary tract dysfunction (LUTD) following traumatic brain injury (TBI) in rats. Neurourol Urodyn. 2014;33(7):1159-64.

45. Fonte N. Urological care of the spinal cord-injured patient. J Wound Ostomy Continence Nurs. 2008;35(3):323-31; quiz 32-3.

46. Sinha S. Dysfunctional voiding: A review of the terminology, presentation, evaluation and management in children and adults. Indian J Urol. 2011;27(4):437-47.

47. Cardenas DD, Hoffman JM, Kirshblum S, McKinley W. Etiology and incidence of rehospitalization after traumatic spinal cord injury: a multicenter analysis. Arch Phys Med Rehabil. 2004;85(11):1757-63.

48. Selzman AA, Hampel N. Urologic complications of spinal cord injury. Urol Clin North Am. 1993;20(3):453-64.

49. Sacomani CA, Trigo-Rocha FE, Gomes CM, Greve JA, Barros TE, Arap S. Effect of the trauma mechanism on the bladder-sphincteric behavior after spinal cord injury. Spinal Cord. 2003;41(1):12-5.

50. Ditunno JF, Little JW, Tessler A, Burns AS. Spinal shock revisited: a four-phase model. Spinal Cord. 2004;42(7):383-95.

51. Giannantoni A, Scivoletto G, Di Stasi SM, Silecchia A, Finazzi-Agro E, Micali I, et al. Clean intermittent catheterization and prevention of renal disease in spinal cord injury patients. Spinal Cord. 1998;36(1):29-32.

52. Cohen MZ. A historical overview of the phenomenologic movement. Image J Nurs Sch. 1987;19(1):31-4.

53. Gonor SE, Carroll DJ, Metcalfe JB. Vesical dysfunction in multiple sclerosis. Urology. 1985;25(4):429-31.

54. Taweel WA, Seyam R. Neurogenic bladder in spinal cord injury patients. Res Rep Urol. 2015;7:85-99.

55. Perkash I. Long-term urologic management of the patient with spinal cord injury. Urol Clin North Am. 1993;20(3):423-34.

56. Drake MJ, Apostolidis A, Cocci A, Emmanuel A, Gajewski JB, Harrison SC, et al. Neurogenic lower urinary tract dysfunction: Clinical management recommendations of the Neurologic Incontinence committee of the fifth International Consultation on Incontinence 2013. Neurourol Urodyn. 2016;35(6):657-65.

57. Messelink B, Benson T, Berghmans B, Bo K, Corcos J, Fowler C, et al. Standardization of terminology of pelvic floor muscle function and dysfunction: report from the pelvic floor clinical assessment group of the International Continence Society. Neurourol Urodyn. 2005;24(4):374-80.

58. Chapple C. Overactive bladder and underactive bladder: a symptom syndrome or urodynamic diagnosis? Neurourol Urodyn. 2013;32(4):305-7.

59. Li X, Liao L. Updates of underactive bladder: a review of the recent literature. Int Urol Nephrol. 2016;48(6):919-30.

60. Abrams P, Cardozo L, Fall M, Griffiths D, Rosier P, Ulmsten U, et al. The standardisation of terminology of lower urinary tract function: report from the Standardisation Sub-committee of the International Continence Society. Am J Obstet Gynecol. 2002;187(1):116-26.

61. van Koeveringe GA, Vahabi B, Andersson KE, Kirschner-Herrmans R, Oelke M. Detrusor underactivity: a plea for new approaches to a common bladder dysfunction. Neurourol Urodyn. 2011;30(5):723-8.

62. Smith PP. Aging and the underactive detrusor: a failure of activity or activation? Neurourol Urodyn. 2010;29(3):408-12.

63. Suskind AM, Smith PP. A new look at detrusor underactivity: impaired contractility versus afferent dysfunction. Curr Urol Rep. 2009;10(5):347-51.

64. Groah SL, Weitzenkamp DA, Lammertse DP, Whiteneck GG, Lezotte DC, Hamman RF. Excess risk of bladder cancer in spinal cord injury: evidence

64. for an association between indwelling catheter use and bladder cancer. Arch Phys Med Rehabil. 2002;83(3):346-51.

65. Pannek J. Transitional cell carcinoma in patients with spinal cord injury: a high risk malignancy? Urology. 2002;59(2):240-4.

66. Elpern EH, Killeen K, Ketchem A, Wiley A, Patel G, Lateef O. Reducing use of indwelling urinary catheters and associated urinary tract infections. Am J Crit Care. 2009;18(6):535-41; quiz 42.

67. Bankhead RW, Kropp BP, Cheng EY. Evaluation and treatment of children with neurogenic bladders. J Child Neurol. 2000;15(3):141-9.

68. Kurtzke JF. Rating neurologic impairment in multiple sclerosis: an expanded disability status scale (EDSS). Neurology. 1983;33(11):1444-52.

69. Monteiro ES, de Carvalho LB, Fukujima MM, Lora MI, do Prado GF. Electrical stimulation of the posterior tibialis nerve improves symptoms of poststroke neurogenic overactive bladder in men: a randomized controlled trial. Urology. 2014;84(3):509-14.

70. Andersen JT. Measurement techniques in neuro-urology. Definitions and clinical applications. Nihon Hinyokika Gakkai Zasshi. 1992;83(6):804-5.

71. Aggarwal H, Zimmern PE. Underactive Bladder. Curr Urol Rep. 2016;17(3):17.

72. Fall M, Lindstrom S. Electrical stimulation. A physiologic approach to the treatment of urinary incontinence. Urol Clin North Am. 1991;18(2):393-407.

73. van Balken MR, Vergunst H, Bemelmans BL. The use of electrical devices for the treatment of bladder dysfunction: a review of methods. J Urol. 2004;172(3):846-51.

74. Kurpad R, Kennelly MJ. The evaluation and management of refractory neurogenic overactive bladder. Curr Urol Rep. 2014;15(10):444.

75. Chancellor MB, Chartier-Kastler EJ. Principles of Sacral Nerve Stimulation (SNS) for the Treatment of Bladder and Urethral Sphincter Dysfunctions. Neuromodulation. 2000;3(1):16-26.

76. Kessler TM, La Framboise D, Trelle S, Fowler CJ, Kiss G, Pannek J, et al. Sacral neuromodulation for neurogenic lower urinary tract dysfunction: systematic review and meta-analysis. Eur Urol. 2010;58(6):865-74.

77. Sanford MT, Suskind AM. Neuromodulation in neurogenic bladder. Transl Androl Urol. 2016;5(1):117-26.

78. Dasgupta R, Critchley HD, Dolan RJ, Fowler CJ. Changes in brain activity following sacral neuromodulation for urinary retention. J Urol. 2005;174(6):2268-72.

79. Blok BF, Groen J, Bosch JL, Veltman DJ, Lammertsma AA. Different brain effects during chronic and acute sacral neuromodulation in urge incontinent patients with implanted neurostimulators. BJU Int. 2006;98(6):1238-43.

80. Amarenco G, Ismael SS, Even-Schneider A, Raibaut P, Demaille-Wlodyka S, Parratte B, et al. Urodynamic effect of acute transcutaneous posterior tibial nerve stimulation in overactive bladder. J Urol. 2003;169(6):2210-5.

81. Gaziev G, Topazio L, Iacovelli V, Asimakopoulos A, Di Santo A, De Nunzio C, et al. Percutaneous Tibial Nerve Stimulation (PTNS) efficacy in the treatment of lower urinary tract dysfunctions: a systematic review. BMC Urol. 2013;13:61.

82. Kandadai P, O'Dell K, Saini J. Correct performance of pelvic muscle exercises in women reporting prior knowledge. Female Pelvic Med Reconstr Surg. 2015;21(3):135-40.

83. Vapnek JM. Urinary incontinence. Screening and treatment of urinary dysfunction. Geriatrics. 2001;56(10):25-9; quiz 32.

84. Vodusek DB. Anatomy and neurocontrol of the pelvic floor. Digestion. 2004;69(2):87-92.

85. Vodusek DB. Micturition and the sacral reflex arc: lessons from electrophysiological techniques. Scand J Urol Nephrol Suppl. 2002(210):51-4.

86. Panicker JN, Fowler CJ, Kessler TM. Lower urinary tract dysfunction in the neurological patient: clinical assessment and management. Lancet Neurol. 2015;14(7):720-32.

87. Wheeler JS, Jr., Walter JW. Acute urologic management of the patient with spinal cord injury. Initial hospitalization. Urol Clin North Am. 1993;20(3):403-11.

88. Pannek J. Treatment of urinary tract infection in persons with spinal cord injury: guidelines, evidence, and clinical practice. A questionnaire-based survey and review of the literature. J Spinal Cord Med. 2011;34(1):11-5.

89. Knorst MR, Resende TL, Santos TG, Goldim JR. The effect of outpatient physical therapy intervention on pelvic floor muscles in women with urinary incontinence. Braz J Phys Ther. 2013;17(5):442-9.

90. Ferreira M, Santos P. [Pelvic floor muscle training programmes: a systematic review]. Acta Med Port. 2011;24(2):309-18.

91. Arruda RM, Castro RA, Sousa GC, Sartori MG, Baracat EC, Girao MJ. Prospective randomized comparison of oxybutynin, functional electrostimulation, and pelvic floor training for treatment of detrusor overactivity in women. Int Urogynecol J Pelvic Floor Dysfunct. 2008;19(8):1055-61.

92. Capelini MV, Riccetto CL, Dambros M, Tamanini JT, Herrmann V, Muller V. Pelvic floor exercises with biofeedback for stress urinary incontinence. Int Braz J Urol. 2006;32(4):462-8; discussion 9.

93. Vahtera T, Haaranen M, Viramo-Koskela AL, Ruutiainen J. Pelvic floor rehabilitation is effective in patients with multiple sclerosis. Clin Rehabil. 1997;11(3):211-9.

Capítulo

11

REABILITAÇÃO EM UNIDADE DE TERAPIA INTENSIVA NEUROLÓGICA

Luana Gomes Alonso
Rodrigo Marques Di Gregório
Lígia Maria Coscrato Junqueira Silva

Introdução

Com a evolução tecnológica, científica e o acompanhamento multidisciplinar diário nas unidades de terapia intensiva (UTI), a sobrevida dos pacientes com sequelas neurológicas tem aumentado, contudo a incidência de complicações decorrentes dos efeitos deletérios da imobilidade no leito contribui para o declínio funcional, aumentando os custos assistenciais e reduzindo a qualidade de vida e sobrevida pós-alta[1,2].

O sistema musculoesquelético é projetado para se manter em movimento. São necessários apenas 7 dias de repouso no leito para reduzir a força muscular em 30%, com uma perda adicional de 20% da força restante a cada semana[2].

A recuperação dos pacientes que perdem as funções motoras depende de um componente intrínseco, ou seja, necessita da recuperação neurológica anatômica, fisiológica e de um componente adaptativo, que ocorre através do aprendizado de novas maneiras para executar as funções[3-5].

Diante desses processos essencialmente adaptativos, a fisioterapia torna-se indispensável para a reorganização cerebral, especialmente na fase aguda, não ficando restrita apenas à mobilização precoce ou cuidados posturais na UTI, mas estendendo-se a intervenções diretas voltadas para prevenção de alterações musculoesqueléticas secundárias e estímulo efetivo no reaprendizado motor, obtendo maior funcionalidade e melhor qualidade de vida para esses pacientes. Além, ainda, de atuar na redução de complicações pulmonares e circulatórias, contribuindo para a redução da taxa de mortalidade e do tempo de internação hospitalar[6-9].

Fisioterapia

A reabilitação do paciente com acometimento neurológico é um dos maiores desafios para a fisioterapia. Dada a variabilidade de características individuais em resposta à lesão cerebral, faz-se necessário a equipe multiprofissional reconhecer as diversas alterações provocadas pela lesão neurológica a fim de que possa traçar um plano de tratamento adequado, tendo em vista a prevenção e a recuperação, prestando uma melhor assistência ao paciente[10].

As manifestações comumente encontradas nestes pacientes estão relacionadas a défices motores, alterações na respiração, fala, deglutição, memória e equilíbrio, culminando muitas vezes em alterações significativas de coordenação motora, controle postural e consequentemente dificultando a execução de atividades de vida diária[3-5].

A gravidade das sequelas é determinada pela extensão da lesão e pela área cerebral acometida, sendo essa região da lesão rodeada por uma área de hipoperfusão determinada "zona de penumbra", ponto fundamental da intervenção terapêutica que terá como objetivo evitar a lesão secundária, monitorando a ventilação e prevenindo a hipóxia[11].

Alterações ventilatórias e complicações respiratórias

O desequilíbrio muscular que surge após uma lesão neurológica provoca na grande maioria das vezes alterações na mecânica respiratória, favorecendo o encurtamento da musculatura inspiratória, enquanto a musculatura abdominal se apresenta tensa e enfraquecida. O indivíduo acometido apresenta perda severa do tônus muscular e diminuição da capacidade aeróbica e, em razão disso, durante suas atividades de vida diária há um enorme gasto energético, levando-o a fadiga muscular e respiratória mais rapidamente[12].

As alterações nos padrões respiratórios modificam a mecânica pulmonar, que desencadeia uma diminuição na potência diafragmática e bloqueio inspiratório, prejudicando a função pulmonar, levando esses pacientes a complicações respiratórias tais como redução na pressão inspiratória máxima (Pimáx) e pressão expiratória máxima (Pemáx), além de diminuição da atividade dos músculos intercostais e diafragmático, favorecendo o acúmulo de secreções e hipoventilação[12,13].

Algumas observações devem ser consideradas:

- em lesões associadas ao território vertebrobasilar e crises convulsivas, a depressão respiratória é precoce (< 24 h);
- nos infartos hemisféricos a depressão respiratória é tardia (48 a 72 h).
- ou ainda, a disfunção respiratória pode ser consequência de compressão do tronco cerebral por edema e infartos cerebelares extensos.

Na maioria dos casos, a oxigenação sanguínea pode ser prejudicada, sendo necessária a suplementação de oxigênio (O_2) com 2-4 L/min de O_2 nasal quando a saturação periférica de oxigênio estiver abaixo de 92%, além da manutenção das vias aéreas pérvias. Resultados satisfatórios também podem ser obtidos com a utilização de pressão positiva em pacientes com sequela neurológica, objetivando prevenir atelectasias decorrentes da queda dos volumes pulmonares e fadiga dos músculos respiratórios debilitados, melhorando assim a ventilação e a oxigenação, sem necessidade de intubação. Porém, para a utilização da ventilação mecânica não invasiva (VMNI) como recurso terapêutico deve-se atentar ao risco de broncoaspiração, pneumoencéfalo, fístulas liquóricas associadas e a presença de fraturas de face, comumente encontradas nesses pacientes[14].

Em pacientes com alterações graves do nível de consciência e incapacidade ventilatória pode ser necessária intubação orotraqueal e ventilação mecânica invasiva objetivando evitar complicações metabólicas na área de penumbra isquêmica.

Proteção de vias aéreas superiores (VAS)

Também se faz importante a avaliação da proteção das vias aéreas superiores, visando garantir a ventilação adequada e reduzir o risco de microaspirações.

A pneumonia é uma das complicações mais frequentes em pacientes com sequela neurológica, sendo a maior parte associada à aspiração. Medidas como, mudança de decúbito frequentes, cabeceira elevada, manutenção da pressão de cuff e fisioterapia respiratória podem auxiliar na prevenção das pneumonias.

Além disso, devem ser avaliados os quadros de disfagia, deglutição atípica, queda de base de língua, bem como aspecto de secreção traqueal e sialorreia[11,14].

Alimentação por via oral só deve ser introduzida quando o paciente demonstrar capacidade de deglutir líquido em pequenas quantidades e de obedecer a comandos de tosse efetiva, associados ao posicionamento no leito com elevação de cabeceira de 30° a 45°. A avaliação da Fonoaudiologia é indispensável nesses casos.

Lesões por pressão

Lesões por pressão (LPP) podem ser definidas como área localizada apresentando morte celular, desenvolvida quando um tecido mole é pressionado entre uma proeminência óssea e uma superfície dura por longo período de tempo[15-17]. Seu desenvolvimento ocorre por diversos fatores classificados em internos (idade, morbidade, estado nutricional, hidratação, condições de morbidade e nível de consciência) e externos (pressão, cisalhamento, fricção e umidade)[18].

As lesões por pressão são classificadas em estágios que variam do I ao IV, esta classificação é feita de acordo com a profundidade do comprometimento tecidual[15].

Estudos indicam que em terapia intensiva, a incidência de LPP varia de 1 a 56%, e no Brasil estudos evidenciaram incidências de LPP de 10,6 a 62,5%)[15,19].

Assim, o fisioterapeuta deve avaliar cuidadosamente os riscos individuais que predispõem a lesões por pressão e auxiliar a equipe de enfermagem na inspeção cutânea periódica, sobretudo em proeminências ósseas e pontos de pressão, bem como estimular as mudanças de decúbito a cada 2 horas em pacientes imobilizados[11].

Adicionalmente, como tratamento adjuvante da LPP, o fisioterapeuta pode intervir através da utilização de laserterapia de baixa potência, que atualmente é um recurso de primeira opção no tratamento fisioterapêutico de pacientes internados nas UTI. É definida como radiação de luz amplificada de baixa potência capaz de promover efeitos bioquímicos, bioelétricos e bioenergéticos, apresentando como resultado efeitos analgésico, anti-inflamatório, antiedematoso e cicatrizante[20-23].

O *laser* atua aumentando a migração de fibroblastos para a região, auxiliando na formação de colágeno através da vasodilatação, síntese de DNA e aumento da atividade celular, facilitando assim a neovascularização e promovendo uma cicatrização mais rápida. Todavia, está contraindicada sua aplicação sobre massas neoplásicas, retina, focos infecciosos, útero gravídico, lesões sangrantes e com pontos de necrose[20, 21,24].

Sendo assim, a fisioterapia apresenta um papel de grande importância desde a prevenção até a reabilitação dos pacientes com LPP, oferecendo meios para minimizar o problema, viabilizando um retorno mais rápido às suas atividades sociais e de vida diária, diminuindo sofrimento e custos[20,21].

Alterações motoras e défices neurológicos

Em linhas gerais, em face de lesão cerebral, independentemente da etiologia, podem-se observar alterações de tônus na fase aguda, caracterizadas por flacidez/hipotonia, que geram perda parcial ou total de movimento da região afetada. Ainda que a hipotonia possa persistir, é frequente o aparecimento de um padrão de hipertonia, com resistência ao movimento passivo[11,25], porém há algumas doenças que são mais incidentes e, por sua gravidade, são mais frequentes de se observar em uma UTI neurológica.

Entre as afecções neurológicas mais frequentes, que requerem internação em UTI, estão o acidente vascular encefálico (AVE), o traumatismo cranioencefálico (TCE), traumas raquimedulares (TRM) e polineuropatia do paciente crítico.

Acidente vascular encefálico (AVE)

Ocorre em decorrência da interrupção do aporte sanguíneo para determinada região do encéfalo, e seus comprometimentos e sequelas vão depender do local e da extensão dessa lesão, podendo ser sensitivos, motores e/ou cognitivos, gerando défices na capacidade funcional, na independência e na qualidade de vida dos indivíduos. O padrão patológico comumente encontrado é a hemiplegia/hemiparesia, que se caracteriza por um padrão flexor do membro superior com: retração, adução e rotação interna do ombro, flexão de cotovelo, pronação de antebraço, flexão de punho e dedos, e adução de polegar. Há também padrão extensor de membros inferiores, com extensão e adução de quadril, extensão de joelho, inversão de tornozelo e flexão plantar e de dedos. Acomete mais frequentemente musculaturas antigravitacionais, mas existem vários outros padrões patológicos[26].

Traumatismo cranioencefálico (TCE)

Representa aproximadamente 15 a 20% das mortes em pessoas com idade entre 5 e 35 anos. Seu principal mecanismo pode ser classificado como lesão cerebral focal, resultando em contusão, laceração e hemorragia intracraniana por trauma local direto; ou lesão cerebral difusa, causando lesão axonal difusa e edema cerebral pelo mecanismo de aceleração/desaceleração. A deficiência e a incapacidade dependem de quais regiões cerebrais foram danificadas, mas via de regra seguem padrões típicos, de acordo com o comprometimento do hemisfério direito ou esquerdo ou do tronco encefálico[27,28].

Trauma raquimedular (TRM)

Lesão medular que se caracteriza pela interrupção parcial ou total do sinal neurológico através da medula, resultando em paralisia e ausência de sensibilidade do nível da lesão para baixo, assim como outras alterações nos sistemas urinário, intestinal e autônomo. Acarreta aos indivíduos tetraparesia/tetraplegia, paraplegia/paraparesia, caracterizada por paralisia flácida em lesões completas, ou espásticas em lesões completas[25].

Polineuropatia do doente crítico

O repouso prolongado leva à diminuição da síntese proteica, à proteólise aumentada e a uma perda líquida na massa muscular e da força muscular. Em pacientes críticos, o início da atrofia muscular é rápido e severo, começando em dias de hospitalização. Tanto o estresse oxidativo como as citocinas pró-inflamatórias têm sido investigados como causas potenciais de miopatia durante uma doença crítica. A inatividade prolongada contribui para os desequilíbrios na resposta inflamatória com o aumento da atividade de citocinas pró-inflamatórias e estresse oxidativo, tendo como produto final a fraqueza muscular periférica, respiratória, com consequente perda funcional, mesmo sem a presença de lesão nervosa estrutural[29].

O retorno dos movimentos depende da reorganização neurológica e está diretamente relacionado à realização de exercícios. Estes têm por finalidade manter as amplitudes articulares, melhorar a flexibilidade e a força muscular, estimular o equilíbrio e a coordenação motora, favorecer a percepção corporal e estimular o uso da motricidade voluntária preservada[11,25].

Mobilização precoce

Vislumbrando reduzir ou minimizar a piora funcional e, concomitantemente, ser adjuvante ao processo de recuperação clínica, cresce a cada dia o conceito de mobilização precoce, um dos temas mais abordados e estudados na atualidade.

A mobilização precoce engloba todos os pacientes internados no ambiente de UTI, estejam eles restritos ao leito, sob efeito sedativo, dependentes de suporte ventilatório invasivo ou não invasivo, e deve ser iniciada imediatamente após a estabilização das alterações fisiológicas importantes.

Esta intervenção precoce gera efeitos acerca das várias etapas do transporte de oxigênio, manutenção da força muscular e a mobilidade articular, melhora a função pulmonar e o desempenho do sistema respiratório, reduzindo os efeitos deletérios secundários ao imobilismo, facilitando o desmame da ventilação mecânica, reduzindo o tempo de permanência na UTI e, consequentemente, a permanência hospitalar, promove melhora na qualidade de vida após a alta hospitalar, além de ter se demonstrado uma abordagem factível e segura[30-32].

Há na literatura a descrição de diversos protocolos e programas para aplicação da mobilização precoce, sendo comum a todos a proposta de atividades de maneira evolutiva através da aplicação de exercícios progressivos, de acordo com a tolerância dos pacientes, garantindo a continuidade do processo terapêutico[33,34]. Vários instrumentos têm sido sugeridos com o objetivo de avaliar a função motora dos pacientes após lesão. No entanto, devemos considerar as limitações na aplicação prática destas ferramentas especialmente relacionadas a défices cognitivos, nível de consciência e diferentes perfis epidemiológicos, sendo sua melhor utilização como complemento para a determinação do diagnóstico funcional.

Os pacientes devem ser triados por meio de uma avaliação funcional individualizada e, de acordo com seu grau de força muscular (GFM), conforme a escala MRC (*Medical Research Council*), cabendo ao fisioterapeuta, em consonância com a equipe multidisciplinar, determinar o recurso e a atividade adequados ao quadro funcional (Quadro 11.1), respeitando as contraindicações, devendo essas ser discutidas rotineiramente, de forma interdisciplinar[35].

A mobilização precoce se inicia com mudanças de decúbito e mobilização passiva, objetivando alcançar a deambulação. Para que seja alcançado o mais alto grau de independência, uma série de atividades pode ser proposta: mobilização passiva, eletroestimulação, ortostatismo passivo com prancha ortostática, sedestação, exercícios ativos e resistidos, cicloergômetro e deambulação, sendo que para realizar alguma dessas tarefas, são necessários alguns dispositivos sequencialmente detalhados.

Eletroestimulação

A estimulação elétrica neuromuscular (EENM) tem sido utilizada como alternativa para ganho de tônus muscular em pacientes com lesões nervosas periféricas isoladas e mobilização passiva em pacientes acamados. Gera benefícios em termos de capacidade de exercício, desempenho dos músculos esqueléticos, qualidade de vida, redução da perda muscular, prevenção da incidência de polineuropatia do paciente crítico, redução do tempo de desmame e diminuição do tempo de internamento nas UTI[36,37].

Ortostatismo assistido com uso de prancha ortostática

O ortostatismo assistido na prancha ortostática consiste na utilização de uma maca elétrica com cintas nas regiões torácica, pélvica e na altura dos joelhos, onde o paciente alcança gradativamente a posição vertical, com o objetivo de melhorar nível de consciência, neutralizar

Quadro 11.1. Atividades terapêuticas do programa de mobilização precoce

	GFM: 1-2		GFM: 3-5		
	RASS -5/-4	RASS -3/-2/-1	RASS 0/+1/+2		
Admissão na UTI	Mobilização passiva	Mobilização passiva	Exercícios ativos	Progresso conforme tolerância	Alta Hospitalar
	Eletroestimulação	Eletroestimulação	Exercícios resistidos		
	Alongamentos	Alongamentos	Alongamentos		
	Posicionamento	Posicionamento	Posicionamento		
		Ortostatismo assistido (PO)	Ortostatismo assistido (PO)		
		Sedestração	Ortostatismo ativo		
			Cicloergômetro		
			Sedestação na poltrona		
			Deambulação		

RASS: Richmond Agitation Sedation Scale. GFM: Grau de Força Muscular. PO: Prancha Ortostática a postura de flexão adotada, promover benefícios hemodinâmicos e cardiorrespiratórios, melhorar o estado de alerta, controle autonômico, facilitação da resposta postural antigravitacional, estimulação vestibular, além de readaptar os pacientes à posição vertical quando os mesmos são incapazes de manter essa postura sozinhos com segurança[38,39].

Atualmente, há grupos que sugerem a indicação da utilização da prancha ortostática para tratamento de acometimentos pulmonares agudos, atuando como adjuvante no processo de desmame difícil da ventilação mecânica em pacientes intubados ou traqueostomizados, além da proposta de que a posição ortostática agiria alterando as zonas dependentes de ventilação, melhorando a relação ventilação-perfusão (V/Q,) o que sugere ser um substituto da posição prona em pacientes com síndrome da angústia respiratória (SDRA) grave, esta abordagem ainda requer estudos maiores, uma vez que os estudos que a propõem, apesar de obterem resultados positivos, ainda carecem de mais sujeitos.

Sedestação

A sedestação, preferencialmente em poltrona, deve ser aplicada a todos os pacientes, independente do grau de força muscular apresentado, incluindo os indivíduos em uso de ventilação mecânica, pois faz parte da mudança de decúbito, devendo o paciente permanecer por no mínimo 2 horas na posição. Tem seus benefícios similares aos do ortostatismo, além de ter papel importante na prevenção e no tratamento do *delirium*.

As contraindicações para a realização da sedestação passam por: instabilidade hemodinâmica, neurológica, agitação psicomotora e particularidades cirúrgicas, que devem ser discutidas entre a equipe multidisciplinar.

Cicloergômetro

O cicloergômetro é um aparelho estacionário que permite rotações cíclicas, podendo ser utilizado para realizar exercícios passivos, ativos e resistidos. Promove aumento da força muscular e está associado a melhora da capacidade funcional dos indivíduos e da consciência corporal, sobretudo em pacientes hemiparéticos e heminegligentes, além de gerar redução da dispneia e aumentar a tolerância ao exercício.

A utilização do cicloergômetro em pacientes neurocríticos pós-lesão cerebral mostrou-se segura, não gerando o aumento na PIC e PPC. Outro benefício notado é o grau de satisfação do paciente, com maior participação ativa nas atividades fisioterapêuticas, auxiliando em seu processo de reabilitação na fase hospitalar. Pelo fato de ser estacionário, pode ser aplicado nas condições em que a deambulação é possível do ponto de vista motor, porém contraindicada por algum fator clínico que impossibilite a saída do leito no momento[40,41].

Dificuldades de aplicação

A mobilização precoce possui inúmeros benefícios, além de ser uma atividade segura, desde que identificados os pacientes suscetíveis a instabilidades[42,43].

Apesar disso, ainda não é amplamente explorada e aplicada na rotina de diversas UTI. Este fato pode ser atribuído à ausência de protocolos direcionados ou padronização de práticas interdisciplinares, gerando divergências quanto ao tipo, duração e frequência das atividades impostas ao paciente crítico; falta de uniformidade e rotina multidisciplinar na determinação do plano terapêutico; carência de recursos e despreparo da equipe, variação nas práticas de sedação e analgesia; resistência do fisioterapeuta na implementação de recursos adicionais durante a terapia e desconhecimento da eficácia e segurança da mobilização precoce no paciente crítico[44].

Terapia ocupacional

A intervenção da terapia ocupacional em pacientes críticos baseia-se na promoção de saúde e qualidade de vida ocupacional durante a internação e está relacionada com redução do *delirium*, melhora funcional e menor tempo de permanência na UTI, além de maior independência funcional na alta hospitalar e prevenção de complicações tardias, ou seja, a síndrome pós-UTI, que inclui deficiências físicas, cognitivas e psicológicas desencadeadas em muitos pacientes[45].

As abordagens utilizadas estão direcionadas para treino, orientação e adaptação das atividades de vida diária (AVD's) e atividades básicas de vida diária (ABVD's) e, por meio de estimulação funcional e cognitiva (Quadro 11.2), visam autonomia e qualidade de vida.

Na terapia realizam-se atividades com tecnologia assistiva, adaptações, orientações a pacientes e cuidadores, engajamento e estimulação cognitiva, atividades de autocuidado, além de contribuir com o planejamento da alta segura.

Órtese estática de posicionamento

Com base na recuperação funcional, as órteses são consideradas um recurso essencial na reabilitação do paciente, impedindo ou corrigindo deformidades já existentes como um dispositivo que mantém os tecidos em uma única posição para o correto alinhamento articular, evitando deformidades e impedindo o desenvolvimento de contraturas pelo posicionamento[46].

A órtese estática é um dispositivo externo aplicado à extremidade do membro acometido com o objetivo de pre-

Quadro 11.2. Atividades terapêuticas da terapia ocupacional em pacientes críticos

Admissão na UTI	RASS -5/-4	RASS -3/-2	RASS -1/0/+1	Progresso conforme tolerância	Alta hospitalar
	Sem intervenção	Orientação de exercícios	Orientação de exercícios		
	Paciente arresponsivo		Exercícios para memória		
			Terapia assistida		
			Exercícios com jogos, hobbies e instrumentos		
			Adaptações para AVDs		

RASS: Richmond Agitation Sedation Scale. AVDs: Atividades de Vida Diária.

venir deformidades articulares e, além disso, melhorar o posicionamento e aumentar o conforto do paciente[47]. O estiramento prolongado promovido pelo uso da órtese durante várias horas, de preferência no período noturno, permite o crescimento de sarcômeros adicionais, deixando o músculo menos sensível ao estiramento durante o movimento. Em resumo, a aplicação da órtese estática promove adequação do tônus, melhora da função, prevenção de contraturas e, consequentemente, alívio da dor[48].

Alterações miccionais e reabilitação uroginecológica

A fisioterapia uroginecológica em pacientes críticos visa prevenir e reduzir os fatores de risco de infecção do trato urinário (ITU) e complicações e disfunções vesicais relacionadas ao uso de sondagem vesical de demora (SVD), comumente utilizada na UTI, por meio de manobras e recursos para estímulos vesicais.

Em lesões suprapontinas, em decorrência da inibição do centro miccional, ocorre hiperatividade ou hipocontralidade detrusora, caracterizando assim uma bexiga neurogênica. Inicialmente os pacientes apresentam retenção urinária aguda e posteriormente cursam com aumento da frequência urinária, secundária às contrações não inibidas do detrusor[49].

Na avaliação desse paciente pós-retirada da sondagem vesical de demora, é relevante a percussão suprapúbica, ou palpação abdominal, como indicativo da presença de resíduo pós-miccional (até 300 mL)[50]. A fisioterapia urológica atua com manobras de estímulo vesical (manobras de Crede, percussão e Valsava) nos intervalos miccionais estimados, fazendo uso em alguns casos de compressa fria, eletroestimulação suprapúbica e exercícios para a musculatura adjacente à bexiga, além da terapia comportamental, com orientações em relação a ingesta hídrica, intervalos miccionais e quanto ao ato miccional durante a internação, com o objetivo de estimular a micção espontânea precoce e manter a função vesical[51].

Considerações finais

Na alta para a Unidade de Internação, o fisioterapeuta também realiza treinamentos e orientações complementares ao tratamento para pacientes e familiares, quanto aos objetivos terapêuticos nesta fase, cuidados quanto ao posicionamento ao leito/cadeira, uso de órteses, risco de queda, transferências e estímulos adequados para que sejam dados ao longo do dia e, não apenas durantes as sessões de Fisioterapia.

Nessa fase, são intensificados os exercícios motores, ainda com atenção ao quadro respiratório, porém a terapia e as orientações são voltadas à possibilidade de alta hospitalar, visando, assim, gerar o maior grau de independência ao paciente e orientação à família.

É importante salientar que o cuidado integral e integrado e a assistência por toda a equipe multidisciplinar são determinantes para a obtenção de resultados satisfatórios, redução da mortalidade e morbidade, reabilitação e reintegração social mais breve.

A atividade terapêutica no paciente neurocrítico deve ser iniciada precocemente para evitar os riscos da hospitalização prolongada e imobilidade associada. Adiar o início destas práticas é colaborar para intensificar o declínio funcional do paciente.

Referências bibliográficas

1. Silva VS, Pinto JG, Martinez BP, Camelier FWR. Mobilização na Unidade de Terapia Intensiva: Revisão Sistemática. Fisioter Pesq. 2014 Mar; 21(4):398-404.

2. Junior SJC. A importância da mobilização precoce em pacientes internados na unidade de terapia intensiva (UTI): Revisão de literatura. Persp Online: Biol & Saúde. 2013 Out;10(3):15-23.

3. Barcala L, Vieira DS, Martins GS, Carvalho DB, Oliveira CS. Aplicação da Bola Terapêutica na evolução do equilíbrio em pacientes hemiparéticos. Ter Man. 2010;8(37):231-235.

4. Sander I, Polese JC, Mazzola D, Schuster RC. Força Muscular de Dorsiflexores após intervenção com eletroestimulação neuromuscular em Hemiparéticos. Ter Man. 2010;8(36):100-105.

5. Marques PS, Nogueira SPB. Efeitos da Eletroestimulação Funcional e Kabat na funcionalidade do membro superior de Hemiparéticos. Rev Neurociênc. 2011;19(4):696-701.

6. Peppen RPS, Kwakkel G, Wood-Dauphinee S, Hendriks HJM, Van Der Wees PHJ. The impact of physical therapy on functional outcomes after stroke: What's the evidence? Clinical Rehabilitation. 2004;18:833-862.

7. Cancela DMG. O Acidente Vascular Encefálico – Classificação, principais conseqüências e reabilitação. Universidade Lusitana do Porto, 2008. Disponível em: www.psicologia.com.pt. Acessado em: 23 jan. 2017.

8. Escarcel BW, Muller MR, Rabuske M. Análise do controle postural de pacientes com Acidente Vascular Cerebral Isquêmico próximo a Alta Hospitalar. Rev Neurociênci. 2010;18(4):498-504.

9. Polese JC, Tonial A, Jung FK, Mazuco R, Oliveira SG, Schuster RC. Avaliação da funcionalidade de indivíduos acometidos por Acidente Vascular Encefálico. Rev Neurociênc. 2008;16(3):175-178.

10. Motta E, Natalio MA, Waltrick PT. Intervenção fisioterapêutica de internação em pacientes com Acidente Vascular Encefálico. Rev Neurociênc. 2008;16(2):118-123.

11. Fuentes B, Gallego J, Gil-Nunez A, Morales A, Purroy F, Roquer J, et al. Guidelines for the preventive treatment of ischaemic stroke and TIA (I). Update on risk factors and life style. Neurologia. 2012;27(9):560-574.

12. Mafalda L, Santos PH, Carrilho LO. Perfil respiratório de pacientes acometidos por acidente vascular encefálico. Saúde Integrada. 2014;7(13):153-172.

13. Meneguethi CHZ, Figueiredo VE, Guedes CAV, Batistera ACT. Avaliação da Força Muscular Respiratória em indivíduos acometidos por Acidente Vascular Cerebral. Rev Neurociênc. 2011;19(1):56-60.

14. Morone G, Fusco ACP, Coiro P, Pratesi L. Walking Training with Foot Drop Stimulator Controlled by a Tilt Sensor to Improve Walking Outcomes: A Randomized Controlled Pilot Study in Patients with Stroke in Subacute Phase. Stroke Research and Treatment. 2012, Article ID 523564, 5p.

15. Palhares VC, Neto AAP. Prevalência e incidência de ulcera por pressão em uma unidade de terapia intensiva. Revista de Enfermagem UFRE online. 2014 out;8(2):3647-53.

16. Barbosa, TP, Beccaria LM, Polleti NAA. Avaliação do risco de ulcera por pressão em UTI e assistência preventiva de enfermagem. Rev Enferm UERJ (Rio de Janeiro). 2014 mai/jun;22(3):353-8.

17. Sousa RG, Oliveira TL, Lima LR, Stival MM. Fatores associados à ulcera por pressão (UPP) em pacientes críticos: revisão integrativa da literatura. Universitas, Ciências da Saúde (Brasília). 2016 jan/jun;14(1):77-84.

18. Araujo AA, Santos AG. Ulceras por pressão em pacientes internados em unidades de terapia intensiva: revisão integrada da literatura. Ciências & Saúde. 2016 jan/abr;9(1):38-48.

19. Alves AGP, Borges JWP, Brito MA. Avaliação do risco para ulcera por pressão em unidades de terapia intensiva: uma revisão integrativa. Revista de pesquisa cuidado é fundamental online (Rio de Janeiro). 2014 abr/jun;6(2):793-804.

20. Silvestre JT, Holsbach DR. Atuação fisioterapêutica na ulcera de pressão: uma revisão de literatura. Revista Fafibe online (Bebedouro). 2012 Nov; 5:1-12.

21. Furieri FPM, Uessugui HM, Oliveira RR, et al. Atuação fisioterapêutica na úlcera por pressão: uma revisão. Revista científica da Faculdade de educação e meio ambiente. 2015 jun;6(1):69-80.

22. Palagi S, Severo IM, Menegon DB, et al. Laserterapia em ulcera por pressão: avaliação pela pressure ulcer scale for healing e nursing outcomes classification. Revista Escola de Enfermagem da USP. 2015;49(5):826-833.

23. Afonso, ECMR. Laser de baixa potencia, um forte aliado ao tratamento cicatricial da ulcera de pressão em pacientes hospitalizados. Revista mineira de ciências da saúde. 2011;3:35-42.

24. Andrade FSSD, Clark RMO, Ferreira ML. Efeitos da laserterapia de baixa potencia na cicatrização

de feridas cutâneas. Rev Col Bras Cir (Bahia). 2014;4(2):129-133.

25. Gavim AEO, Oliveira IPL, Costa TV, et al. A influência da avaliação fisioterapêutica na reabilitação neurológica. Saúde em Foco. 2013 Mai;6:71-77.

26. Ferla FL, Eduardo PMG. Physical Therapy in the treatment of trunk control and balance of patients after stroke. Rev Neurocienc. 2015;23(2):211-217.

27. Helmy A, Vizcaychipi M, Gupta AK. Traumatic brain injury: intensive care management. Br J Anaesth. 2007;99(1):32-42. 5.

28. Moppet IK. Traumatic brain injury: assessment, resuscitation and early management. Br J Anaesth. 2009;99(1):18-31.

29. Mendez-Tellez PA, Nusr R, Feldman D, et al. Early Physical Rehabilitation in the ICU: A Review for the Neurohospitalist. The Neurohospitalist. 2012;2(3):96-105.

30. Murakami FM, Yamaguti WP, Onoue MA, Mendes JM, Pedrosa RS, Maida AL, et al. Evolução funcional de pacientes graves submetidos a um protocolo de reabilitação precoce. Rev Bras Ter Intensiva. 2015;27(2):161-169.

31. Taito S, Shime N, Ota K, et al. Early mobilization of mechanically ventilated patients in the intensive care unit. Journal of Intensive Care. 2016;4:50.

32. Matos CA, Meneses JB, Bucoski SZM, Mora CTR, Fréz AR, Daniel CR. Existe diferença na mobilização precoce entre os pacientes clínicos e cirúrgicos ventilados mecanicamente em UTI? Fisioterapia e Pesquisa. 2016;23(2):124-8.

33. Gosselink R, Bott J, Johnson M, Dean E, Nava S, Norrenberg M, et al. Physiotherapy for adult patients with critical illness: recommendations of the European Respiratory Society and European Society of Intensive Care Medicine Task Force on Physiotherapy for Critically Ill Patients. Intensive Care Med. 2008 Jul; 34(7):1188-99.

34. Morris PE, Goad A, Thompson C, Taylor K, Harry B, Passmore L, et al. Early intensive care unit mobility therapy in treatment of acute respiratory failure. Crit Care Med. 2008;36(8):2238-43.

35. Vanhouette EK, Faber CG, van Nes SI, et al. Modifying the Medical Research Council grading system through Rasch analyses. Brain. 2012;135 (Pt 5):1639-49.

36. Gruther W, Kainsberger F, Fialka-Moser V, Paternostro-Sluga T, Quittan M, Spiss C, et al. Effects of neuromuscular electrical stimulation on muscle layer thickness of knee extensor muscles in intensive care unit patients: a piloty study. Journ Rehab Med. 2010 jun;42(6):593-7.

37. Sommers J, Engelbert RH, Dettling-Ihnenfeldt D, et al. Physiotherapy in the intensive care unit: an evidence-based, expert driven, practical statement and rehabilitation recommendations. Clin Rehab. 2015;29(11):1051-1063.

38. Sanders C, Oliveira F, Souza G, Medrado M. Mobilização precoce na UTI: Uma atualização. Fisioscience. 2012;55-68.

39. Sibinelli M, Maioral DC, Falcao ALE, Kosour C, Dragosavac D, Lima NMFV. Efeito imediato do ortostatismo em pacientes internados na unidade de terapia intensiva de adultos. Rev Bras Ter Intensiva (São Paulo). 2012;24(1):64-70.

40. Pires-Neto CR, Pereira AL, Parente C, et al. Caracterização do uso do cicloergômetro para auxiliar no atendimento fisioterapêutico em pacientes críticos, Rev Bras Ter Intensiva. 2013;25(1):39-43.

41. Thelandersson A, Nellgard B, Ricksten SE, Cider A. Effects of early bedside cycle exercise on intracranial Pressure and systemic hemodynamics in critically ill patients in a neurointensive care unit. Neurocrit Care. 2016 Dec;25(3):434-439.

42. Poletto SR, Rebello LC, Almeida AG, Brondani R, Chaves MLF, Nasi LA, et al. Early Mobilization in Ischemic Stroke: A pilot Randomized Trial of Safety na Feasibility in a Public Hospital in Brazil. Cerebrovasc Dis Extr. 2015;5:31-40.

43. Bernhardt J, Langhorne P, Lindley RI, Thrift AG, Ellery F, Collier J, et al. Efficacy and safety of very early mobilisation within 24 h of stroke onset (AVERT): a randomised controlled Trial. Lancet. 2015;386:46-55.

44. Engel H, Needham D, Morris P, Gropper M. ICU Early Mobilization: From Recommendation to Implementation at Three Medical Centers. Crit Care Med. 2013;41(9):S69-S80.

45. Schweickert WD, Pohlman MC, Pohlman AS, Nigos C, Pawlik A, Esbrook CL, et al. Early physical and occupational therapy in mechanically ventilated, critically ill patients: a randomised controlled Trial. Lancet. 2009;373(9678):1874-82.

46. Pardini PF. Reabilitação da Mão. 1ª ed. São Paulo: Atheneu; 2006.

47. Cohen H. Neurociências para fisioterapeutas. 2ª ed. São Paulo: Manole; 2001.

48. O'Dwyer NJ, Ada1 L, Neilson PD. Spasticity and muscle contracture following stroke. Oxford: Oxford University Press; 1996;119:1737-1749.

49. Baracho, E. Fisioterapia aplicada a saúde da mulher. 5º ed. Rio de Janeiro: Guanabara Koogan; 2012.

50. Mackensie P, Badlani GH. The incidence and etiology of overactive bladder in pacients after cerebrovascular acident. Curr Urol Rep. 2012 oct, 13(5):402-6.

51. Linsenmeyer TA. Post – CVA voiding dysfunctions: clinical insights and literature review. Neurorehab. 2012;30:1-7.

Capítulo

12

HEMORRAGIA ENCEFÁLICA INTRAPARENQUIMATOSA (HIP)

Alex Machado Baeta
Karlla Danielle Ferreira Lima
André Luiz Guimaraes de Queiroz
Antônio Carlos de Souza Correa

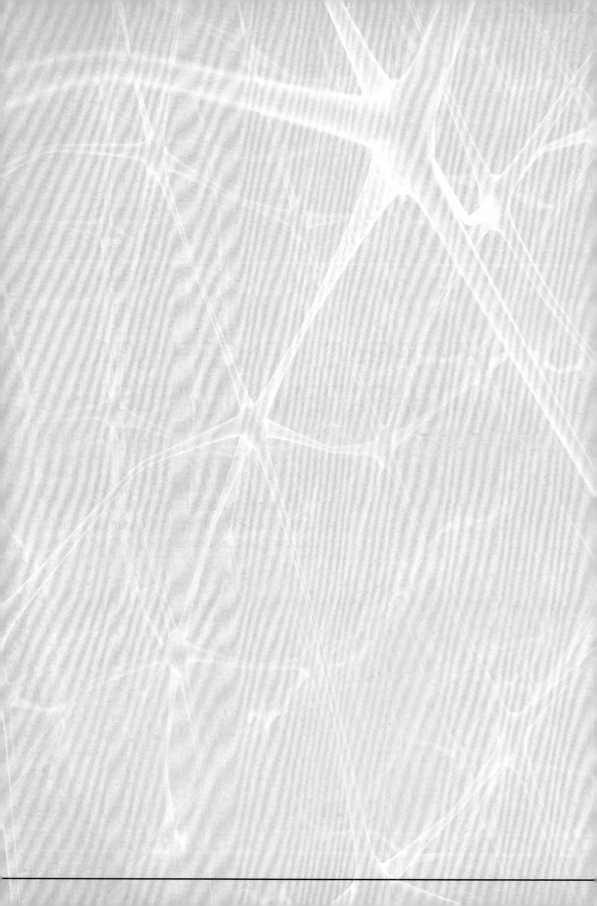

Introdução e epidemiologia

O acidente vascular encefálico hemorrágico (AVEH) é o segundo tipo mais frequente de acidente vascular encefálico. A hemorragia encefálica intraparenquimatosa (HIP) é o subtipo de AVE de pior prognóstico, com até 65% de mortalidade em 1 ano. O AVEH apresenta elevada morbimortalidade: mais que 1/3 dos pacientes morrem em 30 dias e apenas 1/5 recupera independência funcional após 6 meses. Casuísticas internacionais apontam o AVEH como responsável por cerca de 10% de todos os AVC. No entanto, a HIP é mais frequente no Brasil, sendo relatados 27.492 casos de acidentes vasculares encefálicos hemorrágicos pelo DATASUS em 2016. Seu principal fator de risco é o controle inadequado da hipertensão arterial sistêmica (HAS) devido a fatores raciais, geográficos e socioeconômicos.

Além de mais incidente em idosos e indivíduos do gênero masculino, é também influenciada por fatores raciais, sendo mais frequente em afrodescendentes, hispânicos, latinos e asiáticos, quando comparados à população caucasiana.

A HAS está presente em 70 a 80% dos pacientes. O tratamento anti-hipertensivo é capaz de levar a uma redução de aproximadamente 41% do risco relativo de AVEH, quando há uma redução de 10 mmHg da PA (pressão arterial) sistólica e/ou 5 mmHg da PA diastólica. Dada a grande associação e alta prevalência, o controle pressórico é o principal alvo para o AVEH.

O tabagismo é outro fator de risco para hemorragia encefálica. Está relacionado diretamente com o número de cigarros/dia, com o risco relativo variando entre 1,3-1,5, com risco maior em pacientes que mantêm o hábito.

Diversos estudos indicam que o consumo de álcool é um dos principais fatores de risco para AVEH, ao contrário do AVEI, em que consumo moderado apresenta fator protetor, e um episódio de sangramento intracraniano espontâneo pode ser precipitado pelo consumo de moderada a grande quantidade de álcool nas 24 horas que antecedem o evento.

Etiopatogenia

Os fatores etiológicos do AVEH são múltiplos (Tabela 12.1). A HAS se destaca como o seu principal fator etiológico. Em adultos jovens, especial atenção deve ser dada às malformações vasculares (aneurismas, malformações arteriovenosas e angiomas cavernosos) e ao uso de drogas (lícitas e ilícitas), ao passo que a HAS predomina como fator causal em pacientes entre 50 e 70 anos de idade. Em indivíduos idosos não hi-

Tabela 12.1. Fatores etiológicos no AVCH

Hipertensão arterial
Angiopatia amiloide
Malformações vasculares (aneurismas, malformações artério-venosas, angiomas cavernosos)
Neoplasias (glioblastoma multiforme, metástase de melanoma, carcinoma renal, broncogênico e coriocarcinoma)
Anticoagulantes, fibrinolíticos e diáteses hemorrágicas (hemofilia, púrpura trombocitopênica idiopática, leucemia aguda)
Drogas simpatomiméticas (fenilpropanolamina, isometepteno, anfetaminas, cocaína, crack)
Angiites primárias e secundárias do SNC

pertensos, a angiopatia amiloide cerebral constitui causa comum de HIP de localização lobar.

Devido ao tratamento trombolítico na fase aguda do AVCI e à utilização de anticoagulantes na prevenção de eventos cerebrais cardioembólicos, o AVEH tem sido observado com frequência cada vez maior neste grupo de pacientes. Geralmente a hemorragia cerebral nessas condições é extensa, indicando mau prognóstico. A HAS, a dosagem elevada de anticoagulantes e a idade avançada são fatores de risco associados à sua maior ocorrência.

O AVEH hipertensivo está frequentemente localizado na profundidade dos hemisférios cerebrais. É mais comum no tálamo e putâmen, podendo também ser de localização lobar, cerebelar, pontina e no caudado (Tabela 12.2). É causado pela ruptura de artérias perfurantes, alvos de um processo degenerativo em sua parede (lipo-hialinose), caracterizado por depósito subintimal rico em lipídeos e microaneurismas. A elevação da PA em paciente previamente hipertenso pode levar à ruptura de artérias lenticuloestriadas, causando hemorragia putaminal.

Na HIP hipertensiva, o período de sangramento pode ser breve e autolimitado. No entanto, em mais de 1/3 dos pacientes, o volume do hematoma pode aumentar nas 3 horas iniciais, com deterioração clínica, hipertensão intracraniana e consequentemente aumento da morbimortalidade.

Pacientes com angiopatia amiloide têm risco elevado de AVEH, principalmente acima de 65 anos. Hemorragias

Tabela 12.2. Características clínicas do AVCH, segundo sua localização

Putaminal – Hemiparesia, hemianestesia, afasia global, paralisia do olhar conjugado horizontal contralateral.
Lobar – Hemiparesia e hemianestesia (frontoparietal), afasia, paralisia do olhar conjugado horizontal contralateral (frontal), hemianopsia (occipital), convulsões.
Cerebelar – ataxia, paralisia do olhar conjugado horizontal e paralisia facial periférica.
Talâmica – Hemiparesia, hemianestesia, ocasionalmente afasia, paralisia do olhar conjugado vertical para cima, *skew deviation* e síndrome de Claude Bernard Horner.
Pontina – Dupla hemiparesia e hemianestesia, paralisia do olhar conjugado horizontal bilateral, pupilas puntiformes, *ocular bobbing* postura em descerebração, instabilidade respiratória.

relacionadas à angiopatia amiloide são normalmente de topografia supratentorial, mas podem ocasionalmente manifestar-se no cerebelo. Há envolvimento predominante das porções posteriores do cérebro, incluindo os lobos parietal e occipital. As hemorragias são geralmente múltiplas.

O uso de fármacos ou drogas com atividade simpaticomimética (fenilpropanolamina, cocaína, anfetaminas ou efedrina), também aumenta o risco de AVEH.

Quadro clínico

No AVEH, as manifestações clínicas são secundárias a:

1. aumento agudo da pressão intracraniana levando à cefaleia, vômitos e rebaixamento do nível de consciência;

2. sinais neurológicos focais, dependendo da sua localização.

As localizações mais comuns são no putâmen (35% dos casos), região sub-cortical (30%), no cerebelo (16%), no tálamo (15%) e na ponte (5 a 12%).

Hematomas volumosos se correlacionam diretamente com a intensidade e severidade do quadro clínico, estando associados com maior taxa de mor-bimortalidade, baixo escore na escala de coma de Glasgow e pior desfecho clínico. Ao contrário do acidente vascular encefálico isquêmico (AVEI), em que habitualmente o comprometimento neurológico é máximo na sua instalação, no AVEH é comum a progressão, no curso de algumas horas.

O edema cerebral ao redor do hematoma do tipo vasogênico tem seu pico de ocorrência entre 24 e 48 horas após o evento agudo, mas sua correlação com a deterioração clínica do paciente é motivo de controvérsia.

Hemorragia putaminal

A disseminação da hemorragia no putâmen ocorre com mais frequência ao longo dos tratos, causando hemiplegia, perda hemissensorial, hemianopsia homônima, paralisia do olhar, estupor e coma.

Hemorragia lobar

Varia em seus sinais neurológicos dependendo da sua localização. Geralmente afeta os lobos parietais e occipitais. Estes sangramentos estão associados a uma maior incidência de convulsões. As hemorragias occipitais frequentemente se apresentam com uma hemianopsia homônima contralateral. As hemorragias na região frontal se manifestam como hemiplegia ou hemiparesia contralateral.

Hemorragia cerebelar

Origina-se no núcleo denteado, estende-se para o hemisfério cerebelar e para o quarto ventrículo e, possivelmente, para o tegmento pontino. Causa incapacidade à marcha devido a incoordenação, vômitos, dor de cabeça, rigidez de nuca, paralisia do olhar e paresia facial. Não há, em particular, hemiparesia. O paciente pode tornar-se torporoso devido à compressão do tronco encefálico se a hemorragia não for tratada. A hemorragia cerebelar é um diagnóstico crucial, uma vez que estes pacientes se deterioram rapidamente, requerendo conduta cirúrgica.

Hemorragia talâmica

Pode se estender lateralmente em direção ao ramo posterior da cápsula interna e inferiormente, exercendo pressão sobre o teto do mesencéfalo ou podendo extravasar no terceiro ventrículo. Os sintomas incluem hemiparesia, perda hemissensorial e ocasionalmente hemianopsia homônima transitória. Também pode haver pupilas mióticas não reativas com desvio do olhar em direção ao lado acometido.

Pode ocorrer afasia se o sangramento afetar o hemisfério dominante ou heminegligência no hemisfério não dominante. Nas hemorragias talâmicas e do núcleo caudado observa-se com frequência extensão do sangramento para o sistema ventricular, assim como nos hematomas extensos putaminais e lobares. Deve-se estar atento, na hemorragia talâmica principalmente, para deterioração clínica abrupta causada por hidrocefalia como resultado de obstrução do aqueduto de Sylvius.

Hemorragia pontina

Geralmente leva ao estado de coma ao longo dos primeiros minutos após a hemorragia, provavelmente devido ao acometimento do sistema de ativação reticular ascendente. O exame motor é marcado por tetraparesia ou tetraplegia. As pupilas são puntiformes e reagem à luz. Há paralisia do olhar conjugado horizontal e pode haver nistagmo, paralisia facial, surdez e disartria quando o paciente está desperto.

Exames de imagem e líquido cefalorraquidiano (LCR)

A tomografia computadorizada (TC) não contrastada é o estudo de neuroimagem mais utilizado para avaliar a presença de HIP. A TC define o tamanho e a localização da área hemorrágica, além de fornecer informações sobre a extensão para o sistema ventricular, presença de edema circundante, desvios de linha média e a presença de herniação cerebral. O sangramento hiperagudo se evidencia na TC com hipersinal, a menos que o paciente esteja gravemente anêmico, caso em que pode parecer isodenso. Durante semanas o sangue tenderá à isodensidade até tornar-se hipodenso.

A HIP primária precisa ser distinguida da transformação hemorrágica após um AVEI. Embora não haja critérios radiológicos definidos para esta distinção, uma aparência irregular de hiperdensidade dentro de uma área maior de baixa atenuação é uma característica importante, assim como uma anormalidade em forma de cunha que se estende até o córtex. Um atraso desde o início dos sintomas do acidente vascular encefálico até o exame tomográfico, no entanto, demonstrou reduzir a confiabilidade do exame.

A TC com contraste e/ou a angiografia por TC podem revelar um foco de extravasamento de contraste ("sinal de mancha") que sugere que o paciente está em risco de expansão do hematoma.

A TC do crânio é essencial para a confirmação diagnóstica do AVCH, além de avaliar a sua extensão para o sistema ventricular e a ocorrência de hidrocefalia, sendo necessário repeti-la caso haja piora do quadro neurológico.

A ressonância nuclear magnética (RNM) pouco acrescenta à TC no AVEH hipertensivo. No entanto, nas hemorragias lobares pode detectar angiomas cavernosos ou malformações arteriovenosas. Tumores intracranianos também podem ser diagnosticados, particularmente quando há edema e efeito de massa desproporcionais ao sangramento. A RNM e a TC foram equivalentes para a detecção de AVEH agudo, e a ressonância magnética foi significativamente mais precisa do que a TC para a detecção de HIP crônica, porém devido ao custo mais elevado, a RNM é geralmente reservada para acompanhamento dos pacientes, ou realizada quando há suspeita de neoplasia, angioma cavernoso ou angiopatia amiloide como etiologia.

O aparecimento de sangue nas imagens de RNM depende das propriedades paramagnéticas dos vários estágios da hemoglobina e no modo de aquisição da imagem:

- **hematoma agudo** – a RNM detecta o HIC hiperagudo dentro das primeiras 6 horas, pela suscetibilidade magnética da desoxi-hemoglobina;
- **hematoma subagudo** – hipersinal em T1 (presença de meta-hemoglobina), particularmente na periferia;
- **hematoma crônico** – hipossinal em T2 e T1, realçado por imagens ponderadas por suscetibilidade.

Pacientes jovens (abaixo de 50 anos), ou hemorragia em topografia atípica, possuem indicação formal de estudo angiográfico. A angiografia convencional, angiografia por TC (ângio-TC) ou angiografia por RNM (ângio-RNM) da circulação intracraniana são testes de rastreio úteis na investigação de causas secundárias, como malformações vasculares e aneurismas. O diagnóstico de vasculite pode também ser sugerido na angiografia pela presença de estenoses e dilatações arteriais intercaladas. A ângio-TC e a ângio-RNM são alternativas menos invasivas à angiografia convencional, mas inferiores em sensibilidade e especificidade.

O exame do LCR geralmente está contraindicado pelo risco de desencadeamento de herniação uncal ou tonsilar. Porém, pode ser útil em casos suspeitos de vasculite ou processos infecciosos intracranianos associados.

Diagnóstico diferencial

O infarto hemorrágico deve ser sempre considerado quando se avalia paciente com lesão cerebral hemorrágica. Pode ser consequente a lesão isquêmica por oclusão arterial embólica, geralmente embolia de origem cardíaca, incluindo-se nesses casos embolias sépticas (endocardite infecciosa), ou a infarto por oclusão venosa. A TC revela, nessas situações, áreas salpicadas de hemorragia, heterogêneas, com menor efeito de massa e localização predominantemente cortical. No entanto, em alguns casos torna-se difícil a sua diferenciação com a HIP, particularmente quando o infarto hemorrágico se manifesta, topograficamente, com focos confluentes e homogêneos.

O traumatismo cranioencefálico (TCE) com contusão hemorrágica também deve ser diferenciado do AVEH, considerando-se critérios estritamente tomográficos. Geralmente tais lesões são múltiplas e superficiais.

Tratamento

- **Cuidados gerais** – o paciente deve ter seus sinais vitais avaliados e prontamente estabilizados. Ênfase deve ser direcionada à proteção das vias aéreas em pacientes com alteração do sensório, sendo que pacientes com escala de Glasgow menor que 9 tem indicação formal de uma via aérea definitiva. A PA necessita ser controlada agressivamente, e tanto a hipertensão quanto a hipotensão arterial devem ser evitadas. Recomenda-se o combate à hipertermia e à hiperglicemia. Nos casos de hemorragia cerebral por heparina, é preciso reverter a anticoagulação com sulfato de protamina, e a anticoagulação com varfarina pode ser revertida através da administração de plasma fresco e vitamina K.

- **Tratamento da hipertensão intracraniana** – deve-se proceder à monitoração da PIC, a pressão de perfusão cerebral deve ser mantida acima de 60 mmHg e a PIC abaixo de 20 mmHg. As indicações de monitoração da PIC são: escala de coma de Glasgow menor que 9 ou evidências HIC. Durante a ventilação, os níveis de pCO_2 devem ser mantidos em 35-40 mmHg. O uso de da hiperventilação é justificado pelo mecanismo de vasoconstrição cerebral secundário à hipocapnia. Isto reduz o fluxo sanguíneo cerebral e consequentemente o conteúdo sob o continente craniano. Por isso seu uso é restrito em condições que estão associadas à hipertensão intracraniana refratária, como medida de resgate apenas. Sua indicação e seu tempo de uso devem ser efêmeros, preferencialmente dentro e limitados às primeiras 20 horas do evento primário.
- **Corticoides** – não apresentam benefícios nas hemorragias intraparenquimatosas primárias.
- **Anticonvulsivantes** – não são indicados em hemorragias intraparenquimatosas. As únicas indicações com benefício comprovado são para pacientes com crises na urgência e pacientes com rebaixamento do nível de consciência na presença de crises eletrográficas. Por esta razão é recomendada a monitoração eletrográfica em pacientes com rebaixamento de consciência desproporcional à hemorragia. O tratamento recomendado consiste em diazepam 10 mg intravenoso (IV) seguido dose de ataque de fenitoína de 15-20 mg/kg.

Tratamento cirúrgico

O monitoramento da PIC é indicado em alguns pacientes, esses incluem: pacientes com hemorragias extensas, pontuação da escala de coma de Glasgow menor que 9, evidência clínica de herniação transtentorial, hemorragia intraventricular associada e hidrocefalia. Outra indicação inclui pacientes que estão ou serão submetidos à sedação, pelo risco da perda dos parâmetros clínicos. Os métodos mais utilizados incluem os cateteres de PIC (segmento de fibra óptica alocado sobre a superfície cerebral) e a ventriculostomia.

Outro procedimento neurocirúrgico é a cirurgia descompressiva. Seu objetivo é reduzir o tamanho do hematoma e estabilizar o aumento da PIC e do edema citotóxico. As indicações para drenagem cirúrgica de urgência são a presença de deterioração clínica ou a presença de hidrocefalia e hematoma infratentorial a partir de 3 cm.

Porém, nem todos os pacientes se beneficiam desta abordagem. Pacientes com indicação de descompressão, mas com pontuação na ECG menor que 5 ou com baixas chances de recuperação funcional não têm morbidade ou mortalidade alteradas.

Não existe consenso sobre o tempo ideal para a abordagem descompressiva. A maioria dos autores indica o procedimento entre 4 e 96 horas do inicio dos sintomas, sem benefício evidenciado para abordagens mais precoces que podem, inclusive, aumentar o risco de ressangramento. Intervenções ultraprecoces são efetivamente benéficas apenas em sangramentos secundários a trauma.

Na hemorragia cerebelar, a cirurgia de emergência deve ser colocada em primeiro plano. Indica-se cirurgia se a hemorragia cerebelar tiver diâmetro maior que 3 cm, se houver hidrocefalia ou obliteração da cisterna quadrigêmea, ou naqueles pacientes que evoluem com deterioração clínica. Os pacientes devem ser rigorosamente monitorados clinicamente e por imagem por pelo menos duas semanas, sendo indicada a cirurgia ao sinal de deterioração neurológica.

Malformações vasculares do encéfalo

As malformações vasculares do encéfalo, como causa de hemorragia intraparenquimatosa, incluem as malformações arteriovenosas (MAVS), os cavernomas, telangiectasia capilar e outras anormalidades do desenvolvimento venoso. São patologias que derivam da multiplicação, geralmente congênita, de clones celulares da parede vascular com mutações pontuais. A determinação das mutações implicadas depende de cada patologia. A presença de citocinas inflamatórias pode ter papel relevante em patologias que estão associadas a processos isquê-

micos prolongados do encéfalo, como a angiopatia proliferativa cerebral e malformações arteriovenosas congênitas.

A prevalência dessas condições varia na dependência da população estudada. Estatísticas americanas apontam a presença de alguma malformação vascular cerebral em até 1% da população.

Em crianças, estas patologias superam os aneurismas como causa de sangramento intracraniano. Só as malformações arteriovenosas respondem por mais da metade dos casos de hemorragia nessa faixa etária.

Malformações arteriovenosas

A MAV diferencia-se da angiopatia proliferativa pela presença de cerne (*nidus*) sem a presença de tecido cerebral estruturalmente normal. Nesta patologia os capilares sofrem *bypass*, e o tecido cerebral adjacente pode sofrer isquemia relativa. As formas de apresentação mais comuns são: hemorragia intraparenquimatosa ou subaracnoide, défice focal novo ou como uma crise convulsiva na ausência de história prévia de epilepsia. O sintoma mais associado ao evento é a cefaleia. Entretanto, a maior parte das MAVS é assintomática. Fatores como história familiar, localização na base craniana e história prévia de hemorragia aumentam o risco anual de ressangramento. Pacientes com histórico de sangramento há menos de 1 ano têm risco de 34,4% de novo episódio, que declina após este período.

Uma neuroimagem inicial, como a tomografia contrastada e a ressonância nuclear magnética com ou sem contraste, sugere fortemente o diagnóstico e tem alta sensibilidade e especificidade para a detecção de malformações vasculares. O uso de contraste ajuda a delimitar sua extensão. O exame padrão é a angiografia cerebral. O emprego de outras técnicas se limita à triagem da patologia subjacente. Os achados de imagem mais característicos para a definição da malformação são a presença do *nidus* e a drenagem venosa precoce na fase arterial da angiografia. A drenagem venosa pode ocorrer a partir do sistema venoso profundo ou como fístulas piais na corticalidade. Faz diagnóstico diferencial com angiopatia proliferativa focal, uma condição de proporção lobar, sem drenagem venosa precoce e com artérias nutridoras de tamanho normal.

O médico deve ficar atento, também, para características que potencializem o risco de eventos hemorrágicos: aneurismas intranidais, dilatação venosa, estenose, drenagem a partir de uma única veia ou de veias do sistema de drenagem profundo do encéfalo.

O manejo inicial inclui as mesmas abordagens dispensadas às patologias não cirúrgicas. O tratamento cirúrgico deve ser postergado entre duas a seis semanas do evento hemorrágico pelo risco de ampliar a mortalidade. A abordagem clínica de controle de danos, o controle glicêmico, da PIC e medidas de neuroproteção são prioridades na primeira abordagem de MAVS sangrantes. O exame de angiografia deve ser utilizado para programação da estratégia terapêutica, pois estratifica as MAVS.

Angioma cavernoso

Compreende um agrupamento anormal de vasos sanguíneos de baixo fluxo, sem tecido cerebral normal se interpondo entre os vasos. Na era pré-ressonância, o angioma cavernoso era conhecido como uma malformação oculta à angiografia.

O surgimento de angiomas cavernosos possivelmente está associado a fatores genéticos e a traumas cranianos prévios, incluindo cirurgia e irradiação cerebral. A prevalência na população geral em nosso país não é determinada. Levantamentos feitos nos Estados Unidos apontam para a prevalência de 0,013% na população geral. A incidência tende a aumentar em indivíduos a partir da quinta década de vida.

Um quarto dos pacientes com angioma cavernoso abre o quadro com processo hemorrágico. A maioria dos casos é assintomática, porém quando sintomático é mais comum a presença de crise convulsiva. Défices neurológicos focais e hemorragias ocupam juntos a segunda posição em relação às complicações mais frequentes.

Um angioma cavernoso assintomático tem o risco de sangramento em pacientes sem evento prévio de 0,4 a 0,6% ao ano, porém em cinco anos as chances aumentam para 9,3%. Pacientes que já apresentaram episódio de sangramento têm risco em 5 anos de 42% para novos eventos. O risco é maior dentro do primeiro ano do último evento hemorrágico (19%) e em paciente do sexo feminino.

A imagem obtida por método angiográfico é compatível com alteração vascular de baixo fluxo e baixa resistência. O angioma cavernoso é mais bem avaliado por RM. A imagem classicamente descrita é a alteração em "pipoca" (*popcorn like*). A região central do angioma cavernoso é povoada por múltiplos focos de intensidades diferentes de sinal, com halo de hemossiderina, secundários a sangramentos em múltiplos estágios.

Sangramentos agudos aparecem como imagens isointensas quando pesadas em T1 e hipointensas em T2. A conversão da hemoglobina para meta-hemoglobina em sangramentos subagudos promove imagens hiperintensas em T1 e T2.

Não existem estudos com nível de evidência adequado para determinação da melhor abordagem no tratamento dos angiomas cavernosos, que deve seguir os mesmos protocolos aplicados às outras hemorragias intraparenquimatosas. A abordagem conservadora é, via de regra, reservada para os casos assintomáticos, entretanto não há uma definição consensual sobre o melhor momento para a abordagem intervencionista, devendo a mesma ser individualizada pelas condições clínicas apresentadas ao paciente.

Outras malformações

Outras malformações do desenvolvimento vascular incluem a doença de *moyamoya*, a telangiectasia capilar, a angiopatia proliferativa cerebral e a anomalia do desenvolvimento venoso (angioma venoso). A doença de *moyamoya* decorre da estenose da porção supraclinóidea da carótida interna, levando à formação de vasos ao redor das áreas com fluxo sanguíneo bloqueado na base cerebral. Estes vasos são mais propensos à ruptura espontânea, principalmente na população adulta.

A telangiectasia capilar é condição que ocorre principalmente na ponte. São áreas com capilares dilatados pela falta elastina ou fraqueza na camada muscular.

Anomalias do desenvolvimento venoso consistem em veias dilatadas de distribuição radial que apresentam chance de sangramento ao longo da vida de 6%. O fluxo de drenagem ocorre preferencialmente para grandes veias transcorticais ou subependimárias, o que torna o fluxo lentificado e sujeito mais a processos trombóticos do que hemorrágicos.

Bibliografia consultada

1. Al-Shahi Salman R, Hall JM, Horne MA, et al.; Scottish Audit of Intracranial Vascular Malformations (SAIVMs) collaborators. Untreated clinical course of cerebral cavernous malformations: a prospective, population-based cohort study. Lancet Neurol. 2012 Mar;11(3):217-24. doi: 10.1016/S1474-4422(12)70004-2. Epub 2012 Jan 31.

2. Cerebral arteriovenous malformation: Spetzler-Martin classification at subsecond-temporal-resolution four-dimensional MR angiography compared with that at DSA. N Engl J Med. 2007;356:2704-12.

3. Friedlander RM. Arteriovenous malformations of the brain. Gabriel RA, Kim H, Sidney S, et al. Ten-year detection rate of brain arteriovenous malformations in a large, multiethnic, defined population. Stroke. 2010 Jan;41(1):21-6. doi: 10.1161/STROKEAHA.109.566018. Epub 2009 Nov 19.

4. Geibprasert S, Pongpech S, Jiarakongmun P, et al. Radiologic assessment of brain arteriovenous malformations: what clinicians need to know. Radiographics. 2010 Mar;30(2):483-501.

5. Hadizadeh DR, von Falkenhausen M, Gieseke J, et al. Cerebral arteriovenous malformation: Spetzler-Martin classification at subsecond-temporal-resolution

four-dimensional MR angiography compared with that at DSA. Radiology. 2008 Jan;246(1):205.

6. Hemphill JC, Greenberg SM, Anderson CS, et al. Guidelines for the Management of Spontaneous Intracerebral Hemorrhage. AHA/ASA GUIDELINE. https://doi.org/10.1161/STR.0000000000000069.

7. Leblanc GG, Golanov E, Awad IA, Young WL; Biology of Vascular Malformations of the Brain NINDS Workshop Collaborators. Stroke. 2009 Dec;40(12):e694.

8. Liebeskind DS, O'Connor R. Hemorrhagic Stroke Treatment & Management. Updated: Jan 23, 2017 Disponível em: <https://emedicine.medscape.com/article/1916662-treatment>.

9. Ikram MA, Wieberdink RG, Koudstaal PJ. International Epidemiology of Intracerebral Hemorrhage. Curr Atheroscler Rep. 2012 Aug;14(4):300-306. Acessado em: 25 de abril de 2018.

10. Ministério da saúde. Datasus: Informações de Saúde. Disponível em: http://datasus.saude.gov.br/informacoes-de-saude/tabnet.

11. Papadias A, Taha A, Sgouros S, Walsh AR, Hockley AD. Incidence of vascular malformations in spontaneous intra-cerebral haemorrhage in children. Childs Nerv Syst. 2007 Aug;23(8):88. Acessado em: 25 de abril de 2018.

12. Pontes-Neto OM, Oliveira-Filho J, Valiente R, et al. Diretrizes para o manejo de pacientes com hemorragia intraparenquimatosa cerebral espontânea. Arq Neuropsiquiatr, 2009;67(3-B):940-950.

13. Poorthuis M, Samarasekera N, Kontoh K, et al. Comparative studies of the diagnosis and treatment of cerebral cavernous malformations in adults: systematic review. Acta Neurochir (Wien). 2013 Apr;155(4):643-9. doi: 10.1007/s00701-013-1621-4. Epub 2013 Jan 31.

14. Rordorf G, McDonald C. Spontaneous intracerebral hemorrhage: Pathogenesis, clinical features, and diagnosis. In: UpToDate, Waltham, MA, 2017.

15. Solomon RA, Connolly ES Jr. Arteriovenous Malformations of the Brain. N Engl J Med. 2017 May 11;376(19):1859-1866. doi: 10.1056/NEJMra1607407.

16. Spetzler RF, Martin NA. A proposed grading system for arteriovenous malformations. J Neurosurg. 1986;65:476-83.

17. Vernooij MW, Ikram MA, Tanghe HL, et al. Incidental findings on brain MRI in the general population. N Engl J Med. 2007 Nov 1;357(18):1821-8.

Capítulo

13

HEMORRAGIA SUBARACNÓIDEA

Viviane Cordeiro Veiga
Salomón Soriano Ordinola Rojas

Introdução

Acredita-se que a primeira descrição de hemorragia subaracnóidea (HSA) tenha sido feita há mais de 2.400 anos, por Hipócrates[1]. A hemorragia subaracnóidea ocorre quando há extravasamento de sangue para o espaço subaracnoide. A principal etiologia é traumática. No entanto, dentre as etiologias não traumáticas a ruptura de aneurismas cerebrais representa aproximadamente 80% dos casos[2]. A HSA ocorre em 5 a 10% dos acidentes vasculares cerebrais nos Estados Unidos[3].

É fundamental a identificação e o tratamento precoces, para minimizar complicações, principalmente o ressangramento. O risco de aneurismas cerebrais aumenta em pacientes com história familiar e doença do tecido conjuntivo, como Ehlers-Danlos. E o risco de rotura é maior em indivíduos da raça negra, hipertensos, usuários de álcool e cigarro, de drogas simpatomiméticas e com aneurismas maiores que 7 mm[4].

Diagnóstico

O sintoma mais frequente é a cefaleia, descrita por muitos pacientes como a "pior dor de cabeça da vida"[5]. Outros sintomas como náuseas e vômitos, fotofobia, rigidez de nuca, défices neurológicos focais e rebaixamento do nível de consciência podem estar presentes[4].

Na avaliação inicial, deve ser aplicada a Escala de Hunt & Hess (Tabela 13.1).

A tomografia de encéfalo sem contraste deve ser realizada prontamente, em todo paciente com suspeita de HSA.

Tabela 13.1. Escala de Hunt Hess

1. Assintomático ou cefaleia leve
2. Cefaleia moderada a grave e/ou rigidez de nuca
3. Confusão mental, letargia e/ou sinais focais leves
4. Estupor e/ou hemiparesia
5. Coma e/ou descerebração

Se a tomografia vier sem sinais de sangramento em paciente com forte suspeita, deve ser realizada coleta de líquido cefalorraquidiano[6].

Escalas de avaliação tomográfica também devem ser aplicadas, para auxílio na condução clínica. Podemos utilizar a escala de Fisher ou Fisher modificada (Tabelas 13.2 e 13.3)[7,8].

O padrão-ouro para diagnóstico dos aneurismas cerebrais é a angiografia cerebral. No entanto, a angiotomografia e a angiorressonância têm sido cada vez

Tabela 13.2. Escala de Fisher

Correlaciona a quantidade e distribuição de sangue com o desenvolvimento subsequente de vasoespasmo
1. Ausência de sangue visível
2. Sangramento difuso no espaço subaracnoide (ESA)
3. Sangramento difuso no ESA > 1mm ou coágulo no ESA
4. Sangramento intraventricular ou intraparenquimatoso

Tabela 13.3. Escala de Fisher modificada

1. Sangramento focal ou difuso sem hemorragia intraventricular
2. Sangramento focal ou difuso com hemorragia intraventricular
3. Sangramento espesso sem hemorragia intraventricular
4. Sangramento espesso com hemorragia intraventricular

mais utilizadas para diagnóstico, com limitações em aneurismas menores que 3 mm[9].

Tratamento

O risco de ressangramento é de 4 a 14% nas primeiras 24 horas após a HSA, mas ainda permanece elevado por 30 dias após a rotura inicial, se o aneurisma não for tratado[10-12].

A abordagem precoce do aneurisma, seja por cirurgia ou por via endovascular, é segura e fundamental para melhores desfechos. Estudos demonstram não haver superioridade quando comparado procedimento cirúrgico ou endovascular. No entanto, a clipagem pode ser preferida dependendo das características morfológicas do aneurisma ou quando associado a grandes hematomas, ou em pacientes jovens[13].

Antifibrinolíticos como o ácido aminocaproico ou ácido tranexâmico podem ser utilizados, principalmente nas situações em que não há possibilidade de correção precoce do aneurisma. No entanto, sua utilização não está relacionada a melhores desfechos e são associados com aumento do risco de trombose venosa profunda e isquemia cerebral tardia[14].

Crises convulsivas podem ocorrer em até 20% dos pacientes, principalmente quando houver sangramento intraparenquimatoso. No entanto, não há consenso com relação à terapia anticonvulsivante nessa situação. A *Neurocritical Care Society* não recomenda o uso de anticonvulsivantes de forma profilática em pacientes pós-HSA[15]. A *American Heart Association*, em seu último *guideline*, orienta que o anticonvulsivante pode ser considerado no período pós-HSA, orienta que o anticonvulsivante pode ser considerado no período pós-HSA, por curto intervalo de tempo (3 a 5 dias)[9].

O controle pressórico é importante, pois a hipertensão arterial está associada a aumento do risco de sangramento. Entretanto, não há consenso sobre o nível pressórico ideal em pacientes com aneurismas não tratados. As diretrizes atuais recomendam manter a pressão arterial sistólica menor que 160 mmHg[9].

Para prevenção de isquemia cerebral tardia deve ser administrada nimodipina via oral 60 mg a cada 4 horas, por 21 dias, a todos os pacientes com HSA não traumática[9].

Complicações

As principais complicações pós-HSA são ressangramento, hidrocefalia e a isquemia cerebral tardia.

O vasoespasmo cerebral pode ocorrer em aproximadamente 70% dos pacientes com HSA, no entanto, 25-30% apresentam alteração clínica (isquemia cerebral tardia). A isquemia cerebral tardia é mais frequente entre o 4º e o 14º dia pós-sangramento e é a maior causa de óbito e incapacidade funcional pós-HSA[16]. Em pacientes com isquemia cerebral tardia, deve-se fazer intensificação hemodinâmica com cristaloide. Se não houver melhora deve ser induzida a hipertensão, além da possibilidade de utilização de milrinone e angiografia para angioplastia[17].

A hidrocefalia está presente em 15 a 85% dos pacientes com HSA, sendo a maioria sem significância clínica e pode se desenvolver no período de dias a semanas após o evento inicial. Nos casos em que há repercussão clínica está indicada a drenagem ventricular externa[4].

Conclusões

A hemorragia subaracnóidea é uma condição grave, em que a abordagem inicial é fundamental e consiste no tratamento precoce do aneurisma, associado ao manejo para prevenção de possíveis complicações.

Referências bibliográficas

1. Milinis K, Thapar A, O'Neill K, Davies AH. History of aneurysmal spontaneous subarachnoid hemorrhage. Stroke, 2017;48.

2. Edlow JA, Malek AM, Ogilvy CS. Aneurysmal subarachnoid hemorrhage: update for emergency physicians. J Emerg Med. 2008;34:237-51.

3. Rincon F, Rossenwasser RH, Dumont A. The epidemiology of admissions of non-traumatic subarachnoid hemorrhage in the United States. Neurosurgery. 2013;73:217-222.

4. Lawton MT, Vates E. Subarachnoid Hemorrhage. New Engl J Med. 2017;377:257-66.

5. Bassi P, Bandera R, Loiero M. et al. Warning signs in subarachnoid hemorrhage: a cooperative study. Acta Neurol Scand. 1991;84:277-81.

6. Edlow JA, Caplan LR. Avoiding pitfalls in the diagnosis of subarachnoid hemorrhage. N Engl J Med. 2000;354(4):387-96.

7. Hunt WE, Hess RM. Surgical risk as related to time of intervention in the repair of intracranial aneurysms. J Neurosurg. 1968;28:14-20.

8. Claassen J, Bernardini GL, Kreiter K, et al. Effect of cisternal and ventricular blood on risk of delayed cerebral ischemia after subarachnoid hemorrhage: the Fisher scale revisited. Stroke. 2001;32:2012-20.

9. Connolly ES, Rabinstein AA, Carhuapoma JR, et al. Guidelines for the management of aneurysmal subarachnoid hemorrhage: a guideline for healthcare professionals from the American Heart Association/American Stroke Association. Stroke. 2012;43:1711-37.

10. Jane JA, Winn HR, Richardson AE. The natural history of intracranial aneurysms: rebleeding rates during the acute and long term period and implication for surgical management. Clin Neurosurg. 1977;24:176-84.

11. Kassell NF, Torner JC. Aneurysmal rebleeding: a preliminary report from the Cooperative Aneurysm Study. Neurosurgery. 1983;13:479-81.

12. Naidech AM, Janjua N, Kreiter KT, et al. Predictors and impact of aneurysm rebleeding after subarachnoid hemorrhage. Arch Neurol. 2005;62:410-6.

13. Mitchell P, Kerr R, Mendelow AD, Molyneux A. Could late rebleeding overturn the superiority of cranial aneurysm coil embolization over clip ligation seen in the International Subarachnoid Aneurysm Trial? J Neurosurg. 2008;108:437-42.

14. Starke RM, Kim GH, Fernandez A, et al. Impact of a protocol for acute antifibrinolytic therapy on aneurysm rebleeding after subarachnoid hemorrhage. Stroke. 2008;39:2617-21.

15. Diringer MN, Bleck TP, Hemphill C. Critical care management of patients following aneurysmal subarachnoid hemorrhage: recomendations from the Neurocritical care Society multidisciplinar consensus conference. Neurocrit care. 2011;15: 211-40.

16. Kassekk NF, Torner JC, Haley EC, et al. The International Cooperative Study on the Timing of Aneurysm Surgery. J Neurosurg. 1990;73:18-36.

17. Oliveira Manoel AL, Turkel-Parella D, Duggal A. Managing aneurysmal subarachnoid hemorrhage: it takes a team. 2015;82(3):177-192.

Capítulo

14

TRATAMENTO ENDOVASCULAR DA HEMORRAGIA SUBARACNOIDE

Ronie Leo Piske
Bruno Merlo Chaves

Terapêutica endovascular na hemorragia subaracnoide

Neste capítulo serão discutidas principalmente as possibilidades de tratamento endovascular (TEV) da isquemia cerebral tardia, que é uma das mais devastadoras consequências da hemorragia subaracnoide (HSA) após ruptura de aneurisma cerebral.

Embora o traumatismo craniano seja a causa mais comum de HSA, a isquemia cerebral tardia é mais comum na HSA espontânea por ruptura de aneurisma cerebral (responsável por 75 a 80% das HSA não traumáticas).

A HSA por ruptura de aneurisma é uma situação de alto risco para o paciente, desencadeando uma série de eventos, tendo alta morbimortalidade. Após ruptura de um aneurisma, 10 a 15% dos pacientes morrem antes de chegar ao hospital (talvez no Brasil este número seja maior) e cerca de 45% irão a óbito nos primeiros 30 dias. Somente cerca de 1/3 dos pacientes vão voltar a uma vida normal após o tratamento do aneurisma roto[11].

Vários eventos contribuem para essa alta morbimortalidade, entre eles o ressangramento, ocorrendo em aproximadamente 4% dos pacientes no primeiro dia, 1,5% por dia nos primeiros 13 dias. Com isso, cerca de 15 a 20% de incidência de ressangramento ocorrem nos primeiros 14 dias, com mortalidade de 50 a 70%. Hidrocefalia aguda ou subaguda ocorre em 20% dos pacientes. Hipertensão intracraniana (HIC) secundária a hematoma intraparenquimatoso associado ou não a edema cerebral e tardiamente a isquemia cerebral, em geral secundária

à isquemia cerebral tardia, pode ocorrer em até 33% dos pacientes[16]. Hiponatremia e desidratação são outros eventos frequentes após HSA, podendo causar défices neurológicos tardios semelhantes aos da isquemia cerebral tardia e serem confundidas com este[11]. Esses eventos podem ocorrer simultaneamente, piorando a situação clínica do paciente.

Um completo monitoramento do paciente deve ser adotado na internação para prevenir e tratar esses eventos[11,14,17,27].

A melhor estratégia para tratamento da HSA devida à ruptura de aneurisma é a obliteração do aneurisma o mais rapidamente possível[14,16,21].

As técnicas endovasculares, quando disponíveis, poderão ser de grande auxílio no manuseio desses pacientes, podendo ser usadas para tratamento precoce do aneurisma e no tratamento da isquemia cerebral tardia sintomático tardio, que será discutido detalhadamente neste capítulo.

Tratamento endovascular do aneurisma na fase aguda

Aceita-se plenamente que o tratamento imediato do aneurisma roto seja vantajoso para facilitar o emprego de terapêutica clínica das complicações da HSA, pois algumas delas apresentam risco maior de induzir a nova ruptura do aneurisma, como drenagem liquórica, uso de monitor da pressão intracraniana, hipertensão arterial induzida ou consequente a HSA e tratamento da isquemia cerebral tardia – hipervolemia, hipertensão arterial, hemodiluição e hiperdinamismo[11,14,17].

Existem somente poucas contraindicações para o TEV dos aneurismas, como coagulopatias que aumentem a trombogenicidade do sangue (anemia falciforme), alguns tipos da doença de Ehler-Danlos (que às vezes contraindicam mesmo a punção arterial, por risco de ruptura arterial), instabilidade hemodinâmica que impeça o transporte do paciente à sala angiográfica e presença de hematoma parenquimatoso com indicação cirúrgica.

Aneurismas que exijam técnicas complexas, como uso de balão de modelagem e reconstrução de colo, necessidade do uso de *stent*, indicação de oclusão da artéria patente, estão entre os casos em que o TEV deve ser bem discutido e talvez indicado após passar o período de espasmo. Essas técnicas complexas podem induzir a espasmo e têm maior risco isquêmico, o que é agravado na fase aguda da HSA pelas alterações de coagulação presentes. Devem, portanto, ser feitas com mais cuidados, com melhor monitoramento do paciente, em centro especializado e habituado a essas técnicas complexas.

De uma maneira geral, a maioria dos aneurismas pode ser tratada por via endovascular em qualquer fase após a HSA. Algumas vantagens inerentes ao método existem sobre a cirurgia, como tempo menor do procedimento, anestesia geral mais superficial, não manuseio do cérebro, que pode induzir a maior vasoespasmo, levando a um melhor resultado[13]. O TEV na fase aguda parece não aumentar significativamente o desenvolvimento de isquemia cerebral tardia[20], havendo uma maior incidência de isquemia cerebral tardia após o tratamento cirúrgico[25,28].

A cirurgia na fase aguda é mais difícil tecnicamente, sobretudo se houver edema cerebral, em que o manuseio do cérebro será mais difícil e mais cruento, tendo resultados inferiores aos do TEV[13], principalmente no sistema vertebrobasilar[13]. Em geral, a cirurgia é feita até o terceiro dia da HSA[14,16,21].

Cuidados especiais devem ser tomados quanto à hidratação do paciente, para evitar maior incidência de fenômenos tromboembólicos. Um estado de desidratação está associado a HSA e esta deve ser efetivamente corrigida antes do procedimento.

A incidência de ruptura do aneurisma durante o TEV na fase aguda é maior, pela fragilidade do aneurisma; nessa situação devem ser usadas espirais mais macias e geralmente não se tenta uma compactação densa destas, o que seria ideal. O objetivo é ocluir o fundo do aneurisma, que é o local mais frequente de hemorragia, bem como eliminar suas lobulações (que em geral não devem ser preenchidas pelas espirais) (Figura 14.1) para evitar novo sangramento e permitir um tratamento mais seguro e eficiente das complicações da HSA.

Esses pacientes devem ser controlados com angiografia precocemente, em geral três meses depois do tratamento, para ver se há necessidade de complementação, que pode ser por via endovascular ou cirúrgica, se essa complementação não é possível ou muito complexa. Oclusão endovascular parcial é proposta por alguns autores em casos de aneurismas de colo largo, seguida de tratamento cirúrgico após passar a fase aguda[4].

Quando existe pequena recidiva (ou oclusão incompleta) no nível do colo, controles tardios devem ser feitos. Em geral, os aneurismas tratados por via endovascular vão ter um processo de cicatrização que se finaliza com 1 ano após o tratamento (Figura 14.1E). Após esse período, raramente ocorre maior recanalização[3] e o tratamento é considerado estável, com risco ínfimo de nova hemorragia ocorrer (ver Figura 14.6T).

As causas de maior recanalização do aneurisma tratado na fase aguda em relação aos aneurismas não rotos são o baixo grau de compactação das espirais (muitas vezes proposital), a presença de trombo intra-aneurismal, isquemia cerebral tardia que altera as dimensões do aneurisma, e por se evitar o uso de balões de remodelagem do colo e outras técnicas mais complexas e mais demoradas. É importante que se faça um estudo angiográfico precoce e, se não houver indicação de tratamento, outro controle com 1 ano, para se detectar os aneurismas que sofreram recanalização importante e tratá-los, a fim de evitar risco de nova hemorragia.

Caso haja recanalização importante e o TEV seja difícil, em geral porque o aneurisma tem colo largo, pode haver indicação cirúrgica. Esta deve ser feita com cuidado, e somente naqueles casos em que não existam espirais junto ao colo[4], o que

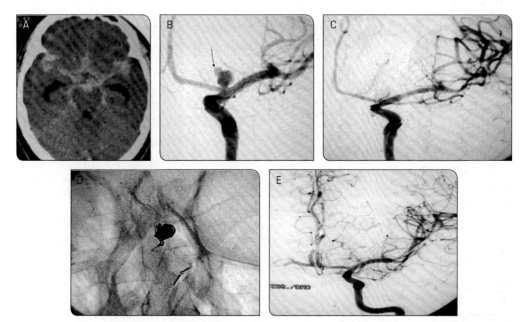

Figura 14.1 – Paciente feminina, 53 anos. **(A)**: tomografia computadorizada de crânio sem contraste 4 horas após ictus mostrando HSA difusa nas cisternas da base do crânio. **(B)**: carótida interna esquerda; aneurisma de bifurcação da carótida interna, com lobulação no seu fundo (seta). **(C)**: carótida interna esquerda após a embolização, feita 6 horas após HSA. Oclusão completa do aneurisma. **(D)**: radiografia mostra boa compactação das espirais, sem se preencher a lobulação, que é o provável local de ruptura. **(E)**: carótida interna esquerda um ano após a embolização, mostrando oclusão completa do aneurisma. A paciente desenvolveu isquemia cerebral tardia clínica após a embolização, respondendo ao tratamento clínico otimizado, sem sequelas.

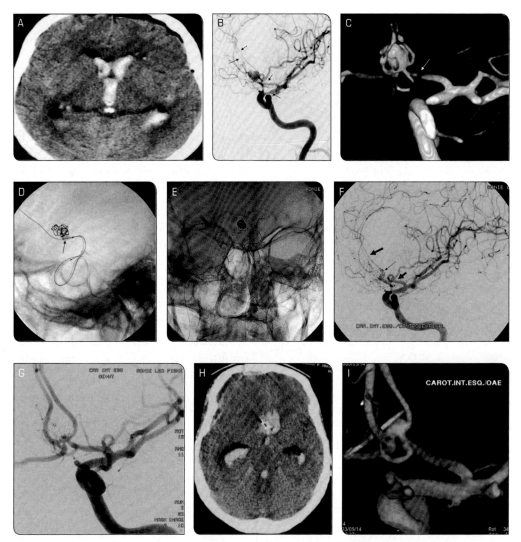

Figura 14.2 – Paciente feminina, 46 anos. (**A**): tomografia computadorizada mostrando hemorragia ventricular, três horas após início de cefaleia intensa. Angiografia convencional (**B**) e com reconstrução 3D (**C**) da carótida interna esquerda, seis dias após HSA: aneurisma de comunicante anterior, de colo largo, com espasmo de A1 e dos ramos de ambas as cerebrais anteriores (seta) e da carótida interna. Paciente sonolenta há 24 horas, sendo então indicado tratamento do aneurisma e do espasmo. (**D**): microcateter com balão para angioplastia e modelagem do colo (seta), após liberação da primeira espiral. (**E**): manteve-se o cateter com balão na carótida interna esquerda (setas) e cateterizou-se o aneurisma via carótida interna direita, para evitar excessiva diminuição do fluxo em A1 esquerdo. (**F**): carótida interna esquerda após embolização: permanece opacificação de pequena parte do aneurisma (seta fina). Feita angioplastia de A1 e da carótida interna após o tratamento do aneurisma e injetados 30 mg de papaverina em A1. Setas largas mostram melhora do espasmo. (**G**): carótida interna esquerda, três meses após: trombose completa do aneurisma, com pequena opacificação central de sua base. (**H**): paciente foi à cirurgia um mês após o controle angiográfico, sem nosso conhecimento. Sangramento intenso perioperatório, com grande edema e midríase bilateral. Tomografia computadorizada após a cirurgia mostra hematoma junto ao clipe e hemorragia ventricular. Edema difuso. (**I**): angiografia da carótida interna esquerda com reconstrução 3D imediatamente após a cirurgia: clipagem parcial do aneurisma.

prejudicaria a clipagem do aneurisma. Retirada das espirais de dentro do aneurisma não é necessária e pode ser uma manobra difícil pela fibrose intra-aneurismal existente e complicar a cirurgia (Figura 14.2).

Existe uma incidência ligeiramente maior de ressangramento após o TEV em relação ao tratamento cirúrgico, e um dos fatores principais é a falta de controle adequado dos pacientes tratados em fase aguda e seu adequado retratamento, se houver recanalização importante.

O essencial nessa fase é evitar ressangramento e permitir adequado manuseio das complicações da HSA. Por isso, o TEV deve ser rápido, para evitar anestesia geral prolongada e eficiente em eliminar o ponto frágil do aneurisma. Se for possível oclusão completa nessas condições (Figuras 14.1, 14.7 e 14.8), melhor, porém, o objetivo maior não deve ser este.

Nas séries de literatura, os resultados do TEV quanto ao grau de oclusão do aneurisma são inferiores aos do tratamento de aneurisma não roto, em virtude desses aspectos. Murayama e cols.[21] relatam oclusão completa em 67% dos casos, com colo residual em 25% e tratamento incompleto em 8%.

Tendo essa tática em mente, toda a equipe que cuida do paciente deve estar de acordo, bem como o paciente e a família devem estar cientes dessa estratégia.

Caso haja isquemia cerebral tardia sintomático no momento do tratamento, este será tratado simultaneamente.

O papel do anestesista nesses procedimentos é importante, devendo haver adequado controle da pressão arterial, que não deve baixar acentuadamente, e deve-se usar as medidas adequadas de proteção cerebral; também o tratamento precoce das complicações da hemorragia já deve ter sido instalado e continuado durante o procedimento.

Hoje em dia, novos materiais foram desenvolvidos para tornar o TEV mais eficiente e menos traumático. Começando por microcateteres mais macios e flexíveis, permitindo um cateterismo mais fácil em vasos tortuosos, com o auxílio de microguias também mais flexíveis e menos traumáticas. Houve grande desenvolvimento nas espirais, havendo diferentes formatos e formas de comportamento durante sua introdução no aneurisma, permitindo uma maior amplitude de escolha para cada caso, dependendo do formato do aneurisma. Espirais 3D representam um progresso grande, permitindo que a espiral se adapte em toda a extensão da cavidade do aneurisma, cobrindo adequadamente o colo deste, o que torna o procedimento mais eficiente e com menos chance de recanalização. Espirais com formato de círculos contíguos que se adaptam primeiramente ao longo da parede do aneurisma também são bastante eficientes em ocluir o colo de maneira mais adequada. Espirais macias (*soft*) e supermacias (*ultrasoft*) estão disponíveis e permitem um preenchimento do aneurisma de maneira a se obter uma densidade maior de espirais no seu interior, o que também leva a um índice menor de recanalização. Espirais com revestimento com gel, que se expande após contato com o sangue, também permitem um preenchimento mais denso do aneurisma. Existem ainda espirais revestidas com drogas, que induzem a uma maior reação inflamatória e estimulam o crescimento endotelial ao nível do colo, levando a uma oclusão mais efetiva, com melhor endotelização do colo.

Êmbolos líquidos como o Onyx® apresentam uma série de vantagens no tratamento de aneurismas com colo largo ou de arquitetura mais difícil (Figura 14.7), sobretudo naqueles em que a parede do vaso de onde o aneurisma se origina está distorcida morfologicamente pelo tamanho do aneurisma ou pela grande extensão de seu colo. Apresenta grande vantagem sobre as espirais porque preenche completamente a cavidade do aneurisma, com excelente reconstrução arterial e do colo, apresentando índices de recanalização bastante inferiores aos das espirais. A técnica do Onyx® exige o emprego de um balão que servirá para remodelar e reconstruir a artéria deformada e também para manter o líquido dentro do aneurisma até que ele se solidifique, o que ocorre em poucos segundos. Balões de diferentes formatos são usados para remodelar o colo e reconstruir artérias e para manter as espirais adequadamente posicionadas dentro do aneurisma durante sua introdução.

Toda essa tecnologia está disponível, e o seu desenvolvimento tem por objetivo melhorar o grau de oclusão do aneurisma, promover uma eficiente cicatrização do colo e evitar a recanalização, que ainda ocorre em alguns casos, tornando o procedimento mais estável em longo prazo, diminuindo assim a possibilidade de ressangramento tardio.

O TEV de uma maneira geral e em especial na fase aguda deve ser feito em um centro especializado nas técnicas endovasculares e que realize esse tratamento com frequência, devendo também haver um hospital com estrutura para tal 1procedimento, a fim de se minimizar os riscos e haver real benefício ao paciente.

Isquemia cerebral tardia

Definição

Isquemia cerebral tardia é o difuso ou focal estreitamento (diminuição de calibre) das grandes artérias cerebrais, em geral secundário a HSA. Trata-se de um diagnóstico radiológico. Afeta as artérias intradurais no espaço subaracnoide, principalmente o segmento distal das carótidas internas (ACI), artéria basilar e segmento proximal dos grandes ramos da base do crânio, podendo se estender para ramos secundários e terciários. Ocorre em consequência da presença do sangue no espaço subaracnoide da base do crânio e da ação dos produtos de sua degradação.

Incidência

Em casos de ruptura de aneurisma, não ocorre antes dos dois dias da HSA e tem pico de incidência entre o quinto e o oitavo dia. Pode ocorrer do quarto ao 14° dia, sendo raro após esse período. Isquemia cerebral tardia é identificado na angiografia cerebral feita na segunda semana após a hemorragia em cerca de 60 a 70% dos pacientes. Passa a se tornar sintomático em cerca de 30 a 40% dos pacientes, dos quais 20 a 30% irão desenvolver sequelas graves ou irão a óbito[11,14,17].

O pico de incidência de sintomas devidos à isquemia é nos dias 7 e 8 da HSA, ou 1 a 2 dias após o pico de espasmo angiográfico, sendo um dos principais fatores de morbimortalidade na HSA.

A incidência e a intensidade da isquemia cerebral tardia estão, na maioria das vezes, relacionadas à quantidade de sangue no espaço subaracnoide, sendo em geral mais intenso onde existe maior quantidade de sangue (Figura 14.3), porém não é sempre uma relação de causa-efeito. Pacientes com grande quantidade de sangue podem não ter isquemia cerebral tardia e outros com pouco podem tê-lo de maneira severa.

Fisiopatogenia

A contração das artérias proximais do polígono de Willis leva a uma queda da pressão de perfusão na arteríola pré-capilar, induzindo a uma vasodilatação distal e ao aumento do volume sanguíneo cerebral, associado à redução do fluxo[14]. Se for bastante grave, vai levar à isquemia cerebral, causando défices irreversíveis ou óbito, por aumentar o edema cerebral. Na fase de isquemia cerebral a angiografia mostra quebra da barreira

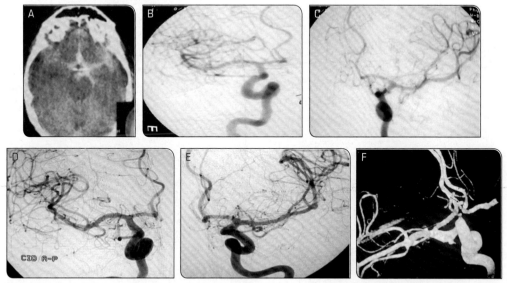

Figura 14.3 – Paciente feminina, 44 anos. (**A**): tomografia computadorizada de crânio 18 horas após HSA. Sangue inter-hemisférico e com maior distribuição nas cisternas da base à esquerda e na superfície da ínsula esquerda. (**B**): carótida interna direita e (**C**) esquerda, cinco dias após. Espasmo muito discreto em M1 direito e um pouco mais evidente em A1 e M1 esquerdos, concordando com maior quantidade de sangue neste lado. (**D**): carótida interna direita e (**E**) esquerda, um mês após a HSA. Paciente sem déficits. Regressão do espasmo bilateralmente. (**F**): angiografia rotacional e reconstrução 3D da carótida interna direita: pequeno aneurisma (seta) na junção da comunicante anterior com o segmento A2 direito.

hematoencefálica, com encurtamento do tempo de circulação arteriovenoso nessa área, em comparação com outras (Figura 14.4). A incidência de espasmo é maior em pacientes idosos e também em fumantes e hipertensos.

Patologia

Várias alterações patológicas ocorrem na parede do vaso, com espessamento de todas as suas camadas. Ocorre aderência de coágulos na adventícia, infiltração de células inflamatórias e degeneração dos terminais nervosos perivasculares. A túnica média sofre contração das células musculares lisas, com vacuolização e graus variados de fibrose e necrose. A íntima se espessa com edema e vacuolização endotelial, podendo haver descamação e perda das junções interce-

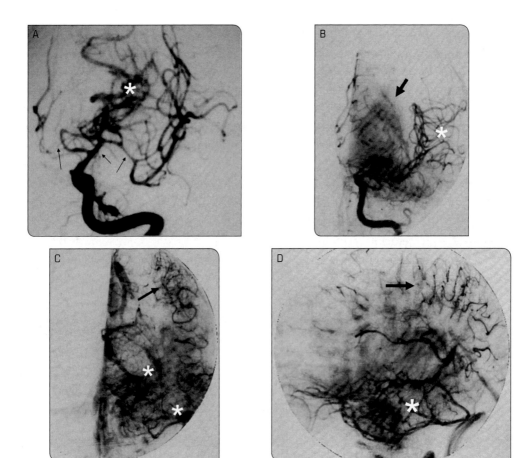

Figura 14.4 – Carótida interna esquerda, ântero-posterior (**A**, **B** e **C**) e perfil (**D**). **A** – Intenso espasmo envolvendo a carótida interna distal e os segmentos A1 e M1 (setas). Estrela indica artéria cerebral posterior com origem fetal. **B** – Pouco ou nenhum espasmo nos ramos distais da artéria cerebral média (estrela). Intensa impregnação dos núcleos da base por vasodilatação (seta larga). **C** e **D** – Fase capilar. Opacificação venosa precoce nos núcleos da base e lobo temporal (estrelas) por vasodilatação distal e quebra da barreira hematoencefálica. Lentificação no fluxo arterial cortical distal (setas largas).

lulares. Proliferação intimal ocorre mais tardiamente[11,16].

Isquemia cerebral tardia

Com o aumento na intensidade da isquemia cerebral tardia, o mecanismo de compensação vai se esgotando e, na ausência de circulação colateral adequada (mais frequentemente ocorrendo no espasmo difuso), irá se desenvolver um quadro de isquemia cerebral tardia. Como outros fenômenos já citados estão agindo concomitantemente, o diagnóstico da isquemia cerebral tardia pode ser difícil. O rebaixamento do nível de consciência (sonolência, torpor ou coma) pode ser devido a HIC, hiponatremia ou hidrocefalia.

Diagnóstico

Défice neurológico focal é um sinal mais fidedigno de relação à isquemia cerebral tardia setorial, principalmente se houver correlação com maior quantidade de sangue na tomografia computadorizada (TC) no território vascular correspondente.

Em geral, existe aumento da cefaleia e dos sinais de irritação meníngea, febrícula, hipertensão arterial e taquicardia precedendo a isquemia cerebral tardia clínico[14]. Sonolência, torpor e confusão são outros sinais, porém não específicos.

Monitoramento com Doppler transcraniano (DTC) diário ou várias vezes ao dia no período de pico da isquemia cerebral tardia é bastante útil em avaliar a evolução da velocidade do sangue na artéria cerebral média (vaso de mais fácil acesso ao DTC e de maior importância na isquemia cerebral tardia) e vai acusar a isquemia cerebral tardia como causa de manifestações clínicas quando houver coincidência da instalação destas com um aumento da velocidade[11,14,16,17,21].

Além de um aumento progressivo da velocidade na artéria cerebral média (ACM), um aumento no índice ACM/ACI (índice de Lindegaard) é útil em diagnosticar isquemia cerebral tardia[11,15,16,22]. A velocidade normal do sangue na ACM é abaixo de 60 cm/s. Velocidade maior que 120 cm/s indica isquemia cerebral tardia, e acima de 200 cm/s está comumente associada com isquemia cerebral tardia sintomática e isquemia cerebral. Outros fatores, no entanto, podem aumentar o fluxo na ACM e é importante ter um parâmetro para cada paciente e avaliar ao menos uma vez por dia a evolução durante o período de ocorrência da isquemia cerebral tardia. Um aumento do fluxo pode preceder a isquemia cerebral tardia sintomático. Aumento rápido e precoce no fluxo, de mais de 50 cm/s/dia, é bastante sugestivo de instalação eminente de isquemia cerebral tardia clínico[16], que pode ser tratado assim que instalado.

Dependendo do estado clínico do paciente, as medidas de suporte podem incluir sedação, intubação orotraqueal e uso de vasodilatador, incluindo fenobarbitais, o que dificulta a avaliação clínica (pacientes graus 4 e 5 de Hunt-Hess), impedindo a determinação exata do momento de instalação da isquemia cerebral tardia clínico, tornando o DTC bastante útil.

No seguimento dos pacientes com DTC após o TEV da isquemia cerebral tardia, vários estudos mostram que não há correlação entre a melhora dos índices do DTC (diminuição da velocidade do fluxo) e a melhora clínica[22,23], não sendo, portanto, um bom parâmetro de avaliação dos pacientes sedados ou em coma, induzido ou não.

Tratamento endovascular da isquemia cerebral tardia

Uma das principais medidas de tratamento clínico é o aumento da pressão arterial para vencer a barreira da vasoconstrição, porém seu uso é arriscado quando o aneurisma não foi ainda tratado. Por isso, é imprescindível o tratamento precoce do aneurisma, ou então seu tratamento junto com o TEV da isquemia cerebral tardia clínico[21] (ver Figuras 14.2, 14.5 a 14.8).

O tratamento deve ser feito o mais rapidamente possível após o início dos sintomas (e em vigência de todo o tratamento clínico), para reverter prontamente a situação de isquemia cerebral, antes que haja dano cerebral irreversível e também para diminuir o aumento da área de isquemia (Figura 14.6 C, M e N). Quanto mais tempo se perde, menores as chances de uma reversão completa do quadro, de maneira semelhante ao tratamento do acidente vascular cerebral isquêmico. Os melhores resultados dessa terapia associada ocorrem nos pacientes em melhores condições clínicas (Hunt-Hess) graus 2 a 4, havendo menos sucesso no grau 5, em que um dano maior já ocorreu e em geral o tratamento se fez tardiamente[20-22,24]. Outro fator de mau resultado é em pacientes idosos, nos quais os danos da HSA são maiores e há maiores complicações relacionadas a outros órgãos[24].

A presença de áreas de hipodensidade na TC leva a uma preocupação quanto ao possível desenvolvimento de síndrome de reperfusão após a angioplastia[6,24]. Não se sabe a área que corresponde à necrose e à área de penumbra, que seria a área recuperável. Eskridge & Song[8] sugeriram que à medida que começaram a tratar os pacientes com áreas hipodensas, não houve complicações e passaram a tratá-los agressivamente, mesmo com esses achados na TC (Figuras 14.6 e 14.8).

Como regra geral, o aneurisma deve ser tratado primeiro, se possível (Figuras 14.5, 14.7 e 14.8). Caso não se tenha acesso a ele, usa-se pequena dose de papaverina ou outro vasodilatador (ver a seguir) para que se possa acessá-lo. Depois do tratamento do aneurisma é feita a angioplastia dos vasos proximais (Figura 14.8) (ACI distal, basilar ou segmentos M1, A1 ou P1). Se houver isquemia cerebral tardia distal, adicionam-se vasodilatadores (Figuras 14.5 e 14.7).

Basicamente, o TEV será químico e/ou mecânico.

Angioplastia

O tratamento mecânico com angioplastia é feito usando-se microcateteres com balões especialmente desenhados para este fim e também aqueles usados para remodelagem e reconstrução do colo do aneurisma. São balões bastante maleáveis, assumindo diâmetros diferentes (Figuras 14.6 H e J e 14.8 J e L) quando inflados gentilmente. Não suportam grande pressão, porém devem ser dimensionados ao calibre do vaso. Balões de angioplastia que se inflam em altas pressões (6 a 10 ou mais atmosferas) não devem ser usados por risco de ruptura do vaso e por serem menos flexíveis para uso intracraniano.

Técnica

O balão é introduzido sobre uma microguia, que irá direcioná-lo ao local desejado. Cuidados devem ser tomados para evitar perfuração de pequenos vasos. É importante que o aparelho angiográfico tenha técnica de *road-mapping*, em que as artérias ficam fixadas na tela sobre a qual a microguia e o microcateter serão guiados para as artérias desejadas. O avanço da microguia deve ser lento e sem muito esforço para avançar, a fim de evitar danos ao vaso já bastante alterado pela isquemia cerebral tardia (Figura 14.6I).

Em geral, a angioplastia é feita com segurança na carótida interna, basilar e no segmento M1, por serem mais calibrosos. Existem balões pequenos, de até 1,5 mm de diâmetro, porém seu uso distal, em M2, por exemplo, deve ser feito quando se tem certeza do calibre original do vaso com angiografia antes do surgimento da isquemia cerebral tardia, para evitar ruptura de pequeno vaso, pois todos vão estar com calibre reduzido.

O balão deve ser inflado e desinflado de maneira progressiva, até atingir o diâmetro do vaso, fazendo uma dilatação progressiva[9,24].

Angioplastia da cerebral anterior (segmento A1) é mais difícil tecnicamente em razão de sua curvatura[9,20,21] (Figura 14.6). É necessário também saber o calibre prévio desse segmento para se ajustar adequadamente o tamanho do balão, pois hipoplasia é frequente em um dos segmentos A1, sem se poder saber com segurança em qual lado ocorre, se não houver exame prévio.

Essa técnica tem alguns riscos, como ruptura do vaso ou tromboembolismo[7,21] e deve, portanto, ser usada somente no território vascular que está apresentando sintomas, mesmo que outros territórios também estejam acometidos.

Mecanismo de ação

A angioplastia é bastante eficiente em produzir uma dilatação permanente do segmento estenosado do vaso, raramente necessitando ser repetida. Ela produz um rompimento do tecido conectivo proliferado pela isquemia cerebral tardia[29].

Resultados

A angioplastia foi eficiente em restaurar o calibre do vaso na maioria das séries publicadas[1,5-9,18,20-24,26,29] acima de 95% dos casos, embora não haja melhora clínica na mesma proporção, por diversos fatores, como idade do pacientes[24], tempo entre o início dos sintomas e o tratamento[26], gravidade do quadro clínico[21,22,24], isquemia cerebral tardia difusa[1,24] e presença de outras comorbidades.

Murayama e cols.[21] realizaram o tratamento do aneurisma na mesma ses-

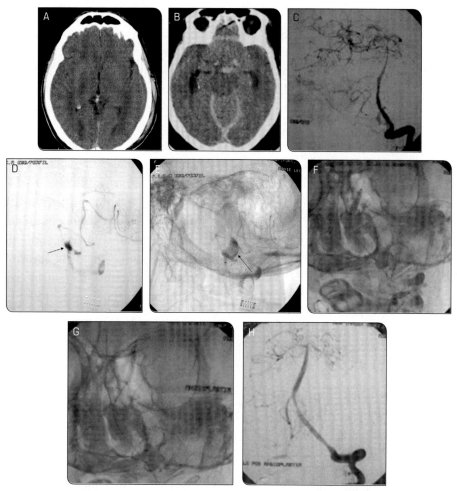

Figura 14.5 – Paciente feminina, 72 anos. (**A** e **B**): tomografia seis dias após HSA. Hemorragia na cisterna pré-pontina, ângulo pontocerebelar esquerdo e cisterna mesencefálica. No oitavo dia após a HSA, paciente apresenta rebaixamento do nível de consciência, necessitando de entubação. Indicado tratamento do aneurisma e da isquemia cerebral tardia. (**C**): angiografia da artéria vertebral esquerda; espasmo importante no terço distal da basilar. Dissecção com aneurisma da PICA. (**D** e **E**): cateterismo na origem da PICA esquerda, mostrando aneurisma que se opacifica tardiamente (setas). Acentuado espasmo na PICA. Feita oclusão na origem da PICA com Histoacryl®, para tratamento do aneurisma. (**F** e **G**): angioplastia da basilar com balão de 3,5 mm de diâmetro, em dois níveis diferentes. (**H**): vertebral esquerda após angioplastia; regressão do espasmo na basilar. Paciente melhorou do nível de consciência nas 24 horas seguintes. Em três meses apresentava déficit não incapacitante, com vida independente.

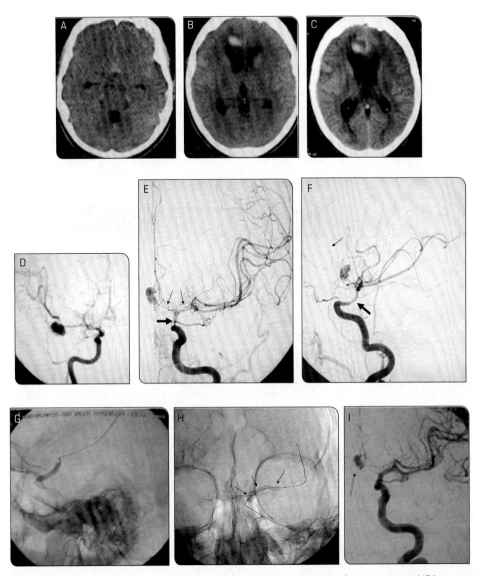

Figura 14.6. (A e B): tomografia computadorizada de crânio dois dias após *ictus*; pequena HSA e pequeno hematoma frontal direito. Discreta dilatação ventricular. **(C)**: tomografia computadorizada quatro dias após *ictus*; paciente sonolenta e com hemiparesia direita importante. Não houve aumento do hematoma, mas há hipodensidade no hemisfério esquerdo. Indicada angiografia e tratamento de eventual isquemia cerebral tardia e embolização. **(D)**: angiografia da carótida interna direita; aneurisma da bifurcação da ACM e espasmo da carótida interna e dos segmentos M1 e A1. **(E e F)**: carótida interna esquerda, em ântero-posterior e perfil; acentuado espasmo da carótida (seta larga), dos segmentos M1 (mais acentuado proximalmente), A1 e A2 (setas finas). Aneurisma lobulado da comunicante anterior, provável responsável pela hemorragia. **(G e H)**: radiografia em perfil e ântero-posterior; angioplastia com balão Hyperglide® de 4 mm de diâmetro por 20 mm de comprimento, na carótida **(G)** e em M1 esquerdo **(H)**. Notar que o balão é inflado parcialmente em M1, de maneira a se adaptar aos diferentes diâmetros dos vasos e evitar ruptura (setas). **(I)**: foi tentado o cateterismo do aneurisma, sem sucesso. O microguia ultrapassava a comunicante anterior e não progredia com movimentos leves (seta longa). Não foi possível avançar o microcateter. Interrompeu-se o procedimento por risco de dissecção ou perfuração arterial. Regressão do espasmo na carótida interna e em M1.

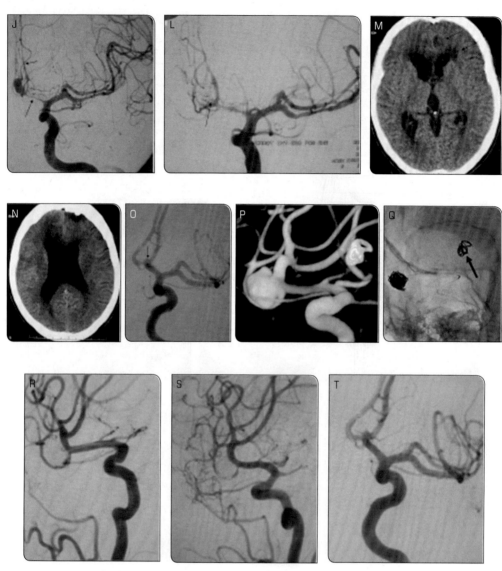

Figura 14.8 (continuação) – (J): após infusão de papaverina em A1; note regressão parcial do espasmo em A1 e A2 (setas). (L): sexto dia após hemorragia; paciente melhorou do déficit motor após a angioplastia. Continuava sonolenta. Carótida interna esquerda após embolização do aneurisma com sucesso, permanecendo somente pequeno colo deste (seta), junto às espirais. Note que não houve recidiva do espasmo na carótida interna e em M1. Usada papaverina em infusão contínua no microcateter em A1, com melhora do espasmo em A1 e A2 proximais. (M e N): tomografia no 12° dia após HSA; reabsorção do hematoma. Ausência de hipodensidade em território da cerebral média esquerda (compare com C). Pequenas áreas de isquemia em território das cerebrais anteriores (setas). Leve déficit motor residual. (O): dois meses após; CIE; oclusão completa do aneurisma, com pequeno colo central (seta). (P): angiografia 3D da carótida interna direita; aneurisma de bifurcação da ACM, com colo largo (5 mm). (Q): radiografia após embolização; note diferença de densidade das espirais, com menor compactação quando se trata o aneurisma em fase aguda (seta). (R): controle final do tratamento do aneurisma da ACM. (S e T): carótida interna direita e esquerda, seis meses após embolização; oclusão completando aneurisma da ACM. Pequena recanalização do colo e aneurisma da comunicante anterior, não requerendo novo tratamento no momento. Controle será feito em um ano.

14 | TRATAMENTO ENDOVASCULAR DA HEMORRAGIA SUBARACNOIDE

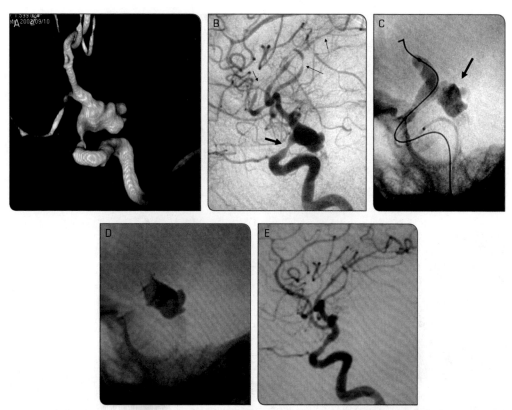

Figura 14.7 – Paciente feminina, 53 anos; duas HSAs nos últimos 16 dias. **(A)**: angiografia 3D da carótida interna esquerda; aneurisma multilobulado de carótida interna, com colo largo. Espasmo importante na carótida proximalmente ao aneurisma. **(B)**: carótida interna esquerda, em perfil; espasmo em ramos da cerebral média (setas pequenas) e da carótida distal (seta larga). Paciente em coma, com entubação. **(C)**: balão de modelagem do colo (e angioplastia da carótida). Seta larga mostra Onyx® ocupando interior do aneurisma. **(D)**: radiografia mostra massa de Onyx® ocupando o aneurisma e suas lobulações, com excelente reconstrução da luz da carótida. **(E)**: carótida interna esquerda após embolização e infusão contínua de nimodipina pelo cateter-guia na carótida interna; regressão do espasmo distal.

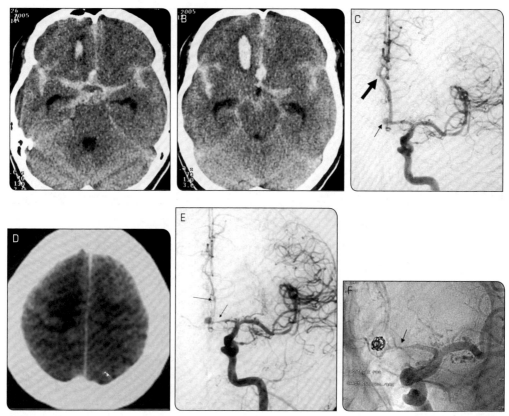

Figura 14.8 – Paciente feminina, 55 anos. **(A** e **B)**: tomografia 2 horas após o ictus, mostrando HSA e hematoma na base do lobo frontal direito. **(C)**: angiografia da carótida interna esquerda um dia após HSA. Aneurisma de comunicante anterior (seta fina). Note que a artéria comunicante anterior esquerda vasculariza ambos os hemisférios (seta larga). **(D)**: tomografia no décimo dia da HSA. Paciente tornou-se confusa e desenvolveu hemiparesia esquerda há 18 horas. Note hipodensidade em hemisfério direito. Indicado tratamento endovascular do aneurisma e da isquemia cerebral tardia. **(E)**: carótida interna esquerda: espasmo de A1 e A2 (setas) **(F)**: carótida interna esquerda após embolização. Note a baixa compactação das espirais. Persiste espasmo de A1 (seta).

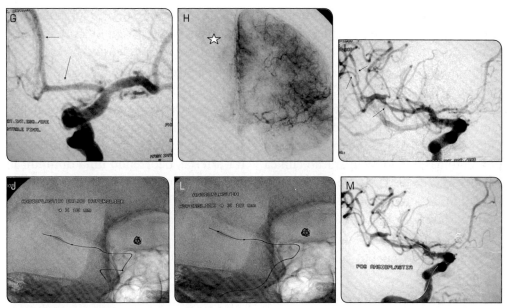

Figura 14.8 (continuação) – (G): controle após infusão lenta de 1,3 mg de nimodipina em A1 proximal, com regressão do espasmo (setas). Oclusão completa do aneurisma. **(H):** carótida interna esquerda, fase capilar; note adequada impregnação capilar no lobo frontal direito, indicando não haver retardo circulatório (estrela). **(I):** carótida interna direita; espasmo de M1 e em alguns ramos distais (setas). **(J e L):** angioplastia de M1 direito. O balão, apesar de ter 4 mm de diâmetro, é inflado somente parcialmente. **(M):** após angioplastia e infusão de 1,2 mg de nimodipina em M1. Regressão quase completa do espasmo.

são e apresentaram uma série de 12 pacientes, usando angioplastia sozinha ou associada à papaverina, com recuperação clínica em seis pacientes (50%) que tinham escala clínica de Hunt-Hess 2 (um paciente), 3 (quatro pacientes) e 4 (um paciente); três pacientes evoluíram com défice severo (Hunt-Hess 3 – um paciente – e 4 em dois) e um foi a óbito (Hunt-Hess 5).

Nos três pacientes com evolução ruim, dois tinham isquemia cerebral tardia bilateral e difusa incluindo vasos distais; um apresentou meningite pelo *shunt* ventricular. Isto indica que casos mais severos de isquemia cerebral tardia vão ter resultados menos satisfatórios. Dos quatro pacientes em grau 4, um teve boa resposta, um ficou com défice moderado e dois ficaram com défice severo.

Oskouian e cols.[22] relataram 12 casos de angioplastia, com recuperação completa do défice em 58% dos casos. Houve melhora do diâmetro do vaso dilatado em todos os casos, com mudanças nas velocidades ao Doppler e melhora do fluxo sanguíneo cerebral, embora não houvesse melhora clínica em todos. Nessa série também os pacientes com menor resposta clínica estavam em estado clínico pior antes do procedimento. No grupo de pacientes submetidos a angioplastia e infusão de papaverina houve evolução favorável em 62% dos casos.

Eskridge e cols.[7] relataram melhora clínica em 61% dos 50 pacientes submetidos à angioplastia.

Rosenwasser e cols.[26] relataram uma série de 93 pacientes tratados com angioplastia, mostrando a importância do tratamento precoce; 51 pacientes foram tratados em menos de 2 horas após o início dos sintomas, tendo recuperação clínica em 70% dos casos. Dos 42 pacientes tratados após as 2 horas (até 17 horas), houve resposta somente em 40% dos casos.

Esses dados indicam que o tratamento será benéfico quanto mais precocemente for feito.

Como a angioplastia é aplicada somente aos vasos proximais, quando há espasmo distal pode-se associar o tratamento químico com papaverina ou outra droga para obter melhores resultados, como é feito na maioria dos trabalhos publicados (Figura 14.7).

Tratamento químico

A droga vasodilatadora mais usada intra-arterialmente para tratamento da isquemia cerebral tardia é a papaverina. Seu efeito é potente, porém fugaz, desaparecendo em poucas horas, havendo recidiva dos sintomas em cerca de 20% dos pacientes. Mathis e cols.[18] relataram que a meia-vida da papaverina é de 0,8 hora.

A papaverina injetada por via arterial apresenta um certo índice de complicações em algumas séries, embora pequeno, como hipotensão, midríase, depressão respiratória (principalmente se administrada no sistema vertebrobasilar), convulsões[5], défice transitório e HIC[1]. Seu uso em injeções superseletivas é mais eficaz, necessitando dose menor e minimizando seus efeitos colaterais[6,21-23].

A papaverina é um alcaloide opiácio benzilisoquinolina, que induz vasodilatação em artérias espásticas e normais[23]. Essa vasodilatação é evidente quando se faz angiografia após sua infusão intra-arterial, ocorrendo uma diminuição importante no tempo de circulação arteriovenoso[19], com intensa impregnação capilar e opacificação venosa mais precoce. Talvez a vasodilatação capilar leve a uma menor perfusão tecidual, sendo esse mecanismo responsável pelos défices.

O TEV somente com papaverina parece não mostrar efeito benéfico em algumas séries. Polin e cols.[23] relataram a comparação randomizada de um grupo de 31 pacientes tratados com papaverina intra-arterial com um grupo de 62 sem esse tratamento. Ambos tinham o mesmo suporte clínico. Não houve diferença na evolução clínica dos dois grupos. Houve necessidade de retratamento em nove pacientes, e três foram tratados três vezes. Não houve diferença na dose usada, que chegou até a 800 mg. Uma das causas apontadas na sua ineficiência é o tempo de seu uso em relação ao início dos sintomas e a seu efeito fugaz. Esse estudo foi feito em vários centros, com diferentes indicações e avaliações temporais do tratamento, bem como diferentes técnicas de uso endovascular.

Outros autores apresentam resultados promissores, usando doses menores e injeções superseletivas.

Oskouian e cols.[22] sugeriram o uso da papaverina mais diluída, injetada em infusão lenta e com cateterismo super-seletivo, para dilatação de vasos distais após uso da angioplastia proximal, evitando assim as complicações da droga. Foi recomendado diluir a 3 mg/mL e infundir de 6 a 9 mL/min até uma dose de 300 mg no mesmo grupo vascular. Relataram como complicação a elevação da pressão intracraniana em três pacientes, sendo necessário diminuir a dose ou suspender. De 20 pacientes tratados somente com papaverina, quatro tiveram de ser retratados (20%) por recidiva dos sintomas. Usaram ainda a papaverina associada a angioplastia proximal em 13 pacientes, tendo uma evolução clínica favorável em oito deles (62%).

Murayama e cols.[21] usaram dose de 5 mg/min por 30 minutos, tratando dois pacientes só com papaverina e quatro em associação com angioplastia, sem complicações quanto ao uso da droga.

Existe risco de precipitação da papaverina com contraste iodado, podendo causar embolia e, por isso, todo o sistema de perfusão por onde a papaverina é injetada deve ser cuidadosamente lavado antes de se fazer controle angiográfico, sendo este outro inconveniente ao seu uso.

Clouston e cols.[6] relataram 14 casos de uso de papaverina, com melhora em 50% dos pacientes, sem efeitos colaterais, recomendando seu uso com injeção superseletiva no território vascular afetado.

Em geral, usa-se papaverina em doses pequenas para se ter uma resposta rápida para se fazer o cateterismo do aneurisma ou a angioplastia, ou em conjunto com a angioplastia quando há isquemia

cerebral tardia distal associado, o que melhora o resultado[22] (Figura 13.7).

Nimodipina e outras drogas

Em razão dos efeitos colaterais relacionados à papaverina, passou-se a usar com mais frequência nimodipina, injetada de maneira superseletiva e em pequenas doses para evitar hipotensão quando se usam em doses maiores. Essa droga se mostra também bastante eficiente e seu valor deve ser pesquisado, principalmente quanto à duração do efeito e a incidência de efeitos colaterais (Figura 13.8).

Verapamil também é citado no tratamento da isquemia cerebral tardia, embora seja menos eficiente que outras drogas[10]. Nicardipina tem sido usada, porém apresentando aumento da pressão intracraniana de maneira transitória em cinco dos 18 pacientes tratados por Badjatia e cols.[2], e persistentemente elevada em um, sendo esta uma incidência bastante alta, não vista com outras drogas.

Conclusão

Alguns pontos de consenso na HSA por ruptura de aneurisma são amplamente aceitos:

- tratamento precoce do aneurisma, nos 3 primeiros dias após a HSA – cirúrgico em primeiro lugar quando há hematoma associado com indicação de evacuação. Endovascular quando o paciente apresenta isquemia cerebral tardia clínica. Endovascular ou cirúrgico, dependendo de decisão multidisciplinar, tendo em conta a experiência dos grupos envolvidos. Em centro de neurorradiologia intervencionista experiente há melhores resultados no TEV. O ideal é que cada caso seja decidido em conjunto, optando pela melhor técnica para aquele determinado caso;

- isquemia cerebral tardia – na vigência de terapia clínica adequada, estabelecer o TEV o mais precocemente possível. O ideal é tratar primeiro o aneurisma (se já não estiver tratado), usando-se a seguir a angioplastia para espasmo proximal e vasodilatadores se houver isquemia cerebral tardia distal importante. Melhores resultados ocorrerão nos casos de tratamento em um hemisfério ou em um território vascular. Tratar somente os territórios sintomáticos. Em caso de tratamento bilateral ou em pacientes muito graves, os resultados são menos expressivos, pois a lesão definitiva extensa já está instalada;
- tratar outras complicações da HSA.

Referências bibliográficas

1. Andaluz N, Tomsick TA, Tew Jr JM, et al. Indications for endovascular therapy for refractory vasospasm after aneurismal subarachnoid hemorrhage: experience at the University of Cincinnati. Surg Neurol. 2002;58:131.
2. Badjatia N, Topcuoglu MA, Pryor JC, et al. Preliminary experience with intra-arterial nicardipine as a treatment for cerebral vasospasm. AJNR Am J Neuroradiol. 2004;25:819.
3. Batista LL, Mahadevan J, Sachet M, et al. 5-year angiographic and clinical follow-up of coil-embolised intradural saccular aneurysms: a single center experience. Intervent Neuroradiol. 2002;8:349.

4. Brisman JL, Roonprapunt C, Song JK, et al. Intentional partial coil occlusion followed by delayed clip application to wide-necked middle cerebral artery aneurysms in patients presenting with severe vasospasm. J Neurosurg. 2004;101:154.
5. Carhuapoma JR, Qureshi AI, Tamargo RJ, et al. Intra-arterial papaverine-induced seizures: case report and review of the literature. Surg Neurol. 2001;56:159.
6. Clouston JE, Numaguchi Y, Zoarski GH, et al. Intra-arterial papaverine infusion for cerebral vasospasm after subarachnoid hemorrhage. AJNR Am J Neuroradiol. 1995;16:27.
7. Eskridge JM, McAuliffe WF, Song JK, et al. Balloon angioplasty for the treatment of vasospasm: results of first 50 cases. Neurosurgery. 1998;42:510.
8. Eskridge JM, Song JK. A practical approach to the treatment of vasospasm. Special report. AJNR Am J Neuroradiol. 1997;18:1653.
9. Eskridge JM, Song JK, Elliott JP, et al. Balloon angioplasty of the A1 segment of the anterior cerebral artery narrowed by vasospasm. J Neurosurg. 1999;91:153.
10. Feng L, Fitzsimmons BF, Young WL, et al. Intra-arterially administered verapamil as adjunt therapy for cerebral vasospasm: safety and 2-year experience. AJNR Am J Neuroradiol. 2002;23:1284.
11. Greenberg MS. Subarachnoid hemorrhage and aneurysms. In: Greenberg MS, ed. Handbook of neurosurgery. New York: Thieme Medical Publishers; 2001. p. 754.
12. Gruber DP, Zimmerman GA, Tomsick TA, et al. A comparison between endovascular and surgical management of basilar artery apex aneurysms. J Neurosurg. 1999;90:868.
13. International Subarachnoid Aneurysm Trial (ISAT) collaborative group. International Subarachnoid aneurysm trial (ISAT) of neurosurgical clipping versus endovascular coilin in 2143 patients with ruptured intracranial aneurysms: a randomized trial. Lancet. 2002;360:1267.
14. Joaquim MAS, Bonatelli APF, Pagura JR. Hemorragia subaracnóidea. In: Knobel E, ed. Condutas no paciente grave. 2. ed. São Paulo: Atheneu, 2000; p. 653.
15. Kazuon M, Takashi Y, Akira T, et al. A pitfall in the surgery of a recurrent aneurysm after coil embolization and its histological observation: technical case report. Neurosurgery. 1996;39:1992.
16. Macdonald RL. Cerebral vasospasm. In: Welch KMA, Caplan LR, Reis DJ, et al., eds. Primer on cerebrovascular diseases. San Diego: Academic Press; 1997, p. 490.
17. Massaro AR, Gabbai AA. Neurointensivismo do vasoespasmo cerebral. In: Cruz J, ed. Neurointensivismo. São Paulo: Atheneu; 2002, p. 155.
18. Mathis JM, Jensen ME, Dio JE. Technical considerations on intra-arterial papaverina hydrochloride for cerebral vasospasm. Neuroradiology. 1997;39:90.

19. Milburn JM, Moran CJ, Cross III DT, et al. Effect of intraarterial papaverine on cerebral circulation time. AJNR Am J Neuroradiol. 1997;18:1081.

20. Murayama Y, Malisch T, Guglielmi G, et al. Incidence of cerebral vasospasm after endovascular treatment of acutely ruptured aneurysms: report on 69 cases. J Neurosurg. 1997;87:830.

21. Murayama Y, Song JK, Uda K, et al. Combined endovascular treatment for both intracranian aneurysm and symptomatic vasospasm. AJNR Am J Neuroradiol. 2003;24:133.

22. Oskouian RJ, Martin N, Lee JH, et al. Multimodal quantitation of the effects of endovascular therapy for vasospasm on cerebral blood flow, transcraniano Doppler ultrasonographic velocities, and cerebral artery diameters. Neurosurgery. 2002;51:30.

23. Polin RS, Hansen CAMS, German PBS, et al. Intra-arterially administered papaverine for the treatment of symptomatic cerebral vasospasm. Neurosurgery. 1998;42:1256.

24. Rabinstein AA, Friedman JA, Nichols DA, et al. Predictors of outcome after endovascular treatment of cerebral vasospasm. AJNR Am J Neuroradiol. 2004;25:1778.

25. Rabinstein AA, Pichelmann MA, Friedman JA, et al. Symptomatic vasospasm and outcomes following aneurismal subarachnoid hemorrhage: a comparison between surgical repair and endovascular coil occlusion. J Neurosurg. 2003;98:319.

26. Rosenwasser RH, Armonda RA, Thomas JE, et al. Therapeutic modalities for the management of cerebral vasospasm: timing of endovascular options. Neurosurgery. 1999;44:975.

27. Treggiari-Venzi MM, Suter PM, Romand JA. Review of medical prevention of vasospasm after aneurismal subarachnoid hemorrhage: a problem of neurointensive care. Neurosurgery. 2001;48:249.

28. Yalamanchili K, Rosenwasser RH, Thomas JE, et al. Frequency of cerebral vasospasm in patients treated with endovascular occlusion of intracranial aneurysms. AJNR Am J Neuroradiol. 1998;19:553.

29. Yamamoto Y, Smith RR, Bernanke DH. Mechanism of action of balloon angioplasty in cerebral vasospasm. Neurosurgery. 1992;30:1.

Capítulo

15

TRATAMENTO CIRÚRGICO DO ACIDENTE VASCULAR CEREBRAL HEMORRÁGICO

Vanessa Milanese Holanda

Introdução

O acidente vascular cerebral hemorrágico (AVCH) é uma emergência médica que afeta mais de 2 milhões de pessoas ao redor do mundo por ano[1], chega a 20% dentre todos os acidentes vasculares cerebrais, resultando em incapacidade funcional e morte[2-4]. O diagnóstico preciso e o manejo cuidadoso são cruciais, pois deterioração precoce é comum nas primeiras horas[5].

A mortalidade é de 30 a 55% no primeiro mês[6]. A maioria dos sobreviventes apresenta sequelas neurológicas graves que requerem cuidados médicos prolongados e onerosos[7]. O prognóstico está diretamente relacionado com a quantidade de sangramento por unidade de tempo e com a localização do hematoma no cérebro[8]. Hemorragias de grande volume (> 100 mL) são associadas a um prognóstico reservado[9]. Em cerca de 40% dos casos o sangramento pode se estender para os ventrículos, piorando o prognóstico desses pacientes[10].

O tratamento cirúrgico não tem demonstrado um grande impacto no prognóstico e tipicamente é reservado para hematomas subcorticais ou com grande volume[11,12]. Ao mesmo tempo, o manejo clínico também oferece benefício limitado para controle do edema cerebral e reversão do défice neurológico. Dessa forma, através da busca por novas modalidades terapêuticas, alguns estudos recentes têm demonstrado que procedimentos minimamente invasivos podem ser eficazes no caso de AVCH profundo[8,13].

Mecanismo da lesão

O dano cerebral provocado pelo AVCH é determinado por vários mecanismos que se iniciam com o rompimento da barreira física e efeito de massa provocado pelo hematoma, seguidos por edema cerebral, formação de radicais livres e inflamação[9].

O volume inicial e o crescimento subsequente do hematoma determinam o prognóstico do paciente com AVCH, mas o edema perilesional também contribui para o aumento do risco de incapacidade funcional e morte, devido à elevação da pressão intracraniana e hidrocefalia[14].

A remoção precoce do hematoma intracerebral pode reduzir efetivamente a pressão intracraniana, melhorando a perfusão e minimizando o dano cerebral.

Apresentação clínica

Mais de 20% dos pacientes apresentarão uma redução de dois ou mais pontos na Escala de Coma de Glasgow (ECG) (Tabela 15.1), entre a chegada ao hospital e a avaliação inicial, e a taxa de mortalidade em 6 meses varia entre 23 e 58%, com boa parte dos pacientes falecendo antes mesmo de chegar ao hospital[3].

Tabela 15.1. Escala de coma de Glasgow

	Variáveis	Pontuação
Abertura ocular	Espontânea	4
	Ao comando verbal	3
	Ao estímulo doloroso	2
	Nenhuma	1
Resposta verbal	Orientada	5
	Confusa	4
	Palavras inapropriadas	3
	Palavras incompreensivas	2
	Nenhuma	1
Resposta motora	Obedece comandos	6
	Localiza dor	5
	Retirada ao estímulo doloroso	4
	Postura de flexão	3
	Postura de extensão	2
	Nenhuma	1

Tratamento cirúrgico

Alguns estudos clínicos têm demonstrado que a remoção do hematoma reduz o dano ao tecido nervoso, diminuindo a isquemia local e removendo as substâncias químicas nocivas aos neurônios[15].

A craniotomia seguida por drenagem do hematoma por microcirurgia (uso do microscópio cirúrgico) tem como vantagem visualização direta e controle do sangramento e, portanto, a retirada imediata de todo o hematoma é mais efetiva.

Nos últimos anos, a evolução das técnicas de alta definição, com emissão precisa da luz e amplificação das imagens fornecidas pelo endoscópio, determina a neuroendoscopia como uma importante ferramenta para ser somada no tratamento cirúrgico do AVCH.

Cirurgia minimamente invasiva para hemorragia intracerebral

Muitos estudos clínicos randomizados destinados a explorar a eficácia da cirurgia no AVCH lobar têm demonstrado ausência de vantagem sobre o tratamento clínico otimizado[8,11,12,16]. Na tentativa de melhorar o prognóstico desses pacientes, com o avanço das técnicas de imagem, estereotaxia, microcirurgia neurológica, neuroendoscopia e neuronavegação, surge a cirurgia minimamente invasiva (CMI) para o tratamento do AVCH[4].

Um resultado mais satisfatório tem sido observado nos pacientes submetidos à introdução do agente trombolítico para dissolver o coágulo, associado à aspiração do hematoma por estereotaxia[4,13]. Podem se beneficiar com esse tipo de cirurgia pacientes com 30 a 80 anos, ECG > 9, volume do hematoma 25-40 mL e com tratamento dentro das primeiras 72 horas[8]. Alguns estudos ainda estão em andamento para comprovar esses resultados[15].

As indicações para o procedimento minimamente invasivo incluem AVCH supratentorial > 30 mL ou cerebelar > 15 mL na tomografia computadorizada (TC) sem contraste; estabilidade do hematoma (em 6 h o volume do hematoma não aumenta mais de 5 mL); alterações do nível de consciência e défices motores ou sensitivos; controle da pressão arterial e ausência de contraindicações cirúrgicas[8].

O melhor momento para a cirurgia é entre 6 e 12 horas após o evento hemorrágico, já que o sangramento geralmente é transitório. Entretanto, alguns pacientes podem apresentar ressangramento mesmo após 24 horas. A localização do ponto de sangramento através do extravasamento do contraste na ângio-TC é um emergente preditor da expansão do hematoma e mortalidade, além de auxiliar na decisão da abordagem cirúrgica[17,18].

Dentre os procedimentos minimamente invasivos destaca-se a aspiração estereotáxica, que é realizada através do uso do halo estereotáxico fixado à cabeça do paciente, para localização e drenagem precisas do hematoma. A cirurgia estereotáxica é realizada a partir da coordenação desse halo com pontos anatômicos demarcados através da TC. Alguns estudos têm demonstrado que a associação de agentes trombolíticos locais melhora a redução do hematoma de 30 a 90%[4,8].

Classificação do AVCH quanto à localização

Para uma drenagem completa e segura, o AVCH pode ser dividido em três tipos, conforme ilustrado na Figura 15.1:

- **Tipo A:** hematoma profundo localizado na porção anterior dos gânglios da base, com uma forma oval: uma trajetória frontal deve ser escolhida;
- **Tipo B:** hematoma profundo localizado na porção posterior dos gânglios da base, com uma forma mais elíptica: uma trajetória temporo-occipital deve ser indicada;
- **Tipo C:** hematoma superficial (lobar) com forma variada, mais frequentemente esférica: a trajetória preferida é a mais superficial relativa ao hematoma.

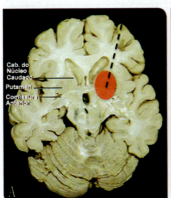
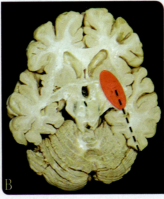
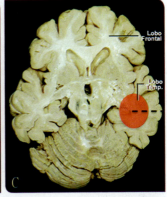

Figura 15.1. Cortes axiais do cérebro de cadáver com diagrama demonstrando a localização do hematoma em cada tipo de lesão. **A.** Tipo A. Hematoma localizado na porção anterior dos gânglios da base (forma oval). Linha tracejada demonstra trajetória frontal. **B.** Tipo B. Porção posterior dos gânglios da base (formato em elipse). Trajetória temporo-occipital. **C.** Tipo C. Lobar e/ou superficial com formato variado, mas geralmente esférico. Trajetória mais superficial relativa ao hematoma.

Manejo clínico pós-cirúrgico

Os cuidados no pós-operatório para controle da pressão arterial (PA) são essências para evitar um ressangramento e comprovadamente reduzem a incapacidade funcional, devido à redução da expansão marginal do hematoma[17]. As recomendações para manejo medicamentoso em pacientes submetidos ou não à cirurgia após AVCH estão resumidas na Tabela 15.2[5].

Conclusões

O tratamento cirúrgico do AVCH tem como objetivo eliminar rapidamente o hematoma, aprimorando a perfusão cerebral e reduzindo o dano cerebral secundário para uma melhor qualidade de vida dos pacientes, através de uma boa recuperação neurofuncional.

Apesar de alguns estudos clínicos prospectivos randomizados demonstrarem que o prognóstico do AVCH é semelhante com o tratamento invasivo ou conservador, uma abordagem minimamente invasiva surge como uma ferramenta promissora. Estudos multicêntricos randomizados são necessários para se comprovar a melhora do prognóstico apontada por alguns autores, com redução da mortalidade, da incapacidade funcional e do impacto socioeconômico gerado por essa enfermidade tão devastadora.

Tabela 15.2. Recomendações para manejo medicamentoso após AVCH

Recomendação	Classe e nível de evidência
Considerar os fatores de risco: localização lobar do AVCH; idade avançada; presença e número de micro-hemorragias na sequência gradiente eco da RNM; vigência de anticoagulação e presença da apolipoproteína E.	Classe IIa, nível de evidência B.
Controle da PA, já após o evento do AVCH. O alvo a longo prazo deve ser PAS <1 30 mmHg e PAD < 80 mmHg.	Classe I, nível de evidência A. Classe IIa, nível de evidência B.
Modificação dos hábitos, com redução da quantidade de álcool, fumo e drogas ilícitas, bem como o tratamento da síndrome da apnéia-hipopnéia obstrutiva do sono	Classe IIa, nível de evidência B.
Evitar anticoagulação com warfarina para fibrilação atrial após AVCH	Classe IIa, nível de evidência B.
Evitar anticoagulação oral por pelo menos 4 semanas. Se indicado, aspirina pode ser reintroduzida alguns dias após o AVCH.	Classe IIb, nível de evidência B. Classe IIa, nível de evidência B.
Anticoagulação após AVCH não lobar e monoterapia antiplaquetária pode ser considerada em pacientes de alto risco para formação de trombo.	Classe IIB, nível de evidência B.
Uso de dagibatran, rivaroxaban ou apixaban em fibrilação atrial para diminuir o risco de recorrência é incerto.	Classe IIb, nível de evidência C.
Não há dados suficientes para recomendar restrição ao uso de estatinas em pacientes com AVCH.	Classe IIb, nível de evidência C.

Referências bibliográficas

1. Yang Z, Hong B, Jia Z, Chen J, Ge J, Han J, et al. Treatment of supratentorial spontaneous intracerebral hemorrhage using image-guided minimally invasive surgery: Initial experiences of a flat detector CT-based puncture planning and navigation system in the angiographic suite. AJNR American journal of neuroradiology. 2014;35(11):2170-2175.

2. Yang J, Arima H, Wu G, Heeley E, Delcourt C, Zhou J, et al. Prognostic significance of perihematomal edema in acute intracerebral hemorrhage: pooled analysis from the intensive blood pressure reduction in acute cerebral hemorrhage trial studies. Stroke. 2015;46(4):1009-1013.

3. Moon JS, Janjua N, Ahmed S, Kirmani JF, Harris-Lane P, Jacob M, et al. Prehospital neurologic deterioration in patients with intracerebral hemorrhage. Critical care medicine. 2008;36(1):172-175.

4. Vespa P, McArthur D, Miller C, O'Phelan K, Frazee J, Kidwell C, et al. Frameless stereotactic aspiration and thrombolysis of deep intracerebral hemorrhage is associated with reduction of hemorrhage volume and neurological improvement. Neurocritical care. 2005;2(3):274-281.

5. Hemphill JC 3rd, Greenberg SM, Anderson CS, Becker K, Bendok BR, Cushman M, et al. Guidelines for the Management of Spontaneous Intracerebral Hemorrhage: A Guideline for Healthcare Professionals From the American Heart Association/American Stroke Association. Stroke. 2015;46(7):2032-2060.

6. Broderick J, Connolly S, Feldmann E, Hanley D, Kase C, Krieger D, et al. Guidelines for the management of spontaneous intracerebral hemorrhage in adults: 2007 update: a guideline from the American Heart Association/American Stroke Association Stroke Council, High Blood Pressure Research Council, and the Quality of Care and Outcomes in Research Interdisciplinary Working Group. Circulation. 2007;116(16):e391-413.

7. Qureshi AI, Tuhrim S, Broderick JP, Batjer HH, Hondo H, Hanley DF. Spontaneous intracerebral hemorrhage. The New England journal of medicine. 2001;344(19):1450-1460.

8. Wang WM, Jiang C, Bai HM. New Insights in Minimally Invasive Surgery for Intracerebral Hemorrhage. Frontiers of neurology and neuroscience. 2015;37:155-165.

9. Keep RF, Hua Y, Xi G. Intracerebral haemorrhage: mechanisms of injury and therapeutic targets. The Lancet Neurology. 2012;11(8):720-731.

10. Hanley DF. Intraventricular hemorrhage: severity factor and treatment target in spontaneous intracerebral hemorrhage. Stroke. 2009;40(4):1533-1538.

11. Mendelow AD, Gregson BA, Rowan EN, Murray GD, Gholkar A, Mitchell PM. Early surgery versus initial conservative treatment in patients with spontaneous supratentorial lobar intracerebral haematomas (STICH II): a randomised trial. Lancet (London, England). 2013;382(9890):397-408.

12. Roth C, Kastner S, Salehi M, Kleffmann J, Boker DK, Deinsberger W. Comparison of spontaneous intracerebral hemorrhage treatment in Germany between 1999 and 2009: results of a survey. Stroke. 2012;43(12):3212-3217.

13. Wang GQ, Li SQ, Huang YH, Zhang WW, Ruan WW, Qin JZ, et al. Can minimally invasive puncture and drainage for hypertensive spontaneous Basal Ganglia intracerebral hemorrhage improve patient outcome: a prospective non-randomized comparative study. Military Medical Research. 2014;1.

14. Inaji M, Tomita H, Tone O, Tamaki M, Suzuki R, Ohno K. Chronological changes of perihematomal edema of human intracerebral hematoma. Acta neurochirurgica Supplement. 2003;86:445-448.

15. Zheng J, Li H, Guo R, Lin S, Hu X, Dong W, et al. Minimally invasive surgery treatment for the patients with spontaneous supratentorial intracerebral hemorrhage (MISTICH): protocol of a multi-center randomized controlled trial. BMC neurology. 2014;14.

16. Mendelow AD, Gregson BA, Fernandes HM, Murray GD, Teasdale GM, Hope DT, et al. Early surgery versus initial conservative treatment in patients with spontaneous supratentorial intracerebral haematomas in the International Surgical Trial in Intracerebral Haemorrhage (STICH): a randomised trial. Lancet (London, England). 2005;365(9457):387-397.

17. Dowlatshahi D, Brouwers HB, Demchuk AM, Hill MD, Aviv RI, Ufholz LA, et al. Predicting Intracerebral Hemorrhage Growth With the Spot Sign: The Effect of Onset-to-Scan Time. Stroke. 2016;47(3):695-700.

18. Orito K, Hirohata M, Nakamura Y, Takeshige N, Aoki T, Hattori G, et al. Leakage Sign for Primary Intracerebral Hemorrhage: A Novel Predictor of Hematoma Growth. Stroke. 2016;47(4):958-963.

Capítulo

16

TRAUMATISMO CRANIOENCEFÁLICO

Feres Eduardo Aparecido Chaddad Neto
Nícollas Nunes Rabelo
Bruno Fernandes de Oliveira Santos

Introdução

O traumatismo cranioencefálico (TCE) é uma importante causa de mortalidade e disfunção permanente, sendo a causa mais importante de mortalidade nos EUA entre indivíduos de 1 a 45 anos. Mais de dois milhões de pacientes são atendidos anualmente nos EUA com TCE e cerca de 25% requerem internação. Estima-se que ocorram 50 mil mortes por TCE nesse país anualmente, e cerca de 500 mil pessoas ficam com sequela neurológica permanente. Já em nosso país, segundo o Datasus, são gastos em média 75 milhões de reais por mês com internações em razão de causas externas, alcançando letalidade de 2,63% no Brasil e, em São Paulo, de 2,92% (dado atualizado pelo Datasus em abril de 2011). [1,12-14]

As principais causas de TCE no Brasil são os acidentes automobilísticos, seguidos por quedas, agressão, entre outras. Acidentes com motocicletas e bicicletas estão em ascensão. Nos EUA, a principal causa de TCE são as quedas, principalmente envolvendo a população idosa, seguida por acidentes automobilísticos (mais comum em jovens). O número de TCE associados a causas militares teve aumento entre os anos 2002 e 2009. O mecanismo e tratamento do TCE associado a projéteis de armas de fogo são abordados de forma diferente do TCE geral, existindo uma diretriz brasileira dedicada exclusivamente a esse tema[2]. A incidência de TCE é mais elevada na população infantil (de 0 a 4 anos), em adolescentes, adultos jovens (15 a 24 anos) e em idosos (maiores que 65 anos). Estima-se que 78% dos TCE são tratados apenas na unidade de emergência, 19% requerem internação e 3% são fatais. É mais frequente no gênero masculino, com relação de 2:1 a 2,8:1 no TCE em geral, e de 3,5:1 dentre os TCE graves. Outro fator de risco para TCE é o baixo nível socioeconômico[12].

Fisiopatologia

As lesões são classificadas como primárias ou secundárias. As primárias são resultantes do impacto sofrido pelo segmento craniano. Os mecanismos mais comuns são rápida aceleração/desaceleração do segmento cefálico, ondas de choque e forças mecânicas externas transferidas para o crânio. Podem gerar fraturas, lacerações, hematomas, contusões, lesões axonais difusas (LAD) ou combinações dessas. Hematomas extra-axiais estão associados a danos focais ou forças dispersadas mais superficialmente. Pacientes em coma profundo apresentam frequentemente danos por mecanismos difusos e, não raramente, prognóstico ruim. As lesões secundárias se iniciam após o momento do acidente e agem por diversos mecanismos, de maneira , trazendo prejuízo à viabilidade celular. São exemplos de fatores que corroboram para lesão secundária a hipotensão, a hipercapnia, a hipóxia e a hipoglicemia[3,28,29].

O encéfalo reage monotonamente às agressões, inchando e/ou edemaciando. O inchaço encefálico (*brain swelling*) é caracterizado por uma vasodilatação e uma hipervolemia intracranianas que elevam a pressão intracranina (PIC). Já o edema cerebral pode ser classificado em vasogênico ou citotóxico. O primeiro é resultado de quebra da barreira hematoencefálica em processos inflamatórios ou neoplásicos, levando a acúmulo de líquido no espaço extracelular. O edema citotóxico é consequência de eventos isquêmicos, com disfunção da bomba de sódio-potássio da membrana celular e tumefação por acúmulo de líquido intracelular. O tratamento para a hipertensão intracraniana (HIC) manipula preferencialmente o volume sanguíneo intracraniano do inchaço e não o líquido tecidual, ou seja, o edema propriamente dito. Assim, o raciocínio antigo de manipulação hídrica tecidual deu lugar a um raciocínio hemodinâmico de manipulação do compartimento intravascular intracraniano.

O principal controlador da capacidade contrátil da arteríola pré-capilar é o pH. Na acidose há vasodilatação arteriolar e da microcirculação, sendo inundado o sistema venulovenoso de capacitância. Assim o encéfalo com *baixo fluxo* possui *alto volume* sanguíneo intracraniano com consequente aumento do volume total. A vasodilatação é um mecanismo, a princípio, neuroprotetor para diminuir a resistência ao fluxo, no entanto, se exacerbada pode elevar a PIC e gerar HIC.

A partir dos conceitos de isquemia encefálica focal podemos entender a isquemia global que acontece na síndrome de hipertensão intracraniana quando a pressão de perfusão e o fluxo sanguíneo encefálico decrescem. Três séries de eventos fisiopatológicos acontecem como consequência da isquemia encefálica, denominados *cascatas*: *despolarizadora, vasodilatadora* e *bioquímica*. A cascata bioquímica possui outras subcascatas, denominadas de subcascata inflamatória e subcascata dos radicais livres. Elas acontecem pelo défice energético tecidual e pela acidose láctica secundária, e são interdependentes entre si.Na cascata despolarizadora ocorre deficiência energética, a bomba de sódio-potássio funciona com dificuldade e o potencial de ação da membrana neuronal diminui, tornando o neurônio facilmente despolarizável. Essa despolarização acontece então espontaneamente e é denominada de *despolarização anóxica*. Pode ser assintomática ou ter tradução clínica, caracterizada por crises convulsivas. É possível que o fenômeno da despolarização anóxica seja inibido por anticonvulsivantes, como a fenitoína.

A cascata vasodilatadora é caracterizada pelo prejuízo na capacidade contrátil da arteríola pré-capilar. O pH periarteriolar ácido dilata esta arteríola, aumentando o volume sanguíneo cerebral. Pode-se entender que a acidose lática causa uma vasodilatação e uma hipervolemia intrínseca do encéfalo. Pode-se intervir na cascata vasodilatadora, principalmente nas fases iniciais, com as medidas que reduzem a pressão intracraniana, reperfundem o encéfalo e diminuem acidose tecidual.

A cascata bioquímica também é desencadeada pela acidose tecidual. Esta promove a saída do íon potássio da célula e num ambiente acidótico e rico em potássio, o cálcio iônico penetra nas células, ativando o sistema enzimático das fosfolipases que digerem os fosfolipídeos das membranas celulares, liberando ácidos graxos poli-insaturados, dentre eles o ácido araquidônico. A cascata bioquímica apresenta uma subcascata denominada de *subcascata inflamatória,* que se relaciona à cascata das prostaglandinas e atrai leucócitos para o sítio isquêmico, que causam intensa reação local pela liberação de mediadores inflamatórios. A *subcascata dos radicais livres,* pela existência de várias fontes de radicais livres no encéfalo que são conhecidas, pode ser alvo para pesquisas de neuroproteção farmacológica.

É importante que seja conhecido ainda o conceito de vulnerabilidade seletiva, que se caracteriza pela distribuição não uniforme do sofrimento do tecido encefálico em isquemias globais. Neurônios metabolicamente mais ativos sofrem antes dos menos ativos. Os primeiros provavelmente são mais recentemente formados na escala filogenética. Assim um cérebro submetido à isquemia global é composto de distintos focos de sofrimento em diferentes fases evolutivas.

Classificação

O TCE pode ser classificado de diferentes maneiras, em geral basicamente de quatro formas, quanto à:

- **etiologia** – acidente automobilístico, agressão, etc.;
- **gravidade** – mínimo, leve, moderado, grave ou crítico;
- **lesão cerebral** – focal ou difuso;
- **morfologia** – hematoma, fratura craniana, contusão, etc.

Existem fatores de confusão associados com a classificação quanto à gravidade do TCE, como sedação, presença de intubação orotraqueal (IOT), intoxicação e existência de défices neurológicos (como tetraplegia) [13].

A Escala de Coma de Glasgow (GCS – Tabela 16.1) avalia três parâmetros fundamentais no exame neurológico do paciente; cada parâmetro recebe um número e o valor da escala é dado pela soma dos três valores – abertura ocular (1 a 4 pontos), melhor resposta motora (1 a 6 pontos) e melhor resposta verbal (1 a 5 pontos), podendo variar de 3 pontos (paciente em coma profundo ou em estado de morte encefálica) até 15 pontos (exame neurológico inalterado).

Tabela 16.1. Escala de Coma de Glasgow

Escala de Coma de Glasgow (GCS)	Pontos
A. Abertura ocular	**1-4**
Ausente	1
Dor	2
Chamado	3
Espontânea	4
B. Melhor resposta verbal	**1-5**
Ausente	1
Sons incompreensíveis	2
Palavras	3
Conversa desconexa	4
Conversa orientada	5
C. Melhor resposta motora	**1-6**
Ausente	1
Descerebração	2
Decorticação	3
Retirada inespecífica/flexão	4
Localiza estímulos	5
Obedece a comandos	6
Total	**3-15**

É importante salientar que quando o paciente se encontra sob IOT ele não apresentará resposta verbal, portanto, recebe 1 ponto de resposta verbal e, normalmente, coloca-se a letra "T" ao lado para diferenciar do paciente sem tubo.

A escala de Marshall (Tabela 16.2) foi desenvolvida com base em achados tomográficos de pacientes em coma (GCS < 9) e diferencia as lesões em seis tipos distintos. Relaciona-se com diferentes riscos de desenvolvimento de HIC e desfecho clínico. Indicativo de craniectomia descompressiva em Marshal III e IV, e índice de Zumkeller igual ou maior que 3 mm e que estejam na Escala de Coma de Glasgow acima de 3. O Índice de Zumkeller é igual ao desvio da linha média, menos a espessura da lesão que causa este desvio no mesmo corte tomográfico em milímetros.

Exame físico

O atendimento inicial deve ser feito conforme sugerido pelo ATLS (*Advanced Trauma Life Support*), com atenção inicial voltada para perviedade de vias aéreas e colocação de colar cervical, em seguida, manutenção de ventilação adequada, seguindo pelos parâmetros hemodinâmicos, e só depois avaliação neurológica. O atendimento inicial ao politraumatizado é fundamental para minimizar as lesões secundárias ao TCE. Baseia-se no neuro-*check:* GCS, padrão respiratório e avaliação pupilar.

Nos casos de HIC levando a herniação uncal, temos uma compressão do nervo oculomotor contra a prega petroclinóidea posterior. As fibras parassimpáticas têm distribuição periférica nesse nervo e são lesionadas com consequente midríase ipsolateral (anisocoria). É um sinal de alarme para o neurocirurgião, pois é uma evidência clínica de hipertensão intracraniana descompensada. Importante salientar que existem diagnósticos diferenciais para anisocoria no paciente traumatizado: anisocoria fisiológica, trauma ocular e síndrome de Claude-Bernard-Horner. As demais causas de anisocoria se diferenciam da anisocoria secundária à herniação do úncus, pois apresentam preservação do nível de consciência, o que não ocorre no paciente com HIC descompensada.

Lesões na via simpática estão relacionadas com lesões na transição cervicoto-

Tabela 16.2. Escala de Marshall (classificação é baseada na TC inicial)

Classificação é baseada na TC inicial	Definição
Lesão difusa I	Sem patologia intracraniana visível
Lesão difusa II	Cisternas permeáveis com desvio da linha média entre 0-5mm e/ou: Lesões hiperdensas presentes, mas ausência de lesão hiperdensa ou mista > 25ml, Podem existir fragmentos ósseos ou corpos estranhos.
Lesão difusa III	Cisternas comprimidas ou ausentes com desvio da linha média entre 0-5mm; Ausência de lesão hiperdensa ou mista > 25ml
Lesão difusa IV	Desvio da linha média > 5mm; ausência de lesão hiperdensa ou mista > 25ml. Zumkeller maior que 2mm
Lesão ocupando espaço evacuada	Qualquer lesão evacuada cirurgicamente
Lesão ocupando espaço não evacuada	Lesão hiperdensa ou mista > 25ml, não evacuada cirurgicamente

rácica. A cadeia ganglionar é ascendente até o gânglio estrelado que está na altura da sétima vértebra cervical; sua lesão causa a síndrome de Claude-Bernard-Horner, caracterizada por miose ipsolateral, semiptose, anidrose e vasodilatação cutânea[14]. O *Galveston Orientation and Amnesia Test* (GOAT) colabora no tocante à avalição mais detalhada da amnésia do paciente: 76-100 (normal); 66-75 (limítrofe); < 66 (alterado) [35-40].

Curva de Langfitt

A curva de Langfitt compreende um gráfico que correlaciona a *pressão* intracraniana na ordenada, com o *volume* que é acrescido à caixa craniana na abcissa. Nota-se que, a princípio, o aumento da massa não implica em aumento de pressão intracraniana importante, mas a partir de uma fase intermediária, chamada de *fase de descompensação*, a curva assume um caráter exponencial rapidamente ascendente e pequenas variações de volume implicam em grande aumento da PIC. Este conceito pode explicar o fato de alguns doentes que vêm piorando de maneira lenta apresentarem, repentinamente, deterioração do quadro clínico (Figura 16.1)[28,29].

No início da *fase de descompensação* aparecem no traçado de monitoração da PIC as ondas patológicas do tipo A, ou seja, aumentos espontâneos e graves da PIC que atingem um platô e retornam

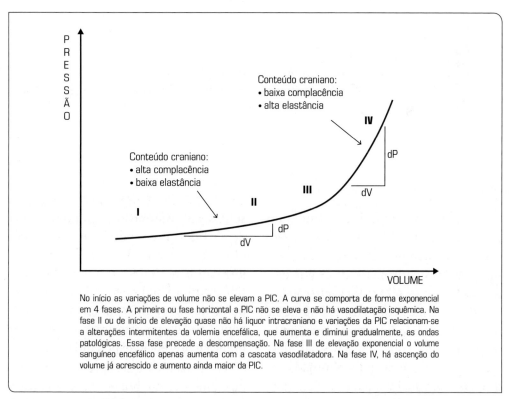

No início as variações de volume não se elevam a PIC. A curva se comporta de forma exponencial em 4 fases. A primeira ou fase horizontal a PIC não se eleva e não há vasodilatação isquêmica. Na fase II ou de início de elevação quase não há liquor intracraniano e variações da PIC relacionam-se a alterações intermitentes da volemia encefálica, que aumenta e diminui gradualmente, as ondas patológicas. Essa fase precede a descompensação. Na fase III de elevação exponencial o volume sanguíneo encefálico apenas aumenta com a cascata vasodilatadora. Na fase IV, há ascenção do volume já acrescido e aumento ainda maior da PIC.

Figura 16.1 – Curva de Langfitt.

espontaneamente à linha de base. O líquor que já foi movido da caixa craniana e as variações alternadas de volume sanguíneo encefálico são responsáveis pelo aparecimento das ondas patológicas, que se devem a surtos de vasodilatação isquêmica e que são revertidos por aumentos reflexos e consecutivos da pressão arterial sistêmica, que elevam a pressão de perfusão encefálica (reflexos de Cushing) e reperfundem o cérebro isquêmico numa fase em que o mecanismo de autorregulação ainda está preservado, ou seja, ainda existe capacidade contrátil da arteríola pré-capilar, pois a acidose tecidual não é tão intensa. Revertendo-se tal vasodilatação isquêmica e diminuindo-se o volume sanguíneo encefálico, reduz-se a pressão intracraniana. O aparecimento dessas ondas mostra que a complacência intracraniana já é bastante reduzida[28,29]. Com a evolução do processo essas ondas se tornam mais duradouras, mais amplas e mais frequentes, até que poderiam praticamente unir-se, desencadeando a fase ascendente exponencial da curva.

Avaliação complementar

Após a disseminação da tomografia computadorizada (TC) pelos principais centros de atendimento a pacientes vítimas de traumatismos, esse exame passou a ser o de escolha para avaliação inicial de pacientes com suspeita de lesão neurológica. A indicação de tomografia para pacientes com TCE leve não deve ser feita de maneira indiscriminada. As diretrizes brasileiras para o TCE leve apresentam um diagrama em que a radiografia de crânio fazia parte da triagem de risco para desenvolvimento tardio de lesão neurocirúrgica.

Todo TCE leve de médio e alto risco deve ser investigado com TC de crânio. Exclui-se a necessidade de investigação inicial com TC de crânio do TCE mínimo, ou seja, aquele paciente que apresentou TCE de baixa energia cinética, sem qualquer alteração neurológica, está normal ao exame físico, e não tem fatores de risco. Esse paciente pode receber alta hospitalar com uma carta de orientações, conforme sugerido pela diretriz brasileira para o TCE leve.

Deve-se realizar TC de crânio para avaliação de TCE em pacientes vítimas de TCE leve de risco moderado ou alto, e TCE moderado e grave. As principais indicações de TC de crânio em pacientes com TCE incluem extremos de idade (< 2 ou > 60 anos), cefaleia intensa, náuseas ou vômitos, uso de anticoagulante oral, qualquer alteração do nível de consciência, desorientação temporoespacial, amnésia lacunar, crise convulsiva, sinais de intoxicação exógena (incluindo etílica), défice neurológico focal, neurocirurgia prévia, sinais de trauma com alta energia cinética, otorragia, hematomas subgaleais volumosos, grandes lesões de envoltórios em geral, história clínica obscura, gestante, fístula de líquido cefalorraquidiano (LCR), traumatismo múltiplo, vitima fatal envolvida no trauma, perda de um ou dois pontos na escala de coma de Glasgow, ferimento por arma branca e presença de petéquias.

Os pacientes que apresentarem TC de crânio normal podem ficar em observação para novas avaliações neurológicas. Todos os pacientes com tomografia anormal devem ser internados e receber tratamento específico, clínico ou cirúrgico, conforme a necessidade. Importante salientar que o pico da expansão da lesão cerebral é de 48-72 horas, justificando manutenção da internação dos pacientes com TC de crânio anormal, mesmo na inexistência de repercussão neurológica.

Pacientes com diagnósticos imprecisos podem ser avaliados com outros exames complementares, como ressonância magnética (melhor caracterização de lesões, identificação de lesão sugestiva de LAD – espectroscopia pode mostrar diminuição da relação aspartato/creatina). Outros exames que podem ser utilizados no TCE são:

I. **SPECT** – avaliação funcional pós-traumática;

II. **potenciais evocados** – também associados ao prognóstico de pacientes em estado de consciência mínima pós-traumática e exame específico de sistemas de paciente inconsciente, assim como identificação de morte encefálica;

III. **Doppler transcraniano** – presença de vasoespasmo pós-traumático, hiperemia, hipofluxo, sinais de hipertensão intracraniana (HIC) e colapso circulatório, associado à morte encefálica. Velocidade em artéria cerebral média (ACM) acima de 120 cm/s corrobora vasoespasmo grave hiperêmico. O Índice de Lindengaard (circulação anterior = velocidade da artéria cerebral média/artéria carótida interna) acima de 3 indica vasoespasmo, sendo que valores de 3

a 6, brando a moderado, e valores ≥ 6, grave. Índice de Soustiel (velocidade da artéria basilar sobre artéria vertebral extracraniana) maior que 2 para circulação posterior indica vasoespasmo ([2-3] brando a moderado, [> 3] grave). O índice de pulsatilidade maior ou igual a 2 indica vasoespasmo. Índice de pulsatilidade avalia a complacência cerebral (velocidade sistólica de pico menos velocidade diastólica final, sobre velocidade de fluxo médio)[9].

IV. **Angiografia cerebral** – presença de dissecção arterial, pseudoaneurismas, diferenciação entre hemorragia subaracnóidea (HAS) traumática e HSA aneurismática.

Classificação das lesões baseadas na TC de crânio

As lesões identificadas na TC de crânio podem ser classificadas em focais ou difusas.

As lesões focais são: fratura de crânio; hematoma epidural; hematoma subdural; contusão cerebral; hematoma intraparenquimatoso. As lesões difusas são: concussão cerebral; LAD; tumefação cerebral difusa (TCD); hemorragia subaracnoide traumática (HSAt) [9].

Lesões focais

Fratura de crânio

A fratura de crânio está relacionada com alteração de nervo craniano, nível de consciência diminuído após o trauma, lacerações de envoltórios cranianos, equimose periorbitária e mastóidea, cefaleia, náuseas e vômitos. A maioria das fraturas lineares (Figura 16.2) não apresenta importância clínica, entretanto grandes fraturas, principalmente localizadas na região temporal ou cruzando a linha mediana, estão mais comumente associadas com hematomas intracranianos. Alterações de nervos cranianos podem ocorrer mais comumente em lesões da base do crânio e seu tratamento tende a ser conservador, podendo ser feito uso de corticoides, assim como na paralisia de Bell. Lesão do nervo facial está associada a fratura do osso temporal, e a descompressão cirúrgica desse nervo pode estar indicada, devendo ser avaliada em conjunto com a equipe de otorrinolaringologia.

Os pacientes com fratura linear sem lesões adjacentes, sem alterações neurológicas e sem discrasias sanguíneas podem ser dispensados após 4 a 6 horas de observação. Quando a tábua óssea cortical externa não ultrapassa a tábua interna, a fratura é chamada de desnivelamento; quando ela ultrapassa a tábua interna, é chamada de afundamento craniano. A maioria dos afundamentos é aberta e requer tratamento cirúrgico. O afundamento aberto pode ser tratado com profilaxia com antibiótico por 5 a 7 dias (grau 2C de evidência). Quando acomete o seio frontal é dividido em Tipo I (tábua externa), II (tábua interna), III (tábua interna/externa), quando acomete esta última apresenta indicação cirúrgica.

Hematoma epidural agudo

Também chamado de hematoma extradural agudo (Figura 16.3), o hematoma epidural agudo (HEDA) é a coleção de sangue localizada no espaço virtual entre a tábua óssea e a dura-máter. A maioria desses hematomas está relacionada com a presença de fraturas cranianas e lesões na artéria meníngea média. Outras causas são o sangramento ósseo em decorrência da fratura, sangramento de seios venosos e lesões de outras artérias meníngeas. É mais comum em pacientes jovens, e mais rara em pacientes com menos de 2 anos de idade e em idosos. É muito rara a ocorrência de HEDA não traumático.

O quadro clínico mais clássico é a presença do intervalo lúcido. O paciente perde a consciência momentaneamente logo após o trauma e acorda. Posteriormente apresenta deterioração do estado

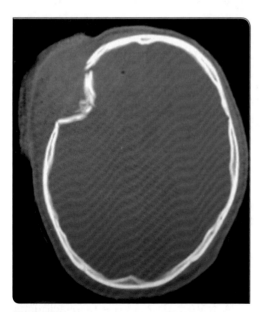

Figura 16.2 – Fratura de crânio. TC axial em janela óssea. Imagem com hematoma sugaleal frontal direita, fratura por afundamento do osso frontal.

de consciência à medida que há a expansão do hematoma. Eventos que ocorrem nas fases mais tardias da doença são midríase pupilar ipsolateral com hemiparesia contralateral, coma, midríase bilateral e óbito. O quadro clínico, entretanto, pode ser variável, incluindo alterações no estado de consciência, cefaleia, vômitos, tontura, confusão, afasia, crises convulsivas e défices neurológicos focais, como hemiparesia de grau variado. Em aproximadamente 10% dos pacientes, a dilatação pupilar pode ocorrer contralateral ao hematoma, sendo chamado de fenômeno de Kernohan. Esse hematoma geralmente é decorrente de sangramento arterial e tem potencial de expansão, levando rapidamente o paciente à morte.

O diagnóstico é feito rápida e precisamente pela TC de crânio sem contraste; a imagem típica é em forma de lente biconvexa hiperatenuante que tende a respeitar os limites das suturas. Embora não utilizada rotineiramente para tais fins, a ressonância magnética tem mais sensibilidade na diferenciação entre HEDA e hematoma subdural agudo (HSDA). Quando adequadamente tratado, tem bom prognóstico. Os fatores prognósticos são baixa pontuação na escala de coma de Glasgow, presença de alteração no padrão pupilar, grau de desvio de estruturas da linha mediana e presença de outras lesões associadas.

Trata-se de uma doença de tratamento cirúrgico (drenagem do hematoma por craniotomia), no entanto pacientes assintomáticos com HEDA com volume menor que 30 mL, espessura menor que 1,5 cm e desvio de estruturas de linha mediana menor que 5 mm podem ser conduzidos de forma não cirúrgica, com controle periódico de imagens (grau de evidência 2C). Hematomas localizados na fossa média ou fossa posterior tendem a ter cirurgia indicada mesmo quando assintomáticos, pelo risco presumido. Aumento de volume do hematoma ou surgimento de sintomas no paciente são indicações de cirurgia. A retirada cirúrgica do hematoma em menos de 90 minutos após o aparecimento do primeiro sinal neurológico está relacionada com bom prognóstico (grau 1B de evidência)[12].

O volume de um hematoma intracraniano pode ser calculado com base na tomografia pela fórmula: $V = 4/3\,\pi\,(A/2)(B/2)(C/2)$, em que A e B representam os maiores diâmetros do hematoma, e C representa a espessura, ou de forma mais prática $V = (A.B.C)/2$[14].

O hematoma subdural laminar de fossa média pode estar associado a pseudoaneurisma de artéria meníngea média, e a embolização endovascular desse pseudoaneurisma tem-se mostrado um tratamento efetivo e seguro. Seu diagnóstico pode ser feito com base na realização de angiotomografia de crânio ou angiografia. A fase de expansão do HEDA pode levar de 6 a 15 dias, o que é importante para guiar os casos em que se opta por tratamento conservador. Quando o sangramento é venoso ou diploico, a expansão é lenta e progressiva, sendo maior a partir do quinto dia.

Hematoma subdural agudo (HSDA)

O HSDA é a coleção de sangue localizada entre o espaço virtual existente entre a dura-máter e a membrana aracnoide (Figura 16.3). A causa mais comum do HSDA (Figura 16.4) é a lesão de veias em ponte, que pode ocorrer por estiramento ou avulsão. Lesão de artérias e veias corticais também pode formar coleções subdurais. Na metade dos casos, existe associação de outras lesões como LAD, contusões e edema cerebral. O pico de incidência desse tipo de lesão está em homens de meia-idade, entretanto, pacientes com atrofia cerebral (como etilistas crônicos e idosos) são predispostos[12,13].

A maioria dos HSDA é causada secundariamente à TCE, mas pode ocorrer também por sangramento aneurismático, malformação arteriovenosa (MAV), coagulopatia, sangramentos tumorais ou hipotensão do LCR. A mortalidade dos HSDA com indicação cirúrgica varia entre 40 e 60%, sendo maior nos pacientes que já se apresentavam em coma no pré-operatório. É chamada de laceração cortical a associação de contusão superficial do parênquima cerebral e HSDA.

Os principais fatores prognósticos são GCS, idade maior que 50 anos, espessura do hematoma, volume do hematoma, grau de desvio de estruturas da linha mediana, cisternas basais comprimidas e presença de lesões associadas (como contusões e HSAt). Pacientes com GCS 3 apresentam mortalidade de 93%, e pacientes com GCS menor que 7 apresentam prognóstico ruim, assim como aqueles com idade superior a 65 anos.

A apresentação neurológica do paciente com HSDA pode ser variada, e metade apresenta-se em coma a partir do trauma. O intervalo lúcido pode

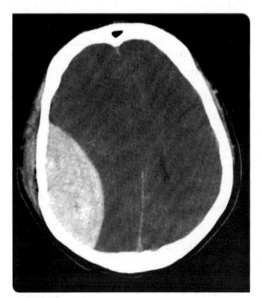

Figura 16.3 – Hematoma extradural. Imagem TC, corte axial, evidencia hemetoma extradural, "lente biconvexa", região hiperintensa e desvio da linha média.

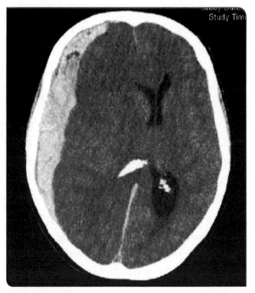

Figura 16.4 – HSDA. TC axial, Imagem hiperdensa em região fronto-têmporo-parieto-occipital direita, hiperdensa em formato de "lua crescente".

também ocorrer no HSDA. Outros sintomas associados são cefaleia progressiva, confusão, alterações no estado de consciência e crises convulsivas. A manifestação clínica do HSDA pode ser mascarada por outras lesões associadas, como HEDA, contusões, LAD, edema e inchaço cerebral.

O tratamento cirúrgico está indicado para pacientes com hematoma com espessura maior ou igual a 1 cm ou desvio de estruturas de linha mediana maior ou igual a 5 mm (grau 2C de evidência). Pacientes com nível de consciência reduzido que são tratados de maneira não cirúrgica devem receber cateter para monitoração de PIC e exames de imagem seriados. PIC refratária acima de 20 mmHg ou piora neurológica são indicações de cirurgia de urgência, que consiste em esvaziamento do hematoma com ou sem craniectomia descompressiva, a depender da avaliação de tumefação hemisférica associada (índice de Zumkeller maior ou igual a 3 mm)[13].

Hematoma subdural crônico

Existem duas principais teorias que explicariam a formação do HSDC. Uma postula que a expansão do hematoma seria decorrente do seu conteúdo hiperosmolar. A outra advoga que haveria uma reação inflamatória no espaço subdural em decorrência de um sangramento, com deposição de fibrina e organização de uma cápsula na qual haveria crescimento de neocapilares. O plasminogênio dentro do hematoma seria transformado em plasmina pelo fator tecidual ativador de plasminogênio, presente na cápsula

parietal (externa) do hematoma. A degradação da fibrina e do fibrinogênio geraria um conteúdo líquido com propriedades fibrinolíticas associadas a maior permeabilidade dos capilares, com consequente aumento progressivo do hematoma[14].

São considerados HSDC aqueles que se apresentam 21 dias após o trauma. Entre 4 e 21 dias, são chamados de hematomas subdurais subagudos. A causa mais comum de formação de HSDC é o TCE de baixa energia cinética, embora 25 a 50% dos casos não tenham registro de trauma prévio identificado. É mais comum na população com atrofia cerebral, constituída principalmente por idosos com mais de 60 anos. Etilistas crônicos também são suscetíveis a desenvolver esse tipo de hematoma, fator de risco principalmente para pacientes mais jovens. É duas vezes mais comum de ocorrer no sexo masculino. Outros fatores associados à formação de HSDC são discrasia sanguínea, uso de antiagregante plaquetário ou anticoagulante oral, presença de derivação ventricular e epilepsia. A mortalidade relacionada a HSDC chega a 5%[14].

O quadro clínico é similar a qualquer doença neurológica, com sintomas diversos, que muitas vezes retardam o seu diagnóstico. Por ter um aumento progressivo e lento, mesmo grandes volumes podem apresentar-se oligossintomáticos. O HSDC é um grande mimetizador, podendo ter apresentação clínica extremamente variável. Os sintomas mais comuns são cefaleia de início recente ou progressiva, sonolência, confusão, hemiparesia contralateral ao hematoma (embora possa ocorrer ipsolateralmente), convulsão, alteração de marcha, quadro que simula síndrome de hidrocefalia de pressão normal (incontinência urinária, apraxia de marcha e défice cognitivo), tontura, náuseas e afasia quando localizado no mesmo lado da área da linguagem.

A imagem característica é uma lesão hipo ou isoatenuante na tomografia (Figura 16.5), com formato de lente côncavo-convexa. A associação de áreas com conteúdo mais hiperatenuante é comum e está relacionada à presença de sangramento mais recente ou agudização do HSDC. Podem ser bilaterais em cerca de 9 a 32% dos pacientes. O hematoma subdural crônico pode ser calcificado em 0,03 a 2,7%. Há indicação cirúrgica quando sintomáticos[15].

Markwalder Grading Scale é uma escala para *status* neurológico para hematoma subdural crônico graduada da seguinte forma: grau 0: neurologicamente normal; grau 1: alerta e orientado: ausência de sintomas leves como dor de cabeça ou défice neurológico leve, como assimetria reflexa; grau 2: sonolento ou desorientatado ou déficeneurológico variável, tal como a hemiparesia; grau 3: torporoso, mas respondendo apropriadamente aos estímulos dolorosos, vários sinais focais, tais como hemiplegia; grau 4: comatoso com respostas motoras ausentes a estímulos dolorosos, postura decerebrante ou decorticante[15].

O tratamento é cirúrgico. Atualmente, preconiza-se a realização de trepanação e colocação de dreno subdural. Outras modalidades de tratamento são a craniotomia e *twist drill*. O aspecto do conteúdo é petro-oleoso e a recidiva com necessidade de nova cirurgia ocorre em 12 a 22%, embora 92% dos pacientes tratados cirurgicamente apresentem hematoma residual na tomografia de controle 4 dias após a cirurgia. É necessário ter cautela por existirem casos em que o hematoma tem aspecto encapsulado, necessitando de craniotomia para abordagem adequada. Em casos raros, 0,03 a 2,7%, pode ocorrer o hematoma calcificado ou cérebro blindado, com indicação cirúrgica somente se o efeito de massa apresentar repercussão clínica[15,32].

A administração de atorvastatina pode reduzir os riscos recorrentes do hematoma subdural crônico em pacientes com atrofia cerebral grave e hematoma bilateral, que foram preditores independentes para a recorrência. Restringiria

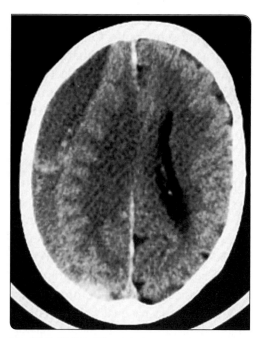

Fig. 16.5. HSDC. TC axial. Imagem hipodensa/isodensa, fronto-têmporo-parieto-occipital a direita, indicando hematoma, provavelmente com mais de 21 dias, se tornando crônico em espaço subdural.

a inflamação e promoveria a neovascularização da membrana, o que melhora a drenagem do sangue. A dose usada é de 20 mg/noite por 3 meses[31]. Outras modalidades de tratamento conservador que podem ser utilizadas são o uso de ácido tranexâmico 250 mg 8/8 h e corticoide.

Contusão cerebral

A contusão cerebral é um conjunto de lesões causadas por forças mecânicas sobre pequenos vasos cerebrais, composta por uma combinação de hemorragia, isquemia, necrose e edema. É a lesão focal mais comum relacionada ao TCE, correspondendo a 45% das lesões primárias. As regiões mais comumente acometidas são os polos frontais, giros orbitários, polos temporais e a porção lateroinferior do lobo temporal. Essas regiões são suscetíveis pela relação com superfícies ósseas irregulares durante o processo de rápida aceleração/desaceleração. As lesões chamadas de contragolpe estão localizadas simetricamente opostas ao local de impacto no envoltório cerebral[12]. A imagem típica na tomografia é uma combinação de pontos hiperatenuantes entremeados por uma área hipoatenuante (lesão em aspecto de sal e pimenta). Essas lesões podem apresentar progressão ou coalescência e devem ser reavaliadas por exames de imagem seriados (Figura 16.6).

O tratamento cirúrgico da contusão cerebral é muito discutível. Em geral, opta-se por observação em lesões com volume menor que 30 mL quando supratentoriais, e 15 mL quando infratentoriais, e

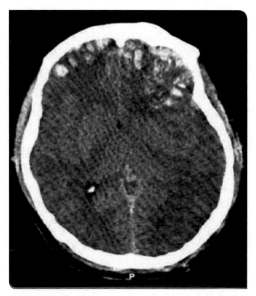

Fig. 16.6. Contusão cerebral frontal. Imagens Hiperdensas difusas em região frontal no parênquima cerebral. Indica contragolpe intracraniano devido movimento de inércia do TCE e colisão interna das estruturas cerebrais com os acidentes ósseos.

com cisternas basais patentes e desvio de estruturas da linha mediana menor que 5 mm. Pode-se optar por tratar conservadoramente lesões presentes em áreas eloquentes. Quando a lesão está na fossa média ou fossa posterior, há uma tendência ao tratamento cirúrgico. Quando ocorre progressão tomográfica da lesão ou piora neurológica, deve-se considerar cirurgia.

Hematoma intraparenquimatoso

O hematoma intraparenquimatoso cerebral (HIP) traumático está associado à ocorrência de grandes contusões e, em geral, classifica-se a lesão pelo seu componente principal (Figura 16.7). Quando o hematoma é o principal componente da lesão, chama-se de

HIP; quando a área contusional é maior que o hematoma, chama-se de contusão cerebral. O mecanismo fisiopatológico é semelhante. O tratamento cirúrgico é indicado para volumes maiores que 30 mL em espaço supratentorial e 15 mL no infratentorial. Condutas mais agressivas são adotadas quando este se encontra em fossa média ou em fossa posterior associado a hidrocefalia ou alteração do nível de consciência e comprometimento da patência das cisternas da base. É comum a ocorrência de HIP secundário a lesões penetrantes, como ferimento por projétil de arma de fogo ou por arma branca.

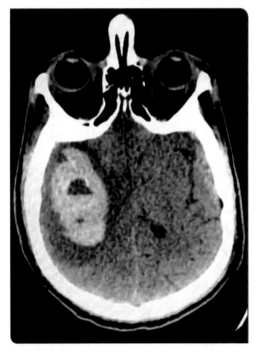

Fig. 16.7. HIP. Lesão organizada, única, em temporal direito, hiperdensa com halo de reabsorção ao redor. Hematoma parenquimal traumático em paciente anticoagulado.

Lesões difusas

Concussão cerebral

É definida como um complexo processo fisiopatológico que afeta o cérebro, induzida por força biomecânica traumática. Pode ser gerada por impacto direto a cabeça, face, pescoço ou a qualquer local do corpo em que a energia seja transmitida para a cabeça. É comum o aparecimento de alteração de estado neurológico, que rapidamente desaparece de forma espontânea, podendo ou não haver perda de consciência e sintomas residuais, como sequelas. Quando ocorre perda de consciência, esta deve ser menor que 6 horas. Está relacionada com alteração funcional do sistema nervoso e não com alteração estrutural. A duração das alterações funcionais do cérebro pode variar, durando até dias, período no qual o cérebro se encontra mais vulnerável a uma segunda lesão.

É comum a ocorrência de concussão em lesões relacionadas à prática de esportes, muitas vezes subdiagnosticada em razão da ausência da perda de consciência. O exame de neuroimagem em geral é normal.

Lesão axonal difusa (LAD)

A LAD é resultante de aceleração súbita rotacional ou angular, gerando uma força de cisalhamento que resulta em desconexão dos axônios de seus neurônios. Pode ser classificada como leve, moderada ou grave. Seu diagnóstico clínico é feito com paciente que apresente perda de consciência igual ou maior a 6 horas após o trauma, sem alteração siginificativa no exame de imagem que justifique tal quadro.

Quando a perda de consciência ocorre entre 6 e 24 horas, é classificada como LAD leve (19%), podendo haver distúrbios de consciência, défices neurológicos ou cognitivos, e até 15% dos casos podem evoluir para o óbito. Quando a perda de consciência ocorre por mais de 24 horas sem alterações sugestivas de acometimento do tronco cerebral, a LAD é classificada como moderada (45%), geralmente deixando o paciente com sequelas permanentes e com mortalidade em 24% dos casos. A LAD grave (36%) consiste em perda de consciência por mais de 24 horas com sinais de acometimento do tronco cerebral, como posturas patológicas (descerebração ou decoticação), com mortalidade em 51% dos casos e défice neurológico permanente provável. Pequenas lesões hemorrágicas decorrentes de cisalhamento neuronal podem ocorrer e são chamadas de *gliding contusions.*

O tratamento deve ser feito em unidade de cuidados intensivos, e a monitoração da PIC pode auxiliar na prevenção de lesões adicionais e conduta neurológica. A monitoração da PIC intraventricular permite a drenagem de LCR como parte do tratamento para controle da HIC refratária.

Tumefação cerebral difusa (TCD)

A TCD pode ocorrer em qualquer tipo de trauma, embora seja mais comumente encontrada em TCE graves e em crianças, e está comumente associada com LAD. As principais causas da TCD são vasoplegia e vasodilatação, associadas a edema vasogênico. O inchaço cerebral (*swelling*) é responsável por aumentos de PIC e está relacionado com maior mortalidade. A TCD pode ser adjacente a uma lesão focal, hemisférica ou bi-hemisférica. Na TC de crânio se apresenta como desvio de linha média e/ou compressão de cisternas basais. O tratamento cirúrgico é feito mediante craniectomia descompressiva. Nos casos associados a hematomas podemos analisar o índice de Zumkeller (desvio da linha média menos a espessura da lesão que causa este desvio no mesmo corte tomográfico em milímetros), que sugere tumefação cerebral quando apresenta valores maiores ou iguais a 3 mm, o que deve levar à consideração de hemicraniectomia descompressiva. Nos casos de TCD bi-hemisférica, os resultados da craniectomia descompressiva bilateral são controversos, mas apresenta bons resultados principalmente do grupo pediátrico[11,12].

A monitoração da PIC está indicada em quase todos os pacientes em coma, preferencialmente intraventricular, pois permite a drenagem intermitente ou contínua de LCR, assim como a mensuração da pressão de perfusão cerebral.

Hemorragia subaracnóidea traumática

A HSAt (hemorragia subaracnóidea traumática) geralmente está associada a traumatismos de alta energia cinética e não requer tratamento específico além daquele já preconizado para o TCE. É provocada por lacerações de vasos superficiais ou profundos, mais comum na base do crânio. É diferenciada da HSA aneurismática, pois o sangue não está mais concentrado nos espaços cisternais e geralmente apresenta outras lesões associadas (Tabela 16.3).

O vasoespasmo ecográfico é muito comum, porém é raro sintoma clínico em decorrência desse vasoespasmo. Uma complicação tardia da HSAt é a hidrocefalia, que pode requerer tratamento com derivação ventricular.

Tratamento inicial

As lesões cerebrais não podem ser revertidas. Na abordagem pré-hospitalar, como preconizado pelo ABCDE do Trauma, o objetivo é evitar hipóxia (saturação de O_2 < 90%) e hipotensão arterial (pressão arterial sistólica < 90 mmHg)[26]. A fim de minimizar os danos cerebrais secundários, o tratamento preconizado a qualquer paciente com TCE tem como prioridade manter a homeostase, prevenindo hipóxia e controlando a PAM e PIC de maneira a apresentar uma pressão de perfusão cerebral (PPC) adequada (PPC entre 50 e 70 mmHg). Além

disso, pelo dinamismo da fisiologia cerebral é necessário realizar avaliação neurológica periodicamente, que inclui Escala de Coma de Glasgow, exame pupilar (tamanho, simetria e fotorreação), padrão respiratório e défices neurológicos focais. TC de crânio seriada também se faz necessária, sobretudo quando há evidência de hipertensão intracraniana. Uma avaliação frequente permite identificação precoce e tratamento de possíveis intercorrências[14]. Os casos com lesões de tratamento cirúrgico são abordados seguindo os fundamentos descritos anteriormente. O monitoramento da pressão intracraniana (PIC) vem sendo utilizado há décadas nas áreas de neurocirurgia e neurologia. Há muitas técnicas (invasivas e não invasivas). A ventriculostomia é considerada o padrão-ouro em termos de acurácia e precisão da mensuração da PIC, no entanto pode apresentar complicações infecciosas ou até hemorrágicas. As técnicas não invasivas não apresentam as complicações dos métodos invasivos, mas não têm a mensuração da PIC suficientemente acurada que permita seu uso como alternativas de

Tabela 16.3. Evidencia as principais drogas de sedação e analgesia e seus efeitos no TCE. (Rabelo NN, et al 2016)[14]

Droga	PIC	PPC	CMRO$_2$	FSC	PAM	Ação epiléptica	Prevenção PIC	Sedação	Analgesia
Morfina	Igual ou >	Igual ou <	Igual	0	–	0	+	+	+++
Benzodiazepínico	Igual ou >	Igual ou <	Igual	Igual ou <	–	+	+	+++	+
Propofol	Igual ou <<	Igual ou <	<	Igual ou <<	– –	+	+	+++	++
Barbitúrico	– –	Igual ou <	<	– –	– –	+	+	+++	–
Etomidato	Igual ou <	Igual	<	-	0	0	+	+++	–
Curare	Igual ou <	Igual	0	0	0	0	+	+	+
Cetamina	Igual ou <	Igual	Igual	0	0	0	+	+	+

0 (sem contribuição), + (aumenta), ++ (muito aumento), – (redução), – – (muita redução)

rotina aos métodos invasivos[24]. Aqueles já operados ou nos quais se optou por tratamento conservador devem seguir as diretrizes para manejo da hipertensão intracraniana, conforme descrito a seguir.

Medidas simples, como elevação do decúbito, sedação adequada e intubação orotraqueal com ventilação mecânica são, não raro, são suficientes para manutenção do controle da PIC. Sedativos e analgésicos são comumente usados em pacientes com injúria cerebral, com o intuito de reduzir a PIC (pressão intracraniana) e o consumo cerebral de oxigênio, preservando o sistema de autorregulação, e evitando lesão secundária. Os principais agentes usados são propofol, midazolam, etomidato, ketamina, barbitúricos, dexmedetomedina, morfina, fentanil, alfentanil, sulfenatil, remifentanil. Discute-se a sistematização da terapêutica de sedação. Cada classe apresenta seus próprios efeitos positivos e negativos em pacientes no neurotrauma. A análise correta das opções disponíveis e das especificidades do paciente proporciona um manejo farmacológico otimizado na injúria cerebral (Tabela 16.3)[15-18,28,29].

Nos casos em que as medidas iniciais não são suficientes, tornam-se necessárias medidas adicionais. Uma alternativa é a drenagem liquórica intermitente de pequenos volumes (5 mL) naqueles com ventriculostomia. Outra opção é a terapia hiperosmolar, sendo utilizadas a solução salina hipertônica ou manitol. Os agentes osmóticos criam um gradiente osmótico através da barreira hematoencefálica intacta e, assim, a água do in-

terstício cerebral passa para o compartimento intravascular com consequente redução da PIC. O manitol é usado na dose de 0,5 a 2,0 g/kg no ataque, com repetição eventual de 0,25-0,75 mg/kg e periodicidade variável (4 a 6 horas). Deve-se evitar osmolaridade > 320 mOsm/L e o uso em pacientes hipotensos. A solução salina hipertônica parece ser segura, e as elevações de sódio não foram associadas a lesão neurológica, cardíaca ou renal significativa. Estudos anteriores sugerem que a solução salina hipertônica é mais eficaz que o manitol para reduzir a PIC, mas são limitados pelas amostras reduzidas[22]. São opções solução salina a 3%, 7,5% ou 20% (100 a 250 mL).

Tratamento de segunda linha

Somente naqueles pacientes refratários às medidas iniciais, avaliam-se medidas de segunda linha:

- a hiperventilação com alvo de $PaCO_2$ entre 26 e 30 mmHg reduz a PIC, e não deve ser usada de maneira contínua. Evitar o uso dessa estratégia nas primeiras 24 h do trauma, pelo risco de vasoconstrição e piora do défice neurológico;

- barbitúricos reduzem o metabolismo cerebral e o FSC nas áreas em que o acoplamento metabólico está preservado. Usa-se o tiopental 3-5 mg/kg/h;

- hipotermia diminui metabolismo cerebral, mantendo temperatura 32-34°C. Os principais efeitos colaterais são arritmias, coagulopatias e predisposição a infecção. A melhor forma de indução da hipotermia não está definida, nem qual a melhor temperatura central a ser atingida ou por quanto tempo;

- a craniectomia descompressiva em pacientes com lesão cerebral traumática e hipertensão intracraniana refratária resultou em menor mortalidade à custa de maior morbidade em seis meses (RESCUEicp, 2016)[25,33,34]. É interessante discutir com a família as perspectivas terapêuticas, sobretudo naqueles com Escala de Coma de Glasgow menor que 9[26,35-39].

Recomendações

São onze as principais recomendações baseadas no *Guidelines for the Management of Severe Traumatic Brain Injury, Fourth Edition 2016*[15].

1. **Craniectomia descompressiva (Nível IIA):** não há evidência consistente de benefício da craniectomia bifrontal na melhora dos resultados medidos pelo escore GOS (*Glasgow Outcome Scale*) em 6 meses pós-lesão. Pode-se considerar craniectomia descompressiva em pacientes com TCE grave com lesão difusa (sem lesões com efeito de massa) e com elevação da PIC para valores de 20 mmHg por mais de 15 min dentro de um período de 1 h, que são refratários às terapias de primeira linha. Recomenda-se uma craniectomia fronto-temporoparietal grande (não inferior a 12 × 15 cm ou 15 cm de diâmetro), para redução da mor-

talidade em pacientes com TCE grave.

2. **Hipotermia profilática e uso de manitol (Nível IIB):** a hipotermia profilática precoce (dentro de 2,5 h), em curto prazo (48 h pós-lesão), não é recomendada de rotina, porém pode melhorar os resultados em pacientes com lesão difusa. O manitol é eficaz para o controle da PIC elevada (dose de 0,25 a 1 g/kg de peso corporal); no entanto, deve-se evitar a hipotensão arterial (< 90 mmHg)[15].

3. **Terapias de ventilação (Nível IIB):** não é recomendada uma hiperventilação profilática prolongada com $PaCO_2$ de 25 mmHg. A hiperventilação é recomendada como medida temporária para a redução da PIC elevada e serve como ponte para medidas adicionais de efeito mais prolongado. A hiperventilação deve ser evitada durante as primeiras 24 h após a lesão, quando o fluxo sanguíneo cerebral (FSC) pode ser reduzido criticamente. Quando for utilizada hiperventilação, recomenda-se a medição de SjO_2 ou $BtpO_2$.

4. **Anestésicos, analgésicos e sedativos (Nível IIB):** a administração de barbitúricos para indução a supressão de EEG como profilaxia ao aumento da hipertensão intracraniana não é recomendada. Preconiza-se a administração de doses de barbitúricos para controlar a PIC somente nos ca-

sos refratários às medidas de primeira linha. A estabilidade hemodinâmica é essencial antes e durante a terapêutica com barbitúricos. Embora o propofol seja recomendado para o controle da PIC, não há evidência de seu uso melhorar mortalidade em 6 meses. A precaução é necessária, uma vez que a dose elevada e prolongada de propofol pode induzir à síndrome de infusão do propofol.

5. **Esteroides (Nível I):** o uso de esteroides não é recomendado com o fim de reduzir a PIC no contexto de TCE. Em doentes com TCE grave, a metilprednisolona foi associada com aumento da mortalidade e está contraindicada. Eles podem ter um efeito benéfico na HIC por tumor ou infecção cerebral. Nesses casos, é feito uso de dexametasona (*bolus* de 10 mg e doses subsequentes de 4-10 mg a cada 6 horas)[15,16].

6. **Nível de nutrição (Nível IIA):** alimentação dos pacientes para atingir a reposição calórica basal pelo menos até o quinto dia e no máximo até o sétimo dia. Nível IIB: a alimentação jejunal transgástrica é recomendada para reduzir a incidência de pneumonia associada à ventilação mecânica.

7. **Profilaxia de infecção (Nível IIA):** a traqueostomia precoce é recomendada para reduzir os dias de ventilação mecânica, quando se pensa que os benefícios superam as complicações associadas a tal procedimento. No entanto, não há evidências de que a traqueostomia reduz a mortalidade ou a taxa de pneumonia nosocomial. A utilização de cuidados orais PI (povidine iodo) não é recomendada para reduzir a pneumonia associada ao ventilador e pode aumentar o risco de síndrome do desconforto respiratório agudo. Nível III: os cateteres impregnados de antimicrobianos podem ser considerados para prevenir infecções relacionadas à drenagem ventricular externa.

8. **Profilaxia de trombose venosa profunda (Nível III):** a HBPM ou a heparina não fracionada de baixa dose podem ser usadas em combinação com profilaxia mecânica. Contudo, há um risco aumentado para a expansão da hemorragia intracraniana. Além das meias de compressão, a profilaxia farmacológica pode ser considerada se a lesão cerebral é estável. O benefício é considerado frente ao risco de expansão da hemorragia intracraniana.

9. **Profilaxia de convulsões (Nível IIA):** o uso profilático de fenitoína ou valproato não é recomendado para prevenir a convulsão pós-traumática (CPT) tardia. A fenitoína é recomendada para diminuir a incidência de CPT precoce (dentro de sete dias após a lesão). No momento, há evidência insuficiente para recomendar levetiracetam.

10. **Monitoração da pressão intracraniana (Nível IIB):** recomenda-se o tratamento de pacientes com TCE grave utilizando informações do monitoramento da PIC por duas semanas após as lesões. A PIC deve ser monitorada em todos os pacientes recuperáveis com TCE (GCS 3-8 após ressuscitação) e com TC anormal. Uma tomografia computadorizada anormal de crânio é aquela que revela hematomas, contusões, inchaço, herniação ou cisternas basais comprimidas. O monitoramento da PIC está indicado em pacientes com TCE grave com tomografia computadorizada normal, se ≥ duas das seguintes características forem observadas na admissão: idade > 40 anos, postura motora anormal, ou PAS < 90 mmHg.

11. **Limites de pressão intracraniana (Nível IIB):** tratar PIC maior que 20 mmHg e, principalmen-

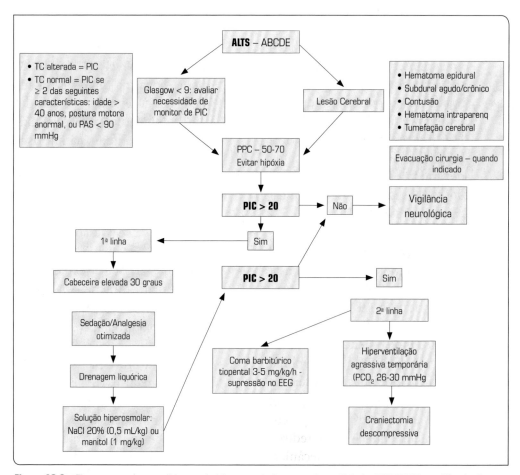

Figura 16.8 – Fluxograma do atendimento de hipertensão intracraniana. Rabelo, NN 2016 modificado, baseado em: Guidelines for the Management of Severe Traumatic Brain Injury 4th Edition 2016.

te, maior que 22 mmHg é recomendado porque os valores acima deste nível estão associados a mortalidade. Nível III: uma combinação de valores de PIC e achados clínicos e cerebrais de TC pode ser usada para tomar decisões de manejo. Nível IIB: o valor de pressão de perfusão cerebral (PPC) alvo recomendado para sobrevivência e desfechos favoráveis é entre 60 e 70 mmHg. Nível III: evitar tentativas agressivas em manter PPC maior que 70 mmHg com fluidos por causa do risco de insuficiência respiratória do adulto.

Nutrição no trauma

Trauma é um evento agudo que altera a homeostase do organismo, por desencadear reações neuro endócrinas e imunológicas que visam a manutenção da volemia, do débito cardíaco, da oxigenação tecidual e da oferta e utilização de substratos energéticos. A nutrição deve ser integrada no tratamento global do paciente criticamente doente, a fim de minimizar as complicações de um tratamento mais prolongado. As prioridades imediatas após o trauma são: reanimação volêmica, oxigenação e a interrupção da hemorragia. Associados a esses fatores estão o estado hiperdinâmico da resposta ao trauma, bem como dor, febre, exposição ao frio, acidose, hipovolemia e possíveis infecções, aumentando a demanda metabólica. O suporte nutricional é parte essencial do tratamento metabólico desses pacientes. Ele

deve ser instituído antes que haja perda significativa de peso, de preferência nas primeiras 24 h da admissão no hospital, através de dietas orais ou enterais preferencialmente e parenterais, quando necessário. Uma dieta bem administrada é capaz de manter a massa corporal e a limitação da perda de peso a menos de 10% em comparação ao período pré-lesão. É importante que o paciente seja constantemente reavaliado para ajuste da dieta de acordo com as necessidades diárias. Dentre as consequências de uma inadequada abordagem desses pacientes, tem-se a síndrome de realimentação, a cetose e a desnutrição.

Algumas considerações importantes: (1) Não negligenciar as medidas terapêuticas após estabilização hemodinâmica. (2) Nutrição no trauma tem o objetivo de reduzir a perda da massa corporal. (3) Permite tratar ou prevenir complicações na evolução do paciente politraumatizado. (4) A administração precoce de nutrientes pela via intestinal diminui o risco de complicações infecciosas pós-operatórias. (5) Deve-se evitar o fornecimento calórico excessivo em função das alterações metabólicas do trauma/sepse e riscos de altas concentrações de hidratos de carbono. (6) Quando existir intolerância aos hidratos de carbono, utilizar emulsões lipídicas como fonte calórica. (7) A substituição da glicose por gorduras na quantidade total de calorias administradas reduz as complicações como hiperglicemia, diurese osmótica, desidratação e hiperosmolaridade. (8) Nos traumas com infecção, o emprego das soluções enriquecidas com mistura de aminoácidos de cadeia ramificada, embora tenha sido preconizado, não influi em taxas de morbimortalidade. (9) As falências orgânicas na evolução pós-operatória de grandes traumatizados induzem modificações na terapia nutricional. (10) A correção da deficiência nutricional no trauma com infecção só será possível quando esta for controlada. (11) Glutamina é importante na integridade da mucosa intestinal (não é aminoácido essencial). (12) No trauma com infecção ocorre redução da glutamina circulante que pode ter relação com a gravidade da doença, retornando nos níveis normais tardiamente com a resolução do processo infeccioso. (13) Avaliação periódica e sistematizada da terapêutica nutricional. (14) Antes de se indicar ou insistir na terapia nutricional é preciso ter certeza de que o paciente não é portador de um foco infeccioso que deva ser removido cirurgicamente. (15) Na ocorrência de alterações metabólicas ou intolerância à terapêutica, deve-se pesquisar a existência de infecção.

Referências bibliográficas

1. Andrade AF, Ciquini Jr.O, Figueiredo EG, et al. Diretrizes do atendimento ao paciente com traumatismo cranioencefálico. Arq Bras Neurocir. 1999;18:131-76.

2. Andrade AF, Marino Jr.R, Brock RS, et al. Traumatismo craniencefálico moderado e grave por ferimento por projétil de arma de fogo: diagnóstico e conduta. (Projeto Diretrizes). Associação Médica Brasileira e Conselho Federal de Medicina, 2004; p. 1-15.

3. Andrade AF, Marino Jr. R, Miura FK, et al. Traumatismo craniencefálico grave. (Projeto Diretrizes). Associação Médica Brasileira e Conselho Federal de Medicina, 2002; p. 1-17.

4. Andrade AF, Marino Jr. R, Miura FK, et al. Traumatismo craniencefálico moderado. (Projeto Diretrizes). Associação Médica Brasileira e Conselho Federal de Medicina, 2002; p. 1-15.

5. Andrade AF, Marino Jr. R, Miura FK, et al. Diagnóstico e conduta no paciente com traumatismo craniencefálico leve. (Projeto Diretrizes). Associação Médica Brasileira e Conselho Federal de Medicina, 2001; p. 1-13.

6. Bratton SL, Chestnut RM, Ghajar J, et al. Guidelines for the management of severe traumatic brain injury. VI. Indications for intracranial pressure monitoring. J Neurotrauma. 2007;24(Suppl 1):S37-S44.

7. Brasil. Ministério da Saúde. Departamento de Informática do Sistema Único de Saúde – SUS. <www.datasus.gov.br>.

8. Bullock MR, Chesnut R, Ghajar J, et al. Surgical management of acute epidural hematomas. Neurosurgery. 2006;58(3 Suppl):S7-S15.

9. Bullock MR, Chesnut R, Ghajar J, et al. Surgical management of acute subdural hematomas. Neurosurgery. 2006;58(3 Suppl):S16-S24.

10. Bullock MR, Chesnut R, Ghajar J, et al. Surgical management of traumatic parenchymal lesions. Neurosurgery. 2006;58(3 Suppl):S25-S46.

11. Dacey Jr. RG, Alves WM, Rimel RW, et al. Neurosurgical complications after apparently minor head injury. Assessment of risk in a series of 610 patients. J Neurosurg. 1986;65(2):203-10.

12. Rabelo NN, Silveira Filho LJ, Passos GS, et al. Acute Arterial Hypertension in Patients undergoing Neurosurgery. Arq Bras Neurocir, Rio de Janeiro, Brazil. 2016

13. Rabelo NN, Rabelo NN, Machado FS, et al. Critical Analysis of Sedation and Analgesia in Severe Head TraumaArq Bras Neurocir 2016;35:135–147.

14. Rabelo NN, Cariús C, Tallo FS, et al. Conduct in nutrition on trauma for clinical. Rev Bras Clin Med. São Paulo, 2012 mar-abr;10(2):116-21

15. Carney N, Totten AM, O`Reilly C, et al. Guidelines for the Management of Severe Traumatic Brain Injury, Fourth Edition. Neurosurgery. 2016.

16. Lin JW, Tsai JT, Lin CM, et al. Evaluation of optimal cerebral perfusion pressure in severe traumatic brain injury. Acta Neurochir Suppl. 2008;101:131-136.

17. Zweifel C, Lavinio A, Steiner LA, et al. Continuous monitoring of cerebrovascular pressure reactivity in patients with head injury. Neurosurg Focus. 2008;25(4):E2.

18. Narayan RK, Michel ME, Ansell B, et al. Clinical trials in head injury. J Neurotrauma. 2002;19(5):503-557.

19. Hutchinson P. Randomised evaluation of surgery with craniectomy for uncontrollable elevation of intracranial pressure (RESCUEicp). ISRCTN66202560. DOI: 10. 1186/ISRCTN66202560. ISRCTN Registry. 2005. Disponível em: http://www.isrctn. com/IS-RCTN66202560. Acessado em: 9 ago. 2016.

20. U.S. Food and Drug Administration. Diprivan (propofol) Injectable Emulsion. 2008. Disponível em: http://www.accessdata.fda.gov/drugsatfda_docs/

label/2008/019627s046lbl. pdf. Acessado em: 4 ago. 2016.

21. Skolnick BE, Maas AI, Narayan RK, et al. SYNAPSE Trial Investigators. A Clinical Trial of Progesterone for Severe Traumatic Brain Injury N Engl J Med. 2014 Dec;371:2467-2476. DOI: 10.1056/NEJMoa1411090.

22. Li M1, Chen T, Chen SD, et al. Comparison of equimolar doses of mannitol and hypertonic saline for the treatment of elevated intracranial pressure after traumatic brain injury: a systematic review and meta-analysis. Medicine (Baltimore). 2015 May;94(17):e736.

23. Andrews PJD, Sinclair HS, Rodriguez A, et al. Hypothermia for Intracranial Hypertension after Traumatic Brain Injury N Engl J Med. 2015;373:2403-2412.

24. Raboel PH, Bartek Jr J, Andresen M, et al. Intracranial Pressure Monitoring: Invasive versus Non-Invasive Methods—A Review. Critical Care Research and Practice., 2012; Article ID 950393.

25. Hutchinson PJ, Kolias AG, Timofeev IS, et al. Trial of Decompressive Craniectomy for Traumatic Intracranial Hypertension. N Engl J Med. 2016 Sep;375:1119-1130. DOI: 10.1056/NEJMoa1605215.

26. Mendelow AD, Gregson BA, Rowan EN, et al. Early Surgery versus Initial Conservative Treatment in Patients with Traumatic Intracerebral Hemorrhage (STITCH[Trauma]): The First Randomized Trial. J Neurotrauma. 2015 Sep;32(17):1312-23. doi: 10.1089/neu.2014.3644. Epub 2015 May 21.

27. Stocchetti N, Andrew IR. Traumatic Intracranial Hypertension N Engl J Med. 2014;370:2121-2130May 29, 2014DOI: 10.1056/NEJMra1208708.

28. Stavale MA. Hemodinâmica encefálica: Fisiopatologia em neurointensivismo e neuroanatesia. São Paulo: Santos;ç 2013.

29. Stavale MA. Bases da terapia intensiva neurológica: Fisiopatologia e princípios terapeuticos. 2 ed rev e amp. São Paulo: Santos; 20011.

30. Chaddad-Neto F, Campos Filho JM, Doria Netto HL, Faria MH, Ribas GC, Oliveira E. The pterion-

al craniotomy: tips and tricks. Arq Neuropsiquiatr. 2012;70:727-732.

31. Chaddad-Neto F, Ribas GC, Oliveira E. The pterional craniotomy step by step. Arq Neuropsiquiatr. 2007;65:101-106.

32. Zumkeller M, Behrmann R, Heissler HE, Dietz H. Computed tomographic criteria and survival rate for patients with acute subdural hematoma. Neurosurgery. 39:708-13, 1996.

33. Liu H, Luo Z, Liu Z, Yang J, Kan S. Atorvastatin May Attenuate Recurrence of Chronic Subdural Hematoma. Frontiers in Neuroscience. 2016;10:303. doi:10.3389/fnins.2016.00303.

34. Per H, Gumus H, Tucer B, Akgün H, Kurtsoy A, Kumanda S. Calcified chronic subdural hematoma mimicking calvarial mass: A case report. Brain Dev. 2006;28:607-9.

35. Chaddad-Neto F, Dória-Netto HL, Campos Filho JM, Ribas ESC, Ribas GC, Oliveira E. Head positioning for anterior circulation aneurysms microsurgery. Arq Neuropsiquiatr. 2014;72(11):832-40.

36. Chaddad-Neto F, Dória-Netto HL, Campos Filho JM, Reghin-Neto M, Rothon Junor AL, Oliveira E. The far-lateral craniotomy: tips and tricks. Arq Neuropsiquiatr. 2014;72(9):699-705.

37. Chaddad-Neto F, Dória-Netto HL, Campos-Filho JM, Reghin-Neto M, Oliveira E. Pretemporal craniotomy. Arq Neuropsiquiatr. 2014;72(2):145-51.

38. Costa, MDS, Santos BFO, Paz DA, et al. Anatomical Variations of the Anterior Clinoid Process: A Study of 597 Skull Base Computerized Tomography Scans. Operative Neurosurgery: 2016 Sep;12(3):289-297.

39. Levin HS, O'Donnell VM, Grossman RG. The Galveston Orientation and Amnesia Test. A practical scale to assess cognition after head injury. J Nerv Ment Dis. 1979;167(11):675-84.

40. Silva CF, Sousa RMD. Galveston Orientation and Amnesia Test: tradução e validação. Acta paul enferm [online]. 2007;20(1):24-29. [cited 2016-11-13]

Capítulo

17

TRAUMATISMO RAQUIMEDULAR

Carlos Vanderlei Medeiros Holanda
Stênio Holanda Filho (in memoriam)
Vanessa Milanesi Holanda

Introdução

Traumas da medula espinal com lesão irreversível alteram drasticamente a vida dos indivíduos afetados, causando consequências para a vítima, a família e a sociedade. Estudos epidemiológicos em pacientes com lesão medular aguda são importantes quando observamos que a única maneira de melhorar a qualidade de vida e diminuir os custos com esses pacientes consiste em evitar que esse tipo de lesão aconteça.

O trauma raquimedular (TRM) inclui lesões aos componentes da coluna vertebral em todas as partes: ossos, ligamentos, medula espinal, disco, vascular ou radicular. Nos EUA, cerca de 15% dos pacientes com trauma de coluna teriam melhor recuperação se as medidas de prevenção fossem instituídas primariamente[1].

A incidência de lesão medular (LM) no Brasil é desconhecida, pois essa condição não está sujeita a notificação e existem poucos dados e estudos publicados sobre a epidemiologia da LM. Estima-se que ocorram a cada ano no país mais de 10 mil novos casos de lesões da medula espinal, de origem traumática[2]. Apesar de dados escassos, estima-se que a média brasileira é de cerca de 71 novos casos por milhão de habitantes[2,3]. O número ultrapassa a maioria das estatísticas de outros países no que concerne à incidência de lesões da medula espinal, sendo cerca de 40 novos casos por um milhão de habitantes/ano[4]. Portanto, de acordo com esses dados, lesões de origem traumática são as causas mais frequentes de LM, sobrepujando ferimentos causados por armas de fogo (FAF),

acidentes automobilísticos e quedas de alturas[5]. As vítimas são predominantemente adultos jovens entre 18 e 35 anos e numa proporção de quatro homens para uma mulher[5]. Vários estudos têm ratificado esses resultados relacionados ao sexo[6-20]. No entanto, lesões da medula espinal estão aumentando seu foco sobre as mulheres ao longo dos anos[21]. Em um estudo realizado no norte de São Paulo[22], a idade média foi de 35 anos, com prevalência de 21-30 anos (para homens), de acordo com outros dados da literatura[12,15,16,19]. Nas mulheres verificou-se que a maioria dos casos ocorreu em idade abaixo de 30 anos[9].

O exame neurológico permite avaliar o nível de sensibilidade e motor que está comprometido (Tabelas 17.1 a 17.4).

Tabela 17.1. Avaliação do nível de sensibilidade e motor

0	Ausente
1	Alterado (percepção alterada, hiperestesia)
2	Normal
NR	Exame não realizado

Tabela 17.2. Pontos para exame de sensibilidade

C2	Protuberância occipital
C3	Fossa supraclavicular
C4	Borda superior da articulação acrômio-clavicular
C5	Borda lateral da fossa antecubital
C6	Dedo polegar
C7	Dedo médio
C8	Dedo mínimo
T1	Borda medial da fossa antecubital
T2	Ápice da axila
T3	Terceiro espaço intercostal
T4	Quarto espaço intercostal (mamilo)

(Continua)

(Continuação)

T5	Quinto espaço intercostal
T6	Sexto espaço intercostal
T7	Sétimo espaço intercostal
T8	Oitavo espaço intercostal
T9	Nono espaço intercostal
T10	Décimo espaço intercostal (umbigo)
T11	Entre T10 e T12
T12	Ponto médio do ligamento inguinal
L1	Entre T12 e L2
L2	Terço médio anterior da coxa
L3	Côndilo femoral interno
L4	Maléolo interno
L5	Dorso do pé no nível da terceira articulação metatarso-falangeana
S1	Bordo externo do calcâneo
S2	Línea media da fossa poplítea
S3	Tuberosidade isquiática
S4-S5	Área perianal

Tabela 17.3. Avaliação da força motora

0	Paralisia total
1	Contração muscular visível
2	Movimento ativo com eliminação da gravidade
3	Movimento ativo contra gravidade
4	Movimento ativo contra resistência
5	Força normal

Tabela 17.4. Exame neurológico motor

C5	Flexores do cotovelo (bíceps braquial)
C6	Contração muscular sem movimento
C7	Extensores do tríceps
C8	Flexores dos dedos
T1	Abductores do dedo mínimo
L2	Flexor do quadril
L3	Extensores do joelho
L4	Tibial anterior (dorsoflexores do tornozelo)
L5	Extensor longo do hálux
S1	Flexores plantares do tornozelo

Obs.: Para avaliar a lesão de medula completa ou incompleta, é feita avaliação da contração do esfíncter anal, contração presente ou ausente, e avaliação dos músculos a examinar.

Terapia intensiva

A fisiopatologia da LM aguda é complexa e multifacetada. Trata-se de uma lesão primária mecânica por meio de compressão, penetração, laceração, cisalhamento e/ou distração. A lesão primária parece iniciar uma série de mecanismos de lesão secundária, como[23] comprometimento vascular levando a diminuição do fluxo sanguíneo, perda da autorregulação, perda da microcirculação, vasoespasmo, trombose e hemorragia[24], distúrbios eletrolíticos, alterações da permeabilidade, perda da integridade da membrana celular, edema e perda do metabolismo energético[25], e a mudanças bioquímicas, incluindo o acúmulo de neurotransmissores, a liberação de ácido araquidônico, a produção de prostaglandinas, radicais livres e peroxidação lipídica[26-28]. Esses mecanismos levam a célula nervosa a lesão axonal e morte celular. Estudos recentes descrevem essas teorias e fornecem evidências experimentais em seu apoio[26].

A unidade de terapia intensiva (UTI) tem sido tradicionalmente reservada para pacientes graves que necessitam de cuidados médicos agressivos e atendimento excepcional. A maioria dos centros médicos tem várias unidades de cuidados intensivos, cada um projetado para oferecer disciplinas específicas de observação e cuidados. Várias instituições criaram unidades especificas para atender e cuidar dos pacientes com LM aguda que oferecem atendimento multidisciplinar e cuidados em terapia intensiva[27,29-36]. Diversos relatos descrevem uma melhor evolução dos pacientes e menor morbidade e mortalidade após LM aguda com monitoração em UTI específica e preparada para esse paciente.

A insuficiência respiratória e a disfunção pulmonar são comuns após a LM traumática, principalmente quando a lesão ocorre na medula espinal cervical[29,30,33-37]. Pacientes gravemente feridos demonstram uma redução na capacidade vital esperada e capacidade inspiratória, acarretando hipoxemia relativa, o que contribui para a hipoxemia global e pode agravar a isquemia da medula espinal após lesão aguda[33,34,36]. Quanto mais precocemente detectada a disfunção cardíaca e/ou ventilatória, mais eficaz torna-se o tratamento. É por essas razões que as questões do atendimento precoce na UTI e a monitoração cardíaca e pulmonar em pacientes após LM aguda foram levantadas e motivaram vários estudos.

Farmacoterapia

A metilprednisolona, utilizada em larga escala até algum tempo atrás, com base nos resultados observados no NASCIS I e II (*National Spinal Cord Injury Study*) realizado em 1990 e 1992, em que foi detectada melhora neurológica significativa nos pacientes aos quais a droga foi administrada, atualmente tem sido contraindicada. Críticas aos estudos NASCIS não faltam; entre estas podemos citar: falta de grupo placebo, efeito limitado na estratificação entre os resultados entre 0-3 h e 3-8 h, resultados de benefícios modestos (P = 0,08) nos componentes de melhora de independência funcional (autonomias, controle esfincteriano, locomoção, cognição); aumento de sepse e pneumonia dentro de 48 horas. Estudos sistemáticos mostram que não houve aprimoramento significativo no desfecho dos pacientes com TRM, além de seu uso estar relacionado a aumento do risco de complicações pulmonares e sangramento gastrointestinal.

A descoberta e utilização de novas drogas para tratamento de lesões da medula espinal têm recebido grande atenção nos últimos anos. Vários estudos têm sido realizados com o objetivo de recuperar a lesão da medula espinal. Gangliosídeos (moléculas de glicopeptídeos derivadas do ácido siálico) têm, *in vitro*, a capacidade de estimular a formação e o crescimento de neuritos, que são expansões protoplasmática dos axônios capazes de gerar novas conexões e regeneração funcional. Em pacientes com LM, notou-se melhora nas taxas de recuperação da função motora e sensorial e do esfíncter, com a administração de GM1. Os gangliosídeos não devem ser administrados em conjunto com a metilprednisolona, porque os resultados observados com a combinação dessas drogas têm sido inferiores aos obtidos com a administração isolada destas separadamente.

Pode-se concluir que algumas análises positivas secundárias indicam que o gangliosídeo GM-1 é um medicamento útil no tratamento de LMA[37]. O grupo-controle no estudo do GM-1 foi representado por 322 pacientes que receberam metilprednisolona no prazo de 8 horas do trauma. Esses 322 pacientes (medidos de forma similar embora, de maneira mais detalhada, como pacientes

NASCIS II) não demonstraram melhora no exame neurológico publicado anteriormente, encontrada em 62 pacientes tratados no mesmo prazo, como mostrado pelo NASCIS II. Da mesma forma, 218 desses pacientes receberam 24 horas de tratamento com corticoides, sendo metilprednisolona nas primeiras 3 horas da lesão, tal como sugerido no NASCIS III e não apresentaram melhora na parte motora como os 75 pacientes do NASCIS III, que receberam o mesmo regime[38,39]. Os autores não puderam confirmar as conclusões do NASCIS de que o *timing* da terapia de metilprednisolona teve um impacto sobre a recuperação da medula espinal. Essa medida põe em dúvida as conclusões dos NASCIS II e III. Em resumo, a evidência médica disponível não oferece suporte a um benefício clínico significativo da administração do gangliosídeo GM-1 no tratamento dos pacientes após o LM. Dois ensaios multicêntricos norte-americanos randomizados foram conclusivos ao abordar essa questão[40]. Não existem evidências de que o uso de substâncias neuroprotetoras melhore a recuperação funcional nos pacientes com TRM.

Espasticidade e espasmos musculares são algumas das complicações mais comuns secundárias ao TRM. Dependendo da severidade, esses sintomas podem interromper a habilidade de realizar atividades diárias como comer, vestir-se, transferir-se da cama para a cadeira de rodas ou executar atividades de higiene pessoal[41]. Agentes como a toxina botulínica e a gabapentina podem auxiliar a controlar os espasmos e reduzir a espasticidade, mas até o momento atual

a medicação mais comumente usada é o baclofeno, uma medicação derivada do ácido gama-aminobutírico (GABA) que pode ser usada de forma oral ou intratecal[42]. O acoplamento do baclofeno aos receptores GABA-B provoca uma hiperpolarização da membrana e restrição da entrada de cálcio aos terminais pré-sinápticos, resultando em redução da contração muscular e dos espasmos musculares[43].

Em estudo clínico prospectivo, o baclofeno intratecal mostrou-se efetivo para redução dos espasmos e espasticidade, com redução média de 1,8 pontos na escala de Ashworth (Tabela 17.5), com diminuição do número de hospitalização e efetividade na redução dos custos em $153,120, somando-se os seis pacientes tratados, durante o acompanhamento de 24-41 meses[44].

Tabela 17.5. Escala de Ashworth para avaliação da espasticidade

Grau	Achado clínico
0	Tônus normal
1	Aumento do tônus no início ou no final do arco de movimento articular.
1+	Aumento do tônus em menos da metade do arco do movimento.
2	Aumento do tônus em mais da metade do arco do movimento.
3	Partes em flexão ou extensão e movidos com dificuldade.
4	Partes rígidas em flexão ou extensão.

Pressão arterial

Lesão aguda traumática da medula espinal é frequentemente associada a hipotensão sistêmica. A hipotensão pode ser atribuída a lesões traumáticas associadas a hipovolemia, trauma de medula espinal em si, ou uma combinação. A ocorrência de hipotensão está associada a pior evolução pós-traumática[45-49]. A hipotensão contribui para a isquemia da medula espinal após lesão em modelos animais e pode agravar o insulto inicial e reduzir o potencial de recuperação neurológica[41]. Embora não comprovada por estudos com evidências I, é provável que isso ocorra em humanos, pois a correção de hipotensão arterial e manutenção da homeostase é um princípio básico da prática médica no tratamento de pacientes com traumas neurológicos. Portanto, a correção da hipotensão arterial é mostrada como fator importante para reduzir a morbidade e mortalidade após lesão cerebral e medular traumática aguda. Uma orientação classe III de evidência da literatura sugere que a manutenção da PAM em 90 a 100 mmHg após LM por 7 dias é segura e pode melhorar a perfusão da medula espinal e, finalmente, a evolução neurológica.

Lesão vascular

A incidência de lesão vascular pode ser de aproximadamente 11% após TRM cervical, causando infarto cerebral detectado em exames de imagens, resultante de hipofluxo cerebral. Muitos pacientes com lesão vascular têm lesões completas da medula espinal, fraturas através do forame transverso, luxação facetária, e/ou subluxação vertebral; no entanto, outros têm artérias vertebrais normais, quando observadas, podendo também ser assintomáticos, mesmo na vigência de oclusão da artéria vertebral ou dissec-

ção[56-59]. A literatura revisada indica que os pacientes com acidente vascular cerebral da circulação posterior decorrentes dessas lesões têm um resultado melhor quando tratados com heparina intravenosa do que os pacientes que não recebem esse tratamento. No entanto, outros autores relataram melhora entre os pacientes sem anticoagulação[50-53]. Embora o maior estudo prospectivo sugira uma tendência de pacientes tratados com heparina, outros não relataram observações semelhantes[54-59]. Com o risco de complicações significativas relacionadas à anticoagulação chegando a cerca de 14% nesses estudos, há evidências suficientes para recomendar a anticoagulação em pacientes assintomáticos.

Tratamento cirúrgico

Cirurgias da coluna vertebral têm apresentado grande desenvolvimento nos últimos 20 anos. A principal meta nesses procedimentos não é a simples descompressão neural, mas também a estabilização da coluna em apenas um tempo cirúrgico, uma vez que a indicação clássica das cirurgias da coluna vertebral após traumas é a existência de instabilidade e/ou compressão de estruturas nervosas.

Quase a metade das vítimas de traumas cervicais altos morre no local do acidente, contudo cerca de 90% dos sobreviventes ficam sem qualquer défice, após tratamento cirúrgico[60]. O diagnóstico é baseado na clínica e em achados radiográficos. A principal chave diagnóstica é a radiografia transoral e a tomografia computadorizada, especialmente se realizada uma reconstrução 3D. A ressonância nuclear magnética (RNM) será empregada sempre para definição de lesão em tecidos moles, como estruturas nervosas, discos e ligamentos. Radiografias dinâmicas são úteis, desde que o paciente esteja consciente, e que se faça com o máximo cuidado possível para se evitar um agravamento da lesão presente.

Luxação atlanto-occipital normalmente abrange lesões puramente ligamentares. A sobrevivência em longo prazo é excepcional. Esses traumas são classificados em quatro tipos, de acordo com a direção da luxação. As classificações de Traynelis[61] e Harris[62] são as mais frequentemente utilizadas. A artrodese occipitocervical é o tratamento de escolha para a maioria dos pacientes.

Fraturas do côndilo occipital são raras e classificadas em três tipos. A maioria é tratada conservadoramente com colar rígido ou Halo-Vest*, sendo submetida a tratamento cirúrgico em situações excepcionais, quando há compressão nervosa, na presença de instabilidade da articulação atlanto-occipital, ou nos casos muito raros, em que há fratura circular do forame magno. Nesses casos, uma simples instrumentação atlanto-occipital é suficiente.

A maioria das fraturas do atlas é tratada conservadoramente. Há muitas classificações para a fratura de C1, mas quem define a necessidade de tratamento cirúrgico é a integridade funcional e morfológica do ligamento transverso. A integridade desse ligamento é determinada pelo deslocamento das massas laterais (> 7 mm) na radiografia transoral ou

mediante visualização direta na RNM. Como opções de tratamento cirúrgico temos a fixação interna temporária do atlas ou artrodese atlantoaxial.

Dentre as fraturas do áxis, 50% envolvem a fratura do odontoide, 25% envolvem o anel vertebral, frequentemente chamadas de fraturas de Hagman, e o restante é chamado de fraturas em miscelânea ou não classificadas[63]. Fraturas do processo odontoide são classificadas, de acordo com Anderson e D'Alonso[64], em três subtipos:

- **tipo I** – na ponta do odontoide, estável, por isso sendo submetida a tratamento conservador;
- **tipo II** – na base do odontoide;
- **tipo III** – envolvendo a base do odontoide, também fratura estável.

A maioria dos autores opta pela osteossíntese direta da fratura da base do odontoide, por meio de colocação de parafuso através do dente do odontoide, sendo este um tratamento "fisiológico", com alta taxa de fusão. Contudo, quando a linha de fratura atravessa a articulação, ou quando a utilização do Halo-Vest* é contraindicada ou desvantajosa (pessoas idosas), o tratamento deve ser cirúrgico, até mesmo nas fraturas dos tipos I e III. Artrodese atlantoaxial, muito utilizada no passado, está indicada apenas nos pacientes com fraturas cominutivas do odontoide e naquelas em que a osteossíntese direta com parafusos não seja possível.

As fraturas de Hangman, ou fratura do "enforcado", são causa frequente de morte em vítimas de acidente de tráfego e em tentativas de suicídio. Elas são classificadas em:

- **tipo I** – sem luxação da articulação C1/C2;
- **tipo II** – com deslocamento maior que 3,5 mm e/ou angulação maior que 11°;
- **tipo III** – na qual há deslocamento da faceta bilateral.

O mecanismo da lesão e o ponto máximo de impacto podem ser estimados, e o grau da instabilidade na maioria das vezes é subestimado. Se o segmento C2/C3 está instável e o disco intervertebral está destruído, a artodese anterior entre os segmentos C2/C3 associada à discectomia é recomendada. Se o segmento se encontra estável, mas o intervalo visto na tomografia é maior que 3 mm, a osteossíntese está formalmente indicada, conforme afirmou Judet[65,66]. Fraturas atípicas, também conhecidas como "miscelâneas" são tratadas individualmente, e na maioria são utilizados colares rígidos ou fixações externas.

Existem vários tipos de classificações para as lesões cervicais, sendo as escalas de Frankel e da *American Spinal Injury Association* (ASIA) as mais usadas. Um sistema frequentemente usado é o criado por Allen diferenciando seis tipos de fraturas de acordo com o mecanismo de lesão:

- **tipo I** – causado por flexão/compressão;
- **tipo II** – causado por compressão vertical, também chamada de "fratura em explosão";
- **tipo III** – decorrente de lesão do ligamento longitudinal posterior, por flexão/distração;
- **tipo IV** – representa falha dos elementos ósseos posteriores;
- **tipo V** – é uma falha progressiva dos segmentos anteriores e posteriores causada por distração devida a movimentos de hiperextensão;
- **tipo VI** – é uma compressão assimétrica do osso, frequentemente causada por flexão lateral extrema.

Nessas lesões, temos de observar o padrão de lesão espinal, a integridade dos ligamentos, se há compressão dos discos – e se estão intactos –, e como está o paciente clinicamente. Esses dados, junto a avaliações de imagem, orientam o cirurgião quanto a optar por tratamento clínico ou cirúrgico.

Na maioria das fraturas cervicais altas, opta-se por artrodese por via anterior e redução da fratura por tração antecedente ao procedimento principal. Deslocamentos facetários não redutíveis, instáveis posteriormente, são em geral tratados em dois tempos, iniciando com discectomia anterior e fixação posterior subsequentemente. Para as fraturas da coluna toracolombar segue-se o mesmo raciocínio que para as cervicais baixas, sendo indicada a estabilização para fraturas instáveis e para instabilidades discoligamentares. O objetivo do procedimento cirúrgico é eliminar ou reduzir a dor e a disfunção, retificando a compressão medular. Vários estudos corroboram a ideia de que a imobilização e a cirurgia precoces, nas primeiras 24 horas após o trauma, estão diretamente relacionadas à melhora do paciente[62], em decorrência das consequentes restauração neurológica e diminuição da estadia em ambiente hospitalar.

Considerações finais

Pacientes com LM grave, ferimentos particularmente cervicais ou pacientes com lesão traumática multissistêmica em geral apresentam hipotensão, hipoxemia e disfunção pulmonar, e instabilidade hemodinâmica, apesar de um funcionamento aceitável após tratamento inicial abordando o sistema cardiorrespiratório. Essas ocorrências não se limitam aos doentes com perturbações do sistema autonômico completo. Risco de vida, instabilidade cardiovascular e insuficiência respiratória podem ser transitórios e episódicos e podem ocorrer em pacientes que parecem ter as funções cardíaca e respiratória estáveis no início de seu curso pós-trauma. Os pacientes com as lesões neurológicas mais graves após LM parecem ter maior risco desses eventos, com pior prognóstico. O monitoramento permite a detecção precoce de instabilidade hemodinâmica, distúrbios do ritmo cardíaco, disfunção pulmonar e hipoxemia. Identificação e tratamento desses eventos parecem reduzir a morbimortalidade cardíaca e respiratória. Tratamento com unidade especializada em TRM em UTI ou similar, com monitoração cardíaca e pulmonar, tem um efeito sobre a evolução neurológica após tais eventos. Pacientes com LMA parecem ser mais bem gerenciados no ambiente da UTI durante os primeiros 7 a 14 dias após a lesão, prazo durante o qual eles parecem mais suscetíveis a flutuações significativas no desempenho cardíaco e pulmonar. Um acompanhamento com suporte intensivo imediato e cuidado multidisciplinar inicial e tardio é essencial para a sobrevida e qualidade de vida dos pacientes com TRM.

Referências bibliográficas

1. Boer VHT. Trauma raquimedular. In: Kruel NF, Araújo PA, eds. Manual de terapêutica-cirurgia. Florianópolis: Associação Catarinense de Medicina; 1997. p. 166-71.
2. Masini M. Tratamento das fraturas e luxações da coluna toracolombar por descompressão póstero-lateral e fixação posterior com retângulo e fios segmentares sublaminares associados a enxerto ósseo [dissertação]. São Paulo: Escola Paulista de Medicina; 2000.
3. Masini M. Estimativa da incidência e prevalência de lesão medular no Brasil. J Bras Neurocirurg. 2001;12(2):97-100.
4. Blumer CE, Quine S. Prevalence of spinal cord injury: an international comparison. Neuroepidemiology. 1995;14(5):258-68.
5. Waters RL, Adkins RH. Firearm versus motor vehicle related spinal cord injury: preinjury factors, injury characteristics, and initial outcome comparisons among ethnically diverse groups. Arch Phys Med Rehabil. 1997;78(2):150-5.
6. Aito S; Gruppo Italiano Studio Epidemiologico Mielolesioni GISEM Group. Complications during the acute phase of traumatic spinal cord lesions. Spinal Cord. 2003;41(11):629-35.
7. Avanzi O, Salomão JCA, Dezen EL, et al. Fraturas da coluna vertebral em crianças: estudo de 38 casos. Rev Bras Ortop. 1993;28(3):105-11.
8. Barros Filho TE, Taricco MA, Oliveira RP, et al. Estudo epidemiológico dos pacientes com traumatismo da coluna vertebral e défice neurológico, internados no Instituto de Ortopedia e Traumatologia do Hospital das Clínicas da Faculdade de Medicina da USP. Rev Hosp Clin Med Univ São Paulo. 1990;45(3):123-6.
9. Botelho RV, Abgussen CM, Machado GC, et al. Epidemiologia do trauma raquimedular cervical na zona norte da cidade de São Paulo. Arq Bras Neurocir. 2001;20(3/4):64-76.
10. Bracken MB, Freeman DH Jr, Hellenbrand K. Incidence of acute traumatic hospitalized spinal cord injury in the United States, 1970-1977. Am J Epidemiol. 1981;113(6):615-22.

11. Frankel HL, Hancoock DO, Hyslop G, et al. The value of postural reduction in the initial management of closed injuries of the spine with paraplegia and tetraplegia. I. Paraplegia. 1969;7(3):179-92.

12. Freitas PE. Traumatismos raquimedulares agudos: estudo epidemiológico de cem casos consecutivos. J Bras Neurocir. 1990;2(1):1-10.

13. Gehrig R, Michaelis LS. Statistics of acute paraplegia and tetraplegia on a national scale. Paraplegia. 1968;6(1):93-5.

14. Ingham SJ, Gaspar AP, Vianna PP, et al. Avaliação epidemiológica dos pacientes com lesão medular atendidos no Lar Escola São Francisco. Coluna/Columna. 2004;3(1):26-9.

15. Masini M, Khan P, Teixeira MM, et al. Trauma raquimedular em crianças: diferenças na etiologia, tratamento e evolução quando comparado com o adulto. Arq Bras Neurocirurg. 1995;14(2):119-28.

16. McKinley WO, Seel RT, Hardman JT. Nontraumatic spinal cord injury: incidence, epidemiology, and functional outcome. Arch Phys Med Rehabil. 1999;80(6):619-23.

17. Mello LR, Espíndola G, Silva FM, et al. Lesado medular. Estudo prospectivo de 92 casos. Arq Bras Neurocir. 2004;23(4):151-6.

18. Oliveira PA, Pires JV, Borges Filho JM. Traumatismos da coluna torácica e lombar. Avaliação epidemiológica. Rev Bras Ortop. 1996;31(9):771-6.

19. Solino JL, Melo MF, Silva DH, et al. Traumatismos da coluna vertebral. Avaliação de etiologia, incidência e frequência. Rev Bras Ortop. 1990;25(3):185-90.

20. Zaninelli EM, Graells XS, Néri OJ, et al. Avaliação epidemiológica das fraturas da coluna torácica e lombar de pacientes atendidos no Pronto-Socorro do Hospital do Trabalhador da UFPR de Curitiba – Paraná. Coluna/Columna. 2005;4(1):11-5.

21. Kannus P, Niemi S, Palvanen M, et al. Continuously increasing number and incidence of fall-induced, fracture-associated, spinal cord injuries in elderly persons. Arch Intern Med. 2000;160(14):2145-9.

22. DeVivo MJ, Rutt RD, Black KJ, et al. Trends in spinal cord injury demographics and treatment outcomes between 1973 and 1986. Arch Phys Med Rehabil. 1992;73(5):424-30. [Erratum in: Arch Phys Med Rehabil. 1992;73(12):1146.]

23. Amar AP, Levy ML. Pathogenesis and pharmacological strategies for mitigating secondary damage in acute spinal cord injury. Neurosurgery. 1999;44(5):1027-40.

24. Bose B, Northrup BE, Jewell LO, et al. Reanalysis of central cervical cord injury management. Neurosurgery. 1984;15(3):367-72.

25. Botel U, Gläser E, Niedeggen A. The surgical treatment of acute spinal paralysed patients. Spinal Cord. 1997;35:420-8.

26. Gschaedler R, Dollfus P, Molé JP, et al. Reflections on the intensive care of acute cervical spinal cord injuries in a general traumatology centre. Paraplegia. 1979;17:58-61.

27. Hachen HJ. Idealized care of the acute injured spinal cord in Switzerland. J Trauma. 1977;17(12):931-6.

28. Hall ED, Wolf DL. A pharmacological analysis of the pathophysiological mechanisms of posttraumatic spinal cord ischemia. J Neurosurg. 1986;64:951-61.

29. Levi L, Wolf A, Belzberg H. Hemodynamic parameters in patients with acute cervical cord trauma: description, intervention, and prediction of outcome. Neurosurgery. 1993;33(6):1007-17.

30. Reines HD, Harris RC. Pulmonary complications of acute spinal cord injuries. Neurosurgery. 1987;21(2):193-6.

31. Tator CH. Biology of neurological recovery and functional restoration after spinal cord injury. Neurosurgery. 1998;42:696-708.

32. Tator CH. Experimental and clinical studies of the pathophysiology and management of acute spinal cord injury. J Spinal Cord Med. 1996;19(4):206-14.

33. Tator CH. Ischemia as a secondary neural injury. In: Salzman SK, Faden AL, eds. Neurobiology of central nervous system trauma. New York: Oxford University Press; 1994, p. 209-15.

34. Tator CH, Duncan EG, Edmonds VE, et al. Changes in epidemiology of acute spinal cord injury from 1947 to 1981. Surg Neurol. 1993;40:207-15.

35. Tator CH, Rowed DW, Schwartz MI, et al. Management of acute spinal cord injuries. Can J Surg. 1984;27(3):289-96.

36. Vale FL, Burns J, Jackson AB, et al. Combined medical and surgical treatment after acute spinal cord injury – Results of a prospective pilot study to assess the merits of aggressive medical resuscitation and blood pressure management. J Neurosurg. 1997;87:239-46.

37. Geisler FH, Coleman WP, Grieco G, et al.; The Sygen Study Group. The GM1 ganglioside multi-center acute spinal cord injury study. Spine. 2001;26(24 Suppl):S87-S98.

38. Bracken MB, Shepard MJ, Holford TR, et al. Administration of methylprednisolone for 24 or 48 hours or tirilazad mesylate for 48 hours in the treatment of acute spinal cord injury – Results of the Third National Acute Spinal Cord Injury Randomized Controlled Trial/National Acute Spinal Cord Injury Study. JAMA. 1997;277:1597-604.

39. Bracken MB, Shepard MJ, Holford TR, et al. Methylprednisolone or tirilazad mesylate administration after acute spinal cord injury: 1-year follow-up – Results of the Third National Acute Spinal Cord Injury Randomized Controlled Trial. J Neurosurg. 1998;89:699-706.

40. Gerhart KA, Johnson RL, Menconi J, et al. Utilization and effectiveness of methylprednisolone in a population-based sample of spinal cord injured persons. Paraplegia. 1995;33:316-21.

41. Rabchevsky AG, Kitzman PH. Latest approaches for the treatment of spasticity and autonomic dysreflexia in chronic spinal cord injury. Neurotherapeutics. 2011;8(2):274–82.

42. McIntyre A, Mays R, Mehta S, et al. Examining the effectiveness of intrathecal baclofen on spasticity in individuals with chronic spinal cord injury: A systematic review. The Journal of Spinal Cord Medicine. 2014;37(1):11-18.

43. Young RR, Delwaide PJ. Drug therapy: spasticity (second of two parts). N Engl J Med1981;304(2):96-9.

44. Nance P, Schryvers O, Schmidt B, Dubo H, Loveridge B, Fewer D. Intrathecal baclofen therapy for adults with spinal spasticity: therapeutic efficacy and effect on hospital admissions. Can J Neurol Sci. 1995;22(1):22–9.

45. Amar AP, Levy ML. Pathogenesis and pharmacological strategies for mitigating secondary damage in acute spinal cord injury. Neurosurgery. 1999;44:1027-40.

46. Chesnut RM, Marshall LF, Klauber MR, et al. The role of secondary brain injury in determining outcome from severe head injury. J Trauma. 1993;34:216-22.

47. King BS, Gupta R, Narayan RK. The early assessment and intensive ca re unit management of patients with severe traumatic brain and spinal cord injuries. Surg Clin North Am. 2000;80:855-70.

48. Osterholm JL. The pathophysiological response to spinal cord injury: the current status of related research. J Neurosurg. 1974;40:5-33.

49. Turnbull IM. Blood supply of the spinal cord: normal and pathological considerations. Clin Neurosurg. 1973;20:56-84.

50. Schellinger PD, Schwab S, Krieger D, et al. Masking of vertebral artery dissection by severe trauma to the cervical spine. Spine. 2001;26:314-9.

51. Woodring JH, Lee C, Duncan V. Transverse process fractures of the cervical vertebrae: are they insignificant? J Trauma. 1993;34:797-802.

52. Louw JA, Mafoyane NA, Small B, et al. Occlusion of the vertebral artery in cervical spine dislocations. J Bone Joint Surg Br. 1990;72B:679-81.

53. Schwarz N, Buchinger W, Gaudernak T, et al. Injuries to the cervical spine causing vertebral artery trauma: Case reports. J Trauma. 1991;31:127-33.

54. Biffl WL, Moore EE, Elliott JP, et al. The devastating potential of blunt vertebral arterial injuries. Ann Surg. 2000;231:672-81.

55. Friedman D, Flanders A, Thomas C, et al. Vertebral artery injury after acute cervical spine trauma: Rate of occurrence as detected by MR angiography and assessment of clinical consequences. AJR Am J Roentgenol. 1995;164:443-7.

56. Louw JA, Mafoyane NA, Small B, et al. Occlusion of the vertebral artery in cervical spine dislocations. J Bone Joint Surg Br. 1990;72B:679-81.

57. Prabhu V, Kizer J, Patil A, et al. Vertebrobasilar thrombosis associated with nonpenetrating cervical spine trauma. J Trauma. 1996;40:130-7.

58. Willis BK, Greiner F, Orrison WW, et al. The incidence of vertebral artery injury after midcervical spine fracture or subluxation. Neurosurgery. 1994;34:435-42.

59. Woodring JH, Lee C, Duncan V. Transverse process fractures of the cervical vertebrae: Are they insignificant? J Trauma. 1993;34:797-802.

60. Clark CR, ed. The cervical spine. 4. ed. Philadelphia: Lippincott, Williams and Wilkins; 2005.

61. Traynelis VC. Treatment of occiput-C1 injuries. In: Menezes AH, ed. Principles of spinal surgery. New York: McGraw-Hill; 1996, p. 841-54.

62. Harris JH, Carson GC, Wagner LK, et al. Radiologic diagnosis of traumatic occipitovertebral dislocation: comparison of three methods of detecting occipitovertebral relationship on lateral radiographs of spine subjects. AJR Am J Roentgenol. 1994;162:887-92.

63. Greene KA, Dickman CA, Marciano FF, et al. Acute axis fractures: analysis of management and outcome in 340 consecutive cases. Spine. 1997;22:1843-52.

64. Anderson LD, D'Alonso RT. Fractures of the odontoid process of the axis. J Bone Joint Surg Am. 1974;56:1663-74.

65. Suchomel P, Hradil J, Barsa P, et al. Chirurgicke řešeni fraktury oblouku epistrofeu: "katovske zlomeniny". Acta Chir Orthop Traumatol Cech. 2006;73:321-8.

66. Taller S, Suchomel P, Lukaš R, et al. CT-guided internal fixation of hangman's fracture. Eur Spine J. 2000;9:393-7.

Capítulo

18

ESTADO DE MAL EPILÉPTICO

Alex Machado Baeta
Hennan Salzedas Teixeira

Introdução

Convulsão é definida como uma súbita descarga elétrica cerebral causando alterações motoras, da sensação, do comportamento e/ou da consciência.

Muitos acreditam que ter uma convulsão equivale a ter epilepsia. Embora os dois termos sejam frequentemente usados simultaneamente, uma convulsão (que é uma única ocorrência) é diferente da epilepsia (que é definida como duas ou mais convulsões não provocadas).

Convulsões que parecem começar em todo o cérebro de uma só vez são classificadas como convulsões generalizadas, enquanto aquelas que começam em um local do cérebro são classificadas como convulsões parciais.

Convulsões também podem ocorrer em pessoas que não têm epilepsia por várias razões, incluindo trauma cerebral, uso de drogas, febre, hipoglicemia e hipóxia. Além disso, há uma série de condições que parecem crises convulsivas, mas não são.

Uma convulsão isolada geralmente não requer tratamento em longo prazo com anticonvulsivantes, a menos que haja alterações específicas no eletroencefalograma (EEG) ou nos exames de neuroimagem.

Cinco a 10% das pessoas que vivem até os 80 anos têm pelo menos uma crise convulsiva, e a chance de ter uma segunda convulsão é entre 40 e 50%.

Os sinais e sintomas de convulsões variam dependendo do tipo. A mais comum é a crise tônico-clônica generalizada (60%). Dois terços destas começam como crises focais e tornam-se generalizadas, e em 1/3 são generalizadas. Os 40% restantes das crises são não tônico-clônicas, um exemplo é a ausência.

As crises focais são frequentemente precedidas por certas experiências, conhecidas como aura. Estas podem incluir: fenômenos sensoriais, visuais, psíquicos, autônomos, olfativos ou motores. Em uma crise parcial complexa (desconectiva) uma pessoa pode parecer confusa ou atordoada e pode não responder a perguntas ou ao comando. A convulsão focal pode tornar-se generalizada.

A atividade motora pode começar em um grupo muscular específico e se espalhar para os grupos musculares adjacentes – conhecida como marcha jacksoniana. Atividades incomuns que não são conscientemente geradas podem ocorrer. Estas são conhecidas como automatismos e incluem atividades simples como movimentos dos lábios ou atividades mais complexas, como tentativas de pegar algo (alterações gestuais).

Existem seis tipos principais de convulsões generalizadas: tônico-clônica, tônica, clônica, mioclônica, ausência e ataques atônicos. Todos eles envolvem uma perda de consciência e geralmente acontecem sem aviso.

Convulsões tônico-clônicas apresentam a contração dos membros seguida de sua extensão, juntamente com arqueamento da parte dorsal por 10-30 segundos. Um grito pode ser ouvido devido à contração dos músculos do tórax. Os membros começam então a tremer. Depois que a agitação parou, pode demorar 10-30 minutos para a pessoa recobrar a consciência.

As crises tônicas produzem contrações constantes dos músculos. O paciente pode ficar cianótico se a respiração estiver comprometida (comum em crianças).

Convulsões clônicas envolvem agitação dos membros. Crises mioclônicas envolvem espasmos musculares em algumas áreas ou generalizadas através do corpo.

A crise de ausência pode ser sutil, com apenas um ligeiro movimento da cabeça ou olhos piscando. O paciente muitas vezes não tem perda do tônus e pode voltar ao normal após a crise, embora também possa haver um período de desorientação pós-ictal.

Convulsões atônicas envolvem a perda de atividade muscular por mais de 1 segundo. Isso ocorre tipicamente de modo bilateral, parecendo um quadro sincopal.

Estado de mal epiléptico

Estado de mal epiléptico (EME) é uma condição relativamente comum dentro da emergência, sendo ameaçadora à vida e necessitando de rápido reconhecimento e tratamento agressivo. Existem várias formas de estados de mal epilépticos, definidos por aspectos clínicos e neurofisiológicos.

As crises convulsivas são definidas pelos seus aspectos clínicos e neurofisiológicos, apresentando diferenças entre prognóstico, resposta ao tratamento e medicações anticonvulsivantes de primeira linha para cada uma, porém todas elas podem ser classificadas em relação à duração do evento convulsivo. Crises podem ser denominadas como breves, quando apresentam duração inferior a 5 minutos, crise prolongadas apresentam duração entre 5 a 30 minutos e, por fim, o EME é definido como crise convulsiva que apresenta duração acima de 30 minutos.

Como o tempo para definir o EME apresenta importantes limitações para a prática médica, devido ao alto risco de injúria neuronal e implicações cardíacas, decorridos 30 minutos de crise, definições mais práticas foram criadas para evitar tais complicações. Desta forma, o EME pode ser redefinido:

1. crise convulsiva contínua com duração de 5 min ou mais;
2. duas ou mais crises com recuperação incompleta do nível de consciência entre elas.

Estudos epidemiológicos do EME na população geral são difíceis de serem obtidos, tendo nos EUA incidência de cerca de 50/100.000 habitantes por ano, apresentando curva bimodal em relação à idade de incidência, sendo mais comum em crianças no primeiro ano de vida e acima de 60 anos. A projeção desses valores para a população brasileira sugere a ocorrência de 90.000 pessoas ao ano, tendo taxa de mortalidade variável, chegando até 58% dependendo da etiologia, sendo esta de fundamental importância para o adequado manejo do paciente e tendo o EEG papel fundamental para o diagnóstico e acompanhamento terapêutico.

Avaliar a etiologia das crises é fundamental para conduzir um caso de EME. Para isso a história clínica pode ser de grande ajuda, pois ela pode indicar qual a etiologia mais provável. Em pacientes que possuem o diagnóstico de epilepsia, o EME apresenta como principal causa o uso inadequado das medicações anticonvulsivantes.

Nos adultos com primeira crise, as principais causas são lesões estruturais e alterações tóxico-metabólicas, e uma pequena parte não terá causa definida.

Desta forma, o exame minucioso, a avaliação tóxico-metabólica e revisão de todos os medicamentos são essenciais para encontrar a etiologia do EME.

Estado de mal epiléptico convulsivo focal

Existe uma grande variedade clínica, dependendo do local de início da crise convulsiva, ocorrendo as manifestações motoras normalmente de forma assimétrica, e podendo ou não apresentar perda da consciência. Quando isto ocorre é denominado crise parcial complexa (desconectiva).

Na maioria dos casos existe lesão focal como causa etiológica, dentre essas se exemplificam malformações arteriovenosas, infecções e tumores.

O estado hiperosmolar não cetótico pode precipitar tal crise, ainda que a própria alteração metabólica possa desencadeá-la, na maioria das vezes há lesão focal precipitante associada ao distúrbio endócrino/eletrolítico. Para que a hiperglicemia seja causa da crise, espera-se que o valor sérico da glicemia esteja acima de 1.000 mg/dL.

Existe uma forma particular de estado de mal epiléptico de origem focal com duração prolongada de dias, semanas ou até décadas, com abalos dos membros, denominada epilepsia parcial contínua, tendo como causa heterotopias cerebrais, lesões inflamatórias, infecciosas, vasculares ou neoplásicas.

Estado de mal convulsivo generalizado

Esta é a forma com maior potencial de morbidade e mortalidade, incluindo nesta modalidade tanto a crise primeiramente generalizada como a secundariamente generalizada. Sempre há perda da consciência, com o paciente apresentando contração dos membros associados e abalos de forma bilateral e simétrica na maioria dos casos.

Estado de mal mioclônico

Caracterizado por múltiplas contrações difusas por todo o corpo, de padrão assimétrico, de caráter rítmico ou arrítmico, podendo ter origem focal ou generalizada.

O estado mioclônico apresenta em particular grande variedade de causas, podendo ser dividido em estado de mal mioclônico (EMM) epiléptico e não epiléptico, sendo diferenciados pelo EEG, que pode mostrar descargas epilépticas específicas.

O EMM não epiléptico apresenta como principal causa a hipóxia cerebral, porém distúrbios tóxico-metabólicos como encefalopatia hepática, uremia ou sepse podem precipitar as crises. O tratamento para esta forma normalmente é feito com levotiracetam, topiramato e ácido valproico.

Clinicamente é muito difícil diferenciar se o EMM possui origem devido a uma síndrome epiléptica, ou se esta é sintomática devida a distúrbio tóxico-metabólico, tendo o EEG papel crucial para elucidação diagnóstica.

Estado de mal tônico

Entidade rara em adultos, sendo mais comum em crianças, nas quais existe a manutenção de uma posição tônica, principalmente em musculatura axial. Comumente presente em crianças com alterações neurológicas ao nascimento, como na síndrome de Lennox-Gastaut. Esse tipo de crise possui uma particularidade importante, em que o uso de benzodiazepínicos pode piorar a crise.

Estado epiléptico psicogênico

Embora raro, o emergencista pode se deparar com uma crise psicogênica, anteriormente definida como " crise histérica" ou "pseudocrise".

Esses termos foram desencorajados por não abrangerem todo o aspecto do quadro, além de passar a ideia de que o paciente não está sofrendo de uma enfermidade real, sendo substituído por crise convulsiva não epiléptica psicogênica.

Alguns sinais podem ajudar o médico a suspeitar de crises de origem psicogênica, como uma crise convulsiva de aspecto tônico-clônico sem perda do nível de consciência, o paciente pode

forçar os olhos e fechá-los durante toda a crise, diferente do que ocorre na maioria dos casos das crises epilépticas, nos quais o mais comum é o paciente manter a abertura ocular.

Uma vez suspeitado que a crise seja de origem psicogênica, o paciente deve ser submetida à avaliação psiquiátrica e, em casos de dúvida diagnóstica, o vídeo-EEG deverá ser realizado. Alguns pacientes epilépticos também podem apresentar crises de origem psicogênica, principalmente aqueles com comorbidade psiquiátrica.

Estado de mal não convulsivo

O estado de mal não convulsivo foi primeiramente descrito em pacientes com epilepsia crônica, porém cada vez mais ela é reconhecida e diagnosticada em outras populações, principalmente em doentes de UTI.

A definição do estado de mal epiléptico não convulsivo (EMENC) é crise sem sinais motores proeminentes, com alteração do comportamento e/ou mental associada a descargas epileptiformes ao EEG, com duração de 10 minutos ou mais. Na unidade de cuidados intensivos, o diagnóstico do paciente em estado de mal epiléptico não convulsivo é particularmente desafiador, devido a outras comorbidades não epilépticas que apresentam manifestações clínicas semelhantes, tais como hipóxia cerebral, encefalopatias metabólicas e sepse, sendo comum o paciente apresentar a crise não convulsiva em associação a essas outras afecções citadas.

O EMENC apresenta vários tipos de crises, caracterizadas de acordo com o nível de consciência, aspectos clínicos e do EEG, sendo divididas em crises generalizadas, focais ou de origem desconhecida.

Estado de mal de ausência

A forma típica de estado de mal de ausência ocorre com maior frequência em crianças e jovens com epilepsia-ausência ou epilepsia mioclônica juvenil. A manifestação clínica mais comum é alteração no nível de consciência, porém alterações do comportamento também podem ser observadas.

Estado de mal mioclônico-ausência

Entidade extremamente rara associada a crises generalizadas de origem genética, que apresenta a mesma alteração no nível de consciência da crise de ausência descrita anteriormente, acompanhada de mioclonias sutis nos olhos e perioral, podendo ser observadas na musculatura axial e nos membros.

Estado de mal epiléptico focal com preservação do nível de consciência

Os sintomas variam de alterações sensitivas e autonômicas, dependendo do local do encéfalo que ocorre a crise. Quando sintomas subjetivos sensitivos estão envolvidos, este quadro é denominado "aura contínua". Se ocorrerem sintomas motores associados, o quadro é denominado como epilepsia focal parcial contínua e é classificado como EME.

Estado de mal epiléptico focal com perda do nível de consciência

Apresenta as mesmas definições descritas anteriormente, sendo mais comum em adultos com história de epilepsia focal e ocorrendo em 16 a 43% de todas as crises focais, porém com perda do nível de consciência, podendo confundir-se clinicamente com o estado de mal de ausência. Apresenta normalmente origem no lobo temporal, porém pode ter origem no lobo frontal. Quando o comprometimento do nível de consciência acontece de forma gradual, ocasionalmente ocorrem formas contínuas ou progressivas de auras.

Estado não convulsivo epiléptico no coma

Aproximadamente 8 a 20% dos pacientes comatosos apresentaram alterações neurofisiológicas características de crises não convulsivas. Fatores de risco são crises prévias, crianças, injúria cerebral aguda ou prévia.

Estado de mal convulsivo após crise convulsiva

Após o tratamento de crises convulsivas generalizadas, o paciente pode apresentar, ao EEG, atividade epileptiforme prolongada após o término dos movimentos, que pode se manifestar clinicamente como confusão mental e ser erroneamente diagnosticada como estado pós-ictal.

Neuroimagem

Todo paciente que apresente EME deve ser submetido ao exame de neuroimagem após estabilização clínica para afastar lesões focais no SNC, sendo a RM mais sensível que a TC de crânio.

Além de identificar causas prováveis da crise, a RNM ainda pode encontrar sinais de edema celular, auxiliando assim no diagnóstico de casos em que a história clínica deixa dúvidas sobre a veracidade da crise. Estas alterações são mais comumente encontradas na região límbica e no hipocampo, sendo reversíveis na maioria das vezes, podendo demorar semanas para desaparecer.

Tratamento do estado de mal epiléptico e do estado de mal não convulsivo

Após a identificação do estado de mal epiléptico convulsivo, deve ser iniciada assistência médica imediatamente. Um exame geral deve ser feito de forma rápida, com atenção especial aos aparelhos respiratório e cardíaco. Assim como em outros casos emergenciais, terapia de suporte é essencial para o desfecho clínico adequado e diminuir a morbidade e mortalidade do quadro. No momento da crise, o paciente deve estar deitado, no leito, com grades de proteção ou proteção lateral, para evitar quedas e traumatismo craniano. Em casos de estado de mal epiléptico generalizado, durante a fase clônica, deve-se inserir um Guedel® entre os dentes, evitando assim automutilação. O paciente deve ter seus sinais vitais monitorados constantemente. Os valores dos gases arteriais podem auxiliar no momento adequado para realização de intubação orotraqueal.

Cateteres venosos periféricos devem ser colocados nos dois membros superiores, e neste momento deve ser coletada amostra de sangue para avaliar cálcio, magnésio, sódio, fósforo, potássio, glicose sérica, enzimas e funções hepática e renal, hemograma completo, estudo toxicológico e nível sérico dos anticonvulsivantes em uso, além de glicemia capilar. Nos casos em que existe história de etilismo ou em que existe dúvida, considerar infusão de tiamina 100 mg intravenosa (IV).

Agentes bloqueadores neuromusculares são muitas vezes usados para facilitar a intubação, porém eles suprimem as alterações motoras, obscurecendo para o emergencista o controle da crise pela avaliação clínica. O uso destas medicações não auxilia no tratamento da crise, sendo desencorajadas. Para realizar a intubação orotraqueal, outras drogas podem ser usadas, como o midazolam ou o tiopental.

Complicações devidas à crise devem ser prontamente diagnosticadas e tratadas, como a acidose metabólica, que pode ser grave e deve ser imediatamente corrigida com bicarbonato de sódio, tendo sempre em mente que a administração deste representa uma carga adicional de sódio que poderá eventualmente piorar o edema cerebral e pulmonar. A hipotensão arterial pode agravar ainda mais a situação clínica e deve ser corrigida à custa de agentes vasopressores, se necessário.

A hipertermia eventualmente associada ao EME convulsivo também pode funcionar como um fator agravante (podendo contribuir para o aumento da lesão cerebral) e deve ser combatida com antitérmicos e compressas de gelo sempre que necessário.

A hipoglicemia que pode surgir na fase tardia do EME deve ser abordada com muita cautela, não devendo ser rotineiramente corrigida, a menos que seja muito intensa. Há evidências de que a hiperglicemia na fase tardia do EME pode acarretar maior grau de lesão cerebral e que uma leve hipoglicemia funcionaria até mesmo como um mecanismo de neuroproteção.

Tratamento medicamentoso

Os benzodiazepínicos são a droga de primeira linha para o tratamento do estado de mal convulsivo, sendo o lorazepam a primeira escolha para abortar a crise devido às suas características farmacológicas, porém no Brasil não dispomos desta droga, sendo o diazepam a primeira escolha.

A dose de diazepam para o tratamento da crise é 10 mg, não podendo ultrapassar 40 mg, com tempo de infusão de 2 mg/min, sendo os principais efeitos colaterais a depressão do SNC e respiratória. Se o acesso não foi introduzido devido a dificuldades técnicas, o midazolam pode ser alternativa, administrado pela via intramuscular (IM) na dose de 10 mg para pacientes com peso acima de 40 kg, e 5 mg para pacientes com menor peso. Alternativamente o midazolam também pode ser administrado via nasal ou oral na mesma dosagem, apresentando absorção mais rápida do que a via IM e, talvez, com maior eficiência, apesar des-

tas vias serem menos utilizadas. O controle da crise pode ser obtido entre 1-10 minutos, porém como os benzodiazepínicos utilizados apresentam meia-vida curta, a probabilidade de recorrência da crise é elevada, assim uma das drogas antiepilépticas citadas a seguir deve ser administrada concomitantemente ao benzodiazepínico, no segundo acesso venoso. As drogas com maior eficácia e que podem ser administradas via endovenosa são a fenitoína, fosfenitoína e o ácido valproico, sempre concomitantemente aos benzodiazepínicos.

A infusão de fosfenitoína é de 20 mg/kg, podendo ser administrada na velocidade de 100-150 mg/min, devendo ser suspensa caso ocorram efeitos adversos. A fenitoína é administrada na dosagem de 15-20 mg/kg, em velocidades menores, de 25-50 mg/min, usando sempre infusões mais lentas em pacientes idosos. A fenitoína irá precipitar se administrada no mesmo acesso que qualquer benzodiazepínico, porém a fosfenitoína não apresenta este problema. O ácido valproico na dose de 20 a 40 mg/kg pode ser usado como alternativa na terapia inicial.

O próximo passo a ser seguido na ausência do controle da crise é a introdução de terapias de segunda linha, aumentando a dose de fenitoína ou fosfenitoína para 5 mg/kg após 10 minutos da terapia de primeira linha, respeitando o limite de 30 mg/kg, intubação orotraqueal e monitoração cardíaca. Nesta fase, a ausência do controle da crise a define como refratária, necessitando assim de monitoração eletroencefalográfica contínua.

A terceira etapa no tratamento é a preparação de administração contínua de midazolam, na dose de 0,2 mg/kg EV, correndo em 2 mg/min seguido de infusão contínua na dose de 0,1 mg/kg/hora, podendo ser titulada até 3 mg/kg/hora. Se as crises cessarem, a infusão deve continuar por no mínimo 24 horas. Se persistir o EME por 45-60 minutos, o midazolam deverá ser substituído por propofol ou fenobarbital.

O propofol deve ser administrado com infusão de 1-2 mg/kg por 5 minutos em *bolus* seguida de infusão contínua titulando a dose até o controle das crises, podendo chegar a valores tão altos quanto 10-12 mg/kg/hora, preferencialmente por menos de 48 horas. Após o controle das crises a medicação deverá ser mantida por no mínimo 24 horas. Caso não haja sucesso, o propofol deverá ser substituído pelo fenobarbital.

A dose inicial do fenobarbital é de 5 mg/kg por 10 minutos em *bolus*, podendo ser repetida até o controle da crise, seguida de infusão contínua de 1-5mg/kg/hora por 24 horas (ver Figura 18.1).

Particularidades no tratamento do estado de mal não convulsivo

Existe grande controvérsia, na literatura, se existe a necessidade do tratamento com a mesma agressividade que o EME. Preconiza-se tratar o estado de mal epiléptico não convulsivo com o menor nível de sedação possível, necessitando de controle eletroencefalográfico contínuo na maioria dos casos. É importante sempre rever as medicações que o paciente está fazendo uso para evitar qualquer droga que abaixe o limiar convulsivo.

As medicações para este tipo de crise se baseiam principalmente nos estudos com EME, extrapolando as evidências para o estado de mal epiléptico não convulsivo. As drogas de primeira linha são os benzodiazepínicos. Como segunda linha de tratamento, são indicados a fenitoína/fosfenitoína, ácido valproico, levotiracetam e lacosamida, com evidência de que o ácido valproico pode ser a droga com melhor eficácia. Em pacientes em estado de mal epiléptico não convulsivo, pode ser preferível aumentar a dose dos antiepilépticos que o paciente já faz uso, principalmente nos casos de uso inapropriado da droga.

Caso o estado de mal não epiléptico persista, pode ser dada dose de diazepam até 40 mg, e aumentada a dose de fenitoína/fosfenitoína para 5 mg/kg com dose acumulativa de no máximo 30 mg/kg.

Quando ocorre falha terapêutica nesta fase, define-se estado de mal epiléptico não convulsivo refratário, no qual o contexto clínico irá definir os próximos passos. Um modo de conduzir uma forma refratária seria seguir o protocolo do EME, utilizando drogas em infusão contínua com alto potencial sedativo. A conduta com maior consenso é usar o protocolo EME nos casos de estado de mal epiléptico não convulsivo de início súbito após crises convulsivas generalizadas. Nos demais casos, a recomendação é de aumentar as doses dos anticonvulsivantes em uso e, se necessário, associar outros anticonvulsivantes de segunda e terceira linhas, atentando para eventuais interações medicamentosas (ver Tabelas 18.1 a 18.4).

18 | ESTADO DE MAL EPILÉPTICO

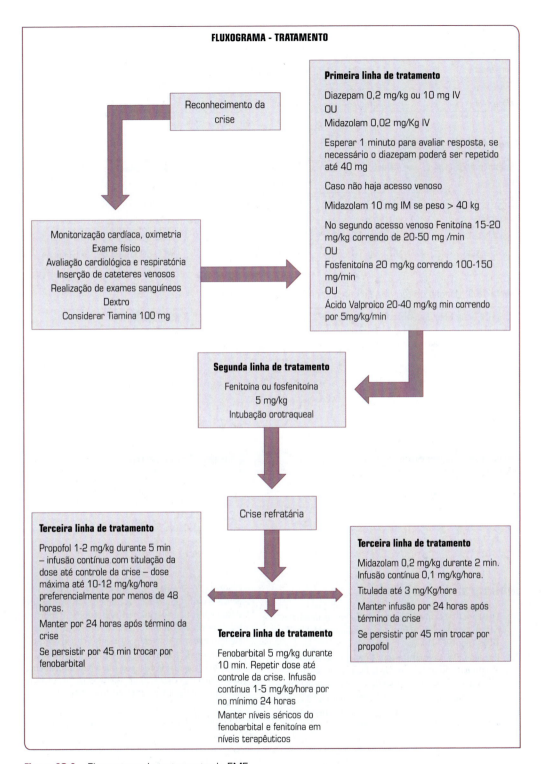

Figura 18.1 – Fluxograma do tratamento do EME.

Tabela 18.1. Drogas de primeira linha

Primeira linha	1 Dose	2 Dose	Manutenção
Lorazepam	0,1 mg/kg	0,1 mg/kg	N/A
Diazepam	0,2 mg/kg	0,2 mg/kg	N/A
Midazolam	0,2 mg/kg	0,2 mg/kg	N/A

Tabela 18.2. Drogas de segunda linha

Segunda linha	1 Dose	2 Dose	Manutenção
Fenitoína	20 mg/kg	5-10 mg/kg	5-7 mg/kg em 8/8 horas
Fosfenitoína	20 mg/kg	5-10 mg/kg	5-7 mg/kg em 8/8 horas
Valproato	40 mg/kg	20 mg/kg	30-40 mg/kg de 6/6 horas
Levotiracetam	2000-4000 mg	1000-2000 mg	2-12 g/d de 6/6 horas
Lacosamida	400 mg	200 mg	400-600 mg/d de 12/12 horas

Tabela 18.3. Drogas de terceira linha (não anestésicos)

Terceira linha (não anestésico)	1 Dose	2 Dose	Manutenção
Topiramato	100 mg	N/A	400-800 mg/d dividido em 8/8 horas
Gabapentina	300 mg	N/A	1800-3600 mg/d dividido em até 6/6 horas
Pregabalina	75 mg	N/A	150-600 mg/d dividido em 12/12 horas

Tabela 18.4. Drogas anestésicas

Terceira linha (anestésico)	1 Dose	2 Dose	Manutenção
Midazolam	0,2-2 mg/kg	N/A	0,1-3,0 mg/kg/hora
Propofol	1,2-10 mg/kg/hora	N/A	2-15 mg/kg/hora (limite de 5 mg/kg/hora para tratamento > 48 horas)
Fenobarbital	5 mg/kg em 10 minutos	N/A	1-10 mg/kg/hora

Bibliografia consultada

1. Drislane FW. Convulsive status epilepticus in adults: Classification, clinical features, and diagnosis. UpToDate. Aug 10, 2016.

2. Drislane FW. Convulsive status epilepticus in adults: Treatment and prognosis. UpToDate. Set 8, 2016.

3. Garzon E. Estado de mal epiléptico. J Epilepsy and Clinical Neurophysiology. 2008;14(suppl 2):7-11.

4. Gaspard N, Jirsch J, Hirsch LJ. Nonconvulsive status epilepticus. UpToDate. Dec 14, 2016.

5. Glauser T, Shinnar S, Gloss D e outros. Evidence-Based Guideline: Treatment of convulsive status epilepticusin children and adults: Report of the Guideline Committee of the American Epilepsy Society. Epilepsy Currents. 2016 Jan/Feb;16(1):48-61.

6. Holtkamp M, Meierkord H. Nonconvulsive status epilepticus: a diagnostic and therapeutic challenge in the intensive care setting. Therapeutic advances in neurological disorders. 2011;4(3):169-181.

Capítulo

19

TUMORES CEREBRAIS

Julio Leonardo Barbosa Pereira
Diana Lara Pinto de Santana

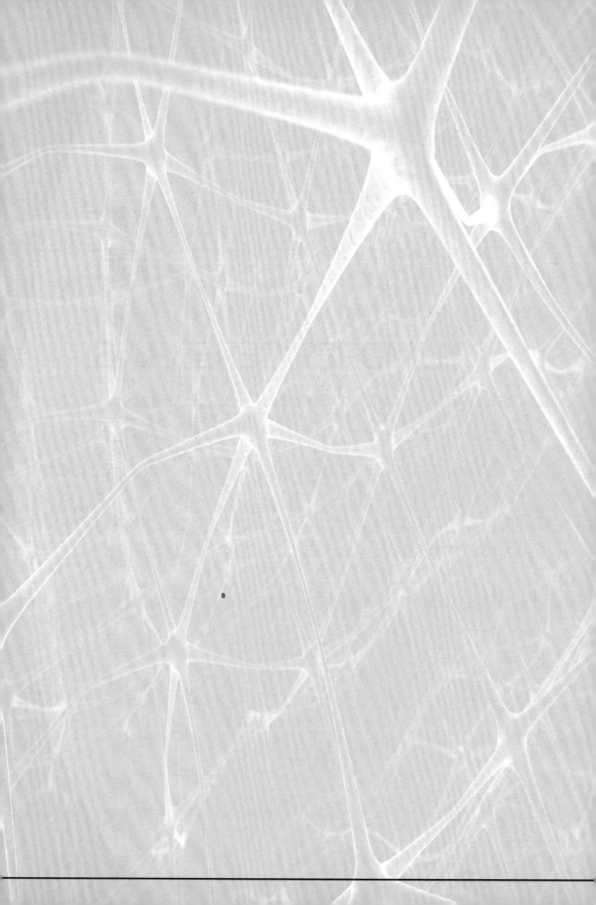

A neuro-oncologia tem ganhado cada vez mais relevância na neurocirurgia e na medicina intensiva. O envelhecimento populacional, bem como o avanço do tratamento sistêmico das neoplasias, vêm causando o aumento da incidência de metástases e neoplasias primárias cerebrais.

O cuidado do paciente neuro-oncológico é multidisciplinar e a Unidade de Cuidados Neurointensivos é fundamental, pois boa parte destes pacientes, em algum momento do seu tratamento, será cuidada neste ambiente. Neste capítulo faremos um breve resumo das neoplasias cerebrais mais frequentes, sua apresentação clínica e os aspectos mais relevantes relacionados ao neurointensivismo e aos cuidados pós-operatórios.

Introdução

Os tumores encefálicos constituem um grupo bastante heterogêneo de subtipos histológicos e podem estar localizados em qualquer região anatômica craniana[1]. Estão presentes desde a faixa etária pediátrica até idades avançadas, são o segundo tumor maligno mais frequente na infância e o sexto mais comum nos adultos[1,2].Estas lesões podem ser classificadas como primárias, que são aquelas originarias dos tecidos cerebrais, ou secundárias a outras neoplasias sistêmicas preexistentes (metástases). Elas se apresentam com vários graus e formas de diferenciação e são organizadas com base na sua histogênese, citogenética e biologia molecular, de acordo com critérios da Organização Mundial da Saúde (OMS). A OMS classifica ainda os tumo-

res encefálicos em quatro graus, variando de tumores de prognóstico possivelmente mais favorável (grau I) a tumores de prognóstico reservado (grau IV)[3,4].

Epidemiologia

A taxa de incidência de todos os tumores malignos e não malignos primários do SNC é de 18,71 casos por 100.000 pessoas-ano (11,52/100.000 pessoas-ano para os não malignos e 7,19/100.000 pessoas-ano para os malignos). Há preponderância do sexo feminino com 19,88/100.000 pessoas-ano vs. 17,44/100.000 pessoas-ano no sexo masculino. Foram estimados 62.930 casos novos de tumores primários do SNC no ano de 2010.

Avaliando os dados do *Central Brain Tumor Registry of the United States* (CBTRUS) divulgados em fevereiro de 2010, na distribuição de todos os tumores primários do SNC em uma análise de 158.088 pacientes, encontrou-se uma frequência de 33,8% de meningiomas, seguidos de 17,1% de glioblastomas, na anatomia patológica (Tabela 19.1). Com relação à localização, 33,1% destes tumores estavam localizados nas meninges cerebrais, seguidos de 14% localizados na hipófise (Tabela 19.2)[5].

Em relação às metástases cerebrais, geralmente elas estão localizadas na junção substância branca-substância cinzenta do cérebro e também nos hemisférios cerebelares, mas podem afetar qualquer parte do SNC. Os sítios primários mais comuns são: pulmão, mama, pele (melanoma), rim e trato gastrointestinal.

Tabela 19.1. Frequência dos tumores cerebrais primários por diagnóstico histopatológico

Localização	%
Glioblastoma	17,1
Astrocitomas	6,8
Ependimomas	1,9
Oligodendrogliomas	2,1
Embrionários (incluindo o meduloblastoma)	1,0
Meningiomas	33,8
Pituitários	12,7
Craniofaringiomas	0,7
Bainha Nervosa	8,7
Linfoma	2,4
Todos os outros	12,7

Tabela 19.2. Localização dos tumores cerebrais primários

Localização	%
Meninges	33,1
Hipófise	14
Pineal	0,4
Cavidade nasal	0,2
Lobo frontal	9,5
Lobo temporal	7,1
Lobo parietal	4,9
Lobo occipital	1,4
Cérebro	2,1
Ventrículo	1,2
Cerebelo	2,9
Tronco cerebral	1,7
Outro local do cérebro	10,6
Medula espinhal e cauda equina	3,4
Nervos cranianos	7,0
Outro local do SNC	0,6

Quadro clínico

Os tumores intracranianos possuem uma grande variedade de apresentações clínicas, que vão sugerir a localização da lesão. Mais comumente se apresentam como défice neurológico focal (68%), caracterizado clinicamente sobretudo como défice motor (45%). A cefaleia é o sintoma inicial em 54% dos pacientes e as crises convulsivas, em 26%. Os sintomas geralmente se apresentam com quadro clínico progressivo.

Neoplasias primárias cerebrais

Meningioma

Os meningiomas cerebrais são considerados tumores originários das células da aracnoide, na sua maioria são grau I da OMS e são as lesões primárias mais comuns do SNC. Em estudos de autópsia com cadáveres acima de 60 anos, as taxas de prevalência são de 2,3 a 3%. Acometem principalmente o sexo feminino (variando de 1:1,4 a 1:2,8), sendo que a incidência aumenta com a idade. Existe associação positiva com o estrogênio, inclusive através de reposição hormonal[1-3].O principal fator de risco identificado até o momento é a exposição à radiação ionizante, a qual eleva em seis a dez vezes o risco de desenvolvimento destes tumores. Alterações no gene NF2 e a monossomia do cromossomo 22 são as alterações genéticas mais comuns associadas ao desenvolvimento de meningiomas. O prognóstico nas lesões de baixo grau é bom.

Podem ser encontrados em qualquer área com revestimento aracnóideo e os sintomas estão relacionados à localização do tumor (Tabela 19.3, Figura 19.1).

- **Indicações de tratamento:**
  - deve-se abordar o meningioma que seja sintomático;
  - caso haja crescimento significativo nas RNM seriadas;

Tabela 19.3. Sintomas relacionados com a localização dos meningiomas

Localização	Prevalência	Sintomatologia
Parassagital	20,8%	Crises convulsivas e/ou défices sensitivos e motores
Convexidade	15,2%	Alterações psicoafetivas, crises convulsivas, alterações motoras, sensitivas ou da fala
Tubérculo da sela	12,8%	Alterações visuais, alterações endocrinológicas
Asa do esfenóide	11,9%	Alterações visuais, diplopia, alterações do humor
Goteira olfatória	9,8%	Alteração do olfato, alterações psicoafetivas
Foice	8,0%	Alteração motora e sensitiva em membros inferiores
Ventrículos laterais	4,2%	Hidrocefalia
Tenda do cerebelo	3,8%	Hidrocefalia, crises convulsivas, alterações visuais
Orbital	1,2%	Alterações do movimento ocular, alterações visuais
Medular	1,2%	Alterações motoras, sensitivas e do equilíbrio. Alterações esfincterianas
Sulco de Sylvius	0,3%	Alterações motoras e/ou sensitivas, alterações da fala
Ângulo ponto cerebelar		Disfunção dos VII e VIII nervos cranianos, hidrocefalia

- nos casos de lesões volumosas e/ou com edema perilesional.

O tratamento pode ser cirúrgico e/ou radiocirúrgico. A escolha do tratamento é dependente de diversos fatores incluindo idade, localização, tamanho da lesão, sintomatologia e comorbidades. O tratamento clássico é a ressecção cirúrgica, contudo outras opções, tais como observação com monitoração por imagem e radiocirurgia são cogitadas em determinados casos[1-3].

Glioblastoma multiforme

São os tumores primários malignos mais comuns do SNC, considerados grau IV da OMS. O prognóstico clínico é reservado e mesmo com terapia otimizada (ressecção cirúrgica macroscopicamente total associada a radioterapia e quimioterapia) apresenta uma sobrevida média de menos que 2 anos. Pode acometer todas as faixas etárias, a idade média é de 53 anos com um pico de incidência entre 65 e 74 anos. É mais comum no gênero masculino, numa proporção de 1.5:1 e os fatores de risco associados não são bem estabelecidos.

Algumas síndromes genéticas, como a neurofibromatose, a síndrome de Turcot e a síndrome de Li-Fraumeni aumentam o risco de GBM, porém elas são responsáveis por menos de 1% dos glio-

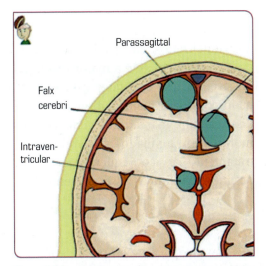

Figura 19.1 – Localização dos meningiomas.

mas. Já os GBM familiares são responsáveis por 5% dos casos.

Não há cura para o GBM, portanto o tratamento inclui cirurgia, radioterapia e quimioterapia. A cirurgia de escolha geralmente é a citorredutora máxima, seguida de radioterapia e quimioterapia com temozolamida. O objetivo cirúrgico deve ser a máxima ressecção tumoral, material para confirmação diagnóstica, redução do efeito de massa quando presente e preservar as funções neurológicas a fim de manter ou aumentar a qualidade de vida.

Nos casos em que o tumor está localizado em áreas profundas e/ou eloquentes ou se o paciente apresenta alto risco cirúrgico e baixa *performance*, é possível a realização apenas de uma biópsia, que pode ser aberta ou estereotáxica. Com isso o paciente terá confirmação do diagnóstico histopatológico e poderá ser instituída a terapia paliativa com rádio e quimioterapia.

Gliomas de baixo grau

São tumores benignos considerados graus I-II da OMS que geralmente se manifestam clinicamente por crises convulsivas. Constituem cerca de 15% dos tumores cerebrais dos adultos e 25% dos tumores cerebrais da criança. O prognóstico clínico é bom, com cerca de 90% de sobrevida em 5 anos. Nos casos em que não é instituída a terapêutica adequada existe um alto grau de malignização.

O objetivo da cirurgia é a ressecção completa, sendo esse o principal fator de prognóstico. Na abordagem terapêutica é essencial o cuidado multiprofissional,

sendo os três pilares básicos a cirurgia, a quimioterapia e a radioterapia[6]. Algumas situações devem ser consideradas para instituição do tratamento.

- **Cirurgia:**
  a) Posso acompanhar clinicamente sem precisar operar?
  b) É possível realizar apenas biópsia?
  c) É possível uma ressecção parcial?
  d) É possível uma ressecção total?

- **Quimioterapia:**
  a) Devo começar logo após a cirurgia?
  b) Devo aguardar a evolução clínica antes de proceder ao tratamento?

- **Radioterapia:**
  a) Devo começar logo após a cirurgia?
  b) Devo aguardar a evolução clínica antes de proceder ao tratamento?

Por se tratar de um grupo muito amplo de tipos histológicos e com abordagem diversa, os casos devem ser sempre individualizados. No geral, a tendência da literatura tem sido a maior ressecção possível, já que este fator está relacionado com uma maior sobrevida. Além disso, alguns marcadores genéticos tumorais têm auxiliado na definição do tratamento e consequentemente no prognóstico clínico desses pacientes.

Neurinoma do acústico

Estas neoplasias compreendem 60 a 90% dos tumores do ângulo ponto-cerebelar e 8 a 10% dos tumores intracranianos. São o quarto tumor primário mais comum, ficando atrás do GBM, dos meningiomas e adenomas. Dessas lesões, 95% são esporádicas e 5% hereditárias, relacionadas a síndromes como a neurofibromatose tipo 2 (NF2).

Os neurinomas do acústico ocorrem mais comumente em adultos de 40 a 60 anos, acometem de forma igual ambos os sexos e apresentam forte preponderância pela raça branca. A incidência anual estimada é de 1,5 caso por 100.000 habitantes.

Nas lesões menores que 1,5 cm em pacientes assintomáticos a conduta terapêutica é de acompanhamento com RM de 6/6 meses por 2 anos, anual até completar 5 anos, além de audiometria anual por 5 anos. Caso estes pacientes permaneçam assintomáticos e as lesões estabilizem de tamanho, a conduta é conservadora, pois a chance de parada do crescimento é muito grande.

Nos pacientes com neurofibromatose tipo 2 o tratamento precoce é encorajado, pois a taxa de recorrência tumoral é maior, assim como a ocorrência de défices neurológicos.

Nas lesões entre 1,5 e 3,0 cm sem compressão do tronco ou sintomas neurológicos deve ser considerada alguma modalidade de tratamento (radiocirurgia ou microcirurgia). É importante levar em consideração a escolha do paciente, a idade e a presença de comorbidades clínicas.

Nos pacientes com lesões maiores que 3 cm ou que apresentem compressão do tronco, o tratamento é cirúrgico.

A radiocirurgia é uma modalidade terapêutica que possui boa eficácia no controle tumoral (apenas 4% dos pacientes necessitam de novo tratamento em 5 anos) e tem uma maior preservação auditiva em relação à cirurgia.

Metástases

As metástases são as neoplasias mais comuns do SNC, representando cerca de 50% de todos os tumores intracranianos de acordo com as estatísticas americanas. Sua incidência é de cerca de 170.000 casos novos por ano e acometem cerca de 20 a 40% dos pacientes com câncer. Em pacientes sem história prévia de neoplasia a metástase cerebral foi o sintoma de apresentação em 15% dos casos e as lesões podem ser múltiplas em até 50% dos casos.

Os sítios primários mais frequentes em ordem decrescente são: pulmão, mama, pele (melanoma), trato genitourinário (TGU) e trato gastrointestinal (TGI). Metástases de tumores do TGU e TGI possuem preferência pelo cerebelo e metástases de mama comumente comumente acometem a adeno-hipófise. Em cerca de 10 a 15% dos casos o sítio primário não é identificado.

A maioria das lesões metastáticas é tratável e a necessidade de terapia adjuvante depende muito da histologia do tumor, do *status* da doença sistêmica e das condições clínicas do paciente.

As indicações para a abordagem neurocirúrgica são:

- lesão solitária maior que 3 cm;
- lesão em área não eloquente;

- doença sistêmica limitada ou controlada;
- escala de Karnofsky maior que 70;
- uma lesão sintomática associada a múltiplas lesões assintomáticas (abordar a lesão sintomática).

As contraindicações para a abordagem neurocirúrgica são:
- expectativa de vida menor que 3 meses (indicação de radioterapia cerebral total);
- lesões passíveis de radiocirurgia.

A terapia de escolha na maioria dos casos é multimodal, envolvendo o tratamento cirúrgico associado a radiocirurgia ou radioterapia cerebral total. Quando há limitações para a cirurgia, pode ser realizada a radiocirurgia seguida de radioterapia cerebral total, que é uma opção com resultados promissores.

Aspectos gerais relacionados com o pós-operatório

Ao se deparar com um paciente no pós-operatório imediato de uma neurocirurgia para ressecção de tumor cerebral são de suma importância algumas informações que serão colhidas tanto do anestesista quanto do neurocirurgião. O que sempre deve ser questionado?

1. Qual o grau de dificuldade técnica da cirurgia?
2. Qual a localização da lesão?
3. Houve sangramento importante no intraoperatório?
4. Foi necessária colocação de DVE/PIC? Quais parâmetros manter?
5. O paciente está sedado? Devo manter a sedação ou prosseguir com a extubação?

Por que tais questionamentos são importantes? Porque com base neles será feita a programação do tratamento intensivo deste paciente. A partir destes dados será ajustada a pressão arterial média deste paciente, se há ou não necessidade de hemotransfusão, quando será iniciada a profilaxia medicamentosa para trombose venosa profunda, se há ou não necessidade de uso da sedação e qual sedativo usar, em qual decúbito se deve manter este paciente, qual a pressão de perfusão cerebral ótima e qual a necessidade de realizar exame de imagem de controle pós-operatório.

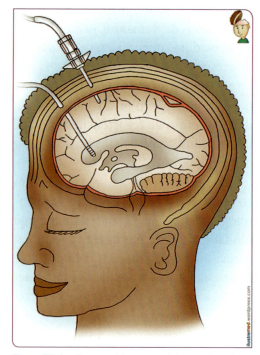

Figura 19.2 – Cateter de pressão intracraniana (ventricular e parenquimal).

Quais são as principais complicações pós-operatórias imediatas?

1. Sangramento no leito tumoral.
2. Isquemia por lesão vascular ou hipotensão.
3. Edema por manipulação cirúrgica.
4. Hematoma subdural, intraparenquimatoso ou extradural.

Tendo em vista as principais complicações imediatas, é essencial a monitoração neurológica destes pacientes. Deve-se realizar a avaliação do nível de consciência, do padrão pupilar, além do exame neurológico completo do paciente logo após a sua chegada na UTI e pelo menos de 1 em 1 hora. Caso seja observada alteração no exame neurológico, é necessária imediata comunicação à equipe cirúrgica, providenciar exame de imagem de controle urgente, avaliar se os drenos estão bem posicionados e funcionantes, se a cabeceira está adequada e se os sinais vitais estão estáveis.

Quais são as principais complicações pós-operatórias tardias?

1. infecção (do SNC ou sistêmica);
2. fístula;
3. hidrocefalia.

Medicações no pós-operatório

Além dos questionamentos relacionados à cirurgia, é importante também verificar quais medicações deverão ser utilizadas no pós-operatório na UTI.

1. O anticonvulsivante é de uso prévio do paciente? É apenas profilático? Por quanto tempo devo usar?

2. O corticoide deve ser usado? Por quanto tempo?
3. Devo manter o antibiótico profilático? Deve ser usado apenas na indução ou como terapia?

Outros aspectos relevantes

- **Cuidados com cicatriz cirúrgica:** cada neurocirurgião tem a sua preferência, portanto é necessário questionar à equipe se os curativos devem ser trocados e com qual frequência. Deve-se também questionar quando a ferida deve ficar descoberta.
- **Escalas utilizadas:** é relevante que o neurointensivista esteja habituado ao uso dos principais escores em neuro-oncologia. A escala de Karnowsky se destaca pela sua praticidade e por ser bem difundida. Ela é importante para a avaliação de pacientes com tumores do SNC, pois ajuda a definir o tratamento e o prognóstico.

Escala de Karnowsky

100% – normal, sem queixas, sem sinais de doença;

90% – capaz de atividade normal, poucos sinais ou sintomas de doença;

80% – atividade normal com alguma dificuldade, alguns sinais e sintomas;

70% – capaz de cuidar de si próprio, incapaz de atividade normal ou trabalho;

60% – necessidade de alguma ajuda, capaz de cuidar da maioria das necessidades próprias;

50% – frequentemente necessita de ajuda, necessita de atenção médica frequente;

40% – incapaz, necessita de cuidado especial e ajuda;

30% – gravemente incapaz, admissão hospitalar indicada mas sem risco de morte;

20% – muito doente, necessidade de admissão imediata e medidas de suporte ou tratamento;

10% – moribundo, rápida progressão para doença fatal;

0% – morte.

Princípios da cirurgia oncológica

Os procedimentos neurocirúrgicos são indicados na maioria dos pacientes com tumores cerebrais. Esse procedimentos podem ser desde uma biópsia para coletar amostras da lesão até a sua ressecção completa. Para definição do objetivo da cirurgia oncológica deve-se considerar o contexto clínico do paciente, se há ou não diagnóstico histológico, a localização da lesão, os riscos inerentes ao procedimento e a experiência da equipe cirúrgica[7,8]. Além disso, a abordagem cirúrgica deve objetivar a possibilidade de melhora da sintomatologia, um aumento da sobrevida ou da qualidade de vida e o controle das crises convulsivas. A neurocirurgia no contexto oncológico vai depender muito do tipo da lesão. O planejamento cirúrgico vai depender do seu grau histológico, sempre objetivando o mínimo de dano e a melhora da qualidade de vida.

Ao se abordar um glioma baixo grau, por exemplo, deve-se pensar em ressecar o máximo possível preservando as funções prévias do paciente. Entretanto, no caso de lesões profundas com características malignas, pode-se propor apenas a biópsia estereotáxica da lesão para diagnóstico histológico seguida de tratamento oncológico paliativo.

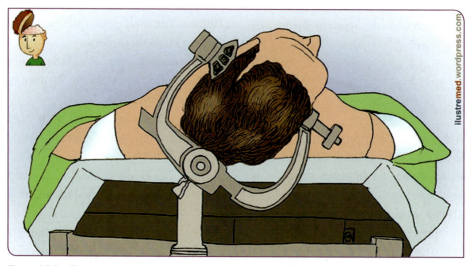

Figura 19.3 – Posicionamento cirúrgico com o fixador de Mayfield.

Novas tecnologias para otimização do tratamento cirúrgico

Os avanços na neuroimagem e outras tecnologias relacionadas ao procedimento cirúrgico exigem que o neurocirurgião esteja em constante atualização para lançar mão dessas ferramentas a fim de otimizar sua abordagem cirúrgica[7,8]. As últimas décadas foram essenciais para o seu desenvolvimento e para a sua popularização. Iremos destacar algumas técnicas complementares muito úteis na neurocirurgia oncológica.

Mapeamento eletrofisiológico

O mapeamento cortical já é utilizado por décadas com o objetivo de reduzir os danos ao se abordar lesões próximas a áreas eloquentes, como área motora primária, área da linguagem e somatossensorial.

Neuroimagem funcional

A RNM funcional (fMRI) e o PET-*scan* servem para localizar áreas eloquentes encefálicas, como a área da fala, a visual e a motora. A chamada *diffusion tensor imaging* (DTI) é útil na identificação das fibras e tratos subcorticais, em especial o trato piramidal.

Neuronavegação e localização estereotáxica

São técnicas essenciais em algumas lesões subcorticais que auxiliam a sua localização, evitando a manipulação excessiva de tecido cerebral adjacente ao tumor.

Imagem intraoperatória

Diferentes técnicas foram desenvolvidas para a localização intraoperatória das lesões, destacando-se a USG intraoperatória, a RNM intraoperatória e TC intraoperatória. Apesar do custo elevado, são técnicas de muita importância para avaliar o grau de ressecção do tumor durante a cirurgia.

Cirurgias especiais

Tumores da fossa posterior

Os tumores localizados nesta região podem ser benignos ou malignos, porém deve-se destacar que como esta localização apresenta um volume menor do que as fossas anterior e média, os cuidados pós-operatórios merecem uma atenção especial. Caso haja algum sangramento pós-operatório, existe um risco exponencial de aumento da pressão intracraniana e hidrocefalia, o que requer maior urgência no contato com o neurocirurgião e realização do exame de imagem. A vigilância do quadro neurológico do paciente deve ser redobrada e caso esses pacientes estejam sedados, é essencial a monitoração da pressão intracraniana. Esses pacientes também apresentam um risco aumentado de fístula pós-operatória.

Tumores hipofisários

As principais lesões da região selar são os adenomas de hipófise e os craniofaringiomas. Os adenomas hipofisários correspondem a 15% dos tumores intracranianos, são originados da adeno-

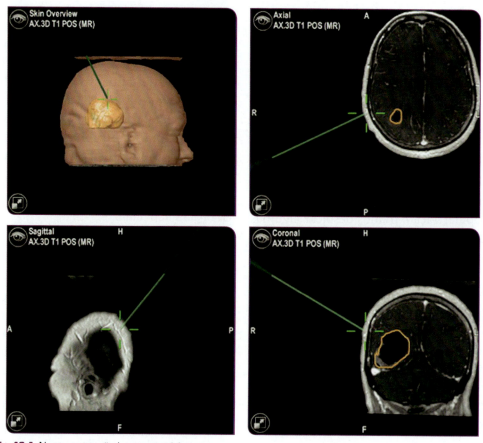

Fig. 19.4. Neuronavegação intraoperatória.

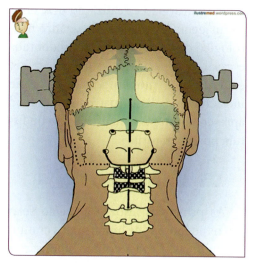

Fig. 19.5. Ilustração da craniotomia de fossa posterior:

-hipófise e são benignos na sua grande maioria[1,2]. A abordagem transfenoidal representa mais de 95% das indicações cirúrgicas para essa região.

Os adenomas de hipófise podem ser produtores ou não produtores ou não produtores de prolactina e é de suma importância avaliar se esses pacientes apresentam algum grau de hipopituitarismo no pré-operatório. Caso haja hipocortisolismo ou uso crônico de corticoide esses pacientes precisam receber hidrocortisona na indução anestésica.

No pós-operatório, deve-se ficar atento a algumas particularidades: controle do sódio e da diurese (risco aumentado de *diabetes insipidus* e outras alterações do sódio); avaliar sinais de hipotensão, vômitos e tontura (sinais clínicos de hipocortisolismo); presença de fístula liquórica e sangramento nasal.

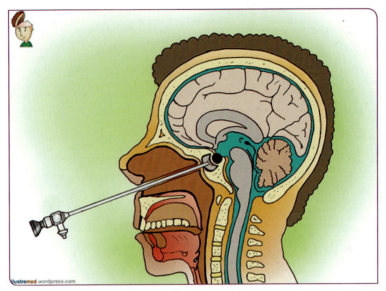

Fig. 19.6. Imagem ilustrativa da cirurgia endoscópica endonasal transesfenoidal.

Referências bibliográficas

1. Greenberg M. Handbook of Neurosurgery. 7th ed. New York: Thieme; 2010.
2. Sindou M. Practical handbook of neurosurgery from leading neurosurgeons. 1th ed. New York: Springer; 2009.
3. Winn HR. Youmans Neurological Surgery. 6th ed. Philadelphia: Elsevier; 2011.
4. Bhardwaj A, Mirski MA, Ulatowski J. Handbook of Neurocritical Care. 1st ed. New Jersey: Humana Press Inc.; 2004.
5. CBTRUS. CBTRUS Statistical Report; Primary brain and central nervous system tumors diagnosed in the United States in 2004-2006. Disponível em: www.cbtrus.org. Acessado em: 28 fev 2011.
6. Suarez JI. Critical Care Neurology and Neurosurgery. Totowa, NJ: Humana Press; 2004.
7. Medscape Reference Drugs, Conditions & Procedures (internet). Disponível em: <http://emedicine.medscape.com/>. Acessado em: dez. 2016.
8. Carvalho GTC, Albuquerque LAV, Borgo MCM. Neurocirurgia: Temas básicos para medicos e estudantes de medicina. 1ª ed. Salvador: Editora Sanar; 2016.

Capítulo

20

HIPERTENSÃO INTRACRANIANA

Marcos Devanir Silva da Costa
Ricardo Lourenço Caramanti
Feres Eduardo Aparecido Chaddad Neto

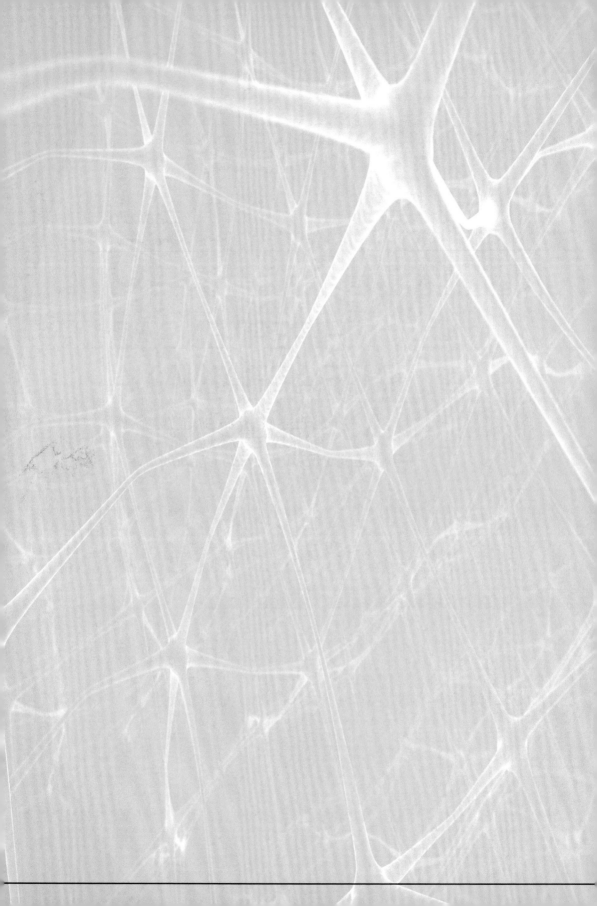

Introdução

A hipertensão intracraniana aguda (HIC) é uma condição de urgência que está associada a inúmeras afecções prevalentes na prática médica. O seu reconhecimento e a condução inicial são de vital importância para o prognóstico do paciente. Sua real incidência e prevalência são difíceis de serem estimadas, tendo em vista as várias doenças e seus cursos agudos ou crônicos, como será visto adiante, que podem evoluir com essa síndrome.

A considera-se HIC quando há valores aumentados de pressão intracraniana (PIC), definida como a força exercida por unidade de área sobre a superfície óssea do crânio que está em contato com o tecido encefálico. Valores abaixo de 15 mmHg são considerados normais para adultos, entre 15 e 20 mmHg podem corresponder a aumentos de pressão transitórios fisiológicos, como na tosse e nas manobras de Valsava, e valores acima de 20 mmHg sustentados por mais de 5 minutos em adultos, ou intermitentemente elevados são considerados patológicos. No entanto, esses valores só poderão ser obtidos por meio de métodos invasivos de monitoração, ou seja, na prática clínica o médico deverá reconhecer a HIC por meio de sinais e sintomas.

O conhecimento de alguns princípios de neurofisiologia e da semiologia dessa síndrome são a chave para o seu reconhecimento clínico, bem como de suas etapas, sua evolução e tratamento. Dentre os conceitos neurofisiológicos, a doutrina modificada de Monro-Kellie é extremamente simples e relevante. Ela considera o crânio como uma caixa inelástica com conteúdo fixo e composto por três elementos: encéfalo (1.400 mL), líquido cerebroespinal (LCS) (150 mL) e sangue (150 mL), sendo a PIC determinada pelo equilíbrio dinâmico dos três componentes. A elevação da PIC pode ocorrer em consequência do aumento do volume de qualquer um dos componentes da caixa craniana. Dessa forma, quando há um aumento patológico do volume de um dos componentes intracranianos, é necessário que haja uma adequação volumétrica dos outros componentes para que se mantenham valores normais de PIC, caso contrário inicia-se um quadro de HIC.

Essa readequação de volumes ocorre inicialmente através da migração do LCS para o espaço subaracnoide da coluna vertebral, e quando esse mecanismo se esgota, é a vez do sangue venoso ceder espaço e direcionar seu fluxo dos seios durais para as veias jugulares. A partir desse ponto de equilíbrio, o último componente a se adequar é o próprio encéfalo, que poderá sofrer deslocamentos chamados de herniações, que serão discutidas mais adiante.

Diferentemente do que se poderia imaginar, não existe linearidade na relação entre o aumento do volume intracraniano e o aumento da PIC. Na realidade, os mecanismos de adequação do volume intracraniano descritos produzem uma curva exponencial da relação PIC *versus* aumento de volume intracraniano, conhecida também como curva de Langfitt (Figura 20.1). Tal curva se divide em quadro fases: a primeira fase é caracterizada pelo ajuste do LCS e sangue venoso frente a um volume crescente, não causando de início aumento da PIC, ou seja, na situação do crescimento inicial de um hematoma intracraniano, não haveria um aumento da PIC, ou haveria um aumento pequeno, até que os mecanismos de adequação se esgotassem, isso é mostrado no segmento reto da curva, dita uma fase compensada. No entanto, após esgotados os mecanismos de adaptação, a PIC passa a ter elevações significativas transitórias ou permanentes, mesmo com pequenos aumentos de volume intracraniano, assumindo uma progressão exponencial, que seria a segunda fase, ou fase de descompensação. Tal descompensação promove o surgimento de ondas patológicas de pressão, observadas na monitoração da PIC quando o paciente possui algum dispositivo invasivo para sua aferição.

Ainda, notam-se outras duas fases nessa curva de Langfitt, a terceira, que seria a fase de lesão secundária, na qual o valor da PIC se aproxima dos valores da pressão arterial média (PAM), diminuindo a pressão de perfusão cerebral (PPC) e, portanto, causando isquemia e vasodilatação compensatória, aumentando ainda mais o volume intracraniano, em um ciclo vicioso que culmina na quarta fase, que seria a equalização da PIC com PAM, tornando a perfusão encefálica (PPC) nula e causando morte encefálica.

As ondas patológicas na monitoração da PIC podem ser de três tipos: A) têm formato de platô, com a PIC variando entre 60 e 100 mmHg e com ritmo de 15 a 30 minutos e duração de até 20 minutos. Têm como causa as quedas expressivas de perfusão encefálica que são compensadas com uma vasodilatação. B) São ondas de frequência rápida que chegam a até 50 mmHg, tendo forma de pontas ou espículas. Estão ligadas à hipóxia associada a fechamento dos vasos e aumento da PIC. C) Chegam a 20

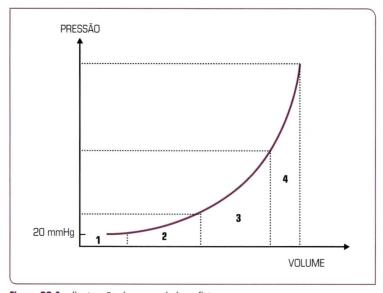

Figura 20.1 – Ilustração da curva de Langfitt.

mmHg e têm frequência de até 8 por minuto. Estão ligadas às variações normais da PIC em relação à pressão arterial.

Em crianças menores de 2 anos o aumento craniano, ou seja, a macrocrania é outro mecanismo compensatório que contraria a doutrina de Monro-Kellie, uma vez que, nesse período da vida, a caixa craniana poderia mudar de volume pela disjunção de suturas, para acomodar aumentos dos seus elementos internos.

De maneira geral, a importância do entendimento dessas relações fisiológicas está diretamente ligada ao tratamento empregado nos casos de HIC em que se busca intervenção precoce para evitar os estágios mais avançados da curva de Langfitt.

Quadro clínico

A síndrome de HIC é caracterizada clinicamente por meio de sinais e sintomas, descritos a seguir, com suas particularidades semiológicas:

- **cefaleia** – a cefaleia na HIC é causada pela distensão das meninges, dos vasos e dos nervos cranianos, que são estruturas com terminações sensitivas, já que o cérebro propriamente não as possui. É descrita como dor holocraniana em pressão ou aperto, podendo ser mais intensa na região occipital ou frontal, pior pela manhã ou que aparece na recumbência; piora com manobras de Valsalva; necessária muitas vezes introdução de terapia combinada para analgesia.;
- **vômitos** – que na HIC têm como mecanismo fisiopatológico mais comum a pressão no assoalho do quarto ventrículo e são classicamente caracterizados por não serem precedidos por náusea, sendo descritos como vômitos em jato, pelo seu caráter abrupto;
- **alterações no nível de consciência** – o aumento da PIC pode promover a compressão das estruturas envolvidas na formação reticular ascendente, responsável pelo ciclo de sono-vigília, dessa forma pode ocorrer deterioração do nível de vigília e, por isso, podem-se identificar diversos estágios de perturbação do nível de consciência, como sonolência, estupor, torpor ou coma;
- **papiledema** – esse é um sinal que se dá pela diminuição do retorno venoso da papila óptica devido à elevação da PIC, que se transmite, quando elevada, através do manguito maníngeo que envolve o nervo óptico até o globo ocular. Há formação de um borramento ou apagamento do disco óptico, sendo a diminuição do pulso venoso das veias retinianas um dos sinais mais precoces de HIC. É um sinal facilmente identificado na oftalmoscopia direta ou indireta;
- **hipertensão arterial** – durante a fase de descompensação da HIC (acima da fase 2 da curva de Langfit), é necessário um aumento compensatório da PAM para manter valores normais de PPC, gerando hipertensão arterial sistêmica (HAS). Nesse ponto é importante lembrar que crianças possuem curvas específicas para determinação

dos valores esperados de pressão arterial sistólica (PAS) e diastólica (PAD);

- **bradicardia** – tem como fisiopatologia a compressão do bulbo encefálico devida ao aumento da PIC nos estágios de descompensação que gera respostas do sistema nervoso autônomo (SNA), causando bradicardia;

- **alterações do ritmo respiratório** – também decorrentes da compressão bulbar provocada pela HIC. O paciente passa a determinar alterações do padrão respiratório, como o ritmo de Cheyne-Stokes e/ou Biot (ataxia respiratória);

- **diplopia** – normalmente relacionada ao nervo abducente que, por ter um longo trajeto intracraniano, tende a sofrer compressão na vigência de HIC;

- **neonatos e lactentes** – cumpre lembrar que eles podem apresentar abaulamento e tensão nas fontanelas, em geral, a anterior, que é mais facilmente palpável, macrocrania e disjunção de suturas, sendo essas características inerentes a essa faixa etária pelo não fechamento das suturas.

Existem duas tríades sintomatológicas relacionadas com a HIC: a primeira tríade, também conhecida como tríade de Cushing, é caracterizada por HAS, bradicardia e alteração do ritmo respiratório, normalmente associada a estágios de severa descompensação da HIC.

A segunda tríade é apresenta-se com cefaleia, vômitos e papiledema. Em casos nos quais a intervenção não for realizada precocemente, a evolução da patologia será para um estágio de reajuste de conteúdo intracraniano com o deslocamento craniocaudal do encéfalo, causando herniações cerebrais. Um resumo das características das herniações é apresentado na Tabela 20.1.

Diagnóstico e etiologia

A suspeita diagnóstica deve ser baseada na história clínica e no exame físico. Frente à hipótese clínica de HIC, é imperativa a investigação diagnóstica. Nesse sentido, existem dois exames a serem solicitados, a tomografia computadorizada de crânio (TC de crânio) e a ressonância magnética de crânio (RM de crânio). Apesar de a RM de crânio apresentar superioridade em relação aos detalhes anatômicos e possibilidade de diagnósticos diferenciais, principalmente em casos de neoplasia, a TC tem seu papel ainda muito bem definido para situações de urgência, principalmente por ser um exame rápido e realizado em poucos minutos em aparelhos helicoidais e em pacientes intubados, sem depender de equipamentos adicionais, além de ser extremamente sensível para detectar sangramentos, o que a torna muito útil em urgências traumáticas e vasculares. A RM de crânio pode ser reservada para os casos em que restar dúvida em relação aos achados da tomografia, em

Tabela 20.1. Tipos de herniações encefálicas, seus mecanismos, sinais e sintomas

Tipo de herniação	Estrutura envolvida/mecanismo	Sinais e sintomas
Herniação central	O diencéfalo sofre herniação através da incisura tentorial, causando compressão do tronco encefálico e da artéria cerebral posterior, pode ser causada por edema cerebral difuso ou neoplasia nos lobos frontais	Alteração do nível de consciência, pupilas dilatadas ou mediofixas, tetraparesia, atitude de decorticação ou descerebração, sinal de Babinski contra ou bilateral, respiração de Cheyne-Stokes, hemianopsia ou amaurose
Herniação uncal	O úncus estrutural mesial temporal, é forçado através da borda da incisura da tenda e comprime diretamente o terceiro nervo e o mesencéfalo. Pode ser causada por hematomas traumáticos na fossa média	Dilatação pupular ipsilateral ou bilateral (tardia), alteração do nível de consciência, hemiparesia contralateral ou tetraparesia (tardia), atitude de descebração ipsilateral ou bilateral (tardia), sinal de Babinski ipsolateral ou bilateral (tardio)
Herniação subfalcina	O giro do cíngulo sofre herniação através da porção inferior da foice cerebral, causando compressão das artérias pericalosas. Pode ser causada por lesões neoplásicas ou hematomas hemisféricos	Monoparesia ou diparesia/plegia crural
Herniação cerebelar ascendente	O cerebelo e o tronco encefálico sofrem herniação ascendente através da incisura da tenda, provocando compressão do tronco encefálico, normalmente causada por tumores volumosos da fossa posterior. Pode ser precipitada por diminuição da pressão do compartimento supratentorial, como no caso de uma drenagem de LCS intempestiva	Alteração do nível de consciência, pupilas dilatadas ou mediofixas, tetraparesia, atitude de decorticação ou descerebração, sinal de Babinski contra ou bilateral, respiração de Cheyne-Stokes
Herniação tonsilar	As tonsilas cerebelares sofrem herniação através do forame Magno, causando sua compressão contra o bulbo	Alteração do nível de consciência, respiração lenta, atáxica (ritmo de Byot), apneia, bradicardia, parada cardiorespiratória

Fonte: Adaptado de Greenberg MS. Handbook of Neurosurgery. 7th ed.

gestantes ou em casos que precisem de complementação diagnóstica, como nas lesões neoplásicas.

Na suspeita de lesões neoplásicas, existe a necessidade de complementação do exame com injeção de contraste, no caso da TC de crânio, o contraste não iodado, e no caso da RM de crânio, o gadolínio.

Uma vez realizado o exame de imagem, a presença de algum dos achados descritos a seguir pode corroborar a hipótese de HIC.

Desvios da linha média

Linha média é uma linha imaginária traçada no sentido anteroposterior na altura do septo pelúcido. Seu desvio indica que pode haver efeito de massa deslocando as estruturas para o lado contralateral. Tal desvio se torna, de maneira geral, com maior sinal de gravidade quando é igual ou superior a 5 mm. Pode ser causado por hematoma, edema vasogênico secundário à neoplasia ou mesmo devido a edema citotóxico secundário a AVE, etc.

Apagamento ou compressão de cisternas da base (cisterna interpeduncular, crural, *ambiens* e da lâmina quadrigêmea)

Cisternas são dilatações dos espaços aracnoides, ou seja, contêm LCS. O seu apagamento ou sua compressão indicam que o LCS intracraniano, ora presente nas cisternas, deslocou-se para o espaço subaracnoide da coluna vertebral, demonstrando indiretamente, como visto antes, que o compartimento intracraniano está sofrendo adaptações para se adequar a um novo volume crescente e patológico. Na TC de crânio as cisternas são caracterizadas por sua hipodensidade idêntica à do LCS, e na RM de crânio, por seu hipersinal nas sequências de T2 idêntico ao do LCS.

Apagamento de sulcos corticais

Os sulcos podem sofrer apagamento devido ao desvio do LCS para o espaço subaracnoide da coluna vertebral, sendo frequentemente identificado nos casos de edema cerebral pós-traumático, edemas causados por diversas etiologias, hidrocefalia, etc.

Edema

O edema vasogênico possui como mecanismo fisiopatológico a quebra da barreira hematoencefálica (BHE). Nas lesões neoplásicas causa um aspecto em "dedo de luva" por ser mais intenso na substância branca. Radiologicamente, na tomografia (TC) observamos uma região de hipodensidade, e na ressonância magnética, o hipersinal nas sequências de T2 e *Flair*. O edema transependimário, cujo representante mais comum é a hidrocefalia, ocorre por aumento da pressão hidrostática no interior dos ventrículos, causando transudação nas regiões periventriculares. Na TC, caracteriza-se por hipodensidade no nível dos cornos frontal e occipital, e na RM, nos mesmos sítios, mas determinando hipersinal nas sequências de T2 e *Flair*.

Observação deve ser feita em relação a uma etiologia específica conhecida como HIC idiopática ou pseudotumor cerebral, cujos sinais clínicos são os de HIC, mas carece de achados nos exames de imagem, ou seja, não se acha nenhum dos sinais assinalados. Nesses casos, o diagnóstico é confirmado pela punção lombar (PL), na qual a pressão de abertura deverá ser maior que 25 mmHg. Já no caso do edema citotóxico ou celular, que ocorre nos AVE isquêmicos (AVEi), caracteriza-se por perda da diferenciação corticossubcortical e por acometer território restrito à área de isquemia, aparecendo na TC como hipodensidade, e na RM com hipersinal nas sequências de T2 e *Flair*, nas fases subaguda e crônica, e restrição à difusão numa fase aguda.

A Figura 20.2 ilustra alguns exemplos de alterações em exames de imagem.

O *Doppler* transcraniano é outro método diagnóstico que, por meio da diminuição do índice de pulsatilidade e da diminuição do fluxo sanguíneo cerebral (FSC) nas artérias, pode indicar indiretamente HIC sem, no entanto, aferir valores de PIC, sendo este um exame interessante para pacientes em ambientes de terapia intensiva, por estar disponível à beira do leito.

Muitas etiologias podem estar presentes frente a um quadro de HIC. Na Tabela 20.2 encontram-se as principais etiologias e seus mecanismos.

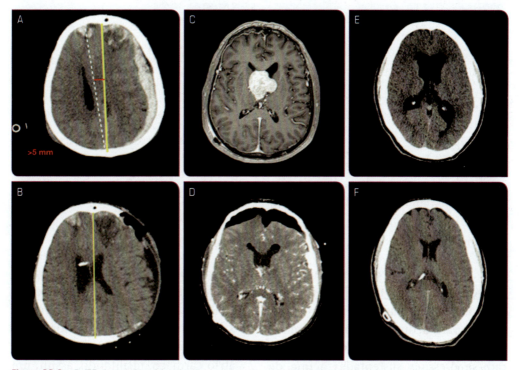

Figura 20.2 – A. TC de crânio evidenciando contusão frontal associada a hematoma subdural agudo à esquerda associado a desvio de linha média maior que 5 mm, remetendo a grande quadro de HIC. **B.** TC de crânio controle após craniectomia descompressiva e passagem de cateter de PIC + DVE do caso A, mostrando o retorno da linha média ao centro e alívio da HIC. **C.** RM de encéfalo na ponderação FLAIR com grande lesão neoplásica localizada na região do septo pelúcido e fórnix, envolvendo cornos anteriores e corpos dos ventrículos laterais. Observamos, ainda, compressão dos núcleos caldados e tálamos bilateralmente. **D.** TC de crânio com contraste de controle após a completa ressecção neoplásica mostrando o retorno total do sistema ventricular ao seu aspecto fisiológico. **E.** TC de crânio a qual observamos dilatação do sistema ventricular com zonas transudação transependimárias em cornos anterior, átrio e corno posterior de ambos os ventrículos laterais e apagamento de sulcos e giros, compatível com hidrocefalia. **F.** TC de controle após derivação ventrículo peritoneal mostrando caterer proximal bem alocado e retorno dos ventrículos laterais ao seu aspecto fisiológico.

Tabela 20.2. Principais causas de HIC e seus mecanismos fisiopatológicos

Etiologia	Mecanismo fisiopatológico
TCE	Efeito de massa, edema, vasodilatação
HSA	Efeito de massa, edema, distúrbio de circulação do LCS
Trombose de seio venoso	Edema, distúrbio de circulação do LCS
Encefalopatia hipóxico-isquêmica	Edema
Tumores cerebrais	Efeito de massa, edema
AVEI	Edema
Hemorragias cerebrais	Efeito de massa, edema
Abscesso	Efeito de massa, edema
Meningite	Edema
HIC Idiopática	Distúrbio de circulação do LCS
Encefalopatia hepática aguda	Edema, vasodilatação
Síndromes hiperosmolares	Edema
Encefalopatia hipertensiva	Edema
Síndrome de Reye	Edema
Hidrocefalia	Distúrbio de circulação do LCS
Cranioestenoses	Restrição ao crescimento craniano

EH, encefalopatia hepática; LCS, líquido cerebrospinal; HIC, hipertensão intracraniana; AVEi, acidente vascular encefálico isquêmico; HSA, hemorragia subaracnoide; TCE, trauma craniencefálico.

Fonte: Adaptado de Stocchetti, N. NEJM, 2014.

Tratamento

A PIC é considerada normal para valores abaixo de 15 mmHg para adultos, 3 a 7 mmHg para lactentes e 1,5 a 6 mmHg para neonatos, respectivamente. Para intervenção terapêutica, consideram-se pressões sustentadas acima de 20 mmHg em adultos como patológicas. No entanto, algumas medidas terapêuticas devem e podem ser tomadas antes mesmo que o paciente receba qualquer tipo de intervenção para monitorar a PIC. Essas medidas serão chamadas de medidas gerais,normalmente são de grande valor e podem ser empregadas por qualquer médico; as medidas específicas dependem de um diagnóstico preciso da causa de HIC, uma vez que podem variar desde intervenções cirúrgicas a medicamentosas.

Medidas gerais

- **Elevação da cabeceira.** A elevação da cabeça em 30° acima do nível do átrio cardíaco, em posição neutra, auxilia o retorno venoso dos seios durais para as veias jugulares e dessas para o átrio cardíaco, facilitando, assim, um daqueles primeiros mecanismos de adaptação da PIC, o retorno venoso através da veias jugulares. Uma cabeça posicionada abaixo no nível cardíaco ou extremamente fletida ou lateralizada poderá dificultar o retorno venoso.

- **Controle térmico.** Pacientes com HIC deverão manter-se com a temperatura variando entre os valores da normalidade. Controle agressivo da febre deve ser empregado, pois essa condição aumenta o FSC e, assim, a PIC. Não há dados suficientes que sustentem o uso de hipotermia para pacientes vítimas de TCE grave com HIC refratária.

- **Proteção de vias aéreas.** Pacientes com HIC e rebaixamento do nível de consciência com 8 ou menos pontos na Escala de Coma de Glasgow (ECG) deverão ser submetidos à IOT, por algumas razões. A primeira delas é a proteção de vias aéreas, evitando que paciente sem controle de consciência sofra de hipóxia e broncoaspirações. A segunda é evitar hipoventilação e hipercapnia, que causa vasodilatação e aumento da PIC. Deve-se evitar hiperventilação com hipocapnia severa e PCO_2 abaixo de 30 mmHg, pelo risco gerar isquemia devida à vasoconstrição severa. Portanto, recomenda-se manter os níveis de pressão parcial arterial de gás carbônico ($PaCO_2$) entre 30-35 mmHg e nunca acima desses.

- **Sedação e Analgesia.** Pacientes com hipertensão, com HIC impondo quadro de coma (ECG $\leq$ 8), além da intubação com ventilação adequada para evitar a hipercapnia, deverão receber sedação à base de midazolam na dose de 2 a 4 mg/h, IV, de modo contínuo em bomba de infusão, ou propofol, na dose de 20 a 75 µg/kg/min, IV, de modo contínuo em bomba de infusão. A analgesia deverá ser baseada no uso de opioides como fentanil, na dose de 2 a 5 µg/kg/h, IV, de modo contínuo em bomba de infusão, ou sulfentanil, 0,05 a 2 µg/kg/h, IV, de modo contínuo em bomba de infusão. Essas medidas têm como objetivo reduzir o tônus simpático elevado, a HIC induzida por movimento, esforço, a tosse,

a tensão da musculatura abdominal e permitir acoplamento à ventilação mecânica (VM).

- **Controle hidroeletrolítico.** Devem-se evitar alterações hidroeletrolíticas, principalmente do sódio, pois tanto a hiponatremia quando a hipernatremia podem contribuir para aumento do edema cerebral.

Medidas específicas

Essas medidas são normalmente empregadas após a identificação do diagnóstico etiológico de HIC e, muitas vezes, dependerão de um especialista, como o neurocirurgião, o neurologista ou o neurointensivista para o seu adequado manejo.

Uso de glicocorticoides

Normalmente empregados para situações em que a etiologia causadora de HIC é uma lesão neoplásica provocando edema vasogênico. Seu papel, nesses casos, é restaurar a BHE, restabelecendo os mecanismos de transporte ativo, permitindo correção de distúrbios que propiciam a formação do edema vasogênico. Seu mecanismo exato de diminuição de HIC, nesses casos, não é perfeitamente conhecido, e um dos mecanismos envolvidos é a diminuição da produção de LCS. A dexametasona utilizada em uma dose de ataque de 10 mg e mantida com doses de 4 mg de 6/6 h pode causar diminuição da PIC em 2 a 8 dias. Efeitos colaterais são aumento do risco de infecções, principalmente pulmonares naqueles pacientes que necessitam de intubação por períodos prolongados, síndrome de Cushing, úlceras gástricas, dentre outros, principalmente se utilizados em longo prazo.

Uso de soluções hiperosmolares

Em geral, as terapias hiperosmolares são empregadas em casos de HIC documentadas por cateter monitor de PIC. A intervenção deve ser realizada quando a PIC alcançar valores maiores que 20 mmHg sustentados por um tempo maior do que 5 minutos. Dentre as soluções hiperosmolares, o manitol e a salina hipertônica são utilizados em condições nas quais se pressupõe que há integridade da BHE, já que seus mecanismos de ação dependem da integridade da BHE para que ocorra transporte osmótico do meio extracelular para o intravascular e, assim, diminua o edema cerebral. O manitol 20% é usado em *bolus* 0,25 a 1 g/kg, infundido em menos de 10 minutos seguido por *bolus* de 0,25 g/kg a cada 6 horas. A salina hipertônica (NaCl 20%) na dose de 1 mL/kg pode ser usada de forma adjunta ou na refratariedade ao uso de manitol. Ambos os agentes devem ser usados se a osmolaridade sérica for menor do que 320 mOsm/L; dessa forma, os níveis de osmolaridade devem ser monitorados, bem como o sódio sérico, que poderá sofrer aumento. A presença de sódio sérico maior que 160 a 165 mEq/L torna as terapias hiperosmolares ineficazes.

As soluções hiperosmolares também podem ser usadas na ausência de valores de PIC quando o paciente apresenta um TCE grave cujos sinais e sintomas de herniação transtentorial descendentes estejam presentes. Nesses casos, tanto o manitol a 20% quanto a salina hipertônica podem ser usados desde que não haja instabilidade hemodinâmica (PAS < 90). Atualmente damos preferência pelo uso de salina hipertônica, devido ao menor risco de depleção do volume intravascular.

Cirurgia

Os procedimentos cirúrgicos têm um papel amplo dentro da síndrome de HIC, podendo variar desde a derivação ventricular externa (DVE) até a microcirurgia para exérese de uma lesão neoplásica, a Tabela 20.3 mostra algumas opções de intervenções para cada tipo de patologia associada à HIC.

DVE e monitoração da PIC

Nos pacientes vítimas de TCE é estabelecido que Glasgow ≤ 8 associado a TC alterada, ou seja, classificação de Marshall maior ou igual a 2 (Tabela 20.4), assim como nos pacientes com Glasgow ≤ 8 com TC normal que tiverem dois ou mais dos seguintes achados: idade > 40 anos, PAS < 90 mmHg e postura de decerebração ou decorticação deverão ser submetidos à monitoração da PIC com cateter parenquimatoso ou ventricular, sendo que o último tem o benefício de poder drenar LCS, como em uma DVE.

No caso de pacientes com tomografia de crânio alterada, em Glasgow maior que 8 que necessitem, por algum motivo não neurocirúrgico, manter-se sedados, como por exemplo pacientes com hema-

Tabela 20.3. Possibilidades de intervenção para manejo invasivo da HIC relacionados ao tipo de patologia. É importante lembrar que devemos individualizar a conduta para cada paciente levando em consideração a clínica apresentada e o exame de imagem

Etiologia	Possíveis intervenções
Trauma	PIC, DVE, drenagem, craniectomia descompressiva
AVC isquêmico	Craniectomia descompressiva
AVC hemorrágico	PIC, DVE, drenagem, craniectomia descompressiva
Tumores supratentoriais	Cirurgia para exérese
Tumores intratentoriais + hidrocefalia	DVP, DVE, terceiroventriculostomia, cirurgia de exérese
Hidrocefalia	DVP, DVE, terceiroventriculostomia
Edema difuso (várias causas)	PIC, DVE, craniectomia descompressiva
Cranioestenoses	Cirurgia para correção
Trombose de seio venoso	PIC, DVE, craniectomia descompressiva
Hipertensão intracraniana idiopática	Corticoides, acetazolamida, DVP

Tabela 20.4. Classificação tomográfica de trauma de Marshall coma probabilidade, em %, de haver hipertensão intracraniana em cada grau

Grau	Desvio de linha média	Cisternas	Lesões hiperdensas	HIC (%)
I (Normal)	Ausente	Presentes	Ausentes	0
II	0-5 mm	Presentes	Presentes < 25 cm^3	28,6
III	0-5 mm	Comprimidas	Presentes < 25 cm^3	63,2
IV	> 5 mm	-	Presentes < 25 cm^3	100
Massa evacuada	Lesões evacuadas cirurgicamente			65,2
Massa não evacuada	Lesões de volume > 25 cm^3 não drenadas			84,6

Fonte: Adaptado de Marshall LF. J. Neurotrauma 1992.

tomas subdurais laminares que acompanhem contusões pulmonares graves e devem se manter intubados devido ao quadro respiratório.

Outros casos que poderão se beneficiar de DVE são os pacientes com hidrocefalia causada por infecção aguda não tratada.

Deve-se realizar a monitoração também nos casos que foram operados com descompressão, seja por drenagem ou craniectomia descompressiva e necessitam manter-se sob sedação para proteção neurológica. Nestes casos, a aferição dos valores de PIC ajuda na determinação e no controle da pressão de perfusão encefálica (PPE) realizados pelo intensivista.

Derivação ventriculoperitoneal

Procedimento indicado para pacientes com hidrocefalia comunicante. Algumas de suas causas podem ser congênitas, secundárias hemorragia subaracnoide ou meningite.

Terceiroventriculostomia endoscópica

Procedimento indicado para pacientes com hidrocefalia obstrutiva como, por exemplo, estenose de aqueduto, ou em tumores das regiões da pineal ou fossa posterior, que apresentem obstruções de aqueduto cerebral ou quarto ventrículo.

Craniotomia para drenagem de hematomas

De maneira geral, hematomas intracranianos com efeito de massa, principalmente aqueles com mais de 30 mL, poderão ser tratados por meio de craniotomia para drenagem do hematoma, como nos casos de hematomas epidurais, subdurais e contusões. Há discussão acerca do benefício de tratar pacientes com hematomas intraparenquimatosos espontâneos profundos.

Craniectomia descompressiva

Esse procedimento pode ser indicado nas circunstâncias em que a HIC é refratária a medidas clínicas, portanto, necessitando de expansão do continente para manutenção da vida. Esse procedimento está indicado para pacientes vítimas de AVEi, que acomete > 50% do território da artéria cerebral média, naqueles com menos de 60 anos e com intervalo de início do quadro menor que 72 horas,

contudo em alguns estudos considerou-se até 96 horas (Tabela 20.5). Nos casos de TCE grave refratários a todas as outras medidas já apresentadas de controle para HIC, a craniotomia descompressiva deve ser considerada como tratamento de segunda linha.

Radiologicamente, sua possibilidade de indicação estaria ligada aos casos de Marshall 3 ou mais. No caso dos hematomas intracranianos traumáticos a decisão de drenagem com ou sem associação da craniotomia descompressiva deve ser tomada em conjunto ao uso do índice de Zumkeller. Tal índice se baseia na subtração da espessura em milímetros do hematoma (subdural ou extradural) do desvio de linha média também em milímetros (Zumkeller = DLM – EH). Nos casos em que o índice se apresentar > 2 a craniectomia descompressiva deve ser indicada para controle da hipertensão intracraniana.

Agentes barbitúricos

Essas medicações agem através da vasoconstrição de arteríolas de áreas normais, desviando o fluxo sanguíneo para

Tabela 20.5. Mostra os critérios de inclusão e exclusão para a realização de craniectomia descompressiva para AVC isquémico de artéria cerebral média. Notem que não se inclui a lateralização, portanto, esta não deve ser um fator limitante

Inclusão	Exclusão
• Idade até 60 anos	• Rankin modificado pré-AVC > 2
• NIHSS > 15	• Pupilas fixas
• Piora do nível de consciência em 1 ponto no NIHSS	• Isquemia contralateral ou outras condições clínicas que afetem a evolução do caso
• TC com infarto > 50% de ACM ou > 145 cm^3	
• Até 96 horas após o íctus	• Coagulopatias
• Termo de consentimento assinado	• Gravidez
	• Contraindicações anestésicas

Fonte: Adaptado de Vahedi K. Lancet Neurol. 2007.

áreas isquêmicas; além disso, diminuem a demanda metabólica de O_2, com redução do FSC, estabilizando a perfusão cerebral e diminuindo a PIC. No entanto, sua ação sistêmica promove redução do tônus simpático, causando vasodilatação periférica e depressão miocárdica, o que muitas vezes limita o uso da medicação.

Atualmente esses agentes têm sido reservados apenas para casos de TCE grave, com HIC refratária a todas as medidas terapêuticas citadas. O cenário ideal para uso da medicação é o paciente em ambiente de terapia intensiva, com o cateter monitor de PIC, monitoração invasiva de pressão arterial (PA) e pressão venosa central (PVC), além da monitoração dos demais parâmetros vitais.

- *Modo de uso do tiopental*

Dose inicial de 5 mg/kg IV, administrada em 10 minutos; dose de manutenção de 5 mg/kg/h por 24 h e, após esse período, a dosagem pode ser reduzida para 2,5 mg/kg/h; o nível sérico terapêutico é de 6 a 8,5 mg/dL, devendo-se titular a dosagem conforme a PIC e a supressão do eletroencefalograma (EEG).

Conclusão

De maneira geral, o entendimento das relações fisiológicas está diretamente ligado ao tratamento empregado nos casos de HIC, em que se busca intervenção precoce para evitar os estágios mais avançados da curva de Langfitt.

A síndrome de HIC é caracterizada clinicamente por meio de sinais e sinto-mas, com suas particularidades semiológicas: cefaleia, vômitos, alteração do nível de consciência, papiledema, hipertensão arterial, em neonatos e lactentes abaulamento e tensão na fontanela, bradicardia, alterações do ritmo respiratório, diplopia. A definição de HIC é baseada em valores de PIC. Valores abaixo de 15 mmHg são considerados normais para adultos, entre 15 e 20 mmHg podem corresponder a aumentos pressóricos transitórios fisiológicos, como na tosse e nas manobras de Valsava, e valores acima de 20 mmHg sustentados por mais de 5 minutos em adultos, consideram-se patológicos.

A suspeita diagnóstica deve ser baseada na história clínica e no exame físico. Frente à hipótese clínica de HIC, é imperativa a investigação diagnóstica. Nesse sentido existem dois exames a serem solicitados, a TC e a RM.

No tratamento da HIC, algumas medidas terapêuticas devem e podem ser tomadas antes mesmo que o paciente receba qualquer tipo de intervenção para monitorar a PIC. Essas medidas serão chamadas de medidas gerais, normalmente são de grande valor e podem ser empregadas por qualquer médico; as medidas específicas, clínicas ou cirúrgicas, dependem do diagnóstico etiológico preciso.

É importante destacar que o paciente com hipertensão intracraniana deve ser sempre tratado em regime de urgência, tendo seu diagnóstico e terapêutica realizados o mais breve possível.

Bibliografia consultada

1. Carney N, Totten AM, Davis-O'Reilly C, et al. Guidelines for the Management of Severe Traumatic Brain Injury, 4th ed. Poster presented at the Congress of Neurological Surgeons Annual Meeting, 2015.

2. Czosnyka M, Pickard JD, Steiner LA. Principles of intracranial pressure monitoring and treatment. Handb Clin Neurol. 2017;140:67-89.

3. Ferro JM, Canhão P, Aguiar de Sousa D. Cerebral venous thrombosis. Presse Med. 2016 Dec;45(12 Pt 2):e429-e450.

4. Francis R, Gregson BA, Mendelow AD. Attitudes in 2013 to Monitoring Intracranial Pressure for Traumatic Intracerebral Haemorrhage. Acta Neurochir Suppl. 2016;122:17-9.

5. Greenberg MS. Handbook of Neurosurgery. 7th ed. New York, USA: Thieme Medical Publishers; 2010.

6. Hayashi M, Kobayashi H, Fujii H, Yamamoto S. Ventricular size and isotope cisternography in patients with acute transient rises of intracranial pressure. (plateau wave). J Neurosurg. 1982;57:798-803. Hutchinson PJ, Kolias AG, Timofeev IS, et al. Trial of Decompressive Craniectomy for Traumatic Intracranial Hypertension. N Engl J Med. 2016 Sep 22;375(12):1119-30.

7. Kheirbek T, Pascual JL. Hypertonic saline for the treatment of intracranial hypertension. Curr Neurol Neurosci Rep. 2014;14(9):482.

8. Lazaridis C. Plateau waves of intracranial pressure and mechanisms of brain hypoxia. J Crit Care. 2014 Apr;29(2):303-4.Lewis PM, Smielewski P, Rosenfeld JV, Pickard JD, Czosnyka M. The Correlation Between Intracranial Pressure and Cerebral Blood Flow Velocity During ICP Plateau Waves. Acta Neurochir Suppl. 2016;122:81-3.

9. Mak CH, Lu YY, Wong GK. Review and recommendations on management of refractory raised intracranial pressure in aneurysmal subarachnoid hemorrhage. Vasc Health Risk Manag. 2013;9:353-9.

10. Marshall LF, Marshall SB, Klauber MR, et al. The diagnosis of head injury requires a classification based on computed axial tomography. J Neurotrauma. 1992;9(Suppl 1): S287-92.

11. Masri A, Jaafar A, Noman R, Gharaibeh A, Ababneh OH. Intracranial Hypertension in Children: Etiologies, Clinical Features, and Outcome. J Child Neurol. 2015;30(12):1562-8.

12. Smith M. Refractory Intracranial Hypertension: The Role of Decompressive Craniectomy. Anesth Analg. 2017 Aug 10.

13. Stevens RD, Shoykhet M, Cadena R. Emergency Neurological Life Support: Intracranial Hypertension and Herniation. Neurocrit Care. 2015;23(Suppl 2):S76-82.

14. Stocchetti N, Maas AI. Traumatic intracranial hypertension. N Engl J Med. 2014;370(22):2121-30.

15. Vahedi K, Hofmeijer J, Juettler E, Vicaut E, George B, Algra A, et al. DECIMAL, DESTINY, and HAMLET investigators. Early decompressive surgery in malignant infarction of the middle cerebral artery: a pooled analysis of three randomised controlled trials. Lancet Neurol. 2007;6(3):215-22.

16. Whitaker-Lea WA, Valadka AB. Acute Management of Moderate-Severe Traumatic Brain Injury. Phys Med Rehabil Clin N Am. 2017 May;28(2):227-243.

17. Winn HR. Youmans Neurological Surgery. 6th ed. Philadelphia, PA: Saunders Elsevier; 2011.

18. Zumkeller M, Behrmann R, Heissler HE, Dietz H. Computed tomographic criteria and survival rate for patients with acute subdural hematoma. Neurosurgery. 1996 Oct;39(4):708-12; discussion 712-3.

Capítulo

21

DOENÇAS NEUROMUSCULARES

Alex Machado Baeta
Marcelo Freitas Schmid

Introdução

Antes de uma abordagem direta ao tema, faz-se necessário conceituar tópicos básicos para o melhor entendimento das afecções neuromusculares.

A unidade motora é o conjunto do neurônio motor alfa e das fibras musculares por ele inervadas. O tamanho da unidade motora varia de acordo com o músculo examinado. Ela é maior em músculos responsáveis por movimentos potentes, como o quadríceps, e pequena em músculos que exercem movimentos finos e complexos, como os extrínsecos oculares.

A musculatura esquelética não possui apenas um único tipo de fibra muscular. Através de uma técnica de histoquímica, pesquisadores puderam diferenciar predominantemente dois tipos de fibras musculares: as de contração lenta ou do tipo 1 e as de contração rápida ou do tipo 2. As fibras do tipo 1 são também chamadas de vermelhas, pois são ricas em mioglobina. Já as fibras tipo 2, fibras brancas, são pobres em mioglobina. O tipo da fibra muscular 1 ou 2 é determinado pelo neurônio que a inerva.

As fibras do tipo 1 possuem características contráteis de caráter lento, muitas mitocôndrias e capilares sanguíneos, por isto são dotadas de uma alta capacidade oxidativa. As fibras do tipo 2 possuem características contráteis rápidas, porém a capacidade oxidativa é inferior às do tipo 1. As fibras do tipo 1 são recrutadas em primeiro lugar, independentemente da intensidade do exercício. Caso haja necessidade de um fornecimento rápido e potente de energia, fibras adicionais do tipo 2 serão recrutadas. A existência de diferentes tipos de fibras musculares nos permite que executemos as mais diversas atividades motoras de maneira mais eficiente.

O miótomo engloba todos os músculos supridos por um segmento espinal e seu par de raízes espinais, por exemplo; as fibras nervosas com origem no segmento sacral S2 participam de ações de alguns músculos flexores do membro inferior e intrínsecos do pé. Cada músculo individual, no entanto, recebe fibras de duas a três raízes espinais. A organização segmentar das raízes espinais e a inervação sensorial da pele estão relacionadas entre si. A área da pele inervada por fibras sensoriais originadas das raízes dorsais de cada lado de um único segmento espinal é chamada de dermátomo.

O sistema nervoso periférico constitui-se como um sistema de comunicação entre o sistema nervoso central e órgãos receptores e/ou efetores. Ele divide-se em dois subsistemas: somático e autônomo. O sistema somático é responsável pelo movimento muscular voluntário e pelas comunicações entre o sistema nervoso central e os nervos sensoriais e motores.

O sistema autônomo constitui um mecanismo involuntário de autorregulação do funcionamento do organismo. Ele controla os músculos lisos, vísceras e glândulas. Ele apresenta duas divisões complementares e antagônicas: o sistema nervoso simpático participa da resposta do organismo ao estresse, excitando e ativando os órgãos necessários a respostas em momentos de tensão; e o parassimpático atua na conservação da energia necessária nos períodos de repouso e relaxamento, mantendo o equilíbrio homeostático.

O sistema nervoso periférico é constituído pelos nervos (fibras motoras, sensitivas e autonômicas).

Para a percepção da sensibilidade, na extremidade de cada fibra sensitiva há um dispositivo captador que é denominado receptor. Portanto, o sistema nervoso periférico é constituído por fibras que ligam o sistema nervoso central ao receptor, no caso da transmissão de impulsos sensitivos; ou ao efetor (músculo), quando o impulso é motor.

As fibras que constituem os nervos são em geral mielínicas (grossas ou finas) ou amielínicas. São três as bainhas conjuntivas que entram na constituição do nervo: epineuro (envolve todo o nervo), perineuro (envolve os feixes de fibras nervosas) e o endoneuro (tecido conjuntivo frouxo que envolve cada fibra nervosa). Durante o seu trajeto o nervo pode se bifurcar ou se agrupar a outro. Nestes há apenas um reagrupamento de fibras que constituem dois nervos, ou que se destacam de um nervo para constituir outro.

Nervos cranianos são os que fazem conexão com o encéfalo. Os 12 pares de nervos cranianos recebem uma nomenclatura específica, de acordo com a sua origem aparente, no sentido rostrocaudal. As fibras motoras ou eferentes dos nervos cranianos originam-se de grupos de neurônios no encéfalo, que são seus núcleos de origem. Eles estão ligados com o córtex do cérebro pelas fibras corticonucleares que se originam dos neurônios das áreas motoras do córtex,

descendo principalmente na parte genicular da cápsula interna até o tronco do encéfalo. Os nervos cranianos sensitivos ou aferentes originam-se dos neurônios situados fora do encéfalo, agrupados para formar gânglios. Os núcleos que dão origem a 10 dos 12 pares de nervos cranianos situam-se em colunas verticais no tronco do encéfalo. De acordo com o componente funcional, os nervos cranianos podem ser classificados em motores, sensitivos e mistos.

Os motores (puros) são os que movimentam o olho, a língua e acessoriamente os músculos do pescoço. São eles: o III nervo – oculomotor, o IV nervo – troclear, o VI nervo – abducente, o XI nervo – acessório, e o XII nervo – hipoglosso. Os sensitivos (puros) destinam-se aos órgãos dos sentidos e por isso são chamados sensoriais. Eles são: o I nervo – olfatório, o II nervo – óptico, o VIII nervo – vestibulococlear. Os mistos (motores e sensitivos) são em número de quatro: o V nervo – trigêmeo, o VII nervo – facial, o IX nervo – glossofaríngeo, e o X nervo – vago. Cinco deles ainda possuem fibras autonômicas. São os seguintes: III, VII, IX, X e XI.

A junção neuromuscular é a junção entre a parte terminal de um axônio motor com a placa motora (sinapse neuromuscular). É a região da membrana plasmática onde se dá o encontro entre o nervo e o músculo, permitindo desencadear a contração muscular. Na junção neuromuscular o neurotransmissor utilizado é a acetilcolina. A placa motora é o local em que um estímulo elétrico tem de ser transformado em movimento através de alguns mediadores químicos, o principal é a acetilcolina.

Os músculos esqueléticos estão revestidos por uma lâmina delgada de tecido conjuntivo, o perimísio, que manda septos para o interior do músculo, septos dos quais se derivam divisões sempre mais delgadas. O músculo fica assim dividido em feixes (primários, secundários, terciários). O revestimento dos feixes menores (primários), chamado endomísio, manda para o interior do músculo membranas delgadíssimas que envolvem cada uma das fibras musculares. A fibra muscular é uma célula cilíndrica ou prismática longa, tendo um aspecto de filamento fusiforme. No seu interior notam-se muitos núcleos.

No citoplasma da fibra muscular esquelética há muitas miofibrilas contráteis, constituídas por filamentos compostos por dois tipos principais de proteínas – a actina e a miosina. Os filamentos de actina e miosina dispostos regularmente originam um padrão bem definido de estrias (faixas) transversais alternadas, claras e escuras. Essa estrutura existe somente nas fibras que constituem os músculos esqueléticos, os quais são chamados de músculos estriados. Em torno do conjunto de miofibrilas de uma fibra muscular esquelética situa-se o retículo sarcoplasmático (retículo endoplasmático liso), especializado no armazenamento de íons cálcio.

As miofibrilas são constituídas por unidades que se repetem ao longo de seu comprimento, denominadas sarcômeros. A distribuição dos filamentos de actina e miosina varia ao longo do sarcômero. As faixas mais extremas e mais claras do sarcômero, chamadas banda I, contêm apenas filamentos de actina. Dentro da banda I existe uma linha que se cora mais intensamente, denominada linha Z, que corresponde a várias uniões entre dois filamentos de actina. A faixa central, mais escura, é chamada banda A, cujas extremidades são formadas por filamentos de actina e miosina sobrepostos. Dentro da banda A existe uma região mediana mais clara – a banda H – que contém apenas miosina. Um sarcômero compreende o segmento entre duas linhas Z consecutivas e é a unidade contrátil da fibra muscular, pois é a menor porção da fibra muscular com capacidade de contração e distensão. A contração ocorre pelo deslizamento dos filamentos de actina sobre os de miosina e o sarcômero diminui devido à aproximação das duas linhas Z, e a zona H chega a desaparecer.

Constatou-se, através de microscopia eletrônica, que o sarcolema (membrana plasmática) da fibra muscular sofre invaginações, formando túbulos anastomosados que envolvem cada conjunto de miofibrilas. Essa rede foi denominada sistema T, pois as invaginações são perpendiculares às miofibrilas. Esse sistema é responsável pela contração uniforme de cada fibra muscular estriada esquelética, não ocorrendo nas fibras lisas e sendo reduzido nas fibras cardíacas.

O estímulo para a contração muscular é geralmente um impulso nervoso, que chega à fibra muscular através de um nervo. O impulso nervoso propaga-se pela membrana das fibras musculares (sarcolema) e atinge o retículo sarcoplasmático, fazendo com que o cálcio ali armazenado seja liberado no hialoplasma. Ao entrar em contato com as miofibrilas, o cálcio desbloqueia os sítios de ligação da actina e permite que esta se ligue à miosina, iniciando a contração muscular. Assim que cessa o estímulo, o cálcio vai imediatamente para o interior do retículo sarcoplasmático, o que faz cessar a contração.

A energia para a contração muscular é suprida por moléculas de ATP produzidas durante a respiração celular. O ATP atua tanto na ligação da miosina à actina quanto em sua separação, que ocorre durante o relaxamento muscular. Quando falta ATP, a miosina mantém-se unida à actina, causando enrijecimento muscular. É o que acontece após a morte, produzindo-se o estado de rigidez cadavérica (*rigor mortis*).

A quantidade de ATP presente na célula muscular é suficiente para suprir apenas alguns segundos de atividade muscular intensa. A principal reserva de energia nas células musculares é uma substância denominada fosfato de creatina (fosfocreatina ou creatina-fosfato). Dessa forma, podemos resumir que a energia inicialmente fornecida pela respiração celular é armazenada como fosfocreatina (principalmente) e na forma de ATP. Quando a fibra muscular necessita de energia para manter a contração, grupos fosfatos ricos em energia são transferidos da fosfocreatina para o ADP, que se transforma em ATP. Quando o trabalho muscular é intenso, as células musculares repõem seus estoques de ATP e de fosfocreatina pela intensificação da respiração celular. Para isso utilizam o glicogênio armazenado no citoplasma das fibras musculares como combustível.

As doenças neuromusculares observadas no paciente de terapia intensiva têm várias etiologias:

- doenças dos neurônios motores;
- neuropatias periféricas;
- doenças da junção neuromuscular;
- miopatias.

Doença dos neurônios motores

Esclerose lateral amiotrófica

A esclerose lateral amiotrófica (ELA) é a forma mais frequente das doenças do neurônio motor. É uma afecção degenerativa progressiva e letal, caracterizada pela degeneração dos neurônios motores superiores e inferiores, que controlam os movimentos dos músculos. Os neurônios acometidos localizam-se no corno anterior da medula espinal e nos núcleos motores do tronco cerebral, bem como no córtex motor que dá origem ao trato corticoespinal lateral.

Os músculos necessitam de inervação para que mantenham sua funcionalidade e trofismo, assim, com a degeneração dos neurônios motores ocorrerá atrofia por denervação, observada ao exame como perda de massa muscular e hipotonia, fraqueza muscular, fasciculações e câimbras frequentes. Cerca de 8 a 10% dos casos têm um caráter familiar (genético), mas a maioria dos casos é esporádica. Geralmente atinge pessoas após os 50 anos.

À medida que a doença avança, geralmente depois da perda das habilidades de locomoção, fala e deglutição, o doente acaba por falecer, se não for submetido a tratamento da insuficiência respiratória quando os músculos associados à respiração são bastante afetados.

Não há tratamento eficaz ou curativo. Contudo, o riluzole é um medicamento que pode modificar a evolução da doença e aumentar a sobrevida em alguns poucos meses. A sobrevida média em termos estatísticos é de 2 a 5 anos em mais de 70 a 60% dos pacientes.

Amiotrofias espinais

As amiotrofias espinais (AE) são um grupo de doenças neurodegenerativas autossômicas recessivas ligadas a um gene no cromossomo 5 (*survival motor neuron gene*). Observa-se uma deleção deste gene em quase todos dos pacientes com AE. A doença de Werdnig-Hoffman é a forma clínica mais comum, precoce e grave da AE, e está relacionada também com a deleção do gene *neuronal apoptosis inhibitory protein*.

A doença de Werdnig-Hoffman ou amiotrofia espinal do tipo 1 manifesta-se desde o nascimento ou nos primeiros meses de vida e geralmente é fatal na primeira infância. Observa-se uma paralisia/paresia global acentuada e ausência de reflexos osteotendíneos. A fraqueza da musculatura intercostal (do tórax) determina insuficiência respiratória que obriga à instalação de ventilação mecânica assistida precoce. Há dificuldade na deglutição e o choro é fraco. Esses pacientes geralmente morrem nos primeiros anos de vida por insuficiência respiratória ou infecções.

Neuropatias periféricas

Síndrome de Guillain-Barré

A síndrome de Guillain-Barré (SGB) é uma neuropatia desmielinizante ou axonal inflamatória aguda. É a causa mais comum de paralisia aguda flácida generalizada. Ela ocorre provavelmente por agressão imunológica aos constituintes do nervo periférico. Mecanismos de imunidade celular e humoral contra componentes específicos da mielina ou do axônio têm sido implicados na patogênese da SGB. Entretanto, a reação imunológica mediada por células parece ser o mecanismo mais importante de agressão à mielina. Acredita-se que os linfócitos T ativados desencadeiem a cascata de eventos imunológicos que culminam na lesão do SNP, ativando os macrófagos que iniciam a desmielinização/degeneração axonal.

A SGB tem incidência anual nos EUA de 1-4 por 100.000 habitantes e pico de incidência entre os 20-40 anos. A doença progride por 3 ou 4 semanas até atingir um platô com período de duração que pode variar de semanas a meses, para então entrar na fase de recuperação.

Aproximadamente 60 a 70% dos pacientes com SGB apresentam de 1 a 3 semanas antes alguma infecção aguda de vias respiratórias altas ou do trato gastrointestinal – infecção por *Campylobacter jejuni*, por influenza, por CMV, por vírus Epstein-Barr e outras infecções virais, tais como hepatites por vírus tipos A, B e C, HTLV e HIV. Outros fatores precipitantes são cirurgia, imunização (especialmente contra gripe e raramente contra hepatite B), lúpus eritematoso sistêmico, gravidez, linfoma e outros tumores.

O quadro clínico inicia-se geralmente por dor neuropática em região lombossacral e nos membros inferiores, seguida por fraqueza muscular progressiva geralmente simétrica e distal, evoluindo para diminuição ou perda dos movimentos de maneira ascendente com hipotonia dos músculos. Perda dos reflexos profundos, bilaterais e simétricos, ocorre a partir das primeiras horas ou dos primeiros dias. Os sintomas sensitivos comuns são parestesias e hipoestesia distal. Pode haver alteração dos nervos cranianos XI, X, IX e VII, e comprometimento respiratório com risco de parada respiratória. Sinais de disfunção do sistema nervoso autônomo (variações da pressão arterial, aumento da frequência ou arritmia cardíaca, transpiração, alterações do controle vesical e intestinal) são comuns, e constituem uma das causas mais comuns de óbito.

A síndrome de Guillain-Barré era até pouco tempo considerada uma afecção única. Hoje em dia sabe-se que se trata de uma síndrome heterogênea com algumas variantes. A polineuropatia desmielinizante inflamatória aguda (PIDA) é a mais comum, tendo uma incidência de 85-90% dos casos. Frequentemente há comprometimento de nervos cranianos, nervos sensitivos e comprometimento autonômico.

A neuropatia axonal motora aguda (NAMA) é outra forma da SGB, com maior incidência em países asiáticos (Japão e China), geralmente devida a infecção pelo *Campylobacter jejuni*. O quadro clínico é semelhante ao da PIDA, porém o comprometimento de nervos cranianos e sensitivos são incomuns, são o acometimento de fibras autonômicas é raro. A EMG mostra degeneração axonal motora pura. Ela é comumente associada a anticorpos antigangliosídeos (GM1, GM1b, GD1, Ga1NAc-GD1a).

A neuropatia axonal sensitivomotora aguda (NASMA) apresenta baixa incidência, com comprometimento motor e sensitivo.

A síndrome de Miller-Fischer é uma variante caracterizada pela tríade arreflexia, ataxia e oftalmoplegia, desordem muito associada ao anticorpo antigangliosídeo GQ1b. O diagnóstico dessa variante é eminentemente clínico e tem bom prognóstico.

O diagnóstico da SGB é primariamente clínico. No entanto exames complementares são necessários para confirmar a impressão clínica e excluir outras causas de paraparesia flácida. O exame de LCR demonstra elevação da proteína com número de células normal ou próximo do normal a partir da primeira ou segunda semana. O LCR normal não exclui o diagnóstico quando este é feito na primeira semana.

A EMG deve ser realizada após o décimo dia do início dos sinais e sintomas, quando as alterações eletrofisiológicas são mais evidentes e estão bem estabelecidas. É importante saber que a ausência de achados eletrofisiológicos neste período não exclui a hipótese de SGB. As alterações eletrofisiológicas de desmielinização incluem latências distais prolongadas, lentificação de velocidade de condução, dispersão temporal, bloqueio de condução e latências da onda-F prolongadas, todos estes parâmetros geralmente simétricos e multifocais. Na condução sensitiva, cerca de 40 a 60% dos pacientes demonstram anormalidades tanto na velocidade de condução quanto na amplitude dos potenciais de condução sensitiva.

A ressonância magnética de raízes, plexos e nervos ciáticos mostra aumento de volume e alteração de sinal (hipersinal) destas estruturas e na musculatura observa-se hipersinal na sequência STIR (denervação). Estes achados não são específicos, no entanto são precoces e precedem as anormalidades neurofisiológicas observadas na EMG.

Nas primeiras 4 semanas de evolução da doença o tratamento com imunoglobulina ou plasmaférese está indicado. A dose de imunoglobulina humana é de 400 mg por kg por dia por 5 dias consecutivos. Não se conhece plenamente o mecanismo de ação deste método.

A plasmaférese é feita com troca de plasma na fração de 50 mL por kg de peso em cinco a seis sessões separadas por 7 a 14 dias. Embora não se conheça exatamente seu mecanismo de ação, acredita-se que seja pela retirada de elementos do sistema imunológico que podem ser direta ou indiretamente tóxicos à mielina/axônio.

Melhora clínica, eletrofisiológica e funcional acontece, geralmente, até os 18 meses após o início da doença. A maioria dos pacientes recupera-se em 3 meses após iniciados os sinais e sintomas. Contudo, o espectro clínico da síndrome de Guillain-Barré é amplo. A necessidade de ventilação mecânica e a ausência

de melhora funcional 3 a 4 semanas após a doença ter atingido o pico máximo, são sinais de evolução mais grave.

O posicionamento adequado no leito objetivando prevenir o desenvolvimento de lesões por pressão ou deformidades articulares é fundamental. É também necessário acompanhamento precoce com fisioterapeuta para estimular a movimentação passiva das articulações durante todo o período que precede o início da recuperação funcional, a fim de manter a amplitude de movimento das articulações e assim evitar deformidades secundárias.

Na fase de recuperação é fundamental o uso de órteses objetivando a deambulação na presença de fraqueza distal. Havendo deficiência motora importante após 2 anos do início da doença, o programa de tratamento deve objetivar o maior grau de independência possível da marcha e nas atividades de vida diária. Nessa fase a intervenção por parte de profissionais especialistas em reabilitação é indispensável.

Polineuropatia do paciente crítico

Desde meados dos anos 1970, doenças neuromusculares têm sido reconhecidas como a principal causa de fraqueza generalizada e dependência de ventilação mecânica em pacientes internados em unidades de terapia intensiva (UTI). Neste grupo de pacientes, o prolongamento e a evolução da condição que motivou sua internação e a terapia instituída podem propiciar o desenvolvimento da polineuropatia do paciente crítico (PPC), uma neuropatia axonal aguda ainda não totalmente conhecida em sua fisiopatologia.

O termo PPC foi inicialmente introduzido por Bolton e cols., em 1984, quando definiram um quadro predominantemente motor, de natureza axonal, simétrica e aguda, em pacientes internados em unidades de terapia intensiva. Esses pacientes apresentavam dificuldade na retirada da ventilação mecânica além de tetraparesia e reflexos profundos abolidos. O principal fator associado para ocorrência desta polineuropatia é a síndrome de resposta inflamatória sistêmica, na maioria das vezes desencadeada pela sepse.

A PPC apenas nos últimos 30 anos ocupa maior importância como causa de dependência prolongada de ventilação mecânica, em pacientes internados em UTI. A importância da PPC como complicação inicial do choque séptico e em pacientes com falência de múltiplos órgãos está claramente descrita como responsável pelo prolongamento da permanência na UTI e também pela redução da sobrevida. Sugere-se que a polineuropatia esteja relacionada com as citocinas envolvidas na sepse, além de outros mediadores inflamatórios que aumentam a permeabilidade da barreira hematoneural, resultando em edema endoneural. Este levaria à hipóxia e consequentes défices, resultando em degeneração axonal primária de fibras motoras e sensitivas, predominantemente em sua porção distal, em função de seu envolvimento no transporte axonal altamente dependente de energia. É possível também que as próprias citocinas, como

o fator de necrose tumoral, tenham efeito tóxico direto no nervo periférico.

Seu início é de difícil diagnóstico, geralmente sendo possível apenas quando as complicações da sepse ou falência de múltiplos órgãos tenham sido adequadamente controladas. A despeito de sua prevalência, ainda permanecem desconhecidos os fatores claramente associados à sua fisiopatologia, bem como adequada terapia para o manuseio desta condição.

A PPC é usual, mas não obrigatoriamente associada ao uso concomitante de corticosteroide e bloqueadores neuromusculares não despolarizantes, como observada nos pacientes com miopatia do doente crítico. O diagnóstico diferencial entre as duas condições não é fácil e há grande variabilidade na prevalência, em parte devido à ausência de critérios clínicos rígidos para o diagnóstico.

A PPC aumenta o tempo de ventilação mecânica (VM). A duração do suporte ventilatório antes da indicação de sua retirada, nos pacientes com PPC, foi maior do que em pacientes que não apresentavam essa complicação. No entanto, o período de retirada da VM também foi maior nos pacientes com PPC; isso se deve a essa entidade neurológica e não ao período entre a instituição de VM e o início de sua retirada. Há aumento da incidência de reintubação nestes pacientes, além da constatação da PPC como o único fator de risco independente para o insucesso do desmame ventilatório.

Vários fatores de risco estão associados à PPC, dentre eles a hiperosmolaridade, o uso de nutrição parenteral, uso de bloqueadores neuromusculares, Escala de Coma de Glasgow abaixo de 10 e, por fim, a necessidade de hemodiálise.

A PPC pode ser vista como uma complicação inicial do choque séptico ou apenas associada à falência de múltiplos órgãos, levando a crer que esta complicação possa estar integrada à síndrome. A causa da relação entre eles se deve provavelmente à disfunção entre a oferta e o consumo de oxigênio ao nervo periférico. Paciente do sexo feminino e a presença de diabete *mellitus* parecem estar significativamente associadas à PPC, além de outros fatores como níveis mais elevados de ureia, de glicose e incidência de infecções.

Essa polineuropatia tem gravidade variável e afeta especialmente os membros inferiores, sendo mais séria na parte distal. Podem ocorrer distúrbios sensitivos leves a moderados, com a presença de dor neuropática. Geralmente não há manifestações disautonômicas frequentes na SGB. O seu início pode ser de difícil reconhecimento, geralmente só sendo possível quando as complicações da sepse ou falência de múltiplos órgãos tenham sido adequadamente controladas.

A reversão do quadro neurológico acontece assim que a condição crítica em tratamento for controlada. O curso da doença é monofásico e autolimitado e a recuperação geralmente ocorre de maneira importante em pacientes que apresentem a forma leve a moderada da doença.

A eletroneuromiografia (EMG) é o exame comprobatório, e caracteriza-se por potenciais de ação motor e sensitivo de baixa amplitude; velocidades de condução e latências distais relativamente preservadas; podendo haver fibrilações e ondas positivas na estimulação com agulha. O exame do líquido cefalorraquidiano (LCR) é normal. A biópsia de nervo mostra degeneração axonal primária com desmielinização secundária sem evidência de inflamação, embora a indicação da biópsia só deva ser realizada quando houver dúvidas quanto ao diagnóstico.

Com relação ao tratamento da polineuropatia do paciente crítico, não existe nenhum tratamento medicamentoso efetivo. Porém, sob o ponto de vista de seguimento e avaliação multidisciplinar, já se pode contar com abordagem fisioterápica efetiva que auxilie na recuperação destes pacientes.

O protocolo em pacientes que podem desenvolver polineuropatia do paciente crítico ou miopatia do doente crítico consiste das seguintes etapas:

1. teste diário de reflexos profundos;
2. dosagens periódicas de CPK;
3. durante o período de sedação é realizada a cinesioterapia motora passiva. Eles defendem que o movimento passivo repetido apresenta representação cortical observada no exame de ressonância magnética. Além disto, o trabalho passivo mantém íntegras as estruturas articulares durante o período prolongado de imobilização no leito;
4. quando o paciente inicia a interação com o meio ambiente, estabelece-se a cinesioterapia motora ativa assistida, visando

o aumento de força e resistência muscular localizada;

5. facilitação neuromuscular proprioceptiva dando ênfase ao reflexo de estiramento, e quando necessário utiliza-se a crioestimulação;

6. cinesioterapia ativa livre, seguida da cinesioterapia resistida, controle de tronco e do ortostatismo;

7. finaliza-se o trabalho com a deambulação pelo quarto e depois no corredor.

A despeito de sua prevalência, na PPC ainda permanecem desconhecidos os fatores claramente associados a sua fisiopatologia, bem como a adequada terapia para manuseio desta condição. Apesar dessas implicações, a maioria dos intensivistas concorda que o desenvolvimento da PPC não deve ser entendido como forma de reduzir a intensidade do tratamento.

A polineuropatia do paciente crítico é uma das patologias da modernidade. Ela ocorre devido ao uso de medicamentos necessários para a permanência do paciente na Unidade de Terapia Intensiva (UTI) em associação com o decúbito prolongado. O que ainda não podemos justificar é por que alguns pacientes desenvolvem esta patologia enquanto outros com características físicas relativamente parecidas, com o mesmo tempo de internação hospitalar e medicações de mesmo espectro não a desenvolvem.

A fisioterapia tem um papel fundamental, tanto na identificação do problema quanto no tratamento. O exame dos reflexos profundos durante o tempo de internação na UTI muitas vezes é papel do intensivista, que pode identificar a patologia.

Porfiria aguda intermitente

A porfiria aguda intermitente (PAI) é um distúrbio autossômico dominante de baixa penetrância resultante de uma deficiência parcial da porfobilinogênio desaminase (hidroximetilbilano sintase). Os sintomas são devidos a efeitos nos sistemas gastrointestinal, nervoso periférico e central isoladamente ou associados. Eles geralmente ocorrem como ataques intermitentes que às vezes são fatais devido a complicações neurológicas (p. ex., convulsões e paralisias).

O manejo de pacientes com ataques de PAI pode ser desafiador porque as manifestações da doença são diversas e potencialmente fatais. A intervenção adequada pode resolver e prevenir ataques, e é necessário acompanhar em longo prazo as complicações. Além disso, é importante não só tratar a porfiria, mas também tratar qualquer outra condição (p. ex., infecção, medicações e alterações metabólicas) que possa ter desencadeado o ataque agudo.

A demonstração de uma elevação do porfobilinogênio urinário (PBG) permanece fundamental para o diagnóstico de porfiria aguda. Esse achado é específico para as três porfirias agudas mais comuns. A elevação substancial do PBG (que ocorre apenas em PAI, coproporfiria hereditária e porfiria *variegada*). Esse exame deve ter sido realizado antes do início do tratamento, particularmente com hematina. No entanto, a terapia para um ataque agudo não requer diferenciação entre esses tipos de porfiria. O diagnóstico de um ataque em um paciente com porfiria aguda conhecida é primariamente clínico.

Para os doentes que necessitem de mais testes de diagnóstico para determinar o tipo de porfiria, as amostras devem ser obtidas antes de iniciar a terapia, se possível, mas a determinação do tipo específico de porfiria não deve atrasar a terapia. Os indivíduos são diagnosticados e tratados com base em achados clínicos (p. ex., sintomas típicos), embora seja recomendada a confirmação da elevação de PBG. Os doentes com insuficiência renal podem ter a medição da PBG plasmática em vez disso, embora os resultados não sejam tão rapidamente disponíveis. Elevação substancial de PBG urinário ou plasmático durante um ataque agudo é sensível para AIP, HCP e VP, e não é encontrada em qualquer outra condição médica.

Os ataques recorrentes são geralmente semelhantes em qualidade para cada paciente, embora a gravidade possa variar, e é útil documentar o grau de elevação de PBG com cada ataque. Nas mulheres, deve ser observada a relação entre o ataque ao ciclo menstrual ou a administração de progesterona.

As considerações a seguir são importantes na interpretação de elevações de PBG em pacientes com sintomas que sugerem um ataque agudo de porfiria:

1. os níveis de PBG (e porfirinas e ALA) são frequentemente elevados na ausência de sintomas, especialmente naqueles que tiveram ataques anteriores. Portanto,

elevações substanciais nos seus níveis são diagnósticas de uma porfiria aguda, mas não de um ataque agudo. O diagnóstico de ataque agudo é baseado na apresentação clínica e exclusão de outras possíveis causas dos sintomas e sinais de apresentação;

2. os níveis de PBG, ALA e porfirinas aumentam acima da linha de base durante um ataque agudo de PAI, mas os níveis e o grau de elevação entre os ataques podem flutuar consideravelmente.

O objetivo da terapia para a PAI é diminuir o ataque o mais rápido possível e fornecer cuidados adequados de suporte e sintomáticos até a resolução do quadro. A hospitalização é geralmente necessária para ataques agudos porque facilita o tratamento de sintomas graves; monitoramento da respiração, eletrólitos e estado nutricional; e administração de glicose e hematina.

A hematina (na dose de 4 mg por kg de peso a cada 12 horas) tem um efeito mais potente e é utilizada para ataques graves, e a carga de glicose é utilizada apenas para ataques leves (p. ex., aqueles que não necessitam de hospitalização). As manifestações neurológicas graves incluem paralisia e convulsões. A hematina deve ser continuada até que a função neurológica se recupere.

A ressonância magnética (MRI) para avaliação de convulsões e outros sintomas do sistema nervoso central pode revelar achados compatíveis com a síndrome de encefalopatia reversível posterior. O tratamento adicional inclui frequentemente analgésicos opioides, antieméticos, ansiolíticos, sedativos para o sono, anti-hipertensivos (betabloqueadores) e eletrólitos para correção de anormalidades metabólicas.

Os fatores exacerbadores que podem estar contribuindo para o ataque devem ser abordados, incluindo a eliminação de medicações potencialmente exacerbantes, carboidratos e reabastecimento calórico, e o tratamento de infecções concomitantes. Os ataques cíclicos ocorrem tipicamente na fase pré- menstrual durante a fase lútea, quando os níveis de progesterona estão elevados. Medir a progesterona sérica pode ajudar a identificar tais ataques. Manter um calendário menstrual e de ataque pode ajudar a identificar futuros ataques como os pré-menstruais.

Doenças da junção neuromuscular

Miastenia grave

A miastenia grave é uma doença autoimune caracterizada pelo aparecimento de episódios de fraqueza muscular flutuante como consequência de uma disfunção da junção neuromuscular. Na miastenia grave o sistema imune produz autoanticorpos que atacam os receptores de acetilcolina da junção neuromuscular. A acetilcolina transmite os impulsos nervosos ao longo da junção neuromuscular.

Desconhece-se o episódio desencadeante que leva o organismo à produção de autoanticorpos, mas a predisposição genética desempenha um papel essencial nesta doença autoimune. Os anticorpos circulam pelo sangue, e as mães com miastenia podem passá-los para a criança através da placenta. Esta transferência de anticorpos produz a miastenia neonatal, que se caracteriza pelo aparecimento de fraqueza muscular transitória ao neonato.

A doença tem maior incidência nas mulheres do que nos homens e, geralmente, inicia-se entre os 20 e os 40 anos de idade, embora possa aparecer em qualquer idade. Os sintomas mais frequentes são fraqueza geralmente flutuante nos músculos elevadores das pálpebras (semiptose palpebral), diplopia, e fraqueza e fadiga excessiva dos músculos principalmente após algum tipo de exercício. Os músculos oculares são afetados desde o início em 40% das pessoas com miastenia grave e com o curso da doença cerca de 85% apresentam esse comprometimento. São frequentes a disfonia e a disfagia. A doença não segue um curso estável e são frequentes as exacerbações. Em aproximadamente 10% dos miastênicos há desenvolvimento de episódios agudos (crise miastênica), os pacientes podem ficar rapidamente paralisados e desenvolver insuficiência respiratória, necessitando de suporte ventilatório.

Miastenia grave ocorre em 10-50% (média = 40%) dos pacientes com timoma (benigno ou maligno). Em pacientes que apresentam sintomas de miastenia grave, a investigação diagnóstica revela um timoma em 15% dos casos. A associação de miastenia grave com timoma é mais comum no sexo masculino, na faixa etária acima de 50 anos. Os pacientes com miastenia grave associada a timoma geralmente têm um prognóstico pior. Em casos de timoma invasivo, o tratamento cirúrgico deve ser complementado com radioterapia e quimioterapia. Uma tomografia axial computadorizada (TAC) do tórax é mandatória em paciente com miastenia.

O edrofónio é utilizado com maior frequência como fármaco de prova; quando é administrado por via endovenosa produz uma melhoria temporária da força muscular nas pessoas com miastenia grave. Outra prova de diagnóstico é o eletromiograma e a análise do sangue para detectar anticorpos contra o receptor de acetilcolina. A abordagem terapêutica pode fazer-se com fármacos que aumentam os níveis de acetilcolina, como a piridostigmina e o ambenônio por via oral. O médico pode aumentar a dose durante a crise, quando os sintomas pioram. Podem ser necessários outros medicamentos para controlar as cólicas abdominais e a diarreia que, frequentemente, aparecem ao utilizar a piridostigmina ou a neostigmina.

Se a dose do medicamento fornecedor de acetilcolina é demasiado elevada, o próprio fármaco pode causar debilidade, o que dificulta a apreciação por parte do médico para diferençar esse fato da miastenia. Por outro lado, estes fármacos podem perder a sua eficácia com o uso prolongado e por isso o médico tem de reajustar a dose. Assim, em se tratando de um aumento da debilidade ou de uma diminuição da eficácia do fármaco, é uma questão que requer a intervenção de um médico especialista no tratamento da miastenia grave.

Para as pessoas que não respondem totalmente à medicação com piridostigmina ou neostigmina, o médico pode prescrever corticosteroides ou azatiopri-

na. Os corticosteroides podem produzir uma melhoria no decurso de poucos meses. Atualmente, utiliza-se o corticosteroide em dias alternados para suprimir a resposta autoimune. Em alguns casos obtêm-se efeitos benéficos com a azatioprina, um fármaco que ajuda a suprimir a produção de anticorpos. Se não se observar uma melhoria com a medicação ou se a pessoa sofrer uma crise miastênica, pode recorrer-se à plasmaférese ou imunoglobulina. Em pessoas com miastenia grave generalizada está indicada a extirpação cirúrgica do timo, dado que a doença diminui em cerca de 80% dos casos.

Princípios do manejo da anestesia para pacientes com miastenia grave (MG) incluem:

- evitar o uso de bloqueadores neuromusculares e benzodiazepínicos sempre que possível;
- quando possível, deve ser utilizada anestesia local ou regional. A anestesia regional deve ser considerada para procedimentos periféricos que podem ser realizados com anestesia neuroaxial de nível relativamente baixo, quer epidural ou espinal, quer com bloqueios nervosos periféricos. Se forem utilizados anestésicos locais, os anestésicos locais com amida (ropivacaína, mepivacaína, bupivacaína, lidocaína) devem ser escolhidos em relação aos ésteres. Os anticolinesterásicos, utilizados para tratamento de pacientes com MG podem teoricamente prejudicar a hidrólise de anestésicos locais e resultar em bloqueio prolongado.

Várias classes de antibióticos podem afetar a transmissão neuromuscular, incluindo aminoglicosídeos (p. ex., gentamicina) e polimixinas. Existem relatos de casos de ampicilina (mas não de outros antibióticos à base de penicilina), macrólidos (eritromicina, azitromicina), tetraciclina e fluoroquinolonas (p. ex., ciprofloxacina) causando fraqueza.

Glicocorticoides são conhecidos por causarem fraqueza, mesmo que eles sejam frequentemente usados para tratar MG. Assim, seria prudente evitar o início de um glicocorticoide no período perioperatório para prevenir este potencial efeito colateral.

Outros medicamentos com potencial para exacerbar fraqueza incluem certos anestésicos locais, betabloqueadores, bloqueadores dos canais de cálcio, antiepilépticos (gabapentina e fenitoína), fenotiazinas, diuréticos, procainamida, magnésio e opioides. Quando qualquer um destes medicamentos é dado, o potencial de fraqueza respiratória ou bulbar deve ser considerado.

Pacientes que recebem anticolinesterases estão em risco de crise colinérgica, que se manifesta por fraqueza paradoxal, juntamente com outros sinais de excesso colinérgico, como os identificados por salivação, lacrimejamento, micção, defecação, desconforto gastrointestinal e vômitos.

Síndrome de Eaton-Lambert e botulismo

Decorre de uma menor liberação de acetilcolina na fenda sináptica, inibida por autoanticorpos (anti-V-GCC) que bloqueiam o canal de cálcio pré-sináptico.

Em 70% dos casos há uma neoplasia maligna associada – metade destas é um carcinoma pulmonar de células pequenas. Fraqueza flutuante e dor predominante na musculatura proximal das pernas, associada boca seca, impotência e a um padrão eletroneuromiográfico patognomônico. É uma das poucas síndromes que possui tratamento específico, que é a 3,4-diaminopiridina, além de benefícios possíveis com plasmaférese e/ou imunossupressão.

O botulismo é uma doença provocada pela ingestão de alimentos que contêm substâncias tóxicas produzidas pela bactéria *Clostridium botulinum*. As toxinas paralisam os músculos, inibindo a liberação de acetilcolina na fenda sináptica. A junção neuromuscular pode ser afetada por muitos fármacos, por certos inseticidas (organofosfóricos) e também devido aos gases nervosos utilizados na guerra química. Algumas destas substâncias impedem a decomposição natural da acetilcolina depois de se ter transmitido o impulso nervoso para o músculo. Alguns antibióticos em doses muito elevadas podem causar debilidade através de um mecanismo semelhante (aminoglicosídeos, lincomicina).

Miopatias

Miopatia do paciente crítico

No entanto, antecedendo estes relatos, em 1977, MacFarlane e Rosenthal descreveram pela primeira vez um quadro denominado miopatia do paciente crítico em paciente com asma grave que manifestou tetraplegia após uso elevado de doses de corticoides e bloqueadores neuromusculares. Posteriormente surgiram, na literatura, inúmeros relatos semelhantes a esse, com diversas nomenclaturas diferentes, dentre elas miopatia necrosante da UTI, miopatia tetraplégica aguda, miopatia esferoidal aguda, síndrome pós-paralisia e miopatia de filamentos grossos.

O défice motor é importante, podendo ser proximal ou global, predominando nos músculos dos quatro membros e músculos respiratórios.

Os dados clínicos, neurofisiológicos e histológicos são fundamentais para se diferenciar a neuropatia ou a miopatia do paciente crítico. Três tipos de miopatia podem ser observados:

1. miopatia com degeneração dos filamentos grossos de miosina, observada geralmente em pacientes asmáticos em ventilação mecânica que foram tratados com elevadas doses de corticoides e/ou curare. A dosagem de creatinoquinase CK é normalmente elevada;

2. miopatia aguda ou subaguda que mostra ao estudo histológico necrose muscular (miopatia necrosante e vacuolar), geralmente reversível. Nesta forma de miopatia observa-se também uma elevação da CPK, que geralmente é mais elevada que no primeiro tipo;

3. atrofia seletiva de fibras do tipo 2; no entanto, é uma modificação

não específica observada também em outros processos patológicos como quadros inflamatórios, paraneoplásicos e miastenia grave dentre outros. Mas nesta condição são os corticoides os agentes responsáveis.

Os mecanismos fisiopatológicos são ainda não esclarecidos, e os fatores que agridem o nervo periférico podem ser os mesmos que afetam as fibras musculares.

Rabdomiólise

A presença de mioglobina na urina reflete necrose muscular de natureza aguda, com comprometimento grave da membrana da célula muscular. Mioglobinúria é sintoma cujas causas são diversas: metabólicas (glicogenoses, lipidoses); tóxicas (álcool, heroína, anfotericina B); inflamatórias (polimiosite dermatomiosite); traumáticas ou isquêmicas. O seu reconhecimento é fundamental devido ao risco de insuficiência renal.

Miopatias tóxicas

A miopatia alcoólica, de natureza crônica, caracterizada por fraqueza muscular proximal, é relativamente frequente, mas raramente é limitante para as atividades da vida diária. Entretanto, a miopatia alcoólica aguda, caracterizada pela presença de dor e edema nos membros inferiores ou, às vezes, por fraqueza generalizada decorrente da rabdomiólise, é mais grave. O tratamento deve ser instituído o mais rapidamente possível devido ao risco de desenvolvimento de mioglobinúria e insuficiência renal aguda. Outras drogas que podem produzir miopatias incluem o ácido aminocaproico, a cloroquina e as drogas citotóxicas.

Miopatias inflamatórias

São doenças de origem autoimune que envolvem o tecido muscular esquelético. Na dermatomiosite há também envolvimento da pele. O diagnóstico é baseado em características clínicas, nas quais chama atenção a fraqueza muscular subaguda de predomínio proximal, disfagia, podendo ocorrer também dor muscular. Existe elevação sérica da CPK e a biópsia muscular apresenta processo inflamatório vascular e perivascular associada à atrofia perifascicular e fibras em necrose (dermatomiosite).

O tratamento é feito com uso de corticosteroides e imunossupressores, com diminuição gradativa conforme a resposta clínica. É fundamental a avaliação rigorosa do quadro clínico para a redução do medicamento, pois as recaídas da doença são difíceis de serem tratadas. Ao menor sinal de fraqueza muscular deve-se retornar à dosagem anterior para evitar o risco de não se conseguir abortar a recaída mesmo com doses mais elevadas. Nos casos que não melhoram pode-se associar imunoglobulina humana endovenosa ou plasmaférese. É importante salientar que, por vezes, é difícil fazer o diagnóstico diferencial entre uma miopatia por corticoide e uma dermatomiosite em atividade fazendo uso dessas drogas. O tratamento consiste no controle da doença endócrina de base ou suspensão dos corticosteroides.

A polimiosite é uma doença caracterizada por inflamação dos músculos. Esta doença evolui até uma fraqueza muscular global. A afecção manifesta-se tipicamente no início nas cinturas escapular e pélvica, mas pode afetar simetricamente os músculos de todo o corpo. A polimiosite manifesta-se quase sempre em adultos entre os 40 e os 60 anos, ou em crianças dos 5 aos 15 anos de idade. As mulheres têm o dobro de probabilidades dos homens de contrair estas doenças. Nos adultos, esta doença pode aparecer de forma isolada ou fazer parte de outros problemas do tecido conjuntivo, como na doença mista do tecido conjuntivo.

A causa é desconhecida, embora seja possível que os vírus ou certas reações autoimunes desempenhem um papel importante no desenvolvimento deste processo.

Os sintomas da polimiosite são semelhantes em todas as idades, mas a doença, em geral, desenvolve-se de maneira mais abrupta nas crianças do que nos adultos. A fraqueza muscular pode começar lentamente ou de maneira repentina e piorar ao longo de algumas semanas ou meses.

Aparecem dores e inflamação das articulações em quase 1/3 das pessoas afetadas. A dor e o inchaço tendem a ser ligeiros. O fenômeno de Raynaud manifesta-se com muita frequência nas pessoas que sofrem de polimiosite juntamente com outras doenças do tecido conjuntivo. A polimiosite não afeta, em geral, órgãos internos, exceto a garganta e o esôfago. Contudo, pode afetar os pulmões, causando falta de ar e tosse.

Também podem aparecer úlceras do estômago ou do intestino, que podem causar fezes sanguinolentas ou negras, com mais frequência em crianças que em adultos.

Há certos critérios que são utilizados para estabelecer o diagnóstico: fraqueza muscular nos ombros ou nas ancas, erupção cutânea característica, aumento dos valores de certas enzimas musculares no sangue, alterações características no tecido examinado ao microscópio e anomalias na atividade elétrica dos músculos, o que se mede com um instrumento chamado eletromiógrafo. Podem ser necessárias análises especiais sobre amostras do tecido muscular para afastar outras alterações que afetam os músculos.

Os valores das enzimas musculares no sangue (como a creatinoquinase) são, com frequência, superiores ao normal, indicando uma lesão muscular. Estas enzimas medem-se periodicamente em amostras de sangue para controlar a doença. Em geral, esses valores voltam à normalidade (ou quase) com um tratamento eficaz.

O corticosteroide, em doses elevadas, costuma restabelecer lentamente a força, alivia a dor e o edema, controlando desse modo a doença. Administram-se também medicamentos imunossupressores. Quando estes medicamentos são ineficazes, deve-se administrar gamaglobulina por via endovenosa. Quando a polimiosite ou dermatomiosite estão associadas com uma neoplasia maligna, em geral não respondem bem ao tratamento. Contudo, o estado do paciente melhora se o câncer for tratado com

sucesso. Por outro lado, existe risco de morte para os adultos com doença grave e progressiva, dificuldade na deglutição, desnutrição, pneumonia ou insuficiência respiratória.

Miopatias por corpos de inclusão (MCI) são afecções progressivas caracterizadas pela presença de corpos de inclusão na biópsia muscular. Formas esporádicas e hereditárias têm sido descritas. As duas formas possuem inclusões intracitoplasmáticas e intranucleares no tecido muscular. A identificação de famílias com MCI transmitida de forma autossômica dominante ou recessiva permitiu a subdivisão das MCI nas formas hereditária e esporádica.

Existe grande heterogeneidade clínica e genética nas famílias com MCI hereditária, mas de maneira geral os pacientes exibem início da doença mais precoce e não apresentam o infiltrado inflamatório abundante encontrado na forma esporádica. Uma forma de MCI autossômica recessiva encontrada em judeus iranianos que poupa o quadríceps teve o gene mapeado recentemente no cromossomo 9p1-q1. A MCI esporádica é considerada uma miopatia inflamatória idiopática que predomina em indivíduos do sexo masculino e geralmente apresenta início após os 50 anos de idade, evolução lenta e refratariedade ao tratamento. As enzimas séricas de origem muscular podem estar normais ou pouco aumentadas e a eletromiografia pode mostrar padrão miopático, neuropático ou misto. O diagnóstico de MCI fundamenta-se nas alterações encontradas na biópsia muscular. O acúmulo de príons, substância amiloide e de diversas proteínas características da doença de Alzheimer nas fibras musculares da MCI levantou a hipótese de que a doença possa ter caráter degenerativo.

Distrofia muscular de Duchenne

Essa é a forma de distrofia muscular mais comum, de herança recessiva ligada ao X (Xp21). Este gene codifica uma proteína de membrana chamada distrofina, ausente na distrofia muscular de Duchenne. Na distrofia muscular de Duchenne os primeiros sintomas são detectados no início da primeira infância. Após a primeira década o paciente está restrito à cadeira de rodas. Cifoescoliose e retrações tendíneas ocorrem durante a evolução. O óbito dos pacientes ocorre em consequência do comprometimento das musculaturas respiratória e cardíaca, por volta dos 15 aos 18 anos de vida.

O diagnóstico é clínico, confirmado pela dosagem de enzimas musculares (CK e aldolase) e por exame do DNA. Quando o exame do DNA não detecta as deleções, que são as alterações gênicas mais comuns, realiza-se então a biópsia de músculo com estudo da distrofina por reações imuno-histoquímicas. Não há um tratamento específico efetivo.

Miopatias congênitas

Miopatias congênitas são afecções musculares primárias que apresentam alterações morfológicas das fibras musculares. As características clínicas mais importantes são hipotonia neonatal com atraso no desenvolvimento motor não progressivo, atrofia muscular e altera-ções dismórficas, podendo haver melhora na função motora com a evolução.

O diagnóstico deve ser feito por biópsia muscular e estudo do DNA. As miopatias congênitas mais frequentes são: *central core*, centronuclear, *multicore*, nemalínica e desproporção do tipo de fibras. A miopatia *central core* tem associação com a hipertermia maligna, devendo-se ter cuidado em procedimentos anestésicos, especialmente com o uso de succinilcolina e halotano.

Paralisia periódica

Paralisia periódica (PP) é uma doença muscular da família de doenças chamadas canalopatias, manifestada por episódios de fraqueza muscular indolor. Estes episódios podem ser precipitados por exercício pesado, jejum ou refeições ricas em carboidratos. PP é classificada como hipocalêmica quando os episódios ocorrem em associação com baixos níveis de potássio no sangue, normocalêmica ou como hipercalêmica quando os episódios podem ser induzidos por potássio elevado. A maioria dos casos de PP é hereditária, geralmente com um padrão de herança autossômica dominante. Os casos adquiridos de PP hipocalêmica foram descritos em associação com hipertireoidismo.

Em contraste com outras formas de doença da tireoide, que são mais comuns em mulheres, a PP com hipertireoidismo é muito mais frequentemente vista em homens. A prevalência desta forma de PP também é maior em asiáticos. Esse diagnóstico deve ser considerado quando este grupo demográfico apresentar fraqueza marcada indolor após exercício físico ou alterações na dieta.

Como acontece na PP hipocalcêmica familiar, a suplementação de potássio leva a melhora da fraqueza. Em uma série de casos retrospectivos, os pacientes que receberam potássio endovenoso se recuperaram mais rapidamente do que aqueles que receberam suplementação oral. É essencial monitorar de perto o potássio sérico e recomenda-se monitoração cardíaca para todos os doentes durante o tratamento. Uma consulta de cardiologia deve ser obtida para arritmias graves/alterações do ECG. A correção da hipomagnesemia, se presente, também é recomendada.

A restauração do eutireoidismo elimina ataques de PP associada ao hipertireoidismo. Quando os pacientes se tornam eutireóideos, o EMG normaliza e os ataques não são mais induzíveis. O manejo do hipertireoidismo difere de acordo com a etiologia subjacente. Em uma série de 16 pacientes com PP tireotóxica secundária à doença de Graves que foram acompanhados por 14 anos, o tratamento com iodo radioativo ou cirurgia pareceu ser mais eficaz na prevenção de recaídas do que o tratamento com drogas antitireoidianas sozinho.

A administração de medicamentos betabloqueadores como o propranolol (40 a 120 mg por dia), com ou sem suplementação de potássio, também demonstrou diminuir a frequência e a gravidade dos ataques e pode ser usada como medida temporizadora até que um estado tireoidiano normal seja alcançado. Deve ser administrado um betabloqueador não seletivo (p. ex., propranolol). Tal como acontece com a PP hipocalêmica, fatores precipitantes como exercícios pesados, dietas ricas em carboidratos e álcool devem ser evitados.

Bibliografia consultada

1. Alshekhlee A, Hussain Z, Sultan B, Guillain-Barre syndrome: Incidence and mortality rates in US hospitals. Neurology. 2008;70:1608-1613.
2. Anderson KE. Porphyrias: An overview. UpToDate. Mar 31, 2016.
3. Berciano J, García A, Figols J. Perineurium contributes to axonal damage in acute inflammatory demyelinating polyneuropathy. Neurology. 2000 Aug;55:552-559.
4. Bohan A, Peter JB. Polymyositis and dermatomyositis (first of two parts). N Engl J Med. 1975;292(7):344-7.
5. Bolton CF. The value of diagnostic imaging techniques in the management of diseases of the nervous system. Con Med Assoc J. 1984;130:1425-1426.
6. Calabrese LH, Chou SM. Inclusion body myositis. Rheum Dis Clin North Am. 1994;20:955-972.
7. Campbell WW, DeJong RN; Haerer AF. DeJong's the neurologic examination. 5 ed. Philadelphia: JB Lippincott; 1992.
8. Conwit GL. Hypokalemic periodic paralysis. UpToDate. jul 23, 2014.
9. Dalakas MC. Polymyositis, dermatomyositis and inclusion-body myositis. N Engl J Med. 1991;325:1487-1498.
10. Deconinck N, Van Parijs V, Beckers-Bleukx G, Van den Bergh P. Critical illness myopathy unrelated to corticosteroids or neuromuscular blocking agents. Neuromuscul Disord. 1998 May;8(3-4):186-92.
11. Druschky A, Herkert M, Radespiel-Troger M, et al. Critical illness poly-Critical illness polyneuropaty: clinical findings and cell culture assay of neurotoxicity assessed by a prospective study. Intensive Care Med. 2001;27:686-693.
12. Dyck PJ, Thomas PK, Lambert EH, Bunge R. Peripheral Neuropathy 2 ed. Philadelphia: Saunders; 1984.
13. Engel AG, Franzini-Armstrong C. Myology. 3. ed. New York: McGraw-Hill; 2004.
14. Garnacho-Montero J, Amaya-Villar R, Garcia-Garmendia Jl, et al. Effect of critical illness polyneuropathy on the withdrawal from mechanical ventilation and the length of stay in septic patients. Crit Care Med. 2005;33:349-354.
15. Hund E. Myopathy in critically ill patients. Crit Care Med 1999 Nov;27(11):2544-7.
16. Oddis CV, Rider LG, Reed AM, Ruperto N, Brunner HI, Koneru B, et al. International consensus

guidelines for trials of therapies in the idiopathic inflammatory myopathies. Arthritis Rheum. 2005;52(9):2607-15.

17. Jordan I, Cambra FJ, Alcover E, Colomer J, Campistol J, Caritg J, et al. Neuromuscular pathology in a critical pediatric patient. Rev Neurol 1999 Sep 1-15;29(5):432-5.

18. Lacomis D, Giuliani MJ, Van Cott A, Kramer DJ., Acute myopathy of intensive care: clinical, electromyographic, and pathological aspects. Ann Neurol. 1996 Oct;40(4):645-54.

19. MacFarlane IA, Rosenthal FD. Severe miopaty after status asthmaticus. Lancet. 1977;2:615.

20. Nachamkin I, Allos BM, Ho T. Campylobacter Species and Guillain-Barre Syndrome. Clin Microbiol Rev. 1998;11:555-567.

21. Rantala H, Uhari M, Niemela M. Occurrence, clinical manifestations, and prognosis of Guillain-Barré syndrome. Arch Dis Child. 1991;66:706-709.

22. Seneviratne U. Guillain-Barre syndrome. Postgrad Med J., 2000 Dec;76:774-782.

Capítulo

22

PRINCÍPIOS DE RADIOCIRURGIA

Robson Ferrigno

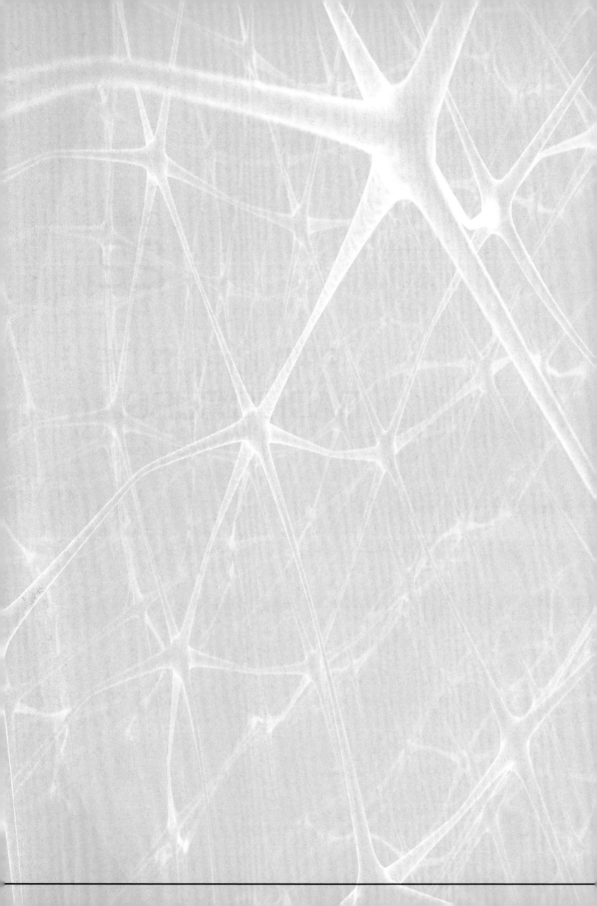

Introdução

A radiocirurgia é definida como uma técnica de radioterapia que possui a capacidade de depositar altas doses de radiação em alvos de pequenos volumes no interior do crânio através de uma única aplicação. Embora o termo radiocirurgia seja inadequado, uma vez que o processo não é cirúrgico nem tampouco invasivo, ele ficou definitivamente incorporado no meio médico. A proposta de usar doses únicas e altas de radiação dirigidas com alto grau de exatidão em tumores intracranianos e doenças funcionais forma a base desse método de tratamento.

A grande distinção dessa técnica de radioterapia é a elevadíssima precisão de posicionamento, realizada por meio de uma adequada fixação da cabeça do paciente. Geralmente essa fixação é alcançada através da colocação de anel de estereotaxia. Atualmente, com métodos de imagem de verificação de posicionamento, tem sido possível substituir esses anéis, que são presos com parafusos na calota craniana do paciente por máscaras de fixação, que são menos invasivas e não requerem emprego de anestésicos (Figura 22.1).

A radiocirurgia pode ser realizada por um equipamento chamado *Gammaknife*, caracterizado por um conjunto de 201 fontes de cobalto-60 e colimadores individuais, com diâmetro entre e 4 a 18 mm, que focalizam o feixe para um ponto chamado de isocentro por meio de aceleradores lineares com alta confiabilidade de entrega de dose e exatidão mecânica, e por equipamentos que possuem sistemas robotizados, como o *Cyberknife*.

Os aceleradores lineares de última geração permitem a incorporação de acessórios para radiocirurgia, a distribuição de dose é similar ao *Gammaknife*, seu custo inicial e de manutenção é inferior ao dos outros equipamentos e podem ser usados para tratar tumores extracranianos.

Os *Cyberknifes* são máquinas com um grau de exatidão elevado, permitem tratar campos de várias dimensões intra e extracranianos, porém possuem custo inicial e operacional elevado e o tempo de tratamento é maior que dos outros métodos, limitando o número de pacientes a serem tratados por dia.

Como os aceleradores lineares realizam outras técnicas de tratamento, esses aparelhos possuem uma melhor relação de custo e efetividade, motivo pelo qual

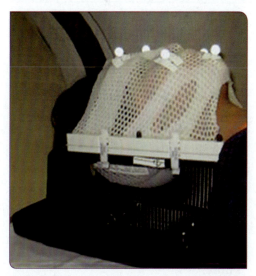

Figura 22.1 – Paciente com a cabeça imobilizada com máscara termoplástica para ser tratado com radiocirurgia.

a grande maioria das radiocirurgias realizadas atualmente no Brasil é através de aceleradores lineares.

A logística mais confortável para os pacientes que necessitam de radiocirurgia é realizada através de aceleradores lineares que possuem sistemas de imagens que permitem a precisa localização do paciente. Tão logo o paciente é posicionado, o segmento do corpo, no caso da radiocirurgia, o crânio, é radiografado e essas imagens são fundidas com as realizadas no planejamento. Se houver algum desvio da cabeça do paciente, mesmo que milimétrico, a mesa robótica corrige esse posicionamento, garantindo a precisão do método. Esses sistemas de imagem são conhecidos pela sigla inglesa IGRT (*Image Guided Radiation Therapy*). Com isso, não há necessidade de tratar os pacientes com a guia estereotáxica e, quando há necessidade de tratar mais de um alvo, o paciente pode ser submetido a aplicações em dias diferentes, poupando-o de tempo excessivo posicionado na máquina.

Etapas e execução da radiocirurgia

- Imobilização do paciente.
- Aquisição de imagens (tomografia e ressonância).
- Definição dos volumes-alvo e órgãos normais nas imagens enviadas para o computador.
- Planejamento e cálculo da entrega de dose.
- Aprovação do plano e transferência dos dados para a máquina.

- Verificação de posicionamento do paciente.
- Tratamento.

A imobilização é o primeiro passo para a execução da radiocirurgia. Dependendo do sistema operacional, essa imobilização é realizada através de guia estereotáxica ou de máscaras de plástico, conforme ilustrado na Figura 22.1. É importante que a imobilização não permita que o paciente consiga mexer a cabeça para que não haja desvio de radiação do alvo determinado.

A aquisição de imagens é realizada para definição do alvo e planejamento da entrega de dose pelo profissional de Física Médica. Para melhor definição do alvo e das estruturas normais que necessitam ser protegidas, são realizadas ressonância nuclear magnética (RNM) e tomografia computadorizada de crânio. Ambas as imagens são transferidas para um programa de computador que realizará a fusão das imagens. O alvo e a maioria das estruturas são delineados na ressonância nuclear magnética (RNM) e o cálculo de dose é realizado nas imagens da tomografia. A tomografia é realizada com o sistema de fixação da cabeça, enquanto a RNM é realizada sem esse aparato.

Após delineação dos alvos e das estruturas normais, o físico irá realizar o planejamento da entrega de dose, de forma a concentrar a radiação na lesão a ser tratada, poupando ao mesmo tempo as estruturas normais adjacentes. Isso é realizado através da incidência de vários feixes de radiação em direção ao alvo (Figura 22.2).

22 | PRINCÍPIOS DE RADIOCIRURGIA

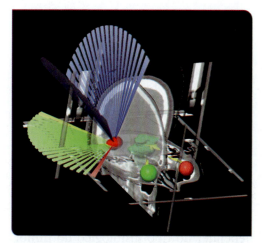

Fig. 22.2. Ilustração dos feixes de radiação convergentes para concentração de dose na área da lesão a ser tratada.

A avaliação do plano para aprovação é realizada pelo médico especialista em radioterapia, pelo neurocirurgião com experiência em radiocirurgia ou por ambos. Nesse momento, o médico avalia a distribuição de dose tanto no volume-alvo como nas estruturas normais (Figura 22.3). Uma vez aprovado o plano, esse é enviado por rede para o equipamento.

No momento da aplicação da radiocirurgia, o paciente é posicionado na máquina com o dispositivo de fixação da cabeça e a exata posição é verificada. Após acerto do posicionamento com precisão milimétrica, o equipamento

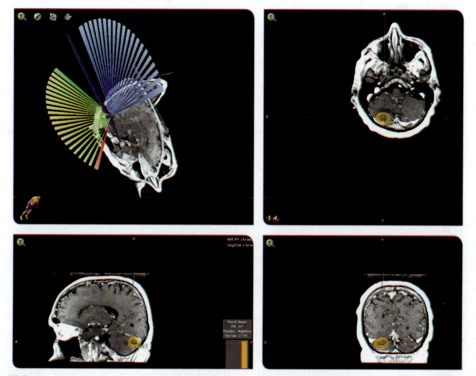

Fig. 22.3. Feixe convergentes de radiação e cortes de ressonância magnética nuclear de crânio mostrando a distribuição concentrada de dose na lesão cerebral.

executa as ações previamente definidas pelo planejamento, tais como ângulo da mesa, ângulo do aparelho para cada entrada dos feixes de radiação e tempo de liberação de cada feixe para liberação da dose prescrita no alvo.

Aplicações clínicas da radiocirurgia

A radiocirurgia é empregada principalmente nas seguintes situações clínicas:

- metástases cerebrais;
- malformações arteriovenosas (MAVs);
- tumores benignos cerebrais (neurinoma do acústico, meningiomas e adenoma de hipófise).

Outras indicações incluem tumores recidivados após cirurgia e/ou radioterapia e alterações funcionais, tais como TOC, neuralgia de trigêmeo, epilepsia, etc.

Metástases cerebrais

A indicação mais frequente para radiocirurgia é para o tratamento de metástases cerebrais. Essas constituem um alvo ideal para radiocirurgia por serem, em geral, esféricas, e por estarem frequentemente em áreas não eloquentes, na junção entre o córtex e a substância branca, permitindo a irradiação com uma única dose elevada e com baixo risco de complicações. A radiocirurgia apresenta algumas vantagens sobre a cirurgia das metástases. Os resultados são semelhantes, é aplicável para lesões em qualquer situação anatômica, independentemente de sua acessibilidade cirúrgica, é utilizada em pacientes com mais de uma metástase, sendo comum o tratamento de duas a cinco lesões em uma mesma sessão. Outras vantagens incluem a eliminação dos riscos de sangramento, infecção e hospitalização. O paciente retorna imediatamente às suas atividades, não havendo período de recuperação, e a relação custo-benefício favorece a radiocirurgia quando comparada à cirurgia.

As principais indicações de radiocirurgia para metástases cerebrais incluem pacientes com até quatro lesões, podendo ser tratadas até mais lesões, a depender do tipo histológico do tumor primário e da situação clínica do paciente, e lesões com diâmetro máximo até 3 cm. O controle das lesões com até 3 cm no maior diâmetro, tratadas com radiocirurgia, gira em torno de 70 a 90%[1-4].

É possível tratar lesões cerebrais residuais ou recaídas após o emprego de radioterapia de todo o cérebro. Durante muito tempo se utilizou a radiocirurgia para tratamento das metástases cerebrais apenas após a utilização de radioterapia de todo o cérebro. Com o passar do tempo, algumas instituições começaram a empregar a radiocirurgia antes da radioterapia de todo o cérebro, na tentativa de adiar o máximo possível a irradiação total do cérebro.

Estudos prospectivos e randomizados que compararam radioterapia de todo o cérebro e apenas radiocirurgia das lesões reportaram que, para pacientes com até quatro lesões cerebrais, a radiocirurgia das lesões, adiando a radioterapia de todo o cérebro ou outra estratégia para resgate, não alterou a sobrevida dos pacientes[5-7]. Pelo fato de a irradiação de todo o cérebro causar défice neurocognitivo e alguns efeitos agudos, tais como alopecia, eritema do couro cabeludo, fadiga, foliculite, otite média, alteração de paladar e diminuição do apetite, muitos serviços passaram a adotar a estratégia de começar o tratamento das lesões cerebrais com radiocirurgia, adiando ou até mesmo evitando o emprego da radioterapia para os pacientes com até quatro lesões.

Os sintomas mais comuns após a radiocirurgia, que aparecem em torno de 12 a 48 horas, incluem náuseas leves, tonturas e cefaleia, em geral transitórias e responsivas aos corticosteroides. Se não houver edema perilesional e sinais e sintomas neurológicos, os pacientes com metástases cerebrais submetidos à radiocirurgia não necessitam receber corticosteroides. Se houver necessidade para diminuição do edema provocado tanto pela lesão como pela própria radiocirurgia, ou para controle de sintomas, recomenda-se o emprego de dexametasona, com dose de 4 a 16 mg por dia.

A complicação tardia mais frequente da radiocirurgia é a radionecrose, que gira em torno de 10%[8-11]. Quando há efeito de massa e consequentes sinais e sintomas neurológicos, os pacientes devem ser tratados com ressecção cirúrgica, caso não respondam ao corticoide e estejam em área ressecável. Os fatores para aumento das chances de radionecrose incluem radioterapia prévia de todo o cérebro, radiocirurgia prévia da lesão e lesões maiores que 3 cm. Para lesões grandes (> 3 cm) ou previamente irradiadas, recomenda-se a radioterapia estereotáxica fracionada, ou seja, em vez de dose única, utilizar dose prescrita fracionada em torno de três a cinco aplica-ções diárias, com o intuito de diminuir as chances de radionecrose[12,13].

Malformações arteriovenosas

As malformações arteriovenosas (MAV) podem ser observadas, a depender do risco de sangramento, ou tratadas com cirurgia, embolização ou radiocirurgia. A decisão da melhor terapêutica depende do risco de hemorragia, da localização e do volume. Os melhores candidatos para radiocirurgia são os pacientes que possuem MAV com alto risco de sangramento, de pequeno volume (até 3 cm no maior diâmetro) e localizadas em áreas inacessíveis à cirurgia, como o central core.

A liberação de dose única no *nidus* da MAV promove trombose progressiva dos vasos devido à hiperplasia do endotélio dos vasos, levando a um processo de endarterite obliterante e fechamento desses vasos. O período de latência, definido como o intervalo de tempo entre a radiocirurgia e o fechamento da MAV, é de 1 a 3 anos e, às vezes, até mais[14]. Em geral, o risco de sangramento diminui para 54% durante o período de latência e para 88% após a obliteração[15-17].

As chances de obliteração das MAV dependem do tamanho da lesão e da dose de radiação. Para lesões até 3 cm no maior diâmetro ou menores, a taxa de obliteração em 3 anos gira em torno de 80%[18-23], ao passo que para lesões maiores varia de 30 a 70% em 3 anos[24-26]. Com relação à dose de radiação liberada, as taxas de sucesso estão em torno de 70, 80 e 90% para doses de 16, 18 e 20 Gy, respectivamente[27-29].

O principal risco de complicação de uma radiocirurgia é a radionecrose, que gira em torno de 8%[30]. Segundo as principais séries da literatura, o risco de radionecrose com défice neurológico permanente gira em torno de 1 a 3%[24,25,27,31,32]. Os riscos de complicações aumentam de acordo com a localização, sendo maiores em áreas eloquentes como tálamo, gânglios da base e tronco cerebral[23,33], com o volume de radiação (> 14 mL) e dose maior que 16 Gy[34].

Tumores benignos cerebrais

Dependendo do tamanho e da localização, a radiocirurgia pode ser utilizada como opção terapêutica para alguns tumores benignos, tais como o neurinoma do nervo acústico, os meningiomas e os adenomas de hipófise. A radiocirurgia pode ser uma alternativa à ressecção cirúrgica, devido à menor morbidade, ou como opção única em tumores irressecáveis.

Os neurinomas ou schwannomas e os meningiomas do VIII par (acústico), considerados pequenos (até 3 cm de diâmetro), são preferencialmente tratados com radiocirurgia devido à maior probabilidade de preservação da audição do que a cirurgia. Experiências uni-institucionais que utilizaram doses de radiocirurgia entre 12 e 13 Gy, em lesões até 3 cm, reportaram controle local de 91 a 100% em 10 anos e complicações dos nervos trigêmeo ou facial abaixo de 39%[35].

A taxa de preservação auditiva pelas principais séries gira em torno de 60 a 70%[36], porém estudos de seguimento longo reportam declínio da acuidade auditiva de aproximadamente 25% em 10 anos[36-38]. Como essas taxas de preservação auditiva são melhores que as da cirurgia, a radiocirurgia é a opção preferencial para tratamento dessas lesões. Para lesões maiores que 3 cm ou aderidas ao tronco cerebral, a radioterapia estereotáxica fracionada, em torno de 30 aplicações para dose final de 54 Gy é uma opção preferencial, por manter um controle local favorável e menores taxas de complicações[39-41].

Os meningiomas com tamanho até 3 cm e localização em área sem predisposição à complicação da radioterapia podem ser tratados com radiocirurgia, principalmente quando irressecáveis, como os localizados na base do crânio ou em pacientes com alto risco de complicações cirúrgicas. As principais séries da literatura reportam controle local acima de 90% em 5 anos, com dose única de 12 a 14 Gy[42-44]. Dose acima de 18 Gy deve ser evitada nos casos envolvimento de nervos cranianos, pelo risco aumentado de complicações. Nos casos de lesões grandes ou próximas a estruturas com risco de complicações, como vias ópticas, e inacessíveis à cirurgia, a radioterapia estereotáxica fracionada é uma alternativa razoável devido ao menor risco de complicações que a radiocirurgia[45,46].

Os adenomas de hipófise com tamanho até de 3 cm no maior diâmetro e de distância no mínimo de 3 mm do quiasma óptico podem ser tratados com radiocirurgia após ressecção cirúrgica incompleta. Os resultados de controle local em 5 anos giram em torno de 80 a 90%[47,48] e, entre os adenomas funcionantes, o controle hormonal varia de 30 a 70%, a depender das séries, e com índice de complicações abaixo de 5%[49-52].

O sucesso do tratamento com radio-cirurgia, medido pela eficácia do controle local da lesão tratada e pelos índices de complicações, depende de alguns fatores tais como seleção adequada de pacientes, dose prescrita, equipamentos adequados, cuidados técnicos para liberação de dose em estruturas normais e controle de qualidade na execução do tratamento. Para tanto, é fundamental a composição de tecnologia e profissionais habilitados para tal.

Referências bibliográficas

1. Hussain A, Brown PD, Stafford SL, Pollock BE. Stereotactic radiosurgery for brainstem metastases: Survival, tumor control, and patient outcomes. Int J Radiat Oncol Biol Phys. 2007;67:521.

2. Trifiletti DM, Lee CC, Kano H, et al. Stereotactic Radiosurgery for Brainstem Metastases: An International Cooperative Study to Define Response and Toxicity. Int J Radiat Oncol Biol Phys. 2016;96:280.

3. Schomas DA, Roeske JC, MacDonald RL, et al. Predictors of tumor control in patients treated with linac-based stereotactic radiosurgery for metastatic disease to the brain. Am J Clin Oncol. 2005;28:180.

4. Rodrigues G, Zindler J, Warner A, Lagerwaard F. Recursive partitioning analysis for the prediction of stereotactic radiosurgery brain metastases lesion control. Oncologist. 2013;18:330.

5. Kocher M, Soffietti R, Abacioglu U, et al. Adjuvant whole-brain radiotherapy versus observation after radiosurgery or surgical resection of one to three cerebral metastases: results of the EORTC 22952-26001 study. J Clin Oncol. 2011;29:134.

6. Aoyama H, Shirato H, Tago M, et al. Stereotactic radiosurgery plus whole-brain radiation therapy vs stereotactic radiosurgery alone for treatment of brain metastases: a randomized controlled trial. JAMA. 2006;295:2483.

7. Brown PD, Jaeckle K, Ballman KV, et al. Effect of Radiosurgery Alone vs Radiosurgery With Whole Brain Radiation Therapy on Cognitive Function in Patients With 1 to 3 Brain Metastases: A Randomized Clinical Trial. JAMA. 2016;316:401.

8. Shaw E, Scott C, Souhami L, et al. Single dose radiosurgical treatment of recurrent previously irradiated primary brain tumors and brain metastases: final report of RTOG protocol 90-05. Int J Radiat Oncol Biol Phys. 2000;47:291.

9. Petrovich Z, Yu C, Giannotta SL, et al. Survival and pattern of failure in brain metastasis treated with stereotactic gamma knife radiosurgery. J Neurosurg. 2002;97:499.

10. Sneed PK, Mendez J, Vemer-van den Hoek JG, et al. Adverse radiation effect after stereotactic radiosurgery for brain metastases: incidence, time course, and risk factors. J Neurosurg. 2015;123:373.

11. Miller JA, Bennett EE, Xiao R, et al. Association Between Radiation Necrosis and Tumor Biology After Stereotactic Radiosurgery for Brain Metastasis. Int J Radiat Oncol Biol Phys. 2016;96:1060.

12. Higuchi Y, Serizawa T, Nagano O, et al. Three-staged stereotactic radiotherapy without whole brain irradiation for large metastatic brain tumors. Int J Radiat Oncol Biol Phys. 2009;74:1543.

13. Minniti G, Scaringi C, Paolini S, et al. Single-Fraction Versus Multifraction (3 × 9 Gy) Stereotactic Radiosurgery for Large (>2 cm) Brain Metastases: A Comparative Analysis of Local Control and Risk of Radiation-Induced Brain Necrosis. Int J Radiat Oncol Biol Phys. 2016;95:1142.

14. Karlsson B, Lax I, Söderman M. Risk for hemorrhage during the 2-year latency period following gamma knife radiosurgery for arteriovenous malformations. Int J Radiat Oncol Biol Phys. 2001;49:1045.

15. Friedman WA, Blatt DL, Bova FJ, et al. The risk of hemorrhage after radiosurgery for arteriovenous malformations. J Neurosurg. 1996;84:912.

16. Yen CP, Sheehan JP, Schwyzer L, Schlesinger D. Hemorrhage risk of cerebral arteriovenous malformations before and during the latency period after GAMMA knife radiosurgery. Stroke. 2011;42:1691.

17. Maruyama K, Kondziolka D, Niranjan A, et al. Stereotactic radiosurgery for brainstem arteriovenous malformations: factors affecting outcome. J Neurosurg. 2004;100:407.

18. Sun DQ, Carson KA, Raza SM, et al. The radiosurgical treatment of arteriovenous malformations: obliteration, morbidities, and performance status. Int J Radiat Oncol Biol Phys. 2011;80:354.

19. Kurita H, Kawamoto S, Sasaki T, et al. Results of radiosurgery for brain stem arteriovenous malformations. J Neurol Neurosurg Psychiatry. 2000;68:563.

20. Lunsford LD, Kondziolka D, Flickinger JC, et al. Stereotactic radiosurgery for arteriovenous malformations of the brain. J Neurosurg. 1991;75:512.

21. Ogilvy CS. Radiation therapy for arteriovenous malformations: a review. Neurosurgery. 1990;26:725.

22. Fabrikant JI, Levy RP, Steinberg GK, et al. Stereotactic charged-particle radiosurgery: clinical results of treatment of 1200 patients with intracranial arteriovenous malformations and pituitary disorders. Clin Neurosurg. 1992;38:472.

23. Skjøth-Rasmussen J, Roed H, Ohlhues L, et al. Complications following linear accelerator based stereotactic radiation for cerebral arteriovenous malformations. Int J Radiat Oncol Biol Phys. 2010;77:542.

24. Lunsford LD, Kondziolka D, Flickinger JC, et al. Stereotactic radiosurgery for arteriovenous malformations of the brain. J Neurosurg. 1991;75:512.

25. Fabrikant JI, Levy RP, Steinberg GK, et al. Stereotactic charged-particle radiosurgery: clinical results of treatment of 1200 patients with intracranial arteriovenous malformations and pituitary disorders. Clin Neurosurg. 1992;38:472.

26. Friedman WA, Bova FJ, Bollampally S, Bradshaw P. Analysis of factors predictive of success or complications in arteriovenous malformation radiosurgery. Neurosurgery. 2003;52:296.

27. Pollock BE, Meyer FB. Radiosurgery for arteriovenous malformations. J Neurosurg. 2004;101:390.

28. Flickinger JC, Pollock BE, Kondziolka D, Lunsford LD. A dose-response analysis of arteriovenous malformation obliteration after radiosurgery. Int J Radiat Oncol Biol Phys. 1996;36:873.

29. Karlsson B, Lindquist C, Steiner L. Prediction of obliteration after gamma knife surgery for cerebral arteriovenous malformations. Neurosurgery. 1997;40:425.

30. Flickinger JC, Kondziolka D, Lunsford LD, et al. A multi-institutional analysis of complication outcomes after arteriovenous malformation radiosurgery. Int J Radiat Oncol Biol Phys. 1999;44:67.

31. Ding D, Yen CP, Xu Z, et al. Radiosurgery for patients with unruptured intracranial arteriovenous malformations. J Neurosurg. 2013;118:958.

32. Yang SY, Kim DG, Chung HT, Paek SH. Radiosurgery for unruptured cerebral arteriovenous malformations: long-term seizure outcome. Neurology. 2012;78:1292.

33. Flickinger JC, Kondziolka D, Lunsford LD, et al. Development of a model to predict permanent symptomatic postradiosurgery injury for arteriovenous malformation patients. Arteriovenous Malformation Radiosurgery Study Group. Int J Radiat Oncol Biol Phys. 2000;46:1143.

34. Miyawaki L, Dowd C, Wara W, et al. Five year results of LINAC radiosurgery for arteriovenous malformations: outcome for large AVMS. Int J Radiat Oncol Biol Phys. 1999;44:1089.

35. Murphy ES, Suh JH. Radiotherapy for vestibular schwannomas: a critical review. Int J Radiat Oncol Biol Phys. 2011;79:985.

36. Roos DE, Potter AE, Brophy BP. Stereotactic radiosurgery for acoustic neuromas: what happens long term? Int J Radiat Oncol Biol Phys. 2012;82:1352.

37. Hasegawa T, Kida Y, Kato T, et al. Long-term safety and efficacy of stereotactic radiosurgery for vestibular schwannomas: evaluation of 440 patients more than 10 years after treatment with Gamma Knife surgery. J Neurosurg. 2013;118:557.

38. Carlson ML, Jacob JT, Pollock BE, et al. Long-term hearing outcomes following stereotactic radiosurgery for vestibular schwannoma: patterns of hearing loss and variables influencing audiometric decline. J Neurosurg. 2013;118:579.

39. Combs SE, Welzel T, Schulz-Ertner D, et al. Differences in clinical results after LINAC-based single-dose radiosurgery versus fractionated stereotactic radiotherapy for patients with vestibular schwannomas. Int J Radiat Oncol Biol Phys. 2010;76:193.

40. Williams JA. Fractionated stereotactic radiotherapy for acoustic neuromas. Int J Radiat Oncol Biol Phys. 2002;54:500.

41. Koh ES, Millar BA, Ménard C, et al. Fractionated stereotactic radiotherapy for acoustic neuroma: single-institution experience at The Princess Margaret Hospital. Cancer. 2007;109:1203.

42. Lee JY, Niranjan A, McInerney J, et al. Stereotactic radiosurgery providing long-term tumor control of cavernous sinus meningiomas. J Neurosurg. 2002;97:65.

43. Hakim R, Alexander E 3rd, Loeffler JS, et al. Results of linear accelerator-based radiosurgery for intracranial meningiomas. Neurosurgery. 1998;42:446.

44. Pollock BE, Stafford SL, Link MJ, et al. Single-fraction radiosurgery for presumed intracranial meningiomas: efficacy and complications from a 22-year experience. Int J Radiat Oncol Biol Phys. 2012;83:1414.

45. Debus J, Wuendrich M, Pirzkall A, et al. High efficacy of fractionated stereotactic radiotherapy of large base-of-skull meningiomas: long-term results. J Clin Oncol. 2001;19:3547.

46. Milker-Zabel S, Zabel A, Schulz-Ertner D, et al. Fractionated stereotactic radiotherapy in patients with benign or atypical intracranial meningioma: long-term experience and prognostic factors. Int J Radiat Oncol Biol Phys. 2005;61:809.

47. Mitsumori M, Shrieve DC, Alexander E 3rd, et al. Initial clinical results of LINAC-based stereotactic radiosurgery and stereotactic radiotherapy for pituitary adenomas. Int J Radiat Oncol Biol Phys. 1998;42:573.

48. Sheehan JP, Niranjan A, Sheehan JM, et al. Stereotactic radiosurgery for pituitary adenomas: an intermediate review of its safety, efficacy, and role in the neurosurgical treatment armamentarium. J Neurosurg. 2005;102:678.

49. Landolt AM, Haller D, Lomax N, et al. Stereotactic radiosurgery for recurrent surgically treated acromegaly: comparison with fractionated radiotherapy. J Neurosurg. 1998;88:1002.

50. Sheehan JP, Pouratian N, Steiner L, et al. Gamma Knife surgery for pituitary adenomas: factors related to radiological and endocrine outcomes. J Neurosurg. 2011;114:303.

51. Castinetti F, Nagai M, Dufour H, et al. Gamma knife radiosurgery is a successful adjunctive treatment in Cushing's disease. Eur J Endocrinol. 2007;156:91.

52. Pollock BE, Jacob JT, Brown PD, Nippoldt TB. Radiosurgery of growth hormone-producing pituitary adenomas: factors associated with biochemical remission. J Neurosurg. 2007;106:833.

Capítulo

23

MORTE ENCEFÁLICA

Rafael Lisboa de Souza

Analisando o tema da morte através de uma perspectiva histórica, percebemos que seu conceito está em constante evolução. Os gregos antigos viam o coração como o centro da vida, e somente a ausência de batimentos cardíacos faria a distinção entre a vida e a morte. Os judeus consideravam a respiração como o sinal de vida[1,2]. Assim, surge a ideia da morte cardiorrespiratória como a ausência de batimentos cardíacos e movimentos respiratórios.

Por outro lado, o conceito de morte encefálica é muito recente e contemporâneo ao aparecimento das unidades de terapia intensiva e da ventilação mecânica, que permitiram a manutenção artificial das funções hemodinâmica e respiratória em pacientes com lesão encefálica catastrófica. Neste contexto, em 1959, os neurologistas franceses Mollaret y Goulon, avaliando pacientes com lesão encefálica grave e em coma profundo, descreveram o quadro clínico que caracteriza a morte encefálica, de coma perceptivo, arreflexia de tronco e ausência de respiração, associados a eletroencefalograma isoelétrico, e denominaram esta condição de *coma dépassé*, observando que invariavelmente estes pacientes evoluíam com parada cardíaca[3]. Sendo assim, estava claro que em última análise a ausência de função encefálica é o que determina a morte do indivíduo, mesmo que o fator desencadeante seja uma parada cardiorrespiratória.

Após este desenvolvimento conceitual inicial, em 1968 publicam-se os "Critérios de Harvard", que definiram a ausência permanente de função do encéfalo como morte[4]. Em 1981, a Comissão Presidencial para Estudo de Problemas Éticos em Medicina, dos Estados Unidos, inclui o cessamento irreversível das funções do encéfalo, assim como das funções respiratória e circulatória como definição de morte do ser humano[5]. Desde então as sociedades médicas têm gerado diretrizes, como o *guideline* da Associação Americana de Neurologia, publicado em 1994 e revisado em 2015, consolidando os critérios clínicos para o diagnóstico da morte encefálica[6,7].

Definição

A morte encefálica é definida como a perda definitiva e irreversível das funções do encéfalo, que inclui cérebro, tronco encefálico e cerebelo na presença de lesão estrutural grave o suficiente, comprovada e capaz de provocar o quadro clínico de coma não perceptivo, arreflexia de tronco encefálico e apneia[8,9].

Etiologia

As causas mais frequentes de morte encefálica, em ordem decrescente de frequência, são os acidentes vasculares encefálicos (hematoma intraparenquimatoso espontâneo, hemorragia subaracnóidea, infarto isquêmico da artéria cerebral média), o traumatismo cranioencefálico, a encefalopatia hipóxico-isquêmica pós-parada cardíaca, os tumores e as infecções do sistema nervoso central. Etiologias menos comuns são as doenças imunoinflamatórias que comprometem o encéfalo.

Fisiopatologia

A fisiopatologia da morte encefálica envolve um processo dinâmico e progressivo que resulta num desequilíbrio entre a oferta e o consumo de oxigênio, levando à isquemia e à hipoperfusão tecidual. Neste processo, a presença de uma lesão estrutural focal e/ou difusa causa o aumento da pressão intracraniana que, ao ultrapassar os níveis da pressão arterial média sistêmica, acaba por levar a parada circulatória encefálica[10].

Pré-requisitos

Para a confirmação do diagnóstico é absolutamente necessária a presença de todos os seguintes pré-requisitos que comprovem a não reversibilidade do quadro clínico descrito[8,10-12].

Presença de lesão encefálica de causa conhecida, irreversível e capaz de provocar o quadro clínico

É necessário comprovar através de exame de imagem e avaliação clínica a presença de lesão grave o suficiente que responda pelo quadro clínico, e que esteja fora de possibilidade terapêutica clínica e/ou cirúrgica. A dúvida sobre a presença de uma lesão irreversível impossibilita a determinação da morte encefálica. É recomendado um período de observação e tratamento intensivo de pelo menos 6 horas após o estabelecimento da lesão. Na presença de encefalopatia hipóxico-isquêmica, este tempo recomendado deverá ser de ao menos 24 horas após a parada cardiorrespiratória ou reaquecimento em caso de hipotermia terapêutica.

Ausência de distúrbio hidroeletrolítico, ácido-básico, endócrino e intoxicação exógena graves o suficiente para serem a causa do coma

Nestas situações, o médico deve avaliar se a presença destas anormalidades é grave o suficiente para causar o coma arreflexo, ou se são consequência da lesão encefálica que causou o quadro clínico, condição que não deve impedir a determinação da morte encefálica, como em paciente com traumatismo cranioencefálico grave, que interna com sódio normal e desenvolve hipernatremia em consequência de diabetes *insipidus* secundário, que pode estar presente em aproximadamente 85% dos pacientes em morte encefálica. Também é recomendada a preferência por uma prova complementar de fluxo, que não sofre influência destes fatores.

Ausência da influência de drogas com ação depressora do sistema nervoso central e bloqueadores neuromusculares

É recomendado esperar três vezes a meia-vida da droga após sua suspensão para iniciar a exploração clínica neurológica do paciente, no caso de administração intermitente, e cinco vezes a meia-vida durante administração contínua (Tabela 23.1). No caso de insuficiência hepática e/ou renal este tempo deve ser maior e avaliado individualmente conforme a gravidade da disfunção destes órgãos, podendo seguir a recomendação anterior no caso de se utilizar uma prova complementar de fluxo. Cuidado especial deve-se ter na presença de infusão contínua de barbitúrico, que pode mimetizar os sinais clínicos e eletroencefalográficos da morte encefálica, sendo necessária pelo menos uma observação de cinco vezes a meia-vida da droga e/ou realização de prova complementar de fluxo. Outra alternativa é a dosagem do nível sérico da droga, que deve estar abaixo do nível terapêutico.

Na presença de drogas incapazes de causar coma arreflexo em suas doses terapêuticas, como fenitoína, morfina, clonidina, dexmedetomidina, fenobarbital enteral, não é necessário aguardar intervalo para abrir o protocolo de diagnóstico de morte encefálica.

Ausência de hipotensão arterial

É fundamental a estabilidade hemodinâmica para exploração clínica neurológica do paciente, uma vez que a hipotensão pode mimetizar o exame clínico de morte encefálica e mesmo alterar as provas gráficas, sejam eletrofisiológicas, metabólicas ou mesmo de fluxo.

Assim, são necessárias uma pressão arterial sistólica $\geq$ 100 mmHg e uma pressão arterial média $\geq$ 60 mmHg tanto para a realização do exame clínico, para o teste de apneia, quanto para o exame complementar[13].

Ausência de hipotermia

Outra condição que pode alterar o exame clínico neurológico e mesmo a atividade elétrica e metabólica encefálica é a hipotermia, podendo levar a um diagnóstico falso-positivo. Assim, recomenda-se uma temperatura central $\geq$ 35° C para realização do exame clínico, do teste de apneia e dos exames complementares que avaliam atividade elétrica ou metabólica do encéfalo[14].

Diagnóstico

O diagnóstico técnico-científico da morte encefálica é baseado na presença de coma não perceptivo, arreflexia de tronco encefálico e apneia[6,7,10].

Coma não perceptivo

Comprovado pela ausência de resposta motora supraespinal a qualquer estimulação, particularmente dolorosa em região supraorbitária, esternal e nos quatro membros. Resposta motora acima da região mentoniana, que envolva a musculatura facial, representa atividade de tronco encefálico e invalida o diagnóstico. Presença de resposta motora anormal em descerebração ou decorticação também invalida o diagnóstico de morte encefálica.

Por outro lado, a presença de reflexos medulares é frequente, uma vez que a medula perde a inibição supratentorial, e não invalida o diagnóstico de morte encefálica. Podem ser observados os seguintes reflexos medulares: reflexos tendinosos profundos, movimentos de membros, atitude em opistótono, flexão de tronco, adução/elevação de ombros, sudorese, rubor e taquicardia.

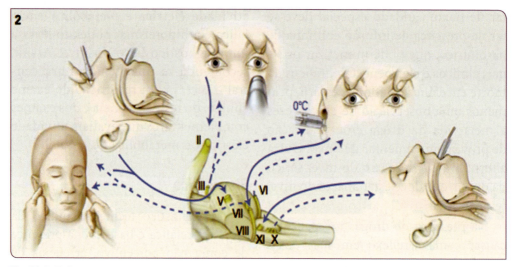

Fig. 23.1. Reflexos de tronco encefálico *versus* pares cranianos avaliados[10].

Ausência de reflexos de tronco encefálico (Figura 23.1)

- **Ausência do reflexo fotomotor (vias aferente II par/eferente III par)** – as pupilas podem estar irregulares, assimétricas, médias ou midriáticas e deverão estar fixas, sem resposta à estimulação luminosa. Pupilas mióticas não são compatíveis com morte encefálica, pois refletem atividade parassimpática mesencefálica.
- **Ausência do reflexo corneopalpebral (vias aferente V par/eferente VII par)** – ausência de piscar à estimulação direta da córnea com o pingar de soro fisiológico.
- **Ausência do reflexo oculocefálico (vias aferente VIII par/eferentes III e VI pares)** – ausência de desvio dos olhos durante a movimentação rápida da cabeça no sentido lateral ou vertical. Evitar em pacientes com a presença ou suspeita de lesão da coluna cervical.
- **Ausência do reflexo vestibulocalórico (vias aferente VIII par/eferentes III e VI pares)** – ausência de desvio dos olhos durante 1 minuto de observação após a irrigação do conduto auditivo externo com 50 mL de soro frio (± 4º C), com a cabeceira a 30º. Deve-se aguardar um intervalo de 5 minutos entre os exames de um lado e do outro. Antes de realizar o exame, proceder otoscopia para constatar a ausência de perfuração timpânica ou oclusão do conduto auditivo externo por cerúmen.
- **Ausência de reflexo de tosse (vias aferente IX par/eferente V par)** – ausência de tosse ou movimentação toracoabdominal à estimulação da traqueia com uma cânula de aspiração no nível da carina.

Apneia

Presença de apneia, ou seja, ausência de movimentos respiratórios espontâneos à estimulação dos centros respiratórios com $PaCO_2 \geq 55$ mmHg, comprovada através da realização do teste de apneia[15].

Técnica para realização do teste de apneia (Figura 23.2)

- Disponibilizar: cristaloide (soro fisiológico) e vasopressor (noradrenalina) para reversão rápida de hipotensão.
- Monitorar: ECG, SpO_2, PAi.
- Ajustar ventilação mecânica: FiO_2 100%, VC 6 mL/kg, FR 10 (por 10 minutos).
- Coletar gasometria arterial pré-teste (objetivos: $PaO_2 \geq 100$ mmHg e $PaCO_2$ 40-45 mmHg).
- Desconectar paciente do ventilador.
- Instalar O_2 por cateter traqueal a 6 L/min; ou se injúria pulmonar grave: usar CPAP 10 cmH_2O + O_2 12 L (pode-se usar válvula de CPAP ou equipamento específico para ventilação não invasiva), ou ventilador invasivo que mantenha fluxo de oxigênio e que permita a suspensão do mecanismo de reserva para apneia.
- Observar presença de movimentos respiratórios durante 8-10 minutos.
- Coletar gasometria arterial pós-teste.
- Reconectar o paciente ao ventilador e reajustar aos parâmetros de ventilação prévios.

Interpretação do teste de apneia

- **Teste positivo (presença de apneia)** – $PaCO_2$ final ≥ 55 mmHg, sem movimentos respiratórios, mesmo que o teste tenha sido interrompido.
- **Teste inconclusivo** – $PaCO_2$ final < 55 mmHg, sem movimentos respiratórios. Será necessária a repetição, com um período proporcionalmente maior de desconexão do respirador.
- **Teste negativo (ausência de apneia)** – presença de movimentos respiratórios com qualquer valor de $PaCO_2$.

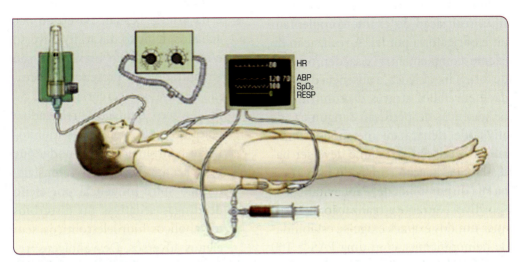

Fig. 23.2. Teste de apneia[10].

Quando interromper o teste de apneia

- Na presença de movimentos respiratórios.
- Na presença de $SpO_2 < 85\%$ por mais de 30 segundos.
- Na presença de PAS < 90 mmHg não reversível com volume e vasopressor.
- Na presença de arritmias cardíacas graves.
- Nestas situações deve-se estabilizar o paciente e realizar o teste novamente.

Exames complementares

Apesar de o diagnóstico de morte encefálica ser baseado em critérios clínicos, em algumas situações, nas quais o exame clínico não pode ser realizado por completo ou existe a presença de fatores de confusão, tais como incertezas sobre ação de drogas depressoras do sistema nervoso central ou distúrbios metabólicos, faz-se fundamental a realização de um exame complementar[16-21]. Ademais, em alguns países como o Brasil, a realização do exame complementar é obrigatória por lei. A realização do exame complementar visa demonstrar, de forma inequívoca, a ausência de atividade encefálica através da confirmação de ausência de perfusão sanguínea, de atividade elétrica ou metabólica encefálica. A seleção do exame deve ser baseada na avaliação clínica do paciente e na sua disponibilidade. Para evitar falso-positivos, durante a realização de qualquer um dos exames exige-se estabilidade hemodinâmica com uma PAS $\geq$ 100 mmHg e PAM $\geq$ 65 mmHg. Os princi-

pais exames complementares validados para o diagnóstico de morte encefálica são os seguintes:

- **Eletroencefalograma** – constatar a presença de inatividade elétrica cerebral ou silêncio elétrico cerebral (ausência de atividade elétrica cerebral superior a $\geq$ 2 μV) durante registro contínuo por 30 minutos. Vantagens: maior disponibilidade em nosso meio, realizado à beira do leito, sem efeitos adversos. Desvantagens: pode sofrer alterações na presença de efeito pronunciado de drogas depressoras do sistema nervoso central, de distúrbios metabólicos e hidroeletrolíticos graves, e de hipotermia, condições nas quais se recomenda a realização de uma prova de fluxo.

- **Doppler transcraniano** – constatar a ausência de fluxo sanguíneo intracraniano através da avaliação das artérias cerebrais médias ou carótidas internas bilateralmente, das artérias vertebrais bilateralmente e da artéria basilar. Baseia-se nos achados de fluxo diastólico reverso e/ou pico sistólico breve, que são encontrados na presença de pressão de perfusão cerebral menor ou igual a zero. Vantagens: realizado à beira do leito; método de monitoração neurológica multimodal que pode ser aprendido pelo intensivista; não sofre influência por efeito de drogas sedativas ou distúrbios metabólicos/hidroeletrolíticos; sem efeitos adversos. Desvantagens: redução da sensibilidade na presença de craniotomias extensas, embora mantenha especificidade.

- **Arteriografia cerebral** – constatar a ausência de fluxo sanguíneo encefálico caracterizada pela não visualização de fluxo de contraste intracraniano acima do polígono de Willis, 30 segundos após injeção, por cateterismo seletivo das artérias carótidas internas e vertebrais bilateralmente, de contraste iodado sob pressão. Vantagens: disponibilidade; não sofre influência por efeito de drogas sedativas ou distúrbios metabólicos/hidroeletrolíticos. Desvantagens: importante é a injeção de contraste iodado pelo risco de injúria renal; necessidade de transporte do paciente para fora da unidade de terapia intensiva.
- **Cintilografia/SPECT cerebral** – constatar a ausência de perfusão encefálica, pela ausência de captação celular em nível intracraniano de radiofármaco com tecnécio, injetado através de acesso venoso, e detectado pela emissão de radioatividade em uma gama-câmara. Vantagens: elevada sensibilidade; não sofre influência por efeito de drogas sedativas ou distúrbios metabólicos/hidroeletrolíticos. Desvantagens: pouca disponibilidade; necessidade de transporte para fora da unidade de terapia intensiva.

Os exames que detectam a presença de fluxo/perfusão encefálica, por não serem afetados pelo uso de drogas depressoras do sistema nervoso central ou distúrbios metabólicos, são os mais indicados na presença destas condições. Em crianças lactentes, especialmente com fontanelas abertas, na encefalopatia hipóxico-isquêmica e nas craniotomias extensas, pode ocorrer persistência de fluxo sanguíneo intracraniano com ME clinicamente comprovada, podendo-se optar nestes casos pelo eletroencefalograma.

Quando abrir o protocolo de diagnóstico de morte encefálica?

Devemos suspeitar do diagnóstico de morte encefálica na condição de "Morte Encefálica Iminente" caracterizada por[22]:

- paciente em ventilação mecânica com lesão encefálica grave e irreversível, fora de possibilidade terapêutica;
- coma profundo sem abertura ocular ao estímulo doloroso;
- ausência de resposta motora supraespinal;
- ausência de reflexo fotomotor, corneopalpebral e da tosse;
- ausência de movimento respiratório espontâneo.

Para o paciente que apresenta estas características, que já tenha sido submetido a um período de tratamento intensivo e observação de ao menos 6 horas, deve-se suspender a sedação, comunicar a família e a central estadual de transplantes, aguardar o tempo recomendado de acordo com as drogas utilizadas e avaliação clínica (Tabela 23.1), e iniciar a exploração neurológica para o diagnóstico de morte encefálica.

Tabela 23.1. Drogas depressoras do sistema nervoso central e bloqueadores neuromusculares *versus* intervalo de tempo para abertura do protocolo de diagnóstico de morte encefálica[12]

Medicamento	Meia-vida	Intervalo (se dose única ou intermitente)	Intervalo (se infusão contínua)	Intervalo (insuficiência hepática/renal)
Midazolam	2 horas	6 horas	10 horas	individualizar
Fentanil	2 horas	6 horas	10 horas	Individualizar
Tionembutal	12 horas	36 horas	60 horas	Individualizar
Halotano	15 minutos	45 minutos	1 hora e 15 minutos	Individualizar
Isoflurano	10 minutos	30 minutos	50 minutos	Individualizar
Sevoflurano	12 minutos	36 minutos	1 hora	Individualizar
Succinilcolina	10 minutos	30 minutos	50 minutos	Individualizar
Pancurônio	2 horas	6 horas	10 horas	Individualizar
Atracúrio	20 minutos	1 hora	1 hora e 40 minutos	Individualizar
Cisatracúrio	22 minutos	1 hora e 15 minutos	5 horas e 25 minutos	Individualizar
Vecurônio	1 hora e 5 minutos	3 horas e 15 minutos	5 horas e 25 minutos	Individualizar
Rocurônio	1 horas	3 horas	5 horas	Individualizar
Etomidato	3 horas	9 horas	15 horas	Individualizar
Cetamina	2 horas e 30 minutos	7 horas e 30 minutos	15 horas e 30 minutos	Individualizar
Propofol	2 horas	6 horas	10 horas	Individualizar

Meia-vida - tempo de meia vida; dose intermitente - menos de 4 doses em 24 horas; infusão contínua ou dose intermitente superior a 3 doses em 24 horas.

- Se administração intermitente: intervalo de três vezes a meia-vida. Utilizar, preferencialmente, prova gráfica de fluxo.
- Se administração em infusão contínua: intervalo de cinco vezes a meia-vida. Utilizar, preferencialmente, prova gráfica de fluxo.
- Na insuficiência hepática e/ou renal: determinar o intervalo individualmente, levando em consideração a gravidade das disfunções, discutindo o caso com médico intensivista e médico do sobreaviso da Organização de Procura de Órgãos/Central de Notificação, captação e Distribuição de Órgãos. Nestes casos, obrigatoriamente, utilizar prova gráfica de fluxo.
- No caso de barbitúrico endovenoso, sempre utilizar prova gráfica de fluxo.
- A causa do coma aperceptivo e arreflexo não deve ser imputada a medicamentos depressores do sistema nervoso central que não apresentam potencial para causar coma arreflexo, quando forem utilizados em doses terapêuticas usuais. Exemplos: fenobarbital enteral, fenitoína, clinidina, dexmedetomidina, morfina.

Diagnóstico de morte encefálica no Brasil

As bases técnicas e científicas para o diagnóstico da morte encefálica foram descritas anteriormente, entretanto é necessário seguir os parâmetros legais determinados por cada país. No Brasil, a resolução do CFM 2173/2017, determina a repetição do exame clínica, dentro de intervalos de acordo com a faixa etária, assim como obriga a realização de um exame complementar em todos os casos (Tabela 23.2). Nesta nova resolução, o teste de apneia é feito uma única vez.

Os exames clínicos deverão ser realizados por dois médicos diferentes, designados pela Direção Técnica do Hospital, e devidamente capacitados. Entende-se por médicos capacitados aqueles que possuam o mínimo de 1 ano de experiência no atendimento de pacientes em coma, que tenham participado ou realizado pelo menos 10 determinações de

Tabela 23.2. Intervalo para repetição do exame clínico e exame complementar recomendado conforme a faixa etária

Idade	Intervalo entre as avaliações
7 dias e 2 meses incompletos	24 horas
2 meses e 1 ano incompletos	12 horas
Acima de 24 meses	1 hora

morte encefálica ou que possuam curso de capacitação para determinação de morte encefálica, conforme anexo III da Resolução 2173/2017. Um dos médicos devidamente capacitados deve ser especialista em medicina intensiva, medicina intensiva pediátrica, neurologia, neurologia pediátrica, neurocirurgia ou medicina de emergência. Na ausência de médico especialista, o procedimento deve ser concluído por outro médico capacitado. A hora da determinação do óbito será aquela do último procedimento realizado, seja do segundo exame clínico ou da conclusão do exame complementar, quando este for realizado após os dois exames clínicos. Deve-se assinalar que o exame complementar pode ser feito no intervalo entre as duas avaliações clínicas. Os médicos envolvidos no diagnóstico não devem pertencer às equipes de transplantes de órgãos. Estes pontos aqui descritos estão sujeitos às alterações da legislação, o que não altera a base científica para realização e interpretação do exame clínico e das provas complementares descritas anteriormente[24].

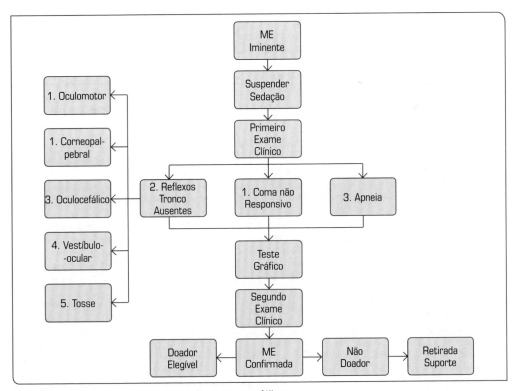

Fig. 23.3. Fluxograma para diagnóstico de morte encefálica.

Conduta após definição do diagnóstico de morte encefálica

Após concluído o protocolo de diagnóstico de morte encefálica, deve-se informar e explicar à família que o paciente está morto, e não havendo contraindicação absoluta para doação de órgãos deve-se garantir o direito e oferecer a oportunidade de doação aos familiares. A informação do diagnóstico deve ser realizada pelo médico assistente ou intensivista responsável, e a oferta da doação, pelos coordenadores de transplante. Em caso de recusa familiar, o suporte vital, incluindo a ventilação mecânica, deve ser suspenso e o corpo entregue à família, o que tem respaldo ético e legal[23], abreviando a angústia e o sofrimento dos familiares.

Referências bibliográficas

1. Gracia D. Vida y muerte: Bioética en el trasplante de órganos. In: Esteban García A, Escalante Cobo JL, eds. Muerte Encefálica y donación de órganos. Madrid: Imprenta de la Comunidad de Madrid; 1995. p. 13-26. I.S.B.N. 84-451-1.113-2.

2. Rodríguez del Pozo P. La determinación de la muerte: Historia de una incertidumbre. Jano. 1993;44:71-77.

3. Mollaret P, Goulon M. Le coma dépassé. Rev Neurol. 1959;101:3-15.

4. Beecher HK. A definition of irreversible coma: report of the Ad Hoc Committee of the Harvard Medical School to examine the definition of brain death. JAMA. 1968;205:85-88.

5. President's Commission for the Study of Ethical Problems in Medicine and Biomedical and Behavioral Research. Defining Death: A Report on the Medical, Legal, and Ethical Issues in the Determination of Death. Washington, DC, US: Government Printing Office, 1981.

6. Wijdicks EFM. Determining brain death in adults. Neurology. 1995;1003-1011.

7. Wijdicks EFM, Varelas PN, Gronseth GS, et al. Evidence-based guideline update: Determining brain death in adults: Report of the Quality Standards Subcommittee of the American Academy of Neurology. Neurology. 2010 Jun 8;74(23):1911-8. doi: 10.1212/WNL.0b013e3181e242a.

8. Brasil. Conselho Federal de Medicina. Critérios diagnósticos de morte encefálica [Diagnostic criteria of brain death]. Brasília: Resolução CFM Nº 1480, 1997.

9. Machado C. Una nueva definición de la muerte según criterios neurológicos. En: Esteban Garcia A y Escalante Cobo JL, eds. Muerte Encefálica y donación de órganos. Madrid: Imprenta de la Comunidad de Madrid; 1995. p. 27-51. I.S.B.N. 84-451-1.113-2.

10. Wijdicks EFM. The diagnosis of brain death. New England Journal Medicine. 2001;344:1215-1221.

11. Practice parameters for determining brain death in adults (summary statement). Report of the Quality Standars Subcommitee of the American Academy of Neurology. Neurology. 1995;45:1012-1014.

12. Westphal GA, Garcia VD, Souza RL, et al. Guidelines for the assessment and acceptance of potential brain-dead organ donors. Rev Bras Ter Intensiva. 2016;28(3):220-255.

13. Smith M. Brain death: time for an international consensus. Br J Anaesth. 2012;108(Suppl 1):i6-9.

14. Intensive Care Society of Ireland. Diagnosis of Brain Death e Medical Management of the Organ Donor. Guidelines for Adult Patients 2010. Disponível em: https://www.anaesthesia.ie/archive/ICSI/ICSI%20Guidelines%20MAY10.pdf. Acessado em:

15. Wijdicks EF, Rabinstein AA, Manno EM, Atkinson JD. Pronouncing brain death: Contemporary practice and safety of the apnea test. Neurology. 2008;71(16):1240-4.

16. Teitelbau J, Shemie SD. Neurologic determination of death. Neurol Clin. 2011;29(4):787-99. Review.

17. Young GB, Shemie SD, Doig CJ, Teitelbaum J. Brief review: the role of ancillary tests in the neurological determination of death. Can J Anaesth. 2006;53(6):620-7.

18. Heran MK, Heran NS, Shemie SD. A review of ancillary tests in evaluating brain death. Can J Neurol Sci. 2008;35(4):409-19.

19. Hwang DY, Gilmore EJ, Greer DM. Assessment of brain death in the neurocritica care unit. Neurosurg Clin N Am. 2013;24(3):469-82.

20. Guérit JM. Medical technology assessment EEG and evoked potentials in the intensive care unit. Neurophysiol Clin. 1999;29(4):301-17.

21. Young GB. Diagnosis of brain death [internet]. Disponível em: <http://www. uptodate.com/contents/diagnosis-of-brain-death?source=search_result&search=Diagnosis+of+brain+death&selectedTitle=1%7E37. ©2018 UpToDate®>. Acessado em: 25 de abril de 2018.

22. Groot YJ, Jansen NE, Bakker J, et al. Imminent brain death: point of departure for potential heart-beating organ donor recognition. Intensive Care Med. 2010;36:1488-1494.

23. Brasil. Conselho Federal de Medicina. Resolução 1.826 de Dezembro de 2007.

24. Brasil. Conselho Federação de Medicina, Resolução 2173/2017.

Capítulo

24

MANUTENÇÃO DO POTENCIAL DOADOR

Glauco Adrieno Westphal
Leonardo José Rolim Ferraz
Rafael Lisboa de Souza

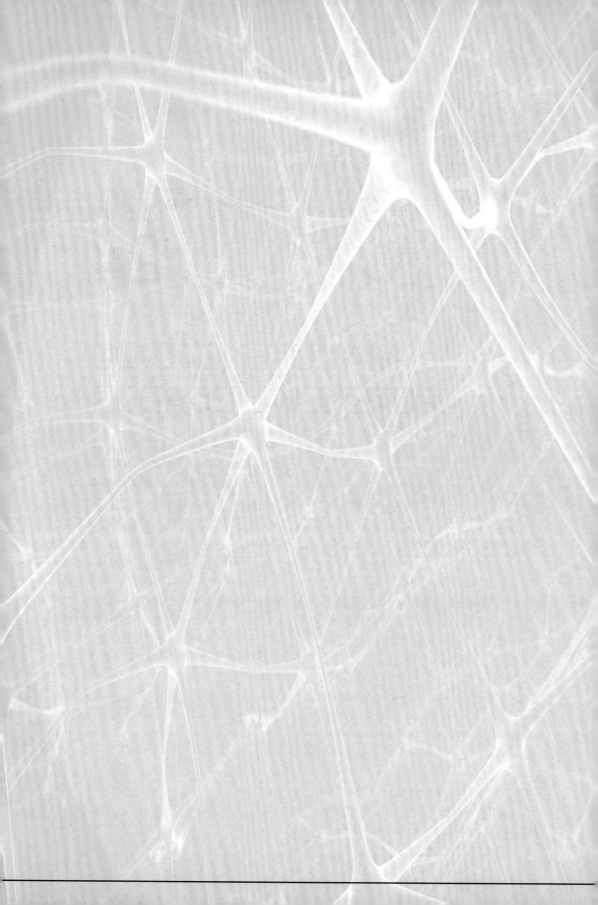

Introdução

O transplante de órgãos é a única alternativa terapêutica para muitos pacientes portadores de insuficiência terminal de órgãos essenciais, com cerca de 20.000 transplantes realizados anualmente no Brasil[1-3].Maior sistema público de transplantes do mundo, o Brasil é o segundo colocado em número absoluto de transplantes renais (n = 5.385; pmp = 28,3) e hepáticos (n = 1712; pmp = 9,0). Por outro lado, em termos relativos, o país ocupa apenas a 30ª (28,3 pmp) e a 24ª (9,0 pmp) posições em transplantes renais e hepáticos, respectivamente, sendo que a grande maioria dos órgãos gerados para esses transplantes é oriunda de doadores falecidos. Em 2015, algumas unidades da federação alcançaram taxas de doadores falecidos efetivas comparáveis aos países com maiores taxas de doação no mundo, destacando-se Santa Catarina (30,2 pmp), Ceará (23,5 pmp), Rio Grande do Sul (21,9 pmp) e Paraná (21,7 pmp). Por outro lado, apenas sete estados alcançaram mais de 15 doadores pmp, resultando na taxa nacional de 14,1 pmp. Esses resultados representam um claro e substancial crescimento nos últimos anos.

Apesar de observarmos um claro e substancial crescimento no número de transplantes, ele ainda não corresponde ao crescimento previsto para que possa atender à necessidade da população brasileira. Entre as diferentes causas dessa desproporção destacam-se: dificuldades para realização do diagnóstico de morte encefálica (ME), não notificação das ME, recusa familiar, contraindicações mal atribuídas pela equipe médica, problemas logísticos e falhas durante a manutenção[1-3]. No Brasil, as taxas de perdas de potenciais doadores por falhas de manutenção têm diminuído nos últimos anos (23,8% em 2008; 20,1 em 2009; 18,3% em 2010; 16,6% em 2011; 14,8% em 2012 e 14,5% em 2013), mas o número absoluto de perdas por parada cardíaca alcançou quase 1.300 potenciais doadores notificados em 2013[3].

A grande maioria (73 a 80%) dos órgãos transplantados provém de doadores falecidos. Considerando que cerca de 50% das perdas de potenciais doadores por parada cardíaca ocorrem nas primeiras 24 horas de ME sem que boa parte das medidas essenciais de manejo tenha sido instituída, é evidente a necessidade da contribuição proativa dos profissionais de terapia intensiva para atenuação da desproporção entre oferta e demanda de órgãos para transplante.

Neste contexto, iniciativas governamentais e não governamentais têm proposto a utilização de protocolos guiados por metas direcionadas ao cuidado hemodinâmico, respiratório e ao controle endócrino-metabólico para reduzir perdas de potenciais doadores por parada cardíaca[2,4].

Terapia guiada por metas no potencial doador de órgãos

O manejo do potencial doador em ME é extremamente complexo e depende de grande organização da equipe assistencial envolvida no processo. O uso de protocolos clínicos predefinidos durante a manutenção do potencial doador pode auxiliar a equipe como dispositivo de orientação e alerta na busca de metas a serem atingidas. Além disso, iniciativas governamentais e/ou associativas que promovam ações coordenadas do processo de doação e transplantes podem amplificar os efeitos e contribuir fortemente para diminuir a desproporção entre demanda e oferta de órgãos para transplantes.

A experiência do modelo espanhol de doação e transplantes de órgãos demonstrou que a divulgação maciça do *Guía de Buenas Prácticas em Donaciones de Órganos*, elaborado pela *Organización Nacional de Trasplantes*, estimulou a utilização de protocolos para orientar o processo de doação e transplantes e resultou no aumento de 15% no número de doadores de órgãos em 1 ano[29]. Uma ação semelhante coordenada pelo HHS (*Health & Human Services Department*) dos Estados Unidos centralizou esforços nos hospitais geradores de 80% dos potenciais doadores de órgãos. Houve um aumento de quase 20% no número de doadores efetivos e um incremento de 3,06 para 3,75 órgãos transplantados/doador entre os anos de 2003 e 2006[30].

Na instituição de uma política agressiva de manejo clínico do potencial doador baseada em protocolo clínico, Salim e cols. observaram, num período de 8 anos, a redução de 87% nas perdas de potenciais doadores por instabilidade hemodinâmica e 71% de aumento no número de órgãos transplantados[4].

Ao avaliar o efeito da uniformização de condutas durante a manutenção do potencial doador de órgãos, uma série de publicações de Organizações de Procura de Órgãos (OPO) norte-americanas demonstrou que a obtenção de metas clínicas definidas em *checklists* predeterminados pode aumentar o número de doadores, incrementar o número de órgãos transplantados por doador e contribuir com a manutenção da função do enxerto. Trata-se de alvos do cuidado intensivo que se refletem na restauração da fisiologia cardiovascular, respiratória, endócrina, ácido-básica, eletrolítica e renal do potencial doador[14,27,28,45,46]. O cumprimento de um conjunto de metas no momento que antecede o explante de órgãos foi identificado como um preditor independente para obtenção de três ou mais órgãos por doador[28,46], sendo que os órgãos torácicos são os mais sensíveis ao cumprimento das metas[46]. Entretanto, a obtenção isolada de alvos como pressão arterial média (PAM), pressão venosa central (PVC), pH, sódio e débito urinário teve efeito limitado sobre a disponibilização de órgãos para transplante[46]. No Brasil, a Central de Transplantes de Santa Catarina adotou um protocolo guiado por metas baseadas na Diretriz Brasileira de Manutenção de Múltiplos Órgãos no Potencial Doador Falecido[11,13] e que integraram um *checklist* de manutenção[50]. A adesão às metas pressórica, glicêmica, de temperatura e de diurese apresentou apenas uma tendência à redução do risco de paradas cardíacas, quando avaliadas individualmente. Por outro lado, observou-se que a proporção de paradas foi inversamente proporcional ao número de itens atendidos (zero item: 50%; um item: 38%; dois itens: 45%; três itens: 33%; quatro itens: 21%; > quatro itens: 6,7%), e que a adesão ao *checklist* teve clara associação à redução das perdas de potenciais doadores por parada cardíaca (OR = 0,13; p < 0,001)[47]. Assim, a normalização isolada de parâmetros fisiológicos parece ser insuficiente para evitar disfunções orgânicas e paradas cardíacas em potenciais doadores, mas a aplicação de um conjunto de boas práticas é o que conduz a melhores desfechos.

A disfunção de órgãos e a parada cardíaca são consequência de diferentes mecanismos catastróficos que acometem o débito cardíaco do potencial doador antes e após a evolução para ME (Figura 24.1). As alterações fisiológicas mais comuns que requerem atenção imediata são hipotermia, hipotensão (hipovolemia, depressão miocárdica e vasoplegia), diabetes *insipidus*, arritmias cardíacas, disfunção respiratória e coagulopatias[19,41].

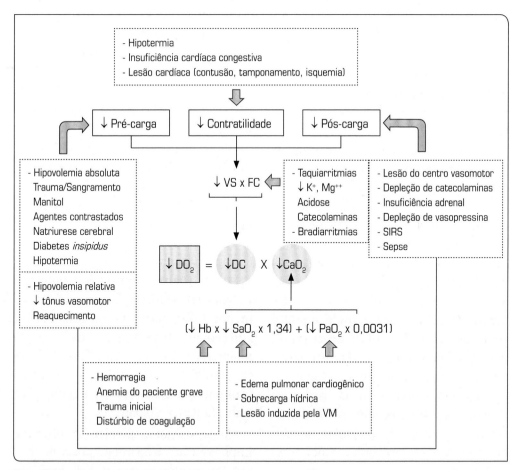

Figura 24.1 – Fisiopatologia do estado de choque na morte encefálica.

Manejo no potencial doador

Controle da temperatura corporal

Com a ME há perda da capacidade termorreguladora, que consiste em um fluxo contínuo de informações geradas por receptores térmicos situados no hipotálamo, encéfalo, medula, pele e tecidos profundos. Além disso, a vasodilatação periférica e a redução na taxa metabólica e da atividade muscular implicam em rápida dissipação da temperatura. A hipotermia resultante pode provocar depressão miocárdica, arritmias cardíacas refratárias, diminuição da capacidade de concentração da urina e coagulopatias. Portanto, o controle da temperatura corporal é aspecto essencial durante a manutenção clínica do potencial doador.

A temperatura deve ser medida de modo confiável para permitir a detecção precoce da oscilação térmica, devendo ser aferida em territórios centrais (sangue, esôfago, nasofaringe, membrana timpânica) e mantida acima de 35ºC[13,26]. A hipotermia deve ser revertida e/ou prevenida aquecendo o ar ambiente e o ar inspirado, utilizando mantas térmicas e infundindo líquidos aquecidos (150-200 mL/h de cristaloides em veia central). Em alguns casos, a instilação gástrica ou colônica de líquidos aquecidos pode ser necessária para reversão da hipotermia. A instilação vesical e peritoneal de fluidos aquecidos não deve ser realizada no potencial doador[13,26].

Manejo hemodinâmico

Reposição volêmica

A instabilidade hemodinâmica afeta 80% dos potenciais doadores e é resultado da soma de fenômenos que comprometem a pré-carga, a contratilidade e a pós-carga (Figura 24.1). A diminuição da pré-carga é a principal causa da instabilidade hemodinâmica no potencial doador, secundária a múltiplos fatores decorrentes da doença de base (SIRS, hemorragia, trauma), da poliúria (manitol, natriurese cerebral, diabetes *insipidus*, infusão de contraste, hipotermia) e do aumento da capacitância vascular causada pela vasodilatação (hipovolemia relativa). A infusão rápida e agressiva de cristaloides (30 mL/kg) é a primeira medida para a restauração de níveis mínimos de pressão arterial (PAM de 65 mmHg ou PAS de 90 mmHg) e de diurese (> 1 mL/kg/h)[11-14].

A infusão de volume tem o objetivo de deslocar o débito cardíaco da fase ascendente da curva de Frank-Starling (responsivos a volume) para o platô dessa curva (não responsivos a volume). Potenciais doadores não responsivos são menos inflamados que os responsivos, apresentam títulos significativamente maiores de IL-6 (p = 0,0012) e de TNF (p = 0,036) e maior utilização de órgãos (pulmões, rins, coração, e fígado) para transplante (p = 0,036)[8].

A reposição volêmica insuficiente implica em ativação inflamatória, disfunção orgânica e menor qualidade de órgãos como rins e fígado para transplante[8]. Por outro lado, a infusão desnecessária de líquidos pode ocasionar sobrecarga hídrica e comprometer a viabilidade dos pulmões para transplante[21].

A utilização isolada da PVC é uma estratégia bastante limitada para avaliar o *status* de responsividade a volume. Por outro lado, respeitadas as limitações, a PVC pode ser útil quando se aferem medidas menores que 5 mmHg. Estes valores identificam indivíduos responsivos com um grau maior de especificidade. Além disso, a prova de volume baseada na variação da PVC é uma alternativa a ser considerada[12,13].

Considerando a superioridade das variáveis dinâmicas (ΔVS [variação do volume sistólico], ΔPp [variação da pressão de pulso]) em relação às medidas estáticas (PVC, POAP [pressão de oclusão da artéria pulmonar]) para identificar o estado de fluidorresponsividade, parâmetros dinâmicos são sugeridos como dispositivos de segurança preferenciais (mas não exclusivos) para guiar a reposição volêmica[8,13]. Algumas publicações sugerem que o lactato seriado e a SvcO$_2$ > 60% podem ser usados como alvos terapêuticos, sugerindo que o acompanhamento evolutivo dessas variáveis poderia ser útil como ferramenta adicional em situações específicas. No entanto, o comportamento de variáveis como lactato, SvcO$_2$ e CO$_2$-*gap* não é bem conhecido na ME e não há evidências que suportem seu uso[12,13,15].

Apesar de o cateter de artéria pulmonar ser cada vez menos comum nas UTI, seu uso pode estar indicado para auxiliar no manejo hemodinâmico do potencial doador, especialmente quando se requerem altas doses de vasopressores e quando há limitação (suspeita ou confirmada) da função cardíaca[12,41].

Vasopressores e inotrópicos

A infusão de vasopressores deve ser iniciada sempre que a expansão volêmica não for suficiente para atingir o alvo da pressão arterial (PAM $\geq$ 65 mmHg ou PAS $\geq$ 90 mmHg) e auxiliar na manutenção do fluxo tecidual. É importante que a restauração da volemia anteceda a administração dos vasopressores para evitar a vasoconstrição exagerada e isquemia dos órgãos e tecidos que se deseja preservar para o transplante[17,18]. Por outro lado, é prudente iniciar drogas vasopressoras antes de completar a reposição volêmica quando a hipotensão é extrema (PAM < 40 mmHg ou PAS < 70 mmHg)[13,17].

Apesar de alguns autores sugerirem a limitação da infusão de drogas vasoativas a doses predeterminadas, não há evidências claras sobre dose máxima ou droga vasoativa preferencial durante a manutenção do potencial doador. Deste modo, noradrenalina, dopamina ou adrenalina podem ser utilizadas, devendo-se buscar a menor dose necessária para obtenção do alvo pressórico[16,17,26]. Os défices de vasopressina e cortisol são prevalentes na ME, e a combinação da reposição desses hormônios com a infusão de catecolaminas pode facilitar o controle da pressão arterial, diminuindo do requerimento das aminas vasoativas[11,13,33].

A manutenção de sinais de hipoperfusão mesmo após a instituição das medidas de ressuscitação inicial (volume e vasopressores) deve suscitar a suspeita de disfunção cardíaca e a possibilidade de terapia inotrópica. No entanto, o uso de dobutamina deve ser reservado às situações em que há evidências clínicas de disfunção ventricular ou fração de ejeção ventricular < 40% ou índice cardíaco < 2,5 L/min/m². Doses de dobutamina > 10 μg/kg/min e infusão de noradrenalina > 0,05 μg/kg/min podem comprometer o sucesso do transplante cardíaco, mas não o contraindicam[13,41].

Hemoderivados

A hipovolemia e a perda do tônus vasomotor periférico que ocorrem na ME podem resultar em inadequação na distribuição do fluxo sanguíneo e da entrega de oxigênio e desbalanço na relação DO_2/VO_2 regional, aumentando o potencial de lesão de órgãos a serem transplantados. Quando a administração adequada de volume, de vasopressores e inotrópicos não é suficiente para restaurar a relação entre oferta e consumo de oxigênio, é possível que a transfusão de hemácias auxilie na adequação da DO_2. Não há consenso quanto aos melhores níveis de hemoglobina (Hb) na ME, mas a transfusão de hemácias é sugerida quando Hb ≤ 10 g/dL associada à não obtenção de metas de ressuscitação, ou quando Hb < 7 g/dL quando houver estabilidade hemodinâmica[11,12]. Não há alvos definidos para concentração de plaquetas, tempo de atividade da protrombina, tempo de tromboplastina parcial ativada. A reposição de plaquetas e fatores de coagulação está indicada apenas quando houver sangramento

significativo associado a distúrbio de coagulação[12].

Cuidados ventilatórios

Os pulmões de potencias doadores frequentemente apresentam deterioração funcional poucas horas após o diagnóstico de ME. Esta deterioração pode estar associada tanto ao quadro inflamatório sistêmico quanto ao efeito iatrogênico da ventilação mecânica inadequada[7-9].

Um estudo multicêntrico constatou que 2/3 dos potenciais doadores foram ventilados com volumes correntes excessivos, que variaram de 9 a 14 mL/kg. Metade desses potenciais doadores utilizou pressão positiva expiratória final (PEEP) < 5 cmH_2O (35,3% utilizaram PEEP = 0 cmH_2O), sujeitando-se ao colapso alveolar. Neste estudo, cerca de 45% do potenciais doadores apresentaram PaO_2/FiO_2 < 300, implicando em inelegibilidade dos pulmões para transplante[10].

Alguns anos depois, um ensaio clínico randomizado avaliou o efeito da ventilação protetora em 118 potenciais doadores sobre a elegibilidade e disponibilização de pulmões para transplante. O grupo submetido à estratégia protetora (6 a 8 mL/kg e PEEP = 8 cmH_2O) apresentou média de IL-6 quatro vezes menor que o grupo-controle (p < 0,05), maior número de doadores elegíveis para transplante após 6 horas (56/59, 95% *vs.* 32/59, 54%; p < 0,001) e maior número de doadores efetivos de pulmões (32/59, 54% *vs.* 16/59, 27%; p < 0,004)[9]. Assim, a modalidade de ventilação mais recomendável no potencial doador com pulmões normais é a utilização de baixos volumes correntes (6 a 8 mL/kg) e uma PEEP mínima de 8 cmH$_2$O[11].

Condições clínicas próprias da doença de base, doenças pulmonares pregressas, edema pulmonar hidrostático, barotrauma e volutrauma podem contribuir para a piora da função respiratória. Em torno de 50% dos potenciais doadores desenvolvem síndrome do desconforto respiratório agudo (SDRA)[10]. Potenciais doadores nesta condição clínica devem ser ventilados com volumes correntes de 5 a 8 mL/kg, pressão de platô < 30 cmH$_2$O, e a PEEP e a FiO$_2$ devem ser tituladas para obtenção de SaO$_2$ > 90%. Manobras de recrutamento alveolar devem ser consideradas quando houver piora da hipoxemia e após a realização do teste de apneia[10,11].

Reposição hormonal

Vasopressina

A vasoplegia observada no doador falecido é em parte decorrência da depleção de vasopressina. O défice deste hormônio acomete 80% dos potenciais doadores que necessitam de vasopressores, e instala-se minutos após a evolução para ME[48,49]. A reposição desse hormônio está associada à recuperação de níveis pressóricos com diminuição significativa da necessidade de aminas vasoativas[48], além de ser um fator independentemente associado ao incremento na disponibilização de órgãos para transplante[31]. Portanto, a administração de vasopressina (bolus de 1 U seguido da infusão contínua de 0,5 a 2,4 U/h) é recomendada sempre que houver indicação de aminas vasoativas, atentando para o risco de vasoconstrição coronária, renal e esplâncnica, principalmente quando as doses são superiores a 0,04 U/min. Assim que houver estabilização da pressão arterial a infusão das aminas vasoativas deve ser reduzida progressivamente até alcançar a dose mínima requerida para manter a meta pressórica[11,19].

A falta do hormônio antidiurético (ADH) resulta frequentemente em poliúria (> 4 mL/kg/h) hipovolemia, hipernatremia e hiperosmolaridade (diabetes insipidus). Em potenciais doadores com diabetes insipidus e necessidade de vasoconstritores, indica-se a vasopressina para controle da poliúria e da hipotensão (ação em receptores V1 e V2). Quando não houver necessidade de vasoconstritores, a desmopressina (1-2 µg IV em bolus a cada 4 horas até diurese < 4 mL/kg/h) é o fármaco de escolha para tratar o diabetes insipidus (ação em receptores V2)[11,12]. Em casos refratários, a combinação da desmopressina com vasopressina pode ser considerada.

Hormônios tireoidianos

Assim como a vasopressina, há diminuição dos hormônios tireoidianos nas primeiras horas após a instalação da ME. Apesar de alguns estudos demonstrarem melhor controle hemodinâmico associado à suplementação desses hormônios, estudos randomizados não conseguiram demonstrar benefícios significativos[41]. Recentemente duas metanálises constataram que a administração de hormônios tireoidianos (isolados ou combinados a outros hormônios) não se associa a benefícios sobre o índice cardíaco ou necessidade de inotrópicos[11,12,20,32].

Cortisol

Relatos sobre a incidência da insuficiência adrenal na morte encefálica apresentam taxas que variam entre 76 e 87%, havendo demonstrações de intensa diminuição dos níveis de cortisol em vítimas de trauma cranioencefálico que evoluíram para morte encefálica (23,5 para 6,8 µg/dL; p = 0,003) [21,22]. Esse défice pode ser um dos mecanismos hormonais envolvidos na instabilidade hemodinâmica[11]. Os resultados de um estudo observacional prospectivo envolvendo 31 potenciais doadores sugerem que a administração de 50 mg de hidrocortisona auxilia na manutenção da PAM e reduz o requerimento de noradrenalina[33].

Estudos retrospectivos demonstraram que a aplicação de altas doses de metilprednisolona (15 mg/kg a cada 24 horas) contribui com um maior número de pulmões disponibilizados para transplante[23] e proteção do enxerto hepático mediada pela modulação de citoquinas (IL-2, IL-6 e TNF)[24]. Em contraponto, estudos randomizados placebo-controlados, apesar de demonstrarem diminuição da inflamação no fígado e no coração, não foram capazes de demonstrar efeito benéfico da administração da metilprednisolona sobre a função do enxerto renal[35] e sobrevida pós-transplante hepático[36]. Uma recente revisão sistemática analisou 11 *trials* randomizados e 14 estudos observacionais para os seguintes desfechos: hemodinâmica, oxigenação, número de órgãos ofertados, sobrevida do receptor e sobrevida do enxerto. Dez dos 11 *trials* apresentaram resultados neutros em relação ao uso da metilprednisolona[34]. Embora a administração de altas doses corticoides com finalidade anti-inflamatória seja recomendada por diferentes autores[4,12,16,19], seu uso sistemático é controverso e carece de comprovação em estudos futuros.

Controle glicêmico e aporte energético

A partir da tempestade simpática que ocorre logo após a instalação da ME, há intensa gliconeogênese que pode induzir hiperglicemia. Este efeito hiperglicemiante pode ser prolongado pela intensa e persistente inflamação observada na ME[27]. Além disso, o uso de doses elevadas de corticoide pode se associar à hiperglicemia (151 mg/dL *vs.* 215 mg/dL; p < 0,008), exigindo maior atenção sobre o controle glicêmico[14].

A análise de 258 potenciais doadores constatou que 2/3 apresentavam níveis glicêmicos superiores a 200 mg/dL, e 39% tinham glicemias superiores a 250 mg/dL. A hiperglicemia e a intensidade da variação dos níveis glicêmicos apresentaram associação com piora da função renal[25]. Por outro lado, o controle glicêmico objetivando glicemias < 180 mg/dL está associado a um maior número de órgãos ofertados por doador e maior sobrevida do enxerto renal[37]. Estes resultados demonstram que os níveis glicêmicos devem ser monitorados frequentemente e controlados com a infusão contínua de insulina sempre que a glicemia for maior que 180 mg/dL[11].

Não há estudos prospectivos que tenham avaliado a influência do suporte nutricional no potencial doador sobre a *performance* dos órgãos doados. Entretanto, algumas publicações sugerem manter o suporte nutricional para garantir o suporte energético mínimo aos tecidos e prevenir complicações metabólicas. Considerando que após a tempestade simpática o gasto calórico diminui de 15 a 30% (hipotermia, ausência de atividade cerebral e muscular), o aporte energético deve ser diminuído para 70 a 85% do requerimento calórico calculado, e descontinuado se houver sinais de hipoperfusão[11,12,41].

Controle eletrolítico

Anormalidades eletrolíticas são causadas por poliúria, diurese osmótica ou disfunção renal e podem dificultar bastante a manutenção do potencial doador.

Alguns autores defenderem que a hipernatremia no doador falecido pode ser fator de pior prognóstico da função do enxerto. Análises de bancos de dados demonstraram que pode haver pior desfecho nos transplantes de fígados oriundos de doadores com sódio > 155 mEq/L[38,39]. No entanto, evidências recentes não foram capazes de demonstrar a associação de hipernatremia, com prejuízo na sobrevida de 1 ano em transplantados hepáticos[40]. O prognóstico do transplante cardíaco parece ser comprometido quando os níveis de sódio < 130 mEq/L ou > 170 mEq/L, o que parece refletir mais o cuidado des-

tinado ao potencial doador do que os níveis de sódio propriamente ditos. De todo modo, é de senso comum a manutenção de níveis séricos de sódio entre 130 e 150 mEq/L. Esse controle deve ser obtido com a administração de soluções hipotônicas (salina 0,45% ou SG 5%) e suplementação de desmopressina e/ou vasopressina para controle da poliúria. A administração de soluções isotônicas (Ringer lactato) deve ser realizada se houver instabilidade hemodinâmica concomitante à hipernatremia[11].

Hipofosfatemia, hipocalemia e hipomagnesemia podem estar relacionadas a alterações hemodinâmicas, por precipitarem arritmias e/ou reduzirem a contratilidade miocárdica e contribuir para a hipotensão. Portanto, os níveis séricos desses eletrólitos (Mg^{++}, PO_4^-, Ca^{++} e K^+) devem ser rapidamente corrigidos sempre que forem constatadas alterações.

A exaustão dos mecanismos de manutenção do meio interno pode provocar a rápida instalação de múltiplas alterações eletrolíticas e dificultar a manutenção do doador falecido. Portanto, é prudente realizar a dosagem seriada destes eletrólitos para oportunizar sua correção de modo precoce[11].

Tempo ideal para conclusão do processo de transplante

A ME é uma condição pró-inflamatória em que os níveis de interleucina-6 (IL-6) superam em mais de 120 vezes o limite superior dos valores de referência já no momento do diagnóstico da ME. O estado inflamatório tende a se amplificar ao longo do tempo e contribui com a instabilidade cardiovascular. A hipóxia tecidual resultante é um importante "motor" inflamatório que retroalimenta a instabilidade hemodinâmica, dificulta a manutenção do potencial doador e sujeita à disfunção de órgãos que se planejam destinar para transplante[4-8]. É possível, portanto, que a agilidade nos trâmites técnicos e burocráticos visando à retirada de órgãos em até 24 horas após o diagnóstico de ME contribua para a diminuição de perdas de órgãos para transplantes[12,13].

Por outro lado, também é plausível considerar que a manutenção adequada do potencial doador buscando a obtenção precoce de metas permita planejar o momento do explante de órgãos para um momento em que o doador se encontre em melhores condições fisiológicas. Em algumas situações, períodos de manutenção maiores se associam a melhora na PaO_2/FiO_2, maior oferta de pulmões para transplantes[42] e melhora da função de corações inicialmente considerados "não transplantáveis"[43]. Neste contexto, observou-se que a manutenção de potenciais doadores durante um período $\geq$ 20 horas se associou a um maior número de doações efetivas de corações (5 vs. 26; p < 0,01) e pulmões (6 vs. 40; p < 0,01), assim como maior um número órgãos transplantados/doador (2,6 ± 1,5 vs. 3,7 ± 1,8; p < 0,01)[44].

Referências bibliográficas

1. The Madrid resolution on organ donation and transplantation: national responsibility in meeting the needs of patients, guided by the WHO principles. Transplantation. 2011;91(Suppl. 11):S29-31.
2. DuBose J, Salim A. Aggressive Organ Donor Management Protocol. J Intensive Care Med. 2008;23:367-375.
3. Associação Brasileira de Transplantes de Órgãos (ABTO). Dimensionamento dos Transplantes no Brasil e em cada estado (2006-2015). Disponível em: <http://www.abto.org.br/abtov/Upload/file/RBT/2013/rbt2015.pdf>. Acessado em: 25 de abril de 2018.
4. Salim A, Velmahos GC, Brown C, Belzberg H, Demetriades D. Aggressive organ donor management significantly increases the number of organs available for transplantation. J Trauma. 2005;58(5):991-4.
5. D'Império F. Brain death, multiorgan donor and lung transplantation. Rev Bras Ter Intensiva. 2007;19(1):74-84.
6. Weil MH, Herbert Shubin H. The "VIP" Approach to the Bedside management of Shock. JAMA. 1969;207(2):337-340.
7. Murugan R, Venkataraman R, Wahed AS, Elder M, Hergenroeder G, Carter M, et al.; HIDonOR Study Investigators. Increased plasma interleukin-6 in donors is associated with lower recipient hospital-free survival after cadaveric organ transplantation. Crit Care Med. 2008;36(6):1810-6.
8. Murugan R, Venkataraman R, Wahed AS, Elder M, Carter M, Madden NJ, et al.; HIDonOR Study Investigators. Preload responsiveness is associated with increased interleukin-6 and lower organ yield from brain-dead donors. Crit Care Med. 2009;37(8):2387-93.
9. Mascia L, Pasero D, Slutsky AS, Arguis MJ, Berardino M, Grasso S, et al. Effect of a lung protective strategy for organ donors on eligibility and availability of lungs for transplantation: a randomized controlled trial. JAMA. 2010;304(23):2620-7.
10. Mascia L, Bosma K, Pasero D, Galli T, Cortese G, Donadio P, et al. Ventilatory and hemodynamic management of potential organ donors: an observational survey. Crit Care Med. 2006;34(2):321-7.
11. Westphal GA, Caldeira Filho M, Vieira KD, Zaclikevis VR, Bartz MC, Wanzuita R, et al. Diretrizes para manutenção de múltiplos órgãos no potencial doador adulto falecido: parte II. Ventilação mecânica, controle endócrino metabólico e aspectos hematológicos e infecciosos. Rev Bras Ter Intensiva. 2011;23(3):269-82.
12. Shemie SD, Ross H, Pagliarello J, Baker AJ, Greig PD, Brand T, et al.; Pediatric Recommendations Group. Organ donor management in Canada: recommendations of the forum on Medical Management to Optimize Donor Organ Potential. CMAJ. 2006;174(6):S13-32.
13. Westphal GA, Caldeira Filho M, Vieira KD, Zaclikevis VR, Bartz MC, Wanzuita R, et al. Diretrizes para manutenção de múltiplos órgãos no potencial doador adulto falecido: parte I. Aspectos gerais e suporte hemodinâmico. Rev Bras Ter Intensiva. 2011;23(3):255-68.

14. Westphal GA, Zaclikevis VR, Vieira KD, et al. A managed protocol for treatment of deceased potential donors reduces the incidence of cardiac arrest before organ explant. Rev Bras Ter Intensiva. 2012;24(4):334-340.

15. Powner DJ, Doshi PB. Central venous oxygen saturation monitoring: role in adult donor care? Prog Transplant. 2010;20(4):401-5.

16. Kucewicz E, Wojarski J, Zeglen S, Saucha W, Maciejewski T, Pacholewicz J, et al. The protocol for multi organ donor management. Anestezjol Intens Ter. 2009;41(4):246-52.

17. Antonelli M, Levy M, Andrews PJ, Chastre J, Hudson LD, Manthous C, et al. Hemodynamic monitoring in shock and implications for management. International Consensus Conference, Paris, France, 27-28 April 2006. Intensive Care Med. 2007;33(4):575-90.

18. Magder S. Fluid status and fluid responsiveness. Curr Opin Crit Care. 2010;16:289-296.

19. Gordon JK, McKinlay J. Physiological changes after brain stem death and management of the heart-beating donor. Continuing Education in Anaesthesia, Critical Care & Pain; 2012.

20. Macdonald PS, Aneman A, Bhonagiri D, Jones D, O'Callaghan G, Silvester W, et al. A systematic review and meta-analysis of clinical trials of thyroid hormone administration to brain dead potential organ donors. Crit Care Med. 2012 May;40(5):1635-44.

21. Dimopoulou I, Tsagarakis S, Anthi A, Milou E, Ilias I, Stavrakaki K, et al. High prevalence of decreased cortisol reserve in brain-dead potential organ donors. Crit Care Med. 2003 Apr;31(4):1113-7.

22. Nicolas-Robin A, Barouk JD, Darnal E, Riou B, Langeron O. Free cortisol and accuracy of total cortisol measurements in the diagnosis of adrenal insufficiency in brain-dead patients. Anesthesiology. 2011 Sep;115(3):568-74.

23. Follete DM, Rudich SM, Babcock WD. Improved oxygenation and increased lung donor recovery with high-dose steroid administration after brain death. J Heart Lung Transplant. 1998;17(4):423-9.

24. Kotsch K, Ulrich F, Reutzel-Selke A, Pascher A, Faber W, Warnick P, et al. Methylprednisolone therapy in deceased donors reduces inflammation in the donor liver and improves outcome after liver transplantation: a prospective randomized controlled Trial. Ann Surg. 2008;248(6):1042-50.

25. Blasi-Ibanez A, Hirose R, Feiner J, Freise C, Stock PG, Roberts JP, et al. Predictors associated with terminal renal function in deceased organ donors in the intensive care unit. Anesthesiology. 2009 Feb;110(2):333-41.

26. Helms AK, Torbey MT, Hacein-Bey L, Chyba C, Varelas PN. Standardized protocols increase organ and tissue donation rates in the neurocritical care unit. Neurology. 2004;63(10):1955-7.

27. Malinoski DJ, Daly MC, Patel MS, Oley-Graybill C, Foster CE 3rd, Salim A. Achieving donor management goals before deceased donor procurement is associated with more organs transplanted per donor. J Trauma. 2011 Oct;71(4):990-5.

28. Malinoski DJ, Patel MS, Daly MC, Oley-Graybill C, Salim A; UNOS Region 5 DMG workgroup. The impact of meeting donor management goals on the number of organs transplanted per donor: results from the United Network for Organ Sharing Region 5 prospective donor management goals study. Crit Care Med. 2012 Oct;40(10):2773-80.

29. García Rada A. Number of organ donors rises by 15% in Spain after doctors are given good practice guide. BMJ. 2011;342:d2181.

30. Health & Human Services (HHS). National Collaborative on Organ & Tissue Donation (2000-2006). 2006; Disponível em: <http://www.acponline.org/about_acp/chapters/ky/mtg06_lucas.pdf>. Acessado em: 25 de abril de 2018.

31. Plurad DS, Bricker S, Neville A, Bongard F, Putnam B. Arginine vasopressin significantly increases the rate of successful organ procurement in potential donors. Am J Surg. 2012;204(6):856-60.

32. Rech TH, Moraes RB, Crispin D, Czepielewski MA, Leitão CB. Management of the brain-dead organ donor: a systematic review and meta-analysis. Transplantation. 2013;95(7):966-74.

33. Nicolas-Robin A, Barouk JD, Amour J, Coriat P, Riou B, Langeron B. Hydrocortisone supplementation enhances hemodynamic stability in brain-dead patients. Anesthesiology. 2010;112:120-10.

34. Dupuis S, Amiel JA, Desgroseillers M, et al. Corticosteroids in the management of brain-dead potential organ donors: a systematic review. Br J Anaesth. 2014;Jun 1-14.

35. Kainz A, Wilflingseder J, Mitterbauer C, Haller M, Burghuber C, Perco P, et al. Steroid Pretreatment of Organ Donors to Prevent Postischemic Renal Allograft Failure A Randomized, Controlled Trial. Ann Intern Med. 2010 Aug 17;153(4):222-30.

36. Amatschek S, Wilflingseder J, Pones M, et al. The effect of steroid pretreatment of deceased organ donors on liver allograft function: A blinded randomized placebo-controlled trial. J Hepatol. Jun 2012;56(6):1305-1309.

37. Sally MB, Ewing T, Crutchfield M, et al. Determining optimal threshold for glucose control in organ donors after neurologic determination of death: a United Network for Organ Sharing Region 5 Donor Management Goals Workgroup prospective analysis. J Trauma Acute Care Surg. 2014 Jan;76(1):62-8.

38. Totsuka E, Fung U, Hakamada K, et al. Analysis of clinical variables of donors and recipients with respect to short-term graft outcome in human liver transplantation. Transplant Proc. 2004; 36: 2215-8.

39. Totsuka E, Dodson F, Urakami A, et al. Influence of high donor serum sodium levels on early postoperative graft function in human liver transplantation: effect of correction of donor hypernatremia. Liver Transpl Surg. 1999;5:421-8.

40. Mangus RS, Fridell JA, Vianna RM, et al. Severe hypernatremia in deceased liver donors does not impact early transplant outcome. Transplantation. 2010;90:438-43.

41. McKeown DW, Bonser RS, Kellum JA. Management of the heartbeating brain-dead organ donor. British Journal of Anaesthesia. 2012;108(S1) i96-i107.

42. Wauters S, Verleden GM, Belmans A, et al. Donor cause of brain death and related time intervals: does it affect outcome after lung transplantation? Eur J Cardiothorac Surg. 2011;39:e68.

43. Wheeldon DR, Potter CDO, Oduro A, Wallwork J, Large SR. Transforming the 'unacceptable' donor: outcomes from the adoption of a standardized donor management technique. J Heart Lung Transplant. 1995;14:734-42.

44. Christmas AB, Bogart TA, Etson KE, et al. The reward is worth the wait: a prospective analysis of 100 consecutive organ donors. Am Surg. 2012; 78(3):296-9. JAMA Surg. 2014 Sep 1;149(9):969-975.

45. Patel MS, Zatarain J, De La Cruz S, et al. The Impact of Meeting Donor Management Goals on the Number of Organs Transplanted per Expanded Criteria Donor: A Prospective Study From the UNOS Region 5 Donor Management Goals Workgroup. JAMA Surg. 2014 Sep 1;149(9):969-975.

46. Franklin GA, Santos AP, Smith JW. Optimization of Donor Management Goals Yields Increased Organ Use. Am Surg. 2010 Jun;76(6):587-94.

47. Westphal GA, Wagner S, Horner M, et al. A aplicação de um protocolo guiado por metas reduz as perdas de potenciais doadores por parada cardíaca. RBTI. 2014

48. Chen J, Cullinane S, Spanier T, et al. Vasopressin deficiency and pressor hypersensitivity in hemodynamically unstable organ donors. Circulation. 1999;100:244-246.

49. Chen J, Bittner HB, Kendall SW, Van Trigt P. Hormonal and hemodynamic changes in a validated animal model of brain death. Critical Care Med. 1996;24(8):1352-1359.

50. Roteiro de manutenção do potencial doador – Baseado nas diretrizes da AMIB. Disponível em: <http://sctransplantes.saude.sc.gov.br/>. Acessado em: 25 de abril de 2018.

Capítulo

25

PÓS-OPERATÓRIO DE NEUROCIRURGIA

Salomón Soriano Ordinola Rojas
Viviane Cordeiro Veiga

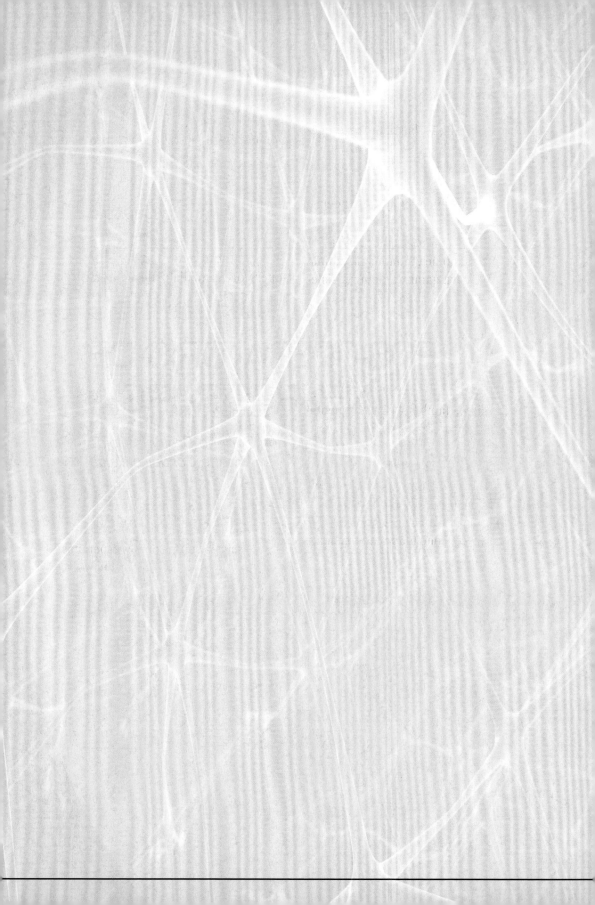

Introdução

Os pacientes neurocríticos representam uma população bastante heterogênea e complexa. Temos desde indivíduos jovens com malformações arteriovenosas ou tumores até pacientes idosos, com múltiplas comorbidades, com aneurismas ou tumores cerebrais, por exemplo.

Diante disso, é fundamental estabelecermos um plano de cuidados na admissão da UTI, para garantia de uma sistematização da assistência que contemple as condições individuais de cada paciente, associada ao ponto-chave de um pós-operatório de neurocirurgia, que é a prevenção ou minimização dos riscos de uma lesão encefálica secundária.

Além disso, também é fundamental a garantia de profilaxias, como de tromboembolismo venoso e úlcera de estresse, para redução de desfechos negativos.

Outro aspecto importante na condução destes pacientes é a capacitação da equipe multiprofissional para entendimento da complexidade do paciente neurocrítico.

Admissão em unidade de terapia intensiva (UTI)[1-4]

Aproximadamente 15% dos pacientes submetidos a neurocirurgia requer permanência em UTI superior a 24 horas, no pós-operatório, sendo a maioria para observação neurológica.

Os fatores de risco para desenvolvimento de complicações no pós-operatório, incluem:

- falha de extubação no intraoperatório;
- tempo cirúrgico superior a 4 horas;
- decúbito lateral durante ato cirúrgico;
- *status* funcional pré-operatório (escala de Karnofsky < 80);
- sangramento intraoperatório superior a 350 mL.

Na admissão do paciente em pós-operatório imediato de neurocirurgia, algumas questões devem ser respondidas para adequada formulação do plano terapêutico:

- Qual a condição clínica e neurológica do paciente no pré-operatório?
- Quais comorbidades o paciente possui?
- O paciente fazia uso de medicamentos de forma rotineira?
- A doença neurológica responsável pela cirurgia foi tratada? Parcial ou completamente?
- Qual procedimento realizado e possíveis complicações esperadas?
- Em que posição o paciente permaneceu no intraoperatório?
- Houve intercorrências durante o ato anestésico e cirúrgico, como intubação orotraqueal difícil ou sangramento?
- Qual a técnica anestésica adotada?

A partir destas informações serão estabelecidos os cuidados gerais – individualizados de acordo com os dados obtidos e os cuidados relacionados à cirurgia.

Cuidados gerais

Cabeceira elevada e centrada[1,5]

Todos os pacientes devem ser mantidos com cabeceira centralizada e elevada a 30º-45º, para favorecer o retorno venoso e diminuir o risco de broncoaspiração.

Antibioticoterapia profilática[6,7]

Nos casos de cirurgia limpa, preconiza-se o uso de cefazolina ou cefuroxima em cirurgias de hipófise por via transesfenoidal, no intraoperatório.

Profilaxia de úlcera de estresse[8,9]

Nas unidades de terapia intensiva, estima-se incidência de até 4% de sangramento digestivo clinicamente importante secundário às úlceras de estresse. Cook, em 1994, caracterizou subgrupos de risco para profilaxia de úlceras de estresse e a partir de então foi estabelecida profilaxia medicamentosa. A injúria neurológica é sabidamente um fator de risco para sangramento gastrointestinal, recomendando-se terapia farmacológica para pacientes não capazes de atender a comandos simples e pacientes com Glasgow ≤ 10[5]. Ventilação mecânica, hipotensão arterial e coagulopatia também são fatores de risco[6].

A lesão neurológica combinada a fatores de estresse do paciente crítico está associada a aumento da morbimortalidade relacionada a sangramento por úlceras de estresse.

Revisão sistemática e metanálise recém-publicada sugerem a utilização de terapia farmacológica para profilaxia de úlcera de estresse nos pacientes neurocríticos, com inibidores de bomba de prótons ou bloqueadores de receptores H2, sem aumento do risco de pneumonia.

Introdução de dieta[2]

A terapia nutricional é imperativa para a recuperação de pacientes com lesão cerebral aguda. Embora frequentemente se trate de pacientes previamente hígidos, o TCE grave associa-se ao estado de prolongado hipermetabolismo, hipercatabolismo e perda nitrogenada, o que determina prejuízo da imunocompetência. A consequência é o risco aumentado de perda de peso, consumo muscular e desnutrição. Em condições ideais, estes doentes devem ter o gasto energético em repouso medido pela calorimetria indireta, o estado proteico usando o nitrogênio ureico urinário e a nutrição enteral instituída precocemente em até 72 h, com o objetivo de reduzir infecção e complicações gerais, acelerar a recuperação neurológica, além de preservar as condições nutricionais.

A dieta deve ser instituída o mais precocemente possível, levando-se em conta o nível de consciência e possíveis distúrbios de deglutição. Nos pacientes submetidos à ressecção de tumores de fossa posterior sugere-se avaliar o comprometimento dos pares cranianos relacionados à deglutição, sempre se atentando para o risco de broncoaspiração.

Profilaxia de trombose venosa profunda[10-14]

A trombose venosa profunda (TVP) é uma complicação encontrada em torno de 29-43% dos pacientes neurocirúrgicos, podendo apresentar tromboembolismo pulmonar em 15%. O procedimento neurocirúrgico, a presença de tumor cerebral, idade, imobilização prolongada, défices motores, varizes de membros inferiores, acidentes vasculares encefálicos prévios, uso de anticoncepcionais orais e estados de hipercoagulabilidade são fatores de risco relacionados à TVP. Vários são os métodos que podem ser utilizados na profilaxia destes pacientes, como as heparinas (de baixo peso molecular – mais comumente utilizada – ou heparina não fracionada), dispositivos de compressão pneumática intermitente e meias elásticas de compressão gradual. Diversos estudos têm sido publicados, direcionados para profilaxia de TVP em pacientes neurocirúrgicos, onde há consenso de que a terapia deve ser instituída o mais precocemente possível. O dispositivo de compressão pneumática intermitente tem indicação de uso desde o perioperatório.

Segundo a ACCP, publicada em 2012, recomenda-se para profilaxia:

- **Pacientes em pós-operatório de craniotomia** – profilaxia mecânica (preferencialmente com compressão pneumática intermitente) ou profilaxia farmacológica.
- **Pacientes em pós-operatório de craniotomia, com risco alto de TEV (cirurgia para ressecção de tumores malignos)** – adicionar profilaxia farmacológica ao uso de profilaxia mecânica, preferencialmente com compressão pneumática intermitente aplicada de forma ideal (mínimo de 18 horas/dia), quando hemostasia adequada esti-

ver estabelecida e o risco de sangramento diminuir.

No entanto, o *guideline* recente da Sociedade Americana de Neurocirurgia já recomenda a profilaxia farmacológica no pós-operatório de neurocirurgia em 24 horas da craniotomia. Em pacientes com hemorragia subaracnóidea por ruptura de aneurisma, recomenda-se profilaxia com heparina não fracionada nas primeiras 24 horas após abordagem do aneurisma (seja por via endovascular ou cirúrgica).

Pacientes com hemorragia intracraniana devem receber profilaxia mecânica com bota pneumática ou meias elásticas desde a admissão hospitalar. Sugere-se profilaxia farmacológica com heparina não fracionada ou de baixo peso molecular após 48 h, se o sangramento estiver estável.

Sugere-se manter terapia combinada (farmacológica e não farmacológica) nestes grupos de pacientes.

Nos pacientes com trombose venosa profunda instalada deve-se introduzir anticoagulação plena. No entanto, há estudos mostrando que o sangramento após a introdução desta terapêutica em pacientes submetidos a ressecção de tumores cerebrais é próximo de 30%. Na contraindicação da anticoagulação, o implante de filtro de veia cava é uma opção terapêutica.

Controle glicêmico[15-18]

A hiperglicemia, causada por resistência à insulina no fígado e nos músculos, é um achado comum nos pacientes com estresse orgânico (p. ex., pós-operatório, traumas, sepse) e, portanto, nos pacientes neurocirúrgicos. Van den Berghe, em 2001, demonstrou que taxas glicêmicas entre 80 e 110 mg/dL estavam relacionada s a melhor prognóstico. No entanto, o estudo VISEP, publicado em 2008, foi precocemente interrompido em decorrência da hipoglicemia nos pacientes com controle glicêmico estrito. Em 2009, o NICE-SUGAR, mostrou menor mortalidade no grupo com metas glicêmicas inferiores a 180mg/dL quando comparados aos níveis de 81-108 mg/dL.

Atkins e cols., em 2009, avaliaram o controle glicêmico no perioperatório de neurocirurgia, demonstrando que valores superiores a 150 mg/dL estiveram relacionados a pior prognóstico.

Ainda não existe um consenso sobre a real meta terapêutica a ser atingida, no entanto sabemos que a hipoglicemia é mais deletéria que a hiperglicemia. Recomendamos manter níveis glicêmicos entre 140 e 180 mg/dL, devendo-se a terapia insulínica intravenosa contínua ser reservada para os casos de difícil controle. Pacientes que necessitam de infusão contínua de glicemia devem ter os níveis glicêmicos avaliados a cada hora.

Controle de temperatura[19-21]

A hipertermia está relacionada a aumento da injúria cerebral nos pacientes neurológicos, sendo um marcador de gravidade. A redução da temperatura abaixo de 37°C provoca redução de 6% no metabolismo cerebral. A febre aumenta a mortalidade precoce e tardia, a pressão intracraniana, a quebra da barreira hematoencefálica, além de estender as áreas isquêmicas.

Ainda não há consenso na literatura sobre a temperatura ideal, no entanto é sabido que se deve evitar a hipertermia. Contudo, não há recomendação de antitérmicos de rotina na prescrição dos pacientes. A manutenção da temperatura pode ser feita por meio de colchão térmico, manta térmica, soro aquecido ou gelado intravenoso ou por irrigação vesical.

Analgesia[2,22]

É fundamental garantir o monitoramento sistemático e uma comunicação adequada entre a equipe multiprofissional para o adequado controle da dor. Importante garantir que a avaliação da dor seja feita tanto nos pacientes com interação suficiente com o examinador, quanto naqueles sem interação suficiente.

Nos pacientes com interação suficiente com o examinador, podemos utilizar a escala numérica de dor e naqueles sem interação deve-se utilizar a *Behavioral Pain Scale* (BPS) ou *Critical-Care Pain Observation Tool* (CPOT). No entanto, há limitações quanto à validação dessas escalas para pacientes neurológicos (Figura 25.1 e Tabelas 25.1 e 25.2).

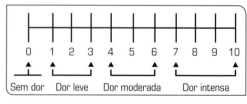

Figura 25.1 – Escala numérica de dor.

Tabela 25.1. Escala BPS (*Behavioral Pain Scale*)

Expressão facial	
Relaxada	1
Parcialmente tensa	2
Totalmente tensa	3
fazendo careta	4
Movimentos dos membros superiores	
Relaxado	1
Parcialmente flexionado	2
Totalmente flexionado	3
Totalmente contraído	4
Ventilação mecânica	
Tolerando movimentos	1
Tossindo, mas tolerando a maior parte do tempo	2
Lutando contra o ventilador	3
Impossibilidade de controle do ventilador	4

Pacientes que apresentam escala numérica superior a 3 pontos, BPS maior que 5 pontos ou CPOT maior que 2 pontos devem receber intervenção farmacológica e/ou não farmacológica e reavaliação em menos de 30 minutos.

Cuidados específicos[2,22-27]

Inicialmente, dividiremos as condutas pós-operatórias em: pós-operatório de ressecção de tumores cerebrais, malformações arteriovenosas, aneurismas cerebrais e derivações ventriculoperitoneais.

Tabela 25.2. Escala CPOT (*Critical-Care Observation Tool*)

Componente	Descrição	Score	Pontuação
Expressão Facial	Nenhuma tensão muscular	Relaxado, neutro	0
	Franze sobrancelhas, contração periórbitaria, rebaixa a fronte	Tenso	1
	Todos acima + olhos fechados e contraídos	Esgar, "careteamento"	2
Movimentos Corporais	Sem movimentos	Ausência de movimentos	0
	Movimentos lentos, cautelosos, tocando levemente a área dolorosa, procurando atenção através dos movimentos	Proteção / defesa	1
	Arrancando o tubo, tenta sentar, move membros / agride, não segue comandos, agride equipe, tenta pular da cama	Inquietação	2
Tensão Muscular	Sem resistência para movimentos passivos	Relaxado	0
	Resistência a movimentos passivos	Tenso	1
	Grande resistência a movimentos passivos / iincapacidade de completar os movimentos	Muito tenso / rígido	2
Adaptação a ventilação ou Vocalização (pacientes não intubados)	Ventila sem dificuldade, alarmes não são acionados	Tolerando VM / movimentação	0
	Alarmes do respirador cessam automaticamente	Tosse mas tolera VM	1
	Assincronia, ventilações bloqueadas, alarmes frequentes	Briga com respirador	2
	Conversa normalmente ou não emite sons	Conversa normal ou silêncio	0
	Suspira, aflito	Suspira, aflito	1
	Chorando , soluçando	Chorando, soluçando	2
Somatório			**0-8**

Pós-operatório de ressecção de tumores cerebrais[2-3,22-26]

No pós-operatório das ressecções de tumores cerebrais devemos levar em consideração: o tipo de tumor, a localização, a via de abordagem cirúrgica, e o edema cerebral prévio à manipulação.

Os corticoides têm sido usados rotineiramente nestes pacientes, com o intuito de diminuir o edema cerebral, com consequente queda da mortalidade. Dexametasona é o corticoide de escolha, na dose de 4 a 10 mg a cada 6 horas. Dentre os efeitos adversos dos corticoides estão a hiperglicemia e a hipocalemia, podendo ter outros efeitos, até mesmo transtornos psiquiátricos.

As craniotomias, em especial supratentoriais, estão associadas a alto risco de convulsão. Estudos mostram que o risco de crise convulsiva na primeira semana de pós-operatório está ao redor de 40 a 50%. Embora não exista consenso para a profilaxia de crise convulsiva em pós-operatório de neurocirurgia, é recomendada fenitoína durante a primeira semana após a cirurgia, desde que não tenha crise convulsiva no período, quando a duração do tratamento pode se estender. A dose preconizada é de 100 mg a cada 8 horas. Crises convulsivas em pós-operatório de cirurgias em fossa posterior são raras, sendo a profilaxia contraindicada nessas situações. Metanálises demonstram não haver diferença entre os grupos que receberam ou não anticonvulsivante profilático, na prevenção da primeira crise, no pós-operatório de tumores cerebrais, com maior número de eventos adversos no grupo que recebeu o anticonvulsivante.

Em pacientes com tumores da hipófise, tem-se preferência pela via de acesso transesfenoidal, por conta da menor morbimortalidade. No entanto, deve-se atentar para possíveis complicações neste grupo de pacientes: lesão do nervo óptico, fístula liquórica, sangramento e meningites. Além disso, é fundamental o controle rigoroso da diurese, visto que a manipulação cirúrgica pode acarretar alterações na secreção do hormônio antidiurético (ADH), com aumento da diurese, que pode desencadear distúrbios hidroeletrolíticos, em especial nas primeiras 24 horas de pós-operatório. Nos cuidados de fisioterapia destes pacientes é contraindicado o uso de ventilação não invasiva.

Nos pós-operatórios de ressecção de tumores cerebrais, o distúrbio hidroeletrolítico mais frequente é a hiponatremia (sódio sérico inferior a 135 mEq/L), que na maioria dos casos é uma disfunção transitória relacionada à injúria do eixo hipotalâmico-hipofisário, clinicamente caracterizado por náuseas, vômitos, apatia e alterações do nível de consciência que podem variar desde letargia até o coma, sendo estes sintomas mais exacerbados quando o sódio sérico for inferior a 120 mEq/L. Nestes quadros, a reposição de sódio deve ser realizada por via intravenosa, de forma lenta, com velocidade de 0,5 a 1 mEq/hora, não se devendo ultrapassar 12 mEq/24 horas. Pode-se utilizar a fórmula a seguir para correção:

$$Na^+ \text{ estimado (mEq/L)} = \frac{Na^+ \text{ infundido} - Na^+ \text{ sérico}}{\text{água corporal total} + 1}$$

Cálculo da água corporal total:

Homem jovem	peso (kg) × 0,6
Homem idoso	peso (kg) × 0,5
Mulher jovem	peso (kg) × 0,5
Mulher idosa	peso (kg) × 0,45

As hipernatremias são caracterizadas por sódio sérico superior a 145 mEq/L. O quadro clínico é consequente à desidratação celular, tendo como primeiras manifestações: letargia, irritação e agitação. Esses sintomas podem ser seguidos de espasmos musculares, hiper-reflexia, tremores e ataxia e dependem da velocidade da instalação do quadro.

Os distúrbios do sódio nos pacientes em pós-operatório de ressecção de tumores cerebrais podem estar associados a três condições: diabetes *insipidus* (DI), síndrome perdedora de sal (SPS) e síndrome da secreção inapropriada do hormônio antidiurético (SIADH), classificadas na Tabela 25.3.

Na síndrome perdedora de sal, que é a condição mais comum, a correção de sódio se dará através da reposição volêmica com cristaloide e solução hipertônica (NaCl a 3%). Na SIADH deve-se fazer restrição hídrica e correção do sódio com solução hipertônica (NaCl a 3%). E no diabetes *insipidus* deve-se fazer reposição volêmica com soro glicosado ou soro fisiológico a 0,45% associado a desmopressina (DDAVP).

Pós-operatório de correção de malformações arteriovenosas (MAV)

O controle pressórico é primordial nos pacientes submetidos a tratamento de malformações arteriovenosas, seja por via cirúrgica ou por via endovascular. O objetivo no pós-operatório imediato é manter a normotensão. Por isso, é obrigatória a monitoração invasiva da pressão arterial. Caso haja necessidade de tratamento medicamentoso da pressão, deve-se optar por drogas intravenosas, de ação rápida e vida média curta, como o nitroprussiato de sódio ou betabloqueador intravenoso. Além disso, deve-se manter o paciente euvolêmico, com monitoração do débito urinário (diurese superior a 0,5 mL/kg/hora). O uso de corticoides e anticonvulsivantes será indicado de forma individualizada, não tendo consenso para sua utilização.

Pós-operatório de derivação ventriculoperitoneal

Nos pacientes com implante de derivação ventriculoperitoneal (DVP) deve-se atentar para as complicações relacio-

Tabela 25.3. Distúrbios do sódio nos pacientes em pós-operatório de ressecção de tumores cerebrais

	SPS	SIADH	DI
Balanço hídrico	Diminuído	Normal ou aumentado	Diminuído
Volume urinário	Aumentado	Normal ou diminuído	Aumentado
Sódio sérico	Diminuído	Diminuído	Aumentado
Sódio urinário	Aumentado	Aumentado	Normal
Osmolaridade sérica	Diminuído	Diminuído	Aumentado
Osmolaridade urinária	Aumentado	Aumentado	Normal ou diminuído
Vasopressina plasmática	Normal	Aumentada	Diminuída

nadas ao implante, como a formação de hematoma no sítio cirúrgico e no trajeto do cateter e alterações no nível de consciência, quando pode haver necessidade de reavaliação da válvula. A antibioticoterapia profilática está indicada em todos os pacientes (cefazolina 1 g, intravenosa, a cada 8 horas, durante o procedimento). Se houver necessidade de implante de cateter venoso central, deve-se atentar para o local onde está passando o cateter da derivação, pelo risco de punção do mesmo.

Pós-operatório de correção de aneurismas cerebrais

Os grandes temores no pós-operatório de aneurisma cerebral são a isquemia cerebral tardia, o vasoespasmo, a hidrocefalia e o sangramento, principalmente quando a clipagem ou tratamento endovascular foram realizados em aneurismas rotos ou de forma tardia. É fundamental um rigoroso controle pós-operatório destes pacientes, que deve incluir:

- controle pressórico;
- manutenção volêmica;
- controle glicêmico;
- controle de temperatura.

Controle pressórico

Os pacientes em pós-operatório de tratamento dos aneurismas cerebrais devem manter uma pressão arterial média de 100 mmHg. Caso seja necessário tratamento medicamentoso, opta-se pela noradrenalina. Deve-se evitar hipotensão no pós-operatório, bem como ter cautela no uso de anti-hipertensivos por via oral.

Manutenção volêmica

Deve-se manter a euvolemia no pós-operatório do tratamento dos aneurismas cerebrais. Deve-se evitar soluções hipotônicas nesses pacientes.

Reposição de sulfato de magnésio

Hoje sabe-se que não há necessidade de reposição de sulfato de magnésio neste grupo de pacientes, no entanto deve-se manter níveis séricos normais de magnésio.

Corticoides e estatina

Não há indicação para uso de corticoides e estatina neste grupo de pacientes.

Uso de anticonvulsivantes

Não há indicação formal de utilização.

Complicações pós-operatórias[2,3]

Podemos classificar as complicações pós-operatórias em neurológicas e não neurológicas.

Complicações neurológicas

- **Crise convulsiva** – entre 15 e 20% dos pacientes submetidos a neurocirurgia podem apresentar pelo menos uma crise convulsiva no pós-operatório e sua ocorrência está relacionada à lesão neuronal. Em casos de crise convulsiva deve-se buscar a causa e tratar o mais precocemente possível.

- **Infecção de ferida operatória** – aproximadamente 4% dos pacientes submetidos a neurocirurgia apresentam quadros de infecção pós-operatória, sendo que abordagens cirúrgicas são necessárias em menos de 1%. Febre, saída de secreção pela ferida operatória, deiscência da ferida, hiperemia, edema, alterações do hemograma, aumento dos marcadores (proteína C-reativa e procalcitonina) estão frequentemente presentes nestas situações. Nestes casos, a antibioticoterapia deve ser introduzida de forma precoce e deve ser avaliada a necessidade de abordagem cirúrgica.
- Pneumoencéfalo – condição frequente, podendo estar presente até o 14° dia de pós-operatório. Pode estar associado ao rebaixamento do nível de consciência no pós-operatório e caracteriza-se pela presença de ar no espaço subdural ou extradural e apresenta resolução espontânea.
- **Edema cerebral** – associado à manipulação cirúrgica, ocorrendo isquemia tecidual relativa, diminuição do retorno venoso e da complacência cerebral. O uso de corticoide reduz a incidência desta complicação. Tem início 4 a 6 horas após a cirurgia, com pico entre 48 e 72 horas. O tratamento consiste na manutenção da cabeceira elevada, pressão de perfusão cerebral acima de 60 mmHg, sedação, manutenção da PCO_2 em torno de 35 mmHg e descompressão cirúrgica nos casos de refratariedade às medidas clínicas.

- Hemorragia – a hemorragia pode estar presente em 0,8 a 2,2% das neurocirurgias, podendo estar relacionada a alterações de coagulação que podem ser prévias à cirurgia, uso de antiagregantes e/ou anticoagulantes ou hemostasia perioperatória inadequada. Pode se manifestar pela piora da pontuação da escala de Glasgow, presença de défice neurológico, convulsão ou sinais de hipertensão intracraniana. Dependendo do volume do sangramento podem ser absorvidos ou necessitar de abordagem cirúrgica ou transfusão de hemocomponentes. A presença de hemorragias intracranianas no pós-operatório de neurocirurgia está relacionada a pior prognóstico.

Complicações não neurológicas

- **Pulmonares** – são as complicações mais comuns no pós-operatório de neurocirurgia, com incidência que varia de 2,8 a 25%, em especial os quadros de insuficiência respiratória, pneumonias, atelectasias, tromboembolismo pulmonar. Os principais fatores de risco para as complicações pulmonares são: idade > 60 anos, ASA > 2, DPOC, dependência funcional, apneia do sono, alteração aguda do nível de consciência e tabagismo. Como estratégias para redução destas complicações, temos a analgesia adequada, retirada precoce de sonda nasogástrica, manobras de expansão pulmonar e a profilaxia do tromboembolismo venoso.

- **Cardiológicas** – as arritmias supraventriculares são as mais frequentes complicações cardiológicas relacionadas ao pós-operatório de neurocirurgia. Também se deve investigar o infarto do miocárdio e as descompensações da insuficiência cardíaca. Pacientes com antecedente de valvopatias devem receber profilaxia de endocardite.

Referências bibliográficas

1. Torbey MT. Neurocritical care. New York: Cambridge University Press; 2010.
2. Rojas SSO, Veiga VC. Manual de Neurointensivismo do Hospital Beneficência Portuguesa. Rio de Janeiro: Editora Atheneu; 2013.
3. Velly L, Simeone P, Bruder N. Postoperative Care of Neurosurgical Patients. Curr Anesthesiol Rep. 2016;6:257-266.
4. Ziai WC, Varelas PN, Zeger SL, et al. Neurologic intensive care resource after brain tumor surgery: an analysis of indications and alternative strategies. Crit Care Med. 2003;31:2782-7.
5. Rhondali O, Genty C, Halle C, et al. Do patients still require admission to an intensive care unit after elective craniotomy for brain surgery? J Neurosurg Anesthesiol. 2011;23:118-23.
6. Antibiotic Guidelines 2015-2016. Johns Hopkins Medicine.
7. CITIN – Curso de Imersão em Terapia Intensiva Neurológica – AMIB. 2016.
8. ASHP Therapeutic Guidelines on Stress Ulcer Prophylaxis. ASHP Commission on Therapeutics. Am J Health Syst Pahrm. 1999;56(4):347-79.
9. Liu B, Liu S, Yin A, Siddiqi J. Risks and benefits of stress ulcer prophylaxis in adult neurocritical care patients: a systematic review and meta-analysis of randomized controlled trials. Crit Care. 2015;19:409.
10. Guyatt GH, Akl EA, Crowther M, et al. Executive Summary. Antithrombotic Therapy and Prevention of Thrombosis, 9th ed: American College of Chest Physicians Evidence-Based Clinical Practice Guidelines. Chest. 2012;141(2)(Suppl.):7S-47S.
11. Caprini JA. Thrombosis risk assessment as a guide to quality patient care. Dis Mon. 2005; 51(2-3):70-78.
12. Nyquist P. Prophylaxis of Venous Thrombosis in Neurocritical Care Patients: an evidence-based guideline: a statement for healthcare professionals from the neurocritical care Society. Neurocrit Care. 2016 Feb;24(1):47-60.
13. Goldhaber SZ. Evolving concepts in thrombolytic therapy for pulmonary embolism. Chest. 1992;101(4 Suppl.):183S-5S.
14. White RH. The epidemiology of venous thromboembolism. Circulation. 2003;107(23 Suppl. 1):I4-8.
15. Atkins JH, Smith DS. A review of perioperative glucose control in the neurosurgical population. J Diabetes Sci Technol. 2009;3(6):1352-64.
16. The NICE-SUGAR Investigators. Intensive versus conventional glucose control in critically ill patients. N Eng J Med. 2009;360:1283-97.
17. VISEP Study. Intensive insulin therapy and pentastarch resuscitation in severe sepsis. N Engl J Med. 2008;358:125-39.
18. Kramer AH, Roberts DJ, Zygun DA. Optimal glycemic control in neurocritical care patients: a systematic review and meta-analysis. Crit Care 2012;16:R203.
19. McCullough JN, Zhang N, Reich DL, et al. Cerebral metabolic suppression during hypothermic circulatory arrest in humans. Ann Thorac Surg. 1999;67(6):1895-9.
20. Markgraf CG, Clifton GL. Treatment window for hypothermia in brain injury. J Neurosurg. 2001;95:979-983.
21. Shiozaki T, Kato A, Taneda M, et al. Little benefit from mild hypothermia therapy for severely head injured patients with low intracranial pressure. J Neurosurg. 1999;91(2):185-91.
22. Barr J, Fraser GL, Puntillo K, et al. Clinical Practice Guidelines for the management of pain, agitation, and delirium in adult patients in the intensive care unit. Crit Care Med. 2013;41(1):263-306.
23. Temkin NR. Prophylactic anticonvulsants after neurosurgery. Epilepsy Currents. 2002; 2(4)105-7.
24. Glantz MJ, Cole BF, Forsyth PA, et al. Practice parameter: anticonvulsant prophylaxis in patients with newly diagnosed brain tumors: report of the quality standards subcommittee of the American Academy of Neurology. Neurology. 2000;54:1886-93.
25. Milionis HJ, Liamis GL, Elisaf MS. The hyponatremic patient: a systematic approach to laboratory diagnosis. CMAJ. 2002;166(8):1056-62.
26. Adrogue HJ, Madias NE. Hypernatremia. N Engl J Med. 2000;342(20):1493-9.
27. Siomin V, Angelov L, Li L, et al. Results of a survey of neurosurgical practice patterns regarding the prophytactic use of anti-epilepsy drugs in patients with brain tumors. J Neurooncol. 2005;74:211-5.

Capítulo

26

HIPOTERMIA EM UTI NEUROLÓGICA × CONTROLE DE TEMPERATURA

Phillipe Pereira Travassos
Raquel Telles da Silva Vale
Viviane Cordeiro Veiga
Salomón Soriano Ordinola Rojas

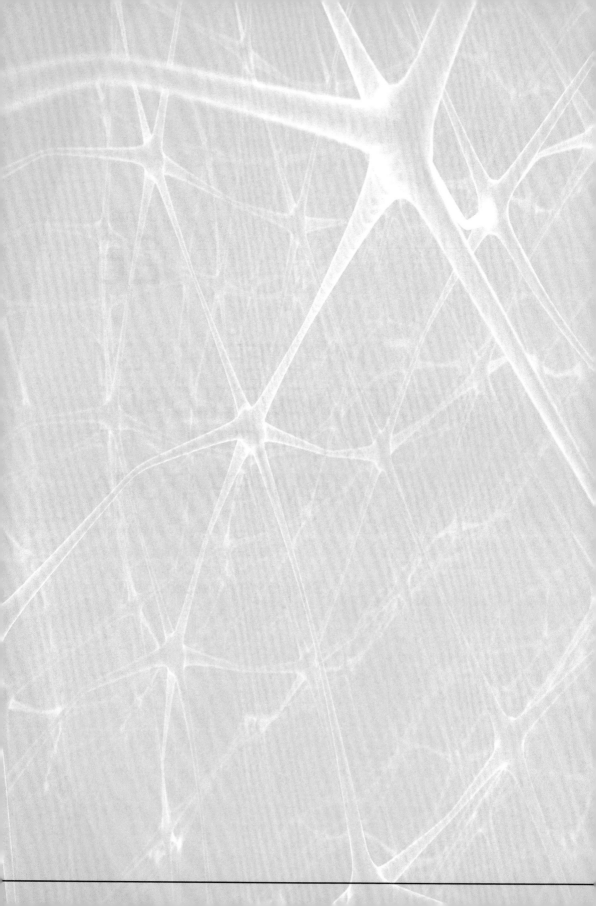

Introdução

Estudos demonstram relação entre hipertemia e aumento da morbimortalidade nas lesões encefálicas agudas[1,2]. Febre é uma das principais causas de lesão secundária, tão importante quanto hipóxia ou hipotensão. Assim, o controle terapêutico da temperatura deve ser realizado, de forma rotineira na fase aguda das lesões encefálicas, através de duas estratégias:

- **normotermia restrita (ou controle da temperatura)** – consiste em evitar o aumento da temperatura sem necessariamente instituir hipotermia;
- **hipotermia terapêutica** – induzir o resfriamento cerebral por sua ação neuroprotetora ou como uma medida para o tratamento da hipertensão intracraniana.

Histórico

A aplicação clínica da hipotermia cerebral, de forma controlada, começou com o trabalho pioneiro do neurocirurgião Temple Fay, em 1938[3]. A "refrigeração humana", como era conhecida, foi aplicada por 169 vezes para o tratamento de diversas condições: dor crônica por metástases ósseas, cerebrite, abscesso cerebral, osteomielite do crânio e no pós-operatório de tumores cerebrais.

A partir da década de 1950 foram retomadas as pesquisas sobre hipotermia cerebral. Apesar de um início promissor em modelos experimentais[4], a aplicação prática resultou em muitas complicações (distúrbios hemodinâmicos, hidroeletrolíticos, alterações da coagulação e aumento das infecções) e foi rapidamente suspensa.

Vários fatores contribuíram para o insucesso da hipotermia induzida com objetivo terapêutico, mas dois merecem destaque:

1. a temperatura alvo era muito baixa (hipotermia profunda) e mantida por períodos prolongados. Hoje sabemos que naquelas condições os efeitos deletérios da hipotermia inviabilizavam a aplicação clínica;
2. a falta de condições adequadas para monitoração e manutenção do doente com lesões graves. As medidas terapêuticas ficavam comprometidas sem o suporte ventilatório, hemodinâmico, nutricional e de diagnóstico.

O método permaneceu abandonado até o início da década de 1980, quando novos estudos experimentais demonstraram os efeitos benéficos da hipotermia cerebral leve a moderada no tratamento de lesões encefálicas agudas e permitiram a aplicação de novas técnicas para o resfriamento cerebral[5,6].

No Brasil, destacamos os trabalhos experimentais de Prandini e cols.[7,8] que utilizaram o resfriamento de superfície, com bolsas com gelo aplicadas acima da área de craniectomia para induzir a hipotermia cerebral. Os resultados sugeriram que a indução da hipotermia leve (por volta de 34°C) exerceria efeito neuroprotetor e terapêutico após lesão encefálica aguda grave.

No início da década de 1990 três estudos clínicos, isolados, demonstraram efeitos benéficos da hipotermia terapêutica leve/moderada no traumatismo cranioencefálico (TCE) grave[9-11].

Na sequência, a hipotermia terapêutica começou a ser utilizada em outras situações clínicas. A consolidação do método parecia inevitável, no entanto os resultados do maior estudo multicêntrico não confirmaram as expectativas iniciais.

Clifton e cols.[12] realizaram um estudo multicêntrico, prospectivo, randomizado e controlado com 392 doentes com TCE grave (ECG ≤ 8), sendo observada redução significativa da pressão intracraniana (PIC) com a hipotermia, porém associada a uma tendência maior de infecções.

Indicações

TCE grave

Em uma série de casos-controles de pacientes com traumatismo cranioencefálico grave, Puccio e cols.[13] demonstraram que pacientes mantidos em 36-36,5°C nas primeiras 72 h, apresentaram pressão intracraniana média (PIC) menor e menos episódios de PIC > 25 mmHg, em comparação com pacientes que não foram submetidos a hipotermia terapêutica. Várias séries de casos clínicos[14,15] mostraram uma correlação entre a temperatura cerebral, a temperatura do cérebro e a PIC. No entanto, não há estudo controlado randomizado que mostre que o controle da temperatura a 35-37°C em pacientes com TCE grave foi associado à prevenção da hipertensão intracraniana. Por outro lado, vários estudos com um maior nível de evidência[16,17] e metanálises[18,19] em adultos e crianças não apresentaram benefício quanto à mortalidade ou desfecho neurológico com o uso de hipotermia terapêutica entre 32 e 35°C, em comparação com a normotermia em pacientes com TCE grave.

TCE grave e HIC refratária

Vários estudos mostraram que a hipotermia a 34-35°C poderia diminuir a PIC[16,18,20,21] porém, em outros estudos, o aumento na PIC foi observado durante o reaquecimento[19]. Polderman e cols.[22] mostraram em 136 pacientes que a hipotermia terapêutica associada a barbitúricos era superior ao uso isolado barbitúricos isolados no tratamento da PIC e estava associada a uma taxa de mortalidade reduzida.

No estudo Eurotherm[23], primeiro estudo randomizado e multicêntrico em uma população de pacientes com TCE e PIC acima de 20 mmHg, 195 pacientes foram tratados submetidos a hipotermia a 32-35°C e 192 pacientes mantidos com normotermia. A PIC foi mais bem controlada no grupo submetido a hipotermia, no entanto vários estudos não encontraram benefícios clínicos adicionais em hipotermia induzida abaixo de 34°C. Em 22 pacientes com TCE grave, Shiozaki e cols.[24] descobriram que a hipertensão intracraniana persistente a 34°C não foi mais reduzida, baixando-se a temperatura até 31°C. Utilizando o monitoramento multimodal, a hipotermia abaixo de 35°C não mostrou nenhum benefício quanto à oxigenação cerebral ($PtiO_2$) ou biomarcadores do metabolismo cerebral[14].

A duração da hipotermia deve ser adaptada de acordo com a persistência da hipertensão intracraniana. Em um estudo de 215 pacientes com TCE grave, a hipotermia por 5 dias de duração resultou em melhor controle da PIC e desfecho neurológico quando comparada ao período de 2 dias. Além disso, o reaquecimento após 5 dias resultou em menos eventos adversos quando comparado com 2 dias[25]. A metanálise de McIntyre e cols.[26] evidenciou resultados semelhantes.

A elevação sustentada da PIC é um fator independente de pior prognóstico no TCE. Estudos não controlados indicaram que a hipotermia terapêutica no tratamento da PIC poderia estar associada a melhor resultado[27-30]. Em contrapartida, o estudo Eurotherm[23] evidenciou que a hipotermia teve resultado negativo no desfecho neurológico em 6 meses com uma *odds ratio* de desfecho desfavorável após ajuste em 1,53 (1,02-2,30) (p = 0,04).

AVE isquêmico

Hipertermia ou febre é uma complicação frequente (> 50%) em pacientes na fase aguda do AVC e está relacionada a pior prognóstico. No entanto, de acordo com seis ensaios randomizados, que testaram hipotermia (33-35°C) em pacientes com AVC[31-32], a eficácia da hipotermia terapêutica ainda não foi demonstrada. Um único estudo[32] investigou pacientes com AVE grave (NIHSS > 15). Dois estudos randomizados estão em andamento: o EuroHYP-1[33] avalia a hipotermia em 34-35ºC nas primeiras 24 h de AVE isquêmico, e o recen-

te estudo ICTuS, em fase 2/3, que procura determinar se a combinação de trombólise e hipotermia é superior à trombólise isolada para o tratamento do AVC isquêmico agudo nas primeiras 3 h[34]. Nesse estudo posterior, o uso rotineiro de antipiréticos é comumente recomendado em pacientes com hipertermia, embora não haja evidência de seu impacto no desfecho neurológico ou na mortalidade. A metanálise de Ntaios e cols.[35] que incluiu quatro grandes ensaios randomizados não encontrou diferença na mortalidade ou no desfecho neurológico entre hipotermia e hipertermia (> 38°C).

AVE hemorrágico

Estudos observacionais mostraram que a febre é indicativa de piores desfechos neurológicos após hemorragia intracraniana[36,37]. No entanto, a maioria desses estudos foi observacional, com um pequeno número de pacientes e vieses metodológicos. Dois estudos observacionais mostraram que a hipotermia a 35°C, durante 8 a 10 dias, teve efeito favorável sobre o edema perilesional e a PIC, sem benefício no desfecho neurológico[38,39]. Um estudo de caso-controle que avaliou o controle de temperatura a 37°C não encontrou benefícios sobre o desfecho neurológico em UTI, porém, evidenciou menores tempos de internação em UTI e ventilação mecânica[40].

Hemorragia subaracnóidea

Estudos observacionais mostraram que a febre é preditiva de desfecho neurológico pior em pacientes com hemorragia subaracnóidea[41,42] . A maioria desses estudos foi observacional, com um pequeno número de pacientes e vieses metodológicos[43-45]. Estes estudos encontraram uma diminuição na PIC e sugeriram que o desfecho neurológico de 12 meses poderia ser melhor com o uso de normotermia e hipotermia (32-34°C) na hipertensão intracraniana refratária. Um estudo controlado randomizado[44] comparou a normotermia a 36,5°C *versus* tratamento convencional para hipertermia > 37,9°C: não foi possível obter uma conclusão para o subgrupo de pacientes com hemorragia subaracnóidea.

Estado de mal epiléptico

Estudos experimentais[46,47] mostraram benefícios da hipotermia nos pacientes com estado de mal epiléptico refratário. Um ensaio controlado randomizado e vários relatos de caso mostraram que a hipotermia terapêutica (32-35°C) durante as primeiras 24 horas foi associada a um melhor controle da atividade elétrica cerebral[48,49]. No estudo HYBERNATUS, a taxa de progressão para o estado de mal epiléptico, confirmado pelo eletroencefalograma, foi menor no grupo de hipotermia que no grupo de controle de temperatura (11 × 22%)[50].

Meningite e meningoencefalite

Nenhum ensaio clínico randomizado testou o efeito do controle de temperatura em relação ao desfecho de pacientes em UTI com meningite ou meningoencefalite. Saxena e cols.[51] mostraram que a temperatura máxima nas primeiras 24 horas de admissão na UTI não aumentou a taxa de mortalidade hospitalar em pacientes com infecção do sistema nervoso central (SNC), mas foi associada ao aumento da taxa de mortalidade em pacientes com AVC e TCE. Curiosamente, na ausência de infecção o resultado foi melhor se a temperatura nas primeiras 24 h atingisse um pico entre 37,5 e 37,9°C, ao passo que, em caso de infecção, o resultado foi melhor se a temperatura atingisse um pico de 38-38,4°C[52]. Em estudo de Saxena e cols. a febre desempenhou um papel protetor por inibir a replicação de *N. meningitidis* e *S. pneumoniae*.

Meningite

Mourvillier e cols.[53] encontraram efeitos deletérios no grupo de hipotermia induzida em pacientes internados em UTI com diagnóstico de meningite bacteriana sem hipertensão intracraniana. Em pacientes comatosos com diagnóstico de meningite bacteriana e sinais de hipertensão intracraniana, estudo demonstrou resultados favoráveis associados à hipotermia[54]. Em dois estudos em pacientes com encefalite viral grave e hipertensão intracraniana, desfechos favoráveis foram relacionados à hipotermia[55-56].

Mecanismo de ação

Os fenômenos fisiopatogênicos, desencadeados pela lesão encefálica primária são extensos e complexos. Porém, de modo geral, determinam uma série de reações bioquímicas que resultam em: liberação de neurotransmissores excitatórios e produção de agentes inflamatórios, citocinas, metabólitos do ácido araquidônico, óxido nítrico e radicais livres (reperfusão).

Essas alterações estruturais e bioquímicas causam a quebra da barreira hematoencefálica e vasodilatação, com formação de edema e hiperemia cerebral. A elevação progressiva da PIC pode resultar na redução da pressão de perfusão cerebral (PPC), que leva ao desacoplamento entre a oferta e o consumo de oxigênio, com comprometimento da produção energética (ATP) e consequente colapso das reações biológicas.

A hipotermia atua em, praticamente, todas as reações bioquímicas desencadeadas pela lesão encefálica primária. Gunn e Gunn[57] descreveram as várias ações da hipotermia que resultam na redução da demanda metabólica celular, neuroexcitotoxicidade, formação excessiva de citocinas e substâncias pró-inflamatórias, produção de óxido nítrico, produção de radicais livres e atividade das vias intracelulares que causam a morte celular programada (apoptose).

O resultado seria uma diminuição da lesão tecidual, da barreira hematoencefálica e dos mecanismos de controle vasomotor na arteríola pré-capilar.

Essa ação bioquímica vasta pode ser explicada pelas propriedades físicas envolvidas. As reações biológicas são catalisadas por enzimas. As características do meio (pH, temperatura, pressão, entre outras) interferem diretamente com a atividade enzimática.

De maneira geral, as enzimas apresentam um desempenho adequado dentro de uma faixa estreita de temperatura, por volta, dos 37°C. O aumento ou a redução da temperatura afetam diretamente a velocidade das reações biológicas.

Essa variação é determinada pelo coeficiente de temperatura (Q_{10}), ou seja, a relação exata entre a atividade enzimática e a variação de cada 10°C na temperatura. O Q_{10} do encéfalo é 2,3, portanto a alteração de 10°C na temperatura acarreta o aumento ou a diminuição em 2,3 vezes das reações biológicas e metabolismo encefálico[58].

Se a temperatura for muito elevada e ultrapassar a barreira energética, ocorrerá rompimento dos laços secundários que mantêm a enzima em seu estado nativo ou catalítico ativo. Há, consequentemente, uma perda das estruturas secundária e terciária com o desaparecimento paralelo da atividade biológica. A redução da temperatura, ao contrário, causa a diminuição da velocidade das reações bioquímicas.

As reações biológicas que movimentam os processos vitais (reações de síntese, contração muscular, condução nervosa, transporte ativo, entre outras) são catalisadas por enzimas e, portanto, o resfriamento diminui a demanda energética.

A redução da demanda metabólica constitui uma ação importante da hipotermia, já que ajuda a promover o acoplamento entre a oferta e o consumo de oxigênio.

A produção de ATP, pela via anaeróbica, mantém a demanda energética apenas por alguns minutos (encéfalo) ou horas (musculoesquelético) devido ao consumo rápido do substrato e à formação de metabólitos deletérios.

No sistema nervoso central cerca de 70% da energia produzida, sob a forma de ATP, é utilizada nos processos de transporte ativo e excitação nervosa.

A falta de composto energético compromete o funcionamento de bombas e canais iônicos que acarretam efluxo de potássio iônico (K^+) e influxo de cálcio iônico (Ca^{++}), sódio iônico (Na^+) e água. Assim o edema celular e a ativação de fosfolipases e proteases resultam na lesão irreversível das membranas e morte da célula.

A hipotermia promove uma estabilização no meio intracelular por meio do funcionamento adequado de bombas e canais iônicos. O resfriamento causa a redução da demanda energética e propicia um aumento relativo na concentração de compostos energéticos (ATP) que seriam, prioritariamente, utilizados na manutenção do transporte ativo.

Boutilier[59] estudou animais resistentes a hipóxia ou hipotermia prolongada e determinou os mecanismos reguladores da atividade iônica na membrana celular que constituem a chave para o entendimento da manutenção da homeostase celular nessas situações extremas.

A habilidade de manter o potencial de repouso da membrana celular, reduzir a permeabilidade iônica e a atividade das bombas Na^+/K^+ e Na^+/Ca^{++} determina as evidências funcionais da estratégia de poupar energia durante o resfriamento. Com isso a hipotermia impede o in-

fluxo de Ca^{++} e a, consequente, ativação de enzimas proteolíticas.

Técnica

Local de aferição da temperatura

Em condições normais a temperatura corporal varia no decorrer do dia e entre regiões distintas. As doenças podem exacerbar os gradientes de temperatura. Portanto a temperatura corporal, verificada em determinadas regiões, não reflete a temperatura intracraniana.

Os locais para aferição da temperatura podem ser divididos em:

1. superficial: região axilar[60];
2. central:
   a. corporal: esôfago[61], bexiga urinária[61-66], veia jugular interna[67,68], veia cava inferior[69-71], artéria pulmonar[72], reto[73-75] e membrana timpânica;[75]
   b. intracraniano: ventrículo lateral[58,62,74], cérebro[61,75-79] e espaço epidural[58,74].

A aferição da temperatura central é a ideal, de forma geral, para o controle dos doentes graves internados na UTI. A verificação na região axilar deve ser evitada por sofrer a interferência de múltiplos fatores, por exemplo: temperatura do ambiente, processo inflamatório no membro superior e hidratação venosa.

A diferença entre a temperatura central e a cerebral (gradiente cerebrocorporal) foi constatada em doentes com lesão encefálica aguda. A temperatura cerebral tende a ser 1 a 2°C maior que a corporal.

Rumana e cols.[67] demonstraram que essa diferença de temperatura tende a aumentar quando ocorre queda da PPC. Observaram que nos episódios de PPC entre 20 e 50 mmHg, o gradiente cerebrocorporal pode chegar a 2,1°C. Schwab e cols.[80] e Henker e cols.[62] também observaram que a diferença entre a temperatura central e a cerebral pode alcançar 2,0°C.

Em decorrência desses achados, a temperatura cerebral deveria guiar as intervenções terapêuticas nos doentes com lesão encefálica aguda e servir de controle para o resfriamento até que a temperatura-alvo seja atingida, principalmente quando utilizarmos métodos regionais de resfriamento.

Diversos sensores foram desenvolvidos para monitoração da temperatura cerebral, a maioria está acoplada aos sensores da PIC e, portanto, pode ser inserida no espaço subdural/subaracnóideo, tecido cerebral (intraparenquimatoso) ou no ventrículo lateral (intraventricular).

Recentemente, vários autores descreveram diferenças significativas de temperatura entre distintas áreas do cérebro. O gradiente cerebrocerebral é resultado das alterações dinâmicas do fluxo sanguíneo e do metabolismo cerebral.

Em doentes com lesão encefálica aguda a temperatura tende a ser maior no hemisfério afetado.

Intensidade e velocidade de indução do resfriamento

Cada 1°C de queda da temperatura causa a redução do metabolismo cerebral em cerca de 6%[46]. Já o aumento da temperatura, em apenas 1° a 2°C, piora a lesão primária e causa acentuada necrose tecidual.

Não existe uma padronização na classificação da hipotermia, porém esta é a habitualmente aceita:

1. **leve** – de 35,9 a 34,0°C;
2. **moderada** – de 33,9° a 32,0°C;
3. **profunda** – abaixo de 32,0°C.

Sabemos que o resfriamento corporal acentuado, por períodos prolongados, está associado a taxas elevadas de morbimortalidade. Além das complicações hemodinâmicas, infecciosas e distúrbios de coagulação já descritas, a PIC pode voltar a aumentar na fase de reaquecimento.

A maioria dos autores adotou como alvo a temperatura central entre 32° e 33°C, o que já caracteriza a hipotermia como moderada e aumenta o risco de complicações. Essa escolha foi realizada porque os estudos experimentais e clínicos iniciais indicavam que nessa temperatura era obtida uma potente ação neuroprotetora[81].

Entretanto, Tokutomi e cols. (2003) determinaram que a hipotermia moderada era desnecessária. Estudaram os efeitos da hipotermia cerebral em 31 doentes com TCE grave no período de julho de 1994 a dezembro de 1999. O resfriamento foi realizado com colchão térmico. Verificaram que a PIC diminuía significativamente quando a temperatura cerebral era menor que 37°C. Entre 35° e 36° C a redução da PIC foi menos significativa e não houve alteração da PIC com temperatura inferior a 35°C. O gasto energético basal e o débito cardíaco diminuíram progressivamente com a hipotermia. O transporte (DO_2) e o consumo de oxigênio atingiram níveis anormalmente baixos quando a temperatura retal era inferior a 35°C. A temperatura cerebral foi 0,5 ± 0,3°C maior que a retal. Concluíram que a redução da temperatura central para 35° a 35,5°C diminui a HIC, mantém a PPC sem disfunção cardíaca ou queda do transporte de oxigênio. A temperatura central de 35° a 35,5°C parece ser a ideal para o tratamento dos doentes com TCE grave[82].

Uma vez determinada a temperatura-alvo, o resfriamento deve ser instituído rapidamente. Polderman e cols.[83] acreditam que a eficácia da hipotermia terapêutica está diretamente relacionada com a velocidade de indução do resfriamento. Avaliaram a eficácia da infusão intravenosa de soluções salinas frias para acelerar a velocidade de resfriamento. Realizaram estudo prospectivo com 134 doentes com diversas doenças neurogênicas graves (HSA, TCE e encefalopatia anóxica-isquêmica). A hipotermia moderada (32° a 33°C) foi induzida por resfriamento de superfície, com colchão térmico e infusão intravenosa de solução salina fria (4°C). Cerca de 2.340 ± 890 mL de soro frio foram infundidos em cerca de 50 minutos. A temperatura central diminuiu de 36,9 ± 0,9°C para 34,6 ± 1,5°C em 30 minutos e para 32,9 ± 0,9°C em 60 minutos. Nenhum doente apresentou edema agudo de pulmão. Concluíram que a indução da hipotermia moderada com a infusão intravenosa de solução salina fria é segura, eficaz e rápida. Recomendaram que

outro método (p. ex.: colchão térmico) deve ser associado para manutenção da temperatura desejada.

Método de resfriamento

A escolha do método de resfriamento constitui outro aspecto técnico relevante. Essa decisão influencia diretamente na velocidade de indução e manutenção da hipotermia.

As técnicas são divididas em:
1. resfriamento de superfície:
   a. colchão térmico;
   b. bolsas com gelo ou imersão em água fria;
   c. capacete;
2. resfriamento profundo:
   a. com soluções frias:
      i. infusão intravenosa;
      ii. lavagem gástrica;
      iii. lavagem peritoneal;
      iv. resfriamento da nasofaringe;
   b. sistema intravascular fechado.

As técnicas de resfriamento foram associadas, na maioria das vezes, com a circulação de ar refrigerado ao redor do leito de cada doente, levando à diminuição da temperatura do ambiente para cerca de 18°C.

A temperatura cerebral não é constante e resulta da interação entre mecanismos que geram e dissipam o calor. O metabolismo cerebral é responsável pela produção do calor e a dissipação se faz por condução e convecção.

Na condução, a perda do calor se faz através dos tecidos. Em situações normais, esse mecanismo contribui pouco para o controle da temperatura, já que o crânio constitui uma barreira importante (isolante térmico). Na condução a dissipação do calor se faz através do contato entre duas massas. A taxa de transferência depende do gradiente de temperatura na interface, do tamanho da área de contato e da condutividade térmica do material. A transferência também é afetada pela distância que o calor tem que atravessar, ou seja, a espessura da pele e do tecido subcutâneo. Portanto, permanecer deitado sobre uma estrutura metálica ou úmida aumenta dramaticamente a perda de calor do corpo, já que metais e líquidos têm alta condutividade térmica[84].

Na convecção a perda de calor ocorre em função do fluxo sanguíneo cerebral (FSC) e da temperatura do sangue arterial. Assim, quanto maior o FSC e menor a temperatura do sangue arterial, maior será a dissipação do calor. A perda de calor depende da área de superfície do corpo, do gradiente de temperatura e da velocidade do fluxo[84].

O calor também pode ser transferido para o ambiente, sob a forma de ondas eletromagnéticas que não requerem o contato com nenhuma massa ou fluido. A radiação é proporcional à quarta potência do gradiente de temperatura, área de superfície do corpo e características próprias da emissão de calor. Um doente despido, em uma sala fria, pode perder de 55 a 60% do calor através da radiação[84].

Esses princípios fundamentaram a nossa escolha pelo resfriamento de superfície, com bolsas com gelo, para induzir a hipotermia regional em doentes submetidos a craniectomia descompressiva. Na área operada, sem parte do crânio, ocorre a redução do isolamento térmico que facilita a perda calor por condução, convecção e radiação. O resfriamento cerebral é induzido de forma rápida e segura[85].

Ainda que restrita a um grupo específico de doentes, a hipotermia regional poderia ser aplicada de maneira disseminada em centros com recursos limitados ou como estratégia temporária (ponte) até que outros métodos de resfriamento possam ser empregados[85].

Wang e cols. (2004) avaliaram a viabilidade de um capacete, especialmente desenvolvido por um engenheiro da NASA (William Elkins), para promover o resfriamento regional do cérebro. Com esse equipamento as equipes de resgate podem iniciar o resfriamento precoce, ainda no local do primeiro atendimento. Foi realizado estudo prospectivo e randomizado com 14 doentes com AVCI extenso ou TCE grave. A temperatura cerebral foi aferida cerca de 0,8 cm abaixo da superfície cortical. O resfriamento foi mantido por um período de 48 a 72 horas. No grupo hipotermia (oito doentes) o gradiente médio de temperatura cerebrocorporal foi $-1,6°C$, enquanto no grupo-controle (seis doentes) foi $+0,22$ (p < 0,0001). A temperatura cerebral reduziu, em média, 1,84°C após 1 hora de utilização do capacete e atingiu 34°C, em média, 3,4 horas após o início do resfriamento. Não houve complicações significativas e apenas um paciente apresentou bradicardia (FC < 40), que melhorou com a elevação da temperatura em 0,5°C. Concluíram que o equipamento induziu o resfriamento rápido e seletivo do cérebro, além de manter um gradiente de temperatura cerebrocorporal significativo. Acredita-se que a hipotermia regional poderia reduzir as complicações sistêmicas e facilitar a indução precoce do resfriamento, pela equipe de emergência, ainda no local do primeiro atendimento[86].

O uso de métodos endovasculares de resfriamento, por meio de cateter intravascular, regula a temperatura corporal central por meio da troca de calor venosa central. No sistema circula solução salina controlada em um cateter intravascular com um balão. O paciente é resfriado ou aquecido à medida que o sangue venoso passa sobre os balões. Nenhum fluido é infundido ou removido do paciente.

São recomendados principalmente em pacientes pós-PCR. A maior eficácia desses métodos avançados foi constantemente encontrada em especial durante a fase de manutenção da hipotermia. O benefício desses métodos durante a fase de indução de hipotermia foi, no entanto, variável porque dependia da temperatura inicial. A incidência de super-resfriamento foi variável entre métodos avançados e básicos. Nossa análise incluiu três estudos randomizados[87-88] e estudos não controlados[89-90].

Apesar de todas as possibilidades descritas anteriormente, o equipamento mais utilizado, na maioria dos trabalhos, foi o colchão térmico, tanto na fase de indução como de manutenção do resfriamento sistêmico.

Início e tempo de manutenção

A decisão quanto ao melhor momento para instituição da hipotermia depende dos objetivos a serem atingidos.

A janela terapêutica parece ser de, apenas, 4 horas para se obter a ação neuroprotetora da hipotermia cerebral[92]. Nessa situação o resfriamento pode ser utilizado como uma estratégia temporária (ponte) até o tratamento definitivo. Hartemink e cols.[93] utilizaram essa estratégia em dois doentes que foram submetidos a hipotermia moderada (32º a 34ºC) para tratamento das seguintes condições: 1) lesão traumática da artéria carótida interna com sinais de lesão isquêmica cerebral; 2) paraplegia após operação de reparação de aneurisma toracoabdominal.

O início tardio da hipotermia está indicado para o controle da HIC refratária.

Atualmente vários trabalhos sugerem melhores resultados com manutenção prolongada (48 a 96 horas) da hipotermia[85].

Estratégia na fase de reaquecimento

Depois de manter a hipotermia pelo período predeterminado, inicia-se a fase de reaquecimento para restaurar a temperatura corporal normal, por volta de 37ºC.

Essa fase constitui um novo desafio, especialmente para os doentes que foram submetidos a hipotermia sistêmica. Duas estratégias podem ser utilizadas: o reaquecimento passivo ou ativo.

A forma passiva está baseada na geração endógena de calor que resulta na elevação gradual da temperatura corporal. Porém, essa estratégia prolonga o tempo total de hipotermia e pode, teoricamente, aumentar os efeitos deletérios.

O reaquecimento ativo foi efetuado na maioria dos estudos revisados. A elevação da temperatura foi obtida com colchão térmico, lâmpadas e soluções aquecidas. A velocidade de reaquecimento variou entre 0,5°C a cada 2 horas[12] e 1,0°C por dia durante 3 dias[68]. Um estudo de coorte retrospectivo[94] com o objetivo de investigar se o reaquecimento ativo, a taxa de reaquecimento ou o desenvolvimento de febre pós-tratamento com hipotermia após PCR foram correlacionados com piores desfechos neurológicos mostrou que os pacientes que precisavam de reaquecimento ativo após a hipotermia terapêutica pós-PCR não apresentaram piores desfechos. Além disso, nem a velocidade do reaquecimento nem o desenvolvimento da febre tiveram efeito sobre o resultado final.

A monitoração da PIC deve ser mantida até que a temperatura atinja o valor normal. O resfriamento deve ser reinstituído nos doentes que apresentarem retorno da HIC. Para evitar essa complicação, Steiner e cols.[95] e Schwab e cols.[63] preconizaram a utilização do reaquecimento lento para o controle da PIC e PPC em doentes com AVEI extenso submetidos a hipotermia moderada.

Outra complicação é a hipertermia de rebote (HR), que pode aumentar a lesão neuronal e piorar a evolução dos doentes com lesão encefálica grave[97-99]. Levando-se em consideração todos os efeitos deletérios da febre e a influência da temperatura na velocidade das reações biológicas, a técnica de reaquecimento empregada por Clifton e cols.[12] pode ter sido outro fator que contribuiu para os resultados desfavoráveis obtidos no estudo multicêntrico. Uma metanálise[99] avaliou o impacto da HR após a conclusão da hipotermia terapêutica em pacientes pós-PCR. Foram revisados seis estudos e extraídos dados quanto a mortalidade e o desfecho neurológico. Um total de 729 pacientes foram analisados para resultados neurológicos e 950 pacientes foram analisados quanto à mortalidade. A hipertermia de rebote esteve associada a um desfecho neurológico significativamente pior, entretanto não foi significativamente associada a maior mortalidade.

O sistema termorregulador está localizado no núcleo pré-óptico do hipotálamo anterior e através de uma série de *feedbacks* mantém a temperatura corporal estável. Nos doentes com lesão encefálica aguda a resposta termorreguladora está alterada e tende a elevação da temperatura. Os esforços para manter a normotermia restrita ou induzir hipotermia leve podem provocar tremores intensos e, consequentemente, aumento no gasto energético de repouso, produção de dióxido de carbono e consumo de oxigênio. O aumento da taxa metabólica é proporcional à massa muscular afetada e pode chegar a duas a três vezes acima do normal. São fatores de risco: idade (pior em jovens), massa muscular desenvolvida e magnésio sérico baixo. Portanto, é fundamental evitar ou controlar os tremores durante a fase de reaquecimento e manutenção da normotermia[100].

Utilizamos o reaquecimento gradual e passivo para evitar a elevação abrupta da PIC, da temperatura cerebral e o aparecimento de tremores[85].

Complicações

A maioria dos trabalhos demonstrou a segurança da hipotermia leve a moderada, porém as seguintes complicações estão relacionadas ao método:

1. aumento da taxa de infecção, especialmente pneumonia, por redução da atividade neutrofílica;
2. distúrbio de coagulação;
3. alterações do ritmo cardíaco, especialmente bradicardia, que podem causar baixo débito;
4. poliúria com consequente desidratação;
5. distúrbio eletrolítico: hipomagnesemia/hipopotassemia;
6. pancreatite aguda;
7. hipocapnia acentuada por redução do metabolismo;
8. tremores na fase de reaquecimento;
9. hipertermia de rebote.

Vários fatores são determinantes para o aparecimento dessas complicações, tais como idade, doenças associadas, intensidade e duração do resfriamento, suporte geral (hemodinâmico, ventilatório, nutricional, hidroeletrolítico, monitoração multimodal), etc.

Considerações finais

Numerosos estudos pré-clínicos e séries clínicas isoladas sugerem que a hipo-termia atua em diferentes mecanismos fisiopatogênicos e reduz as alterações bioquímicas, estruturais e funcionais após a lesão primária, com consequente redução da morbimortalidade. Nessas condições o método mostrou-se seguro e eficaz em algumas situações.

No entanto, estudos multicêntricos, randomizados e controlados, especialmente em TCE grave, não demonstraram benefício significativo no grupo submetido a hipotermia, em comparação com o grupo submetido ao controle de temperatura (normotermia).

Evitar a hipertermia é essencial na condução do paciente neurocrítico, ainda necessitando de mais estudos para definir a temperatura ideal neste contexto.

Referências bibliográficas

1. Ginsberg MD, Busto R. Combating hyperthermia in acute stroke: a significant clinical concern. Stroke. 1998;29(2):529-34.
2. Jiang JY, Gao GY, Li WP, et al. Early indicators of prognosis in 846 cases of severe traumatic brain injury. J Neurotrauma. 2002; 19:869-874.
3. Wang H, Olivero W, Wang D, et al. Cold as a therapeutic agent. Acta Neurochir (Wien). 2006a;148(5):565-70; discussion 569-70.
4. Rosomoff HL. Hipothermia and cerebral vascular lesions. I. Experimental interruption of the middle cerebral artery during hypothermia. J Neurosurg. 1956;13:332-43.
5. Nilsson L, Kogure K, Busto R. Effects of hypothermia and hyperthermia on brain energy metabolism. Acta Anaesthesiol Scand. 1975;19(3):199-205.
6. Steen PA, Milde JH, Michenfelder JD. The detrimental effects of prolonged hypothermia and rewarming in the dog. Anesthesiology. 1980;52(3):224-30.
7. Prandini MN, Lacanna SN, Valente PR, et al. Regional mild hypothermia in the protection of the ischemic brain. Acta Cir Bras. 2002;17(4):232.
8. Prandini MN, Neves AF, Lapa AJ, Stávale JN. Mild hypothermia reduces polymorphonuclear leukocytes infiltration in induced brain inflammation. Arq Neuropsiquiatr. 2005;63(3B):779-84.
9. Clifton GL, Allen S, Barrodale P, et al. A phase II study of moderate hypothermia in severe brain inju-

ry. J Neurotrauma. 1993 Fall;10(3):263-71; discussion 273.

10. Marion DW, Obrist WD, Carlier PM, et al. The use of moderate therapeutic hypothermia for patients with severe head injuries: a preliminary report. J Neurosurg. 1993;79(3):354-62.

11. Shiozaki T, Sugimoto H, Taneda M, et al. Effect of mild hypothermia on uncontrollable intracranial hypertension after severe head injury. J Neurosurg. 1993;79(3):363-8.

12. Clifton GL, Miller ER, Choi SC, et al. Lack of effect of induction of hypothermia after acute brain injury. N Engl J Med. 2001a;344(8):556-63.

13. Puccio AM, Fischer MR, Jankowitz BT, Yonas H, Darby JM, Okonkwo DO. Induced normothermia attenuates intracranial hypertension and reduces fever burden after severe traumatic brain injury. Neurocrit Care. 2009;11:82-87.

14. Rossi S, Zanier ER, Mauri I, Columbo A, Stocchetti N. Brain temperature, body core temperature, and intracranial pressure in acute cerebral damage. J Neurol Neurosurg Psychiatry. 2001;71:448-454.

15. Stretti F, Gotti M, Pifferi S, Brandi G, Annoni F, Stocchetti N. Body temperature affects cerebral hemodynamics in acutely brain injured patients: an observational transcranial color-coded duplex sonography study. Crit Care. 2014;18:552.

16. Hutchison JS, Ward RE, Lacroix J, Hébert PC, Barnes MA, Bohn DJ, et al; Hypothermia Pediatric Head Injury Trial Investigators and the Canadian Critical Care Trials Group. Hypothermia therapy after traumatic brain injury in children. N Engl J Med. 2008;58:2447-2456.

17. Shiozaki T, Hayakata T, Taneda M, Nakajima Y, Hashiguchi N, Fujimi S, et al. A multicenter prospective randomized controlled trial of the efficacy of mild hypothermia for severely head injured patients with low intracranial pressure. Mild Hypothermia Study Group in Japan. J Neurosurg. 2001;94:50-54.

18. Sadaka F, Veremakis C. Therapeutic hypothermia for the management of intracranial hypertension in severe traumatic brain injury: a systematic review. Brain Inj. 2012;26:899-908.

19. Zhang BF, Wang J, Liu ZW, Zhao YL, Li DD, Huang TQ, et al. Meta-analysis of the efficacy and safety of therapeutic hypothermia in children with acute traumatic brain injury. World Neurosurg. 2015;83:567-573.

20. Clifton GL, Christensen ML. Use of moderate hypothermia during elective craniotomy. Tex Med. 1992;88(12):66-9.

21. Shiozaki T, Sugimoto H, Taneda M, Yoshida H, Iwai A, Yoshioka T, et al. Effect of mild hypothermia on uncontrollable intracranial hypertension after severe head injury. J Neurosurg. 1993;79:363-368.

22. Polderman KH, Tjong Tjin Joe R, Peerdeman SM, Vandertop WP, Girbes AR. Effects of therapeutic hypothermia on intracranial pressure and outcome in patients with severe head injury. Intensive Care Med. 2002;28:1563-1573.

23. Andrews PJ, Sinclair HL, Rodriguez A, Harris BA, Battison CG, Rhodes JK, et al.; Eurotherm 3235 Trial Collaborators Hypothermia for intracranial hypertension after traumatic brain injury. N Engl J Med. 2015;373:2403-2412.

24. Shiozaki T, Nakajima Y, Taneda M, Tasaki O, Inoue Y, Ikegawa H, et al. Efficacy of moderate hypothermia in patients with severe head injury and intracranial hypertension refractory to mild hypothermia. J Neurosurg. 2003;99:47-51.

25. Jiang JY, Xu W, Li WP, Gao GY, Bao YH, Liang YM, et al. Effect of long-term mild hypothermia or short-term mild hypothermia on outcome of patients with severe traumatic brain injury. J Cereb Blood Flow Metab. 2006;26:771-776.

26. McIntyre LA, Fergusson DA, Hébert PC, Moher D, Hutchison JS. Prolonged therapeutic hypothermia after traumatic brain injury in adults: a systematic review. JAMA. 2003;11(289):2992-2999.

27. Zhang BF, Wang J, Liu ZW, Zhao YL, Li DD, Huang TQ, et al. Meta-analysis of the efficacy and safety of therapeutic hypothermia in children with acute traumatic brain injury. World Neurosurg. 2015;83:567-573.

28. Jiang J, Yu M, Zhu C. Effect of long-term mild hypothermia therapy in patients with severe traumatic brain injury: 1-year follow-up review of 87 cases. J Neurosurg. 2000;93:546-549.

29. Zhao QJ, Zhang XG, Wang LX. Mild hypothermia therapy reduces blood glucose and lactate and improves neurologic outcomes in patients with severe traumatic brain injury. J Crit Care. 2011;26:311-315.

30. Liu YH, Shang ZD, Chen C, Lu N, Liu QF, Liu M, et al. 'Cool and quiet' therapy for malignant hyperthermia following severe traumatic brain injury: a preliminary clinical approach. Exp Ther Med. 2015;9:464-468.

31. Piironen K, Tiainen M, Mustanoja S, Kaukonen KM, Meretoja A, Tatlisumak T, et al. Mild hypothermia after intravenous thrombolysis in patients with acute stroke: a randomized controlled trial. Stroke. 2014;45:486-491.

32. Els T, Oehm E, Voigt S, Klisch J, Hetzel A, Kassubek J. Safety and therapeutical benefit of hemicraniectomy combined with mild hypothermia in comparison with hemicraniectomy alone in patients with malignant ischemic stroke. Cerebrovasc Dis. 2006;21:79-85.

33. van der Worp HB, Macleod MR, Bath PM, Demotes J, Durand-Zaleski I, Gebhardt B, et al.; EuroHYP-1 investigators. EuroHYP-1: european multicenter, randomized, phase III clinical trial of therapeutic hypothermia plus best medical treatment versus best

medical treatment alone for acute ischemic stroke. Int J Stroke. 2014;9:642-645.

34. Lyden P, Hemmen T, Grotta J, Rapp K, Ernstrom K, Rzesiewicz T, et al. Results of the ICTuS 2 Trial (Intravascular Cooling in the Treatment of Stroke 2) Stroke. 2016;47:2888-2895.

35. Ntaios G, Dziedzic T, Michel P, Papavasileiou V, Petersson J, Staykov D, et al.; European Stroke Organisation European Stroke Organisation (ESO) guidelines for the management of temperature in patients with acute ischemic stroke. Int J Stroke. 2015;10:941-949.

36. Schwarz S, Häfner K, Aschoff A, Schwab S. Incidence and prognostic significance of fever following intracerebral hemorrhage. Neurology. 2000;54:354-361.

37. Leira R, Dávalos A, Silva Y, Gil-Peralta A, Tejada J, Garcia M, et al.; Stroke Project Early neurologic deterioration in intracerebral hemorrhage: predictors and associated factors. Cerebrovascular Diseases Group of the Spanish Neurological Society. Neurology. 2004;63:461-467.

38. Kollmar R, Staykov D, Dörfler A, Schellinger PD, Schwab S, Bardutzky J. Hypothermia reduces perihemorrhagic edema after intracerebral hemorrhage. Stroke. 2010;41:1684-1689.

39. Staykov D, Wagner I, Volbers B, Doerfler A, Schwab S, Kollmar R. Mild prolonged hypothermia for large intracerebral hemorrhage. Neurocrit Care. 2013;18:178-183.

40. Lord AS, Karinja S, Lantigua H, Carpenter A, Schmidt JM, Claassen J, et al. Therapeutic temperature modulation for fever after intracerebral hemorrhage. Neurocrit Care. 2014;21:200-206.

41. Oliveira-Filho J, Ezzeddine MA, Segal AZ, Buonanno FS, Chang Y, Ogilvy CS, et al. Fever in subarachnoid hemorrhage: relationship to vasospasm and outcome. Neurology. 2001;56:1299-1304.

42. Fernandez A, Schmidt JM, Claassen J, Pavlicova M, Huddleston D, Kreiter KT, et al. Fever after subarachnoid hemorrhage: risk factors and impact on outcome. Neurology. 2007;68:1013-1019.

43. Gasser S, Khan N, Yonekawa Y, Imhof HG, Keller E. Long-term hypothermia in patients with severe brain edema after poor-grade subarachnoid hemorrhage: feasibility and intensive care complications. J Neurosurg Anesthesiol. 2003;15:240-248.

44. Broessner G, Beer R, Lackner P, Helbok R, Fischer M, Pfausler B, et al. Prophylactic, endovascularly based, long-term normothermia in ICU patients with severe cerebrovascular disease: bicenter prospective, randomized trial. Stroke. 2009;40:e657-e665.

45. Karnatovskaia LV, Lee AS, Festic E, Kramer CL, Freeman WD. Effect of prolonged therapeutic hypothermia on intracranial pressure, organ function, and hospital outcomes among patients with aneurysmal subarachnoid hemorrhage. Neurocrit Care. 2014;21:451-461.

46. Liu Z, Gatt A, Mikati M, Holmes GL. Effect of temperature on kainic acid-induced seizures. Brain Res. 1993;631:51-58.

47. Kowski AB, Kanaan H, Schmitt FC, Holtkamp M. Deep hypothermia terminates status epilepticus—an experimental study. Brain Res. 2012;1446:119-126.

48. Corry JJ, Dhar R, Murphy T, Diringer MN. Hypothermia for refractory status epilepticus. Neurocrit Care. 2008;9:189-197.

49. Bennett AE, Hoesch RE, DeWitt LD, Afra P, Ansari SA. Therapeutic hypothermia for status epilepticus: a report, historical perspective, and review. Clin Neurol Neurosurg. 2014;126:103-109.

50. Legriel S, Lemiale V, Schenck M, Chelly J, Laurent V, Daviaud F, et al.; HYBERNATUS Study Group. Hypothermia for Neuroprotection in Convulsive Status Epilepticus. N Engl J Med. 2016;375:2457-2467.

51. Saxena M, Young P, Pilcher D, Bailey M, Harrison D, Bellomo R, et al. Early temperature and mortality in critically ill patients with acute neurological diseases: trauma and stroke differ from infection. Intensive Care Med. 2015;41:823-832.

52. Young P, Saxena M, Bellomo R, Freebairn R, Hammond N, van Haren F, HEAT Investigators. Australian and New Zealand Intensive Care Society Clinical Trials Group Acetaminophen for fever in critically Ill patients with suspected infection. N Engl J Med. 2015;373:2215-2224.

53. Mourvillier B, Tubach F, van de Beek D, Garot D, Pichon N, Georges H, et al. Induced hypothermia in severe bacterial meningitis: a randomized clinical trial. JAMA. 2013;310:2174-2183.

54. Kutleša M, Lepur D, Baršić B. Therapeutic hypothermia for adult community-acquired bacterial meningitis-historical control study. Clin Neurol Neurosurg. 2014;123:181-186.

55. Kutleša M, Baršić B. Therapeutic hypothermia for severe adult Herpes simplex virus encephalitis. Wien Klin Wochenschr. 2012;124:855-858.

56. Kutleša M, Baršić B, Lepur D. Therapeutic hypothermia for adult viral meningoencephalitis. Neurocrit Care. 2011;15:151-155.

57. Gunn AJ, Gunn TR. The 'pharmacology' of neuronal rescue with cerebral hypothermia. Early Hum Dev. 1998;53(1):19-35.

58. McCullough JN, Zhang N, Reich DL, et al. Cerebral metabolic suppression during hypothermic circulatory arrest in humans. Ann Thorac Surg. 1999;67(6):1895-9; discussion 1919-21.

59. Boutilier RG. Mechanisms of cell survival in hypoxia and hypothermia. J Exp Biol. 2001;204:3171-81.

60. Yoo DS, Kim DS, Park CK, et al. Significance of temperature difference between cerebral cortex and axilla in patients under hypothermia management. Acta Neurochir Suppl. 2002;81:85-7.

61. Schuhmann MU, Suhr DF, v Gosseln HH, et al. Local brain surface temperature compared to temperatures

measured at standard extracranial monitoring sites during posterior fossa surgery. J Neurosurg Anesthesiol. 1999;11(2):90-5.

62. Henker RA, Brown SD, Marion DW. Comparison of brain temperature with bladder and rectal temperatures in adults with severe head injury. Neurosurgery. 1998;42(5):1071-5.

63. Schwab S, Georgiadis D, Berrouschot J, et al. Feasibility and safety of moderate hypothermia after massive hemispheric infarction. Stroke 2001;32(9):2033-5.

64. Clifton GL, Miller ER, Choi SC, et al. Lack of effect of induction of hypothermia after acute brain injury. N Engl J Med. 2001a;344(8):556-63.

65. Gal R, Cundrle I, Zimova I, et al. Mild hypothermia therapy for patients with severe brain injury. Clin Neurol Neurosurg. 2002;104(4):318-21.

66. Georgiadis D, Schwarz S, Aschoff A, et al. Hemicraniectomy and moderate hypothermia in patients with severe ischemic stroke. Stroke. 2002a;33(6):1584-8.

67. Rumana CS, Gopinath SP, Uzura M, et al. Brain temperature exceeds systemic temperature in head-injured patients. Crit Care Med. 1998;26(3):562-7.

68. Nakamura T, Nagao S, Kawai N, et al. Significance of multimodal cerebral monitoring under moderate therapeutic hypothermia for severe head injury. Acta Neurochir Suppl. 1998;71:85-7.

69. Georgiadis D, Schwarz S, Kollmar R, et al. Endovascular cooling for moderate hypothermia in patients with acute stroke: first results of a novel approach. Stroke. 2001;32(11):2550-3.

70. Georgiadis D, Schwarz S, Aschoff A, et al. Hemicraniectomy and moderate hypothermia in patients with severe ischemic stroke. Stroke. 2002a;33(6):1584-8.

71. Doufas AG, Akca O, Barry A, et al Initial experience with a novel heat-exchanging catheter in neurosurgical patients. Anesth Analg. 2002;95(6):1752-6.

72. Zeiner A, Holzer M, Sterz F, et al. Mild resuscitative hypothermia to improve neurological outcome after cardiac arrest. A clinical feasibility trial. Hypothermia After Cardiac Arrest (HACA) Study Group. Stroke. 2000;31(1):86-94.

73. McCullough JN, Zhang N, Reich DL, et al. Cerebral metabolic suppression during hypothermic circulatory arrest in humans. Ann Thorac Surg. 1999;67(6):1895-9; discussion 1919-21.

74. Mellergard P. Monitoring of rectal, epidural, and intraventricular temperature in neurosurgical patients. Acta Neurochir Suppl (Wien). 1994;60:485-7.

75. Nakamura T, Nagao S, Kawai N, et al. Significance of multimodal cerebral monitoring under moderate therapeutic hypothermia for severe head injury. Acta Neurochir Suppl. 1998;71:85-7.

76. Marion DW, Obrist WD, Carlier PM, et al. The use of moderate therapeutic hypothermia for patients with severe head injuries: a preliminary report. J Neurosurg. 1993;79(3):354-62.

77. Hayashi N, Hirayama T, Udagawa A, et al. Systemic management of cerebral edema based on a new concept in severe head injury patients. Acta Neurochir Suppl (Wien). 1994;60:541-3.

78. Rumana CS, Gopinath SP, Uzura M, et al. Brain temperature exceeds systemic temperature in head-injured patients. Crit Care Med. 1998;26(3):562-7.

79. Schwab S, Schwarz S, Spranger M, et al. Moderate hypothermia in the treatment of patients with severe middle cerebral artery infarction. Stroke. 1998;29(12):2461-6.

80. Schwab S, Spranger M, Aschoff A, et al. Brain temperature monitoring and modulation in patients with severe MCA infarction. Neurology. 1997;48(3):762-7.

81. Huh PW, Belayev L, Zhao W, et al. Comparative neuroprotective efficacy of prolonged moderate intraischemic and postischemic hypothermia in focal cerebral ischemia. J Neurosurg. 2000;92(1):91-9.

82. Tokutomi T, Morimoto K, Miyagi T, et al. Optimal temperature for the management of severe traumatic brain injury: effect of hypothermia on intracranial pressure, systemic and intracranial hemodynamics, and metabolism. Neurosurgery. 2003;52(1):102-11.

83. Polderman KH, Rijnsburger ER, Peerdeman SM, et al. Induction of hypothermia in patients with various types of neurologic injury with use of large volumes of ice-cold intravenous fluid. Crit Care Med. 2005;33(12):2744-51.

84. Gentilello LM. Practical Approaches to Hypothermia. Advances in Trauma and Critical Care. 1994,9:39-79.

85. Forte LV, Peluso CM, Prandini MN, Godoy R, Rojas SSO. Regional cooling for reducing brain temperature and intracranial pressure. Arq Neuropsiquiatr. 2009;67(2-B):480-487.

86. Wang H, Olivero W, Lanzino G, et al. Rapid and selective cerebral hypothermia achieved using a cooling helmet. J Neurosurg. 2004;100(2):272-7.

87. Deye N, Cariou A, Girardie P, Pichon N, Megarbane B, Midez P, et al. Clinical and Economical Impact of Endovascular Cooling in the Management of Cardiac Arrest (ICEREA) Study Group. Endovascular Versus External Targeted Temperature Management for Patients With Out-of-Hospital Cardiac Arrest: a Randomized, Controlled Study. Circulation. 2015;132:182-193.

88. Hoedemaekers CW, Ezzahti M, Gerritsen A, van der Hoeven JG. Comparison of cooling methods to induce and maintain normo- and hypothermia in intensive care unit patients: a prospective intervention study. Crit Care. 2007;11:R91.

89. Feuchtl A, Gockel B, Lawrenz T, Bartelsmeier M, Stellbrink C. Endovascular cooling improves neurological short-term outcome after prehospital cardiac arrest. Intensivmed Notfallmedizin. 2007;44:37-42.

90. Gillies MA, Pratt R, Whiteley C, Borg J, Beale RJ, Tibby SM. Therapeutic hypothermia after cardiac arrest: a retrospective comparison of surface and endovas-

cular cooling techniques. Resuscitation. 2010;8:1117-1122.

91. Arrich J. Clinical application of mild therapeutic hypothermia after cardiac arrest. Crit Care Med. 2007;35:1041-1047.

92. Markarian GZ, Lee JH, Stein DJ, et al. Mild hypothermia: therapeutic window after experimental cerebral ischemia. Neurosurgery. 1996;38(3):542-51.

93. Hartemink KJ, Wisselink W, Rauwerda JA, et al. Novel applications of therapeutic hypothermia: report of three cases. Crit Care. 2004;8(5):R343-6.

94. Bouwes A, Robillard LB, Binnekade JM, de Pont AC, Wieske L, Hartog AW, et al. A influência do reaquecimento após a hipotermia terapêutica no desfecho após parada cardíaca. Ressuscitação. 2012;83:996-1000.

95. Steiner T, Friede T, Aschoff A, et al. Effect and feasibility of controlled rewarming after moderate hypothermia in stroke patients with malignant infarction of the middle cerebral artery. Stroke. 2001;32(12):2833-5.

96. Dietrich WD. The importance of brain temperature in cerebral injury. J Neurotrauma. 1992;9(Suppl 2):S475-85.

97. Ginsberg MD, Busto R. Combating hyperthermia in acute stroke: a significant clinical concern. Stroke. 1998;29(2):529-34.

98. Hajat C, Hajat S, Sharma P. Effects of poststroke pyrexia on stroke outcome: a meta-analysis of studies in patients. Stroke. 2000;31(2):410-4.

99. Parth M, Yumiko K, Deepkia M. Therapeutic Hypothermia and Temperature Management. 2017 Jul;T07:11.

100. Badjatia N. Hyperthermia and fever control in brain injury. Crit Care Med. 2009;37(7 Suppl.):S250-7.

Capítulo

27

ANALGOSSEDAÇÃO NO PACIENTE NEUROCRÍTICO

Viviane Cordeiro Veiga
Salomón Soriano Ordinola Rojas

A analgesia e sedação envolvem o cotidiano da terapia intensiva, devendo-se levar em consideração indicações adequadas, utilização da melhor terapêutica de forma individualizada, as interações medicamentosas e possíveis eventos adversos relacionados ao medicamento utilizado e a estratégia adotada.

Frequentemente, pacientes neurocríticos são sedados de forma desnecessária, muitas vezes por desconhecimento do profissional de saúde frente ao manejo destes pacientes.

É fundamental que haja uma adequada avaliação da analgossedação; adoção de estratégias de sedação fundamentadas em protocolos; utilização de sedativos adequados, além de uma equipe multiprofissional capacitada para o manejo adequado da analgesia e sedação.

O objetivo da analgossedação no paciente neurocrítico é atingir o máximo conforto, sem diminuir a responsividade[1].

O conceito de analgesia antes da sedação hoje já é bem estabelecido visando, dentre outras coisas, possibilitar a menor utilização de sedativos. Além disso, o alvo de sedação deve ser estabelecido, sendo que a sedação profunda está relacionada a piores desfechos[2].

A sedação profunda deve ser a estratégia de escolha em casos selecionados, como nos casos de síndrome do desconforto respiratório agudo, com necessidade de altos parâmetros da ventilação mecânica, *status epilepticus* e hipertensão intracraniana não controlada. Para as demais situações, inclusive de pacientes neurocríticos, a sedação leve deve ser o objetivo (alvo de RASS -2 a +1).

Além disso, é fundamental a avaliação e monitoração da analgossedação. Estudos têm mostrado que, em parte significativa dos pacientes, a sedação é feita de maneira excessiva, estando relacionada a maior risco de tolerância e taquifilaxia, depressão cardiovascular, aumento do tempo de ventilação mecânica (e, consequentemente, maior risco de pneumonia associada à ventilação mecânica e lesão pulmonar induzida pela ventilação mecânica), alteração da arquitetura do sono, aumento das investigações neurológicas, indução do *delirium*, com consequente risco de disfunção cognitiva e polineuropatia do paciente crítico. Contudo, se a sedação for insuficiente, pode gerar desconforto e ansiedade no paciente, elevação do estresse cardiovascular, aumento do risco de extubação e retirada acidental de cateteres e sondas, desacoplamento da ventilação mecânica e privação do sono[2]. Portanto, é imprescindível que, dentro do ambiente de terapia intensiva, sejam estabelecidas estratégias rotineiras de avaliação da analgesia e sedação[3,4].

Avaliação da analgesia

As escalas de avaliação devem ser utilizadas rotineiramente em pacientes críticos. A escala preferencial a ser utilizada em pacientes sem alteração do nível de consciência deve ser a escala numérica de dor[5], que classifica sua intensidade entre 0 (sem dor) e 10 (intensidade máxima possível) (Figura 27.1).

Em pacientes incapazes de relatar a intensidade da dor ou com alteração grave da consciência, podem ser utilizadas as escalas BPS (*Behavioral Pain Scale*) e CPOT (*Critical Care Pain Observation Tool*) – Tabelas 27.1 e 27.2.

Pontuações de CPOT acima de dois pontos necessitam intervenção.

No entanto, a BPS e a CPOT não são validadas para o paciente neurocrítico, permanecendo ainda um desafio a avaliação da dor em pacientes sem interação suficiente com o examinador[8].

Avaliação da sedação

A avaliação da sedação deve ser feita de forma rotineira e sistemática por ferramentas validadas, como a RASS (*Richmond Agitation-Sedation Scale*) ou escala de agitação-sedação (SAS, do inglês *sedation-agitation scale*)[9-12] (Quadro 27.1 e Tabela 27.3).

O objetivo é manter o paciente com RASS entre –2 a +1 ou SAS entre 3 e 4, devendo estar em sedação profunda (RASS – 3 a –5 ou SAS 2), somente em situações bem estabelecidas. O consenso alemão orienta a utilização do RASS ou SAS, como ferramenta de escolha na avaliação da sedação[13].

Não é recomendada a utilização do índice biespectral (BIS) e do potencial

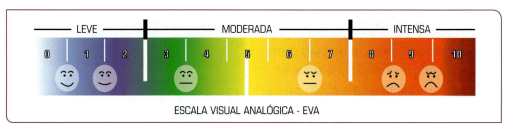

Figura 27.1 – Escala visual analógica para avaliação de dor.

Tabela 27.1. Escala BPS para avaliação de dor

Behavioral Pain Scale (BPS)		
Componente	**Descrição**	**Pontuação**
Expressão facial	Relaxado	1
	Contração periocular	2
	Olhos cerrados e contraídos	3
	Esgar, "careteamento"	4
Membros superiores	Sem movimentos	1
	Flexão parcial	2
	Flexão do braço e flexão dos dedos	3
	Permanentemente contraído	4
Adaptação à ventilação mecânica	Ventilando bem adaptado	1
	Tossindo, mas tolera a ventilação mecânica na maior parte do tempo	2
	Brigando com o ventilador	3
	Não consegue ventilar	4

Pontuações de BPS superiores a 5 pontos são consideradas inadequadas, requerindo intervenção
Fonte: Adaptado de Crit Care Med 2001; 29:2258-2263.[6]

Tabela 27.2. Escala CCPOT

Critical-Care Pain Observation Tool (CPOT)			
Componente	**Descrição**	**Escore**	**Pontuação**
Expressão Facial	Nenhuma tensão muscular	Relaxado, neutro	0
	Franze sobrancelhas, contração peri-órbitaria, rebaixa a fronte.	Tenso	1
	Todos acima + olhos fechados e contraídos	Esgar, "careteamento"	2
Movimentos Corporais	Sem movimentos	Ausência de movimentos	0
	Movimentos lentos, cautelosos, tocando levemente a área dolorosa, procurando atenção por meio dos movimentos	Proteção/defesa	1
	Arrancando o tubo, tenta sentar, move membros/agride, não segue comandos, agride equipe, tenta pular da cama	Inquietação	2
Tensão Muscular	Sem resistência para movimentos passivos	Relaxado	0
	Resistência a movimentos passivos	Tenso	1
	Grande resistência a movimentos passivos/incapacidade de completar os movimentos	Muito tenso/rígido	2
Adaptação à ventilação OU Vocalização (pacientes não intubados)	Ventila sem dificuldade, alarmes não são acionados	Tolerando VM/movimentação	0
	Alarmes do respirador cessam automaticamente	Tosse mas tolera VM	1
	Assincronia, ventilações bloqueadas, alarmes frequentes	Briga com respirador	2
	Conversa normalmente ou não emite sons	Conversa normal ou silêncio	0
	Suspira, aflito	Suspira, aflito	1
	Chorando, soluçando	Chorando, soluçando	2
Somatório			**0-8**

Adaptado de Am J Crit Care 2006; 15: 420-427.[7]
Pontuações de CPOT acima de dois pontos necessitam intervenção.

Quadro 27.1. Escala de RASS para avaliação do grau de sedação

+4	Abertamente combativo, violento, representa perigo imediato para o pessoal da unidade de terapia intensiva (UTI)
+3	Puxa ou retira tubos ou cateteres, agressivo
+2	Movimentos não intencionais frequentes, luta contra o ventilador
+1	Ansioso, mas os movimentos não são agressivos ou enérgicos
0	Desperto e calmo
-1	Não completamente desperto, mas consegue manter-se acordado- abertura dos olhos ou contato visual em respostas à voz (10 segundos)
-2	Acorda por breves períodos e estabelece contato visual em resposta à voz (< 10 segundos)
-3	Movimento ou abertura dos olhos em resposta à voz, mas sem contato visual
-4	Não responde à voz, mas apresenta movimentos ou abertura dos olhos em resposta à estimulação física
-5	Não responde à voz ou estimulação física

Quadro 27.2. Escala SAS

7	Agitação perigosa	Ansiedade severa, sudorese, traciona a cânula traqueal, tentando remover cateteres com movimentos de um lado para outro.
6	Muito agitado	Não permanece calmo a despeito de ordem verbal, necessita de restrição física, morde a Cânula traqueal.
5	Agitado	Ansioso ou levemente agitado. Calmo quando se assadas instruções verbais.
4	Calmo e cooperativo	Calmo, desperta facilmente e segue comandos.
3	Sedado	Difícil para despertar, alerta a estímulo verbal ou a um movimento gentil, obedece a comandos simples.
2	Muito sedado	Acorda com estímulo físico, mas não responde a comandos. Movimentos espontâneos ocasionais.
1	Não responsivo	Mínima ou nenhuma resposta a estímulo, não responde a comandos, sem movimento espontâneo, ausência de tosse.

evocado para monitoração primária do nível de sedação, podendo ser usado apenas como ferramenta adicional. O eletroencefalograma pode ser utilizado para detecção de atividade epileptiforme não convulsiva ou para titulação de dose de sedativos em pacientes neurocríticos[12,14-16].

Estratégias de sedação

Entre as estratégias de sedação a serem adotadas temos a interrupção diária da sedação, a sedação intermitente ou a sedação guiada por metas. Todas com estudos comprovando seus benefícios, sem superioridade clara entre as estratégias. No entanto, independentemente da estratégia adotada, é imprescindível que ela esteja baseada em protocolos de analgossedação[17-20].

Escolha das drogas para analgossedação

As drogas sedativas devem ser utilizadas de forma isolada ou associada, preferencialmente com opioides. É importante que em toda escolha de sedativos a analgesia deve preceder a sedação.

Propofol

- **Mecanismo de ação:** agonista receptor GABA.
- **Efeitos no sistema nervoso central:** diminuição da pressão intracraniana, do fluxo sanguíneo cerebral e do metabolismo cerebral, preservação da reatividade do CO_2 e autorregulação

cerebral, e redução da atividade elétrica cerebral.
- **Potencial de sedação:** +++.
- **Potencial analgésico:** –.
- **Vantagens:** rápido início de ação; meia-vida curta; *clearance* independente da função hepática ou renal.
- **Desvantagens:** ausência de efeito analgésico; tolerância e taquifilaxia; redução da pressão arterial média e da pressão de perfusão cerebral – principalmente em pacientes hipovolêmicos; aumento de triglicérides; síndrome da infusão do propofol (associado a doses acima de 4-5 mg/kg/hora e caracterizado por insuficiência cardíaca, arritmia, acidose metabólica e rabdomiólise).

Midazolam

- **Mecanismo de ação:** agonista receptor GABA.
- **Efeitos no sistema nervoso central:** diminuição do fluxo sanguíneo cerebral, diminuição do metabolismo cerebral, preservação da reatividade do CO_2 e autorregulação cerebral, efeito anticonvulsivante.
- **Potencial de sedação:** +++.
- **Potencial analgésico:** –.
- **Vantagens:** amnésia; rápido início de ação em pacientes agitados; menor instabilidade hemodinâmica quando comparado ao propofol.
- **Desvantagens:** tolerância e taquifilaxia; metabolização hepática – devendo ser usado com cautela em pacientes com alteração hepática; pode ter efeito cumulativo em pacientes com

insuficiência renal; aumento do tempo de ventilação mecânica; aumento do risco de *delirium*; ausência de efeito analgésico; depressão respiratória; hipotensão arterial; confusão mental.

Dexmedetomidina

- **Mecanismo de ação:** alfa$_2$-agonista.
- **Efeitos no sistema nervoso central:** sem efeito na pressão intracraniana.
- **Potencial de sedação:** ++.
- **Potencial analgésico:** ++.
- **Vantagens:** rápido início de ação; meia-vida curta; sedativo, analgésico e ansiolítico; mínima depressão respiratória; pode reduzir incidência/severidade do *delirium*.
- **Desvantagens:** efeito limitado para controle da pressão intracraniana durante procedimentos dolorosos; taquifilaxia; maior custo quando comparado aos opioides; experiência limitada em pacientes com lesão cerebral aguda; sedação profunda pode não ser possível.

Cetamina

- **Mecanismo de ação:** antagonista do receptor NMDA.
- **Efeitos no sistema nervoso central:** sem alterações na pressão intracraniana; sem alterações na saturação venosa de oxigênio ou nas velocidades dos fluxos sanguíneos cerebrais.
- **Vantagens:** rápido início de ação; efeito de sedação, analgesia e anestesia; não produz depressão respiratória; estabilidade hemodinâmica; pode

ser usado como droga adjunta nas convulsões refratárias.
- **Desvantagens:** alucinações.

Barbitúricos

- **Mecanismo de ação:** agonista receptor GABA.
- **Efeitos no sistema nervoso central:** diminuição do fluxo sanguíneo cerebral, do metabolismo cerebral e da PIC durante surto-supressão.
- **Vantagens:** redução da pressão intracraniana.
- **Desvantagens:** hipotensão arterial, imunossupressão – com aumento do risco de infecções; insuficiência adrenal.

Morfina

- **Mecanismo de ação:** agonista receptor μ.
- **Efeitos no sistema nervoso central:** aumento da pressão intracraniana e redução da pressão arterial média, de forma transitória, durante *bolus*.
- **Potencial de sedação:** +.
- **Potencial analgésico:** +++.
- **Vantagens:** baixo custo.
- **Desvantagens:** liberação de histamina; acúmulo na insuficiência hepática ou renal; alucinação; íleo paralítico; hipotensão arterial.

Fentanil

- **Mecanismo de ação:** agonista receptor μ.

- **Efeitos no sistema nervoso central:** aumento da pressão intracraniana e redução da pressão arterial média, de forma transitória, durante *bolus*; controle da pressão intracraniana durante aspiração traqueal.
- **Potencial de sedação:** +.
- **Potencial analgésico:** +++.
- **Vantagens:** maior potência quando comparado à morfina; meia-vida curta; rápido início de ação.
- **Desvantagens:** acúmulo na insuficiência hepática; alucinação; íleo paralítico; hipotensão arterial; aumento do tempo de ventilação mecânica; rigidez torácica; depressão respiratória.

Remifentanil

- **Mecanismo de ação:** agonista receptor μ.
- **Efeitos no nervoso central:** sem alteração na pressão intracraniana ou no fluxo sanguíneo cerebral durante infusão.
- **Potencial de sedação:** +.
- **Potencial analgésico:** +++.
- **Vantagens:** meia-vida curta; rápido início de ação; 500 vezes mais potente que a morfina.
- **Desvantagens:** rigidez torácica; depressão respiratória; íleo paralítico; hipotensão arterial; hiperalgesia.

Conclusões

É fundamental na gestão da analgossedação no paciente neurocrítico, uma adequada avaliação e monitoração; definição de uma estratégia de sedação e a escolha individualizada do sedativo, para garantia de melhores desfechos.

Referências bibliográficas

1. Oddo M, CrippaI A, Mehta S, et al. Optimizing sedation in patients with acute brain injury. Crit Care Med. 2016;20:128.
2. Vincent JL, Shehabi Y, Walsh T, et al. Comfort and patient-centred care without excessive sedation: the eCASH concept. Intensive Care Med. 2016;42:962-971.
3. Kaplan L, Baiely H. Incidence of inadequate sedation. Crit Care. 2000;4(suppl. 1):S110.
4. Reade MC, Phil D, Finfer S. Sedation and delirium in the intensive care unit. N Engl J Med. 2014;370:444-454.
5. Gift AG. Visual analogue scales: measurement of subjective phenomena. Nurs Res. 1989;38:286-288.
6. Payen JF, Bru O, Bosson JL. Assessing pain in critically ill sedated patients by using a behavioral pain score. Crit Care Med. 2001;29:2258-2263.
7. Gélinas C, Fillion L, Puntillo K, et al. Validation of the critical care pain observation tool in adult patients. Am J Crit Care. 2006;15:420-427.
8. Puntillo K, Gélinas C, Chanques G. Next steps in ICU pain research. Intensive Care Med. 2017 Sep;43(9):1386-1388.
9. Payen JF, Chanques G, Mantz J, et al. Current Practices in Sedation and Analgesia for Mechanically Ventilated Critically ill Patients. Anesth. 2007;106:687-695.
10. Payen JF, Bosson JL, Chanques G, et al. Pain assessment is associated with decreased duration of mechanical ventilation in the intensive care unit. Anesth. 2009;111:1308-1316.
11. Sessler CN, Gosnell M, Grafp MJ, et al. The Richmond Agitation-Sedation scale: validity and reliability in adult intensive care unit patients. Am J Respir Crit Care. 2002;166(10)1338-44.
12. Nassar JR AP, Pires Neto RC, De Figueiredo WB, Park M. Validity, reliability and applicability of Portuguese versions of sedation-agitation scales among critically ill patients. São Paulo Medical Journal. 2008:126(4):215-219.
13. Baron R, Binder A, Binie KR, et al. Evidence and consensus based guideline for the management of delirium, analgesia, and sedation in intensive care medicine. German Medical Science. 2015;13:1-42.
14. Le Blanc JM, Dasta JF, Kane-Gile SL. Role of the bispectral index in sedation monitoring in the ICU. Ann Pharmacother. 2006;40:490-500.
15. Barr J1, Fraser GL, Puntillo K, et al. Clinical practice guidelines for the management of pain, agitation, and

delirium in adult patients in the intensive care unit. Crit Care Med. 2013 Jan;41(1):263-306.

16. Celis-Rodríguez E , Birchenall C, de la Cal MÁ, et al. Guía de práctica clínica basada en la evidencia para el manejo de la sedoanalgesia en el paciente adulto críticamente enfermo. Med Intensiva. 2013;37(8):519-574.

17. Kress JP, Pohlman AS, O´Connor M, Hall JB. Daily interruption of sedative infusions in critically ill patients undergoing mechanical ventilation. NEJM. 2000;342:1471-1477.

18. Kollef MH, Levy NT, Ahrens TS, et al. The use of continuous IV sedation is associated with prolongation of mechanical ventilation. Chest. 1998;114:541-548.

19. Hooper MH, Girard TH. Sedation and weaning from mechanical ventilation: linking spontaneous awakening trials and spontaneous breathing trials to improve patient outcomes. Crit Care Clin. 2009;25(3):515-525.

20. Quenot JP, Ladoire S, Devoucoux F, et al. Effect of a nurse-implemented sedation protocol on the incidence of ventilator-associated pneumonia. Crit Care. 2007;35(9):2031-6.

21. Hughes CG, Girard TD, Pandharipande PP. Daily sedation interruption versus targeted light sedation strategies in ICU patients. Crit Care. 2013;41:539-545.

Capítulo

28

DELIRIUM EM TERAPIA INTENSIVA

Viviane Cordeiro Veiga
Salomón Soriano Ordinola Rojas

Delirium em terapia intensiva

O *delirium* é uma manifestação comum de disfunção cerebral caracterizado por um estado confusional agudo e transitório, de curso flutuante e associado a alterações cognitivas que envolvem memória, percepção e atenção. É causa comum de disfunção aguda cerebral em pacientes admitidos em unidades de terapia intensiva (UTI)[1-3].

Estudo multicêntrico apresentou prevalência de 32,3% em UTI[4]. Outros estudos apresentam prevalência entre 16 e 89%, sendo variável de acordo com os instrumentos utilizados para seu diagnóstico e as características da população avaliada[5]. O diagnóstico do *delirium* é desafiador, em especial nos pacientes apresentando *delirium* hipoativo e naqueles pacientes sem comunicação verbal adequada. Sem o uso de ferramentas para o rastreamento de *delirium*, até 75% dos casos não são diagnosticados[6].

A presença de *delirium* está associada a piores desfechos, com aumento do tempo de internação em UTI e internação hospitalar, aumento da mortalidade e disfunção cognitiva[1,7-10].

A fisiopatologia do *delirium* ainda não é totalmente conhecida, estando relacionada a diversos mecanismos. Dentre estas hipóteses, têm-se as anormalidades nos neurotransmissores (acetilcolina, serotonina, dopamina, GABA, triptofano, melatonina e glutamato), processos inflamatórios que desencadeiam lesões endoteliais, desequilíbrio do mecanismo oxidativo, mudanças na permeabilidade da barreira hematoencefálica, aumento da atividade do eixo hipotalâmico-hipofisário e alteração microvascular.

Os fatores de risco para desenvolvimento do *delirium* podem ser divididos em predisponentes e precipitantes, sendo que no primeiro caso estão relacionados diretamente com o indivíduo (Tabela 28.1)[12-14].

Os fatores precipitantes podem ser iatrogênicos ou relacionados à doença de base do paciente e muito

Tabela 28.1. Fatores predisponentes para desenvolvimento de *delirium*

Idade maior que 65 anos
Sexo masculino
Déficit cognitivo prévio
Depressão
Déficit visual ou auditivo
Escore de gravidade elevado na admissão
Alcoolismo
Tabagismo
Hipertensão arterial
Desnutrição
Polimorfismo APO E4

Tabela 28.2. Fatores precipitantes para ocorrência de *delirium*

Uso de cateteres
Contenção mecânica
Privação de sono
Doença respiratória e hipoxemia
Uso de benzodiazepínicos
Hipotensão arterial
Anemia
Distúrbios hidroeletrolíticos
Uso de medicações psicoativas
Dor
Sepse
Admissão em UTI
Abstinência alcoólica

Quadro clínico e classificação

O *delirium* é caracterizado por uma alteração do nível de consciência e da cognição, de início agudo (desenvolvendo-se em horas ou dias) e com sintomas flutuantes. Pode ser classificado como hiperativo, hipoativo ou misto, sendo que mais da metade dos casos são classificados como mistos, seguidos pelo hipoativo.

- **Forma hiperativa** – caracterizada por agitação, comportamento combativo, desorientação e confusão após administração de sedativos.
- **Forma hipoativa** – caracterizada por diminuição da atividade psicomotora com aparente calma, perda de atenção e apatia intensa nos casos extremos.
- **Forma mista** – alternância entre as formas hiperativa e hipoativa.

Diagnóstico

O *delirium* ainda é uma condição subdiagnosticada em nosso meio, principalmente na sua forma hipoativa, e isso pode estar relacionado, dentre outras causas, à não utilização de ferramentas de avaliação, falta de conhecimento sobre avaliação cognitiva e treinamento da equipe assistencial.

Instrumentos de avaliação foram criados para facilitar o diagnóstico de *delirium* pela equipe multiprofissional da UTI, mesmo nos casos em que o paciente esteja sob ventilação mecânica. Dentre os principais instrumentos validados temos o CAM-ICU (*Confusion Assessment Method for the Intensive Care Unit*) e o ICDSC (*Intensive Care Delirium Screening Checklist*).

O CAM-ICU é uma adaptação do *Confusion Assessment Method* (CAM), método descrito por 1991 por Inouye e cols. para avaliação de confusão mental em pacientes fora do ambiente de terapia intensiva. O CAM-ICU foi validado em 2001, por Ely e cols. [15], para pacientes em ventilação mecânica. Apresenta alta sensibilidade (93 e 100%), especificidade (89 e 100%) na detecção de *delirium* e concordância entre observadores (Kappa = 0,96; IC95% = 0,92-0,99).

O CAM-ICU é uma ferramenta rápida de aplicação, com tempo médio de realização de 2 minutos. Inicialmente, deve-se avaliar o nível de sedação do paciente, sendo que a escala pode ser aplicada em pacientes com pontuação > −4 na Escala *Richmond Agitation-Sedation Scale* (RASS).

Para o CAM-ICU, são avaliadas quatro características: alterações agudas do estado mental ou de curso flutuante, falta de atenção, pensamento desorganizado e alteração do nível de consciência. Se três destas características estiverem presentes, tem-se estabelecido o diagnóstico de *delirium* (Figura 28.1).

Alterações agudas do estado mental ou de curso flutuante

- Alteração no nível de consciência nas últimas 24 horas.
- Nível de consciência basal: baseado nos dados obtidos com familiares.
- Se houver traumatismo cranioencefálico ou eventos que alteraram o estado

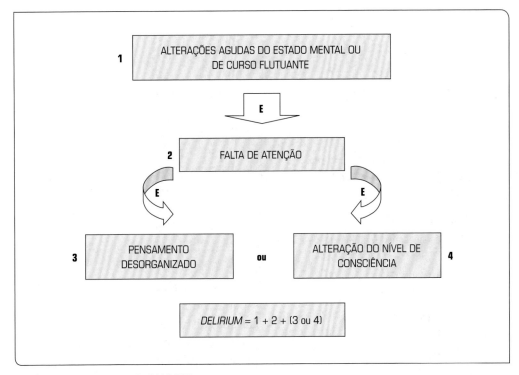

Figura 28.1 – Fluxograma do CAM-ICU.

neurológico do paciente (p. ex., acidente vascular encefálico), considerar o estado basal após o evento.

Falta de atenção

- Dificuldade ou diminuição na capacidade de manter ou mudar o foco de atenção.
- Se o paciente for capaz de obedecer a comandos simples, utilizar:
  - **A. teste de vigilância da letra A** – orientar ao paciente que será lida uma série de letras e ele deverá apertar a mão do locutor toda vez que ouvir a letra A, considerando-se falta de atenção se houver menos de oito respostas corretas.

SAHEVAARAT

- **B. reconhecimento de figuras** – apresentam-se ao paciente cinco figuras, durante 3 segundos cada uma. A seguir apresentam-se dez figuras em que se incluem as cinco apresentadas anteriormente. O paciente deve reconhecer as figuras iniciais. Se o paciente se encontrar intubado, porém, consciente, o teste poderá ser realizado, orientando-o a realizar movimentos com a cabeça de "sim" ou "não", conforme vão sendo apresentadas as figuras. Considera-se falta de atenção quando houver menos de oito respostas corretas (Figura 28.2).

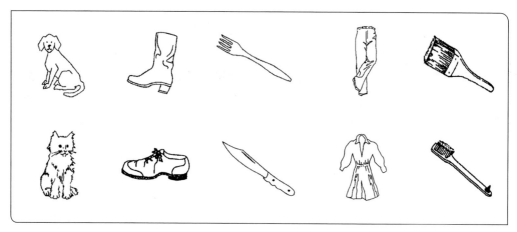

Figura 28.2 – Reconhecimento de figuras da escala CAM-ICU.

Pensamento desorganizado

- Conversação incoerente, fluxo de ideias ilógico, mudança de assunto imprevisível.
- Fazer alguns questionamentos simples ao paciente:
  - Uma pedra flutua na água?
  - Existem peixes no mar?
  - Um quilo pesa mais que 2 quilos?
  - Pode-se usar um martelo para bater um prego?

Considerar como pensamento desorganizado se duas ou mais respostas estiverem erradas.

Alteração do nível de consciência

- Qualquer nível de consciência que não o "alerta", podendo ser letárgico, torporoso ou hiperalerta.

O ICDSC, descrito em 2001, por Bergeron e cols.[16], também é uma escala validada para avaliação de *delirium* e utiliza oito itens de avaliação: alteração do nível de consciência, desatenção, desorientação, alucinação, agitação psicomotora ou apatia, humor ou verbalização inapropriada, distúrbios do ciclo sono-vigília e flutuação dos sintomas. Pode ser aplicada a quaisquer pacientes que não se apresentem comatosos ou torporosos (A ou B na escala ICDSC). A pontuação varia entre 0 e 8 pontos, identificando-se um ponto de corte de 4 pontos para definir a presença de *delirium* (sensibilidade = 99% e especificidade = 64%) (Tabela 28.3).

Na comparação entre as duas ferramentas, estudos sugerem que o CAM-ICU seja mais acurado, assim como melhor preditor de piores desfechos associados ao *delirium* em comparação ao ICDSC[17,18].

Tratamento

Prevenção primária

O tratamento do *delirium* é baseado principalmente na prevenção primária, visto que não há nenhuma estratégia farmacológica relacionada à prevenção e/ou redução do seu tempo. Estratégias

Tabela 28.3. *Intensive Care Delirium Screening Checklist* (ICDSC)

A escala é completada baseada na informação coletada a cada turno completo de 08 horas ou nas 24 horas prévias. Manifestação clara de um item = **1 ponto**

Ausência de manifestação ou impossibilidade de avaliação = **0 ponto**

1. Alteração do nível de consciência:

A) Ausência de resposta ou B) necessidade de estimulação vigorosa para se obter alguma resposta significa alteração grave do nível de consciência, impedindo avaliação. Se houver coma (A) ou torpor (B) na maior parte do período, um traço (-) é inserido e não há avaliação adicional durante aquele período.

C) Sonolência ou necessidade de estimulação leve a moderada para resposta denota nível alterado de consciência e marca 1 ponto.

D) Vigília ou adormecimento que pode ser facilmente ser despertado é considerado normal e não pontua.

E) Hipervigilância é classificada como nível de consciência anormal e pontua 1.

2. Desatenção: Dificuldade em acompanhar uma conversa ou seguir instruções. Facilmente distraído por estímulo externo. Dificuldade em mudar foco. Qualquer um destes pontua 1.

3. Desorientação: Qualquer erro óbvio quanto ao tempo, lugar ou pessoa pontua 1.

4. Alucinação, delírio ou psicose: manifestação clínica inequívoca de alucinação ou de comportamento provavelmente devido à alucinação (ex: tentar apreender um objeto não existente) ou delírio. Comprometimento claro no teste de realidade. Qualquer um destes pontua 1.

5. Agitação ou retardo psicomotor: hiperatividade exigindo o uso de drogas sedativas adicionais ou contenção para controle de perigo potencial a si próprio ou a outros (ex: retirar acessos venosos, agredir equipe). Hipoatividade ou lentidão psicomotora clinicamente perceptível. Qualquer um destes pontua 1.

6. Discurso ou humor inapropriados: discurso incoerente, desorganizado ou inapropriado. Demonstração inapropriada de emoção relacionada a eventos ou situação. Qualquer um destes pontua 1.

7. Distúrbio no ciclo sono-vigília: dormir por menos de 4h ou despertar frequente durante a noite (não considerar despertar iniciado por equipe médica ou ambiente barulhento). Dormir durante maior parte do dia. Qualquer um destes pontua 1.

8. Flutuação dos sintomas: flutuação na manifestação de qualquer um dos itens ou sintomas no período de 24 horas(ex: de um turno ao outro) pontua 1.

que visam reduzir a ocorrência de *delirium* estão relacionadas a melhores desfechos clínicos e menores custos durante internação.

- *Medidas não farmacológicas para prevenção de* delirium

As principais estratégias não farmacológicas relacionadas ao tratamento do *delirium* são: a reorientação repetida, atividades estimulantes do ponto de vista cognitivo, restauração do ciclo sono-vigília, correção dos défices sensoriais (auditivo e visual), mobilização precoce, remoção de cateteres, controle de ruídos, melhora da privacidade do pacien-

te e melhor acolhimento da família. No entanto, a mobilização precoce é a única intervenção que apresenta evidências, sustentadas por estudos randomizados e controlados, de redução da incidência de *delirium*.

A abordagem não farmacológica deve ser usada previamente à farmacológica, para prevenção e tratamento do *delirium* e, por isso, é fundamental que se faça o diagnóstico precoce e o tratamento dos fatores de risco.

A mobilização precoce em *delirium* começou a ser estudada em 2009[19], quando se observou correlação entre a mobilização precoce e a redução de *delirium*, do tempo de permanência em

UTI e dias livres de ventilação mecânica. No ano seguinte, novo estudo avaliou intervenções para redução do *delirium* e incremento do *status* funcional na UTI, sendo observada redução de 36 para 28%, comparando-se os períodos pré e pós-intervenção. Dentre as intervenções relacionadas à mobilização precoce, consideramos o sentar à beira leito ou na poltrona (sedestação) e a deambulação[20].

Há estudos demonstrando correlação direta entre a privação do sono e o surgimento de *delirium*. As estratégias descritas para preservação do sono são o controle do ruído e luminosidade no ambiente, a utilização de tampões de ouvido no período noturno e a adequada programação de fármacos. Estudo avaliando a adoção de programa de promoção do sono demonstrou redução de 54% das chances de *delirium*, de 6% na mortalidade e de 1,1% na redução do tempo de permanência relacionado à estratégia[21-23].

- *Medidas farmacológicas para prevenção de* delirium

A literatura ainda carece de estudos que mostrem benefícios na utilização de medidas farmacológicas para prevenção de *delirium*.

O uso de benzodiazepínicos está relacionado ao surgimento de *delirium* na UTI. Muitas medidas têm sido descritas como forma de se garantir o conforto de pacientes na UTI, reduzindo a necessidade do uso de sedativos. O manejo adequado de sedativos pode reduzir a prevalência de *delirium* em situações específicas[24-28].

Estudo recente, estudo recente[29] com população idosa submetida a cirurgia não cardíaca mostrou benefícios na utilização de dexmedetomidina na prevenção do *delirium*.

Tratamento

Em decorrência da falta de conhecimento da real fisiopatologia do *delirium*, ainda carecemos de terapias farmacológicas para seu tratamento.

O haloperidol pode ser considerado em casos selecionados, em especial na presença de *delirium* hiperativo[30].

Estudos com pequeno número de pacientes sugerem que antipsicóticos atípicos, como a quetiapina, ziprasidona ou olanzapina podem reduzir a duração do *delirium*. Na comparação entre haloperidol e olanzapina houve eficácia equivalente em estudo comparativo.

Conclusões

O *delirium* é um quadro prevalente no ambiente de terapia intensiva e relacionado a piores desfechos. É fundamental a monitoração sistemática do *delirium*, através de ferramentas validadas (CAM-ICU ou ICDSC) e a utilização de medidas de prevenção primária.

A terapia farmacológica ainda permanece como um desafio, principalmente em relação ao *delirium* hipoativo. No entanto, a mobilização precoce é uma medida relacionada à prevenção e redução do tempo de *delirium*, que deve ser estimulada.

Referências bibliográficas

1. Ely EW, Gautam S, Margolin R, et al. The impact of delirium in the intensive care unit on hospital lenght stay. Intensive Care Med. 2001;27:1892-1900.

2. Ely EW, Shintani A, Trumam B, et al. Delirium as a predictor of mortality in mechanically ventilated patients in the intensive care unit. JAMA. 2004;291:1753-62.

3. Ely EW, Inouye SK. Bernard GR, et al. Delirium in mechanically ventilated patients: validity and reliability of the confusion assessment method for the intensive care unit (CAM-ICU). JAMA. 2001;286:2703-10.

4. Salluh JI, Soares M, Teles JM, et al. Delirium epidemiology in critical care (DECCA): an international study. Crit Care. 2010;14:R210.

5. Zaal IJ, Slooter AJ. Delirium in critically ill patients: Epidemiology, pathophysiology, diagnosis and management. Drugs. 2012;72:1457-1471.

6. van Eijk MM, van Marum RJ, Klijn IA, et al. Comparison of delirium assessment tools in a mixed intensive care unit. Crit Care Med. 2009 Jun;37(6):1881-5.

7. Frontera JA. Delirium and sedation in the ICU. Neurocrit care. 2011;14(3):463-474.

8. Girard TD, Pandharipande PP, Ely EW. Analgesia and sedation in the ICU. Crit Care Med. 2008;12(supl.3).

9. Inouye SK. Delirium in older patients. N Engl J Med. 2006;354(11):1157-65.

10. Jacobi JP, Fraser GL, Coursin DB, et al. Clinical practice guidelines for the sustained use of sedatives and analgesics in the critically ill adults. Crit Care Med. 2002;30(1):119-141.

11. Lundstrom M, Edlund A, Karlsson S, et al. A multifactorial intervention program reduces the duration of delirium, lenght of hospitalization, and mortality in delirious patients. J Am Geriatr Soc. 2005;53:622-8.

12. Robinson T N, Raeburn CD, Tran ZV, et al. Postoperative delirium in the elderly: risk factors and outcomes. Ann Surg [S.I.]. 2009 Jan;249(1):173-8.

13. Mason S, Noel-storr A, Ritchie C. The Impact of General and Regional Anesthesia on the Incidence of Post-Operative Cognitive Dysfunction and Post-Operative Delirium: a Systematic Review with Meta-Analysis. J Alzheimers Dis [S.I.] Sep 2010.

14. Vasilevskis EE, Ely EW, Speroff T, Pun BT, Boehm L, Dittus RS. Reducing iatrogenic risks: ICU-acquired delirium and weakness--crossing the quality chasm. Chest. 2010 Nov;138(5):1224-1233.

15. Ely EW, Margolin R, Francis J, et al. Evaluation of delirium in critically ill patients: validation of the Confusion Assessment Method for the Intensive Care Unit (CAM-ICU). Crit Care Med. 2001;29:1370-9.

16. Bergeron N, Dubois MJ, Dumont M, et al. Intensive care delirium screening checklist:evaluation of a new screening tool. Int Care Med. 2001;27(5):859-64.

17. Gusmão-Flores D, Salluh JI, Challub RA, Quarantini LC. The confusion assessment method for the intensive care unit (CAM-ICU) and intensive care delirium screening checklist (ICDSC) for the diagnosis of delirium: a systematic review and meta-analysis of clinical studies. Crit Care. 2012;16:R115.

18. Plaschke K, von Haken R, Scholz M, et al. Comparison of the confusion assessment method for the intensive care unit (CAM-ICU) with the intensive care delirium screening checklist (ICDSC) for delirium in critical care patients gives high agreement rate (s). Intensive Care Med. 2008; 34(3):431-6.

19. Schweickert WD, Pohlman MC, Pohlman AS, et al. Early physical and occupational therapy in mechanically ventilated, critically ill patients: a randomised controlled trial. Lancet. 2009;373:1874-1882.

20. Needham DM, Korupolu R, Zanni JM, Pradhan P, Colantuoni E, Palmer JB, et al. Early physical medicine and rehabilitation for patients with acute respiratory failure: A quality improvement project. Arch Phys Med Rehabil. 2010;91:53.

21. Weinhouse GL, Schwab RJ, Watson PL, et al. Bench-to-bedside review: delirium in ICU patients importance of sleep deprivation. Crit Care. 2009;13(6):234.

22. Trompeo AC, Vidi Y, Locane MD, et al. Sleep disturbances in the critically ill patients: role of delirium and sedative agentes. Minerva Anestesiol. 2011;77(6):604-12.

23. Kamdar BB, King LM, Collop NA, et al. The effect of a quality improvement intervention on perceived sleep quality and cognition in a medical ICU. Crit Care Med. 2013;41:800-9.

24. Al-Qadheeb NS, Balk EM, Fraser GL, et al. Randomized ICU trials do not demonstrate an association between interventions that reduce delirium duration and short-term mortality: a systematic review and meta-analysis. Crit Care Med. 2014 Jun;42(6):1442-54.

25. Riker RR, Shehabi Y, Bokesch PM. Dexmedetomidine vs midazolam for sedation of critically ill patients. A randomized trial. JAMA. 2009;301(5):489-99.

26. Lundstrom M, Edlund A, Karlsson S, et al. A multifactorial intervention program reduces to duration of delirium, length of hospitalization, and mortality in delirious patients. J Am Geriatr Soc. 2005; 53:622-8.

27. Celis-Rodríguez E, Birchenall C, de la Cal MÁ, et al. Guía de práctica clínica basada en la evidencia para el manejo de la sedoanalgesia en el paciente adulto críticamente enfermo. Med Intensiva. 2013;37(8):519-574.

28. Barr J, Fraser GL, Puntillo K, et al. Clinical Practice Guidelines for the Management of Pain, Agitation, and Delirium in Adult Patients in the Intensive Care Unit Critical Care Med. 2013;41:263-306.

29. Su X, Meng Z, Wu X, et al. Dexmedetomidine for prevention of delirium in elderly patients after non-cardiac surgery: a randomised, dou-

ble-blind, placebo-controlled trial. Lancet. 2016; 388(10054):1893-1902.

30. Wang W, Li HL, Wang DX, et al. Haloperidol Prophylaxis Decreases Delirium Incidence in Elderly Patients After Noncardiac Surgery: A randomized controlled trial. Crit Care Med. 2011;40:731-739.

31. Devlin JW, Roberts RJ, Fong JJ, et al. Efficacy and safety of quetiapine in critically ill patients with delirium: a prospective, multicenter, randomized, doubleblind, placebocontrolled pilot study. Crit Care Med. 2010;38:419427.

32. Girard TD, Pandharipande PP, Carson SS, et al. Feasibility, efficacy, and safety of antipsychotics for intensive care unit delirium: the MIND randomized, placebocontrolled trial. Crit Care Med. 2010;38:428437.

33. Skrobik YK, Bergeron N, Dumont M, Gottfried SB. Olanzapine vs. haloperidol: treating delirium in a critical care setting. Intensive Care Med. 2004;30:444449.

Capítulo

29

DISTÚRBIOS HIDROELETROLÍTICOS

Viviane Cordeiro Veiga
Salomón Soriano Ordinola Rojas
Marina Zanzini Torrano
Natalia Postalli

Introdução

As alterações hidroeletrolíticas são comumente encontradas em pacientes internados nas unidades de terapia intensiva, representando de forma significativa fator de risco para o aumento de morbimortalidade destes pacientes, independente da doença de base ou motivo da internação. Dentre estas alterações, as do sódio acometem mais os pacientes hospitalizados.

Os distúrbios hidroeletrolíticos devem ser encarados como consequentes a uma doença de base ou decorrentes de infusão inadvertida de líquidos e/ou dietas, os quais necessitam de tratamento efetivo, direcionado e correlacionado com as necessidades fisiológicas de cada paciente.

Num adulto normal, cerca de 60% do seu peso corporal é composto por água e eletrólitos. E fatores como idade, sexo e conteúdo de gordura influenciam na quantidade de líquido corporal: geralmente as pessoas jovens possuem maior quantidade de líquido corporal que as idosas; os homens têm mais líquido que as mulheres; e as pessoas obesas têm menos líquido porque as células adiposas têm pouca reserva de água.

Existem dois tipos de compartimentos onde está localizada a porção líquida do corpo, que são: compartimento intracelular (LIC) e o compartimento extracelular (LEC). O primeiro comporta aproximadamente 2/3 do líquido do corpo, localizado primordialmente na musculatura esquelética, enquanto o último comporta 1/3 do líquido, o qual é ainda dividido em espaços intravascular (plasma), intersticial (linfa) e transcelular (LCR, líquido sinovial, intraocular e pleural, suor e secreções digestivas). O líquido do corpo se desloca entre os dois compartimentos principais para manutenção do equilíbrio.

O potássio (K^+), o cálcio (Ca^{2+}) e o magnésio (Mg^{2+}) representam os principais cátions intracelulares, e os fosfatos e as proteínas, os principais ânions. O sódio (Na^+) é o principal cátion do líquido extracelular (LEC), enquanto o Cl^- e o HCO_3^- representam os principais ânions.

Distúrbios do sódio

O sódio é o principal cátion extracelular e tem atividade osmótica e eletrostática, de modo que as disnatremias precisam ser interpretadas no contexto do estado volêmico do paciente e da osmolalidade sérica e urinária para determinar a causa provável e seu manejo adequado.

A concentração de sódio no plasma é mantida dentro de uma faixa relativamente estreita de valores, que vai de 136 a 145 mEq/L, por mecanismos homeostáticos que envolvem a sede, o hormônio antidiurético (ADH) e o controle renal de excreção de água.

O organismo pode lidar com grandes variações na ingestão hídrica (0,8 a 15 litros de água por dia), mantendo o sódio normal graças à produção de urina, cuja osmolaridade varia de acordo com a ação de ADH. O ADH é liberado mediante variação na osmolalidade sanguínea, que é detectada por osmorreceptores no sistema nervoso central. Além disso, também pode ser secretado por outros estímulos não osmóticos, como por exemplo dor, pós-operatório, náusea e hipotireoidismo. Alterações em quaisquer destes elementos controladores do balanço de água e sódio podem desencadear estados de disnatremia.

As alterações do sódio sérico são as mais comuns nas unidades de terapia intensiva e se aproximam de 49%, sendo considerado fator de risco independente para o aumento da mortalidade, levando à sua incorporação em sistemas de pontuação que avaliam o prognóstico de gravidade de doenças, como o APACHE II e o SAPS.

A seguir, discutiremos aspectos relacionados a diagnóstico e tratamento dos principais distúrbios hidroeletrolíticos que acometem os pacientes das unidades de terapia intensiva.

Hiponatremia

A hiponatremia é definida como a concentração sérica de sódio (Na^+) inferior a 136 mEq/L. Na maioria das vezes, as manifestações clínicas surgem quando a hiponatremia está em valores menores que 130 mEq/L e é considerada grave quando está inferior a 125 mEq/L. A morbidade da hiponatremia está relacionada à sua intensidade e velocidade de instalação e à sua correção. A taxa de mortalidade chega a 15% nos pacientes graves hospitalizados, sendo mais elevada nos casos de hiponatremia aguda ou nas sintomáticas.

Na grande parte dos casos a hiponatremia resulta de retenção hídrica inadequada consequente à secreção inapropriada do hormônio antidiurético (SIHAD), embora a excreção de água livre possa estar limitada em algumas situações, como na insuficiência renal crônica.

A hiponatremia apresenta significância clínica quando reflete um estado de hipo-osmolalidade do plasma. Visto isto, é importante firmar os conceitos de osmolalidade e de tonicidade para um estudo adequado das disnatremias.

Osmolalidade é função da concentração total de solutos (íons maiores) na solução, e esta variável não depende se os solutos cruzam ou não as membranas celulares. A osmolalidade plasmática normal tem valores entre 280 e 295 mOsm/kg H_2O e pode ser medida diretamente em um osmômetro ou calculada pela fórmula:

Osmolalidade sérica = 2 × Na+ + glicose/18 + ureia/6

Tonicidade ou osmolalidade efetiva, por outro lado, refere-se ao gradiente osmótico devido a solutos que não cruzam a membrana celular.

O conceito de hiponatremia sugere um excesso de água e/ou um défice de sódio no volume do compartimento de líquidos extracelular (VEC). A hiponatremia dilucional ou verdadeira, a mais comum forma deste distúrbio, é causada por retenção excessiva de água. A diluição do sódio plasmático ocorre quando a infusão/ingestão de água excede a capacidade de excreção hídrica dos rins, resultando em hipo-osmolalidade, hipotonia e hiponatremia. Este distúrbio ocorre na presença de atividade antidiurética persistente, geralmente devido a níveis elevados de ADH plasmático. Hipotonicidade pode levar ao edema cerebral, uma complicação grave e temida, que pode colocar em risco a vida do paciente.

Nas hiponatremias por perda de sódio há sintomas e sinais clínicos de contração do volume do líquido extracelular (VEC). Nas secreções intestinais, a concentração de sódio pode atingir 200-250 mEq/L e as perdas elevadas de sódio pelo tubo digestório são exemplos de situações clínicas (p. ex., drenagem biliar, fístulas ileais e diarreias intensas) que cursam frequentemente com hiponatremias. Na maioria dos casos, a concentração urinária de sódio está reduzida, exceto quando do uso de diuréticos, na nefropatia perdedora de sódio e em casos clínicos de alcalose metabólica severa (grande perda de bicarbonato de sódio).

Segundo os mecanismos fisiopatológicos, as hiponatremias podem ser agrupadas nas seguintes classes:

- **pseudo-hiponatremia** – hiponatremia com iso-osmolalidade (entre 280 e 295 mOsm/kg H_2O). A causa de hiponatremia é a elevada concentração de grandes moléculas de lípides (triglicérides e colesterol) e as paraproteinemias (mieloma múltiplo) que, ao deslocarem parte da água extracelular, reduzem significantemente a fração plasmática de sódio. A importância clínica da pseudo-hiponatremia e o seu tratamento são os mesmos da causa básica. Nestes casos, a osmolalidade plasmática do paciente está dentro dos valores da normalidade;

- **hiponatremia hipertônica** – hiponatremia com hiperosmolalidade (> 295 mOsm/kg H_2O) que ocorre devido à presença de solutos osmoticamente ativos, como manitol e glicose, com consequente translocação de água do intra para o extracelular com perda de Na^+ pela diurese osmótica. Nestes casos, uma osmolalidade sérica elevada ajuda a diferenciar esta situação de outras hiponatremias "verdadeiras" e, normalmente, apresentam-se assintomáticas. É comum na cetoacidose diabética, na desobstrução do trato urinário, quando há diurese osmótica pela ureia, e em outras condições clínicas. O tratamento dessa condição é o mesmo da causa básica;

- **hiponatremia hipotônica** – hiponatremia com hipo-osmolalidade (< 280 mOsm/kg H_2O) em que, na ausência de pseudo-hiponatremia, ou da presença de outros solutos osmoticamente ativos, a hiponatremia evolui com hipotonicidade.

Existem situações clínicas em que a concentração plasmática de sódio está abaixo de 135 mEq/L, mas uma análise mais precisa mostra que a quantidade de sódio total do VEC não está depletada (é próxima ao normal). Esta hiponatremia é causada pela transferência (saída) de água do interior das células para o espaço extracelular, resultando na diluição do sódio plasmático. Normalmente esta transferência é causada por excesso de solutos no espaço extracelular (hipertonicidade), solutos estes confinados a este espaço (pouca ou nenhuma capacidade de transferência através da membrana celular). São as denominadas hiponatremias falsas ou a pseudo-hiponatremia.

É necessária, portanto, a avaliação do volume extracelular, pois pode haver hiponatremia com sódio sérico elevado, normal ou baixo, podendo ser classificada de acordo com a volemia do paciente, como a seguir:

- **hipervolemia** – resulta da diminuição da excreção renal de água, com consequente expansão da água corporal total, maior do que o sódio, e a diminuição do sódio sérico. São causas comuns a insuficiência cardíaca, cirrose hepática, síndrome nefrótica e insuficiência renal;

- **euvolemia** – a hiponatremia associada a euvolemia inclui as situações clínicas como o hipotireoidismo, deficiência de corticosteroides, estresse emocional, dor, uso de fármacos que estimulam a liberação dos inibidores das prostaglandinas (HAD), nicotina, clorpropamida, tolbutamida, clofibrato, ciclofosfamida, morfina, barbitúricos, vincristina, carbamazepina, tegretol, acetaminofen, fluoxetina e sertralina e síndrome da secreção inapropriada de hormônio antidiurético (SIHAD);

- **hipovolemia** – deve-se avaliar a concentração de sódio urinário que pode estar baixa (< 20 mEq/L), devido à ávida reabsorção tubular de sódio pelo rim ou a concentração urinária de sódio alta (> 20 mEq/L), deve-se considerar que o rim não está respondendo apropriadamente e essas perdas são as causas da hipo-

natremia. As causas mais frequentes são perdas gastrointestinais ou para o terceiro espaço, perda renal (diuréticos), nefrite perdedora de sal, doença de Addison, diurese osmótica, cetonúria e diabetes mal controlado.

Manifestações clínicas

Na maioria das vezes os sinais e sintomas de hiponatremia são leves ou ausentes e o diagnóstico é firmado por exames laboratoriais. Os mais relevantes são devidos ao edema cerebral, que ocorre pela entrada de água oriunda do meio extracelular no sistema nervoso central e pode variar desde sonolência, confusão mental, convulsões até coma.

O sistema nervoso central possui mecanismos para retirada desse excesso relativo de solutos em relação ao meio extracelular, prevenindo o influxo hídrico. A gravidade do edema cerebral relaciona-se principalmente à velocidade de instalação do distúrbio, assim como o prejuízo de seus mecanismos protetores. Os fatores de risco relacionados à instalação desses distúrbios do sistema nervoso central incluem a velocidade da instalação da hiponatremia, que determinará a velocidade de migração da água livre do meio hipotônico (extracelular) para o mais hipertônico (sistema nervoso central) e os sintomas concomitantes desse edema; hipoxemia e sexo feminino.

Nas hiponatremias agudas, geralmente os sintomas gastrointestinais e sistêmicos (como fraqueza, adinamina, anorexia, fadiga, vômitos e mal-estar), precedem os sintomas relacionados ao sistema nervoso central. Já nas hiponatremias crônicas o quadro clínico costuma ser mais leve para os mesmos valores de sódio plasmático, ocorrendo sintomas neurológicos severos somente quando a hiponatremia é muito grave (sódio abaixo de 120 mEq/L).

Diagnóstico

O diagnóstico inicia-se com uma adequada anamnese e exame físico, buscando sinais e sintomas da hiponatremia e de possíveis doenças relacionadas a este distúrbio hidroeletrolítico (como edema, pressão arterial, frequência cardíaca, turgor de mucosas, hepatoesplenomegalia, etc.). Uma análise específica deve ser feita na relação de medicamentos em uso pelo paciente (descartar a existência de drogas sabidamente relacionadas ao aparecimento de hiponatremia) e no volume e composição de soluções infundidas.

Laboratorialmente, a pesquisa da hiponatremia baseia-se no cálculo da osmolalidade sérica, na dosagem de sódio sérico e urinário e na determinação do

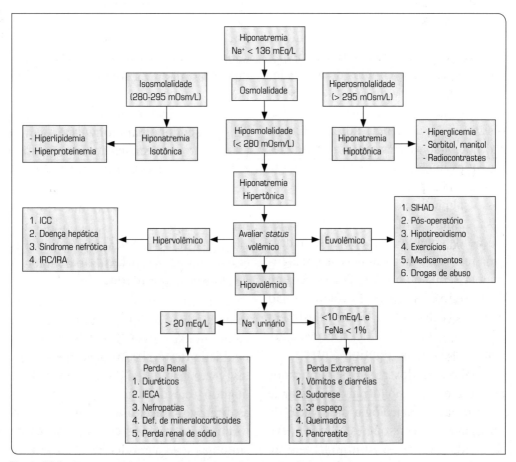

Figura 29.1 – Esquematização para diagnóstico etiológico das hiponatremias.

estado volêmico do paciente, baseado em seu estado geral. O sódio urinário visa auxiliar na diferenciação entre causas renais e extrarrenais. Em casos em que a FENa < 1% considera-se que esteja ocorrendo perda extrarrenal. Para que seja calculada a fração excretada de sódio utiliza-se a fórmula:

FENa = Na urinário/Na plasmático/Creatinina urinária/ Creatinina plasmática × 100

Tratamento

Inicialmente, deve-se fazer a distinção entre hiponatremias por depleção de volume (secundárias à perda de líquidos) e as hiponatremias isovolêmicas/hipervolêmicas. No primeiro exemplo a presença de dados clínicos de hipovolemia (p. ex., história de uso de diurético, sódio urinário < 30 mEq/L, quadro sugestivo de insuficiência adrenal primária) pode não ser marcante; a atitude terapêutica inicial consiste na correção da volemia através da administração de solução salina fisiológica isotônica (NaCl 0,9%), numa infusão apropriada à depleção de volume estimado, associada a uma reposição de potássio, caso haja hipopotassemia ou história de uso recente de diuréticos. A reposição volêmica não deveria exceder a taxa de 12 mEq/L em 24 horas, a fim de evitar complicações como a mielinólise pontina central.

Porém, estudos recentes publicados no início de 2017 no Jornal da Sociedade Americana de Nefrologia da divisão de transplantes sugere que este limite deva ser ainda menor: de 10 mmol/L em 24 horas. Vale ressaltar, ainda, que as diretrizes norte-americanas são ainda mais rígidas quando se trata de pacientes com alto risco para desenvolver quadro de desmielinização dos neurônios (pacientes desnutridos, com hipocalemia, doença hepática), diminuindo esse limite para 8 mmol/L em 24 horas. Mediante isto, diversos estudos estão sugerindo, portanto, limites conservadores de correção, restritos a 6-8 mmol/L em 24 horas, porém, ainda necessitam de maior investigação.

Embora rara, a desmielinização osmótica é grave e pode ocorrer de um a vários dias após o tratamento mais agressivo de hiponatremia por qualquer método, mesmo em resposta à restrição hídrica, como tratamento único. A contração das células cerebrais desencadeia a desmielinização dos neurônios da ponte e extrapontinos e causa disfunção neurológica, incluindo quadriplegia, paralisia pseudobulbar, convulsões, coma e até óbito. A desnutrição, hepatopatias e défice de potássio aumentam o risco dessa complicação.

Nos casos de hiponatremias isovolêmicas ou hipervolêmicas, a conduta inicial consiste na restrição de água e, em casos mais graves, na infusão de solução de cloreto de sódio a 3%.

Um passo importante no tratamento da hiponatremia é tentar classificá-la como aguda ou crônica. Diante da dificuldade desta classificação, pois muitas vezes não temos a informação de quando este distúrbio se fez presente, as diretrizes americanas e europeias utilizam-se de critérios como presença de sintomas leve a moderados, ou graves, para instituir a terapêutica.

Hiponatremia aguda, severa, ocorre quando a concentração sérica de sódio cai rapidamente abaixo de 125 mEq/L em menos de 48 horas. É de ocorrência muito comum durante as cirurgias de ressecção transuretral de próstata, no processo de irrigação que é feito muitas vezes com solução de glicina, a qual predispõe a esta condição de hiponatremia aguda. Como os mecanismos homeostáticos cerebrais não conseguem reagir adequadamente para compensar estas mudanças rápidas na osmolalidade plasmática, pode ocorrer edema cerebral, lesões neurológicas irreversíveis, parada respiratória, herniação de tronco cerebral e morte.

Nestes casos, torna-se necessária uma intervenção mais agressiva, e tanto as diretrizes americanas quanto as europeias indicam o tratamento endovenoso com salina hipertônica: portanto, casos de correção de hiponatremias graves (natremia < 125 mEq/L) e sintomáticas, com urina concentrada (> 200 mOsm/kg) e euvolemia ou hipervolemia, ou quando se deseja usar soluções com osmolalidade superior à da urina (para se obter um balanço negativo de água livre), administrar solução de cloreto de sódio a 3%. Como esta solução pode não estar disponível no hospital, ela pode ser obtida através da diluição de 55 mL de cloreto de sódio a 20% em 445 mL de soro fisiológico a 0,9% ou, 20% em 850 mL de solução glicosada a 5%. Em pacientes com hiponatremia hipervolêmica, a solução salina hipertônica pode ser combinada com diuréticos de alça.

Tradicionalmente, essa correção é feita da seguinte forma: deve-se corrigir 3 mEq/L nas 3 primeiras horas e os outros 9 mEq/L durante as 21 horas seguintes, não ultrapassando o fluxo de 0,5 a 1 mEq/L por hora. Após avaliação do paciente, deve-se calcular qual seu défice de sódio através da fórmula:

$$Na = 0,6 \times 60 \times (125 - \text{valor atual de Na})$$

A correção de sódio baseia-se na fórmula a seguir, onde se busca a titulação a ser corrigida, ou seja, a quantidade de mEq/L de sódio a ser reposta, ou seja, quanto a infusão de 1 litro de SF a 3% aumentará no valor sérico de sódio.

$$\text{Correção de } Na^+ \text{ sérico (mEq/L)} =$$
$$Na^+ \text{ infundido} - Na^+ \text{ sérico/água corporal total} + 1$$

Água corporal; calculada como fração de peso (peso × índice). O índice para adultos e crianças é de 0,6. Para mulheres e idosos, 0,45-0,5. A fórmula estima o efeito de 1 litro de qualquer solução infundida no sódio sérico.

- **Por exemplo:**

Paciente: $Na^+ = 110$ mEq/L,
                   Peso = 80 kg

Reposição com solução fisiológica a 0,9% (NaCl) = 513 mEq/L

Meta: 12 mEq/L em 24 h
                   - 3 mEq/L em 3 h
                   - 9 mEq/L em 21 h

Correção de Na^+ sérico (mEq/L) = Na^+ infundido – Na^+ sérico/água corporal total + 1

Correção de Na^+ sérico = 513 mEq/L – 110 mEq/L/80 × 0,6 + 1

Correção de Na^+ sérico = 403/49

Correção de Na$^+$ sérico = 8,22 mEq/L
– 3 mEq/L/8,22 mEq/L = 0,364
ou 364 mL em 3 h = 121 mL/h
– 9 mEq/L/8,22 mEq/L = 1,094
ou 1094 mL em 21 h = 52 mL/h
Total = 1.458 mL/24 h de SF a 3%

Porém novas diretrizes vêm trazendo nova proposta de tratamento com a salina hipertônica, que é a da administração em *bolus*. Veja a seguir, de forma simplificada, as novas propostas das diretrizes americanas.

- Hiponatremia sintomática ou severa:
  - sintomas severos: 100 mL de NaCl a 3% em *bolus*, em 10 minutos. Pode ser repetido até três vezes, se necessário;
  - sintomas moderados: infusão contínua de NaCl a 3% (0,5-2,0 mL/kg/h).
- Hiponatremia hipovolêmica: salina isotônica (SF 0,9%).
- Hiponatremia hipervolêmica: restrição hídrica e vaptans (discutidos adiante).

Nenhum estudo testou sistematicamente esta abordagem (salina hipertônica em *bolus*), mas há uma série de aspectos atraentes. Em primeiro lugar, especialmente em doentes com edema cerebral, é desejável conseguir uma correção parcialmente rápida do sódio. Em segundo lugar, o *bolus* fixo omite a necessidade de cálculos num doente com um problema agudo, limitando potenciais erros de cálculo. Em terceiro lugar, a terapia em *bolus* limita o risco de desenvolvimento de hipernatremia por excesso de reposição, o que ocorre,

mais frequentemente, com uma infusão contínua de solução salina hipertônica.

Já na hiponatremia crônica, aquela que ocorre quando a concentração de sódio plasmático cai abaixo de 135 mEq/L em um período superior a 48 horas, se o estado hiponatrêmico progride e torna-se mais severo, os sintomas gastrointestinais e neurológicos aparecem e o risco de convulsões aumenta. Neste caso, o cérebro pode compensar esta queda do sódio extracelular através da saída de solutos orgânicos das células cerebrais, que promovem a perda celular de água e minimizam o edema cerebral. Esta adaptação pelo cérebro pode reduzir os sintomas durante a hiponatremia crônica mas, paradoxalmente, pode aumentar os riscos para o desenvolvimento de desmielinização osmótica. O tratamento de primeira linha, nesses casos crônicos, é a restrição hídrica.

Para pacientes com diagnóstico de hipotireoidismo ou insuficiência adrenal deve-se iniciar a reposição hormonal, após a comprovação laboratorial destas disfunções. Para pacientes com hiponatremia, principalmente com SIADH relacionada a processos clínicos primários não reversíveis (carcinoma broncogênico ou outros carcinomas não tratáveis), o controle deste distúrbio eletrolítico pode não ser fácil. Além dos cuidados terapêuticos já citados, é possível inibir os efeitos da ADH nos túbulos distais renais com carbonato de lítio, mas este medicamento tem uma janela terapêutica muito estreita. Demeclociclina (um derivado da tetraciclina) em dose de 600 a 1.200 mg por dia pode também ser administrada, pois ela inibe o AMPc, o que diminui os efeitos intracelulares do ADH nas células tubulares renais, causando diabetes *insipidus* nefrogênico. A demeclociclina deve ser usada com cautela em portadores de cirrose hepática e a função renal deve ser monitorada com frequência.

Nos últimos anos foram publicadas as primeiras experiências com o uso de aquaréticos (vaptans) no tratamento de hiponatremias. Estas substâncias de natureza não peptídica são antagonistas dos receptores V2 do ADH. Como citado, receptores V2 estão localizados em células renais tubulares distais; receptores V2 funcionam através da geração de AMPc, que promove a inserção de aquaporina-2 na membrana luminal dos túbulos de conexão e coletores, permitindo a entrada de água nas células destes segmentos. Bloqueio dos receptores V2 do ADH em túbulos renais induz uma diurese aquosa, sem afetar a excreção de eletrólitos, com consequente aumento da osmolalidade plasmática.

Os vaptans atuam competitivamente no receptor do ADH. Os mais importantes são mozavaptan, lixivaptan, satavaptan e tolvaptan, todos antagonistas seletivos de V2 e administrados por via oral. Os resultados clínicos com estes medicamentos trouxeram novas perspectivas para o tratamento de hiponatremias relacionadas à SIADH e a estados edematosos, insuficiência cardíaca congestiva e cirrose hepática. Existem vários estudos sobre os efeitos destas drogas em hiponatremia hipervolêmica (insuficiência cardíaca, cirrose hepática), como também na hiponatremia normovolêmica (secreção inapropriada de ADH-SIADH). Estudos atuais mostram que os vaptans são eficazes e bem tolerados. Não existem estudos do uso de vaptans na hiponatremia severa e, portanto, não foi descrita a síndrome de desmielinização osmótica devida à correção rápida de hiponatremia.

Os principais exemplos de antagonistas dos receptores de vasopressina e suas funções são descritos na Tabela 29.1.

Hipernatremia

Hipernatremia é definida como uma concentração sérica de sódio (Na^+) maior que 145 mEq/L. Ocorre menos frequentemente que a hiponatremia, embora os pacientes debilitados e com hipernatremia apresentem um risco de mortalidade muito elevado (40-70%).

Esta situação implica em que haja um défice de água corporal total relativo ao sódio corporal total, e pode ser

Tabela 29.1. Principais exemplos de antagonistas dos receptores de vasopressina e suas funções

Ação/droga	Lixivaptan (VPA-985)	Tolvaptan (OPC-41061)	Conivaptan (YM-087)	Satavaptan (SR-121463)
Efeito receptor V2:V1	100 para 1	29 para 1	1 para 10	112 para 1
Administração	Oral	Oral	Venosa	Oral
Dose	100-200 mg/dia/7dias	15-60 mg/dia/30 dias	20 mg *bolus* + 40-80 mg/dia	25-50 mg/dia/5-23 dias
Excreção de Na^+/24h	Igual ou aumentada	Igual	Igual	Igual
Indicação	ICC, SIHAD e cirrose	ICC, SIHAD e cirrose	SIHAD e ICC	SIHAD

causada por perda excessiva de líquidos ou ganho real de sódio. Isto representa situações clínicas de hipertonicidade do volume extracelular, pois a osmolalidade do volume extracelular é determinada pela concentração de sódio neste espaço. Ela representa uma situação de hiperosmolalidade, onde o aumento da concentração de sódio no líquido extracelular cria um gradiente osmótico que induz a movimentação de água para fora das células, ou seja, desidratação celular e tendência a um aumento do espaço extracelular.

As principais causas de hipernatremia são:

- medicamentos: diurético de alça, lítio, anfotericina B, foscarnet e demeclociclina;
- eletrolítico: hipercalcemia ou hipocalemia (diabetes *insipidus* nefrogênico);
- hiperglicemia com diurese osmótica;
- doença renal intrínseca;
- fase poliúrica da necrose tubular aguda;
- perdas agudas (diarreia, vômitos, fístula e sonda nasogástrica);
- queimaduras.

Hipernatremias são comuns em pacientes idosos, principalmente em situações de dificuldade de acesso à água, de insensibilidade dos mecanismos de sede que são muito comuns nessa faixa etária, de uso de nutrição enteral ou parenteral, de reduzida produção de angiotensina II (que contribui para as alterações no mecanismo de sede) e de défice de concentração urinária, também muito comum nestes pacientes.

Em unidades de terapia intensiva deve-se ter atenção especial com o diabetes *insipidus*, tendo como principal característica a perda de água livre pelos rins pela falta absoluta de vasopressina (ADH) ou pela resistência tubular ao ADH. Ocorre desidratação importante com aumento do sódio sérico e uma urina hipotônica (incapacidade de concentrar urina), porém com um sódio urinário aumentado.

Manifestações clínicas

O quadro clínico da hipernatremia depende da intensidade e da forma de instalação da mesma. O achado mais frequente é a desidratação, podendo estar presente sede intensa, fraqueza muscular, confusão ou letargia, défice neurológico focal, convulsões e até coma. O cérebro se adapta à hipertonicidade do espaço extracelular por desidratação do interstício e saída de água a partir do líquido cefalorraquidiano, com desidratação inicial dos neurônios. Em curto intervalo de tempo (horas), desencadeia-se a síntese e o acúmulo no intracelular de osmólitos (osmóis idiogênicos), como glutamina e glutamato, o que evita uma desidratação severa dos neurônios. Os sintomas iniciais ocorrem com natremias superiores a 160 mEq/L (osmolalidade plasmática superior a 350 mOsm/kg) e são inespecíficos, como dito anteriormente, como cefaleia, vômitos, irritabilidade intensa e hipertonicidade muscular, fraqueza e letargia, podendo avançar ao coma e convulsões.

Pacientes com hipernatremia hipovolêmica ou euvolêmica podem apresentar alterações do turgor da pele na região supraclavicular e no braço, enquanto portadores de hipernatremia hipervolêmica tipicamente apresentam sinais e sintomas de sobrecarga de volume, como poliúria (com natriurese elevada), edema, estase jugular e edema pulmonar.

A hipernatremia é um importante diagnóstico diferencial em centros de terapia intensiva com acidentes vasculares cerebrais, frente ao achado de sinais focais e rebaixamento do nível de consciência, que podem ser comuns a ambas, sendo mandatória a realização de tomografia computadorizada de crânio para fazer o diagnóstico. Alteração da concentração osmótica causada pela hipernatremia pode acarretar ruptura vascular causando hemorragia subaracnóidea ou intraparenquimatosa.

Diagnóstico

O diagnóstico pode ser confirmado pela dosagem sérica de sódio maior que 145 mEq/L, entretanto existem exames que nos permitem direcionar a causade base da hipernatremia:

- **osmolalidade sérica, urinária** – úteis no diagnóstico de diabetes *insipidus*, indivíduos com diabetes *insipidus* central ou diabetes *insipidus* nefrogênico apresentam capacidade reduzida de concentração urinária, mantendo osmolalidade urinária inferior a 300 mOsm/kg e excretando um volume urinário próximo ao normal. No caso do diabetes *insipidus* central, a administração de ADH exógeno causa um aumento na osmolalidade urinária, enquanto no diabetes *insipidus* nefrogênico o ADH exógeno não provoca qualquer alteração na osmolalidade urinária. Alguns doentes exibem osmolalidade urinária entre 300 e 800 mOsm/kg, apresentando diabetes *insipidus* central parcial (com aumento da osmolalidade urinária após administração de ADH exógeno) ou diabetes *insipidus* nefrogênico parcial e diurese osmótica, nos quais não há resposta ao ADH exógeno.
- **glicemia sérica** – diabetes *mellitus;*
- dosagem sérica de potássio e cálcio;
- **tomografia de crânio** – acidentes vasculares encefálicos, tumores, trauma cranioencefálico.

Tratamento

A correção da hipernatremia se baseia em três fatores:

1. manutenção da euvolemia e correção de instabilidade hemodinâmica;
2. redução paulatina e gradual do sódio sérico;
3. diagnóstico e tratamento da causa de base.

Em qualquer situação, a ressuscitação volêmica é a prioridade inicial, independentemente da gravidade da hipernatremia, pois a maioria dos pacientes com hipernatremia apresenta também quadro de hipovolemia, necessitando quase sempre de expansão rápida com soluções salinas hipotônicas ou isotônicas. A escolha do tipo de solução a ser usada depende da volemia do paciente: caso a hipernatremia esteja em um cenário de perda pura de água, como por exemplo, nos casos de diabetes *insipidus*, a reposição é feita com água por via enteral ou parenteral (solução de glicose a 5%); já no cenário de perdas de líquidos hipotônicos, como por exemplo, em episódios de vômitos, diarreia e uso de diuréticos, o paciente necessitará de solução salina isotônica a 0,9%, rápida caso esteja com hipotensão arterial ou instabilidade hemodinâmica, e de soluções salinas hipotônicas a 0,2% e 0,45% para correção de hipernatremias de pacientes normotensos. Quanto mais hipotônica for a solução usada, mais lenta deve ser a sua administração.

Atenção especial deve ser dada quando de uso de soluções glicosadas, pois os pacientes críticos podem desenvolver hiperglicemia, agravando o estado de hipertonicidade prévio.

Deve-se ter precaução com a correção do sódio, evitando a principal complicação da sua correção, o edema cerebral iatrogênico, pela alteração rápida da osmolalidade sérica. A correção de sódio, portanto, deve ser feita no máximo de 0,5 a 1 mEq/L por hora ou de 12 mEq/L em 24 horas. Uma exceção a esta sugestão são os casos de hipernatremia de instalação aguda (desenvolvida nas últimas 12 horas), onde o cérebro não teve tempo adequado para se adaptar à situação de hipertonicidade do líquido extracelular. São pacientes graves, agudamente sintomáticos, potencialmente requerendo intubação para proteção de vias aéreas. Nestes casos, sugere-se uma velocidade de correção inicial mais rápida, de 1 a 2 mEq/L a cada hora, porém ainda não se excedendo a velocidade de 12 mEq/L a cada 24 horas.

O uso de fórmulas permite o cálculo da correção de sódio de maneira simplificada:

$$\Delta Na+ \text{ estimado} = Na+ \text{ infundido} - Na+ \text{ medido}/\text{Água corporal total}^* + 1$$

*Cálculo de água corporal total:

homem jovem = peso (kg) × 0,6
homem idoso = peso (kg) × 0,5
mulher jovem = peso (kg) × 0,5
mulher idosa = peso (kg) × 0,45

Essa fórmula mostrará uma estimativa do quanto o sódio do paciente mudará, tendo ele um dado valor de sódio sérico e sendo administrado 1 litro de solução escolhida, para a qual se deve saber a concentração de sódio. Lembrar sempre que tais fórmulas são aproximações e não devem ser consideradas de maneira absoluta, pois a correção segura das disnatremias sempre deverá ser acompanhada de mensuração seriada do sódio sérico e avaliação clínica do paciente durante todo o processo de correção.

Outro passo importante no tratamento da hipernatremia é o reconhecimento e tratamento da causa da mesma, sendo que a causa, muitas vezes, é detectável apenas com uma boa anamnese e exame físico detalhado:

- **hipernatremia hipovolêmica** – corrigir o défice de água e sódio; tratar a condição desencadeante (p. ex., hiperglicemia);

- **hipernatremia euvolêmica:**
  - diabetes *insipidus* (DI) central: desmopressina e corrigir causa subjacente;
  - DI nefrogênico reversível: remover medicamento desencadeante e correção eletrolítica adjacente;
  - DI nefrogênico irreversível: tiazídico, AINE, redução do aporte de sódio;
- **hipernatremia hipervolêmica** – diurético e diálise, se falência renal instalada.

Distúrbios do potássio

Hipocalemia (hipopotassemia)

A hipocalemia é um dos distúrbios mais frequentes na prática médica, sendo encontrada em até 15-20% dos pacientes internados.

O potássio é o íon mais abundante no organismo (um total de 3.500 mEq, em um adulto) e é o principal cátion do líquido intracelular (concentração de 150 mEq/L). Embora seja um íon predominante intracelular, a concentração plasmática de potássio (concentração no líquido extracelular) é comumente usada para diagnosticar e orientar as correções dos distúrbios do potássio.

Na grande maioria das vezes, a hipocalemia é multifatorial, ou por baixa ingestão ou por doenças perdedoras de potássio:

- **redistribuição do potássio para o intracelular** – alcalose metabólica, excesso de catecolaminas (feocromocitoma), hipertireoidismo;
- **perda renal de potássio** – medicamentos (diuréticos e anfotericina), hiperaldosteronismo primário ou secundário, baixa ingestão (anorexia nervosa), alcalose metabólica, hipomagnesemia, disfunções tubulares genéticas;
- **perda não renal de potássio** – perdas gastrointestinais (vômitos, diarreia, sonda nasogástrica em drenagem, etc.).

Manifestações clínicas

Geralmente é bem tolerada em pessoas saudáveis, mas torna-se sintomática quando a concentração plasmática de K^+ é < 3 mmol/L, principalmente se ocorrer de forma aguda. Os sintomas mais comuns na hipocalemia aguda que se apresentam na emergência são fraqueza muscular, fadiga, dispneia (de origem muscular), palpitações (extrassístoles ou arritmias), parestesia e distensão abdominal.

As alterações cardíacas são mais graves na hipocalemia aguda, devendo ser precocemente identificadas e tratadas. A arritmia cardíaca mais comum na hipocalemia é a extrassístole, que pode ser atrial ou ventricular. Taquiarritmias como fibrilação atrial, *flutter* atrial, taquicardia supraventricular paroxística, taquicardia ventricular e *torsades de pointes* podem ocorrer (Figura 29.2). A principal causa de morte súbita na hipocalemia é a fibrilação ventricular.

O eletrocardiograma está indicado em todo paciente com hipocalemia, sempre identificando e tratando a altera-

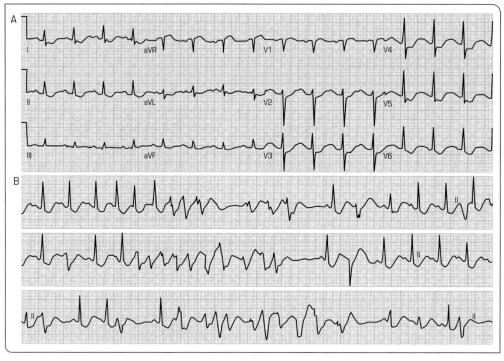

Figura 29.2 – A) Eletrocardiograma (ECG) inicial que mostra prolongamento do intervalo QT (0,70 segundos) e depressão do segmento ST em DI, DII, aVL e V2 a V6. B) Três exemplos de taquicardia ventricular polimórficas com prolongamento do intervalo QT (Torsades de Pointes).

ção de base. Em ordem de gravidade as alterações mais comuns são:

- onda T aplainada ou aumento do intervalo QT;
- aumento da onda U;
- onda U maior que a onda T;
- onda P apiculada;
- complexo QRS alargado.

Situações de hipopotassemia prolongada são capazes de provocar estados de poliúria devidos à lesão tubular renal. Deve-se atentar para a situação clínica em que a hipopotassemia é associada a uma maior predisposição de pacientes graves desenvolverem injúria renal aguda pós-isquêmica ou nefrotóxica.

Diagnóstico

A dosagem sérica de potássio inferior a 3,5 mEq/L já demanda cuidados clínicos, sendo considerada hipocalemia, e frequentemente apresenta sintomas com valores inferiores a 3 mEq/L.

Frente a um quadro de hipocalemia na emergência o médico deve-se ater em duas atitudes básicas: repor o potássio e diagnosticar a causa de base.

A solicitação de ionograma completo (Na^+, K^+, Mg^{2+}, Ca^{2+}), glicemia, hemograma e eletrocardiograma é essencial para a avaliação do paciente, assim como a história clínica e o exame físico.

Nem sempre a causa de base da hipocalemia pode ser prontamente reconhecida, entretanto o tratamento empírico precoce parece melhorar o prognóstico desses pacientes de forma expressiva. Quando há dúvidas quanto à origem da doença de base, a dosagem do potássio urinário pode ajudar no diagnóstico.

Um potássio urinário < 20 mEq/L sugere hipocalemia por perda extrarrenal (diarreia) ou por baixa ingestão, enquanto um potássio urinário > 30 mEq/L fala a favor de hipocalemia por causa renal (diuréticos, hipomagnesemia, hipoaldosteronismo, aminoglicosídeos).

Tratamento

O tratamento de hipocalemia se faz primordialmente por correção do distúrbio primário e por reposição oral ou parenteral de potássio. Em casos leves ou moderados (K^+ = 2,5 a 3,5 mEq/L), a reposição deve ser realizada preferencialmente por via oral. Casos de hipocalemia severa (K^+ < 2,5 mEq/L) são tratados com reposição intravenosa de soluções contendo potássio, sempre por veia calibrosa ou cateter central.

O xarope de KCl a 6% contém 8 mEq de K^+ em 10 mL de solução, sendo indicado seu uso três vezes ao dia, 15 mL antes de cada refeição. Via de regra, todo potássio ingerido é absorvido pela mucosa gastrointestinal.

O "slow-K" é um preparado comercial de KCl em drágea de liberação lenta que contém 8 mEq de K^+, indicado nas mesmas circunstâncias do xarope de KCl.

A via intravenosa deve ser utilizada somente em três circunstâncias: intolerância gastrointestinal, perdas gastrointestinais (diarreia, vômitos, fístulas) e hipocalemia grave (em complemento com a via oral). A hipocalemia na emergência apresenta limitações para sua reposição por via endovenosa, que são:

1. a velocidade de infusão não pode ultrapassar 40 mEq/hora, sendo o ideal 20 mEq/hora;

2. a concentração de KCl no soro não deve ser > 40 mEq/L (em veia periférica) ou > 60 mEq/L (em veia profunda);

3. hipocalemia grave (K^+ < 3 mEq/L) não pode ser corrigida com soro glicosado;

- **Hipocalemia leve/moderada (K^+ entre 3-3,5 mEq/L)**

A princípio deve ser feita com reposição com xarope de KCl a 6% na dose de 15-30 mL, três vezes ao dia via oral (entre 40-80 mEq/dia). A reposição é feita empiricamente, e para cada 1 mEq/L de queda na calemia sérica há uma perda corporal média de 300 mEq de potássio.

- **Hipocalemia grave (K^+ < 3 mEq/L)**

Preconiza-se a reposição de potássio intravenoso, infundindo-se 10-20 mEq/h durante 8-12 horas (total de 120-160 mEq, ou 9-12 g de KCl). Deve-se ter em mente que a reposição de cada 20 mEq/h resulta em uma elevação da calemia de 0,25 mEq/L a cada hora, ou seja, 1 mEq/L a cada 4 horas. A velocidade de infusão nunca deve ser maior que 40 mEq/h.

Deve-se priorizar a diluição do cloreto de potássio (KCl) em solução fisiológica a 0,45% (hipotônica), já que a diluição em solução fisiológica a 0,9% após a adição do KCl torna-se hiperosmolar, aumentando o risco de desenvolver hipernatremia.

Durante toda a reposição intravenosa de potássio deve-se monitorar o paciente e repetir a dosagem de potássio plasmático a cada 4-6 horas. Em algumas situações clínicas a hipopotassemia está associada à hipomagnesemia e as correções destes distúrbios devem ser realizadas em conjunto. O uso de diuréticos poupadores de potássio (amilorida, espironolactona e triamtereno) pode ser útil na eficácia da correção de hipopotassemia. Uma vez atingindo os valores normais de potássio, deve-se manter a reposição de manutenção de 40-80 mEq/dia e manter a coleta de potássio de forma seriada até a estabilização de seus valores.

- *Pseudo-hipopotassemia*

As amostras de sangue com alta contagem de leucócitos (> 105 /mL), conservadas à temperatura ambiente, sofrem uma redução na concentração de potássio, devido a sua captação pelos leucócitos, que pode ser evitada se houver separação imediata do soro ou do plasma, ou armazenamento do sangue a 4ºC.

Hipercalemia (hiperpotassemia)

A hipercalemia é uma alteração eletrolítica potencialmente fatal, sendo caracterizada por uma concentração sérica de potássio > 5,5 mEq/L. A prevalência da hipercalemia é de difícil avaliação decorrente do não diagnóstico da doença e da alta prevalência em paciente com doenças crônicas, entretanto estima-se que varie entre 1-10% dos pacientes hospitalizados.

Deve-se excluir a pseudo-hiperpotassemia, que ocorre nas seguintes situações:
- leucocitose: acima de 100.000/mm^3;
- plaquetose: acima de 1.000.000/mm^3;
- hemólise.

Dentre as causas de hipercalemia, encontramos:
- **por redistribuição do potássio intracelular** – acidose metabólica, défice de insulina, exercícios extenuantes, hemólise, trauma muscular extenso (rabdomiólise), bloqueadores adrenérgicos, pseudo-hiperpotassemia (trauma mecânico durante punção venosa), intoxicação digitálica, paralisia periódica hipercalêmica, uso de succinilcolina;
- **por aumento do aporte** – soluções parenterais e ingestão excessiva de sucos e suplementos orais;
- **por redução na excreção renal** – insuficiência renal, hipovolemia efetiva, hipoaldosteronismo hiporreninêmico (ATR-IV), medicamentos (IECA, BRA, espironolactona, amilorida, triamtereno, eplerenona, trimetoprim, ciclosporina, tacrolimo, pentamidina).

Manifestações clínicas

Os sintomas da hipercalemia, quando presentes, são inespecíficos, porém, alguns sinais devem nos alertar para uma possível alteração sérica do potássio, tais como fraqueza muscular simétrica e parestesias distais, adinamia, insuficiência respiratória, paralisia ascendente e arritmias cardíacas (Figura 29.3).

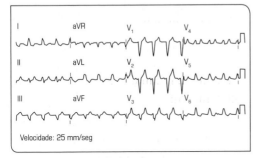

Fig. 29.3. Eletrocardiograma de paciente com hipercalemia apresentando taquicardia sinusal com prolongamento do intervalo QRS, bloqueio atrioventricular de primeiro grau e onda T apiculada.

Entretanto, em pacientes internados em UTI, quase sempre debilitados e com rebaixamento de consciência, as principais manifestações de uma hiperpotassemia são alterações eletrocardiográficas peculiares e arritmias graves, que podem evoluir para a parada cardíaca. As manifestações no ECG iniciam com o aparecimento de onda T em tenda, achatamento da onda P e prolongamento do intervalo PR, e com o agravamento da hiperpotassemia, podem surgir alargamento do QRS, bloqueios atrioventriculares, ritmo senoidal, fibrilação ventricular e assistolia. As alterações no ECG nem sempre são indicadoras da gravidade da hiperpotassemia, pois elas também dependem da concentração de outros íons.

Do ponto de vista prático cabe ressaltar que a hipocalcemia, hiponatremia e acidose metabólica intensificam a hiperpotassemia; a acidose metabólica produz uma hiperpotassemia "menos tolerável e mais grave" que a acidose respiratória; a hiperpotassemia vista na insuficiência renal crônica é mais tolerada que a da insuficiência renal aguda, o que se deve à adaptação dos mecanismos de defesa extrarrenais; deve ser sempre indagado, na história clínica, o uso de medicamentos, principalmente digitálicos e, quando a causa da hiperpotassemia for devida à carga de potássio aumentada (síndrome do esmagamento, hipercatabolismo ou hemólise maciça), associada a um défice de excreção (insuficiência renal), poderá haver rápida elevação dos níveis de potássio, com riscos de parada cardiorrespiratória, e nessas condições, o tratamento dialítico deve ser considerado.

Diagnóstico

O diagnóstico inicial da hipercalemia baseia-se na história da doença, revisão dos medicamentos em uso e exame físico completo e detalhado. É marcado laboratorialmente por potássio sérico > 5,5 mEq/L. Quando o potássio atinge valores séricos acima de 5,5 mEq/L, 22% dos pacientes já apresentam onda T apiculada, e quando atinge valores maiores que 6,5 mEq/L começam a apresentar alargamento do intervalo PR e do complexo QRS. Alguns pacientes, como por exemplo os portadores de insuficiência renal crônica, toleram valores de K^+ sérico mais altos sem necessariamente apresentar manifestações clínicas.

Valores superiores a 10 mEq/L podem induzir a ritmo irregular, fibrilação ventricular e até mesmo à assistolia e parada cardiorrespiratória. Dentre as primeiras manifestações eletrocardiográficas do paciente com hipercalemia estão a taquicardia sinusal, bradicardia, ritmo idioventricular, bloqueios de 1º, 2º e 3º graus.

Tratamento

A abordagem terapêutica da hipercalemia é determinada pela concentração sérica de potássio e pela presença de alteração ao eletrocardiograma.

Na presença de alterações eletrocardiográficas ($K^+ > 6,5$ mEq/L) recomenda-se a monitoração cardíaca e infusão endovenosa de gluconato de cálcio a 10% 10 mL diluídos em 100 mL de SF a 0,9% ou glicosado, em 5 minutos. O cálcio intravenoso age no potencial de ação da fibra muscular cardíaca, estabilizando a membrana celular prevenindo arritmias. Sua ação é praticamente imediata e dura aproximadamente 1 hora. Em pacientes em uso de digoxina, o uso de gluconato de cálcio deve ser extremamente cauteloso.

A redução do potássio sérico pode ser feita de duas maneiras:

1. translocação de K^+ para o intracelular:
   a. glicose hipertônica com insulina: SG a 10%, 500 mL e 10 U de insulina regular endovenosa em 1 hora;
   b. beta$_2$-agonista: o salbutamol é a droga mais comumente usada, como inalação (10 mg de salbutamol em 5 mL de solução fisiológica a 0,9%, com pico de ação em 90 minutos) ou por via intravenosa (5 mg de salbutamol em 100 mL de solução glicosada isotônica a 5% EV, em 15 minutos, com pico de ação em 30 minutos). Outra opção: 10 gotas de fenoterol em 3 mL de SF a 0,9% a cada 4 horas. O uso de medicamentos beta-adrenérgicos promove a redistribuição do potássio do extracelular para o interior das células. Estes medicamentos podem desencadear ou agravar arritmias cardíacas e, portanto, devem ser usados com bastante cautela em pacientes portadores de miocardiopatias ou já com arritmias cardíacas instaladas;

   c. bicarbonato de sódio: dose de 1 mEq/L/kg endovenoso lento, quando associado a acidose metabólica, redistribuindo o potássio para o intracelular. A eficácia de soluções de bicarbonato de sódio na correção da hiperpotassemia tem sido controversa e polêmica;

2. eliminação do K^+ do organismo:
   a. resina de troca iônica intestinal, como o poliestireno sulfato de sódio (Kayexalate®) e o de cálcio (Sorcal®): 15 g de Sorcal® dissolvidos em 30 mL de água via oral a cada 4 horas ou 15 a 30 g dissolvidos em 60 a 100 mL de água ou solução fisiológica a 0,9%,

por via retal, mantendo-se a retenção do enema por 30 a 60 minutos, e podendo ser repetida a cada 4-6 horas. Agem na luz intestinal promovendo a troca de potássio do paciente por radicais sódio e cálcio, respectivamente, presentes nestas resinas. Como o composto resultante não é absorvido pelos intestinos, o potássio quelado (ligado) pela resina é eliminado nas fezes;

b. diuréticos: furosemida 40 a 160 mg endovenoso. Reservado para pacientes com função renal preservada. Sua ação é definitiva, pois promove um aumento na excreção urinária de potássio. Os diuréticos não têm efeito imediato sobre os níveis de potássio, sendo assim pouco úteis para o tratamento emergencial das hiperpotassemias, tendo, portanto, seu uso destinado aos casos leves-moderados;

c. diálise: em casos de hiperpotassemia não controlada pelos métodos clínicos e, principalmente, em pacientes portadores de insuficiência renal severa;

c. uso de análogos da aldosterona: 9-alfa-fluoridrocortisona via oral 0,1 mg/dia. Promove aumento da excreção urinária de potássio em pacientes com função renal preservada, especialmente em pacientes com deficiência primária de mineralocorticoides. Interações perigosas foram descritas com digitálicos (risco aumentado de arritmias cardíacas) e com anticoagulantes orais (encurtam o tempo de protrombina).

Distúrbios do cálcio

No ser humano normal, os níveis de cálcio sérico são mantidos dentro de uma estreita faixa de variação, que vai de 8,5 a 10,5 mg/dL, independentemente do estado alimentar e da atividade física. Desta forma, é possível manter de forma adequada as funções intra e extracelular deste cátion divalente, que incluem: a) estabilidade de membrana, b) participação na cascata de coagulação, c) manutenção do produto iônico, mineral, requerido para o processo de mineralização, d) participação nos processos de excitabilidade e contração do músculo cardíaco e esquelético, e) secreção hormonal, f) segundo mensageiro, mediando a mensagem produzida pela interação de diversos hormônios com seus receptores. A concentração plasmática de cálcio reflete pouco a massa total de cálcio corporal, pois o espaço intravascular contém somente 0,15 a 0,2% do cálcio extracelular que, por sua vez, representa apenas 1% do cálcio total do organismo. Do cálcio plasmático total, cerca de 40% representam o cálcio ionizado, que é a porção fisiologicamente ativa.

O controle dos níveis séricos de cálcio é realizado, principalmente, pelo PTH (paratormônio) e $1,25(OH)_2$ D, que atuam em seus órgãos-alvo, o rim, o tecido ósseo e o trato gastrointestinal. Felizmente, a hipocalcemia e a hipercalcemia graves são incomuns mas, quando presentes, associam-se a elevado índice de morbimortalidade. No entanto, seu pronto reconhecimento e adequado tratamento reduz significativamente os riscos envolvidos e são determinantes para que ocorra uma boa evolução do quadro.

Hipocalcemia

Hipocalcemia é definida como a concentração sérica de Ca^{2+} total < 8,5 mg/dL ou Ca^{2+} ionizado < 1,0 mmol/L. Os hormônios calciotróficos (PTH e 1,25OH D) têm atividade hipercalcemiante e, portanto, a queda nos níveis séricos de cálcio, em geral, surge em decorrência de falência de secreção ou de ação dos hormônios calciotróficos. Nos pacientes críticos, diversas são as causas contribuintes para a hipocalcemia, entre elas: formação de complexo cálcio-citrato em politransfusões e uso de lactato, redução da produção renal de calcitriol e resistência tissular ao mesmo, precipitação de cálcio em tecidos lesados e supressão da paratireoide por dismagnesemias e mediadores inflamatórios.

Pacientes em terapia intensiva devem ter o valor sérico do cálcio corrigido. Para cada aumento ou diminuição de 1 g/dL na albumina sérica o cálcio sérico aumenta ou diminui 0,8 mg/dL.

O metabolismo do cálcio está intimamente relacionado à regulação intrínseca do PTH sendo, como dito anteriormente, a dosagem sérica de PTH de grande utilidade para diferenciar as causas de hipocalcemia:

- **PTH diminuído** – doenças autoimunes, agenesia de paratireoide, destruição das paratireoides (cirurgia, metástases, radioterapia), hipomagnesemia.
- **PTH aumentado** – deficiência de vitamina D, pancreatite, rabdomiólise, síndrome de lise tumoral, metástases ósseas, hiperventilação, queimaduras, traumas e tireotoxicose.

Manifestações clínicas

A redução dos níveis séricos de cálcio iônico aumenta a permeabilidade de membrana ao sódio e a excitabilidade de todos os tecidos excitáveis, sendo esta alteração a responsável pelos principais sintomas e sinais de hipocalcemia.

As manifestações mais frequentes são: parestesia periférica e perioral, cãibra, podendo ocorrer nos casos mais graves laringoespasmo, convulsão e tetania. As manifestações cardíacas são caracterizadas principalmente por taquicardia e aumento do intervalo Q-T. Raramente ocorre fibrilação atrial ou ventricular.

No exame físico, a presença dos sinais de Chvostek (miofasciculações labiais, após percussão sobre o trajeto do nervo facial) e Trousseau (inflando-se, no braço, um manguito a uma pressão de 20 mmHg acima da pressão sistólica do paciente por 3 minutos, desencadeia-se, quando positivo, espasmo carpofalangeano naquele membro) revelam clinicamente o aumento da neuroexcitabilidade muscular.

Apesar da presença de sintomas refletir a intensidade da hipocalcemia, uma queda abrupta dos níveis de cálcio e/ou presença concomitante de alcalose metabólica, que aumenta a ligação do cálcio ionizado à albumina, também podem estar associadas a sinais e sintomas mais pronunciados.

Diagnóstico

A redução dos níveis de cálcio sérico e sintomas cardiovasculares e neurológicos definem o diagnóstico, entretanto a dosagem sérica de PTH, calcidiol, calcitriol e magnesemia é mandatória para definr a etiologia do evento causal.

O calcidiol é a forma de vitamina D mais abundante na circulação sanguínea, mas não é biologicamente ativo. Para apresentar atividade biológica, o calcidiol tem que ser hidroxilado no carbono-1, pela enzima 25-hidroxivitamina D-1α-hidroxilase, presente nos rins, originando a 1,25-di-hidroxivitamina D3 ($1,25(OH)_2D_3$), também conhecida como calcitriol, o qual permite manter os níveis normais de cálcio e fósforo no sangue atuando de três modos: estimulando a absorção de cálcio e fósforo ao nível do intestino delgado; intervindo na mobilização de cálcio e fósforo nos ossos; e aumentando a reabsorção do cálcio nos rins. O PTH também é necessário para a mobilização do cálcio nos ossos e reabsorção do cálcio no nível dos rins.

A determinação da concentração sérica de magnésio é importante em pacientes com hipocalcemia, particularmente nos pacientes desnutridos, alcoólatras, diabéticos e naqueles que não respondem ao tratamento usual. Em tais situações, a hipocalcemia pode ser consequência de depleção crônica de magnésio e a sua correção definitiva dependerá da reposição de magnésio.

Tratamento

Embora a hipocalcemia seja muito frequente em pacientes críticos, os benefícios de seu tratamento na evolução destes pacientes não são bem conhecidos. Em pacientes com sintomas e sinais evidentes de aumento de neuroexcitabilidade, indica-se administração parenteral de cálcio, tomando-se o cuidado de evitar seu uso em pacientes com hiperfosfatemia severa.

Recomenda-se diagnosticar e tratar a causa de base do distúrbio eletrolítico e tratar a hipocalcemia, quando sintomática, da seguinte maneira:

1. **hipocalcemia leve (não sintomática)** – suplementação de cálcio de 500 a 1.000 mg a cada 6 horas;

2. **hipocalcemia moderada (Ca^{+2} [0,7-0,95 mmol/l])**: administrar 0,5-1,0 mg/kg, por h, de cálcio elementar e associar cálcio por via oral, assim que possível;

3. **hipocalcemia grave (sintomática – cálcio total: < 7,0 mg/dL ou Ca^{+2} < 0,7 mmol/L)**: 10 mL de gluconato de cálcio a 10% endovenoso diluídos em 150 mL de

soro glicosado a 5% em 10 minutos (1 g de gluconato de cálcio a 10% = 10 mL = 90 mg de cálcio), seguido por infusão de 0,3 a 2 mg/kg/hora;

4. considerar a reposição de vitamina D (0,25 a 0,5 µg/dia) e magnésio (sulfato de magnésio a 10%, 20 mL em 100 mL de SF a 0,9% em 10 minutos).

Hipercalcemia

Definida como um valor sérico de cálcio total > 11 mg/dL ou > 1,3 mmol/L de cálcio ionizado, sendo o cálcio ionizado a fração biologicamente ativa do cálcio sérico total. Assim como a hipocalcemia, a hipercalcemia também tem suas relações com o PTH e a vitamina D. Adota-se, atualmente, que a elevação de cálcio até 12 mg/dL corresponde a uma alteração leve, cuja avaliação deve ser feita em ambulatório. Níveis de cálcio plasmático entre 12-14 mg/dL configuram uma elevação moderada de cálcio, que não está associada a manifestações clínicas de hipercalcemia grave, não configura urgência médica. Contudo, níveis plasmáticos de cálcio acima de 14 mg/dL correspondem a hipercalcemia grave, que se associa a um quadro amplo de manifestações clínicas, algumas das quais, como poliúria e vômitos, tendem a manter ou, pior, aumentar a concentração de cálcio circulante, levando o paciente a uma piora progressiva de seu estado geral. Tal situação configura, em geral, uma urgência médica e o seu pronto reconhecimento e tratamento implicam em redução acentuada de morbimortalidade.

A manutenção da estabilidade do nível sérico de cálcio é feita por uma combinação de fatores que permitem que a quantidade de cálcio absorvida da dieta seja semelhante à que é excretada por via urinária. Assim, a reserva óssea de cálcio é mantida estável. A hipercalcemia surge quando os componentes mobilizadores de cálcio são mais ativos que os de utilização. Diversas substâncias podem estar envolvidas com o surgimento de hipercalcemia, como o PTH, o PTHRP (proteína relacionada ao PTH), $1,25(OH)_2D_3$ e diversas citocinas (interleucina-1α, interleucina-6, TNF, linfotoxina). Vale ressaltar que o hiperparatireoidismo primário e as doenças malignas são responsáveis por 90% dos casos de hipercalcemia. O hiperparatireoidismo primário ocorre, principalmente, em pacientes ambulatoriais, enquanto as doenças malignas são as principais responsáveis por hipercalcemia em pacientes hospitalizados. Entre os pacientes com hipercalcemia e doença maligna, 80% apresentam tumores malignos epiteliais, os quais produzem PTHRP e, nesses casos, o envolvimento de metástase óssea é infrequente.

Entre as causas de hipercalcemia, encontramos:

- **níveis de PTHi elevados** – hiperparatireoidismo primário, uso de lítio, hipercalcemia familiar hipocalciúrica;
- **níveis de PTHi supressos** – doenças malignas produtoras de PTHRP (tumores epiteliais de pulmão, esôfago, cabeça e pescoço, ovário e be-

xiga), produtoras de $1,25(OH)_2D3$ (linfomas), metástase óssea (mieloma, carcinoma de mama);

- **doenças granulomatosas** – sarcoidose, tuberculose, paracoccidioidomicose e lepra;
- **endocrinopatias** – hipertireoidismo, insuficiência adrenal;
- **medicamentos** – tiazídicos, vitaminas A e D, intoxicação por alumínio na IRC;
- **outras causas** – nutrição parenteral total.

Manifestações clínicas

Os sintomas de hipercalcemia, independentemente da causa, estão relacionados ao nível e ao tempo de instalação da hipercalcemia. Como dito anteriormente, a maioria dos pacientes dificilmente apresenta sintomas quando a calcemia estiver abaixo de 12 mg/dL e, quando estiver superior a 14 mg/dL geralmente serão sintomáticos e graves.

As repercussões gastrointestinais são as manifestações mais comuns da hipercalcemia. Entre elas destacam-se a dispepsia, constipação, anorexia, náusea e vômito, sendo rara, porém possível, a ocorrência de pancreatite.

Os sintomas urinários são poliúria, polidipsia e pode ocorrer nefrocalcinose, particularmente no hiperparatireoidismo primário. As manifestações cardiológicas e neurológicas são encontradas nos casos graves de hipercalcemia e podem variar de dificuldade para concentração, sonolência e evoluir para confusão mental e finalmente coma. E as manifestações cardiovasculares mais frequentes são a hipertensão arterial e alterações de ritmo cardíaco, podendo manifestar-se com bradicardia e bloqueio do nodo AV de primeiro grau. A repercussão eletrocardiográfica mais frequente é o encurtamento do intervalo QT. Os pacientes em uso de digital são particularmente sensíveis à arritmia, uma vez que o potencial arritmogênico desta droga aumenta na presença de hipercalcemia.

Diagnóstico

A avaliação laboratorial do paciente com hipercalcemia grave em urgência deve incluir: cálcio iônico, fósforo, creatinina, sódio, potássio, hemograma, gasometria, amilase e eletrocardiograma. Uma amostra de PTH deve ser colhida antes do início do tratamento e será de grande valia para o diagnóstico diferencial do paciente.

Laboratorialmente é definida por cálcio total > 11 mg/dL ou cálcio ionizado > 1,3 mmol/L.

Tratamento

Deve ter como prioridade proteger o sistema nervoso central, sistema cardiovascular e renal, visando reduzir complicações. Pacientes com elevação discreta de cálcio, nível inferior a 12 mg/dL, usualmente são assintomáticos e não se beneficiam de terapêutica de redução de calcemia. No paciente com níveis de cálcio plasmático entre 12-14 mg/dL o tratamento deve ser instituído caso haja a presença de sinais e/ou sintomas de hipercalcemia. Enquanto isso, níveis de cálcio acima de 14 mg/dL, confirmados, indicam a necessidade de instituição imediata de tratamento.

A terapêutica pode ser empregada visando aumentar a excreção renal de cálcio, diminuir a reabsorção óssea e absorção intestinal de cálcio:

a) hidratação intravenosa (2-3 mL/kg/hora) com solução fisiológica a 0,9%. A hidratação com solução fisiológica não só aumenta a filtração glomerular como, também, diminui a reabsorção tubular de cálcio. A queda de cálcio com tal medida é de cerca de 1-3 mg/dL.

b) furosemida 10 a 40 mg endovenosos a cada 4 a 6 horas, para aqueles pacientes já devidamente hidratados, pode ser utilizada para inibir a reabsorção de sódio e cálcio na alça de Henle. Para evitar o surgimento de hipopotassemia e desidratação, não administrar doses excessivas de diuréticos (> 80-100 mg/24 h). Ressalta-se que o diurético tiazídico, em vez de aumentar a excreção de cálcio, é poupador de cálcio e não está indicado nessa situação.

c) bifosfonados (evitar em pacientes com insuficiência renal): etidronato 7,5 mg/kg/dia endovenoso. Entre as substâncias disponíveis, são as que têm maior capacidade de inibir a atividade dos osteoclastos e que, se usadas adequadamente, trazem poucos efeitos colaterais. Lembrar que estas são drogas que não devem ser usadas por via oral em pacientes restritos ao leito devido à possibilidade de esofagite de refluxo.

d) hidrocortisona 200-300 mg EV durante 3 a 5 dias: os glicocorticoides têm lugar no tratamento de hipercalcemia, quando a etiologia está relacionada à elevação de $1,25(OH)_2D_3$. Portanto, estão indicados em pacientes com linfoma, doença granulomatosa ou com intoxicação por vitamina D.

e) calcitonina 4-8 UI/kg, administrada por via SC ou IM a cada 6-8 h: pode reduzir a calcemia, por inibir a reabsorção óssea e estimular a excreção urinária de cálcio. A vantagem da calcitonina é que sua ação é mais rápida que a das outras drogas, que têm ação hipocalcemiante. No entanto, seu efeito é efêmero e o distúrbio tende a recidivar após 24 h, apesar da continuidade do tratamento. A combinação de calcitonina com bisfosfonatos é interessante por possibilitar uma queda mais rápida e persistente da calcemia.

f) diálise (pacientes com insuficiência renal).

É importante lembrar que as medidas descritas anteriormente são paliativas e devem ser seguidas, sempre que possível, do tratamento etiológico do distúrbio. E que a mobilização do paciente do leito deve ser feita imediatamente após a estabilização do quadro clínico, pois isto

Distúrbios do magnésio

O magnésio é o quarto cátion mais abundante no organismo, e o segundo cátion mais prevalente no meio intracelular. É essencial para a função de enzimas importantes, metabolismo energético celular, estabilização de membranas, condução nervosa, transporte iônico e atividade dos canais de cálcio. O rim é o principal órgão envolvido na homeostase do magnésio corporal total: aproximadamente 95% do magnésio filtrado são reabsorvidos pelo néfron e o rim pode diminuir até 0,5% sua excreção devido à diminuição da ingestão, aumentos de perdas intestinais ou com a redistribuição do espaço extra para o intracelular.

Em função da maior quantidade de magnésio se encontrar no intracelular e ossos, os níveis séricos não refletem o magnésio corporal total. No paciente adulto normal existem cerca de 24 g de magnésio, 50% nos ossos, o restante no intracelular e apenas 1% no espaço extracelular. A concentração plasmática normal de magnésio varia de 1,8 a 2,3 mg/dL (0,75 a 0,95 mmol/L ou 1,5 a 1,9 mEq/L). Da mesma forma observada com o potássio, a insulina, soluções de glicose e de aminoácidos, e catecolaminas transferem magnésio do extra para o intracelular. A acidose metabólica redistribui magnésio para o extracelular. Muitos fatores, tanto hormonais quanto não hormonais (como PTH, calcitonina, glucagon, vasopressina, restrição de magnésio, distúrbios acidobásicos e depleção de potássio) influenciam nos níveis de magnésio.

Hipermagnesemia

Hipermagnesemia é uma condição rara e é definida pela concentração sérica de magnésio > 2,5 mg/dL, tornando-se sintomática quando > 4 mg/dL. A hipermagnesemia tem como causa básica a incapacidade dos rins de excretar magnésio (insuficiência renal aguda ou crônica) ou intoxicação exógena por magnésio (infusão de magnésio no tratamento de gestantes com pré-eclâmpsia). É encontrada especialmente em pacientes com insuficiência renal avançada, hipotireoidismo e insuficiência suprarrenal.

Manifestações clínicas

A sintomatologia da hipermagnesemia varia de acordo com o nível sérico de magnésio.

Os pacientes com hipermagnesemia moderada (4-12,5 mg/dL) podem exibir sinais e sintomas incluindo náuseas, vômitos, reflexos tendinosos profundos abolidos, hipotensão, bradicardia e alterações do ECG (p. ex., o aumento do intervalo PR, QRS alargado). Já a hipermagnesemia grave (> 12,5-32 mg/dL), pode resultar em insuficiência respiratória, hipotensão refratária, bloqueio atrioventricular, parada cardíaca e morte. Os casos mais graves estão relacionados a uso inadvertido de grandes cargas orais de magnésio na forma de antiácidos e laxantes, em pacientes portadores de disfunção renal importante.

Principais distúrbios relacionados à hipermagnesemia:

- *iatrogênicos:* terapia para pré-eclâmpsia e eclâmpsia severa, medicação oral com magnésio, nutrição parenteral total inadequada, laxativos, antiácidos, enemas com magnésio;
- *doenças sistêmicas:* insuficiência renal aguda, doença renal crônica, hipotireoidismo, doença de Addison.

Diagnóstico

O aspecto mais importante no processo do diagnóstico da hipermagnesemia é a identificação do fator causal e remoção do mesmo, visto que, na maioria das vezes, esta é uma condição iatrogênica.

Laboratorialmente, caracteriza-se, como já dito, por concentração sérica de magnésio > 2,5 mg/dL. Solicitar também, os demais eletrólitos e marcadores de função renal.

Tratamento

Assim como no momento do diagnóstico, o tratamento visa à correção da doença de base. Os pacientes com hipermagnesemia sintomática grave ou com valor sérico > 8 mg/dL devem receber cálcio por via venosa, pois o cálcio é um antagonizador do magnésio, para reverter os efeitos cardiovasculares e neuromusculares. Deve-se administrar cloreto de cálcio de 500–1.000 mg (7,8-13,6 mEq de cálcio) através de um cateter venoso central durante 5-10 minutos e repetir até que os sintomas desapareçam, evitando complicações ainda mais graves como a hipoventilação, rebaixamento do nível de consciência e parada cardiorrespiratória. Em casos de pacientes sem acesso venoso central, administrar 1-3 g de gluconato de cálcio (4,56-13,7 mEq de cálcio) com infusão durante 3-10 minutos.

Pacientes com hipermagnesemia assintomática podem ser tratados com restrição de magnésio, diuréticos de alça ou hemodiálise. Fármacos que contenham magnésio devem ser evitados em pacientes com insuficiência renal. Níveis séricos de magnésio devem ser monitorados pelo menos uma vez por dia durante o tratamento. Monitoração mais frequente dos níveis séricos de magnésio pode ser necessária em pacientes sintomáticos, quando o tratamento mais agressivo é usado (p. ex., diuréticos de alça, hemodiálise). A concentração de magnésio no soro deve ser mantida no intervalo normal (1,5-2,4 mg/dL) e hipomagnesemia evitada durante o tratamento. Nos casos em que a função renal está preservada pode ser usada furosemida como espoliador do íon, seguida pela hidratação endovenosa.

Hipomagnesemia

Embora não haja consenso, diversos trabalhos mostraram que a hipomagnesemia está relacionada não apenas com um risco de mortalidade elevado em pacientes mantidos em UTI, mas também naqueles que estão em pós-operatório imediato, sendo que nestes a causa deste distúrbio eletrolítico está relacionada à liberação de catecolaminas, reação endócrino-metabólica, reposição volêmica, reposição sanguínea, alterações no compartimento extracelular devidas ao trauma cirúrgico e uso de circulação extracorpórea.

Hipomagnesemia é definida como a concentração sérica de magnésio < 1,8 mg/dL e valor < 1 mg/dL é considerado um quadro grave.

No geral, as causas de hipomagnesemia são quase sempre multifatoriais, sendo as principais os estados de má absorção intestinal, perda por aspiração gástrica, perda renal, hipoproteinemia, pancreatite (saponificação), cirurgia bariátrica e uso de alguns medicamentos. Uma causa de diminuição de reabsorção intestinal de magnésio muito importante, que deve ser considerada devido ao uso muitas vezes indiscriminado, é o uso crônico de inibidores da bomba de prótons.

Entre as principais causas, portanto, encontramos:

- *perdas renais*: disfunção tubular, hipocalemia, drogas (tiazídicos, diuréticos de alça, aminoglicosídeos, anfotericina B, cisplatina e ciclosporinas).
- *perdas gastrointestinais*: má absorção, diarreia, dreno nasogástrico e alcoolismo.
- *deslocamento*: pós-hipotermia e síndrome da realimentação.
- outras: cirurgias, transfusão, sepse, pancreatite, grandes queimados, hiperparatireoidismo, hipertireoidismo, uso de insulina, síndrome da fome óssea, entre outras.

Manifestações clínicas

A maioria dos pacientes com hipomagnesemia é assintomática e, quando este distúrbio está presente, normalmente vem acompanhado de outras alterações eletrolíticas como hipocalcemia e hipocalemia, o que torna a distinção dos sintomas difícil. Os principais sistemas associados às manifestações clínicas na hipomagnesemia são o cardiovascular e o neuromuscular.

O paciente pode apresentar náuseas, vômitos, letargia, fraqueza muscular, espasticidade, hiper-reflexia, parestesia, tetania e alterações no eletrocardiograma como inversão de onda T e, de forma mais grave, as arritmias ventriculares, com destaque para o *torsades de pointes*. Hiperexcitabilidade neuromuscular pode estar presente com sinais de Chvostek e Trousseau positivos, convulsões.

Diagnóstico

Não diferente das demais alterações eletrolíticas, a hipomagnesemia exige anamnese e exame físico detalhados, para que se possa identificar o fator causal da mesma a fim de que este possa ser removido e o tratamento ser empregado de forma efetiva.

Laboratorialmente, hipomagnesemia é diagnosticada quando se obtém concentração sérica de magnésio < 1,8 mg/dL. A dosagem dos demais eletrólitos, assim como função renal, é indispensável.

Tratamento

O tratamento de hipomagnesemias leves (não emergenciais e assintomáticas) pode ser feito por via oral (Maalox – 5 mL da suspensão = 7 mEq de magnésio), porém, a via preferencial de administração de sais de magnésio em pacientes mantidos na UTI é a intravenosa.

Nos casos graves (< 1 mg/dL) e sintomáticos com manifestações neuromusculares e neurológicas ou arritmias, a reposição deve ser feita com sulfato de magnésio 1 a 2 g (2-4 mL de $MgSO_4$ 50%) em 250 a 500 mL de SF a 0,9% intravenoso em 5 a 10 minutos. Deve ser mantida a reposição em dose de manutenção de 0,1-0,2 mEq/kg/dia até estabilização do quadro clínico, se a função renal for normal ou próxima ao normal.

O magnésio se distribui nos tecidos lentamente, mas a eliminação renal é rápida, com até 50% de uma dose, por via venosa de magnésio excretados na urina. Portanto, o tempo de infusão é importante, e a suplementação adicional pode ser necessária após a dose inicial, com reposição total em vários dias.

Em virtude do equilíbrio lento de magnésio, entre os espaços séricos e intracelulares e tecidos (p. ex., os ossos, as hemácias, músculos), os níveis séricos de magnésio podem aparecer artificialmente elevados se medidos demasiado cedo, após uma dose administrada. Recomenda-se administrar 50% ou menos da dose de magnésio empírica em pacientes com insuficiência renal para diminuir o risco de hipermagnesemia. Levando-se em consideração a existência de um limiar renal para o magnésio, com até 50% de dose venosa eliminada na urina, o sulfato de magnésio deve ser administrado a uma taxa máxima de 1 g/h (8 mEq de magnésio por hora).

Distúrbios do fósforo

O fósforo é o sexto elemento mais abundante do corpo e o principal ânion do intracelular, sendo a sua concentração no citoplasma de 100 mEq/L. O nível sérico de fósforo, da mesma maneira que outros íons de predominância intracelular, não reflete a reserva corporal total do elemento.

A concentração sérica de fósforo inorgânico no adulto normal varia de 2,7 a 4,5 mg% (0,9 a 1,5 mEq/L) e na criança, de 4,0 a 7,1 mg% (1,3 a 2,3 mEq/L). Mais da metade deste fósforo se encontra na forma ionizada, estando o restante complexado com o cálcio, sódio e magnésio (37%) e com as proteínas plasmáticas (5 a 10%). O fósforo do fluido extracelular contém apenas 1% do fósforo total do organismo. O fosfato sérico pode variar normalmente até 2 mg% por dia, por causa do seu movimento para dentro das células (alcalose respiratória) ou para fora das células (acidose).

Ele atua em todas as células, tecidos e órgãos, porque faz parte das membranas celulares e das organelas na forma de fosfolípides, faz parte do 2-3 difosfoglicerato nas hemácias e do trifosfato de adenosina, o ATP. O fósforo também desempenha papel importante no metabolismo do cálcio e nas reações do equilíbrio ácido-básico. Nos ossos, desempenha funções cruciais nas atividades osteoblástica (construção óssea) e osteoclástica (destruição óssea). Sais de fósforo são importantes tampões do fluido intracelular e nos rins desempenham importante função na excreção dos íons hidrogênio.

As alterações séricas de fósforo decorrem de distúrbios de excreção e do aporte, além de anormalidades na redistribuição deste eletrólito entre os compartimentos intra e extracelulares.

Hiperfosfatemia

Hiperfosfatemia é caracterizada pelo fósforo sérico > 5 mg/dL, embora geralmente assintomático, o aumento agudo na concentração sérica de fósforo pode causar precipitação de fosfato de cálcio no coração, nos rins e pulmões.

Em pacientes internados em uma UTI, a hiperfosfatemia ocorre em casos de aporte excessivo (prescrição inadequada de nutrição parenteral), trauma tecidual maciço, rabdomiólise, leucemias, hipertermia e síndrome de lise tumoral, quase sempre transitória e ocorrendo principalmente em pacientes portadores de disfunção renal. Raramente o quadro de tireotoxicose desencadeia hiperfosfatemia. Intoxicação aguda por sais de fósforo foi descrita em pacientes após uso de enemas e ingestão acidental de detergentes.

Manifestações clínicas

A hiperfosfatemia geralmente é assintomática, entretanto as calcificações em órgãos com a formação de fosfato de cálcio pode causar insuficiência orgânica, sendo responsáveis por aumento da mortalidade em pacientes internados em terapia intensiva. Quando desencadeia queda da concentração de cálcio sérico, podem ocorrer sinais e sintomas de hipocalcemia (tetania, convulsões, insuficiência respiratória e mesmo insuficiência renal por precipitação renal de fosfato de cálcio).

Tratamento

O quadro de hiperfosfatemia aguda quase sempre é transitório e autolimitado, sendo corrigido por pronta excreção renal de fósforo.

Não apresenta um tratamento específico, tendo como base a identificação e reversão do evento causal, sendo que em casos severos pode-se utilizar expansão volêmica com solução salina de cloreto de sódio e correção da hipocalcemia, quando presente. Quando em vigência de insuficiência renal, a diálise está indicada.

Hipofosfatemia

A hipofosfatemia corresponde à concentração sérica de fósforo < 3,5 mg/dL, sendo moderada quando os níveis estão abaixo de 2,5 mg/dL e severa em casos de fósforo sérico inferior a 1,0 mg/dL.

Nos serviços de terapia intensiva, a hipofosfatemia é comum em pacientes com sepse, principalmente por bactérias Gram-negativas, tendo relação direta com a gravidade da doença, sendo um forte fator preditivo de aumento da mortalidade. A hipofosfatemia está relacionada a défice de ingestão/suplementação, a perdas intestinais ou renais e à redistribuição de fósforo do extracelular para o intracelular, ocorrendo em cerca de 3% dos pacientes hospitalizados e em até 70% dos pacientes mantidos sob ventilação mecânica.

Entre as causas de hipofosfatemia, encontramos:

- défice de ingestão/suplementação: desnutrição, anorexia ou fome, nutrição parenteral;
- perdas intestinais: alcoolismo, deficiência de vitamina D, má absorção intestinal (gorduras), abuso de antiácidos, diarreia crônica;
- perdas renais: hiperparatireoidismo primário, diurese osmótica, pós-transplante renal, pós-desobstrução de trato urinário, fase de recuperação de necrose tubular aguda, uso de acetazolamida, síndrome de Fanconi;
- redistribuição: alcalose respiratória, sepse, tratamento de hiperglicemias, hipotermia e catecolaminas, cirurgia cardíaca e hepatectomia, intoxicação salicílica, queimaduras extensas, crise blástica leucêmica.

Manifestações clínicas

As manifestações neurológicas predominam no quadro de hipofosfatemia, podendo ocorrer fraqueza muscular (inclusive respiratória), rabdomiólise, parestesia, rebaixamento do nível de consciência e convulsões. A redução de fósforo pode causar menor liberação de oxigênio, desviando a curva de saturação da hemoglobina e causado hipoxemia grave.

Tratamento

A correção da hipofosfatemia se baseia no tratamento da causa de base do distúrbio eletrolítico. A estabilização he-

modinâmica dos pacientes em sepse e o tratamento precoce de outras comorbidades são fundamentais para a correção do distúrbio. Pacientes com nível sérico de fosfato < 1 mg/dL são sintomáticos e requerem tratamento imediato: fosfato de potássio ou fosfato de sódio (93 mg de fosfato/mL) endovenoso entre 0,6-0,9 mg/kg/hora.

Deve se dar preferência à administração oral de fosfato quando o nível sérico for > 1,5 mg/dL. Os pacientes com fosfato estável devem receber reposição de 1 g/dia somado às perdas excessivas.

Deve-se evitar reposição excessiva de fósforo em pacientes mantidos em UTI e portadores de alcalose respiratória ou hiperglicemia, nos quais há redistribuição de fósforo para o intracelular e o *pool* total deste eletrólito pode estar próximo ao normal. Para os casos leves e moderados sugere-se apenas a correção do distúrbio desencadeador e um aumento do aporte diário de fósforo.

Bibliografia consultada

1. Adrogué HJ, Madias NE. The challenge of hyponatremia. J Am Soc Nephrol. 2012;23:1140-1148.
2. Adrogué HJ, Goh KP. Management of hyponatremia. Am Fam Physician. 2004;69:2387-2394.
3. Adrogué HJ, Madias NE. Hyponatremia. N Engl J Med. 2000;342:1581-1589.
4. Arai Y, Fujimori A, Sasamata M, et al. New topics in vasopressin receptors and approach to novel drugs: research and development of conivaptan hydrochloride (YM087), a drug for the treatment of hyponatremia. J Pharmacol Sci. 2009;109;53-59.
5. Ayuk J, Gittoes NJ. How should hypomagnesaemia be investigated and treated? Clin Endocrinol (Oxf). 2011;75:743-6.
6. Barbosa AP, Sztajnbok J. Fluid and electrolyte disorders. J Pediatr. 1999;75:(Suppl. 2): S223-S233.
7. Douglas I. Hyponatremia: why it matters, how it presents, how we can manage It. Cleve Clin J Med. 2006;73:(Suppl. 3):S4-S12.

8. Ellison DH, Berl T. Clinical practice. The syndrome of inappropriate antidiuresis. N Engl J Med. 2007;356:2064-2072.

9. Évora PRB, Reis CL, Ferez MA, et al. Distúrbios do equilíbrio hidroeletrolítico e do equilíbrio acidobásico – uma revisão prática. Medicina (Ribeirão Preto). 1999;32:451-469.

10. Fonteles FJS, Paixão JBA, Coelho HSM, Duarte ME, Farias MLF. Effects of ribavirin in combination with either interferon alpha or peginterferon alpha-2b on calcium and bone metabolism in patients with chronic hepatitis C. J Bone Miner Res. 2002;17(Suppl. 1):S336.

11. Freda BJ, Davidson MB, Hall PM. Evaluation of hyponatremia: a little physiology goes a long way. Cleve Clin J Med. 2004;71:639-650.

12. Gentile JKA, Haddad MMCB, Simm JA, Moreira MP. Hiponatremia: conduta na emergência. Rev Bras Clin Med. 2010;8(2):159-64.

13. Gentile JKA, Pardo RB, Haddad MMCB e Ribeiro Junior MAF. Distúrbios hidroeletrolíticos: condutas práticas na emergência. Emergência Clínica. 2009;4(20):179-184.

14. Greenberg A, Verbalis JG , Amin AN, Burst VR , Chiodo JA 3rd , Chiong JR , et al. Current treatment practice and outcomes. Report of the hyponatremia registry. Kidney Int. 2015;88:167-177.

15. Gross P, Reimann D, Henschkowski J, et al. Treatment of severe hyponatremia: conventional and novel aspects. J Am Soc Nephrol. 2001;12:(Suppl. 17):S10–S14.

16. Gross P. Treatment of hyponatremia. Intern Med. 2008;47:885-891.

17. Hoorn EJ, Lindemans J, Zietse R. Development of severe hyponatremia in hospitalized patients: treatment-related risk factors and inadequate management. Nephrol Dial Transplant. 2006;21:70-76.

18. Konstam MA, Gheorghiade M, Burnett JC Jr, et al. Effects of oral tolvaptan in patients hospitalized for worsening heart failure. JAMA. 2007;297:1319-1331.

19. Kraft MD, Btaiche IF, Sacks GS, Kudsk KA. Treatment of electrolyte disorders in adult patients in the intensive care unit. Am J Health Syst Pharm. 2005;62:1663-82.

20. Lehnhardt A, Kemper MJ. Pathogenesis, diagnosis and management of hyperkalemia. Pediatr Nephrol. 2011;26:377-84.

21. Milionis HJ, Liamis GL, Elisaf MS. The hyponatremic patient: a systematic approach to laboratory diagnosis. CMAJ. 2002;166:1056-1062.

22. Moreira RO, Balduino A, Nobre JSN, Martins HMS, Duarte MEL, Farias MLF, et al. Ribavirin, but not Interferon-a, is associated with impaired osteoblast proliferation and differentiation in vitro. Calcif Tissue Int. 2004;75:160-168.

23. Murphy-Human T, Diringer MN. Sodium disturbances commonly encountered in the neurologic intensive care unit. J Pharm Pract. 2010;23:470-82.

24. O'Connor RE. Exercise-induced hyponatremia: causes, risks, prevention and management. Cleve Clin J Med. 2006;73:(Suppl. 3):S13-S18.

25. Olerich MA, Rude RK. Should we supplement magnesium in critically ill patients? New Horiz. 1994;2:186-92.

26. Olszewski W, Gluszek J. Vasopressin antagonists in treatment of hyponatremia. Pol Arch Med Wewn. 2007;117:356-362.

27. Palmer BF, Gates JR, Lader M. Causes and management of hyponatremia. Ann Pharmacother. 2003;37:1694-1702.

28. Rosner MH, Ronco C. Dysnatremias in the intensive care unit. Contrib Nephrol. 2010;165:292-8.

29. Safavi M, Honarmand A. Admission hypomagnesemia--impact on mortality or morbidity in critically ill patients. Middle East J Anesthesiol. 2007.

30. Salman JA. Hyponatremia. West J Med. 2002;176:173-176.

31. Santana e Meneses JF, Leite HP, Carvalho WB, Lopes E Jr. Hypophosphatemia in critically ill children: prevalence and associated risk factors. Pediatr Crit Care Med. 2009;10:234-8.

32. Solis-Herruzo JA, Castellano G, Fernández I, Muñoz R, Hawkins F. Decreased bone mineral density after therapy with alpha interferon in combination with ribavirin for chronic hepatitis C. J Hepatol. 2000;33:812-7.

33. Sterns RH. Disorders of plasma sodium – causes, consequences, and correction. N Engl J Med. 2015;37(2):55-65.

34. Tong GM, Rude RK. Magnesium deficiency in critical illness. J Intensive Care Med. 2005;20:3-17.

35. Trombetti A, Giostra E, Mentha G, Negro F, Rizzoli R. Lack of evidence for ribavirin-induced bone loss. Hepatology. 2002;36:255-7.

36. Unwin RJ, Luft FC, Shirley DG. Pathophysiology and management of hypokalemia: a clinical perspective. Nat Rev Nephrol. 2011;7:75-84

37. Vieira OM, Moysés MN. Distúrbios do equilíbrio hidroeletrolítico. Medicina (Ribeirão Preto). 2003;36:325-337.

38. Yeates KE, Singer M, Morton AR. Salt and water: a simple approach to hyponatremia. CMAJ. 2004;170:365-369.

Capítulo

30

ALTERAÇÕES DO EQUILÍBRIO ACIDOBÁSICO

Viviane Cordeiro Veiga
Salomón Soriano Ordinola Rojas
Natalia Postalli
Marina Zanzini Torrano

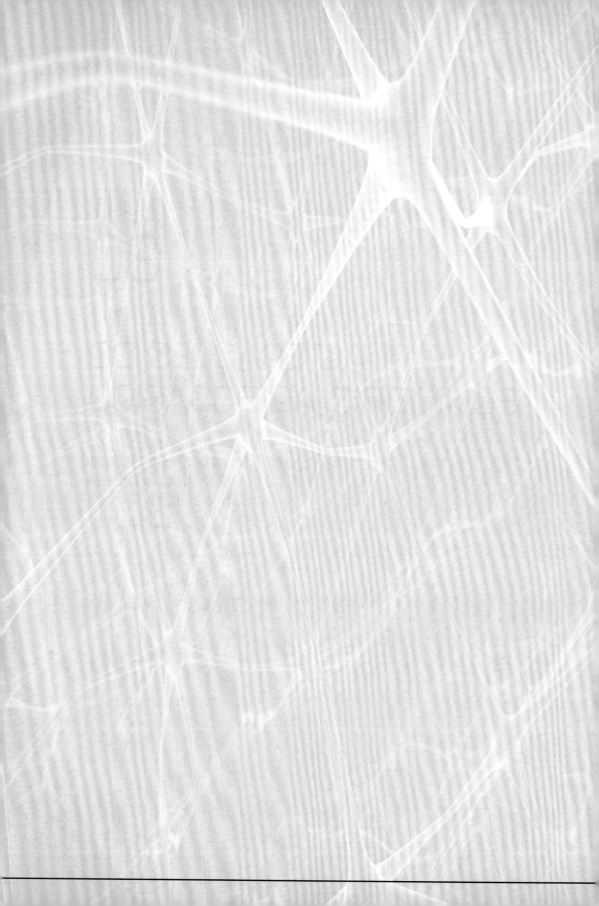

Introdução

A avaliação do estado ácido-base é realizada habitualmente em pacientes internados em Unidades de Terapia Intensiva, seja qual for a doença de base. Segundo a concepção de Brönsted-Lowry, ácidos são compostos capazes de "doar" prótons e bases são compostos capazes de "aceitar" prótons, em solução. Sendo assim, o organismo necessita manter a concentração de prótons dentro do limite adequado. Para isso é utilizada a escala de pH (do inglês, *power of hydrogen*), que define a concentração de hidrogênio, em que o pH plasmático está situado entre 7,35 e 7,45.

O organismo tem o desafio de manter esse equilíbrio mesmo quando determinadas condições de hipercatabolismo e insuficiência orgânica, nas quais o suporte nutricional está indicado, cursam com alteração do equilíbrio hidroeletrolítico e ácido-básico.

Acidose e alcalose são distúrbios metabólico e respiratório que levam à alteração do pH sanguíneo. O aumento da concentração de íons H^+ leva à diminuição de pH configurando acidose, enquanto a diminuição da concentração de íons H^+ leva ao aumento do pH, resultando em alcalose.

O organismo gera dois tipos de ácidos. O ácido volátil – dióxido de carbono (CO_2) e, o ácido fixo, resultante do catabolismo de aminoácidos contendo enxofre em sua molécula e outros ácidos orgânicos como o ácido úrico, ácido lático e corpos cetônicos. O bicarbonato, principal base, é produzido a partir do metabolismo celular pela combinação do dióxido de carbono com a água. A regulação do equilíbrio entre os ácidos e as bases do organismo depende de um mecanismo imediato (pulmões), que elimina ou retém o dióxido de carbono, ou mecanismo mais lento (renal), que elimina íon hidrogênio e retém ou elimina o íon bicarbonato. Qualquer quebra nesse balanço gerará distúrbio do equilíbrio ácido-base.

Para manter o pH dentro dos limites normais o organismo desempenha papéis de defesa contra o acúmulo de ácidos ou de bases, o chamado sistema tampão. Esses tampões são constituídos pela associação de um ácido fraco e um sal, e têm como função minimizar as alterações do pH decorrentes do desequilíbrio ácido-base causado no organismo. Os componentes que constituem esses tampões são a hemoglobina, a albumina plasmática, bicarbonato/ácido carbônico, fosfatos monoácidos/ fosfatos biácidos e carbonatos ósseos. O bicarbonato e as proteínas plasmáticas exercem o papel do tampão no espaço extracelular, enquanto a hemoglobina e os fosfatos estão no espaço intracelular.

Acidose

Ocorre quando a concentração dos íons H^+ se encontra elevada nos líquidos corporais, com consequente redução do pH do sangue abaixo de 7,35. A acidose pode ser respiratória ou metabólica.

Acidose respiratória

Acidose respiratória é desordem clínica caracterizada por redução do pH arterial, elevação da PCO_2 (hipercapnia) e aumento da concentração de HCO_3^-, quando a ventilação alveolar é inadequadamente baixa, levando então à retenção de ácido volátil, ou seja, do CO_2. A acidose respiratória é consequência de alterações da ventilação pulmonar, caracterizadas por hipoventilação pulmonar e insuficiência respiratória.

A redução da eliminação do dióxido de carbono pelos pulmões faz elevar o seu nível no sangue; em consequência, eleva-se o nível do ácido carbônico. Com maior quantidade de íons hidrogênio livres no organismo o pH é baixo. A quantidade aumentada de CO_2 no sangue em consequência da redução da sua eliminação é denominada hipercapnia, decorrente da hipoventilação, e pode ser encontrada na forma aguda e na crônica.

As principais causas são:

1. **aguda:** alteração do sistema nervoso central, pode ocorrer depressão da função respiratória em traumatismos cranioencefálicos, intoxicações exógenas, comas de qualquer natureza, resíduo de drogas depressoras, lesão medular, lesão do nervo frênico e devido ao uso de bloqueadores neuromusculares, pneumotórax, tórax instável e hemotórax;

2. **crônica:** alteração da caixa torácica ou parênquima pulmonar por obstrução das vias aéreas altas, síndrome de distúrbio respiratório do sono, síndromes alveolares primárias, atelectasias, pneumonias extensas e doenças neuromusculares e outras doen-

ças que podem levar à fadiga da musculatura esquelética.

Com a retenção de CO_2, o hidrogênio tende a penetrar nas células em troca do potássio, aumentando seu valor no plasma nas primeiras horas do início da alteração. A concentração de bicarbonato elevada indica que a acidose não é causada por retenção de ácidos fixos, pois consumiria bicarbonato. Os rins tendem a eliminar o máximo de íons hidrogênio, tornando a urina excessivamente ácida. Essa pequena elevação da concentração de bicarbonato indica que houve uma compensação rápida pelos tampões fixos e que se trata de acidose aguda. São necessárias de 6 a 12 horas para iniciar a compensação da acidose e de 3 a 5 dias para compensá-la completamente.

A acidose respiratória em geral é um distúrbio agudo que pode ser grave e rapidamente fatal. Nos casos em que a hipercapnia persiste por mais de 1 dia, como no enfisema pulmonar, podem se desenvolver graus leves de acidose respiratória crônica, cuja duração permite compensação relativamente eficaz. Os rins eliminam íons hidrogênio e retêm os íons bicarbonato, o que aumenta a reserva de bases e mantém o pH nos limites normais. O CO_2 existente no sangue é medido pela sua pressão parcial, representada pelo símbolo $PaCO_2$.

Infecções respiratórias podem gerar descompensação com grande aumento da $PaCO_2$ e queda do pH, que resulta em acidose respiratória crônica agudizada. A Tabela 30.1 resume as principais causas, sinais e sintomas, alterações laboratoriais e tratamento da hipercapnia aguda e da hipercapnia crônica.

Tabela 30.1. Acidose respiratória

Hipercapnia aguda	Hipercapnia crônica
Causas	
• Acidose respiratória aguda • Pneumopatias graves • Obstrução das vias aéreas superiores (corpo estranho, edema de laringe, broncoespasmo grave) • Edema agudo de pulmão • Doença do sistema nervoso central • Crisemiastênica • Síndrome de Guillain-Barré • Pneumotórax • Inalação de fumaça • Tórax instável • Embolia pulmonar maciça • Parâmetros inadequados em ventilação mecânica controlada (volume corrente, frequência)	• Doença pulmonar obstrutiva crônica • Pneumopatias crônicas com hipoventilação • Síndrome de Pickwick • Esclerose lateral amiotrófica • Cifoescoliose grave • Outras neuropatias ou miopatias crônicas
Sinais e sintomas	
• Confusão mental • Tremores (*flapping*) • Coma • Respiração rápida e superficial • Hipersecreção pulmonar • Arritmia cardíaca • Insuficiência respiratória por fadiga muscular	• Dispneia • Tosse produtiva, cianose • Fraqueza, torpor ou coma, cefaleia • Tórax em barril • Policitemia • Papiledema • Distúrbios hemodinâmicos (choque, arritmias ventriculares malignas e parada cardiorrespiratória)
Alterações principais	
• Queda do pH plasmático • Aumento do pCO_2 (único sinal fidedigno) • Bicarbonato normal ou aumentado • Aumento de dissociação do O_2 da hemoglobina • Sódio, cloreto e hematócrito normais	• Queda do pH sanguíneo • Aumento da pCO_2 • Aumento do bicarbonato • Queda dissociação do O_2 da hemoglobina • Queda do cloreto • Aumento do sódio e hematócrito
Tratamento	
• Suporte ventilatório • Respiração artificial • Oxigenoterapia (com cautela)	• Tratar a doença de base em descompensação aguda: suporte ventilatório

Tratamento

O tratamento eficiente da acidose respiratória consiste em diagnosticar e interferir no fator desencadeante e determinar a gravidade do distúrbio. As medidas para estimular a ventilação pulmonar vão desde o incentivo à tosse e eliminação de secreções broncopulmonares até a intubação traqueal e ventilação mecânica. Entretanto, a própria ventilação mecânica, se inadequada, pode ser causa de hipoventilação e retenção de dióxido de carbono, com produção de acidose respiratória. Um erro frequente é a administração de bicarbonato de sódio com base apenas no valor do pH. Em pacientes sob terapia nutricional recomenda-se evitar hiperalimentação.

Acidose metabólica

Acidose metabólica é distúrbio mais comum do equilíbrio ácido-base. Caracteriza-se pelo pH arterial baixo, redução da concentração plasmática de bicarbonato (HCO_3^-) e hiperventilação compensatória e consequente redução da PCO_2. Ocorre pela produção excessiva pelo próprio organismo de compostos ácidos em quantidade que supera a capacidade renal.

Os tipos mais comuns de acidose metabólica podem ser divididos em: acidose lática pelo acúmulo de ácido lático; cetoacidose; intoxicações exógenas; por deficiência na excreção de ácidos fixos; e perda de bicarbonato pela urina e fezes.

Associado à historia clínica, o cálculo do ânion-*gap* (hiato iônico) auxilia no diagnóstico causal da acidose metabólica. Para manter a eletroneutralidade do organismo, o número de cátions no plasma tende a ser igual ao número de ânions, sendo os cátions representados pelo sódio e, os ânions representados pelo cloro e bicarbonato. Entretanto, há as proteínas, lactato, fosfato e sulfatos, que são outros ânions que não são dosados habiltualmente. Logo, a fração de ânions medida não é igual à dosagem do sódio. Desse modo, o valor habitual do ânion-*gap* está em torno de 10 mEq/L.

O cálculo da diferença do ânion-*gap* se dá pela fórmula:

$$\text{Ânion-}gap = [Na^+] - ([Cl^-] + [HCO_3^-])$$

As acidoses metabólicas podem ser classificadas em: acidose metabólica hiperclorêmica, devida à perda de bicarbonato e na qual o ânion-*gap* está normal; e acidose metabólica normoclorêmica, devida ao acréscimo de ácido e na qual o ânion-*gap* está aumentado.

As consequências da acidose metabolica não são tão graves quanto as da acidose respiratória aguda. Na forma grave cursa com bicarbonato menor que 10 mEq/L e diferença de bases (DB) menor que 10 mEq/L, que podem determinar o pH em níveis inferiores a 7,10, com perigosas complicações.

Na acidose lática há um acúmulo de ácido lático. Essa substância é um produto do metabolismo anaeróbio dos carboidratos. Situações comumente encontradas nos casos em que a oferta de oxigênio para os tecidos está reduzida, como nos choques hipovolêmicos, sépticos e cardiogênicos. Em pequena quantidade, o ácido lático, é facilmente metabolizado no fígado, no rim e em outros tecidos, não gerando uma carga ácida significativa. No caso da AIDS, novo tipo de acidose lática tem sido provocado pelas drogas antirretrovirais, por impedirem o funcionamento do ciclo de Krebs e levando ao acúmulo dos ácidos pirúvico e lático.

Nos casos de cetoacidose, quadro muito comum do desequilíbrio ácido-base, há o acúmulo de corpos cetônicos. A deficiência de insulina e o excesso de glucagon aumentam a síntese hepática de cetoácidos, mais comumente dos ácidos beta-hidroxibutírico e acetoacético.

Nos casos de intoxicações exógenas, a droga mais comum é o ácido acetilsalicílico, que gera um excesso de ácido fixo, promovendo quadro de acidose. Essa droga ainda pode facilitar a formação de ácido lático, por ser tóxica às mitocôndrias.

As acidoses tubulares são eventos raros. Nesses casos a secreção do íons H^+ pelos rins é deficiente, gerando assim um quadro de acidose metabólica. Quando a taxa de filtração glomerular cai para menos de 30 a 40% do normal, inicia-se a retenção da carga ácida diária. Na injúria renal aguda os rins não são capazes de compensar tamanha produção de ácido fixo, instalando-se uma

acidose metabólica rapidamente. Já na injúria renal crônica, os néfrons são capazes de se adaptarem continuamente à excreção de íons H^+, garantindo o balanço de ácidos fixos.

Outra causa de acidose metabólica se dá através da perda de secreções alcalinas do pâncreas e da árvore biliar pelas fezes e urina, decorrente de diarreias induzidas ou não por laxantes.

Nas situações de perda exagerada de bases, o bicarbonato total está diminuído, enquanto ácidos e íons hidrogênio aumentam. A Tabela 30.2 resume as principais causas, sinais e sintomas, alterações laboratoriais e tratamento da acidose metabólica. Já o Quadro 30.1 mostra os principais sinais e sintomas desse distúrbio.

Tabela 30.2. Causas frequentes de acidose metabólica

Ânion-gap elevado	*Ânion-gap* normal
• Produção de ácidos aumentada	• Perda de bicarbonato digestiva
• Acidose lática	• Diarreia
• Cetoacidose (diabética alcoólica, jejum)	• Fístula (entérica, biliar ou pancreática)
• Intoxicações (metanol, etilenoglicol, salicilatos)	• Alça (jejunal ou ileal)
• Redução da excreção de ácidos	• Drenagem externa pelo pâncreas ou intestino delgado
• Insuficiência renal aguda	• Derivação ureteral (uretossigmoidostomia)
• Insuficiência renal crônica	• Fármacos
	• Perda de bicarbonato renal
	• Acidose tubular renal
	• Inibidores da anidrase carbônica
	• Hiperparatireoidismo primário
	• Ausência de regeneração de bicarbonato
	• Insuficiência suprarrenal
	• Diuréticos poupadores de potássio
	• Nefropatias intersticiais
	• Uso de cloreto de amônia
	• Uso de hidrocloreto de lisina ou arginina
	• Retenção primária de hidrogênio
	• Fase de resolução da cetoacidose diabética
	• Nutrição parenteral total
	• Fase inicial da insuficiência renal crônica

Quadro 30.1. Características da acidose metabólica

Sinais e sintomas
• Fraqueza, cefaleia
• Dor abdominal
• Náuseas, vômitos
• Cefaleia, confusão mental, torpor, coma
• Desidratação
• Hipercalemia, hiperfosfatemia
• Resistência à insulina
• Redução do fluxo hepático
• Inspirações profundas e ruidosas seguidas de pausas, depois das quais vêm expirações rápidas e breves, seguidas de pausas (respiração tipo Kussmaul)
• Diminuição do débito cardíaco, hipotensão, arritmias e hipoperfusão tecidual
Alterações principais
• Queda do pH
• Queda do bicarbonato
• Queda do cloreto plasmático
• Aumento do potássio
• Menor diferença de base
Tratamento
• Tratar causa básica
• Corrigir eletrólitos
• Normalizar perfusão tecidual
• Diálise nos casos graves

Tratamento

A reversão da acidose metabólica depende da correção das causas básicas da acidose.

O cálculo do ânion-*gap* ajuda a diferenciar o tipo de acidose metabólica e orienta o tratamento adequado.

Nas acidoses metabólicas com ânion-*gap* elevado, o tratamento da causa faz com que os ânions acumulados (lactato, hidroxibutirato, acetoacetato) sejam metabolizados em bicarbonato, revertendo a acidose sem a necessidade da administração de bicarbonato de sódio, exceto em acidemias e hipercalemias graves. A hipovolemia, quando encontrada, deve ser corrigida antes da administração dos álcalis, pois assim frequentemente ocorre a correção da acidose.

De maneira geral, o tratamento da acidose metabólica com bicarbonato de sódio deve ser feito quando o pH < 7,10 e bicarbonato de sódio < 10,0 mEq/L.

Por outro lado, indica-se reposição de bases para quase todas as acidoses metabólicas com ânion-*Gap* normal, pois nessas situações os ânions acumulados não são metabolizáveis.

A administração de bicarbonato de sódio pode corrigir a acidose do sangue e minimizar os seus efeitos em nível intersticial e intracelular. A dose de bicarbonato de sódio para a correção da acidose metabólica pode ser estimada a partir da deficiência de bases (DB).

Nos casos de insuficiência renal podem ser indicados os métodos de depuração extrarrenal: diálise peritoneal ou hemodiálise. A fórmula abaixo permite calcular o volume de bicarbonato intravenoso necessário para corrigir a acidose metabólica.

Cálculo de quantidade de bicarbonato em mEq e mL necessários para corrigir a acidose metabólica:

$$\text{Bicarbonato (mEq)} = \text{Peso (kg)} \times 0,3 \times \text{DB}$$

Obs.: 1 mL = 1 mEq se usado bicarbonato de sódio a 8,4%

$$V \text{ (mL)} = \text{Peso (kg)} \times 0,3 \times \text{DB}$$

Em que: V = volume de bicarbonato de sódio a 8,4% a ser administradoPeso = peso do indivíduo em kg0,3 = constante para o líquido extracelular (30% do peso corporal)

Recomenda-se administrar inicialmente de ⅓ até ½ da dose do produto do cálculo em no mínimo 1 hora, geralmente para evitar sobrecarga de sódio e alcalose metabólica. Sugere-se repetir a gasometria em tempo oportuno, e proceder a nova correção se ainda houver acidose.

Na acidose lática, o ânion-*gap* está elevado por hipoperfusão tecidual e é a situação clínica em que o uso do bicarbonato de sódio é mais controverso e mais sujeito aos efeitos negativos do bicarbonato. Dentre os efeitos adversos do bicarbonato destacam-se a piora da hipóxia tecidual, hipervolemia hipernatrêmica, hipocalcemia sintomática, redução do pH intracelular e retenção de CO_2 hipocalemia e alcalose metabólica rebote. O tratamento visa, principalmente, correção da hipoperfusão tecidual com reanimação volêmica e antibióticos, se houver infecção.

Alcalose

Ocorre quando a concentração dos íons H^+ se encontra reduzida nos líquidos corporais, com consequente elevação do pH do sangue acima de 7,45. A alcalose pode ser respiratória ou metabólica.

Alcalose respiratória

Os distúrbios de origem respiratória decorrem de alterações da eliminação do CO_2 do sangue, no nível das membranas alveolocapilares. A eliminação respiratória regula a quantidade de CO_2 no sangue e, dessa forma, o nível de ácido carbônico. Em caso de hiperventilação, a eliminação do CO_2 pelos pulmões é elevada, o nível sanguíneo de ácido carbônico se reduz (hipocapnia), e há menor quantidade de íons hidrogênio livres. A alcalose respiratória é, portanto, consequência da hiperventilação pulmonar. Este distúrbio pode resultar de causas agudas ou crônicas.

Causas agudas

1. Doença pulmonar: pode ser determinada por hipoxemia (tromboembolismo pulmonar).
2. Agitação psicomotora, ansiedade, histeria (síndrome de hiperventilação).
3. Dor, febre elevada com calafrios.
4. Insuficiência hepática, sepse, AVC e hipertireoidismo que podem ocasionar tontura ou desmaio.
5. Respiração artificial com ventiladores mecânicos: alcalose respiratória discreta ($PaCO_2$: 30-34 mmHg) contribui para reduzir o estímulo respiratório e manter o paciente ligeiramente sedado com menores doses de tranquilizantes.

Causas crônicas

1. Doença hepática crônica.
2. Intoxicação crônica por salicilatos.
3. Anemia grave.
4. Grandes altitudes.
5. Gravidez.
6. Trauma, tumores ou infecção do SNC.

Quando a alcalose respiratória se prolonga por mais de 1 dia, os rins limitam a secreção dos íons H^+, podendo reduzir, em poucos dias, a concentração plasmática de bicarbonato. O Quadro 30.2 resume as principais causas, sinais e sintomas, alterações laboratoriais e tratamento da alcalose respiratória.

Tratamento

Em geral os quadros de alcalose respiratória não são graves. O tratamento em todos os casos consiste em remover a causa da hiperventilação. Em raras situações, como em ventilação mecânica prolongada, pode ocorrer hipocalemia, capaz de gerar arritmias cardíacas, pela entrada rápida de potássio nas células em troca dos íons hidrogênio. Neste caso, deve-se ajustar os controles do aparelho, adequando a ventilação às necessidades do paciente.

Em pacientes sob terapia nutricional deve-se evitar tratar a causa primária e evitar o uso de acetato ou outros precursores de bicarbonato (HCO_3^-).

Alcalose metabólica

Alcalose metabólica caracteriza-se pelo excesso de álcali no organismo, gerando elevação do pH sanguíneo, aumento da concentração de HCO_3^- e hipoventilação compensatória. O resultado é aumento da PCO_2.

Este distúrbio não ocorre com frequência na prática clínica, mas são casos graves que exigem conhecimento e cuidados especializados. Esses casos se dão sempre por uma perda de ácido pelo organismo, seja pela urina ou pela via digestiva. Os rins normalmente corrigem esse distúrbio rapidamente. Entretanto, caso o quadro se mantenha, estão qua-

Quadro 30.2. Características da alcalose respiratória

Causas

- Alcalose respiratória aguda
- Doença aguda do sistema nervoso central
- Intoxicação por salicilatos
- Insuficiência hepática aguda
- Sepse por germes Gram-negativos
- Pneumopatias agudas
- Hiperventilação psicogênica
- Alcalose respiratória crônica:
- Pneumopatias crônicas com hiperventilação
- Insuficiência hepática
- Sepse por germes Gram-negativos
- Doença do sistema nervoso central
- Altas altitudes
- Intoxicação crônica por salicilatos

Sinais e sintomas

- Fraqueza, sonolência
- Hipotonia, espasmos musculares
- Dispneia, sudorese profusa
- Parestesias peritoneais, formigamentos
- Tetania
- Arritmia cardíaca
- Confusão mental
- Agitação
- Convulsões
- Torpor
- Coma

Alteraçõesprincipais

- Aumento do pH
- Queda de pCO_2
- pO_2 normal
- Bicarbonato normal ou baixo
- Diminuição da dissociação do O_2 da hemoglobina
- Sódio, cloro e hematócrito normais

Tratamento

- Tratar causa básica
- Ventilação mecânica nos casos de hipocapnia grave

se sempre associadas a hipocloremia, a hipocalemia ou uma associação desses dois distúrbios.

As principais causas de alcalose metabólica são: a oferta excessiva de bicarbonato de sódio, usado para tamponar a acidose preexistente; e a perda exagerada de ácidos ou íons hidrogênio, decorrente de vômitos repetidos, como na estenose pilórica, que acabam por eliminar grande quantidade de ácido clorídrico; o uso excessivo de diuréticos, que também acentuam a eliminação de íons hidrogênio pela urina e podem produzir alcalose metabólica; depleção do potássio, que leva a um aumento da concentração de íons H^+ intracelular e pode favorecer uma secreção acentuada do íons H^+ gerando, portanto, um acúmulo de álcalis; e hiperaldosteronismo, uma vez que a aldosterona está envolvida na reabsorção de sódio pelos rins e secreção de íons H^+, que, no caso, um aumento desse hormônio leva à perda exagerada de H^+, desencadeando alcalose metabólica.

Na alcalose, os íons hidrogênio e potássio são trocados pelos íons sódio. Pode, portanto, ocorrer hipocalemia associada na alcalose metabólica. Se há excesso de bases, estas captam os íons hidrogênio e o pH se eleva. Estas bases em excesso reagem com o ácido carbônico, produzindo bicarbonato e outros. O bicarbonato total e o bicarbonato padrão se elevam. Os rins diminuem a produção de amônia e trocam menos íons hidrogênio por sódio, para permitir sua maior eliminação. A reabsorção tubular do íon bicarbonato também fica deprimida e a urina se torna mais alcalina. O mecanismo de compensação respiratória é pouco expressivo.

O pH elevado aumenta a avidez do cálcio pela albumina e pode resultar em quadros de tetanias, excitação neuromuscular.

O Quadro 30.3 resume as principais causas, sinais e sintomas, alterações laboratoriais e tratamento da alcalose metabólica.

Tratamento

A alcalose metabolica é uma manifestação de uma doença primária. O tratamento dessa doença torna-se decisivo para reversão do distúrbio. A hidratação em casos de perda excessiva por vômitos ou redução dos diuréticos são importantes no tratamento e devem ser instituídas.

Se a função renal for normal é útil repor cloro, potássio e cloreto de sódio para favorecer a eliminação renal do excesso de bicarbonato, que ocorre em 3 a 5 dias.

Sendo o cloro urinário for inferior a 10 mEq/L e o paciente tiver depleção de volume, deve-se realizar reposição de solução salina a 0,9%. Caso o cloro urinário seja inferior a 10 mEq/L sem depleção de volume, deve-se calcular o défice de cloro através da fórmula a seguir:

$$\text{Défice de cloro} = 0,2 \times \text{peso (kg)} \times \text{aumento desejado do cloro (mEq/L)}$$

Nessa situação, também se deve repor potássio.

O tratamento deverá ser prontamente realizado em caso de alcalose grave (pH > 7,6) ou sintomática. A alcalose metabólica é, geralmente, cloreto-responsiva. Outras medidas também devem ser associadas à reposição de cloreto:

Quadro 30.3. Características da alcalose metabólica

Causas
• Vômitos
• Drenagem por sonda nasogástrica
• Adenoma de cólon
• Diuréticos tiazídicos ou de alça
• Doença pulmonar obstrutiva crônica com ventilação mecânica
• Hemotransfusão maciça
• Baixa ingestão de cloreto
• Hiperaldosteronismo primário
• Hipertensão renovascular
• Hipocalemia persistente
• Síndrome de Lidle (pseudo-hiperparatireoidismo)
• Síndrome de Cushing
• Administração de bicarbonato de sódio

Sinais e Sintomas
• Anorexia, náuseas, vômitos
• Confusão mental, coma
• Hipotonia, espasmos musculares
• Dispneia, sudorese profusa
• Aumento discreto do ânion-*gap*
• Precipitação da encefalopatia hepática
• Parestesias peritoneais, formigamentos
• Tetanias
• Arritmias cardíacas
• Urina geralmente alcalina

Alterações principais
• Aumento do pH
• pCO_2 normal
• Aumento do bicarbonato
• Queda do cloreto plasmático
• Potássio normal ou baixo
• Sódio normal ou elevado

Tratamento
• Tratar causa básica
• Corrigir eletrólitos
• Suspender álcalis
• Não ofertar ácido exógeno, a não ser em casos de extrema gravidade (cloreto de amônio)

1. suspensão de diuréticos;
2. suspensão de antieméticos e bloqueadores da secreção gástrica;
3. garantir euvolemia;
4. manter o fósforo normal.

Deve-se evitar a reposição destes íons em casos de hiperaldosteronismo primário, hipertensão reno-vascular, insuficiência cardíaca congestiva após uso de diuréticos e com alcalose iatrogênica (excesso de infusão de bicarbonato de sódio).

Conclusão

O conhecimento dos distúrbios ácido-básicos permite o tratamento adequado destas desordens, evita erro diagnóstico e favorece a evolução de pacientes graves.

Entretanto, é útil sistematizar a forma de diagnóstico e tratamento, sobretudo nos casos graves, conforme os quatro passos a seguir:

1. avaliar o pH arterial para determinar o estado de acidemia ou alcalemia;
2. identificar a desordem primária;
3. checar a extensão da compensação. Se existir alteração respiratória, determinar se é aguda ou crônica. Se alteração metabólica, avaliar se está compensada;
4. nos casos de acidose metabólica, calcular o ânion-*gap*, uma vez que o tratamento varia de acordo com seu valor.

Bibliografia consultada

1. Alpern, RJ, Chambers M. Cell pH in the rat proximal convoluted tubule. Regulation by luminal and peritubular pH and sodium concentration. J Clin Invest. 1986;78(2):502-10.

2. Ballmer PE, McNurlan MA, Hulter HN, Anderson SE, Garlick PJ, Krapf R. Chronic metabolic acidosis decreases albumin synthesis and induces negative nitrogen balance in humans. J Clin Invest. 1995;95:39-45.

3. Évora PR, Garcia LV. Equilibrio ácido-base. Medicina (Ribeirão Preto) 2008;41(3):301-11.

4. Furoni RM, *Pinto Neto SM, Giorgi RB,* et al. Distúrbios do equilibrio ácido-básico. Rev Fac Ciênc Méd (Sorocaba). 2010;12(1):5-12.

5. Ganapathy V, Leibach FH. Protons and regulation of biological functions. Kidney Int Suppl. 1991;33:S4-10.

6. Garibotto G, Russo R, Sofia A, Sala MR, Robaudo C, Moscatelli P, et al. Skeletal muscle protein synthesis and degradation in patients with chronic renal failure. Kidney Int. 1994;45:1432-9.

7. Gauthier PM, Szerlip HM. Metabolic acidosis in the intensive care unit. Crit Care Clin. 2002;18(2):289-308.

8. Graham KA, Reaich D, Channon SM, Downie S, Gilmour E, Passlick-Deetjen J, Get al. Correction of acidosis in CAPD decreases whole body protein degradation. Kidney Int. 1996;49:1396-400.

9. Graham KA, Reaich D, Channon SM, Downie S, Goodship THJ. Correction of acidosis in hemodialysis decreases whole-body protein degradation. J Am SocNephrol. 1997;8:632-7.

10. Guyton AC, Hall JE. Tratado de fisiologia médica. 11. ed. Rio de Janeiro: Elsevier; 2006.

11. Kimmoun A, Novy E, Auchet T, et al. Hemodynamic consequences of severe lactic acidosis in shock states: from bench to bedside. Critical Care. 2015;19:175.

12. Kleger GR, Turgay M, Imoberdorf R, McNurlan MA, Garlick JP, Ballmer PE. Acute metabolic acidosis decreases muscle protein synthesis but not albumin synthesis in humans. American Journal of Kidney Diseases. 2001;38(6):1199-207.

13. Laffey JG. Acid-base disorders in the critically ill. Anaesthesia. 2002;57(2):198.

14. Langley G, Canada T, Day L. Acid-base disorders and nutrition support treatment. Nutr Clin Pract. 2003;18:259-61.

15. Liu F-Y, Cogan MG. Role of angiotensin II in glomerulotubular balance. Am J Physiol. 1990;259(1 Pt 2):F72-9.

16. Masoro EJ, Siegel PD. Acid-base regulation: Its physiology and pathophysiology. Philadelphia: WB Saunders; 1971. p. 83-116.

17. Mitch WE, Price SR. Mechanisms activated by kidney disease and the loss of muscle mass. American Journal of Kidney Diseases. 2001;38(6):1337-42.

18. Moore FD. Vinte e quatro síndromes: padrões no estabelecimento do diagnóstico e tratamento de distúrbios hidroeletrolíticos. In: Fisscher JE. Nutrição em Cirurgia, Rio de Janeiro: Médica e Científica; 1985. p. 289-338.

19. Movilli E, Zani R, Carli O, Sangalli L, Pola A, Camerini C, et al. Correction of metabolic acidosis increases serum albumin concentration and decreases kinetically evaluated protein intake in hemodialysis patients: A prospective study. Nephrol Dial Transpl. 1998;13:1719-22.

20. Papadoyannakis NJ, Stefanides CJ, McGeown M. The effect of the correction of metabolic acidosis on nitrogen and protein balance of patients with chronic renal failure. Am J Clin Nutr. 1984;40:623-7.

21. Reaich D, Channon SM, Scrimgeour CM, Daley SE, Wilkinson R, Goodship THJ. Correction of acidosis in humans with CRF decreases protein degradation and amino acid oxidation. Am J Physiol. 1993;265:E230-E235.

22. Reaich D, Channon SM, Scrimgeour CM, Goodship THJ. Ammonium chloride-induced acidosis increases protein breakdown and amino acid oxidation in humans. Am J Physiol. 1992;263:E735-E739.

23. Sterns RH. Fluid, Electrolyte, and Acid-Base Disturbances. Journal of the American Society of Nephrology. 2003;2(1):1-33.

24. Teixeira da Silva ML, Waitzberg DL. Alterações do Equilíbrio ácido-básico. In: Waitzberg DL. Nutrição oral, enteral e parenteral na prática clínica. Cap. 10. São Paulo: Atheneu; 2001. p. 179-84.

25. Williams B, Hattersley J, Layward E, Walls J. Metabolic acidosis and skeletal muscle adaptation to low protein diets in chronic uremia. Kidney Int. 1991;40:779-86.

26. Zatz R. Bases fisiológicas da nefrologia. 1ª ed. São Paulo: Atheneu; 2011.

Capítulo

31

REPOSIÇÃO VOLÊMICA EM UNIDADE DE TERAPIA INTENSIVA

Israel Ferreira da Silva
Alexandre Israel Kochi Silva

Introdução e objetivos

Um dos principais desafios no tratamento dos pacientes criticamente enfermos internados em unidade de terapia intensiva (UTI) é a adequação do aporte de fluidos. As necessidades de reposição nas diversas condições clínicas podem ser muito diferentes, dependendo da fase do tratamento, e as escolhas das soluções para ressuscitações volêmicas contribuem de modo decisivo na evolução e recuperação dos pacientes neurocríticos.

Em 1990, Origitano e cols.[1], propuseram a terapia com o uso de grandes volumes de fluidos após a ocorrência de hemorragia subaracnóidea (HSA), com o intuito de aumentar o fluxo sanguíneo cerebral, visto que a isquemia cerebral é a maior causa de morbimortalidade nesses eventos. Demonstraram ser método seguro e com bons resultados. Porém, outro estudo[2] comparando terapia de hipervolemia e normovolemia em pacientes após HSA não demonstrou aumento do fluxo sanguíneo cerebral ou do volume sanguíneo, concluindo não apresentar benefício de uma terapêutica em relação à outra.

Desde a descrição do aparelho circulatório por Willian Harvey, em 1628, ocorreram grandes avanços nas monitorações das funções vitais, que podem orientar o melhor recurso terapêutico a ser instituído para preservar ou restaurar a micro-hemodinâmica e por conseguinte, a macro-hemodinâmica. A pressão arterial sistêmica (PAS), o débito cardíaco (DC) e a pressão venosa central (PVC) refletem esse estado hemodinâmico. Porém, a medida da PVC, frequentemente utilizada para guiar a administração de fluidos, é um parâmetro insuficiente para aferir a volemia ou responsividade ao fluido. Além disso, estudos[3,4] desacreditaram a abordagem de "terapia inicial dirigida por metas", que utilizou alvos pré-especificados de PVC e saturação venosa de oxigênio (SVO$_2$) para guiar a administração de fluidos e vasopressores.

O consenso atual para a reposição volêmica inclui a combinação de uma boa avaliação clínica, a consciência do dano potencial da hipo ou hiperinfusão de fluidos e a interpretação de vários métodos e instrumentos de monitoramento, tais como ecocardiografia transtorácica e transesofágica, variação de pressão de pulso (ΔPP) e termodiluição transpulmonar.

Reposição e ressuscitação volêmica

Os principais objetivos da reposição e resuscitação volêmica são restaurar a pré-carga e o débito cardíaco; repor volumes intravasculares, intersticiais e intracelulares; melhorar a oferta de oxigênio e a perfusão periférica o mais precocemente possível. Essa estratégia de restauração da pré-carga, do débito cardíaco e melhor oferta de oxigênio aos tecidos está relacionada à diminuição de complicações renais e menor tempo de internação.

Como regra geral, a reposição volêmica deve se basear em metas simples, com a monitoração de variáveis fisiológicas do paciente e de acordo com a curva de Frank-Starling. Devido às diversas condições clínicas, muitos pacientes internados nas UTIs necessitam da associação de drogas vasoativas tanto na fase inicial da ressuscitação volêmica quanto na fase de manutenção.

A quantidade e a velocidade da reposição das soluções dependerão da condição clínica e do momento da terapêutica. Para pacientes sépticos são infundidos, aleatoriamente, 30 mL/kg de cristaloides. A aferição do peso dos pacientes é um bom indicador e deve ser realizada tanto no momento da admissão na UTI quanto nas avaliações diárias.

O balanço de fluido cumulativo sobre os desfechos em pacientes com câncer internados em UTI foi objeto de estudo[5], que concluiu que o balanço hídrico cumulativo médio foi significativamente maior em pacientes que não sobreviveram do que em sobreviventes, e que um balanço de fluido positivo cumulativo maior que 1.100 mL/24 h foi fator associado independente de mortalidade nesse grupo de pacientes.

Principais soluções disponíveis para reposição e ressuscitação volêmica

As soluções cristaloides mais comumente utilizadas para reposição volêmica são a Ringer lactato e solução fisiológica a 0,9%. Estas soluções atravessam facilmente a barreira endotelial e tendem a se acumular em maior quantidade no interstício de tal forma que, ao final de 1 hora, apenas 20 a 30% do volume infundido permanecem no espaço intravascular, o que obriga uma reposição três a quatro vezes maior que a perda estimada de sangue.

A reposição volêmica agressiva com solução fisiológica a 0,9% é mais eficaz do que a reposição com Ringer lactato. No entanto, essa conduta pode levar à maior incidência de acidose metabólica hiperclorêmica e hipernatrêmica[6,7]. Também podem ocorrer alterações da coagulação após grandes infusões de NaCl.

Quando grandes volumes de cristaloides são necessários, o uso do Ringer lactato é a melhor escolha, pois não existe associação deste cristaloide com a acidose metabólica hiperclorêmica.

Considerando seu baixo custo e efeitos colaterais menos expressivos, as soluções cristaloides podem ser utilizadas como primeira escolha para a maioria dos pacientes graves que necessitem de reposição volêmica como, por exemplo, na reanimação inicial de paciente em sepse grave, no choque séptico, no trauma grave e no período perioperatório.

As soluções hipertônicas expandem o volume intravascular, elevam a pressão arterial e o débito cardíaco com pequenos volumes, favorecem o fluxo de água do interstício para o intravascular, principalmente através de rápida mobilização de líquido intracelular para o intravascular e podem expandir a volemia em até dez vezes mais do que a solução de Ringer lactato[8,9]. Considerando seus efeitos de rápida expansão volêmica com baixo volume e melhora da função cardiovascular (aumento da pré-carga e redução da pós-carga), seu uso tem sido sugerido para reposição inicial no choque hemorrágico, principalmente em situações de atendimento pré-hospitalar com sangramento controlado e em politraumatizados com trauma cranioencefálico, por reduzir a pressão intracraniana e melhorar o fluxo sanguíneo encefálico[9].

Contudo, seus efeitos são temporários e apresentam riscos de efeitos colaterais como hipernatremia, hipercloremia e hiperosmolaridade, que podem provocar mielinólise pontina e convulsões, o que limita o seu uso[8]. Outras soluções com maior permanência intravascular foram adicionadas à solução hipertônica com o objetivo de prolongar sua eficácia[10,11]. Apesar dos possíveis benefícios sugeridos para algumas situações, ainda não há definição clara de recomendações para o seu uso[11,12].

As principais soluções cristaloides disponíveis para reposição e ressuscitação volêmica estão agrupadas nos Tabelas 31.1 e 31.2.

Os amidos (como, por exemplo, o hidroxietilamino) têm a característica de produzir expansão plasmática rápida e duradoura e por esse motivo podem ser considerados uma alternativa à reposição volêmica em pacientes graves, sobretudo naqueles com permeabilidade capilar alterada, nos quais se deseja restabelecer mais rapidamente o volume circulante ou que apresentam baixa resposta inicial ao uso do cristaloide[13]. Os amidos são caracterizados pelas suas diferentes concentrações (3%, 6% e 10%) e com diferentes pesos moleculares. Estas diferenças são particularmente importantes para se determinar os efeitos de expansão plasmática e pressão oncótica, meia-vida no espaço intravascular,

Tabela 31.1. Cristaloides

Solução cristaloide	Componentes (mEq/1.000 mL)	PH	Osmol (mOsmol/L)
Ringer Lactato	Na 131 CL 111 K 5,4 Ca 2 Lact 29	6,0 7,5	273
Ringer Simples	Na 130 CL 112 K 5,4 Ca 0,9 Mg 1 Acetato 27	5,1 5,9	276
Plasmalyte	Na 140 CL 98 K 5 Mg 3 Acetato 27 Gluconato 23	7,4	295
Solução Salina 0,9%	Na 154 CL 154	4,5 7,0	308
Solução Salina 7,5%	Na 1.275 CL 1.275	4,5 7,0	2.566
Solução Glicosada 5%	H_2O dextrose	3,2 6,5	252

Tabela 31.2. Principais soluções cristaloides – soluções hipertônicas

Eletrólito (mEq/L)	NaCl 7,5%	NaCl 10%	NaCl 20%
Sódio	1.275	1.700	3.400
Cloreto	1..275	1.700	3.400
Osmolaridade (mOsm/L)	2566	3.422	6.845
pH	4,5-7,0	4,5-7,0	4,5-7,0

efeitos sobre o sistema de coagulação e anafilaxia.

O amido como expansor plasmático foi associado como fator de risco independente para insuficiência renal em pacientes sépticos[14]. Lesões histológicas do tipo "osmose-induzidas" foram observadas nos rins dos pacientes após transplante renal com o uso dos amidos[15]. A deposição dos amidos em diversos tecidos tem sido associada com prurido e reação anafilática.

Caso se opte pela utilização dos amidos, devem-se adotar precauções como a monitoração diária da função renal, da coagulação, observar a dose máxima recomendada, uso por até 5 dias consecutivos e evitar em pacientes com risco de sangramento.

Embora os novos amidos apresentem propriedades farmacológicas favoráveis, ainda não existem evidências de que uma solução coloide seja superior à outra[16].

As gelatinas são oriundas de colágeno hidrolisado de bovinos, disponíveis em soluções a 3,5% e a 5,5% e com diferentes concentrações eletrolíticas. Podem ser consideradas como alternativa, quando se deseja uma expansão mais rápida. Como todo coloide, apresenta maior custo que os cristaloides.

Em comparação com outros coloides, as gelatinas apresentam menos efeitos colaterais, principalmente em relação às alterações da coagulação e da função renal, são de baixo custo e não têm limitação de doses. Entretanto, promovem menor expansão plasmática e têm permanência mais curta no espaço intravascular. Cabe ressaltar que a gelatina fluida modificada apresenta uma molécula mais estável e com maior duração do efeito de expansão plasmática sendo, portanto, mais adequada para reposição nos pacientes graves.

Os dextrans são polímeros de glicose produzidos a partir de bactérias cultivadas em meio de sacarose. São descritos pelos seus pesos moleculares como Dextran 40 (40.000 Da) e Dextran 70 (70.000 Da) e estão disponíveis associados a soluções fisiológicas hipertônicas, isotônicas e de glicose[17].

O benefício do uso do Dextran, assim como outros coloides, é a necessidade urgente da expansão volêmica ou quando é necessário aumentar a pressão oncótica. Entretanto, o uso de Dextran está diminuindo gradativamente em todo mundo, principalmente devido aos seus efeitos colaterais e menor tempo de permanência no espaço intravascular, em comparação com outros coloides[17,18].

Devido ao risco de reações anafiláticas, alterações da coagulação, insuficiência renal aguda (IRA), volume limitado de infusão, bem como a falta de estudos demonstrando efeitos benéficos em comparação à reanimação volêmica com soluções cristaloides, não se justifica sua recomendação como primeira escolha, principalmente quando outros coloides estão disponíveis.

O uso da albumina, considerando o seu alto custo, pode ser avaliado em pacientes que necessitem de reposição de coloides para aumentar a pressão oncótica e em casos de intolerância a coloides sintéticos.

Estudo utilizando albumina em solução a 4% e comparando-a ao cristaloide não mostrou benefício de uma solução em relação à outra, no que se refere a mortalidade, tempo de internação ou de ventilação mecânica[19].

Durante o suporte hemodinâmico, o uso de albumina em pacientes com hipoalbuminemia, hipovolemia ou grandes queimaduras não pode ser recomendado com base em seus níveis séricos[20].

A administração de albumina associada aos cristaloides melhora a resposta diurética obtida com furosemida em pacientes cirróticos com ascite[21].

Alguns estudos têm sugerido a segurança e o efeito benéfico no uso de albumina (efeito antioxidante e hemodinâmico) acompanhada de diuréticos, em casos de lesão pulmonar aguda e menor mortalidade em pacientes no pós-operatório de cirurgia cardíaca[22].

Os principais coloides estão agrupados na Tabela 31.3.

Embora existam poucos estudos clínicos bem desenhados comparando uso de cristaloides *versus* coloides, esses grupos de soluções parecem não diferir significativamente em relação às taxas de morbidade e mortalidade durante o suporte hemodinâmico em pacientes gravemente enfermos[18,23].

Na busca da reposição e ressuscitação volêmica, o uso de drogas vasoativas pode ser necessário em alguma ou todas as fases do tratamento.

A correção da hipotensão arterial em adultos, que é referida como pressão arterial média (PAM) menor que 60 mmHg, tem como objetivo manter a autorregulação dos leitos renal, coronariano e do sistema nervoso central. A prioridade inicial no tratamento do choque é a restauração e manutenção da perfusão tecidual. A monitoração hemodinâmica nos pacientes com choque séptico indica que 50% dos pacientes não retornam ao equilíbrio hemodinâmico somente com a administração de fluidos e muitos evoluem para choque moderado ou grave. A terapia com vasopressores visa restabelecer a pressão arterial para manter o fluxo e a perfusão tecidual adequados.

Tabela 31.3. Principais soluções coloides

Coloide	Osmolalidade (mOsm/L)	Expansão plasmática tempo (horas)	Efeitos adversos	Custo
Albumina 20%	1.500	24	Hepatite B, hepatite C, vírus da imunodeficiência humana (HIV)	↑ ↑ ↑
Dextran 40 e 70	280 a 324	4 a 24	Anafilaxia, IRA, disturbio, coagulação	↑
Gelatina	300 a 350	4 a 6	Anafilaxia, insuficiencia renal aguda (IRA), distúrbio, coagulação	↑
Hidroxietilamino 6%	300	< 12	Von Willebrand, fator VIII insuficiência renal, cnafilaxia	↑

Os agentes vasopressores são largamente usados nos estados de choque com o intuito de manter níveis adequados de PAM e perfusão tecidual, porém podem reduzir o fluxo orgânico por vasoconstrição. As drogas vasoativas devem ser empregadas para restaurar a PAM, o débito e o índice cardíacos.

Escolha da droga vasoativa

A dopamina é um precursor imediato da noradrenalina e adrenalina. Com doses menores que 5 µg/kg/min, estimula os receptores nos leitos renal, mesentérico e coronariano causando vasodilatação. Promove aumento da taxa de filtração glomerular, fluxo sanguíneo renal e excreção de sódio, porém seu aumento de diurese acontece por inibição da bomba sódio-potássio ATPase nos túbulos, diminuindo a reabsorção de sódio.

A dopamina é o agente de escolha para terapia vasopressora inicial em pacientes com choque séptico após vigorosa reposição com fluidos.

A adrenalina é um agonista alfa-adrenérgico que causa aumento da PAM em pacientes que não respondem aos agentes tradicionais. Aumenta o débito cardíaco e o volume sistólico, com menor atuação na frequência cardíaca e na resistência vascular. A adrenalina diminui o fluxo esplâncnico, com aumento do lactato sérico, esplâncnico e do sangue venoso hepático.

A noradrenalina é um potente agonista alfa-adrenérgico com efeito beta menos pronunciado. É capaz de aumentar a PAM em pacientes que permanecem hipotensos após reposição volêmica. Promove aumento da PAM por efeito vasoconstritor sem deteriorar o débito cardíaco e aumentar a frequência cardíaca. Ocorre pouca variação do débito cardíaco, mas a pressão arterial aumenta consistentemente, levando a elevação no índice de trabalho sistólico do ventrículo esquerdo (VE).

Em pacientes com choque hipovolêmico, nos efeitos vasoconstritores da noradrenalina podem causar sérios danos na filtração renal.

A situação é diferente no choque séptico, um choque distributivo e hiperdinâmico, no qual a diminuição do débito urinário se faz principalmente por redução da pressão de perfusão renal.

A noradrenalina e a dopamina são igualmente efetivas em restaurar a PAM em pacientes sépticos após reposição volêmica.

Todas as catecolaminas podem causar taquicardia, especialmente em pacientes hipovolêmicos. O aumento do consumo de oxigênio pelo miocárdio pode ser deletério em pacientes com doença coronariana prévia.

Pacientes com insuficiência cardíaca podem ter piora do débito cardíaco, com o aumento exagerado da pós-carga com o uso de vasopressores. As dosagens das catecolaminas devem ser diminuídas sempre que o volume sistólico estiver reduzido. Os vasopressores podem apresentar alterações de fluxo esplâncnico imprevisíveis.

A disfunção cardíaca na sepse é um evento de mecanismo complexo no qual não há evidência de isquemia. Sua prevalência chega até 30% dos casos e cursa com importante dilatação das câmaras cardíacas e diminuição da fração de ejeção.

A dobutamina é uma mistura racêmica de dois isômeros e o seu efeito predominante é inotrópico pela estimulação de receptores beta$_1$ com ações variáveis na PAM.

Vários estudos mostraram aumento do índice cardíaco, do volume e do índice de trabalho sistólico do VE, porém com elevação concomitante da frequência cardíaca.

A dobutamina é o agente farmacológico de escolha para aumentar o débito cardíaco no tratamento do choque séptico. A dobutamina é recomendada em pacientes com baixo débito cardíaco após reposição volêmica e PAM normal ou evidência de má perfusão tecidual. A estratégia de terapia "supranormal" não apresenta melhora de resultados.

Os inibidores da fosfodiesterase, amrinona e milrinona, têm poucas indicações no tratamento do choque séptico. Esses inotrópicos que agem na mobilização do cálcio intracelular causam grande gasto energético no miocárdio, com risco de isquemia e infarto do miocárdio em pacientes com doença coronariana prévia.

O levosimendan é a classe mais nova de inotrópicos sensibilizadores do cálcio, não causa aumento do gasto energético pelo coração, mas estudos não mostram benefício da droga em pacientes sépticos.

As principais drogas vasoativas, dosagens e diluições estão listadas na Tabela 31.5.

Metas no emprego de drogas vasoativas

Com o uso de cateter de artéria pulmonar e a obtenção da SvO_2, é possível calcular a taxa de extração global de oxigênio (TEO_2). A relação entre TEO_2 e débito cardíaco fornece curvas que auxiliam na análise do consumo sistêmico de oxigênio (VO_2). Para um determinado débito cardíaco existe uma TEO_2. A otimização do DC para aumentar a oferta de oxigênio (DO_2) (da fórmula $DO_2 = CaO_2$ x DC), seja por reposição volêmica ou com vasopressores, leva à alteração da TEO_2. Esta pode ser linear ou não ao aumento do DC. Ou seja, a otimização da DO_2 deve ser aproveitada pelos tecidos, causando nenhuma ou pouca diminuição da TEO_2, demonstrando o uso desse oxigênio. Se a otimização da DO_2 não for aproveitada pelos tecidos, seja por não haver necessidade ou por alterações da captação do oxigênio pela célula, a TEO_2 diminui, mostrando que os tecidos estão "devolvendo" o oxigênio pelo sistema venoso. Desse modo, é possível avaliar o VO_2. Essa estratégia necessita de medida de DC, SvO_2 e oximetria de pulso, é muito mais confiável e útil com monitoração contínua dos índices, já que as alterações podem ser rápidas e são mais bem avaliadas em tempo real. A melhoria do VO_2 deve ser acompanhada de melhora de parâmetros de oxigenação, como lactato e tonometria, para

Tabela 31.1. Drogas inotrópicas e vasopressoras

Drogas inotrópicas	Bolus	Infusão contínua	Diluição	Apresentação
Adrenalina	0,02 mg/kg	0,03 a 0,1 µg/kg/min Dose alfa > 0,08 µg/kg/min Dose beta < 0,04 µg/kg/min	4 mg/250 mL (SG 5%) 16 µg/mL	Ampolas com 1 mL (1 mg/mL)
Noradrenalina		0,01 a 1 µg/kg/min	16mg/234 mL SF 0,9% ou SG 5%) 64 µg/mL	Ampolas com 4 mL (1 mg/mL)
Dopamina		Dose infusão (µg/kg/min) dopaminérgica 1 a 2 dopa + beta 2 a 5 beta 5 a 10 alfa > 10	200 mL (SG 5%) + 5 ampolas de Dopamina (50 mL) 1mg/mL	Ampolas com 10 mL (5 mg/mL)
Dobutamina		Dose infusão (IV) 2 a 20 µg/kg/min	230 mL (SF 0,9%) + 1 ampola de Dobutamina (20 mL) 1 mg/mL	Ampolas com 20 mL 12,5 mg/mL
Isoproterenol		0,005 a 0,1 µg/kg/min	2 mg/250 mL (SG 5%) 8 µg/mL	Ampolas com 1 mg
Levosimendan	Dose ataque 3 a 6 µg/kg (10 minutos)	Manutenção 0,05 a 0,2 µg/kg/min	Frascos/ampolas com 05 mL (2,5 mg/mL) em 495 mL SG 5% 25 mcg/mL	Frascos/ampolas com 10 mL 2,5 mg/mL
Milrinone	Dose ataque 50 µg/kg (10minutos)	Manutenção 0,375 a 0,750 µg/kg/min	2 frascos/ampolas com 10 mL em 180 mL (SF 0,9% ou SG 5%) 100 µg/mL	Frascos/ampolas com 10 mL 1 mg/mL
Vasopressina	Dose ataque PCR 40 UI	Manutenção 0,02 a 0,04 UI/min ou 0,08 UI/kg/h + noradrenalina 0,5 µg/kg/min	5 ampolas/200 mL SF 0,9% 0,5 UI/mL	Ampolas com 1 mL 20 UI/mL

corroborar que existe real melhora da perfusão tecidual[4,7,11,14].

Monitoração da reposição e ressuscitação volêmica

A alteração da perfusão tecidual, da oferta de oxigênio e da glicose para os tecidos em pacientes criticamente enfermos está relacionada diretamente com lesão orgânica e, portanto, com disfunção de múltiplos órgãos (Figura 31.1).

O controle e a avaliação da perfusão tecidual, usando o bom senso na escolha da monitoração, devem ser feitos precocemente para orientar e direcionar no intuito de diminuir o risco de hipoperfusão tecidual através da monitoração clínica, monitoração não invasiva, monitoração hemodinâmica, gradiente de temperatura e medida da oxigenação transcutânea, lactato sérico, excesso de base, saturação venosa mista de oxigênio (SvO_2)/saturação venosa central do oxigênio ($SvcO_2$).

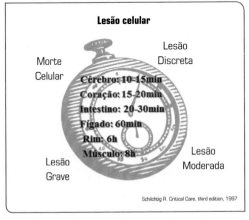

Fig. 31.1. Tempo decorrido entre a hipoperfusão e a lesão celular nos diversos órgãos.

A monitoração hemodinâmica tem papel relevante no manuseio do paciente hipotenso nas unidades críticas, e novos métodos, como o débito cardíaco baseado na análise da onda do pulso de pressão arterial, Doppler esofageano e ecocardiografia transtorácica, permitem predizer quais pacientes possivelmente se beneficiarão de terapia de expansão de volume intravascular[24].

Além das avaliações comumente usadas em UTI, como a PVC, outros métodos podem ser utiizados, como (Figura 31.2):

- pressão de perfusão tecidual (PP): medida pela seguinte equação: PP = PAM – PVC;
- pressão de oclusão da artéria pulmonar (POAP): foi largamente estudada mas não prediz responsividade ao fluido;
- ecocardiografia e Doppler transesofágico (DTE): popularizou-se nos últimos anos, pode ser feito à beira do leito e em tempo real. Esse método fornece dados valiosos da função cardíaca e fluido-responsividade;
- variação da pressão de pulso (ΔPP): método muito utilizado atualmente para predizer resposta a volume. A leitura depende da variação das pressões intratorácicas sobre o VE. Validado apenas para pacientes sedados, curarizados e sob VM, pode ser empregado no intra e pós-operatório. O $\Delta PP > 15\%$ prediz resposta a volume e < 10%, euvolemia;
- variação de distensibilidade de cava;
- elevação passiva de membros inferiores;
- mensuração de $SvcO_2$;
- tempo de enchimento capilar;
- intensidade do livedo;
- sinais indiretos, por exemplo, melhora do nível de consciência ou da diurese;
- no exame clínico pode-se avaliar a perfusão aferindo-se o diferencial de temperatura da pele central/artelho e se > 7ºC indica má perfusão;
- o enchimento capilar também pode ser empregado com a compressão da polpa digital por 5 segundos,

que deve ter o enchimento restabelecido no tempo menor ou igual a 2 segundos. Tempo de enchimento capilar maior indica hipoperfusão;
- a avaliação da perfusão periférica também pode ser feita com a oximetria de pulso. Esse método utiliza a diferença de absorção da luz vermelha, sendo que a oxiemoglobina absorve luz infravermelha (940 nm) e transmite luz vermelha (660 nm). A hemoglobina reduzida transmite luz infravermelha (940 nm) e absorve luz vermelha (660 nm). Valores abaixo de 90% em ar ambiente indicam hipoperfusão;
- os marcadores metabólicos de perfusão tecidual são o lactato e a saturação venosa central ($SVcO_2$). O lactato pode estar elevado na vigência de altas doses de noradrenalina e disfunção hepática grave. Valores de $ScVO_2$ acima de 75% indicam normoperfusão, de 50 a 75%, aumento do consumo e diminuição da oferta, de 30 a 50%, acidose lática, de 25 a 30%, acidose lática grave e menor que 25%, morte celular[25].

Manejo da ressuscitação volêmica nas condições clínicas especiais

Traumatismo cranioencefálico com hipertensão intracraniana

A pressão de perfusão cerebral (PPC) é medida empregando-se a seguinte fórmula: PPC = PAM − PIC, onde PIC é a pressão intracraniana. Dessa forma, a PPC dependerá tanto da normalização da pressão sistêmica quanto de eventos que possam alterar a PIC. Esse fato deverá nortear a escolha da melhor solução para reposição volêmica, quando a

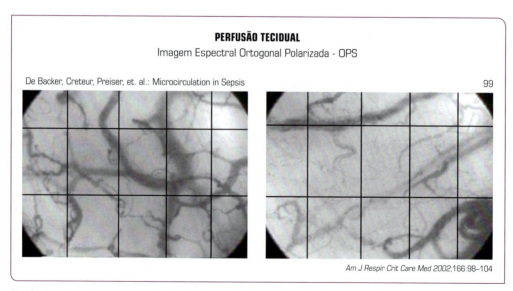

Fig. 31.2 Outro método de monitorização da perfusão da microcirculação OPS. A foto da esquerda mostra perfusão normal e a da direita tecido hipoperfundido.

PIC estiver elevada devido à condição clínica especial. Nesses casos, a solução hipertônica de NaCl 7,5% é indicada na fase inicial para diminuir a PIC. Essas medidas deverão estar associadas aos cuidados adicionais de postura do paciente com cabeça centrada e cabeceira elevada a 30 graus, analgo-sedação adequada e manutenção do PCO_2 entre 35-40mmHg. Por vezes, abordagens cirúrgicas em associação às medidas clínicas serão necessárias para o controle da PIC.

A ressuscitação de fluidos de pacientes com trauma múltiplo ainda é uma terapia desafiadora. As terapias existentes para o volume de substituição no choque hemorrágico grave podem levar a reações adversas que podem ser fatais. Pacientes que apresentam trauma múltiplo muitas vezes desenvolvem choque hemorrágico, que desencadeia uma série de alterações metabólicas, fisiológicas e disfunção celular. Esses distúrbios combinados levam a complicações que diminuem significativamente a taxa de sobrevivência desses pacientes. Ressuscitação volêmica e reposição eletrolítica são grandes desafios devido a muitos fatores associados.

A terapêutica pode levar à inflamação sistêmica pós-ressuscitação, causando falência de múltiplos órgãos e a morte[26].

Diabetes *insipidus* central

O diabetes *insipidus*[27-34] (DI) central é causado pela insuficiência do hormônio antidiurético (ADH), o que resulta em perdas de água e eletrólitos pelos rins. É resultado de uma disfunção no eixo hipotalâmico-hipofisário, e condi-ção muito observada em UTI neurológicas. Além da forma idiopática, o DI central pode ser causado por tumores cerebrais (como craniofaringiomas e tumores de células germinativas), doenças inflamatórias, doenças autoimunes, infecções, trauma, causas vasculares e neurocirurgias.

O DI deve ser suspeitado quando o paciente apresenta quadro de poliúria (débito urinário > 250 mL/h) e polidipsia (sinal nem sempre visto em UTI neurológica, posto que muitos pacientes se encontram sedados ou comatosos), com sódio sérico alto ou com tendência para a hipernatremia e osmolalidade da urina menor que a osmolalidade sérica. Os testes para se confirmar o DI central são o teste de restrição hídrica e a resposta à desmopressina (DDAVP).

Tratamento

1. Deve ser calculado o balanço hídrico a cada hora e realizado controle de eletrólitos a cada seis horas.
   a) Ter como alvo do tratamento um débito urinário < 250 mL/h.
   c) Cuidado com a variação do sódio: a variação brusca é muito mais danosa ao paciente do que simplesmente um valor de sódio sérico elevado. É seguro baixar o sódio sérico em, no máximo, 10 mEq/L por dia e 0,5 mEq/L por hora[28,33].
   c) Reposição eletrolítica, se necessário.
2. Dieta hipossódica e hipoproteica.
3. Administração de DDAVP IV, iniciando com 1 µg de duas a três vezes

por dia, e podendo aumentar a dose conforme o débito urinário.

A reposição hídrica deve ser feita segundo as fórmulas de Adrogué-Madias[32], que mostram quanto 1 L de uma solução infundida muda o sódio (Quadro 31.4).

A correção do sódio sérico deve ser feita tomando o cuidado de baixar em no máximo 10 mEq/dia, como citado anteriormente. O défice de água calculado e as perdas eventuais que ocorrerem devem ser compensadas, preferencialmente, com solução fisiológica a 0,9%. Pacientes que apresentarem sinais de desidratação podem e devem ser hidratados com solução fisiológica a 0,9%, independentemente do nível do sódio sérico (Quadro 31.1).

Síndrome perdedora de sal

A fisiopatologia[30] dessa condição ainda não é totalmente entendida, mas acredita-se que pacientes com lesão cerebral, principalmente após HSA, liberam o fator natriurético cerebral (BNP), que causa perda renal de sódio e água, mas principalmente de sódio. Além disso, o dano cerebral aumenta a atividade do sistema nervoso simpático, elevando a perfusão renal e a liberação de dopamina, o que causaria também um aumento da natriurese. Desse modo, os pacientes com essa síndrome apresentam-se com hiponatremia e hipovolemia.

Diagnóstico

1. Hiponatremia < 135 mEq/L, com baixa osmolalidade plasmática.

Quadro 31.4. Fórmulas de Adrogué-Madias

A reposição hídrica deve ser feita segundo as fórmulas de Adrogué-Madias, que mostram quanto 1 L de uma solução infundida muda o sódio sérico do paciente e quanto de água o paciente tem de déficit.
Equação 1: $Mudança\ no\ Na\ sérico = \dfrac{Na\ na\ solução - Na\ sérico}{TBW + 1}$ Equação 2: $Mudança\ no\ Na\ sérico = \dfrac{(K\ na\ solução + Na\ na\ solução) - Na\ sérico}{TBW + 1}$
Na^+ nas diferentes soluções   1. Soro glicosado 5%: 0 mmol/L   2. Ringer lactato: 130 mmol/L   3. Soro fisiológico 0,9%: 154 mmol/L
TBW (total body water) = peso (kg) × valor de correção   Valor de correção: 1. Crianças: 0,6   2. Homens: 0,6   3. Mulheres: 0,5   4. Homens idosos: 0,5   5. Mulheres idosas: 0,45
Exemplo: homem de 25 anos, pesando 70 kg, com $[Na^+] = 160$ mmol/L   Equação 1 (usando soro glicosado 5%): $Mudança\ de\ [Na] = \dfrac{0 - 160}{(0,6 \times 70) + 1} = 3,72$
*as equações mostram que 1 litro de SG 5% causa uma variação de 3,72 mEq/L no sódio sérico. Para atingirmos a meta de baixar o sódio em 10 mEq/L, devemos infundir então 2,68L de SG 5% em 24h.

2. Osmolalidade urinária elevada.
3. Sódio urinário geralmente acima de 40 mEq/L.
4. Baixo ácido úrico sérico.

Tratamento

1. Hidratação com soro fisiológico a 0,9%. Se necessário, pode ser feita complementação com solução salina a 3%, tomando o cuidado de não se elevar o sódio em mais de 12 mEq/L por dia.
2. Aumentar ingesta de sal na dieta, se possível.
3. Pode-se associar fludrocortisona 0,2 mg/dia IV/VO, mas com atenção às possíveis complicações deste corticoide.

Síndrome da secreção inapropriada de hormônio antidiurético

A síndrome da secreção inapropriada de hormônio antidiurético (SIADH), também conhecida como síndrome de Schwartz-Bartter, é causada pela liberação de ADH, mesmo sem estímulos fisiológicos, resultando em hiponatremia com hipervolemia ou euvolemia. As causas para essa síndrome estão listadas a seguir:

1. tumores malignos (produção ectópica de ADH): carcinoma pulmonar de pequenas células, tumores de cabeça e pescoço, tumores gastrointestinais e genitourinários, linfomas, sarcoma de Ewing;
2. distúrbios do sistema nervoso central: encefalites, infecções, tumores,

trauma, elevação da pressão intracraniana, hemorragia subaracnoide, esclerose múltipla, Guillain-Barré, *delirium tremens*, atrofia de múltiplos sistemas;
3. doenças pulmonares: infecções pulmonares, asma, atelectasia, insuficiência respiratória.
4. drogas: clorpropramida, carbamazepina e oxcarbazepina, hidroclorotiazida, ciclofosfamida, inibidores seletivos de recaptação de serotonina e antidepressivos tricíclicos, antipsicóticos, vincristina, opioides, anti-inflamatórios não esteroides, MDMA (ou *ecstasy*), DDAVP, ocitocina, entre outras drogas;
5. cirurgias: classicamente ocorre após as cirurgias com abordagem transesfenoidal. Geralmente é temporária, sendo uma das fases da "resposta trifásica" do corpo após uma neurocirurgia:
   a) fase 1: redução de ADH por 4-5 dias, devida à lesão hipofisária. Paciente apresenta-se com poliúria;
   b) fase 2: morte celular causa liberação de ADH. Paciente pode normalizar o quadro anterior ou desenvolver SIADH neste momento;
   c) fase 3: secreção do ADH reduzida ou ausente. Paciente apresenta um DI transitório ou prolongado;
6. hormonal: hipopituitarismo e hipotireoidismo;
7. HIV;
8. hereditário;

9. idiopático.

Diagnóstico

1. Diminuição da osmolalidade plasmática (< 275 mOsm/L).
2. Osmolalidade urinária > 100 mOsm/L.
3. Euvolemia.
4. Aumento da excreção urinária de sódio (> 20-30 mmol/L).
5. Função renal normal e sem uso de diuréticos.
6. Ausência de outras causas para explicar uma hipo-osmolalidade euvolêmica.

Tratamento

Deve-se ter o cuidado de aumentar o sódio sérico em 8-10 mEq/L em 24 horas e 18-25 mEq/L em 48 horas, para se evitar a síndrome de desmielinização osmótica.

1. Tratamento de doença de base: infecção, insuficiência hormonal.
2. Cessar drogas que podem causar a SIADH.
3. Conivaptan[34]: considera-se seu uso em casos refratários. É um antagonista de receptores V1a e V2 de vasopressina. Administra-se uma dose de 20 mg IV durante 30 minutos, seguida de infusões de 20 mg em 24 horas, durante 4 dias, podendo-se aumentar a dose para até 40 mg/dia.
4. Em casos sintomáticos: deve-se elevar o sódio mais rapidamente.
   a) Sintomas graves (convulsões, coma): administra-se solução salina a 3% 100 mL IV em *bolus*, podendo-se repetir uma ou duas vezes a cada 10 minutos. Calcula-se que cada infusão aumente o sódio sérico em 1,5-2 mEq/L.
   b) Sintomas leves a moderados (ataxia, confusão, bradipsiquismo): podem se beneficiar de infusão de solução salina a 3%, mas não há necessidade de realizar *bolus*, como nos casos graves. A infusão deve ser feita para aumentar o sódio em 1 mEq/L por hora, usando-se a fórmula de Adrogué-Madias.
5. Terapia de manutenção:
   a) Restrição hídrica, tendo um alvo de infusão de no máximo 800 mL/dia.
      i) Em casos de HSA, a restrição hídrica pode ser perigosa, por aumentar a chance de um vasoespasmo sintomático. Assim, recomenda-se a infusão de solução salina a 3%, na taxa de 20 mL/h, e dosagem do sódio sérico a cada 6 horas. Se a dosagem de sódio seguinte acusar sódio < 130 mEq/L, aumentar a infusão em 20 mL/h (máximo = 80 mL/h); se entre 130-135 mEq/L, aumentar a infusão em 10 mL/h; se entre 136-140 mEq/L, manter taxa de infusão; se > 140 mEq/L, cessar infusão, mas continuar monitorando sódio.
   b) Furosemida 20 mg IV 1-2 ×/dia.

Morte encefálica

Os pacientes desse grupo entram no protocolo de manutenção de doadores de órgãos e a conduta de preservação da perfusão dos órgãos deve ser precoce e efetiva para viabilizar a doação, caso todos os critérios estabelecidos sejam cumpridos.

Nesses pacientes a oferta de cristaloides e drogas vasoativas deve priorizar a manutenção da perfusão tecidual dos tecidos. Devido à perda do tônus adrenérgico nesse período, o emprego de noradrenalina, dopamina ou dobutamina são muitas vezes necessárias.

Assim, analisando-se todos os fatores discutidos neste capítulo, a serem considerados na reposição e ressuscitação volêmicas em pacientes criticamente enfermos, é necessário reafirmar a necessidade de minucioso e cuidadoso diagnóstico prévio do *status* volêmico e hemodinâmico. Dessa forma, a inclusão dos pacientes em protocolos de reposição volêmica, deverá concorrer para o restabelecimento da condição clínica dos pacientes, de acordo com as comorbidades associadas e a devida orientação terapêutica.

Referências bibliográficas

1. Origitano TC, Wascher TM, Reichman OH, Anderson DE. Sustained increased cerebral blood flow with prophylactic hypertensive hypervolemic hemodilution ("triple-H" therapy) after subarachnoid hemorrhage. Neurosurgery. 1990;27(5):729-39; discussion 739-40.
2. Lennihan L, Mayer SA, Fink ME, Beckford A, Paik MC, Zhang H, et al. Effect of hypervolemic therapy on cerebral blood flow after subarachnoid hemorrhage: a randomized controlled trial. Stroke. 2000;31(2):383-91.
3. Delaney AP, Peake SL, Bellomo R, Cameron P, Holdgate A, Howe B, et al. The australasian resuscitation in sepsis evaluation (ARISE) trial statistical analysis plan. Crit Care Resusc. 2013;15(3):162-71.
4. The ProCESS Investigators. A Randomized Trial of Protocol-Based Care for Early Septic Shock. N Engl J Med. 2014;370:1683-1693.
5. Almeida JP, Palomba H, Galas FR, Fukushima JT, Duarte FA, Nagaoka D, et al. Positive fluid balance is associated with reduced survival in critically ill patients with cancer. Acta Anaesthesiol Scand. 2012;56(6):712-7.
6. Stephens R, Mythen M. Optimizing intraoperative fluid therapy. Curr Opin Anaesth. 2003;16:385-392.
7. Scheingraber S, Rehm M, Sehmisch C, et al. Rapid saline infusion produces hyperchloremic acidosis in patients undergoing gynecologic surgery. Anesthesiology. 1999;90(5):1265-1270.
8. Oliveira RP, Velasco I, Soriano F, Friedman G. Clinical review: Hypertonic saline resuscitation in sepsis. Crit Care. 2002;6(5):418-423.
9. Kramer GC. Hypertonic resuscitation: physiologic mechanisms and recommendations for trauma care. J Trauma. 2003;54:(5 Suppl):S89-S99.
10. Wade CE, Kramer GC, Grady JJ Fabian TC, Younes RN. Efficacy of hypertonic 7.5% saline and 6% dextran-70 in treating trauma: a meta-analysis of controlled clinical studies. Surgery. 1997;122(3):609-616.
11. Vassar MJ, Fischer RP, O'Brien PE, Bachulis BL, Chambers JA, Hoyt DB, et al. A multicenter trial for resuscitation of injured patients with 7.5% sodium chloride. The effect of added dextran 70. The Multicenter Group for the Study of Hypertonic Saline in Trauma Patients. Arch Surg. 1993;128(9):1003-1013.
12. Mattox KL, Maningas PA, Moore EE, Mateer JR, Marx JA, Aprahamian C, et al. Prehospital hypertonic saline/dextran infusion for post-traumatic hypotension. The U.S.A. Multicenter Trial. Ann Surg. 1991;213(5):482-491.
13. Marx G. Fluid therapy in sepsis with capillary leakage. Eur J Anaesthesiol. 2003;20(6):429-442.
14. Schortgen F, Lacherade JC, Bruneel F, Cattaneo I, Hemery F, Lemaire F, et al. Effects of hydroxyethylstarch and gelatin on renal function in severe sepsis: a multicentre randomised study. Lancet. 2001;357(3):(9260):911-916.
15. Legendre C, Thervet E, Page B, Percheron A, Noël LH, Kreis H. Hydroxyethylstarch and osmotic-nephrosis-like lesions in kidney transplantation. Lancet. 1993;342:(8865):248-249.
16. Barron ME, Wilkes MM, Navickis RJ. A systematic review of the comparative safety of colloids. Arch Surg. 2004;139(5):552-563.
17. Boldt J. Fluid choice for resuscitation of the trauma patient: a review of the physiological, pharmacological, and clinical evidence. Can J Anaesth. 2004;51(5):500-513.

18. Choi PT, Yip G, Quinonez LG, Cook DJ. Crystalloids vs. colloids in fluid resuscitation: a systematic review. Crit Care Med. 1999;27(1):200-10.

19. Finfer S, Bellomo R, Boyce N, French J, Myburgh J, Norton R. A comparison of albumin and saline for fluid resuscitation in the intensive care unit. N Engl J Med. 2004;350(5):2247-2256.

20. Wilkes MM, Navickis RJ. Patient survival after human albumin administration. A meta-analysis of randomized, controlled trials. Ann Intern Med. 2001;135:149-164.

21. Gentilini P, Casini-Raggi V, Di Fiore G, Romanelli RG, Buzzelli G, Pinzani M, et al. Albumin improves the response to diuretics in patients with cirrhosis and ascites: results of a randomized, controlled trial. J Hepatol. 1999;30(4):639-645.

22. Quinlan GJ, Mumby S, Martin GS, Bernard GR, Gutteridge JM, Evans TW. Albumin influences total plasma antioxidant capacity favorably in patients with acute lung injury. Crit Care Med. 2004;32(3):755-759.

23. Schierhout G, Roberts I. Fluid resuscitation with colloid or crystalloid solutions in critically ill patients: a systematic review of randomised trials. BMJ. 1998;316(7136):961-964.

24. Silva O. Monitoração hemodinâmica no paciente crítico. Revista HUPE (Rio de Janeiro). 2013;12(3):57-65.

25. Squara P. Central venous oxygenation: when physiology explains apparent discrepancies. Crit Care. 2014;18(5):579.

26. Bedreag OH, Papurica M, Rogobete AF, Sarandan M, Cradigati CA, et al. New perspectives of volemic resuscitation in polytrauma patients: a review. Burns & Trauma. 2016;4:5.

27. Dellinger RP, Levy MM, Rhodes A, Annane D, Gerlach H, Opal SM, et al. Surviving Sepsis Campaign: International Guidelines for Management of Sever Sepsis and Septic Shock, 2012. Intensive Care Med. 2013;39(2):165-228.

28. Alshayeb HM, Showkat A, Babar F, Mangold T, Wall BM. Severe hypernatremia Correction Rate and Mortality in Hospitalized Patients. Am J Med Sci. 2011;341(5):356-360.

29. Muhsin SA, Mount DB. Diagnosis and Treatment of Hypernatremia, Best Practice & Research Clinical Endocrinology & Metabolism. 2016;30(3):189-203.

30. Berendes E, Walter M, Cullen P, Prien T, Van Aken H, Horsthemke J, et al. Secretion of brain natriuretic peptide in patients with aneurysmal subarachnoid haemorrhage. Lancet. 1997;25;349(9047):245-9.

31. Verbalis JG, Goldsmith SR, Greenberg A, Korzelius C, Schrier RW, Sterns RH, et al. Diagnosis, evaluation, and treatment of hyponatremia: Expert panel recommendations. The American Journal of Medicine. 2013;126(Suppl 1):S1-S42.

32. Adrogué HJ, Madias NE. Hyponatremia. New England Journal of Medicine. 2000;342(5):1581-1589.

33. Woo CH, Rao VA, Sheridan W, Flint AC. Performance characteristics of a sliding-scale hypertonic saline infusion protocol for the treatment of acute neurologic hyponatremia. Neurocritical Care. 2009;11(2):228-34.

34. Zeltser D, Rosansky S, van Rensburg H, Verbalis JG, Smith N; Conivaptan Study Group. Assessment of the efficacy and safety of intravenous conivaptan in euvolemic and hypervolemic hyponatremia. American Journal of Nephrology. 2007;27(5):447-57.

Capítulo

32

LESÃO RENAL AGUDA EM UNIDADE DE TERAPIA INTENSIVA

Anita Leme da Rocha Saldanha
Marina Fernandes Nogueira
André Luis Signori Baracat

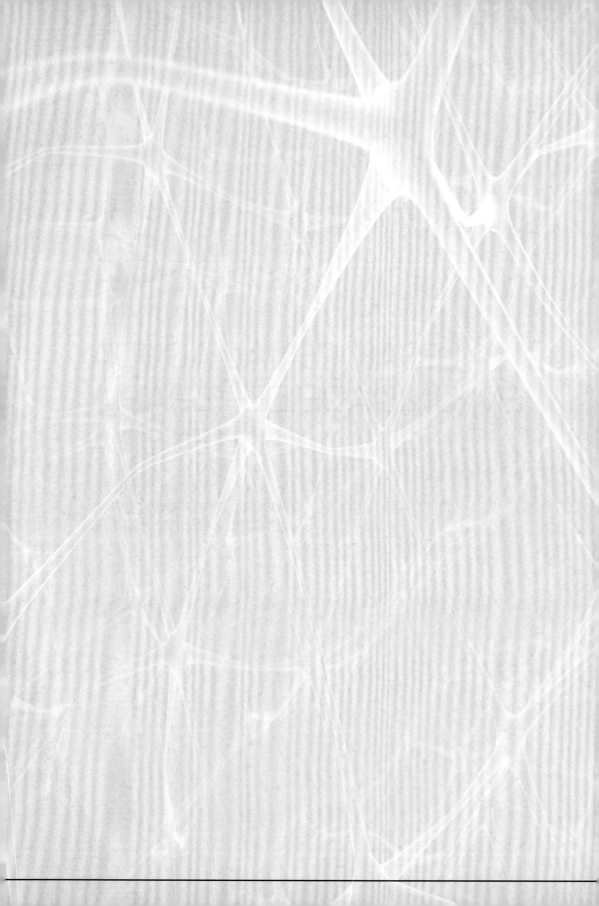

Lesão renal aguda (LRA)

Definição

A lesão renal aguda (LRA) é caracterizada por uma percentual redução da função renal, abrupta ou paulatina, às vezes de caráter multifatorial, podendo persistir por períodos variáveis e possibilitando um desfecho clínico consequente à inabilidade dos rins em exercer suas funções básicas como excreção, produção hormonal, equilíbrio hidroeletrolítico e ácido-básico.

Por este motivo, poderá necessitar de terapia renal substitutiva, até mesmo de alta complexidade, encarecendo o custo do tratamento como um todo.

Mesmo com os avanços para o entendimento dos mecanismos fisiopatológicos da LRA e diagnóstico precoce, a mortalidade continua permanecendo elevada.

Epidemiologia

Pela falta de critérios consensuais, nas décadas de 1980 e 1990, a taxa de LRA hospitalar girava em torno de 5,7%. Utilizavam-se números laboratoriais aleatórios, sinais e sintomas clínicos que expressavam apenas a experiência diária do médico.

Com o advento de normatizações para o diagnóstico desta entidade, após o início do século 21, mais especificamente por volta do ano de 2004, os critérios RIFLE/AKI mudaram as perspectivas diagnósticas e modificaram as estatísticas hospitalares de incidência de LRA para 65%, sendo as maiores dentro das unidades de terapia intensiva. A septicemia segue como principal fator causal da LRA neste setor hospitalar.

Não poderia deixar de ser comentado que em decorrência do envelhecimento natural da população e do aumento salutar da expectativa de vida, os procedimentos como cirurgias cardíacas com circulação extracorpórea, cateterismos cardíacos com contraste iodado e quimioterapias com drogas nefrotóxicas ou de caráter experimental estão entre as causas mais evidentes de LRA nesta população. Tais pacientes sabidamente apresentam desordens crônicas da função renal, com taxas de depuração deprimidas e mesmo assim são submetidos a tais procedimentos, que mesmo seguindo protocolos de prevenção e proteção para LRA, acabam por desenvolver a mesma.

Classificação da injúria renal aguda: comparação entre os critérios RIFLE, AKIN e KDIGO

Na tentativa de uniformizar a definição da LRA, em 2004, o *Acute Dialysis Quality Initiative* (um grupo de nefrologistas) publicou a classificação de RIFLE. Tal denominação se refere à sigla *Risk* (risco de disfunção renal); *Injury* (injúria/lesão renal); *Failure* (falência da função renal); *Loss* (perda da função renal) e *End stage renal disease* (doença renal terminal). Os três estágios iniciais (*Risk, Injury* e *Failure*) configuram a disfunção renal, já que se baseiam em alterações da creatinina sérica ou taxa de filtração glomerular e valores do débito urinário. Os outros dois (*Loss* e *End stage*) se referem aos desfechos clínicos, possuem caráter evolutivo e são definidos pela duração da perda da função renal (Tabela 32.1).

Para tornar o critério RIFLE mais sensível e reprodutivo, nefrologistas e intensivistas criaram o critério AKIN. Com isso, são levados em conta menores alterações nos valores da creatinina sérica, assim como o estabelecimento de um período de 48 horas para determinar a alteração da creatinina; e necessidade de terapia de substituição renal (TRS).

Uma grande relevância do critério AKIN (Tabela 32.2) é a não utilização da creatinina basal do indivíduo. Dessa forma, são necessárias duas medidas: inicial (que corresponde à basal utilizada no critério RIFLE) e após 48 horas. Pacientes classificados como lesão estágio 1 (o que corresponderia ao estágio *Risk* do RIFLE) apresentam alteração primária da creatinina sérica maior que 0,3 mg/dL ou aumento maior ou igual 150 a 199% em relação à primeira medida. Aqueles classificados com estágio 2 (correspondendo ao grau *Injury* do RIFLE) apresentam aumento da creatinina séria de 200-299% em relação à primeira aferição. E, finalmente, os pacientes que apresentam estágio 3 (o que corresponde à *Failure* do RIFLE) possuem um aumento maior ou igual a 300% em relação à creatinina inicial ou uma creatinina sérica maior ou igual a 4,0 mg/dL com uma súbita elevação de, pelo menos, 0,5 mg/dL ou início de TRS.

Recentemente, uma nova classificação abrangendo RIFLE e AKIN foi proposta pelo *Kidney Disease: Improving Global Outcomes* (KDIGO). Foram acrescentadas alterações de creatinina dentro de 48 horas ou queda do ritmo de filtração glomerular em 7 dias. Introduziu, também, ao estágio 3 do AKIN,

Tabela 32.1. Classificação proposta para lesão renal aguda – RIFLE

Classificação RIFLE	Critério TFG	Critério débito urinário
(R) – Risck = Risco	Aumento SCr × 1,5 ou diminuição da TFG > 25%	Diurese < 0,5 ml/kg/h × 6h
(I) – Injury = Injúria	Aumento SCr × 2 ou diminuição da TFG > 50%	Diurese < 0,5 ml/kg/h em 12h
(F) – Failure = Falência	Aumento SCr × 3 ou diminuição da TFG > 75% ou SCr > 4 mg/dl	Diurese < 0,3 ml/kg/h em 24h ou anúria por 24h
(L) – Loss = Perda de função renal	Perda completa da função renal por > 4 semanas	
(E) – End-stage kidney disease = Estágio final de doença renal	Necessidade de diálise por > 3 meses	

Tabela 32.2. Classificação AKIN

Estágios	Creatinina Sérica	Diurese
Estágio I	Aumento de 0,3 mg/dl ou aumento de 150-200% do valor basal (1,5 a 2×)	< 0,5 ml/kg/h × 6h
Estágio II	Aumento > 200-300% do valor basal (> 2-3×)	< 0,5 ml/kg/h × 12h
Estágio III	Aumento > 300% do valor basal (> 3× ou Cr serica ≥ 4,0 mg/dl com aumento agudo de pelo menos 0,5 mg/dl)	< 0,3 ml/kg/h × 24h ou anúria por 12h

Tabela 32.3. Estágios da doença renal crônica – KDIGO

Estágio	Descrição	GFR (ml/min/1,73m²)	Tratamento
Estágio I	Lesão renal com GFR normal ou ⇑	≥ 90	1-5T se transplantado renal 5D se diálise (HD ou PD)
Estágio 2	Lesão renal com redução leve da GFR	60-89	
Estágio 3	Moderada ⇓ GFR	30-59	
Estágio 4	Severa ⇓ GFR	15-29	
Estágio 5	Falência renal	< 15 (ou diálise)	

Abreviações: GFR = taxa de filtração glomerular; ⇑ = aumento; ⇓ = redução.

indivíduos menores de 18 anos com taxa de filtração glomerular < 35 mL/min, assim como um valor absoluto de creatinina sérica maior que 4,0 mg/dL.

Causas de LRA

LRA pré-renal

Dentro do perfil do paciente hospitalizado, é a causa mais frequente de LRA, contribuindo com 60% do total.

Seu mecanismo fisiopatológico é desencadeado pelo baixo fluxo sanguíneo renal, oriundo de síndrome de baixo débito cardíaco, como insuficiência cardíaca; estados hipovolêmicos como sangramentos, desidratação decorrente de perdas gastrointestinais ou cutâneas, ou até mesmo por situações que interferem na osmolaridade plasmática, como cirrose hepática e síndrome nefrótica; assim como nos casos de doentes vasodilatados em decorrência de choque distributivo (séptico e neurogênico).

Tanto o diagnóstico precoce quanto as medidas clínicas terapêuticas precisam ser instalados rapidamente com o intuito de se reverter o mais rápido possível tal situação, pois a persistência do quadro poderá incitar lesão renal do tipo necrose tubular aguda (NTA), a qual colocará o paciente numa zona de periculosidade maior e prognóstico frágil.

LRA renal (intrínseca)

Apresenta como principal exemplar a necrose tubular aguda (NTA), contribuindo com quase 90% dos casos. Outros motivos como nefrite tubulointersticial aguda (NTIA) e glomerulopatia aguda (GA) colaboram com os 10% restantes.

A percepção para este tipo de comportamento é relatada através de rico teor de sódio no conteúdo urinário seguido da presença de cilindros granulosos. A colúria é muito sugestiva durante sua evolução e a poliúria um fato relacionado ao estado de convalescência do órgão, em decorrência da revitalização tubular associada à diurese osmótica.

No ambiente hospitalar, principalmente no setor de terapia intensiva, as principais causas da NTA estão correlacionadas a septicemia, choque persistente, uso de antibióticos da classe dos aminoglicosídeos, anfotericina e polimixina; AINE, e imunossupressores da classe dos inibidores de calcineurina, como ciclosporina e tacrolimus. O envenenamento por animais peçonhentos também se mostra como importante causador de injúria renal em determinadas regiões do País.

A propedêutica armada sob a utilização de contraste iodado em exames de imagem tem colaborado exponencialmente com o aumento nas taxas de NTA, principalmente em idosos e renais crônicos não dialíticos diabéticos.

LRA pós-renal

As causas referentes a esta entidade estão relacionadas com a obstrução bilateral de ureteres ou unilateral em indivíduos portadores de rim único (agenesia ou pós-nefrectomia). O mecanismo fisiopatológico se caracteriza por aumento da pressão hidrostática a montante, desencadeando prejuízo na taxa de filtração glomerular. Causas relacionadas a este fato são a obstrução bilateral de ureteres por cálculos, fibrose retroperitoneal (idiopática, actínica medicamentosa), bexiga neurogênica, neoplasia de próstata, tumores de retroperitônio, neoplasias pélvicas nos sexos feminino e masculino que comprometam o fluxo urinário ureteral em assoalho vesical.

A persistência deste quadro clínico poderá ser um movimento inicial para o aparecimento de NTA, portanto a despressurização do sistema coletor urinário é inexorável e o mesmo poderá ser realizado por implante de cateter duplo J (*pig tail*) ou até mesmo por nefrostomia percutânea, uni ou bilateral.

Diagnóstico diferencial de LRA

Existe a possibilidade de reunir, aos fenômenos clínicos, os exames laboratoriais para ajudar a interpretar o quadro de lesão renal aguda. A Tabela 32.4 poderá mostrar as ferramentas utilizadas para tal.

Novos biomarcadores para LRA

Apesar do avanço terapêutico e tecnológico, o prognóstico da lesão renal aguda (LRA) continua desfavorável.

Habitualmente, alterações de exames de rotina, como a ureia e creatinina, são utilizadas para diagnóstico de LRA. Entretanto, por ser de baixa sensibilidade e especificidade, a interpretação dos valores de creatinina deve ser feita com cautela.

A creatinina varia conforme sexo, idade, massa e metabolismo muscular, peso corporal, estado nutricional e hidratação. A duplicação dos seus valores, com relação ao nível basal e habitual para cada indivíduo, pode significar

Tabela 32.4. Ferramentas utilizadas para interpretar o quadro de lesão renal aguda

Índice	IRA Pré-renal	NTA
Osm. urinária	> 500 mOsm	< 350 mOsm
Osm. urinária/plasmática	> 1,3	< 1,1
Cr. urinária/plasmática	> 40	< 20
Sódio urinário	< 20 mEq/l	> 40 Meq/l
FE% sódio	< 1	> 3
FE% ureia	< 35	> 35

uma redução de até 50% da taxa de filtração glomerular (TFG). O gráfico abaixo mostra o comportamento deste marcador de acordo com a queda no seu *clearance*.

Outro empecilho seria o aumento da secreção tubular de creatinina concomitantemente à diminuição da TFG, exercendo uma superestimação da função renal. Interferências nessa secreção acontecem, também, com o uso de medicamentos como cimetidina e trimetoprima.

Tal descompasso atrasa o diagnóstico de LRA e posterga o tratamento, aumentando a taxa mortalidade. Esse cenário tem gerado buscas constantes de biomarcadores mais precisos da função renal.

O biomarcador ideal seria aquele de fácil mensuração, detectável precocemente, sem interferência de outras variáveis biológicas, de custo baixo e que estratifique risco. Dentre os mais estudados podemos citar: NGAL, interleucina-18 (IL-18), KIM-1, cistatina-C, L-FABP, NAG, netrina-1, vanina-1

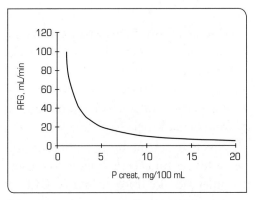

Figura 32.1 – Comportamento da creatinina de acordo com a queda no seu *clearance*.

e MCP-1. Destes, os mais precoces são NGAL e L-FABP enquanto os mais específicos são IL-18 e KIM-1.

NGAL – Lipocaína associada à gelatinase neutrofílica

NGAL é uma glicoproteína da família lipocalina, presente na urina e no sangue[1], e expressada em diversos tecidos humanos como pulmão, estômago e cólon[2].

Após 3 horas de uma lesão renal tóxica ou isquêmica, a NGAL urinária pode ser identificada. Estudos *in vivo* acreditam que sua produção ocorre na alça ascendente espessa e no túbulo coletor, apesar de que *in vitro*, foi demonstrada no túbulo proximal. O pico da concentração da NGAL urinária acontece em 6 horas, e existem evidências de que permanece sustentada por 5 dias após a lesão[3].

O nível de NGAL plasmático também aumenta, após LRA, pela produção hepática. Posteriormente, ela será filtrada e reabsorvida pelo túbulo contorcido proximal. Precede a elevação da creatinina por 12 horas a 4 dias.

Função renal retardada do enxerto, doença glomerular crônica, nefropatia diabética e procedimentos de *bypass* cardiopulmonar são outros exemplos que elevam a concentração sérica de NGAL[4].

Pode ser utilizada como fator prognóstico, já que quanto maior a concentração urinária de NGAL, em paciente com LRA, maior a incidência de diálise e mortalidade.

No entanto, apresenta algumas desvantagens: limitação a pacientes com "apenas" LRA, ou seja, sem qualquer outra disfunção orgânica em paralelo, de fácil identificação; não diferenciação das causas de LRA; maior precisão em crianças se comparadas com adultos; seu nível sérico é maior naqueles com doença renal cônica (DRC) prévia englobando, portanto, grande parte daqueles que desenvolvem LRA; em infecções e neoplasias causa dificuldade na interpretação dos resultados; principalmente nas infecções do trato urinário alto.

KIM-1 molécula de injúria renal 1

Proteína transmembrana presente no túbulo renal proximal regulada e secretada pela urina quando há alguma lesão. Também pode ser detectada em biópsia renal. Como sua elevação acontece após uma lesão nas células do túbulo proximal, seja ela isquêmica ou tóxica, é considerada um marcador sensível a essa parte tubular. Sua detecção foi possível após 48 horas de uma lesão renal[3]. Forma solúvel de KIM-1 humana foi encontrada em rim com necrose tubular aguda (NTA), auxiliando na diferenciação da causa de LRA.

Mais do que um marcador, a KIM-1 tem papel na recuperação renal e regeneração celular após a LRA. Tal papel parece congruente com o sincronismo tardio das alterações de pico (2-3 dias após lesão). Adicionalmente, a KIM-1 urinária diferencia as fases da LRA (extensão, manutenção e recuperação), podendo então direcionar intervenções específicas.

Infelizmente, os estudos que avaliaram o uso da KIM-1 para prognóstico apresentaram resultados modestos. Dessa forma, combinações da KIM-1 com outros marcadores devem ser úteis. Isso foi demonstrado em um estudo feito com 32 marcadores de urina em LRA após cirurgia cardíaca, em que a melhor combinação para predizer LRA grave foi KIM-1 com interleucina-18 (IL-18).

Cistatina C

É um inibidor da cisteinoproteinase sintetizado por células nucleadas, filtrado livremente pelo glomérulo, reabsorvido totalmente e não é secretado. Não se altera com peso, idade, sexo, idade ou massa muscular, diferente da creatinina.

Estudos mostram que seus níveis aumentam 1 a 2 dias antes da creatinina e é superior a esta, por ser uma maior referência à taxa de filtração glomerular (TFG). Infelizmente, a desvantagem é seu custo elevado e interferências com distúrbios tireoidianos, obesidade, uso de corticoide e inflamação.

Interleucina-18

Citocina pró-inflamatória expressa no túbulo contorcido distal e coletor. Níveis séricos aumentados de IL-18 são observados na NTA, lesão de isquemia-reperfusão, nefrite inflamatória/autoimune e nefrotoxicidade pela cisplatina.

Níveis urinários de IL-18 foram observados na função retardada do enxerto, infecção do trato urinário, DRC e síndrome nefrótica e elevam-se nas primeiras 6 horas de lesão.

Correlaciona-se à gravidade da LRA e, portanto, com a mortalidade. Entretanto, seus níveis podem estar elevados em condições como artrite inflamatória, doenças inflamatórias intestinais, lúpus eritematoso sistêmico, psoríase, hepatite e esclerose múltipla. Dessa forma, por ser um marcador inflamatório, seu uso pode limitar sua sensibilidade e especificidade.

L-FABP

O gene L-FABP é expresso no córtex renal (pela hipóxia), enquanto a proteína L-FABP é localizada no túbulo proximal. A L-FABP urinária é detectada imediatamente após cirurgia cardíaca e atinge um pico após 6 horas.

Em receptores de transplante renal, a excreção imediata da L-FABP urinária pós-transplante está fortemente relacionada ao tempo de isquemia.

Como é capaz de identificar pacientes com maior risco de LRA, pode ser utilizada para orientar intervenção clínica. Exemplos: 1) L-FABP elevada pré-procedimento correlacionou-se com maior risco de nefropatia induzida por contraste; 2) pacientes internados em terapia intensiva que no início da internação exibam positividade para L-FABP urinária, apresentam maior risco de LRA.

A Figura 32.2 mostra as alterações da concentração de biomarcadores de LRA ao longo do tempo, após lesão renal.

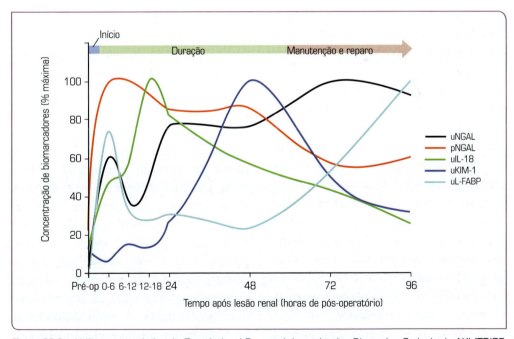

Figura 32.2 – Utilizaram-se dados da *Translational Research Investigating Biomarker Endpoint in AKI (TRIBE-AKI)* em pacientes adultos, submetidos a cirurgia cardíaca e a relação entre os estádios de LRA propostos por Sutton et al.

A busca de novos biomarcadores, com a finalidade diagnóstica, vem apresentando resultados promissores. Entretanto, a heterogeneidade da lesão renal dificulta o uso de um biomarcador único adequado. Dessa forma, estudos prospectivos e bem concebidos, comparando múltiplos marcadores, são fundamentais para que haja mudança no diagnóstico e tratamento.

Iminência de LRA no doente grave

Dentre todos os quadros, o choque distributivo de origem infecciosa é o mais frequente, grave e que apresenta maior índice de mortalidade nas unidades de terapia intensiva. Os focos infecciosos broncopneumônicos e urinários são os que mais admitem doentes neste setor, assim como são complicações atribuídas a ventilação mecânica e sondagem vesical de demora, situações estas inerentes ao complexo quadro do paciente.

Tal condição supracitada se mostra desencadeadora de falência de órgãos, sendo o rim um dos primeiros e preferidos da síndrome tóxica. O mecanismo de agressão renal é dependente diretamente de depósitos de imunocomplexos circulantes ou *in situ*, assim como oscilações bruscas no quadro hemodinâmico. Esta condição reduz o aporte de oxigênio (hipoxemia), gerando lesões celulares graves que podem estar fadadas a irreversibilidade caso a agressão se mantenha por tempo prolongado.

Já há alguns anos existe uma atividade preemptiva protocolada para atendimento dos quadros sugestivos de sepse, com o intuito de prevenção de complicações inerentes ao choque e à hipoperfusão tecidual. É a "busca ativa por sepse" que visa melhorar o estado hemodinâmico precocemente e atribuir antibioticoterapia dentro das primeiras 6 horas, dando-se preferência para a primeira hora após o diagnóstico da SIRS (síndrome da resposta inflamatória sistêmica).

Além da coleta antecipada de culturas, da necessidade de antibioticoterapia empírica direcionada, o paciente será submetido à expansão volêmica obedecendo a um ritmo de infusão previamente escolhido (20-30 mL/kg) além da introdução de drogas vasoativas e inotrópicos positivos, com o intuito de melhorar a *performance* hemodinâmica global. Ensaios clínicos mostram não haver diferença estatisticamente significativa sobre o desfecho da sepse, quando se compara solução coloide com cristaloide (cloreto de sódio a 0,9%). Neste caso, optar-se-á pela solução de mais fácil acesso e rapidez de instalação.

Sabe-se que a manutenção de uma pressão arterial média (PAM) igual ou tendenciosamente maior que 65 mmHg, é inicialmente aceitável para se manter ritmo de filtração glomerular, pois é neste patamar pressórico mínimo que encontramos o diâmetro total de arteríola aferente. Medidas para a rápida estabilização da PAM são necessárias, principalmente, em indivíduos que já demonstram queda na taxa de filtração glomerular como sinal de doença crônica preexistente. A probabilidade de LRA, aumenta cinco vezes naqueles que apresentam *clearance* de creatinina entre 30 a 50 mL/min.

Outros dados que refletem o bom estado hemodinâmico são: perfusão periférica < 3 segundos, presença de débito urinário > 0,5 mL/kg/h, saturação venosa central de oxigênio (SVO$_2$) > 65%, pressão venosa central entre 08-12 mmHg (considerar entre 12-15 naqueles em ventilação mecânica com pressão de suporte e pressão positiva expiratória final [PEEP] elevados). A lactatemia dimensiona a eficiência dos métodos de clareamento do estado acidótico e demonstra, significativamente, a probabilidade de mortalidade neste perfil clínico.

A utilização de antibióticos também vem sendo um dos maiores fatores de indução de LRA, principalmente quando estão em regime de associação para o tratamento de germes multirresistentes. Na atualidade, defende-se a administração de doses plenas mesmo em doentes com *clearance* renal reduzido, ou até mesmo em diálise. Tal medida está sendo defendida por muitos grupos médicos, visando a melhor oferta e distribuição da droga para órgãos e tecidos em doentes críticos. Vancomicina, polimixina, anfotericina e o grupo dos aminoglicosideos são os maiores incitadores da LRA.

Atualmente, um dos antibióticos mais dosados, em decorrência da sua ampla utilização e potencial nefrotoxicidade, é a vancomicina. Resumidamente, obedecemos a regra dos 15 mg/kg/dose e nível sérico de 15 μg/dL, fazendo ressalva sobre a necessidade de nível sérico mais elevado em quadros potencialmente mais graves e que também envolvam o sistema nervoso central.

Tendências à infusão contínua destes antimicrobianos, com o intuito de melhorar a concentração inibitória mínima para o crescimento bacteriano, talvez estejam expondo o metabolismo celular renal a condições citopáticas. Haveria a necessidade de dosarmos a concentração de todas estas, talvez sob a premissa de modificarmos a dose, sem prejudicar o tratamento e com o pressuposto de prevenir-se injuria renal.

Naqueles doentes que cursam com aumento do volume abdominal, com tensão significativa observada durante a propedêutica clínica, mostra-se necessária a aferição da pressão intra-abdominal (PIA). A hipertensão (HIA), assim como a síndrome compartimental (SCA) abdominal, são condições de grande relevância clínica e que necessitam ser diagnosticadas com precocidade. A técnica de Kron e cols. talvez seja o procedimento menos invasivo e de fácil instalação à beira do leito. Medidas da PIA > 12 mmHg são taxadas como HIA e maiores que 20, como SCA. Nestes níveis, a falência de órgãos é premeditada caso a situação se prolongue. Evidências clínicas mostram a interferência da HIA na filtração glomerular (FG = PAM − 2PIA). Níveis acima de 15 mmHg acarretam oligúria e acima de 30, anúria.

Poucos estudos ou ensaios clínicos apontam a HIA como desencadeadora de LRA, porém a experiência clínica "à beira do leito" e dentro de uma contextualidade complexa do doente mostra que a tentativa de se controlar tal síndrome é de extrema importância. A utilização de métodos descompressivos como sondagem nasogástrica e retal, utilização de

Indicação de diálise no doente crítico

Antes mesmo de dar sequência a este tema, seria de inestimável importância interpelar uma breve discussão sobre uma "ferramenta" que está sempre ao alcance da equipe médica quando se inicia uma abordagem mais complexa ao doente crítico com disfunção orgânica: a furosemida.

Com meia-vida de aproximadamente 6 horas, alta ligação a proteínas plasmáticas, é intencionalmente utilizada com as seguintes finalidades: reprimir o aparecimento de estado hipervolêmico e contribuir com a queda da hipercalemia. Tais situações colocariam o doente em risco iminente de óbito precocemente. Porém, esta "carta na manga" que os intensivistas e nefrologistas possuem apresenta tempo de validade curto e, caso seja utilizada de maneira não cautelosa, poderá precipitar complicações inerentes ao estado volêmico, eletrolítico e ácido-básico.

A furosemida é classificada como um diurético de alça potente, porém com efeito vasodilatador que precede ao anteriormente citado. Além disso, contribui com a diminuição da demanda de oxigênio na região medular renal (local onde habitam os túbulos), conferindo a eles menor desgaste oxidativo.

Utilizá-la com o intuito de prorrogar o início da terapia renal substitutiva (TRS), na crença de que transformar a LRA oligúrica em não oligúrica traria uma melhor e menor expectativa nas complicações, talvez não seria salutar. Essa transformação não mudaria o prognóstico do doente e o poria dentro de uma zona de desconforto clínico.

A experiência clínica nos mostra o momento ideal para início da TRS. A indicação precoce da terapia dialítica vem sendo defendida, principalmente, para doentes instáveis, ou seja, em choque, sob hipoxemia e com foco infeccioso. A precocidade na instalação da TRS talvez não mudaria o prognóstico da síndrome, porém diminuiria as complicações imediatas que se somariam ao quadro clínico do doente, como por exemplo edema pulmonar, distúrbio do ritmo cardíaco, choque refratário decorrente da acidemia metabólica, sangramentos, crises hipertensivas, entre outras.

As indicações de diálise permanecem inalteradas há tempos, sendo as mais clássicas: uremia manifesta por encefalopatia, pericardite ou distúrbio de coagulação (trombastenia); hipercalemia refratária, acidemia metabólica refratária e hipervolemia. A hipernatremia grave, principalmente naqueles com sintomas neurológicos, assim como intoxicações exógenas por drogas dialisáveis, também entrariam como indicadoras.

Fazer uma ressalva sobre a maior probabilidade de sangramento dentro do quadro de LRA talvez mereça local de destaque. Substâncias dificilmente tituláveis, encontradas num ambiente urêmico, exercem ação direta sobre a agregabilidade e adesividade plaquetária. Dentre elas, o ácido guanidinossuccínico inicia um processo de elevação da sua concentração sanguínea, desencadeando aumento no tempo de sangramento e, inevitavelmente, contribuindo com hemorragias intraoperatórias, ou até mesmo de forma espontânea. O processo dialítico, através dos seus transportes *difusional passivo e convectivo*, acaba por dissipá-lo da corrente sanguínea, colocando o paciente fora da zona de risco.

A hemodiálise (HD) apresenta predileção com relação à diálise peritoneal (DP) nos doentes críticos adultos, talvez pela "rapidez de execução e efeito". Não seria um caso de preferência em alguns centros, em decorrência da falta de condições tecnológicas. O esgotamento vascular para implante de cateter venoso central, distúrbio de coagulação que impeça o implante do mesmo; trombofilia que exponha o paciente a repetidos episódios de trombose venosa, impossibilidade momentânea de utilizar-se anticoagulação e instabilidade hemodinâmica talvez funcionariam como critérios para se preferir a DP à HD. Síndrome cardiorrenal decorrente de miocardiopatia dilatada grave (ICC) e a espera de transplante cardíaco também funcionam como critério para tal escolha, em decorrência da baixa repercussão da DP no quadro hemodinâmico.

Muitas modalidades hemodialíticas estão disponíveis, porém as indicadas no tratamento do doente crítico podem ser sistematizadas num *conceito híbrido* de execução. A SLED (*Sustained low efficiency dialysis*), a VVHDF (hemodiafiltração venovenosa) e a CVVHDF (hemodiafiltração venovenosa contínua) são as mais promissoras neste ambiente hostil. Elas recebem este conceito de "serem híbridas" pelo fato de somarem várias características inerentes a cada uma num só conceito. A CVVHDF talvez seja, dentre elas, a mais imputável para os casos de instabilidade hemodinâmica refratária sob altas doses de aminas vasoativas e com a necessidade de ultrafiltração contínua, assim como o clareamento da uremia e do estado acidótico.

No território do neurointensivismo, onde a busca pela boa perfusão cerebral é o "cerne" do tratamento, a escolha certa pela modalidade é crucial para o prognóstico neurológico do paciente. Medidas invasivas para o monitoramento da perfusão cerebral são requeridas em vigência da síndrome da hipertensão intracraniana. *Brain swelling*, hemorragias subaracnóideas, hematomas extra ou subdurais, todos estes com efeito de massa, podem piorar o fluxo sanguíneo encefálico e causar prejuízo motor e cognitivo futuramente. Nestes casos, quando se observa a presença de LRA superajuntada e opta-se por indicar TRS, a modalidade de escolha precisa ser aquela que interfira pouco no perfil hemodinâmico do paciente e traga efeito rápido. Lembrando que PPC = PAM – PIC (*pressão de perfusão cerebral = pressão arterial média – pressão intracraniana*), e a sua medida precisa estar igual ou maior que 60 mmHg para garantir oxigenação encefálica mínima, a modalidade de escolha para tal situação é a CVVHDF.

Verifica-se também a necessidade de se evitar a queda na osmolaridade plasmática repercutida pelo sódio de maneira brusca, a fim de não piorar o estado edematoso cerebral. A manutenção do sódio sérico em patamares maiores, como 145 a 150 mg/dL, visando prevenção de edema cerebral, é melhor garantida pela CVVHDF, a qual mantém a osmolaridade plasmática mais estável e com pouca repercussão tecidual cerebral.

Conclusão

O diagnóstico precoce com a ajuda de novos biomarcadores demanda intervenções mais imediatistas frente às causas de LRA.

Estabelecer o momento ideal para o início da diálise é algo pormenorizado para cada situação clínica e a sua antecipação merece ser destacada, a fim de diminuir as complicações imediatas da síndrome urêmica.

Referências bibliográficas

1. Ponce D, Zorzenon CPF, Santos NY, Teixeira U, Balbi AL. Injúria renal aguda em unidade de terapia intensiva: Estudo prospectivo sobre a incidência, fatores de risco e mortalidade. Revista Brasileira de Terapia Intensiva. 2011;23(3):321-326.
2. Li PKT, Burdmann EA, Mehta RL. Injúria renal aguda: um alerta global. Jornal Brasileiro de Nefrologia. 2013;35(1):1-5.
3. Wahrhaftig KM, Correia LCL, Souza CAM. Classificação de RIFLE: análise prospectiva da associação

com mortalidade em pacientes críticos. Jornal Brasileiro de Nefrologia. 2012;34(4):369-377.
4. Levi TM, Souza SP, Magalhães JG, et al. Comparação dos critérios RIFLE, AKIN e KDIGO quanto à capacidade de predição de mortalidade em pacientes graves. Revista Brasileira de Terapia Intensiva. 2013;25(4):290-296.
5. Roy AK, McGorrian C, Treacy C, et al. A Comparison of Traditional and Novel Definitions (RIFLE, AKIN, and KDIGO) of Acute Kidney Injury for the Prediction of Outcomes in Acute Decompensated Heart Failure. Cardiorenal Med. 2013;3:26-37.
6. Magro MCS, Vattimo MFF. Avaliação da função renal: creatinina e outros biomarcadores. Revista Brasileira de Terapia Intensiva. 2007;19(2):182-185.
7. Peres LAB, Cunha Jr AD; Schäfer Jr A, et al. Biomarcadores da Injúria Renal Aguda. Jornal Brasileiro de Nefrologia. 2013;35(3):229-236.
8. Alge JL, Arthur JM. Biomarkers of AKI: A Review of Mechanistic Relevance and Potential Therapeutic Implications. Clinical Journal of the American Society of Nephrology. 2015;10(1):147-155.
9. Vaidya VS, Ferguson MA, Bonventre JV. Biomarker of Acute Kidney Injury. The Annual Reviews of Pharmacololy and Toxicology. 2008;48:463-493.
10. Bellomo R, Kellum JA, Ronco C. Defining acute renal failure: physiological principals. Intensive Care Med. 2004;30(1):33-7.
11. Cruz DN, Ronco C. Acute kidney injure in the intensive care unit: current trends in incidence and outcome. Crit Care. 2007;11(4):149.
12. Susantitaphong P, Cruz DN, Cerda J, et al. World incidence of AKI: a meta-analysis. Clin J Am Soc Nephrol. 2013;8(9):1482-93.
13. Bellomo R, Ronco C, Kellum JA, et al. Acute renal failure - definition, outcome measures, animal models, fluid therapy and information technology needs: the Second International Consensus Conference of the Acute Dialysis Quality Initiative (ADQI) Group. Crit Care. 2004;8(4):R204-12.
14. KDIGO Clinical Practice Guideline for Acute Kidney Injury. Kidney International. 2012;(suppl. 2):1-138.
15. Gomez H, Ince C, De Backer D, et al. A unified theory of sepsis-induced acute kidney injury: inflammation, microcirculatory dysfunction, bioenergetics, and the tubular cell adaptation to injury. Shock. 2014;41(1):3-11.
16. Togel F, Westenfelder C. Recent advances in the understanding of acute kidney injury. F1000Prime Rep. 2014;6:83.
17. Zarychanski R, Abou-Setta AM, Turgeon AF, et al. Association of hydroxyethyl starch administration with mortality and acute kidney injury in critically ill patients requiring volume resuscitation: a systematic

review and meta-analysis. JAMA. 2013;309(7):678-88.

18. Prowle JR, Kirwan CJ, Bellomo R, et al. Fluid management for the prevention and attenuation of acute kidney injury. Nat Rev Nephrol. 2014;10(1):37-47.

19. Ostermann M, Philips BJ, Forni LG, et al. Clinical review: Biomarkers of acute kidney injury: where are we now? Crit Care. 2012;16(5):233.

20. Hsu RK, McCulloch CE, Dudley RA, et al. Temporal changes in incidence of dialysis-requiring AKI. J Am Soc Nephrol. 2013;24(1):37-42.

Capítulo

33

COMPLICAÇÕES PULMONARES NO PACIENTE NEUROCRÍTICO

José Rodrigues Pereira
Milena Tenório Cerezoli

Introdução

Diversos eventos neurológicos por si só já acarretam complicações pulmonares, assim como a terapia de suporte. Pacientes vítimas de lesão cerebral traumática apresentam rápida liberação de mediadores inflamatórios no pulmão (IL-8 e TNF), que por sua vez levarão à injúria pulmonar aguda com inflamação alveolar, edema pulmonar e imunossupressão, favorecendo o desenvolvimento de pneumonia[1,2]. Também é frequente o aumento da pressão intracraniana (PIC) em pacientes neurocríticos. Com o intuito de diminuir a PIC, são utilizadas estratégias na ventilação mecânica para promover hipocapnia. A hiperventilação acontece às custas de alto volume corrente (VC) e acarreta queda de CO_2, implicando em outras complicações pulmonares, como a lesão pulmonar induzida pelo ventilador (VILI, do inglês *ventilator-induced lung injury*)[3].

Além disso, várias outras situações clínicas são frequentes nos pacientes com quadro neurológico grave, as quais promovem aumento da morbimortalidade. Neste capítulo listamos as complicações mais frequentes no paciente neurocrítico, assim como a melhor abordagem e suporte no tratamento.

Definições e fisiopatologia da insuficiência respiratória aguda

Insuficiência respiratória aguda (IRpA) é a incapacidade do sistema respiratório em realizar adequadamente as trocas gasosas, culminando em hipoxemia e/ou hipercapnia4.

A IRpA pode ser dividida em dois tipos:

- **tipo I (hipoxêmica)** – PaO_2 < 60 mmHg;
- **tipo II (hipercápnica ou ventilatória)** – $PaCO_2$ > 50 mmHg.

A IRpA tipo I acontece por distúrbios entre a ventilação e perfusão pulmonar (V/Q), alterações na difusão da membrana alveolar ou mesmo redução da fração inspirada de oxigênio (FiO_2). As principais causas do distúrbio hipoxêmico são atelectasias, pneumonias, tromboembolismo pulmonar crônico, edema pulmonar (cardíaco ou neurogênico), pneumotórax, exacerbação da asma ou DPOC[4].

Já a IRpA tipo II é basicamente explicada por uma redução da ventilação alveolar. Ocorre em diversas doenças neuromusculares, incluindo lesões de neurônio motor (p. ex., esclerose lateral amiotrófica), junção neuromuscular (p. ex., miastenia *gravis*, síndrome de Eaton-Lambert, botulismo), nervo periférico (p. ex., síndrome de Guillain-Barré, polineuropatia do doente crítico), e muscular (p. ex., polimiosite), seja por diminuir o *drive* respiratório; por fraqueza da musculatura respiratória e alterações de expansibilidade da caixa torácica; doenças obstrutivas das vias aéreas; medicamentosa; obesidade; apneia do sono, etc.[5].

O diagnóstico de IRpA é dado a partir de sinais de desconforto respiratório e confirmado pela oximetria de pulso ou gasometria. A gasometria arterial, mais invasiva em comparação com a oximetria, fornece dados mais precisos sobre a avaliação da oxigenação e da ventilação através das medidas da pressão arterial de oxigênio (PaO_2) e da pressão arterial de gás carbônico ($PaCO_2$), respectivamente. Além disto, possibilita a medida da relação entre a FiO_2 e a PaO_2, a qual avalia o grau de disfunção hipóxica[5]. Valores de FiO_2/PaO_2 menores que 300 corroboram com o diagnóstico da SDRA, desde que respeitados outros critérios definidos pelo consenso de Berlim, 2012[6].

Após evidenciar hipoxemia e definir a presença de IRpA, a medida do gradiente alvéolo-arterial de oxigênio [G (A – a)] fornece dados sobre a sua etiologia[7]. O G (A – a) segue a seguinte fórmula:

$$G (A - a) = PAO_2 - PaO_2$$

onde: $PAO_2 = FIO_2 \times (PB - PH_2O) - PaCO_2/R$
PB: pressão barométrica
PH_2O: pressão parcial do vapor de água
R: coeficiente respiratório
G(A – a) normal: 5 a 10 mmHg

Um G (A – a) menor que 20 mmHg indica que a hipoxemia é decorrente exclusivamente da diminuição da pressão alveolar de oxigênio e, portanto, causa de hipoventilação (tipo II). Já um G (A – a) maior que 20 mmHg significa que há alteração na troca alvéolo-capilar (tipo I)[7].

Em pacientes com G (A – a) normal/abaixo de 20 mmHg, um importante método para diferir se a IRpA decorre de doenças neuromusculares é a medida da pressão inspiratória máxima (PImáx), dada através do manovacuômetro. A diminuição da PImáx (em módulo) identifica a presença de doenças neuro-

musculares, enquanto sua normalidade resulta de provável hipoventilação de origem central[7].

Síndrome do desconforto respiratório agudo em pacientes sob ventilação mecânica (edema pulmonar neurogênico)

A SDRA, como dito anteriormente, é uma das causas de IRpA hipoxêmica, caracterizada por edema intersticial e alveolar de instalação aguda. Relação FiO_2/PaO_2 menor que 300, associada à alteração radiológica compatível (opacidades bilaterais), tempo adequado de evolução (menor que 7 dias) e exclusão de congestão pulmonar secundária à insuficiência cardíaca esquerda são critérios obrigatórios para o seu diagnóstico[6].

Tal síndrome em pacientes neurológicos, anteriormente denominada como edema pulmonar neurogênico, apresenta patologias predisponentes como: hemorragia subaracnoide, subdural e intracraniana; lesão cerebral traumática; acidente vascular encefálico; hidrocefalia aguda; *status epileticus* e convulsões; meningites; lesão de medula cervical; trombose cerebral; *overdose* medicamentosa; esclerose múltipla e malformação arteriovenosa[8].

Lesão cerebral grave e extensa associada à baixa pontuação na Escala de Coma de Glasgow mostrou ser fator de risco potencial para o desenvolvimento de SDRA[9]. Recentemente, além de fatores conhecidos como aspiração, pneumonia e contusão pulmonar, estratégias terapêuticas como elevado balanço hídrico, transfusões e dependência de vasopressores também foram associadas ao maior risco de SDRA em pacientes neurológicos[10].

Sabe-se pouco sobre a etiologia da SDRA em pacientes neurocríticos, porém postula-se que estratégias danosas relacionadas à VM, com altos volumes (maior que 6-8 mL/kg de peso predito), podem corroborar com a lesão pulmonar já pré-condicionada pela liberação de catecolaminas e mediadores inflamatórios secundários à lesão cerebral[11]. O aumento da permeabilidade capilar pulmonar, com consequente edema alveolar, resulta do aumento da atividade simpática gerada pela lesão neurológica, levando à vasoconstrição generalizada, hipertensão e dano direto às células endoteliais[8].

Em um estudo observacional, a média do volume corrente dos pacientes neurológicos em VM foi de 9 mL/kg de peso predito (seja por aumento do *drive* respiratório por agitação, taquipneia, uso de musculatura acessória ou ritmo respiratório irregular pelo paciente, como por hiperventilação proposital objetivando hipocapnia permissiva para vasoconstrição cerebral em pacientes com hipertensão intracraniana). Neste, o alto volume à VM também foi identificado como fator de risco relevante e modificável para desenvolvimento de SDRA[12].

De fato, o VC elevado tem sido associado a VILI decorrente da à sobredistensão alveolar associada à ventilação com pressão positiva (volutrauma), recrutamento e colapso alveolar repetidos sem manutenção de PEEP adequada (atelec-

trauma) e ativação de processo inflamatório (biotrauma)[11]. E, tendo a VILI quadro histopatológico e mecânico indistinguível à SDRA, a correlação entre volumes elevados e SDRA torna-se possível[4].

Com isso, as estratégias ventilatórias de pacientes críticos vêm mudando ao longo da última década com o intuito de minimizar seus possíveis efeitos lesivos. Em estudos recentes, a pressão de distensão alveolar conhecida do inglês como *driving pressure*, dada pela pressão de platô (alveolar) menos a PEEP) mostrou ser variável independente de risco de lesão pulmonar em pacientes com insuficiência respiratória grave quando elevada (valor maior ou igual a 15 cmH$_2$O), associada também a maior mortalidade[13].

Segundo Tejerina e cols., SDRA não é evento comum em pacientes com doença neurológica crítica em VM, porém altos valores de *driving pressure* estão associados ao seu maior risco, e aqueles que desenvolverem a síndrome apresentam duas vezes maior mortalidade, maior duração da VM e maior tempo de estadia em UTI[14].

Concluindo, indica-se ventilação protetora (com baixos volumes) também para pacientes neurológicos graves, objetivando principalmente a manutenção de baixos valores de *driving pressure* nesta população.

Diagnósticos diferenciais de desconforto respiratório durante a ventilação mecânica

Paciente neurológico que se apresenta desconfortável à ventilação mecânica, com aumento de sua frequência respiratória, deve ser avaliado quanto à hipoxemia, arritmias e hipotensão. Caso ocorra hipoxemia, uma avaliação sistemática deve ser feita, descartando inicialmente falha do ventilador mecânico (testando a ventilação com ambu e oxigenação a 100%). Se persistir hipoxêmico, deve-se checar a patência da via aérea e simetria da ausculta pulmonar (avaliar secreção, posição do tubo, sinais de obstruções, pneumotórax, derrame pleural, atelectasias segmentares). Se nenhum achado clínico estiver alterado, uma radiografia de tórax de urgência deve ser realizada para confirmar a ausência de condições associadas[15].

A broncoscopia pode ser feita em paciente com suspeita de corpo estranho, qualquer sinal de obstrução endobrônquica ou volume excessivo de secreção. Considerar que a broncoscopia pode aumentar a pressão intracraniana mesmo em pacientes sedados, piorar hipoxemia e desenvolver arritmias, todos possíveis complicadores da lesão cerebral já instalada[15].

Tromboembolismo pulmonar, má adaptação à VM (auto-PEEP, assincronias, sedação inadequada) e distensão abdominal também são diagnósticos diferenciais a serem considerados em sinais de desconforto à VM[15].

Derrame pleural

Derrame pleural é resultado do aumento da taxa de formação do fluido pleural, redução de sua absorção ou, mais comumente, de ambos processos[16].

A radiografia de tórax em incidência posteroanterior (PA) e perfil é fundamental para a sua investigação inicial, sendo capaz de identificar derrames com volume de aproximadamente 200 mL. Os principais achados são: obliteração do seio costofrênico; elevação e alteração da conformação do diafragma (retificação de sua porção medial); hipotransparência nas bases, com formação de uma parábola com concavidade voltada para cima (curva de Damoiseau).

A radiografia em decúbito lateral com raios horizontais (incidência de Hjelm-Laurell) pode auxiliar na indicação de toracocentese e na avaliação de complicações relacionadas ao derrame. Nesta incidência pode-se notar alteração da imagem quando comparada à PA, após o líquido escorrer ao longo da superfície pleural lateralmente. Uma espessura de nível líquido acima de 10 mm indica a presença de derrame passível de punção. Pacientes em decúbito dorsal (incidência anteroposterior – AP) podem ter o diagnóstico de derrame pleural dificultado, visto que a radiografia evidencia opacidade difusa no hemitórax acometido em função do líquido pleural livre deslocar-se no sentido posterossuperior[17].

Em pacientes neurológicos, a grande maioria dos derrames será transudativa (conforme os critérios de Light) devido à hospitalização prolongada e presença de quadro anasarca (por hipoalbuminemia). Porém, derrames exsudativos secundários à pneumonia e embolia pulmonar também podem ocorrer[15]. Assim, somente os derrames devidos a evidente descompensação da insuficiência cardíaca prescindem de punção. Os demais devem ser puncionados para o correto diagnóstico e tratamento[17].

Os derrames transudativos apresentam boa resposta, com aumento da PEEP quando em ventilação mecânica e, alguns casos, com diureticoterapia otimizada, porém se extensos e refratários a tais medidas, a drenagem pleural de alívio deve ser realizada. Já os exsudativos deverão ter sua causa de base tratada para sua resolução, bem como a avaliação de critérios para drenagem pleural[15].

Tromboembolismo pulmonar

Os pacientes críticos admitidos em UTI apresentam risco aumentado para tromboembolismo venoso (TEV), que inclui trombose venosa profunda (TVP) e tromboembolismo pulmonar (TEP). Isso é devido a uma série de fatores de risco, como por exemplo infecção, pós-operatório, uso de cateter central, descompensação cardíaca e imobilização. A TVP ocorre com frequência neste perfil de pacientes e na maioria das vezes de forma assintomática, assim como nos doentes não críticos[18].

Estudos sobre a evolução natural da doença mostram que geralmente o trombo fica restrito às veias profundas da panturrilha, mas em 20 a 30% dos casos haverá extensão para uma veia proximal, promovendo risco de TEP de 40 a 50%[19]. Quando isso ocorre, 25% dos pacientes não tratados evoluem a óbito[20]. Devido à gravidade e ao contexto do doente neurocrítico, frequentemente nos deparamos com presença de TEV com indicação formal de anticoagulação e risco elevado de sangramento, o que costuma gerar angústia ao clínico em definir qual a melhor estratégia terapêutica. Pacientes submetidos à cirurgia neurológica que apresentaram TEP e foram tratados com anticoagulação plena tinham um risco maior de evoluir a óbito pelo TEP do que por sangramento no SNC na primeira semana de tratamento[21].

O fato de o indivíduo ser neurocrítico é um fator de risco adicional. Um a cada cinco pacientes admitidos em unidade de terapia intensiva devido a lesão cerebral traumática, apresentará TEV[22] e a incidência de TVP em pacientes com hemorragia subaracnoide (HSA) é de 18%[23]. Pacientes submetidos a craniotomia possuem uma incidência de TEV de 3,5% e de 1,4% para TEP[24].

Indivíduos admitidos em unidade de terapia intensiva por hemorragia intracerebral possuem incidência de TVP e de TEP de 18 a 50% e 0,5 e 5% respectivamente, este último chegando até a 25% em pacientes submetidos a necropsia[25].

Falaremos aqui sobre o TEP por ser o evento mais temível e com maior risco de mortalidade para o paciente enfermo.

Manifestação clínica e diagnóstico

Classicamente, os pacientes com TEP podem apresentar dispneia, hipoxemia, dor torácica ventilatório-dependente, febre baixa, sibilância e, em casos graves, insuficiência respiratória e óbito. Tais sintomas podem mimetizar outras pneumopatias além da dificuldade de sua caracterização nos pacientes neurocríticos. Frequentemente apresentam rebaixamento do nível de consciência, utilização de piscotrópicos ou estão sob ventilação mecânica.

Aproximadamente 1/3 dos pacientes com suspeita clínica apresentam diagnóstico de TEP26. Escores de risco internacionalmente validados são utilizados para auxiliar no diagnóstico ou afastar a patologia. Estes escores estimam o risco de TEP em baixo, moderado e alto[27,28]. Uma ferramenta muito utilizada em combinação com estes questionários é o D-dímero pelo método ELISA[29,30]. Quando risco é baixo ou moderado, associado ao D-dímero na faixa da normalidade, o diagnóstico de TEP agudo é improvável. No caso de alto risco ou D-dímero alterado, há a necessidade de confirmação do diagnóstico com angiotomografia de tórax (padrão-ouro)[31,32]. Se o paciente apresentar alto risco e a ângio-TC de tórax for negativa, outro método diagnóstico pode ser utilizado. Isso pode ocorrer quando o trombo tem localização periférica, ou seja, artéria pulmonar segmentar ou subsegmentar.

Sua sensibilidade e especificidade é de 83% e 96%, respectivamente[33].

A cintilografia de ventilação-perfusão atualmente é um método alternativo para o diagnóstico de TEP, com especificidade de 88% no caso de alta probabilidade no exame. No caso de baixa e moderada probabilidade, a incidência de TEP é de 8% e 33%, respectivamente[26]. Sua utilização tem maior relevância quando o paciente apresenta disfunção renal que impossibilita a utilização de contraste iodado, pelo risco de toxicidade renal, ou alergia conhecida.

A ressonância magnética (RNM) também foi estudada como exame complementar no diagnóstico de TEP, e sua aplicabilidade, definida no estudo PIOPED III, estaria reservada a situações nas quais o método padrão de diagnóstico não pode ser realizado. Sua sensibilidade é de 78% e a especificidade de 99%, caso o exame seja realizado com técnica adequada. Possui baixa acurácia para trombos segmentares e subsegmentares. Infelizmente, em 25% dos exames realizados a técnica é inadequada. A utilização de RNM para investigação de TEP agudo deve ser realizada apenas em centros especializados e familiarizados tanto com a realização do exame quanto com a interpretação dos resultados[34].

Nos pacientes críticos, admitidos em UTI, o diagnóstico pode ser mais difícil. Sinais clínicos de TVP, como edema assimétrico de membro inferior podem estar mascarados pelo quadro anasarca e ausência de ação da gravidade pelo decúbito dorsal. Outro fator é o fato de parte dos pacientes estar em intubação orotraqueal, sob ventilação mecânica e sedação, não sendo possível o relato de sintomas característicos. Quando a aplicação dos questionários para definir risco não tem como ser feita, o clínico tem que estar atento para piora do padrão respiratório, com necessidade de ajuste da ventilação mecânica, disfunção cardíaca inexplicável e choque.

Outra situação que dificulta o diagnóstico são as características do paciente crítico, como a instabilidade hemodinâmica, que impede o deslocamento para a realização de exames de imagem ou medicina nuclear, disfunção renal e alergia ao contraste. Nestes casos, deve-se utilizar exames que podem ser realizados à beira do leito, como D-dímero para triagem, ecocardiograma, que pode evidenciar sobrecarga de câmaras direitas e hipertensão pulmonar, eletrocardiograma com alteração compatível com sobrecarga direita (padrão clássico: presença de onda S em derivação D1, presença de onda T em derivação D3; desvio do eixo elétrico para a direita; fibrilação atrial) e ultrassonografia de membros inferiores. Caso esta última confirme TVP e o paciente tenha suspeita de TEP, provavelmente este diagnóstico está presente.

Tratamento

A escolha da abordagem terapêutica vai depender da repercussão clínica do trombo. Agentes trombolíticos podem ser utilizados quando há repercussão hemodinâmica, com choque cardiogênico e disfunção grave de ventrículo direito. Uma metanálise mostra que os pacientes com TEP grave, submetidos a trombólise, apresentam redução de mortalidade por qualquer causa quando comparados com pacientes submetidos apenas à anticoagulação. Apesar disso, há maior incidência de sangramento no sistema nervoso central em comparativo com anticoagulantes (1,46% e 0,19%, respectivamente) e sangramento maior de qualquer natureza (9,24% × 3,42%). Este risco é mais acentuado quando observamos o subgrupo de pacientes ≥ 65 anos (12,93% × 4,10%), não havendo diferença significativa em indivíduos com menor faixa etária[35].

Particularmente no paciente admitido por neuropatia aguda, tal terapia pode estar contraindicada pelo risco

de sangramento no SNC. Diagnósticos como acidente vascular cerebral (hemorrágico ou isquêmico), hemorragia subaracnoide, tumores em SNC ou cirurgia neurológica recente apresentam contraindicação formal à trombólise[36,37].

A própria anticoagulação traz risco de sangramento, devendo o paciente ser monitorado caso se opte por essa modalidade de tratamento. A terapia anticoagulante deve ser iniciada com heparina de baixo peso molecular (HBPM) na dosagem de 1 mg/kg, administrada a cada 12 horas e o monitoramento pode ser feito com dosagem do fator anti-Xa sérico. Se for utilizada heparina não fracionada (HNF), o ajuste deve ser feito com TTPA, tendo como alvo uma e meia a duas vezes o valor do limite superior da normalidade. A carga de anticoagulante não deve ser reduzida pelo risco de sangramento. É importante manter carga plena para a resolução do trombo. É recomendado o uso de HBPM como terapia de escolha nos casos graves. Caso o paciente não tenha risco maior de sangramento, a varfarina pode ser utilizada a partir de 48 horas após heparinização e o alvo do tempo de protrombina (TP) é manter INR entre 2-3. Os anticoagulantes orais diretos também poderiam ser utilizados nesse caso.

Quando a terapia anticoagulante é iniciada, o êmbolo diminui de tamanho de forma substancial na primeira semana, com uma resolução mais gradual em 4 a 8 semanas. Caso o paciente possua doença pulmonar ou cardíaca de base, esse tempo de resolução é mais lento[38].

Na impossibilidade de anticoagulação ou recorrência de TEV na vigência de terapia adequada, tendo em vista que em 90% dos casos de TEP o trombo é originário dos membros inferiores, está indicada a passagem de filtro de veia cava, sendo os removíveis cada vez mais utilizados[38-40].

A terapia de suporte é obtida através da correção de hipoxemia e manutenção de pressão com norepinefrina, caso haja necessidade. A expansão volêmica só deve ser realizada caso haja hipotensão relacionada ao TEP maciço, associada à hipovolemia.

Prevenção

A profilaxia para TEV pode ser medicamentosa (HNF ou HBPM) ou mecânica (botas pneumáticas).

Pacientes com lesão cerebral traumática que não apresentam sangramento nas primeiras 24 horas pós-trauma apresentam menor incidência de TEV quando a profilaxia medicamentosa é introduzida em até 72 horas do evento. Em comparativo com a profilaxia mecânica, caso não haja sangramento no SNC, a profilaxia química em pacientes com trauma no SNC apresenta o mesmo perfil de segurança[41].

A HBPM promove maior redução na incidência de TEV sem aumento na taxa de sangramento em comparativo com HNF[42]. Pacientes submetidos a cirurgia neurológica apresentam redução no risco de TEV na ordem de 43% quando a profilaxia medicamentosa é iniciada 24-48 horas após o procedimento[43].

Caso haja contraindicação à quimioprofilaxia, a prevenção mecânica apresenta a mesma eficácia na redução

do risco de TEV. A associação das duas modalidades de prevenção poderia trazer benefício adicional, com maior diminuição dos riscos[44]. Tal estratégia é recomendada para pacientes admitidos em UTI devido a AVC isquêmico.

Pacientes com acidente vascular cerebral (AVC) hemorrágico devem ser submetidos à profilaxia mecânica assim que forem admitidos na UTI e são candidatos à profilaxia química caso haja estabilidade do hematoma em intervalo de 48 horas. No caso de HSA, a profilaxia medicamentosa pode ser iniciada a partir de 24 horas da abordagem cirúrgica ou clipagem do aneurisma[45]. A escolha entre utilização de terapia profilática medicamentosa e/ou mecânica deve ser feita de acordo com o risco iminente de sangramento do paciente no momento da admissão e reavaliada após estabilidade ou deterioração clínica durante a internação.

Pneumonia aspirativa

A pneumonia aspirativa ocorre em 5 a 15% dos pacientes hospitalizados e em grupos com determinados fatores de risco essa incidência é ainda mais alta[46]. O quadro infeccioso ocorre após aspiração de grande quantidade de material proveniente da cavidade oral ou do trato gastrointestinal superior[47].

Em indivíduos saudáveis, o reflexo de tosse, o *clearance* mucociliar e o sistema imunológico protegem o trato respiratório inferior de infecções de etiologia aspirativa. Tais mecanismos de defesa encontram-se prejudicados nos pacientes com distúrbio neurológico[48]. A disfagia, predominante neste perfil de pacientes, é a principal causa de broncoaspiração[49,50]. No caso de rebaixamento do nível de consciência, há um aumento significativo no risco de pneumonia aspirativa[51]. Tanto a doença neurológica quanto o tratamento medicamentoso podem levar à depressão do sensório[52]. Justamente por este fato é recomendado que os pacientes com escala de coma de Glasgow ≤ 8 sejam submetidos à intubação orotraqueal precoce para proteção de via aérea[53]. Medidas simples como decúbito com cabeceira elevada a 45º e a higiene oral reduzem de forma significativa o risco de pneumonia aspirativa[54,55]. Em pacientes submetidos à trombólise por acidente vascular cerebral agudo, a manutenção protocolar do decúbito dorsal com tronco a zero grau promove discreto aumento na incidência de pneumonia, sendo este risco aceitável, em relação à melhora da reperfusão cerebral[56]. O uso de antibiótico profilático não diminui o risco de infecção por aspiração[57].

Apresentação clínica

Quando há broncoaspiração, a evolução para pneumonia ocorre de maneira indolente, raramente acarretando sintomas precoces e alteração de imagem. Quando tais alterações estão presentes em menos de 48 horas após o evento, provavelmente o paciente está na vigência do quadro de pneumonite química pela aspiração de conteúdo gástrico. Nesse caso, geralmente a broncoaspiração é presenciada e os pacientes apresentam sintomas súbitos como queda de saturação e insuficiência respiratória. Tal situação acarreta processo inflamatório significativo, promovendo alveolite e vasoconstrição pulmonar devidas à hipóxia e edema ácido-induzido, com altas taxas de evolução para síndrome do desconforto respiratório agudo. Os sintomas do quadro aspirativo são taquipneia, broncoespasmo e, a depender da quantidade de material gástrico aspirado, hipoxemia, podendo levar a choque. Estes sintomas podem ou não preceder a alteração radiológica8. A diferença entre pneumonite química e pneumonia aspirativa está relacionada na Tabela 33.1[47].

Geralmente as áreas pulmonares acometidas são os segmentos posteriores dos lobos superiores e os segmentos superiores dos lobos inferiores quando o paciente está em decúbito horizontal. Os segmentos basais pulmonares, principalmente o lobo inferior direito, são acometidos quando o tronco está elevado[47]. Outras alterações que podem ser vistas à radiografia de tórax são atelectasia e consolidações com broncograma aéreo, que significa encharcamento de material inflamatório no ambiente alveolar.

Pacientes com pneumonia aspirativa possuem mortalidade aumentada em comparação com aqueles que apresentam infecção sem relação com quadro aspirativo[58]. Aproximadamente 25% dos casos de pneumonite aspirativa irão evoluir com infecção pulmonar secundária em 2 a 7 dias.

Aproximadamente 16% dos pacientes que apresentam broncoaspiração evoluem para SARA[59]. Com base em modelos de estudos com animais, é estimado que para que ocorra pneumonite

MANUAL DE NEUROINTENSIVISMO DA BENEFICÊNCIA PORTUGUESA

Tabela 33.1. Diferenças entre pneumonite química e pneumonia aspirativa

Apresentação	Pneumonite química	Pneumonia aspirativa
Mecanismo	Aspiração de conteúdo gástrico estéril	Aspiração de material colonizado proveniente da orofaringe
Processo fisiopatológico	lesão pulmonar aguda devido a material gástrico, particularmente ácido	Resposta inflamatória pulmonar aguda às bactérias e produtos bacterianos
Achados bacteriológicos	Inicialmente estéril, possibilidade de infecção bacteriana subsequente	Cocos gram positivos, bacilos gram negativose raramente bactérias anaeróbias
Fatores predisponentes	Diminuição do nível de consiência	Disfagia e dismotilidade gástrica
Faixa etária	Qualquer faixa etária, frequentemente população jovem	Geralmente idosos
Evento aspirativo	Pode ser presenciado	Geralmente não presenciado
Apresentação típica	História de diminuição do nível de consciência, com infiltrado pulmonar e desenvolvimento de sintomas respiratórios	Pacientes institucionalizados com disfagia, apresentação clínica de pneumonia, infiltrado pulmonar
Manifestação clínica	Desde ausância de sintomas até tosse, taquipneia, broncoespasmo, secreção brônquica espumosa e desconforto respiratório de 2-5 horas após aspiração	Taquipneia, tosse e sinas de pneumonia

química em humanos, por volta de 70 kg, é necessária a aspiração de 120 mL ou mais de conteúdo gástrico, principalmente com pH < 2,5.

Tratamento

No caso de pneumonia aspirativa, o tratamento com corticoide não traz benefício, podendo inclusive ser prejudicial. Em estudo de caso-controle foi evidenciado que o uso de corticoide favorece a evolução para pneumonia e infecção por bactérias Gram-negativas. Seu uso em baixas doses tem aplicabilidade na melhora do quadro inflamatório apenas na pneumonite química relacionada à aspiração de ácido clorídrico, promovendo melhora dos sintomas brônquicos e redução da mortalidade pela potencial evolução para SARA[60]. Neste caso, os pacientes que mais se be-

neficiariam de tal terapia seriam os que apresentam opacidades em vidro fosco na tomografia computadorizada de tórax, caracterizando processo inflamatório alveolar agudo[61].

Até a década de 1980 os estudos mostravam que a maioria das culturas em pacientes com pneumonia aspirativa era positiva para agentes anaeróbios. A partir de então começou a haver aumento progressivo na incidência de *Staphylococcus aureus*, aeróbios e bacilos Gram-negativos, devido à maior parte dos pacientes com infecção por aspiração estar em ambiente hospitalar, ocorrendo assim mudança na flora colonizante das vias aéreas[62]. Pacientes em ventilação mecânica possuem taxa menor de infecção pulmonar por anaeróbios. Em comparativo, pacientes que evoluem com pneumonia associada à ventilação mecânica possuem como principais agentes etiológicos *S. aureus* e *P. aeruginosa*.

A cobertura antimicrobiana deve englobar, além de bactérias anaeróbias, patógenos Gram-positivos e Gram-negativos. Estudos têm mostrado que, apesar da mudança na etiologia da pneumonia aspirativa, a clindamicina continua apresentando taxas de resposta acima de 75%. Outras opções antimicrobianas como carbapenêmicos, ampicilina + sulbactan ou moxifloxacin podem ser utilizadas como primeira escolha terapêutica, caso a infecção seja comunitária ou adquirida em ambiente hospitalar sem que o paciente tenha usado ciclo antimicrobiano recente[63,64]. Caso já tenha sido administrado antibiótico previamente, considerar a possibilidade de bactéria multidroga-resistente e otimização terapêutica de acordo com o perfil das culturas de cada instituição.

Considerações gerais

Nem toda macrobroncoaspiração promove infecção e/ou inflamação alveolar. Os principais exemplos são aspiração de sangue (proveniente de epistaxe ou hematêmese) e dieta enteral. A maioria tem resolução espontânea, mas devido a serem excelente meio de cultura, existe a possibilidade de evolução para infecção secundária65, 66. O uso de antibioticoterapia profilática na aspiração de materiais dessa natureza não traz benefício, podendo ainda promover seleção de bactérias resistentes.

A pneumonia aspirativa é uma complicação frequente no paciente com distúrbio neurológico. Sua diferenciação da pneumonite aspirativa nem sempre é fácil, requerendo do clínico conhecimento técnico, destreza e experiência para o diagnóstico e seleção da melhor abordagem terapêutica.

Referências bibliográficas

1. Zhu L, Yan W, Qi M, Hu ZL, Lu TJ, Chen M, et al. Alterations of pulmonary zinc homeostasis and cytokine production following traumatic brain injury in rats. Ann Clin Lab Sci. 2007;37(4):356-61.

2. Vermeij JD, Aslami H, Fluiter K, Roelofs JJ, van den Bergh WM, Juffermans NP, et al. Traumatic brain injury in rats induces lung injury and systemic immune suppression. J Neurotrauma. 2013;30(24):2073-9.

3. Curley G, Kavanagh BP, Laffey JG. Hypocapnia and the injured brain: more harm than benefit. Crit Care Med. 2010;38(5):1348-59.

4. Carvalho CF, Costa ELV. Ventilação Mecânica – Princípios e Aplicação. 1 Rio de Janeiro: ed. Editora Atheneu; 2015.

5. Martins H. Medicina de Emergência - Abordagem Prática - Emergências Clínicas. Ed. Manole. En Brandão Neto, RA; Martins, HS e Velasco IT. Barueri, 2015.

6. Force ADT, Ranieri VM, Rubenfeld GD, Thompson BT, Ferguson ND, Caldwell E, et al. Acute respiratory distress syndrome: the Berlin Definition. JAMA. 2012;307(23):2526-33.

7. Zampieri F et al. Medicina de Emergência - Abordagem Prática - Emergências Clínicas. Ed. Manole. En Brandão Neto, RA; Martins, HS e Velasco IT. Barueri, 2015.

8. Busl KM, Bleck TP. Neurogenic Pulmonary Edema. Crit Care Med. 2015;43(8):1710-5.

9. Holland MC, Mackersie RC, Morabito D, Campbell AR, Kivett VA, Patel R, et al. The development of acute lung injury is associated with worse neurologic outcome in patients with severe traumatic brain injury. J Trauma. 2003;55(1):106-11.

10. Contant CF, Valadka AB, Gopinath SP, Hannay HJ, Robertson CS. Adult respiratory distress syndrome: a complication of induced hypertension after severe head injury. J Neurosurg. 2001;95(4):560-8.

11. Mascia L. Acute lung injury in patients with severe brain injury: a double hit model. Neurocrit Care. 2009;11(3):417-26.

12. Pelosi P, Ferguson ND, Frutos-Vivar F, Anzueto A, Putensen C, Raymondos K, et al. Management and outcome of mechanically ventilated neurologic patients. Crit Care Med. 2011;39(6):1482-92.

13. Amato MB, Meade MO, Slutsky AS, Brochard L, Costa EL, Schoenfeld DA, et al. Driving pressure and

survival in the acute respiratory distress syndrome. N Engl J Med. 2015;372(8):747-55.

14. Tejerina E, Pelosi P, Muriel A, Penuelas O, Sutherasan Y, Frutos-Vivar F, et al. Association between ventilatory settings and development of acute respiratory distress syndrome in mechanically ventilated patients due to brain injury. J Crit Care. 2017;38:341-5.

15. Wijdicks EFM. The practice of emergency and critical care neurology. 2ª ed. Oxford: Oxford University Press USoAM; 2010.

16. Miserocchi G. Physiology and pathophysiology of pleural fluid turnover. Eur Respir J. 1997;10(1):219-25.

17. Porcel JM, Azzopardi M, Koegelenberg CF, Maldonado F, Rahman NM, Lee YC. The diagnosis of pleural effusions. Expert Rev Respir Med. 2015;9(6):801-15.

18. Crowther MA, Cook DJ, Griffith LE, Devereaux PJ, Rabbat CC, Clarke FJ, et al. Deep venous thrombosis: clinically silent in the intensive care unit. J Crit Care. 2005;20(4):334-40.

19. Howe CT, Kakkar VV, Flanc C, Clarke MB. The natural history of deep-vein thrombosis. Br J Surg. 1969;56(8):625.

20. Barritt DW, Jordan SC. Anticoagulant drugs in the treatment of pulmonary embolism. A controlled trial. Lancet. 1960;1(7138):1309-12.

21. Cote LP, Greenberg S, Caprini JA, Stone J, Arcelus JI, Lopez-Jimenez L, et al. Outcomes in neurosurgical patients who develop venous thromboembolism: a review of the RIETE registry. Clin Appl Thromb Hemost. 2014;20(8):772-8.

22. Skrifvars MB, Bailey M, Presneill J, French C, Nichol A, Little L, et al. Venous thromboembolic events in critically ill traumatic brain injury patients. Intensive Care Med. 2017;43(3):419-28.

23. Ray WZ, Strom RG, Blackburn SL, Ashley WW, Sicard GA, Rich KM. Incidence of deep venous thrombosis after subarachnoid hemorrhage. J Neurosurg. 2009;110(5):1010-4.

24. Kimmell KT, Jahromi BS. Clinical factors associated with venous thromboembolism risk in patients undergoing craniotomy. J Neurosurg. 2015;122(5):1004-11.

25. Masotti L, Godoy DA, Di Napoli M, Rabinstein AA, Paciaroni M, Ageno W. Pharmacological prophylaxis of venous thromboembolism during acute phase of spontaneous intracerebral hemorrhage: what do we know about risks and benefits? Clin Appl Thromb Hemost. 2012;18(4):393-402.

26. Investigators P. Value of the ventilation/perfusion scan in acute pulmonary embolism. Results of the prospective investigation of pulmonary embolism diagnosis (PIOPED). JAMA. 1990;263(20):2753-9.

27. Wells PS, Anderson DR, Rodger M, Stiell I, Dreyer JF, Barnes D, et al. Excluding pulmonary embolism at the bedside without diagnostic imaging: management of patients with suspected pulmonary embolism presenting to the emergency department by using a simple clinical model and d-dimer. Ann Intern Med. 2001;135(2):98-107.

28. Wicki J, Perneger TV, Junod AF, Bounameaux H, Perrier A. Assessing clinical probability of pulmonary embolism in the emergency ward: a simple score. Arch Intern Med. 2001;161(1):92-7.

29. Heaton DC, Billings JD, Hickton CM. Assessment of D dimer assays for the diagnosis of deep vein thrombosis. J Lab Clin Med. 1987;110(5):588-91.

30. Bounameaux H, Schneider PA, Reber G, de Moerloose P, Krahenbuhl B. Measurement of plasma D-dimer for diagnosis of deep venous thrombosis. Am J Clin Pathol. 1989;91(1):82-5.

31. Stein PD, Woodard PK, Weg JG, Wakefield TW, Tapson VF, Sostman HD, et al. Diagnostic pathways in acute pulmonary embolism: recommendations of the PIOPED II investigators. Am J Med. 2006;119(12):1048-55.

32. Dalen JE. New PIOPED recommendations for the diagnosis of pulmonary embolism. Am J Med. 2006;119(12):1001-2.

33. Stein PD, Fowler SE, Goodman LR, Gottschalk A, Hales CA, Hull RD, et al. Multidetector computed tomography for acute pulmonary embolism. N Engl J Med. 2006;354(22):2317-27.

34. Stein PD, Chenevert TL, Fowler SE, Goodman LR, Gottschalk A, Hales CA, et al. Gadolinium-enhanced magnetic resonance angiography for pulmonary embolism: a multicenter prospective study (PIOPED III). Ann Intern Med. 2010;152(7):434-43, W142-3.

35. Chatterjee S, Chakraborty A, Weinberg I, Kadakia M, Wilensky RL, Sardar P, et al. Thrombolysis for pulmonary embolism and risk of all-cause mortality, major bleeding, and intracranial hemorrhage: a meta-analysis. JAMA. 2014;311(23):2414-21.

36. Konstantinides SV, Torbicki A, Agnelli G, Danchin N, Fitzmaurice D, Galie N, et al. 2014 ESC guidelines on the diagnosis and management of acute pulmonary embolism. Eur Heart J. 2014;35(43):3033-69, 69a-69k.

37. Kearon C, Akl EA, Ornelas J, Blaivas A, Jimenez D, Bounameaux H, et al. Antithrombotic Therapy for VTE Disease: CHEST Guideline and Expert Panel Report. Chest. 2016;149(2):315-52.

38. Morris TA. Natural history of venous thromboembolism. Crit Care Clin. 2011;27(4):869-84, vi.

39. Ingber S, Geerts WH. Vena caval filters: current knowledge, uncertainties and practical approaches. Curr Opin Hematol. 2009;16(5):402-6.

40. Palareti G. How I treat isolated distal deep vein thrombosis (IDDVT). Blood. 2014;123(12):1802-9.

41. Mesa Galan LA, Egea-Guerrero JJ, Quintana Diaz M, Vilches-Arenas A. The effectiveness and safety of pharmacological prophylaxis against venous thromboembolism in patients with moderate to severe traumatic brain injury: A systematic re-

view and meta-analysis. J Trauma Acute Care Surg. 2016;81(3):567-74.

42. Shorr AF, Jackson WL, Sherner JH, Moores LK. Differences between low-molecular-weight and unfractionated heparin for venous thromboembolism prevention following ischemic stroke: a metaanalysis. Chest. 2008;133(1):149-55.

43. Khaldi A, Helo N, Schneck MJ, Origitano TC. Venous thromboembolism: deep venous thrombosis and pulmonary embolism in a neurosurgical population. J Neurosurg. 2011;114(1):40-6.

44. Wan B, Fu HY, Yin JT, Ren GQ. Low-molecular-weight heparin and intermittent pneumatic compression for thromboprophylaxis in critical patients. Exp Ther Med. 2015;10(6):2331-6.

45. Nyquist P, Bautista C, Jichici D, Burns J, Chhangani S, DeFilippis M, et al. Prophylaxis of Venous Thrombosis in Neurocritical Care Patients: An Evidence-Based Guideline: A Statement for Healthcare Professionals from the Neurocritical Care Society. Neurocrit Care. 2016;24(1):47-60.

46. Baine WB, Yu W, Summe JP. Epidemiologic trends in the hospitalization of elderly Medicare patients for pneumonia, 1991-1998. Am J Public Health. 2001;91(7):1121-3.

47. Marik PE. Aspiration pneumonitis and aspiration pneumonia. N Engl J Med. 2001;344(9):665-71.

48. Gleeson K, Eggli DF, Maxwell SL. Quantitative aspiration during sleep in normal subjects. Chest. 1997;111(5):1266-72.

49. Vergis EN, Brennen C, Wagener M, Muder RR. Pneumonia in long-term care: a prospective case-control study of risk factors and impact on survival. Arch Intern Med. 2001;161(19):2378-81.

50. Cabre M, Serra-Prat M, Palomera E, Almirall J, Pallares R, Clave P. Prevalence and prognostic implications of dysphagia in elderly patients with pneumonia. Age Ageing. 2010;39(1):39-45.

51. Adnet F, Baud F. Relation between Glasgow Coma Scale and aspiration pneumonia. Lancet. 1996;348(9020):123-4.

52. Knol W, van Marum RJ, Jansen PA, Souverein PC, Schobben AF, Egberts AC. Antipsychotic drug use and risk of pneumonia in elderly people. J Am Geriatr Soc. 2008;56(4):661-6.

53. Gentleman D, Dearden M, Midgley S, Maclean D. Guidelines for resuscitation and transfer of patients with serious head injury. BMJ. 1993;307(6903):547-52.

54. Hua F, Xie H, Worthington HV, Furness S, Zhang Q, Li C. Oral hygiene care for critically ill patients to prevent ventilator-associated pneumonia. Cochrane Database Syst Rev. 2016;10:CD008367.

55. Drakulovic MB, Torres A, Bauer TT, Nicolas JM, Nogue S, Ferrer M. Supine body position as a risk factor for nosocomial pneumonia in mechanical-ly ventilated patients: a randomised trial. Lancet. 1999;354(9193):1851-8.

56. Palazzo P, Brooks A, James D, Moore R, Alexandrov AV, Alexandrov AW. Risk of pneumonia associated with zero-degree head positioning in acute ischemic stroke patients treated with intravenous tissue plasminogen activator. Brain Behav. 2016;6(2):e00425.

57. Kalra L, Irshad S, Hodsoll J, Simpson M, Gulliford M, Smithard D, et al. Prophylactic antibiotics after acute stroke for reducing pneumonia in patients with dysphagia (STROKE-INF): a prospective, cluster-randomised, open-label, masked endpoint, controlled clinical trial. Lancet. 2015;386(10006):1835-44.

58. Komiya K, Rubin BK, Kadota JI, Mukae H, Akaba T, Moro H, et al. Prognostic implications of aspiration pneumonia in patients with community acquired pneumonia: A systematic review with meta-analysis. Sci Rep. 2016;6:38097.

59. Gajic O, Dabbagh O, Park PK, Adesanya A, Chang SY, Hou P, et al. Early identification of patients at risk of acute lung injury: evaluation of lung injury prediction score in a multicenter cohort study. Am J Respir Crit Care Med. 2011;183(4):462-70.

60. Meduri GU, Tolley EA, Chrousos GP, Stentz F. Prolonged methylprednisolone treatment suppresses systemic inflammation in patients with unresolving acute respiratory distress syndrome: evidence for inadequate endogenous glucocorticoid secretion and inflammation-induced immune cell resistance to glucocorticoids. Am J Respir Crit Care Med. 2002;165(7):983-91.

61. Zhao JN, Liu Y, Li HC. Corticosteroids in treatment of aspiration-related acute respiratory distress syndrome: results of a retrospective cohort study. BMC Pulm Med. 2016;16:29.

62. El-Solh AA, Pietrantoni C, Bhat A, Aquilina AT, Okada M, Grover V, et al. Microbiology of severe aspiration pneumonia in institutionalized elderly. Am J Respir Crit Care Med. 2003;167(12):1650-4.

63. Kadowaki M, Demura Y, Mizuno S, Uesaka D, Ameshima S, Miyamori I, et al. Reappraisal of clindamycin IV monotherapy for treatment of mild-to-moderate aspiration pneumonia in elderly patients. Chest. 2005;127(4):1276-82.

64. Ott SR, Allewelt M, Lorenz J, Reimnitz P, Lode H; German Lung Abscess Study G. Moxifloxacin vs ampicillin/sulbactam in aspiration pneumonia and primary lung abscess. Infection. 2008;36(1):23-30.

65. Lipper B, Simon D, Cerrone F. Pulmonary aspiration during emergency endoscopy in patients with upper gastrointestinal hemorrhage. Crit Care Med. 1991;19(3):330-3.

66. Mullan H, Roubenoff RA, Roubenoff R. Risk of pulmonary aspiration among patients receiving enteral nutrition support. JPEN J Parenter Enteral Nutr. 1992;16(2):160-4.

Capítulo

34

VIA AÉREA DIFÍCIL (VAD)

Antonio Carlos Batista Pereira
Alexandre Slullitel

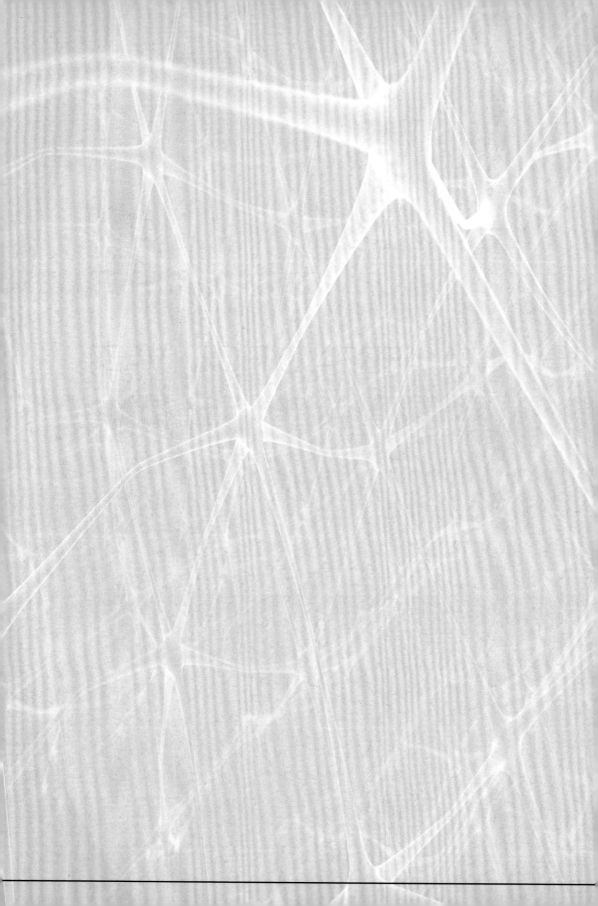

Introdução

O controle das vias aéreas (VA) em pacientes graves pode se apresentar em qualquer cenário do ambiente hospitalar, além do próprio ambiente da unidade de terapia intensiva (UTI). A maioria desses ambientes é remotamente localizada e inadequada para oferecer condições de abordagem segura das vias aéreas, além de apresentar vários desafios logísticos, de recursos técnico-materiais e humanos. Fatores relacionados aos próprios pacientes também contribuem para tais dificuldades. No contexto de emergências, os pacientes, na maioria das situações, apresentam-se hipoxêmicos, obnubilados, agitados ou com as três características simultaneamente, estando a avaliação das vias aéreas prejudicada e, dificilmente, podendo ser executada dentro dos padrões ideais.

A indução sequencial rápida (ISR) deve ser considerada na maioria dos pacientes devido ao risco de aspiração de conteúdo gástrico, seja porque os pacientes não apresentavam tempo de jejum adequado, por estase gástrica (diabetes, AVC) ou por doenças intra-abdominais (suboclusões intestinais, doença do refluxo gastroesofágico).

A incidência de via aérea difícil (VAD) no paciente crítico é elevada. Pacientes com VAD previamente suspeitas são admitidos na UTI para monitoração e para intubação, ventilação mecânica, extubação e observação.

O Quarto Projeto de Auditoria Nacional (*Fourth National Audit Project* ou NAP4) do Colégio Real de Anestesistas (*Royal College of Anaesthetists*) do Reino Unido e a Sociedade de Via Aérea Difícil (*Difficult Airway Society*) identificaram que, aproximadamente, uma em cada cinco complicações importantes e uma a cada duas mortes consecutivas estavam relacionadas a problemas com as vias aéreas na UTI. O relatório apontou oportunidades de melhorias no atendimento de pacientes que se relacionavam a problemas de identificação dos pacientes de maior risco e dos eventos críticos, de falta de condutas padronizadas, disponibilidade de recursos técnicos e recursos humanos devidamente treinados. Além disso, a atenção foi focada no preparo (recursos humanos, equipamentos e planejamento) para administrar tais eventos críticos. Grande número de eventos críticos nas UTI foi descrito em horários de plantão, ocasiões em que a habilidade de profissionais mais jovens, sem o devido preparo técnico ou sem a supervisão de um profissional mais bem capacitado, pode ter contribuído de maneira significativa para o desfecho desfavorável[1,2].

O NAP4 identificou 36 eventos críticos relacionados às vias aéreas nas UTI, sendo que em 61% deles os desfechos progrediram para morte ou lesão neurológica persistente. A falta de utilização de um capnógrafo foi apontada como responsável por 74% destes eventos que resultaram em morte ou lesão neurológica[1].

Um levantamento anterior à divulgação do NAP43, que visava avaliar a adequação das UTI do Reino Unido quanto a condutas nas intervenções sobre as vias aéreas e suas respectivas complicações em pacientes graves, demonstrou que um em cada 25 pacientes admitidos na UTI foi com problemas relacionados às vias aéreas e que um a cada 16 pacientes apresentava fatores de risco para complicações das vias aéreas, seja por um problema primário das vias aéreas, seja por um problema relacionado ao próprio paciente.

O NAP4 relatou que a falta de antecipação de problemas potenciais relacionados a dificuldades de vias aéreas, bem como a falta de planejamento em caso de insucesso na abordagem das vias aéreas contribuíram para desfechos desfavoráveis nos eventos adversos relatados[1]. Mais preocupante entre estas análises diz respeito ao fato de que, embora mais de uma em cada três UTI afirmassem a adoção de estratégias específicas de vias aéreas, menos do que uma a cada cinco UTI tinha tais estratégias implementadas na prática[1,3].

Em anestesia, quando a avaliação inicial sugere dificuldade das vias aéreas, o "padrão-ouro" na prática anestésica é a fibroscopia com o paciente desperto. Tal prática é dificilmente exequível em pacientes dependentes de ventilação não invasiva, ou que estão confusos, agitados, instáveis ou inconscientes. As diretrizes atuais não fazem alusão à avaliação ou indução, em pacientes já dependentes de técnicas avançadas de oxigenação.

Dispositivos de alto fluxo podem fornecer oxigênio adequadamente aquecido e umidificado em fluxos superiores a 70 L/min e apresentam vários benefícios fisiológicos[4]: redução do espaço morto anatômico, pressão positiva contínua das vias aéreas (CPAP) e oferta de uma fração de oxigênio inspirada constante. Em anestesia, o CPAP nasal de alto fluxo recebeu denominação específica - THRIVE (*Transnasal Humidified Rapid-Insufflation Ventilatory Exchange*)[5,6]. Em situações eletivas tem havido muito interesse no uso dessa técnica, pois permite prolongar o período de apneia que antecede a hipóxia.

No NAP4, o evento primário que produziu complicações mais graves foi a dificuldade de intubação em quase a metade dos pacientes. No cenário da UTI, a intubação difícil ou o retardo na intubação são comumente seguidos de dessaturação rápida e instabilidade. É prudente iniciar tentativas de intubação que mais rapidamente atinjam a visão da laringe e a intubação na primeira tentativa. Embora a videolaringoscopia permita melhor visualização das estruturas, nem sempre o intervalo para a intubação é reduzido com a utilização destes dispositivos.

Definições de via aérea difícil (VAD)

São definidos tipos distintos de dificuldade em relação ao controle das vias aéreas:

1. dificuldade para estabelecer e/ou manter a patência das VA:

    1.1 impossibilidade de manter saturação de oxigênio (SpO_2) > 90% utilizando-se oxigênio a 100% e pressão positiva com máscara facial em paciente que apresentava previamente saturação superior a 90% antes da intervenção anestésica;

    1.2 impossibilidade de prevenir ou reverter os sinais de

ventilação insuficiente com máscara facial e pressão positiva (cianose, ausência de movimentos ventilatórios na caixa torácica, silêncio auscultatório pulmonar, sinais de obstrução grave, dilatação gástrica, alterações hemodinâmicas de hipoxemia e hipercapnia);

1.3 impossibilidade de colocação de um tubo orotraqueal com laringoscopia direta (LD);

2. ventilação difícil com máscara facial (escala de Han):
   - **grau 1:** ventilação fácil com máscara facial, sem ajuda de dispositivos;
   - **grau 2:** ventilação com máscara com ajuda de cânula orofaríngea ou nasofaríngea, com ou sem bloqueadores neuromusculares;
   - **grau 3:** ventilação difícil (inadequada, insuficiente ou instável com duas pessoas e emprego de cânula orofaríngea ou nasofaríngea) com ou sem bloqueadores neuromusculares;
   - **grau 4:** impossibilidade de ventilação com máscara, com ou sem bloqueadores neuromusculares[7];

3. laringoscopia difícil: situação em que não é possível visualizar nenhuma porção das cordas vocais após várias tentativas de laringoscopia convencional[8];

4. intubação traqueal difícil: situação clínica em que um médico com experiência, mediante LD, necessita de mais de duas tentativas com a mesma lâmina, uma troca de lâmina, uma ajuda à LD (guia maleável), técnica ou sistema alternativo após a falha de intubação sob LD8;

5. via aérea difícil (VAD): situação clínica em que o médico experiente apresenta dificuldade para ventilação com máscara, intubação traqueal ou ambas[8];

6. falha de intubação: cenário clínico em que não se consegue a inserção correta do tubo endotraqueal após várias tentativas de intubação[8].

Preditores de via aérea difícil

Antes da realização de qualquer técnica de instrumentação das vias aéreas, é imprescindível realizar uma avaliação completa das VA com o objetivo de identificar antecipadamente os pacientes com maior risco para complicações e a VAD, a fim de estar preparado para o insucesso e executar o planejamento do procedimento com a disponibilidade de recursos materiais e humanos para a abordagem da mesma, com máxima segurança e menor risco para o paciente.

Anamnese

Antecedentes pessoais de VAD, detalhando a data, o procedimento, dispositivos utilizados e complicações eventualmente associadas. Ainda devem ser pesquisados antecedentes de intubação prolongada (estenose subglótica), antecedentes de traqueostomia, antecedentes de traumatismos craniofaciais, presença ou tratamentos de tumores de cabeça e pescoço ou intratorácicos (mediastino), infecção aguda ou crônica das VA, alterações craniofaciais congênitas, doenças reumáticas, diabetes, gravidez, lesões da coluna cervical, politraumatismo, antecedentes familiares de VAD.

Exame físico

- Inspeção geral: micrognatia, presença de barba, pescoço curto e musculoso.
- Queimaduras faciais ou cervicais: cicatrizes retráteis ou fibrose que limitam a mobilidade e distorcem a anatomia normal das VA, síndrome de inalação.
- Corpo estranho nas VA.
- Macroglossia (p. ex., em pacientes acromegálicos).
- Palato ogival (em pacientes respiradores bucais – p. ex., na síndrome da apneia obstrutiva do sono – SAOS).
- Estado da dentição: incisivos proeminentes, dentes móveis, prótese e implantes dentários.
- Detecção de ruídos respiratórios: estridor, disfonia, rouquidão.
- Obesidade.
- Presença de bócio.
- Desidratação.
- Mamas de grande volume.

Exames de imagem

Não devem ser realizados de rotina em paciente sem história ou exame físico sugestivo de VAD, devido ao peque-

no valor preditivo positivo de intubação difícil. Os exames complementares mais comumente realizados são:

- tomografia computadorizada de crânio ou pescoço: tumores de cabeça e pescoço;
- ressonância nuclear magnética: tumores de cabeça e pescoço;
- radiografia simples da região cervical: avaliação da mobilidade cervical. Pode ser necessário em alguns casos realizar exame em extensão/flexão (pacientes com luxação e subluxação atlanto-occipital assintomática – p. ex., artrite reumatoide);
- radiografia de tórax: desvio de traqueia, estenose de traqueia, pneumotórax, escoliose, enfisema subcutâneo com desvio traqueal.

Testes clínicos

Os testes clínicos isoladamente possuem elevada sensibilidade, mas valor preditivo positivo baixo, no entanto a ocorrência simultânea de vários testes aumenta a precisão na previsibilidade de identificação da VAD. Portanto, é fundamental associar os dados de anamnese, exame físico e realização conjunta de testes para aumentar a especificidade da valorização das VAD. Existe também variabilidade interobservador nas aferições e interpretação dos testes clínicos.

Teste de Mallampati, Samsoon e Young[8]

Este teste é realizado com o paciente em posição sentada, cabeça em posição neutra e sem fonação. A boca deve ser aberta o máximo possível e a língua protrusa ao máximo (Figura 34.1).

- Classe 0: se visualiza a ponta da epiglote, palato mole, fauces, úvula e pilares amigdalianos.
- Classe I: se visualiza palato mole, fauces, úvula e pilares amigdalianos.
- Classe II: se visualiza palato mole, fauces e úvula.
- Classe III: se visualiza palato mole e base da úvula.
- Classe IV: somente se visualiza o palato duro, o palato mole não está visível.

Distância tireomentoniana

Avalia o espaço mandibular. A medida é realizada com a boca fechada, com a cabeça estendida ao máximo, e se mede a distância entre o "pomo de Adão" e o mento. Distância superior a 9 cm associa-se com facilidade para IOT, enquanto valores inferiores a 6 cm predizem dificuldade de intubação.

Distância esternomentoniana

É um indicador da mobilidade da cabeça e do pescoço. Refere-se à distância entre o manúbrio esternal e o mento. Pode haver aumento da incidência de intubação difícil se a distância for inferior a 12,5 cm.

Teste da mordida do lábio superior

Avalia o tamanho da mandíbula em relação ao maxilar, assim como o grau de funcionalidade da articulação temporomandibular (ATM).

- Classe I: a mucosa labial superior é visualizada.
- Classe II: visão parcial da mucosa do lábio superior.
- Classe III: o lábio superior está totalmente visível, pois os incisivos inferiores não mordem o lábio superior.

O teste de mordida classe III associa-se a possível intubação difícil.

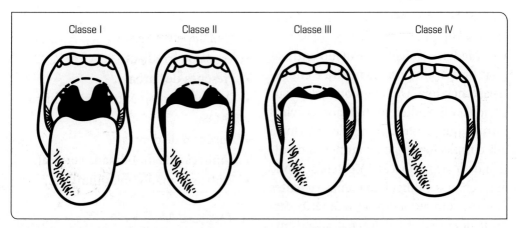

Figura 34.1 – Classificação de Samsoon e Young para o teste de Mallampati.

Abertura bucal

Sua estimativa avalia a funcionalidade da ATM. Compreende a distância entre incisivos superiores e inferiores. Valores inferiores a 3-4 cm são indicativos de provável intubação difícil. Valores inferiores a 2,5 cm indicam a necessidade de intubação com broncofibroscópio.

Diâmetro cervical

Diâmetro cervical superior a 40 cm pressupõe um risco de 5% de intubação difícil e de 35% se o diâmetro for superior a 60 cm.

Extensão occipito-atlanto-axial (extensão cervical)

Avalia a extensão da cabeça e do pescoço e a funcionalidade da articulação atlanto-occipital. Com o paciente sentado em posição neutra, traça-se uma linha com a superfície de oclusão dos incisivos superiores. Posteriormente, solicita-se que o paciente estenda a cabeça ao máximo e traça-se uma nova linha sobre a superfície de oclusão dos incisivos. Mede-se o ângulo formado entre as duas linhas; em posição neutra e em extensão máxima. Um ângulo igual ou superior a 35° indica mobilidade cervical normal, enquanto um ângulo inferior a 20° correlaciona-se com aumento da dificuldade de intubação. A extensão pode apresentar-se dificultada em pacientes obesos, com aumento do diâmetro cervical, doença de Madelung, pescoço curto e musculoso, espondilite anquilosante, artrose/artrite cervical.

Preditores de dificuldade no controle de vias aéreas

O mais importante no controle das VA será a dificuldade de ventilação com máscara facial. É fundamental distinguir entre os preditores de dificuldade de ventilação sob máscara e os preditores de dificuldade de intubação orotraqueal.

- **Preditores de dificuldade de ventilação com máscara facial[10,11]**
- Idade superior a 55 anos.
- IMC > 26 kg/m².
- Presença de barba (modificável).
- Edentulismo (falta de dentes).
- Síndrome da apneia obstrutiva do sono (SAOS) ou história de roncos.
- Retrognatia.
- Irradiação prévia do pescoço.

- **Preditores de Dificuldade de Ventilação sob Máscara Facial e Intubação Difícil Associadas[12]**
- Idade > 46 anos.
- IMC > 30.
- Sexo masculino.
- Mallampati III ou IV.
- Massa ou irradiação cervical.
- Presença de barba.
- Distância tireomentoniana reduzida.
- SAOS.
- Ausência de dentes.
- Limitação da mobilidade cervical.
- Protrusão mandibular limitada.

O escore MACOCHA[13,14]

A maioria das UTI não cirúrgicas é dirigida por não anestesiologistas que, na maioria das vezes, não têm tantas habilidades em proceder IOT ou controle das vias aéreas14. O escore de MACOCHA apresenta sensibilidade de 73%, especificidade de 89%, valor preditivo negativo de 98% e valor preditivo positivo de 38% (Tabela 34.1). A pontuação superior ou igual a 3 indica probabilidade de dificuldade de intubação.

Tabela 34.1. Escore MACOCHA

Mallampati III ou IV	5
SAOS	2
Diminuição da Mobilidade Cervical	1
Limitação da abertura bucal < 3 cm	1
Presença de Coma ECG < 8	1
Hipoxemia grave SpO_2 < 80%	1
Profissional não anestesista	1

Visualização da glote à laringoscopia direta

O grau de visualização da laringe durante a LD foi classificado por Cormack e Lehane e, posteriormente, modificado por Cook. Essa visualização pode ser consideravelmente melhorada com a utilização de manobras específicas, como compressão da cartilagem cricoide ou tireoide, BURP (*backward-upward-rightward pressure*) e laringoscopia bimanual (Figura 34.2).

Obesidade

A incidência de intubação difícil em obesos é duas vezes superior nas UTI, comparativamente aos pacientes obesos submetidos a procedimentos anestésicos. No entanto, técnicas especiais para controle das vias aéreas têm sido utilizadas com maior frequência nas salas cirúrgicas. Também as complicações com iminente risco de vida foram 20 vezes mais frequentes nas UTI (41,1%) do que no centro cirúrgico (1,9%)15. A Tabela 34.2 relaciona as alterações respiratórias mais comumente observadas nos pacientes obesos.

Estratégias de Controle das Vias Aéreas no Paciente de UTI

Pacientes de UTI frequentemente estão com estômago cheio ou apresentam comprometimento das funções fisiológicas de tal forma que múltiplas

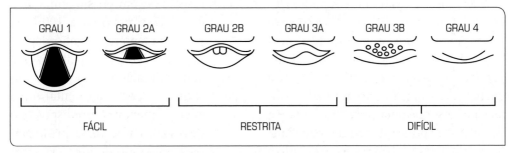

Figura 34.2 – Classificação de Cormack e Lehane da laringoscopia conforme modificação por Cook : grau 1 – a maior parte da fenda glótica é visível; grau 2A – apenas a porção posterior da glote é visível; grau 2B – apenas as cartilagens aritenóides são visíveis; grau 3A – epiglote visível e passível de elevação; grau 3B – epiglote aderida à faringe; grau 4 – nenhuma estrutura laríngea visível.

Tabela 34.2. Alterações respiratórias comumente observadas nos pacientes obesos

Alterações anatômicas	Importância Clínica
Estruturas faríngeas	• Estreitamento das vias aéreas
Face	• Dificuldade de ventilação sob máscara
Pescoço	• dificuldade de acesso invasivo das VAs
Tórax e abdome	• Redução da complacência da parede torácica • Redução do volume de reserva expiratório • Redução da capacidade residual funcional • Redução da excursão diafragmática • Microatelectasias na posição supina
Língua Partes moles da orofaringe Disfunção da musculatura dilatadora da faringe	• Predisposição à apnéia obstrutiva do sono

tentativas ou tentativas prolongadas de intubação podem piorar desfechos e aumentar o risco de complicações16,17. A incidência de complicações pode atingir 39% na UTI, sendo que 13% de todas as intubações podem necessitar de três ou mais tentativas para obter sucesso ou em 10% dos casos estas tentativas podem levar 10 ou mais minutos18. Caso ocorra aspiração ou hipoxemia durante a intubação de emergência, a possibilidade de parada cardíaca é, respectivamente, 22 e quatro vezes mais frequente19,20. A obtenção de sucesso na primeira tentativa de intubação pode estar relacionada tanto às características do paciente quanto à destreza do profissional.

Na Tabela 34.3 estão listadas estratégias para melhorar o sucesso da primeira tentativa de intubação e a segurança do processo de controle das vias aéreas.

Estão listados na Tabela 34.4 os medicamentos mais comumente utilizados para controle das vias aéreas.

Dispositivos de Vias Aéreas

Existem inúmeros dispositivos para o controle das vias aéreas, porém a seleção do dispositivo mais adequado depende de vários fatores. Alguns pontos devem ser considerados no processo de escolha do dispositivo a ser utilizado[21]:

1. a prioridade é sempre a oxigenação e não a intubação;

2. a aquisição dos equipamentos de vias aéreas deve ser baseada no operador menos experiente, sendo que o dispositivo deve ser amigável, intuitivo e com mínimo período de capacitação para uso;

3. os dispositivos escolhidos devem ter sido avaliados adequadamente em pesquisas clínicas;

4. idealmente os dispositivos de resgate devem possuir uma taxa de sucesso próxima a 100% na primeira tentativa de abordagem das vias aéreas. Um dispositivo com alta taxa de sucesso no uso rotineiro pode apresentar uma eficácia menor como dispositivo de resgate e vice-versa, principalmente no caso de uma via aérea difícil imprevista;

34 | VIA AÉREA DIFÍCIL (VAD)

Tabela 34.3. Estratégias para melhorar o sucesso e a segurança da intubação

Pré-oxigenação previamente à intubação	1. Elevação da cabeça > 20° 2. Oxigênio suplementar com máscara bem adaptada por 3-5 min ou com cânula nasal de alto fluxo (CNAF) entre 15 e 60 Lpm 3. Ventilação não-invasiva com pressão positiva	1. A pré-oxigenação com ventilação não invasiva é preferível nos indivíduos com fisiologia de shunt pulmonar
Otimização hemodinâmica	1. Avaliação hemodinâmica à beira leito 2. Reposição volêmica se necessária 3. Administração contínua de vasopressor em caso de hipotensão refratária à reposição volêmica	1. Índice de choque >0.9 prediz maior probabilidade de hipotensão após a intubação 2. O ultrassom à beira leito fornece informações precisas e rápidas do perfil hemodinâmico
Gestão de recursos	1. Avalie potenciais dificuldades 2. Verbalize o Plano A, o Plano B, etc. 3. Prepare o material e equipamento necessário 4. Posicione o paciente 5. determine os papéis para os membros da equipe 6. Prepare a sedação e analgesia após a intubação	1. Potenciais dificuldades incluem: dificuldades anatômicas e fisiológicas que dificultem a laringoscopia, a ventilação com máscara, a inserção de dispositivo supraglótico, a via aérea cirúrgica.
Recursos humanos	1. Presença de dois profissionais que planejaram a abordagem das VAs	
Durante a intubação:		
Manutenção da oxigenação	1. Ventilação apneica pode prolongar o intervalo seguro de apneia	1. A ventilação apneica é pouco eficaz em pacientes com fisiologia de shunt. O CPAP nasal pode ser mais benéfico nestes pacientes
Escolha do dispositivo	1. Escolha do dispositivo baseada na avaliação da dificuldade 2. Videolaringoscopia aumenta a probabilidade de sucesso na primeira tentativa	1. Se a fibroscopia precisar se utilizada, associar técnicas ou dispositivos como por exemplo, fibroscopia + videolaringoscópio ou fibroscopia + dispositivos supraglóticos
Escolha de medicações	1. Hipnóticos com preservação de estabilidade hemodinâmica: cetamina ou etomidato 2. Bloqueadores Neuromusculares no caso de laringoscopia direta	
Considerações programáticas		
Abordagem multidisciplinar	1. Combinação de treinamento, didática e simulação para desenvolvimento do desempenho de mais de uma especialidade	
Programas de treinamento	1. Currículo baseado em simulações para melhoria de habilidades da identificação e controle da VAD	
Fatores humanos	1. Educação e treinamento dos algoritmos de VAD 2. Uso de mnemônicos cognitivos para melhoria da lembrança e desempenho	
Utilização de recursos	1. Disponibilidade imediata e adequada de recursos técnicos	1. Os carrinhos de VADs devem estar disponíveis em cada uma das UTIs

Adaptado da ref. 16

MANUAL DE NEUROINTENSIVISMO DA BENEFICÊNCIA PORTUGUESA

Tabela 34.4. Medicamentos para controle das vias aéreas

Medicamentos	Dose (mg/kg)	Início de ação (seg)	Duração do efeito (min)	Comentários
Hipnóticos				
Etomidato	0,3	15-45	3-12	hemodinamicamente neutro causa supressão adrenal
Propofol	1-3	15-45	3-5	depressão miocárdica-hipotensão
Cetamina	1-2	< 60	10-20	depressão miocárdica com atividade simpatomimética indireta
Tiopental	3-5	5-30	5-10	inotrópico negativo-hipotensão
Midazolam	0,1-0,3	30-60	15-30	Frequentemente causa hipotensão
dexmedetomidina	0,5-1 mcg/kg	10-15 min	aprox. 120	Bloqueia resposta laríngea e mantém ventilação espontânea
Bloqueadores neuromusculares				
succinilcolina	1-2	60	aprox. 10	fasciculações, hipercalemia
rocurônio	0,9-1,2	60-90	aprox.160	duração prolongada, eliminação renal, metabolismo hepático
Analgésicos opioides				
Fentanil	3-5 mcg/kg	3-5	20-40	Metabolismo hepático
Remifentanil	0,3-0,5 mcg/kg/min	1-2	5-9	Requer infusão contínua. Administração em bolus produz rigidez torácica. Metabolismo plasmático

Adaptado da ref. 16.

5. os dispositivos devem ser experimentados por longos períodos de tempo (semanas ou meses) para que o dispositivo seja testado em vários cenários clínicos e por boa parte dos profissionais;

6. a intubação bem-sucedida deve ser acompanhada por extubação segura. O planejamento da extubação deve ser similar ao planejamento da intubação. A necessidade de reintubação deve ser sempre antecipada após a extubação.

O intensivista deve planejar a abordagem da VA do paciente com as seguintes perguntas em mente:

- a ventilação com máscara facial será exequível após a indução da perda de consciência e da ventilação espontânea do paciente?
- a IOT será exequível após a indução da perda de consciência e da ventilação espontânea do paciente?
- quais as dificuldades para realização da intubação com fibroscopia com o paciente acordado?
- em caso de dificuldades, qual é o plano B?

Intubação com paciente acordado (Vígil)

A intubação com o paciente acordado ou intubação vígil é uma técnica reservada a pacientes com fatores preditivos de intubação difícil que estejam colaborativos e orientados, em cenários eletivos. A intubação vígil pressupõe a manutenção da ventilação espontânea e a consciência do paciente para adequação do controle da VA. A sedação é mínima e apenas suficiente para produzir ansiólise.

A via aérea é anestesiada com lidocaína *spray* a 5% ou 10%, que é nebulizada com um atomizador na faringe posterior para evitar tosse ou *bucking*. Se um fibroscópio for utilizado, a laringe pode ser nebulizada com 2 mL de lidocaína a 2% através do canal de trabalho do equipamento, após o que o aparelho é introduzido na traqueia. Então, uma segunda nebulização é aplicada na traqueia antes da introdução do tubo traqueal. Técnicas alternativas incluem o bloqueio de nervo laríngeo superior, nervo lingual ou anestesia transtraqueal pela membrana cricotireóidea. A intubação com paciente acordado pode ser realizada com várias técnicas:

- intubação com fibroscopia flexível (por via oral ou nasal) ou fibroscopia com uso de fibras de uso único (aScope);
- intubação com estiletes ópticos (p. ex., Bonfils, Shikani, Levitan);
- intubação com videolaringoscópios (Airtraq, Glidescope, C-MAC, McGrath, King Vision, etc.), laringoscópios rígidos modificados (Bullard, TrueView) ou com ponta articulada (McCoy);
- intubação com auxílio de estiletes luminosos ou laringoscopia direta com guias maleáveis de introdução traqueal (Bougie, Aintree);
- intubação com auxílio de dispositivos supraglóticos (máscara laríngea, i-gel, AirQ, tubo laríngeo);
- intubação retrógrada.

Dispositivos Supraglóticos (DSG)

Os DSG podem substituir o tubo traqueal, de forma temporária ou definitiva, em situações de urgência (em que se ventila o paciente, mas a intubação não é possível – "ventilo, mas não intubo") ou emergenciais "não ventilo e não intubo" – NINV. Podem ser usados de forma eletiva em combinação com outros dispositivos (guias maleáveis e fibroscópio), aumentando o sucesso da técnica. São especialmente convenientes para realizar a passagem do fibroscópio pelo interior do canal de via aérea do dispositivo.

Os DSG podem ser classificados em[22]:

- dispositivos com balonete inflável periglótico com ou sem canal gástrico:
  - família Aura (Ambu™);
  - AirQ (Cook™);
  - família LMA (Teleflex™);
  - Soft Seal (Portex™);
- dispositivos com balonete não inflável, pré-moldado, com canal gástrico:
  - I-Gel;
- dispositivos com dois balonetes infláveis, com ou sem canal gástrico:
  - tubo laríngeo;
  - Combitube;
  - Easy Tube.

Recentemente surgiram evoluções dos DSG, assim chamados DSG de segunda geração para diferenciá-los dos assim chamados DSG de primeira geração. Os dispositivos de segunda geração têm-se mostrado mais fáceis de utilização em pacientes com dificuldades de ventilação, como no caso de pacientes obesos[23].

A Tabela 34.5mostra as características de diferenciação entre as duas gerações.

Dispositivos ópticos e videolaringoscópicos (VDL)

A videolaringoscopia aumentou a taxa de sucesso na primeira tentativa na sala de emergência, na terapia intensiva e no atendimento pré-hospitalar, incluindo pacientes com preditores de via aérea difícil e pacientes com insucesso na primeira tentativa de intubação[24-27]. O Bonfils é um estilete dotado de fibras ópticas com uma cobertura metálica rígida em forma de J que no seu extremo proximal possui um visor articulável e uma conexão para a fonte de luz. A extremidade distal tem uma curvatura de 40° e um ângulo de visão de 110°. Representa um opção interessante em pacientes com imobilização cervical com colar cervical ou rigidez cervical (espondilite anquilosante) principalmente se houver limitação da abertura

bucal com possibilidade de uso da técnica de intubação retromolar[28,29].

Os VDL podem ser classificados em:

- laringoscópios ópticos com lâmina de Macintosh:
  - Storz C-MAC (C-MAC D-BLADE com modificação da lâmina de Macintosh com ângulo de visão de 60°), McGrath;
- dispositivos ópticos indiretos com lâmina angulada:
  - Glidescope, McGrath Serie 5;
- dispositivos ópticos indiretos rígidos com canal para passagem de TT:
  - Airtraq, AWS Pentax, King Vision, Ctrach.

É importante lembrar de que a visualização da glote nem sempre é a responsável pela falha de intubação. A dificuldade pode estar relacionada à passagem do tubo traqueal pelo orifício glótico. Algumas manobras, como a rotação do TT no sentido anti-horário, facilitam a introdução do tubo traqueal, que pode naturalmente impactar contra as cartilagens aritenoides, origem da dificuldade e pode causar lesão de cordas vocais. A adição do *bougie* à laringoscopia direta ou combinada ao uso de videolaringoscópios tem mostrado aumento do sucesso na introdução do TT[30].

Tabela 34.5. Características dos DSG de primeira e segunda gerações

Dispositivo	1ª geração	2ª geração
acesso gástrico	Não	Sim
desenho do balonete	Pressão de vedação moderada (< 20 cmH$_2$O)	Pressão de vedação elevada (~ 30 cmH$_2$O)
bloqueador de mordida	Não	Sim
Tubo de via aérea	Cilíndrico	Plano, achatado ou elíptico
Opções de inserção	Menor	Maior

Via aérea invasiva de emergência

A indução com sequência rápida é o padrão para o controle da via aérea de emergência na UTI e no PS. A taxa de sucesso fica em torno de 97 a 99% e a via aérea cirúrgica é necessária em apenas 0,5 a 2% dos pacientes[31]. A cricotireotomia é um procedimento geralmente reservado para a via aérea de emergência, em situações em que o DSG não pode ser efetivamente utilizado por anormalidades das VA, sangue ou secreção que impossibilitam seu posicionamento e sua função adequados. É uma estratégia de resgate no cenário "não intubo e não ventilo – NINV".

Das várias técnicas descritas, a cricotireotomia com tubo com balonete ou kits comercialmente disponíveis que permitem a inserção de cânula de grosso calibre sobre uma agulha ou fio-guia permitem a obtenção da VA em pacientes graves de forma mais adequada do que a cricotireotomia com agulha com baixa pressão ou ventilação a jato. A cricotireotomia pode ser realizada mais rapidamente com mínimas habilidades cirúrgicas utilizando a técnica de quatro etapas rápidas ou de forma ainda mais rápida utilizando-se um bougie ou técnica de cricotireotomia guiada por bougie[32]. Esta técnica modificada (técnica corte, gire bougie e tubo) consiste na inserção de um bougie na traqueia através da incisão para servir como guia para um tubo traqueal convencional[33].

Os kits de cricotireotomia utilizam a técnica de Seldinger, porém estão associados a maior tempo para realização da técnica. A técnica implica em complicações possíveis tais como perfuração esofágica, enfisema subcutâneo e sangramento. A identificação da membrana cricotireóidea pode ser difícil em casos de anatomia desfavorável como no caso de pacientes obesos ou com alterações da anatomia cervical. Nesses casos, o ultrassom pode auxiliar na identificação das estruturas anatômicas para realizar o procedimento de maneira mais segura[34].

Fatores humanos: treinamento, algoritmos e conjunto de orientações

O controle da via aérea faz parte do treinamento de especialidades que atendem pacientes graves e a melhoria no treinamento e padrões de atendimento. Para todos os especialistas, é mais conveniente uma única especialidade.

Experiências de treinamentos baseados em simulação, algoritmos e conjunto de orientações desenvolvidos para atender a esta necessidade têm demonstrado graus de sucesso variáveis. Recentemente, autores apresentaram a experiência de um programa de 3 anos que incluiu técnicas de simulação com dificuldades gradualmente progressivas objetivando a identificação e abordagem da VA potencialmente difícil. Esta formação aumentou a probabilidade de sucesso de intubação na primeira tentativa e reduziu as complicações na UTI, com uma taxa de sucesso superior a 80% na primeira tentativa e quase 90% se o videolaringoscópio fosse utilizado[35].

Embora se reconheça- que a criação de um algoritmo universal seja impraticável, os algoritmos institucionalmente auxiliam na organização e no planejamento de estratégias de controle de vias aéreas pelas equipes multiprofissionais. Sugerimos a utilização do algoritmo da Figura 34.3 como estratégia para abordagem de vias aéreas em pacientes graves na UTI[36].

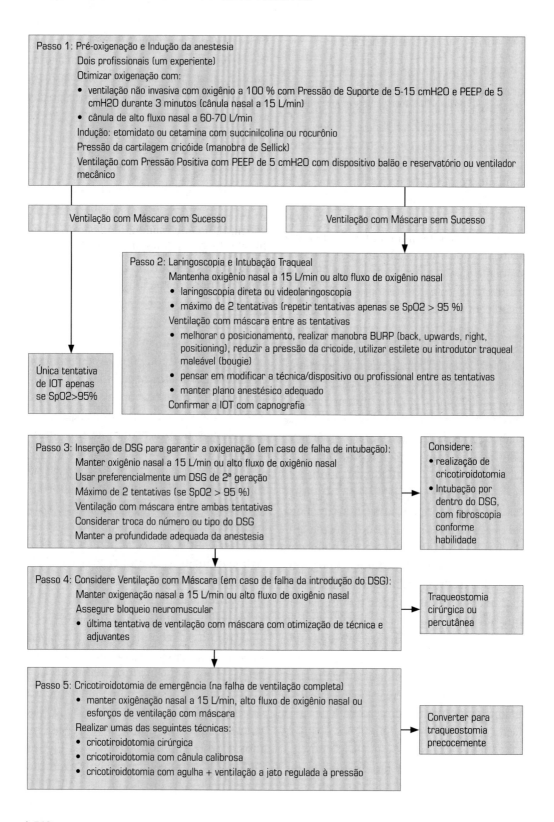

Referências bibliográficas

1. Cook TM, Woodall N, Harper J, Benger J; Fourth National Audit Project. Major complications of airway management in the UK: results of the Fourth National Audit Project of the Royal College of Anaesthetists and the Difficult Airway Society. Part 2: intensive care and emergency departments. Br J Anaesth. 2011 May;106(5):632-42.

2. Higgs A, Cook TM, McGrath BA. Airway management in the critically ill: the same, but different. Br J Anaesth. 2016 Sep;117(Suppl 1):i5-i9.

3. Astin J, King EC, Bradley T, Bellchambers E, Cook TM. Survey of airway management strategies and experience of non-consultant doctors in intensive care units in the UK. Br J Anaesth. 2012 Nov;109(5):821-5.

4. Ricard JD. Hazards of intubation in the ICU: role of nasal high flow oxygen therapy for preoxygenation and apneic oxygenation to prevent desaturation. Minerva Anestesiol. 2016 Oct;82(10):1098-106.

5. Patel A, Nouraei SAR. Transnasal Humidified Rapid-Insufflation Ventilatory Exchange (THRIVE): a physiological method of increasing apnoea time in patients with difficult airways. Anaesthesia. 2015 Mar;70(3):323-9.

6. Doyle AJ, Stolady D, Mariyaselvam M, Wijewardena G, Gent E, Blunt M, et al. Preoxygenation and apneic oxygenation using Transnasal Humidified Rapid-Insufflation Ventilatory Exchange for emergency intubation. J Crit Care. 2016 Dec;36:8-12.

7. Han R, Tremper KK, Kheterpal S, O'Reilly M. Grading scale for mask ventilation. Anesthesiology. 2004 Jul;101(1):267.

8. Apfelbaum JL, Hagberg CA, Caplan RA, Blitt CD, Connis RT, Nickinovich DG, et al. Practice guidelines for management of the difficult airway: an updated report by the American Society of Anesthesiologists Task Force on Management of the Difficult Airway. Anessthesiology. 2013 Feb;118(2):251-70.

9. Samsoon GL, Young JR. Difficult tracheal intubation: a retrospective study. Anaesthesia. 1987 May;42(5):487-90.

10. Langeron O, Masso E, Huraux C, Guggiari M, Bianchi A, Coriat P, et al. Prediction of difficult mask ventilation. Anesthesiology. 2000 May;92(5):1229-36.

11. Kheterpal S, Martin L, Shanks AM, Tremper KK. Prediction and outcomes of impossible mask ventilation: a review of 50,000 anesthetics. Anesthesiology. 2009 Apr;110(4):891-7.

12. Kheterpal S, Healy D, Aziz MF, Shanks AM, Freundlich RE, Linton F, et al. Incidence, predictors, and outcome of difficult mask ventilation combined with difficult laryngoscopy: a report from the multicenter perioperative outcomes group. Anesthesiology. 2013 Dec;119(6):1360-9.

13. De Jong A, Molinari N, Terzi N, Mongardon N, Arnal J-M, Guitton C, et al. Early identification of patients at risk for difficult intubation in the intensive care unit: development and validation of the MACOCHA score in a multicenter cohort study. Am J Respir Crit Care Med. 2013 Apr 15;187(8):832-9.

14. Luedike P, Totzeck M, Rammos C, Kindgen-Milles D, Kelm M, Rassaf T. The MACOCHA score is feasible to predict intubation failure of nonanesthesiologist intensive care unit trainees. J Crit Care. 2015 Oct;30(5):876-80.

15. De Jong A, Molinari N, Pouzeratte Y, Verzilli D, Chanques G, Jung B, et al. Difficult intubation in obese patients: incidence, risk factors, and complications in the operating theatre and in intensive care units. Br J Anaesth. 2015 Feb;114(2):297-306.

16. Natt BS, Malo J, Hypes CD, Sakles JC, Mosier JM. Strategies to improve first attempt success at intubation in critically ill patients. Br J Anaesth. 2016 Sep;117(Suppl 1):i60-i68.

17. Mort TC. Complications of emergency tracheal intubation: immediate airway-related consequences: part II. J Intensive Care Med. 2007 Aug;22(4):208-15.

18. Griesdale DEG, Bosma TL, Kurth T, Isac G, Chittock DR. Complications of endotracheal intubation in the critically ill. Intensive Care Med. 2008 Oct;34(10):1835-42.

19. Mort TC. The incidence and risk factors for cardiac arrest during emergency tracheal intubation: a justification for incorporating the ASA Guidelines in the remote location. J Clin Anesth. 2004 Nov;16(7):508-16.

20. Mort TC. Complications of emergency tracheal intubation: hemodynamic alterations--part I. J Intensive Care Med. 2007 Jun;22(3):157-65.

21. Greenland KB. Art of airway management: the concept of "Ma" (Japanese: , when "less is more"). Br J Anaesth. 2015 Dec;115(6):809-12.

22. Hernandez MR, Klock PA, Ovassapian A. Evolution of the extraglottic airway: a review of its history, applications, and practical tips for success. Anesth Analg. 2012 Feb;114(2):349-68.

23. Abdi W, Dhonneur G, Amathieu R, Adhoum A, Kamoun W, Slavov V, et al. LMA supreme versus facemask ventilation performed by novices: a comparative study in morbidly obese patients showing difficult ventilation predictors. Obes Surg. 2009 Dec;19(12):1624-30.

24. De Jong A, Molinari N, Conseil M, Coisel Y, Pouzeratte Y, Belafia F, et al. Video laryngoscopy versus direct laryngoscopy for orotracheal intubation in the intensive care unit: a systematic review and meta-analysis. Intensive Care Med. 2014 May;40(5):629-39.

25. Michailidou M, O'Keeffe T, Mosier JM, Friese RS, Joseph B, Rhee P, et al. A comparison of video laryngoscopy to direct laryngoscopy for the emergency

intubation of trauma patients. World J Surg. 2015 Mar;39(3):782-8.

26. Mosier JM, Stolz U, Chiu S, Sakles JC. Difficult airway management in the emergency department: GlideScope videolaryngoscopy compared to direct laryngoscopy. J Emerg Med. 2012 Jun;42(6):629-34.

27. Hypes CD, Stolz U, Sakles JC, Joshi RR, Natt B, Malo J, et al. Video Laryngoscopy Improves Odds of First-Attempt Success at Intubation in the Intensive Care Unit. A Propensity-matched Analysis. Ann Am Thorac Soc. 2016 Mar;13(3):382-90.

28. Abdulla S, Abdulla S, Schwemm K-P, Eckhardt R, Abdulla W. Making endotracheal intubation easy and successful, particularly in unexpected difficult airway. Int J Crit Illn Inj Sci. 2014 Jan;4(1):24-8.

29. Thong S-Y, Wong TG-L. Clinical uses of the Bonfils Retromolar Intubation Fiberscope: a review. Anesth Analg. 2012 Oct;115(4):855-66.

30. Amathieu R, Combes X, Abdi W, Housseini LE, Rezzoug A, Dinca A, et al. An algorithm for difficult airway management, modified for modern optical devices (Airtraq laryngoscope; LMA CTrachTM): a 2-year prospective validation in patients for elective abdominal, gynecologic, and thyroid surgery. Anesthesiology. 2011 Jan;114(1):25-33.

31. Niven AS, Doerschug KC. Techniques for the difficult airway. Curr Opin Crit Care. 2013 Feb;19(1):9-15.

32. Hill C, Reardon R, Joing S, Falvey D, Miner J. Cricothyrotomy technique using gum elastic bougie is faster than standard technique: a study of emergency medicine residents and medical students in an animal lab. Acad Emerg Med. 2010 Jun;17(6):666-9.

33. Frerk C, Mitchell VS, McNarry AF, Mendonca C, Bhagrath R, Patel A, et al. Difficult Airway Society 2015 guidelines for management of unanticipated difficult intubation in adults. Br J Anaesth. 2015 Dec;115(6):827-48.

34. Kristensen MS, Teoh WH, Graumann O, Laursen CB. Ultrasonography for clinical decision-making and intervention in airway management: from the mouth to the lungs and pleurae. Insights Imaging. 2014 Apr;5(2):253-79.

35. Mosier JM, Malo J, Sakles JC, Hypes CD, Natt B, Snyder L, et al. The impact of a comprehensive airway management training program for pulmonary and critical care medicine fellows. A three-year experience. Ann Am Thorac Soc. 2015 Apr;12(4):539-48.

36. Myatra SN, Ahmed SM, Kundra P, Garg R, Ramkumar V, Patwa A, et al. The All India Difficult Airway Association 2016 guidelines for tracheal intubation in the Intensive Care Unit. Indian J Anaesth. 2016 Dec;60(12):922-30.

Capítulo

35

ANTICOAGULAÇÃO NO PACIENTE NEUROCRÍTICO

Fernando Augusto Alves da Costa
Fabiane Gomes Corrêa
Raquel Franchin Ferraz
Vivian Felício Gonçalves Zagalo

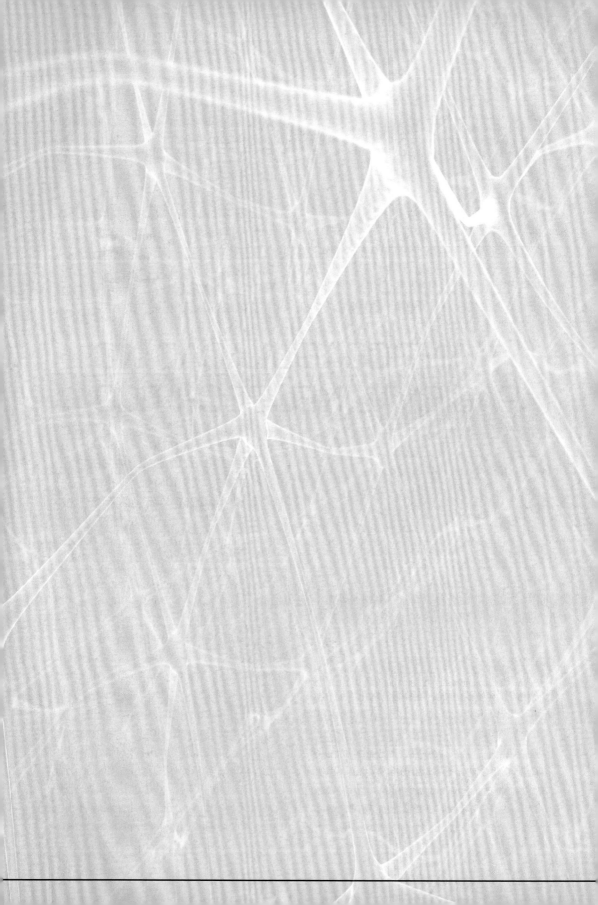

Introdução

Aterosclerose, hipertensão arterial, fibrilação atrial, miocardiopatia dilatada, tabagismo, obesidade, diabetes em associação com o envelhecimento populacional, além de pacientes não aderentes e não controlados de forma eficiente e, portanto, não atingindo as metas terapêuticas, aumentam a chance de agressões vasculares encefálicas, número sempre crescente na atualidade.

O Brasil possui a quinta maior população de idosos do mundo, com cerca de 23.000 centenários, segundo dados do IBGE. Entre idosos, a prevalência de hipertensão arterial está estimada em 30%, sendo que muitos desses pacientes convivem com esta doença há anos e infelizmente somente cerca de 15% estiveram dentro das metas na sua evolução, o que ocasiona alterações miocárdicas e vasculares importantes, aumentando o potencial de agressões encefálicas, quer de forma aguda ou crônica. A hipertensão arterial, que teoricamente parece ser de fácil manejo, na prática diária apresenta-se como patologia em que os resultados obtidos em relação às metas necessárias preconizadas estão muito longe do necessário e, portanto, oferecendo risco maior para eventos agudos encefálicos.

Análises da croça da aorta demonstram em grande percentual dos adultos e idosos a formação de placas ateroscleróticas, com graus variados de calcificação, potencialmente emboligênicas. A doença aterosclerótica tem seu início na infância e juventude, sua evolução tem caráter permanente e silencioso, geralmente não é tratada e, quando tratada, muitas vezes é de forma irregular, com interrupções do tratamento medicamentoso, sem dieta regrada e por muitas vezes somente valorizada quando a condição silenciosa é quebrada por evento agudo.

Em relação à fibrilação atrial, salienta-se o seu aumento crescente na população idosa, com alta incidência nas décadas oitava e nona da vida. Miyasaka Y e cols.[1] demonstraram este crescimento conforme gráfico da Figura 35.1.

Esta arritmia, atualmente de grande conhecimento da classe médica, impõe a anticoagulação permanente dos pacientes com inibidores de vitamina K ou com os novos anticoagulantes orais, se não houver contraindicação clínica. O grande desafio é a uniformização da conduta, pois muitos colegas ainda não se sentem seguros em anticoagular com medo de sangramentos que poderão ocorrer, não considerando, no entanto, as consequências do acidente isquêmico. Efetivamente poucos pacientes têm contraindicação formal para a anticoagulação.

A obesidade é considerada outro fator de risco para o aumento de agressões agudas encefálicas, bem como fator adicional para o desenvolvimento de doença venosa dos membros inferiores. A presença de forame oval patente ocorre em 25% na população adulta e, portanto, casos de embolia encefálica paradoxal têm sido diagnosticados de forma mais frequente pelos médicos, que agora não fazem somente a associação de doença trombogênica venosa de membros inferiores com a embolia pulmonar, e sim começam a raciocinar sobre a possibili-

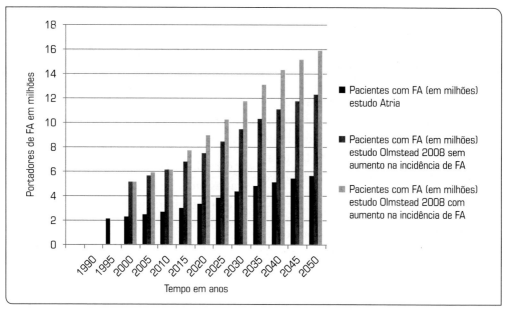

Figura 35.1 – Aumento crescente de FA de acordo com os estudos Atria e Olmstead demonstrado por Myasaka Y e cols.

dade da embolia paradoxal encefálica e periférica.

Outros fatores de risco como diabetes *mellitus*, tabagismo, sedentarismo, uso de anticoncepcional, estresse excessivo, poluição, dieta pobre em verduras e legumes propiciam a condição do desenvolvimento da aterosclerose.

Efetivamente, a aterosclerose evolui de forma progressiva, sendo que as mortes por doença cardiovascular representam 30% de todas as mortes e, dentre estas, as mortes por doença cerebrovascular atingem maiores cifras em relação às cardiovasculares. O acidente vascular encefálico (AVE) representa a maior causa de mortalidade nos países desenvolvidos, atingindo anualmente cerca de 15 milhões de casos, com cerca de 5,5 milhões de óbitos e 5 milhões de incapacitados permanentes. No Brasil, representa a principal causa de morte, segundo dados obtidos na *World Health Organization*[4].

Neste capítulo trataremos da anticoagulação do paciente neurocrítico, com ênfase para os acidentes encefálicos isquêmico e hemorrágico.

A cascata da coagulação

A coagulação sanguínea é uma sequência complexa de reações químicas que resultam na formação do coágulo de fibrina. É composta por duas vias: extrínseca e intrínseca (Figura 35.2). Essa cascata foi descrita inicialmente na década de 1960 pelos pesquisadores MacFarlane e Davie & Ratnoff.

Via extrínseca

A via extrínseca é ativada pelo contato do sangue com tecidos, ocorre ati-

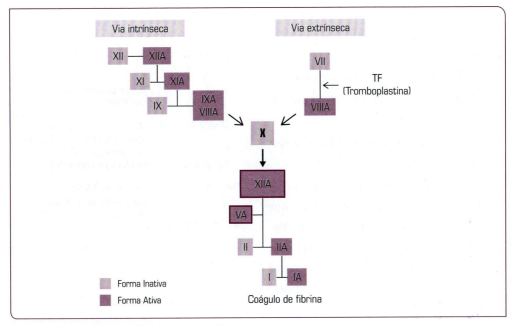

Figura 35.2 – Cascata de coagulação e vias intrínseca e extrínseca.

vação do fator tecidual que, por sua vez, ativa o fator VII que, em conjunto com o fator III e cálcio na presença de fosfolípides (liberado pelas plaquetas), converte o fator X em Xa que, por sua vez, transformará a protrombina em trombina com consequente conversão do fibrinogênio em fibrina e formação do trombo (Figura 35.2).

Via intrínseca

A via intrínseca é ativada quando o sangue entra em contato com regiões lesadas do endotélio ou da parede do vaso, levando a ativação do fator X que, em contato com fosfolípides, segue os mesmos passos da via extrínseca até a formação da fibrina, pela mesma via também chamada comum, descrita na via extrínseca (Figura 35.2).

A fisiopatologia da formação do trombo depende sobremaneira da lesão endovascular, o que por sua vez ativa a via mencionada. Os fatores de risco cardiovasculares, quer modificáveis ou não, determinam papel fundamental para provocar a lesão endotelial, elemento básico para promover a ativação da cascata da coagulação.

O tratamento atual do paciente neurocrítico com agressão encefálica isquêmica baseia-se no uso de anticoagulantes. O anticoagulante tem sua indicação definida por diretrizes, mas necessita de um conhecimento profundo da sua farmacocinética, pois o tempo de ação, a meia-vida e os antídotos são peculiares de cada um deles.

Na fase aguda, o uso de trombolíticos como a alteplase, reteplase e tenecteplase promove excelentes resultados na redução da área afetada e seu manejo tornou-se bastante conhecido nos serviços de emergência.

A dose preconizada nesses casos é:

- RTpA – 0,9 mg/kg (máximo 90 mg), endovenoso;
- administrar 10% em *bolus* e o restante em 60 min.

Em relação ao uso da heparina de baixo peso molecular (HBPM), que não dispõe de antídoto específico, deveremos conhecer a função renal para ajuste da dose a fim de evitar excessos de medicação e intoxicação, prevenindo hemorragias.

Preconizam-se na fase aguda os medicamentos descritos a seguir.

Enoxaparina

- Dose: 1 mg/kg – administrado a cada 12 horas ou 1,5 mg/kg administrado 1 x ao dia (preferível em pacientes idosos).
- Para pacientes nefropatas (depuração de creatinina 30-50 mL/min): 0,5 mg/kg administrado a cada 12 horas.

- Contraindicado em pacientes com doença renal crônica com depuração de creatinina menor que 30 mL/min.

Heparina não fracionada

Bolus inicial endovenoso 80 unidades/kg.

Manter em bomba de infusão contínua com diluição de 100 U/mL.

Ajuste conforme TTPA (coletar a cada 6 horas até ajuste e a cada 12 horas após duas dosagens em nível adequado – Tabela 35.1).

A heparina não fracionada, usada em bomba de infusão endovenosa, não tem sua indicação precisa, porém é o único anticoagulante que possui antídoto específico, o sulfato de protamina, trazendo maior segurança em caso de complicações, quando o uso da heparina deve ser interrompido.

Após a fase aguda, a conversão para anticoagulação oral, pode ser feita através do uso da varfarina, droga esta de difícil manejo para obtenção do nível terapêutico através da meta calculada pelo INR (Razão de Normatização Internacional).

Tabela 35.1 – Correção de dose de heparina não fracionada em bomba de infusão contínua no paciente neurocrítico

TTPA (em segundos)	Bolus	Interrupção (em minutos)	Mudança na infusão
< 35	80U/kg	0	Aumentar 4U/kg/h
35-45	40U/kg	0	Aumentar 3U/kg/h
46-60	40U/kg	0	Aumentar 2U/kg/h
61-85	0	0	Manter a infusão
86-110	0	0	Reduzir 2U/kg/h
>110	0	60	Reduzir 4U/kg/h

Varfarina

Recomenda-se dose inicial de 5 mg para pacientes jovens e sem disfunção renal. Nos pacientes idosos (> 80 anos), frágeis e com disfunção renal, sugerimos iniciar com metade da dose. Ajuste da dose com controle de INR após 48 horas da introdução ou modificação, objetivando a meta de 2,0-3,0.

A varfarina atua sobre os fatores II, VII, IX e X (Figura 35.3), o que deixa sua meia-vida longa, aproximadamente 36 h, dificultando o controle das metas, fato potencialmente agravado pela interferência de inúmeros medicamentos e alimentos ricos em vitamina K, que podem acelerar ou reduzir o efeito anticoagulante desta medicação. Dentre os medicamentos que exacerbam o efeito anticoagulante da varfarina estão o acetaminofeno, inibidores de bomba de prótons, anti-inflamatórios não esteroidais (AINE), vitamina E, antifúngicos orais, estatinas, fibratos, ezetimibe e antibióticos orais.

Além dos medicamentos, faz-se imperativa a observação do aporte nutricional, pois alimentos ricos em vitamina K podem diminuir a eficácia da varfarina, a exemplo dos vegetais verdes-escuros como couve, hortelã, folha de nabo, brócolis, bem como fígado de boi, frango e porco, gema de ovo, maçã verde, grãos, óleos de soja, canola e oliva.

A despeito do recente surgimento dos novos anticoagulantes orais, a varfa-

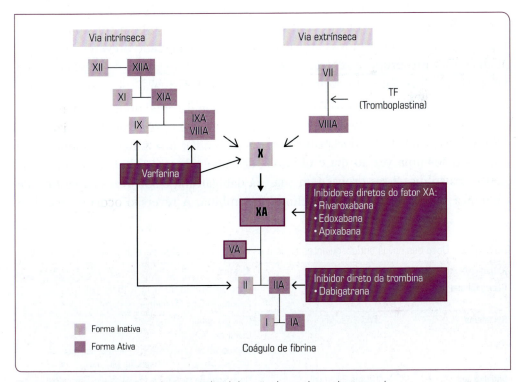

Figura 35.3 – Cascata de coagulação com local de ação dos anticoagulantes orais.

rina é o anticoagulante oral utilizado há mais tempo e mais prescrito em todo o mundo, com maior número de estudos e maiores casuísticas. Salienta-se que a varfarina não apresenta antídoto específico, mas nos casos de intoxicação com hemorragia pode-se utilizar a vitamina K, que recompõe a via de coagulação.

Novos anticoagulantes orais

Os novos anticoagulantes orais dividem-se em dois grupos: o grupo do inibidor direto da trombina representado pela dabigatrana – droga com necessidade de uso em duas tomadas diárias, não permitindo maceramento para uso via sonda nasoenteral e gastrostomia, mas que possui antídoto específico parcial e pode ser removida em caso de intoxicação através da hemodiálise. Não necessita de controle de INR como todos os novos anticoagulantes[5].O outro grupo é representado pelos inibidores do fator Xa, representados atualmente por três drogas: rivaroxabana, edoxabana (ainda não disponível no Brasil) e apixabana. Os dois primeiros administrados uma vez ao dia e último duas vezes ao dia. Essas drogas têm sua segurança para pacientes com declínio de função renal dependente do ajuste de dose (Tabela 35.2)[6].

- *Neutralização dos novos anticoagulantes orais*

Os novos anticoagulantes orais tornaram-se uma opção bastante atrativa no arsenal terapêutico, seja por eficácia ao menos idêntica à da varfarina ou pelo perfil de segurança, além de dispensar o monitoramento da anticoagulação. Por outro lado, existe preocupação quanto à neutralização desses medicamentos.

Atualmente, a terapia de suporte emergencial para pacientes em uso de anticoagulantes orais consiste no emprego de plasma fresco congelado e fatores hemostáticos, como protrombina. Pouco se conhece sobre os antídotos específicos para as três drogas que estão em desenvolvimento, com possibilidade de entrada no mercado brevemente.

- Idarucizumabe

A dabigatrana pode ser neutralizada com o emprego de idarucizumabe (Praxbind®), um anticorpo monoclonal desenvolvido em 2009, cuja afinidade à dabigatrana é 350 vezes superior à da trombina. A reversão ocorre cerca de 5

Tabela 35.2 – Dose dos novos anticoagulantes orais e os respectivos ajustes para declínio de função renal

Anticoagulante	Dose	Ajustes
Rivaroxabana	20mg 1x ao dia	Depuração Cr 30-50 ml/min: 15mg 1xd Depuração Cr < 30 ml/min: não usar
Apixabana	5mg 2x ao dia	Cr >1.5 mg/dL: 2,5mg 2xd Dialíticos: 5mg 2xd Depuração de Creatinina <15 ml/min não-dialítico, idosos >80 anos e peso<60kg: não usar
Dabigatrana	150mg 2x ao dia	Depuração de creatinina 15-30ml/min: 75mg 2xd

minutos após a aplicação endovenosa e seu benefício mantém-se com múltiplas doses. A anticoagulação pode ser restabelecida em 24 horas após a última dose de idarucizumabe, que também pode ser aplicado em portadores de doença renal.

O estudo RE-VERSE AD observou a eficácia do idarucizumabe em pacientes com hemorragia não controlada, incluindo hemorragia intracraniana, bem como em pacientes submetidos a procedimentos de emergência, a exemplo de fraturas. O resultado mostrou reversão da anticoagulação em 88 a 98% dos casos, contudo deve-se atentar para ocorrência de eventos tromboembólicos[7].

- Andexanet alfa

O andexanet alfa é uma molécula modificada do fator Xa humano recombinante para reversão dos efeitos anticoagulantes dos inibidores diretos e indiretos do fator Xa. Seu mecanismo de ação consiste em ligar-se ao inibidor Xa mantendo-o no espaço vascular, restaurando a ação do fator Xa endógeno. A molécula não tem ação catalítica e tem a habilidade de ligar-se ao inibidor Xa em seu sítio ativo, com afinidade 1:1[7,8].

Os estudos conduzidos com o andexanet alfa para apixaban (ANNEXA-A) e para rivaroxaban (ANNEXA-R) observaram a eficácia e segurança da molécula. No estudo com apixaban, a atividade anti-Xa foi reduzida em 94% dos indivíduos e a geração de trombina aconteceu em 100% dos casos num intervalo de 2 a 5 minutos. Já no estudo ANNEXA-R a atividade anti-Xa foi reduzida em 92% dos indivíduos e a geração de trombina

aconteceu em 96% dos casos no mesmo intervalo de tempo. A diferença na neutralização acontece pela maior concentração plasmática do rivaroxaban. Em ambos estudos não foram observados eventos tromboembólicos[7,8].

- PER 977 (Aripazine®)

O aripazine®, conhecido como PER 977 ou ciraparantag, é uma molécula pequena, sintética, hidrossolúvel catiônica, que neutraliza inibidores Xa e inibidores diretos de trombina através de ligações não covalentes, como pontes de hidrogênio.

A taxa de sangramento reduz-se significativamente em modelos animais tratados com rivaroxabana, apixabana, edoxabana e dabigatrana, enquanto restaura os demais parâmetros de coagulação dentro de 20 minutos da administração. Somente um estudo foi realizado em humanos saudáveis com PER977 e edoxaban, o qual apontou coagulação restaurada em 10-30 minutos da aplicação e mantida por 24 horas. Não foram relatados eventos tromboembólicos[7,8].

Apesar dos resultados bastante animadores, os antídotos para os novos anticoagulantes orais estão em fase de teste clínico e precisam ser mais bem estudados para garantia de sua eficácia e segurança.

Definição do paciente neurocrítico

O cuidado neurocrítico é o tratamento intensivo de pacientes com doenças neurológicas e neurocirúrgicas que se caracterizam por risco à vida, tais como acidente vascular cerebral, hemorragia subaracnóidea, hemorragia intracerebral, hemorragia subdural, hemorragia intraventricular, tumores cerebrais, traumatismos cerebrais graves, estado epiléptico, doenças neuromusculares (miastenia *gravis*, síndrome de Guillain-Barrè), distúrbios da medula espinal e as complicações cardiopulmonares da lesão cerebral.

Algumas dessas doenças críticas têm como etiologia quadros hemorrágicos (hemorragia subaracnóidea, hemorragia intracerebral, hemorragia subdural, hemorragia intraventricular) ou alto risco de sangramento (tumores cerebrais e traumas cerebrais graves). Outras, entretanto, possuem etiologia associada a estados trombóticos, como o acidente vascular cerebral isquêmico, seja por quadros embólicos cardíacos (fibrilação atrial, persistência de comunicação interatrial), vasculares (ateromatose de sistema carotídeo e vertebral) ou doenças hematológias pró-trombóticas (deficiência de antitrombina, deficiênica de proteína C, resistência a proteína C-ativada, deficiência de proteína S, síndrome de anticorpo antifosfolípídio, hiper-homocisteinemia) ou sistêmicas (lúpus eritematoso sistêmico)[10].

Independentemente do quadro etiológico hemorrágico ou isquêmico, em sua maioria essas patologias são caracterizadas por défices motores, restrição ao leito prolongada e intercorrências clínicas não neurológicas como por exemplo, infecções hospitalares, alterações de funções renal e cardíaca, entre outras, o que torna essas patologias de alto risco para episódios de tromboembolismo venoso.

Nesse cenário, a indicação e o uso de anticoagulantes e antiagregantes plaquetários, tanto para terapia quanto para profilaxia, torna-se um desafio dentro das unidades de cuidado neurointensivo.

Tromboembolismo venoso em neurocríticos

O tromboembolismo venoso (TEV), constituído por trombose venosa profunda (TVP) e embolia pulmonar (EP), é um problema comum em pacientes críticos que estão imóveis devido à lesão neurológica. As complicações devidas a TEV são a terceira causa mais comum de morte cardiovascular após infarto do miocárdio e AVE isquêmico em todos os pacientes.

Vários fatores contribuem para esse risco, entre eles estase venosa decorrente de paralisia e coma prolongado. Além disso, a formação de coágulos, a propagação e consolidação são aumentadas nesses pacientes. Neoplasias cerebrais, doenças reumatológicas e inflamatórias, doenças que afetam o sistema nervoso central ou periférico podem também causar ativação endotelial e promover trombose. Os distúrbios cerebrovasculares isquêmicos e AVE hemorrágico aumentam o risco de formação de coágulos através de efeitos secundários sobre o endotélio vascular.

Abordagem da tromboprofilaxia em cuidados neurocríticos

As recomendações seguintes são baseadas na *Prophylaxis of Venous Thrombosis in Neurocritical Care Patients: An*

Evidence-Based Guideline: A Statement for Healthcare Professionals da *Neurocritical Care Society.*

- **Acidente vascular encefálico isquêmico**

Embolia pulmonar ocorre em até 2,5% de todos os pacientes com AVE isquêmico e, nos primeiros 3 meses após AVE, TEV e EP ocorrem com uma incidência de 2,5 e 1,2%, respectivamente.

Pacientes com acidente vascular cerebral isquêmico na UTI têm problemas médicos associados a alta morbidade e mortalidade e que se tornam ainda mais complexos pela necessidade de anticoagulação. Isso inclui o risco de conversão hemorrágica de grandes cursos hemisféricos no cenário de comorbidades que requerem anticoagulação, tais como fibrilação atrial, insuficiência cardíaca e TEV.

Muitas metanálises discutem o uso de várias formas de tromboprofilaxia farmacológica, incluindo heparina não fracionada (HNF), heparina de baixo peso molecular (HBPM), meias elásticas de compressão e botas mecânicas de compressão pneumática.

O estudo PREVALO demonstrou a eficácia clínica da HBPM sobre a heparina não fracionada para a prevenção de TEV em acidente isquêmico agudo.

No estudo PREVAIL, a HBPM reduziu o risco de TEV em 43% em comparação com a HNF (RR 0,57, IC 95% 0,44-0,76, p = 0,0001).

Em geral, o risco de complicações hemorrágicas graves é baixo em portadores de AVC isquêmico hospitalizados tratados com HBPM e HNF.

Para pacientes submetidos a tratamento endovascular existem poucos dados para orientar o uso de profilaxia farmacológica. Como a maioria dos protocolos incorpora doses de heparina ou trombolítico no procedimento, sugere-se aguardar 24 horas após administração de rTPA ou hemicraniectomia para evitar risco de sangramento.

- Recomendações

1. Recomenda-se iniciar a profilaxia farmacológica do TEV logo que possível em todos os pacientes com doença isquêmica e acidente vascular encefálico.

2. Em doentes com AVE isquêmico agudo e imobilidade, recomenda-se a utilização de HBPM profilática sobre a dose profilática de HNF em combinação com medidas mecânicas.

3. Não há evidência suficiente para indicar uso isolado de medidas mecânicas como profilaxia para TEV em paciente neurocríticos.

4. Em doentes com acidente vascular cerebral submetidos à hemicraniotomia ou procedimentos endovasculares, sugere-se o uso de HNF ou HBPM para profilaxia de TEV em época pós-cirúrgica ou endovascular imediata, exceto quando os doentes receberam rTPA. Nesse caso a profilaxia deve ser adiada por 24 h.

- *Profilaxia de TEV em pacientes gravemente doentes com hemorragia intracraniana (HIC)*

A incidência de TVP detectada por ultrassonografia venosa programada foi 20-40% em pacientes com hemorragia intracraniana. A incidência relatada de EP evidente é de aproximadamente 0,5-2%.

O risco de TEV em pacientes com HIC foi estimado em duas a quatro vezes mais do que em pacientes com acidente vascular cerebral isquêmico.

- Recomendações

1. Recomenda-se o uso de botas pneumáticas e meias elásticas para profilaxia de TEV já na admissão hospitalar.
2. Sugere-se o uso de doses profiláticas de HNF ou HBPM para prevenir TEV em doentes com hematomas estáveis e sem coagulopatia em curso começando dentro de 48 h da admissão hospitalar.
3. Sugere-se continuar a profilaxia mecânica de TEV em pacientes já em uso de profilaxia farmacológica.

- *Profilaxia de TEV para pacientes com hemorragia subaracnóidea (HSA)*

Doentes com hemorragia subaracnóidea aneurismática estão em maior risco de desenvolver TEV. A incidência de TVP aguda em membro inferior varia de 1,5 a 24% e a incidência de embolia pulmonar clinicamente evidente, de 1,2-2,0%.

A maioria das recomendações neste grupo existe com base na extensão da observação de pacientes com isquemia e acidente vascular encefálico.

- Recomendações

1. Recomenda-se a profilaxia de TEV com HNF em todos pacientes com HSA, 48 horas após estabilização do hematoma, exceto naqueles com ruptura instável de aneurismas que passarão por abordagem cirúrgica.
2. Recomenda-se iniciar botas de compressão intermitente como profilaxia de TEV logo na admissão.
3. Recomenda-se a profilaxia de TEV com HNF pelo menos 24 h após um aneurisma ter sido tratado cirurgicamente.

- *Profilaxia de TEV para pacientes com trauma cranioencefálico (TCE)*

O TCE grave é um fator de risco independente para pacientes politraumatizados, tanto pela imobilidade como pela necessidade ventilação prolongada e ativação de fatores pró-coagulantes.

- Recomendações

1. Recomenda-se iniciar a profilaxia com botas de compressão intermitente dentro de 24 h da apresentação do TCE ou dentro de 24 h após a conclusão da craniotomia, com base em evidências de acidente vascular cerebral isquêmico e craniotomia pós-operatória.
2. Recomenda-se iniciar HBPM ou HNF para profilaxia de TEV dentro

de 24-48 h de apresentação em pacientes TCE e hemorragia intracraniana, ou 24 h após a craniotomia.

- *Profilaxia de TEV para com tumores cerebrais*

Aproximadamente 20-30% dos pacientes com glioma maligno desenvolvem TEV.

- Recomendações

1. Recomenda-se a profilaxia de TEV com HBPM ou HNF após hospitalização para pacientes com tumores que apresentam baixo risco de hemorragia grave e sem sinais de conversão hemorrágica.

- *Profilaxia de TEV para pacientes com lesão na medula espinal*

A incidência de TVP em lesões paralíticas da medula espinal descrita na literatura varia entre 18 a 100% nas primeiras 12 semanas e a EP possui incidência de 4,6-14%.

- Recomendações

1. Recomenda-se iniciar a profilaxia de TEV o mais cedo possível, dentro de 72 h de lesão.
2. Recomenda-se não usar medidas mecânicas de forma prioritária para profilaxia de TEV em pacientes com lesão paralítica de medula espinal.
3. Recomenda-se HBPM ou dose ajustada HNF para profilaxia de TEV em casos de traumas com sangramento, assim que a hemorragia for controlada.

4. Se a profilaxia de TEV com HBPM ou HNF não for possível, sugerimos profilaxia mecânica com medidas de compressão mecânica intermitente.

- *Profilaxia de TEV em pacientes com doença neuromuscular*

Hospitalização, doença crítica e imobilização são fatores de risco bem estabelecidos e potentes para o desenvolvimento da TVP e EP, em pacientes com doenças neuromusculares como síndrome de Guillain-Barré e miastenia *gravis*.

- Recomendações

1. Recomenda-se o uso de doses profiláticas de HNF ou HBPM ou fondaparinux como método preferido de profilaxia de TEV.
2. Recomenda-se usar botas de compressão intermitente para profilaxia de TEV nos pacientes em que o risco de sangramento é considerado muito alto para profilaxia farmacológica.
3. Sugere-se combinar métodos farmacológicos e mecânicos para profilaxia de TEV em pacientes com doença neuromuscular.
4. Sugere-se usar meias de compressão contínua apenas para profilaxia de TEV nos pacientes em que nem a profilaxia farmacológica nem o uso de botas pneumáticas de compressão intermitente seja possível.
5. Sugere-se continuar a profilaxia de TEV por período de tempo prolongado, no mínimo durante a hospitalização, e até que a capacidade de deambular retorne.

- *Profilaxia de TEV em pacientes submetidos a neurocirurgia*

- Recomendações para prevenção de TEV em cirurgia da coluna vertebral

1. Na cirurgia eletiva da coluna, recomenda-se profilaxia mecânica exclusiva ou combinada com HBPM.
2. Devido ao risco aumentado de sangramento, recomenda-se usar HNF apenas como uma alternativa aos demais métodos de profilaxia de TEV.

- Recomendações para prevenção de TEV em craniotomia

1. Recomenda-se usar botas pneumáticas com HBPM ou HNF dentro de 24 h após a craniotomia.

- *Terapia anticoagulante plena em AVC*

O tromboembolismo de origem arterial é um mecanismo importante na fisiopatologia do AVC isquêmico. Os estudos multicêntricos, de forma geral, não têm demonstrado benefício de anticoagulantes na prevenção secundária do AVCi não cardioembólico.

Em algumas condições clínicas específicas, como AVC por dissecção de artérias cerebrais, trombofilias adquiridas e síndrome de anticorpo antifosfolipídio, evidências indiretas de subgrupos de ensaios clínicos, série de casos e opinião de especialistas, recomenda-se o uso de anticoagulantes orais de forma crônica[13]. Entretanto, é contraindicado o início de anticoagulante nas primeiras 24 horas após trombólise.

- *Fibrilação atrial*

Pacientes com AVC isquêmico ou AIT com fibrilação atrial persistente ou paroxística devem iniciar profilaxia com anticoagulação oral com ajuste da dose de varfarina (com INR-alvo 2,0-3,0) ou novos anticoagulantes orais. O aumento da idade não é contraindicação para uso de anticoagulante oral. Apesar de não haver consenso na literatura, depois de AIT ou AVC menor, a anticoagulação pode ser iniciada imediatamente. Casos moderados podem ser iniciados em 5 a 7 dias e, quando a área infartada é extensa, o tempo mínimo para o início de anticoagulação pós-AVC é de algumas semanas (2 a 3), recomendando-se análise individualizada dos casos.

Em pacientes com real contraindicação à anticoagulação oral, devido a maior risco de sangramento cerebral, doenças hemofílicas ou trombocitopenia, é recomendado AAS (300 mg), com menor eficiência para profilaxia de novos eventos.

- *AVE paradoxal*

Quando na vida intrauterina, necessitamos do forame oval para manutenção de oxigenação cerebral necessária para o desenvolvimento humano. Após o nascimento, pela redução da pressão pulmonar, inverte-se o fluxo de sangue átrio direito->átrio esquerdo para átrio esquerdo-> átrio direito impedindo a abertura do forame oval, levando a um processo de fibrose; entretanto, esse fato não ocorre em 25% da população, mantendo o forame oval patente. Isto cria um cenário propício para embolias paradoxais, ou seja, formação de trombos de causas diversas nas veias de membros inferiores e pelve que deveria ter como destino os pulmões, com o forame oval patente encontra outro caminho, o cérebro. Não é estimada no mundo a quantidade de eventos isquêmicos com essa etiologia.

Após confirmado o AVE, o tratamento agudo seguirá as mesmas diretrizes recomendadas, mas sua profilaxia dependerá de uma atuação nas fontes tromboembólicas, que deverão ser tratadas como cirurgias, filtro de veia cava ou anticoagulação permanente.

Deveremos também estar atentos para a pesquisa de trombofilias através de alterações da proteína S, proteína C, antitrombina III e fator V de Leiden, que, quando presentes, determinarão a anticoagulação permanente.

- *Anticoagulação após um evento cerebral hemorrágico*

O momento para retornar a anticoagulação plena após o evento cerebral hemorrágico em pacientes previamente anticoagulados é um grande desafio. Sabe-se que é importante a avaliação do risco de eventos trombóticos dos pacientes e do risco de novos eventos hemorrágicos. Para tanto, alguns fatores são importantes nessa avaliação: motivo pelo qual o paciente está anticoagulado: idade, presença de hipertensão arterial sistêmica, nível de anticoagulação, presença de pequenas áreas de sangramento na ressonância magnética, diálise e presença de hemorragia lobar.

Após um modelo estatístico, os autores consideraram que o tempo ideal para o retorno da anticoagulação está entre 10 e 30 semanas após o evento. Nesse período, o controle dos fatores de risco deverá ser muito mais eficiente.

De maneira geral, é importante destacar que se for iniciar anticoagulação nesses casos, deve-se dar preferência para o uso de heparina não fracionada endovenosa em bomba de infusão contínua, já que a titulação e a reversão são mais fáceis com essa medicação.

- *Infarto agudo do miocárdio e trombo de ventrículo esquerdo*

Para pacientes com AVE isquêmico causado por IAM e se há identificação de trombo mural no ventrículo esquerdo pelo ecocardiograma ou outro método de imagem, a anticoagulação oral é aceitável, com alvo de RNI entre 2,0–3,0, podendo variar o tempo de anticoagulação de 3 meses a mais de 1 ano.

O AAS pode ser usado conjuntamente para o paciente com doença arterial coronariana isquêmica durante a terapia de anticoagulação oral, em doses de 100 mg, preferencialmente tendo forma de apresentação como liberação entérica.

- *Cardiomiopatia*

Para os pacientes com AVE isquêmico ou AIT que têm cardiomiopatia dilatada, o uso da varfarina (RNI, 2–3) ou terapia de antiagregação plaquetária pode ser considerado para prevenção de recorrência de eventos, esta última quando a anticoagulação oral está contraindicada.

- *Forame oval patente*

Terapia de anticoagulação pode ser indicada para alguns subgrupos de pacientes, quando o forame oval patente for considerado a causa do evento vascular, principalmente quando se tem associação com trombose venosa profunda, aneurisma de septo atrial ou estados de hipercoagulabilidade devidos ao risco de embolização paradoxal.

- *Doença valvar cardíaca*

Para pacientes com AVE isquêmico ou AIT que têm doença reumática de valva mitral (DRVM) , tendo-se presença ou não de FA, anticoagulação por longo prazo com varfarina é desejável, com um alvo de RNI de 2,5 (faixa: 2,0–3,0).

Agentes antiagregantes plaquetários não devem ser rotineiramente adicionados à heparina devido ao risco adicional de sangramento.

Para pacientes com AVE isquêmico ou AIT com doença reumática da valva mitral, estando ou não presente a FA, tendo-se recorrência do embolismo em vigência do uso da varfarina, a adição de AAS 100 mg é sugerida (Classe IIa, Nível C).

- *Calcificação anular da valva mitral*

Para pacientes com AVE isquêmico que têm regurgitação mitral resultante da calcificação da valva sem FA, antiagregante plaquetário ou terapia com varfarina podem ser considerados.

- *Prótese valvar cardíaca*

Para pacientes com AVE isquêmico ou AIT portadores de valvas cardíacas mecânicas, a anticoagulação oral é recomendada, com RNI-alvo de 3,0 (faixa entre 2,5–3,5). Para pacientes com AVE isquêmico ou AIT portadores de prótese cardíaca biológica com nenhuma fonte de tromboembolismo, a anticoagulação com varfarina (RNI: 2,0–3,0) pode ser considerada.

- *Estenose Carotídea*

Para pacientes com acidente vascular encefálico isquêmico/ataque isquêmico transitório (AVEI/AIT) < 6 meses e estenose carotídea ipsolateral ≥ 70%, está indicada endarterectomia, de preferência dentro de 2 semanas do evento. Para estenose carotídea ipsolateral entre 50 e 69% é recomendada endarterectomia, dependendo das características dos pacientes: idade (pacientes > 75 anos têm maior benefício), sexo (homem tem efeito protetor maior), comorbidades e severidade dos sintomas (sintomas hemisféricos têm maior benefício do que amaurose fugaz).

Não há indicação de endarterectomia em estenose < 50%. Angioplastia com *stent* pode ser considerada quando realizada por médicos experientes, com morbimortalidade de 4-6% em pacientes com estenose ≥ 70% difícil de acessar cirurgicamente, pacientes com condições médicas que aumentariam muito o risco cirúrgico, estenose carotídea pósadiação ou reestenose pós-endarterectomia.

Referências bibliográficas

1. Miyasaka Y, Barnes ME, Gersh BJ, Cha SS, Bailey KR, Abhayaratna WP, et al. Secular trends in incidence of atrial fibrillation in Olmsted County, Minnesota, 1980 to 2000, and implications on the projections for future prevalence. Circulation. 2006 Jul 11;114(2):119-25.

2. Yusuf S, Hawken S, Ôunpuu S, Dans T, Avezum A Lanas F, et al. On behalf of the INTERHEART Study Investigators. Effect of potentially modifiable risk factors associated with myocardial infarction in 52 countries (the INTERHEART study): case-control study. Lancet. 2004 Sep 11-17;364(9438):937-52.

3. European Stroke Organization (ESO). Guidelines for Management of Ischaemic Stroke and Transient Ischaemic Attack. Cerebrovascular Diseases [S.l.]. 2008255:457- 507.

4. World Health Organization. The Atlas of Heart Disease and Stroke 2004. American Heart Association. Heart Disease and Stroke Statistics 2006 Update. Dallas, TX.

5. Connolly SJ, Ezekowitz MD, Yusuf S, Eikelboom J, Oldgren J, Parekh et al.; and the RE-LY Steering Committee and Investigators. Dabigatran versus Warfarin in Patients with Atrial Fibrillation. N Engl J Med. 2009 Sep 17;361:1139-1151..

6. Patel MR, Mahaffey KW, Garg J, Pan G, Singer D, Hacke W et al.; and the ROCKET AF Steering Committee, for the ROCKET AF Investigators* Rivaroxaban versus Warfarin in Nonvalvular Atrial Fibrillation. N Engl J Med 2011 Sep 8;365:883-891.

7. Kaur S, Kumar A, Lerner RG, Aronow WS. Reversal agents of non-vitamin K dependent anticoagulants: a rapid review of the changing horizon. Archives of Medical Science: AMS. 2016;12(5):1174-1178. doi:10.5114/aoms.2016.61920.

8. Siegal DM, Curnutte JT, Connolly SJ, Lu G, Conley PB, Wiens BL, et al. Andexanet Alfa for the Reversal of Factor Xa Inhibitor Activity. N Engl J Med. 2015 Dec 17;373(25):2413-24.

9. Disponível em: <http://www.neurocriticalcare.org/Family-Patient-Resources/What-is-Neurocritical-Care>.

10. Marques MA, Silveira RM, RistowA, Gress M, Vescovi A, Massière B, et al. Pesquisa de marcadores de trombofilia em eventos trombóticos arteriais e venosos: registro de 6 anos de investigação. J Vasc Bras. 2009;8(3):225-231.

11. White RH. The epidemiology of venous thromboembolism. Circulation. 2003;107(23 Suppl 1):I4-8.

12. Nyquist P, Bautista C, Jichici D, Burns J, Chhangani J, DeFilippis M, et al. Prophylaxis of Venous Thrombosis in Neurocritical Care Patients: An Evidence-Based Guideline: A Statement for Healthcare Professionals from the Neurocritical Care Society. Neurocrit Care. 2016;24:47-60.

13. Martins SCO, Moro CHC, Coletto FA, Amon LC, Nasi LA, Gazzana MB, et al. Manual de prevenção para rotinas de AVC. Brasília: Ministério da Saúde; 2013.

14. Camm AJ, Kirchhof P, Lip GYH, Schotten U, Savelieva I, Ersnt S, et al. Guidelines for the Management of Atrial Fibrillation. European Heart Journal. 2010;31:2369-2429.

Capítulo

36

INFECÇÕES DO SISTEMA NERVOSO CENTRAL

Barbara de Abreu Pereira

Introdução

As meningites e encefalites são doenças infecciosas do sistema nervoso central (SNC) graves e que, se não devidamente tratadas, podem causar sequelas graves e morte.

As meningites bacterianas e as encefalites bacterianas e virais são uma emergência médica neurológica e, ocasionalmente, neurocirúrgica.

As meningites bacterianas e virais possuem maior importância epidemiológica pela sua magnitude e capacidade de ocasionar surtos. No Brasil, após o evento de vacinação contra pneumococos e meningococos, a incidência da doença vem declinando. Em 2015 foram notificados ao Ministério da Saúde 15.983 casos de meningite, sendo 1.308 de meningite meningocócica e 937 de meningite pneumocócica. A letalidade daquela foi de 21,4% e desta, de 28,6%.

As encefalites são menos comuns que as meningites, mas nem por isso menos graves. Como o quadro clínico pode se confundir com o de outras doenças infecciosas e não infecciosas do SNC, pode existir dificuldade em realizar o diagnóstico e isso pode ocasionar o atraso no início de tratamento. Sendo assim, é difícil obter a incidência devido à dificuldade técnica de realizar o diagnóstico.

Avaliação inicial do paciente com suspeita de infecção do SNC

A história e o exame físico do paciente são essenciais para reconhecer infecção do SNC e sua possível etiologia.

Na história do paciente devemos nos atentar para presença de sintomas de infecções em vias aéreas superiores (sinusite e otite), quadro gripal e presença de diarreia. Histórico de viagens e ingesta alimentar também podem ajudar no raciocínio em relação ao agente causador da doença.

No exame físico a apresentação clássica é a tríade: febre, rigidez de nuca e alteração do estado mental. Porém esta apresentação ocorre em apenas 44% dos pacientes. Os pacientes podem também apresentar cefaleia, vômitos, *rash* cutâneo petequial ou purpúrico, dores articulares, mialgia, hipertonia muscular (sinais de Kernig e Brudzinsky), convulsões, sinais oculares (estrabismo transitório, ptose palpebral, nistagmo, diplopia, fotofobia, anisocoria, midríase ou miose), sinais neurológicos focais e papiledema. Um estudo em pacientes adultos com meningite mostra que 95% dos pacientes têm pelo menos dois elementos da tríade clássica.

- Sinal de Kernig: paciente em decúbito dorsal com membros estendidos ao longo do eixo da coluna no sentido caudal, realizada flexão passiva do joelho em 90° e posterior extensão da perna. Se houver dor ou flexão do pescoço o exame é considerado positivo.
- Sinal de Brudzinsky: paciente em decúbito dorsal, flexão passiva do pescoço do paciente e observar se ocorre flexão dos membros inferiores. Se houver, o exame é considerado positivo.

Se a história clínica e o exame físico levarem à suspeita de meningite e/ou encefalite, o *The Emergency Neurological Life Support* (ENLS) sugere que na primeira hora devemos: verificar sinais vitais, providenciar um acesso venoso, coleta de exames laboratoriais (hemograma, contagem de plaquetas, tempo de protrombina, tempo de tromboplastina ativada, culturas de sangue e lactato), fluidos via intravenosa e tratamento do choque. Se o paciente tiver alteração neurológica importante, realizar tomografia computadorizada de crânio, coleta de líquor (se resultado de TC de crânio for normal), após a coleta de culturas (sangue e líquor) iniciar imediatamente antimicrobiano para os possíveis agentes. Se houver forte suspeita de meningite por meningococos iniciar profilaxia das pessoas da equipe médica expostas.

Tomografia computadorizada de crânio

Se o paciente apresentar alteração do estado mental, défice neurológico focal, papiledema, novos episódios de convulsão, história de doença neurológica ou algum tipo de doença imunossupressora, uma TC de crânio deve ser realizada. Se a situação permitir, a TC de crânio deverá ser realizada antes da coleta de líquor em pacientes com sinais ou sintomas anteriormente descritos. Realizan-

do TC de crânio e a coleta de líquor, não deveremos atrasar mais o início dos antimicrobianos e a ressuscitação volêmica.

Caso o paciente não apresente sinais ou sintomas de alteração do estado mental ou sinais de lesão focal, a realização do exame de imagem não é sempre necessária e pode ser realizada coleta de líquor.

Análise do líquor

Um dos principais instrumentos para diagnóstico das infecções de sistema nervoso central é a análise do líquor.

Através do método de coloração de Gram, conseguimos identificar rapidamente o organismo causador do quadro infeccioso com grande sensibilidade e especificidade.

Nos casos em que não podemos obter a análise do líquor é importante conhecimento epidemiológico para o início do tratamento. Na suspeita moderada a alta de um foco infeccioso em SNC e na impossibilidade de coleta imediata de líquor por um dos sinais ou sintomas alteração do estado mental ou lesão focal, o início imediato dos antimicrobianos não deve ser atrasado. Mesmo com os microrganismos mais sensíveis, a esterilização do líquido cerebroespinal ocor-

Tabela 36.1. Características diferenciais das meningites, pelo LCR

Causa	Aspecto	Céls/mm³	Células predominantes	Glicose Líquor/ Sérica	Proteína Líquor/ Sérica
Normal	Claro	< 5	Ausente	0,5	0,2-0,4
Viral	Claro	50-1.000	Mononuclear	>0,5	0,4-0,8
Bacteriana	Turvo	100-5.000	Neutrofílico	<0,5	0,5-2,0
Tuberculose	Opaco	50-300	Mononuclear	<0,3	0,5-3,0
Fungos	Opaco	20-500	Mononuclear	<0,5	0,5-3,0

rerá apenas de 4 a 6 horas após a primeira dose de antimicrobiano.

Por uma questão didática, dividirei as causas das meningites em quatro tipos. As características macroscópicas, bioquímicas e citológicas estão listadas na Tabela 36.1.

Meningites bacterianas

A meningite bacteriana é um processo inflamatório de origem infecciosa que envolve a pia-máter, a aracnoide, os vasos que ali se encontram e o líquido cefalorraquidiano. O líquido cefalorraquidiano, em seu movimento, acaba ilhando o tecido nervoso desde a cabeça até toda medula espinal em um caldo bacteriano.

Os principais sinais e sintomas são: cefaleia, febre, meningismo, alteração do nível de consciência, vômitos, convulsões, alterações neurológicas focais e papiledema.

Aproximadamente 80% dos casos de meningites bacterianas são devidos a *Streptococcus pneumoniae*, *Neisseria meningitidis*, *Listeria monocytogenes* e *Haemophilus influenzae*.

No caso de meningites bacterianas adquiridas no ambiente hospitalar, há várias condições clínicas e procedimentos que estão relacionados a tal complicação: craniotomia, derivações ventriculares externas ou internas, trauma cranioencefálico (traumas penetrantes ou fratura basilar de crânio) e punção lombar. No caso das infecções nosocomiais, os agentes mais comuns são os bacilos Gram-negativos, estafilococos coagulase-negativo, *Staphylococcus aureus*, *Haemophilus influenzae*, *Streptococcus pneumoniae* e estreptococos hemolíticos do grupo A.

O tratamento da meningite dependerá de seu agente etiológico.

1. *Streptococcus pneumoniae*:
   - penicilina G MIC < 0,1 µg/mL:
     penicilina G cristalina 4.000.000 U de 4/4 horas por 10 a 14 dias ou;
     ampicilina 2 g de 4/4 horas;
   - penicilina G MIC 0,1 – 1 µg/mL:
     ceftriaxone 2 g de 12/12 horas ou;
     cefotaxima 2 g de 4/4 horas ou 6/6 horas;
   - penicilina G MIC > 2 µg/mL ou ceftriaxone MIC > 1 µg/mL:
     vancomicina 15 a 20 mg/kg/ de 8/8 horas (tendo como alvo nível terapêutico entre 15 e 20 µg/mL) + ceftriaxone 2 g de 12/12 horas ou cefotaxima 2 g de 4-6 horas. Podemos adicionar rifampicina 600 mg/dia se o ceftriaxone MIC > 2 µg/mL;
   - esquema alternativo:
     meropenem 2 g de 8/8 horas ou;
     moxifloxacina 400 mg ao dia.

2. *Neisseria meningitidis*:
     ceftriaxone 2 g de 12/12 horas por 7 dias ou;
     penicilina G cristalina 4.000.000 U de 4/4 horas;Se paciente alérgico a betalactâmico:
     moxifloxacina 400 mg ao dia ou;
     meropenem 2 g de 8/8 horas.

3. *Haemophilus influenzae:*
   ceftriaxone 2 g de 12/12 horas por 7 a 10 dias ou;
   ampicilina 2 g de 4/4 horas ou;
   - se paciente alérgico a betalactâmico:
   meropenem 2 g de 8/8 horas.

4. *Listeria monocytogenes:*
   ampicilina 2 g de 4/4 horas associada ou não a gentamicina 2 mg/kg na primeira dose, então 1,7 mg/kg de 8/8 horas por pelo menos 21 dias ou;
   sulfametoxazol + trimetoprim 20 mg/kg/dia divididos de 6-12 horas (dose baseada no trimetoprim) ou;
   - terapia alternativa:
   meropenem 2 g de 8/8 horas.

5. *Staphylococcus aureus:*
   meticilino-sensível: oxacilina 2 g de 4/4 horas por 14 a 21 dias;
   meticilino-resistente: vancomicina 15 a 20 mg/kg de 12/12 horas ou;
   - terapia alternativa:
   sulfametoxazol + trimetoprim 20 mg/kg/dia divididos 6-12 horas ou;
   linezolida 600 mg de 12/12 horas.

6. *Streptococcus agalactiae:*
   ampicilina 2 g de 4/4 horas por 10 a 14 dias ou;
   penicilina G cristalina 4.000.000 U de 4/4 horas ou;
   - terapia alternativa:
   ceftriaxone 2 g de 12/12 horas.

7. *Staphylococcus epidermides:*
   vancomicina 15 a 20 mg/kg de 12/12 horas por 14 a 21 dias ou;
   - terapia alternativa:
   linezolida 600 mg de 12/12 horas.

8. *Escherichia coli* e outras enterobactérias:
   ceftazidima 2 g de 8/8 horas por 21 dias ou;
   cefepime 2 g de 8/8 horas ou;
   - terapia alternativa:
   ciprofloxacina 400 mg de 8-12 horas ou;
   moxifloxacina 400 mg ao dia ou;
   sulfametoxazol + trimetoprim 5 mg/kg (baseado no trimetoprim) de 6/6 horas ou;
   - Se bactéria ESBL (*extended-spectrum beta-lactamase*) positivo:
   meropenem 2 g de 8/8 horas.

Em relação ao uso adjuvante da dexametasona no tratamento da meningite bacteriana, a Sociedade Americana de Doenças Infecciosas, em seu *guideline* sobre o assunto, cita estudos nos quais há benefício em usar algum corticoide no grupo de meningite por *Streptococcus pneumoniae*. O racional teórico seria a diminuição resposta inflamatória no espaço subaracnoide, o que resulta na redução do edema cerebral, aumento da pressão intracraniana, alteração do fluxo cerebral, vasculite cerebral e lesão direta ao neurônio. A dose de dexametasona deve ser de 0,15 mg/kg de 6/6 horas por 2 a 4 dias, sendo que a primeira dose deve ser administrada 10 a 20 minutos antes da primeira dose do antimicrobiano.

As complicações da meningite bacteriana mais comuns são: hiponatremia e convulsão. Aproximadamente 25% dos pacientes com meningite bacteriana desenvolvem hiponatremia devido causas com síndrome perdedora de sal, secreção inapropriada do hormônio antidiurético, excesso de hidratação e insuficiência adrenal. A convulsão pode ocorrer em 15% dos pacientes com meningite bacteriana. Nestes casos, devemos considerar monitoração com eletroencefalograma em pacientes que tiverem história de epilepsia ou alteração do estado mental. O uso de anticonvulsivante não está muito definido na literatura, mas deverá ser feito nos casos de crise convulsiva ou lesão de massa identificada. Há risco também de hidrocefalia em 5% dos casos. O tratamento é feito com punção lombar de repetição, ventriculostomia ou derivação ventricular.

Meningites fúngicas

Acomete mais pacientes com algum nível de comprometimento imunológico. Em geral, há lesões fúngicas em outros órgãos ou sistemas. O prognóstico é pior quanto mais sintomática for a doença. Os sinais e sintomas são semelhantes aos da meningite bacteriana.

Os agentes mais comuns são:

1. *Candida albicans* e *Candida* não *albicans*:

    anfotericina B lipossomal 3-5 mg/kg/dia associada ou não a flucitosina 25 mg/kg de 8/8 horas ou;

    fluconazol 400-800 mg (6-12 mg/kg);

as equinocandinas têm pobre penetração no SNC;

o tratamento deve durar até o líquor ficar estéril.

2. *Cryptococcus neoformans*:

    fase de indução: anfotericina B liposomal 3-4 mg/kg/dia ou anfotericina B complexo lipídico 5 mg/kg/dia + fluocitosina 25 mg/kg de 6/6 horas por no mínimo 4 semanas;

    fase de consolidação: fluconazol 400-800 mg ao dia por 8 semanas;

    fase de manutenção: fluconazol 200 mg ao dia por 6 a 12 meses;

    no paciente com imunossupressão, o tempo da fase de indução é de no mínimo 2 semanas ou até o líquor ficar estéril. A fase de consolidação dura 10 semanas e a fase de manutenção, no caso do indivíduo HIV, até o CD4 estar acima de $200/mm^3$ por mais de 6 meses.

3. *Blastomyces dermatitidis*:

    anfotericina B liposomal 5 mg/kg/dia por 4-6 semanas seguida por fluconazol 800 mg ao dia ou voriconazol 6 mg/kg de 12/12 horas por duas doses e, então, 4 mg/kg de 12/12 horas;

    a fase de manutenção dura 12 meses ou até o líquor ficar estéril.

4. *Histoplasma capsulatum*:

    anfotericina B liposomal 5 mg/kg/dia por 4-6 semanas, então itraconazol 200 mg de 12/12 horas por pelo menos 12 meses ou até o líquor ficar estéril.

5. *Coccidioides immitis*:
   a) fluconazol 400-1.000 mg/dia por 9-12 meses ou;
   b) itraconazol 300-400 mg de duas a três vezes ao dia ou;
   c) voriconazol 6 mg/kg de 12/12 horas nas primeiras 24 horas, então 4 mg/kg de 12/12 horas ou;
   d) anfotericina B intratecal 0,1-1,5 mg/dose, uma vez ao dia até uma vez por semana, a depender da resposta terapêutica.

Meningites virais

A meningite viral, apesar de um quadro comum, é mal notificada. Mesmo assim, sabemos que as crianças são as mais acometidas. Nos últimos 20 anos, devido às políticas de vacinação adotadas pelo Ministério da Saúde, a expansão de doenças virais que ainda não possuem vacinas e o número de indivíduos com HIV, houve um deslocamento populacional e alteração dos agentes mais comumente relacionados à doença.

Os agentes mais comuns são:

- enterovírus: echovírus, Coxsackie A e B vírus, poliomielite não paralítica e enterovírus 71;
- arbovírus: dengue e Zika, entre outros;
- HIV;
- adenovírus;
- vírus do grupo herpes: HSV 1 e 2, varicela-zóster, Epstein-Barr vírus, citomegalovírus.

Em geral, o curso destas infecções é mais benigno. Os sinais e sintomas duram de 3 a 10 dias. Porém, dependendo do vírus e da resposta imunológica do paciente os casos podem ser fatais.

Tuberculose meningoencefálica

É causada pelo *Mycobacterium tuberculosis*, geralmente secundária à infecção em outro sítio. Sinais e sintomas semelhantes aos da meningite bacteriana. Pacientes imunossuprimidos têm maior chance de desenvolver a doença. O tratamento é o preconizado pelo Ministério da Saúde:

- fase intensiva: rifampicina 150 mg + isoniazida 75 mg + pirazinamida 400 mg + etambutol 275 mg (a dose dependerá do peso do paciente, indivíduos com mais de 50 kg deverão fazer uso de quatro comprimidos ao dia) por 2 meses;
- fase de manutenção: rifampicina 300 mg + isoniazida 200 mg (a dose dependerá do peso do paciente, indivíduos com mais de 50 kg deverão fazer uso de dois comprimidos ao dia) por 7 meses;

No caso da tuberculose meningoencefálica, deveremos fazer uso de corticoide:

- prednisona oral: 1-2 mg/kg/dia por 4 semanas ou;
- dexametasona intravenosa nos casos graves: 0,3-0,4 mg/kg/dia por 4 a 8 semanas;
- desmame gradual das doses nas 4 semanas subsequentes.

Encefalite

Definida como um processo inflamatório no cérebro associado à disfunção neurológica. Muitos são os patógenos que acometem o SNC, porém a grande maioria são os vírus. Em nosso País os agentes mais comuns são herpes simples, varicela-zoster e citomegalovírus. Também estamos tendo casos por Zika vírus.

Podemos ver casos de encefalomielite disseminada aguda devidos à resposta autoimune que surge entre 1 e 14 dias após vacinação ou menos de 1 semana após doença exantemática. Nestes casos os agentes mais comuns são: sarampo, rubéola, influenza, febre amarela, varicela-zoster, Epstein-Barr vírus, citomegalovírus e influenza.

O quadro clínico é febre e sinais de acometimento do parênquima cerebral, como alteração do nível de consciência, crises convulsivas, no caso de varicela-zoster podem aparecer vesículas seguindo os dermátomos.

Necessária coleta de líquor e investigação de doenças virais com reação em cadeia da polimerase (PCR).

A realização de ressonância magnética de encéfalo ajuda nos quadros de encefalite herpética, pois as lesões são caracterizadas por áreas hipodensas em lobo temporal intercaladas por áreas hiperdensas que equivalem a pontos hemorrágicos.

O tratamento dependerá do agente etiológico. Aqui citarei os mais comuns:

- herpes simples: aciclovir 10 mg/kg de 8/8 horas por 14 a 21 dias;
- varicela-zoster: aciclovir 10-15 mg/kg de 8/8 horas por 10 a 14 dias;
- citomegalovírus:
  a) dose inicial: ganciclovir 5 mg/kg de 12/12 horas + foscarnet 90 mg/kg de 12/12 horas por 3 semanas;
  b) dose de manutenção: ganciclovir 5 mg/dia + foscarnet 90-120 mg/kg/dia por mais 3 semanas.
- encefalomielite disseminada aguda: metilprednisolona 1 g/dia por 3 a 5 dias.

Abscessos cerebrais

São infecções encapsuladas no tecido encefálico, geralmente provocadas por bactérias, fungos ou parasitas. Pode ocorrer como uma complicação após um trauma cranioencefálico ou neurocirurgia ou como disseminação hematogênica de sítio infeccioso à distância.

O tecido cerebral está destruído e a pressão líquida dentro do abscesso faz com que ele se comporte como uma lesão expansiva, com efeito de massa. Podem ser lesões únicas ou múltiplas.

Apresenta quatro fases de evolução:

a) cerebrite precoce: primeiros 3 a 5 dias. Edema na região inicial da lesão, na TC de crânio pode ser evidenciada discreta hipodensidade no local da lesão.

b) cerebrite tardia: entre o quinto dia e a segunda semana, quando é possível visualizar uma região de necrose no interior da lesão e uma intensa proliferação dos vasos ao redor da mesma na TC de crânio.

c) fase capsular inicial: após a segunda semana é possível avaliar o foco infeccioso associado ao edema e efeito expansivo local, a presença de uma lâmina que envolve a lesão e é mais bem identificável ao contraste intravenoso da TC de crânio.

d) fase capsular tardia: define-se a margem da cápsula. Na TC de crânio sem contraste vemos um centro hipodenso contrastando com a cápsula. Podemos notar conteúdo gasoso dentro da lesão.

O tratamento ideal é a antibioticoterapia dirigida e, quando possível, a drenagem do abscesso.

Nos casos de abscessos bacterianos secundários a disseminação hematogênica ou pós-TCE e neurocirurgia, os agentes mais comuns estão descritos na Tabela 36.2.

Tabela 36.2. Infecções associadas e agentes etiológicos prováveis

Sítio de infecção	Agente etiológico
Oro e nasofaringe	*Streptococcus* dos grupos *milleri* e *viridans*
TCE ou pós-neurocirurgia	*Staphylococcus* spp, anaeróbios e bacilos Gram-negativos
Abscesso pulmonar	*Streptococcus* spp e aneróbios
Endocardite	*Staphylococcus aureus* e *Streptococcus* do grupo *viridans*
Infecções intra-abdominais e trato genitourinário	Bacilos Gram-negativos entéricos
Otite média e externa	*Pseudomonas* spp

A primeira escolha de tratamento pode ser ceftriaxone 2 g de 12/12 horas ou cefotaxima 2 g de 4/4 horas associado a metronidazol 7,5 mg/kg de 6/6 horas. Se houver suspeita de *Staphylococcus aureus* a opção é associar vancomicina até o resultado de culturas. O esquema deverá ser ajustado de acordo com o agente identificado.

No caso de um abscesso pós-TCE e neurocirurgia, devido ao risco de agente multirresistente, o tratamento de escolha deverá ser vancomicina 15-20 mg/kg de 8/8 horas ou 12/12 horas associada a cefepime 2 g de 8/8 horas ou meropenem 2 g de 8/8 horas.

Se o paciente for alérgico a vancomicina, podemos substituí-la por linezolida 600 mg de 12/12 horas.

Pacientes com algum nível de imunossupressão podem fazer infecção por *Nocardia* spp, em geral infecção concomitante com foco pulmonar. Além do abscesso pode haver meningite e encefalite. No caso de abscesso cerebral por *Nocardia* spp, as opções de tratamento são:

- sulfametoxazol + trimetoprim: 15 mg/dia de trimetoprim divididos em 12/12 horas ou 6/6 horas associado a meropenem 2 g de 8/8 horas;

- quando há envolvimento de mais de um sistema podemos associar amicacina 7,5 mg/kg de 12/12 horas;

- o tempo de tratamento é de 3 a 6 semanas.

Os pacientes imunossuprimidos também podem fazer abscesso cerebral devido a infecção por *Toxoplasma gondii*. Neste caso o tratamento é:

- pirimetamina 200 mg na primeira dose, então 75 mg/dia (peso > 60 kg) ou 50 mg/dia (peso < 60 kg) + sulfadiazina 1,5 g/dia (peso > 60 kg) ou 1 g/dia (peso < 60 kg) + ácido folínico 10-25 mg/dia por um período de no mínimo 6 semanas;
- nos pacientes HIV realizamos a profilaxia primária ou secundária:
  - a) profilaxia primária (não teve infecção, mas tem CD4 < 200/mm^3): trimetoprim 160 mg + sulfametoxazol 800 mg, 1 comprimido ao dia. Descontinuar após CD4 > 200/mm^3 por 3 meses;
  - b) profilaxia secundária (após apresentar a infecção por *Toxoplasma gondii*): sulfadiazina 2-4 g de 12/12 horas ou 6/6 horas + pirimetamina 25-50 mg/dia + ácido folínico 10-25 mg/dia. Descontinuar após CD4 > 200/mm^3 por mais de 6 meses.

Referências bibliográficas

1. Rojas SSO, Veiga VC. Manual de Neurointensivismo da Beneficiência Portuguesa. Rio de Janeiro: Editora Atheneu; 2013.

2. Mendes CL, Terzi R, Falcão A, Videtta W. Cuidados Neurointensivos. CMIB – Clínicas de Medicina Intensiva Brasileira. Ano 18, vol. 19.São Paulo: Editora Atheneu; 2013.

3. Gaieski DF, Nathan BR, O'Brian NF. Meningitis and Encephalites – ENLS Version 2.0. Neurocritical Care Society; 2015.

4. Aaron E. Miller, Karen Ross. Infectious Diseases – Continuum Lifelong Learning in Neurology. American Academy of Neurology. 2012 Dec;18(6).

5. The Infectious Diseases Society of America (IDSA). Pratice Guidelines for the Management of Bacterial Meningitis. Clinical Infectious Diseases. 2004;39:1267-1284.

6. Infectious Diseases Society of America. The Management of Encephalitis: Clinical Practice Guidelines by the. Clinical Infectious Diseases. 2008;47:303-327.

7. Ministério da Saúde, Brasil. Tabelas óbitos e incidência de Meningite 2010 a 2015. Brasília: Ministério da Saúde; 2015.

8. Ministério da Saúde, Brasil.– Situação epidemiológica da doença meningocócica, Brasil, 2007 – 2013. Boletim Epidemiológico.2016;47:29.

9. Ministério da Saúde, Brasil. Manual de Recomendações para o controle da Tuberculose no Brasil. Série A. Normas e manuais Técnicos, 2011.

10. Sociedade Brasileira de Infectologia. Guia do manejo da infecção pelo vírus Zika. Versão 19/03/2016.

11. Centro de Vigilância Epidemiológica "Prof. Alexandre Vranjac". Meningite Viral – Publicação BEPA 30, Jun, 2006.

12. Centro de Vigilância Epidemiológica "Prof. Alexandre Vranjac". Meningites Bacterianas – Publicação BEPA 17, Maio, 2005.

13. Centro de Vigilância Epidemiológica "Prof. Alexandre Vranjac". Meningites – Manual de Instruções Critérios de Confirmação e Classificação, 19, Abril, 2003.

14. De Gans, van de Beek D. Dexamethasone in adults with bacterial meningitidis. New England Journal of Medicine. 2002;347:1549-56.

Capítulo

37

DROGAS TITULÁVEIS

Fabrício Argenton Sofiato
Júlio Cesar de Carvalho

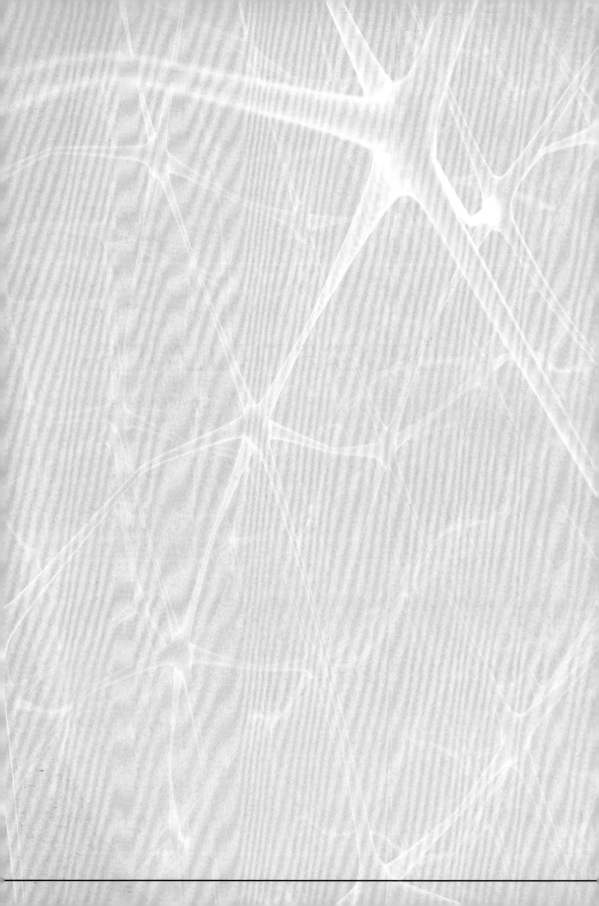

Introdução

Na medicina intensiva, utilizamos drogas que necessitam de um fino ajuste para cada paciente. Essas drogas devem ser fornecidas aos pacientes em infusão contínua e sua dose deve ser calculada de forma individual. A forma mais simples encontrada para a individualização da dose é calcular o quanto o paciente necessita receber da droga em função de sua massa e do tempo de infusão. O tratamento matemático dessas drogas é uma habilidade fundamental aos médicos e enfermeiros que trabalham com o paciente grave.

Modelo matemático

Regras de Arredondamento

As regras básicas de arredondamento são:

- se o algarismo anterior for menor que 5, então se arredonda por falta. Exemplo:

$$2,4956 \approx 2$$

- se o algarismo anterior for maior que 5, então arredonda-se por excesso. Exemplo:

$$2,602 \approx 3$$

- se o algarismo anterior for igual a 5, formam-se duas alternativas:
  1. se o algarismo anterior ao 5 for zero ou par, arredonda-se por falta. Exemplo:

$$2,502 \approx 2 \qquad 2,583 \approx 2$$

2. se o algarismo anterior ao 5 for impar, arredonda-se por excesso. Exemplo:

$$2,512 \approx 3$$

A função mais simples

Após a avaliação de vários modelos matemáticos, ficou estabelecido que a função mais adequada é uma função do primeiro grau:

$$f(x) = a \cdot x + b$$

Onde **f(x)** é a dose da droga em função da massa do paciente e da velocidade de infusão e **x** é a taxa de infusão da droga. Partindo do pressuposto que para um fluxo de 0 mL/h a quantidade de receptores ativados não está sendo o suficiente para a manutenção da vida do paciente, considera-se o coeficiente linear da equação igual a zero (**b** = zero) e calcula-se o coeficiente angular (**a**) conforme o exemplo a seguir.

Supondo determinada droga hipotética que é fornecida em ampolas de 4 mL contendo 8 mg do sal composto de estabilizador mais princípio ativo equivalendo a 4 mg, supondo ainda que a dose de padronização da droga é em µg/(kg . min) e a diluição deste fármaco para o uso é padronizada em 16 mg do princípio ativo em 250 mL de solução total cristaloide, teremos:

Para princípio ativo total de 16 mg são necessárias quatro ampolas de 4mL com 8 mg do sal totalizando 16 mL de solução.

Volume total de cristaloide para fazer a solução total é:

$$250\ mL - 16\ mL = 234\ mL$$

A relação entre a massa da droga e o volume da solução é:

$$16\ mg \div (234\ mL + 16\ mL) = 0,064\ mg/mL$$
$$ou\ 64\ \mu g/mL$$

Supondo um paciente hipotético de 70 kg, a relação individualizada da droga para o paciente é:

$$64\ \mu g/(70\ kg.mL) = 0,914285714286\ \mu g/(kg.mL) \approx$$
$$0,914286\ \mu g/(kg.mL)$$

Supondo que não contamos com uma bomba de infusão contínua programada para dar a dose do fármaco em µg/(kg . min), tendo somente a taxa de infusão em mL/h, é necessário operar este resultado transformando mL/h em mL/min multiplicando o resultado anterior por 1 h/60 min. temos:

$$64\ \mu g.1\ h/(70\ kg.mL.60\ min) \approx 0,015238\ \mu g.h/(kg.mL.min)$$

$$1/0,015238 \approx 65,625\ kg.mL.min/(\mu g.h)$$

Este último valor é o número guia para a droga e deve ser fixado junto à bomba de infusão contínua para uma rápida transformação de mL/h para µg/(kg . min), assim como seu inverso para facilitar a transformação de µg/(kg . min) para mL/h da bomba de infusão contínua.

Se a bomba está fornecendo 20 mL/h, o paciente está recebendo:

$$20\ (mL/h).0,015238\ [\mu g.h/(kg.mL.min)] \approx 0,304760$$
$$\mu g/(kg.min)\ da\ droga$$

Dose [µg/kg.min] = 0,015238.vazão da bomba [mL/h]

Se é necessário dar ao paciente 0,5 µg/(kg . min) da droga, a bomba deve ser regulada na vazão:

$$0,5\ [\mu g/(kg.min)].65,625\ kg.mL.min/(\mu g.h) \approx 33\ mL/h$$
$$de\ taxa\ de\ infusão\ da\ bomba$$

vazão da bomba [mL/h] = 65,625.dose [µg/kg.min]

As unidades de titulação das drogas tituláveis

Cada droga titulável apresenta sua forma de individualização específica. Na maioria dos casos é em µg/(kg . min) mas algumas drogas são em mg/(kg . h), mg/min, mg/h, U/(kg . min), U/(kg . h), U/min, U/h ou outra dose titulável. Assim, o cálculo das funções acima depende da forma de individualização da droga[1].

Drogas vasoativas

Catecolaminas

São aminas específicas que podem ser produzidas pelos seres vivos ou sintetizadas.

As aminas produzidas nos humanos são a dopamina, a noradrenalina e a adrenalina. Todas essas aminas são produzidas a partir da tirosina nas células cromafins da medula da suprarrenal, sendo a adrenalina a principal amina produzida lá (80% da produção), porém não é produzida fora da glândula. A noradrenalina é produzida, em sua maior parte, nas próprias terminações nervosas simpáticas (80% da produção).

A produção endógena da adrenalina a partir da tirosina ocorre em quatro etapas consecutivas:

1. hidroxilação do anel aromático pela tirosina hidroxilase, produzindo L-dopa (ou L-di-hidroxifenilalanina);
2. descarboxilação da L-dopa pela dopa descarboxilase, produzindo dopamina;
3. hidroxilação da cadeia lateral da dopamina pela dopamina beta-hidroxilase produzindo noradrenalina;
4. N-metilação da noradrenalina pela feniletanolamina-N-metiltransferase produzindo adrenalina.

As catecolaminas não atravessam a barreira hematoencefálica, tendo de ser produzidas localmente no sistema nervoso central, mas a L-dopa, precursor direto da dopamina, atravessa a barreira e pode ser um importante agente no tratamento de doenças como o mal de Parkinson.

As catecolaminas são os "ativadores" do sistema nervoso simpático e ativam os receptores $\alpha1$ e $\alpha2$ adrenérgicos e $\beta1$, $\beta2$ e $\beta3$ adrenérgicos, que são responsáveis pelas seguintes reações dos sistemas:

- **sistema nervoso central** – aumento da motivação, do estado de alerta e da atenção;
- **saliva** – receptores $\alpha1$ aumentam a viscosidade e reduzem o volume produzido;
- **pele** – receptores M3 (colinérgico, muscarínico) aumentam a sudorese;
- **rins** – receptores $\beta1$ aumentam a produção de renina;
- **fígado** – receptores $\beta2$ e $\alpha1$ aumentam a glicogenólise e a liberação de glicose;
- **trato gastrointestinal**:
  - receptores $\beta2$ reduzem o peristaltismo;
  - receptores alfa aumentam o tônus dos esfíncteres;
  - receptores $\alpha1$ reduzem o fluxo sanguíneo.
- **musculatura esquelética** – receptores $\beta2$ aumentam a degradação de glicogênio;
- **bexiga**:
  - receptores $\alpha1$ aumentam o tônus do esfíncter;
  - receptores $\beta2$ reduzem o tônus do músculo detrusor.
- **vasos sanguíneos**:
  - receptores $\alpha1$ e $\alpha2$ provocam vasoconstrição;
  - receptores $\beta2$ provocam vasodilatação.
- **tecido adiposo** – receptores $\beta1$, $\beta2$ e $\beta3$ provocam aumento da lipólise e da liberação de ácidos graxos;
- **coração** – receptores $\beta1$ mais frequentes que os $\beta2$ levam a aumento do cronotropismo, do inotropismo e da pressão arterial sistêmica;
- **olhos** – receptores $\alpha1$ promovem a dilatação pupilar.

Cada catecolamina atua preferencialmente em um grupo de receptores específicos, conforme descrito a seguir:

- a noradrenalina atua preferencialmente sobre os receptores α e β1 adrenérgicos;
- a adrenalina atua preferencialmente sobre os receptores α, β1 e β2 adrenérgicos;
- o isoproterenol atua sobre os receptores β1 e β2;
- a dobutamina atua sobre os receptores β1; apresenta pouca ação sobre os receptores β2 e α1;
- a dopamina é a precursora direta da noradrenalina e atua nos receptores de forma dependente da dose:
  - abaixo de 3,0 μg/(kg.min) – sem atuação sobre os receptores adrenérgicos;
  - 3,0 μg/(kg.min) a 10,0 μg/(kg.min) – ação sobre os receptores beta-adrenérgicos;
  - acima de 10 μg/(kg.min) – além dos receptores beta que já estão ativados, ocorre a gradativa ativação dos receptores alfa.
- a fenilefrina apresenta ação sobre os receptores α1 adrenérgicos[17, 19].

Os receptores adrenérgicos podem ser divididos pelos tipos e pelos efeitos principais:

- α_{1A}: Principal receptor na contração da musculatura lisa, incluindo a contração de vasos. Desenvolvimento e estruturação do coração.
- α_{1B}: Maior incidência no coração, responsável pelo crescimento e pela estruturação do coração.
- α_{1D}: Vasoconstrição nas artérias coronárias e aorta.
- α_{2A}: Autorreceptor inibitório nas varicosidades dos nervos simpáti-

cos. Mediador da antinocicepção induzida por agonistas α_2. Sedação. Hipotensão. Hipotermia.
- α_{2B}: Mediação da vasoconstrição induzida por α_2.
- α_{2C}: Modulação da neurotransmissão pela dopamina. Inibição na medula adrenal (suprarrenal).
- β_1: Principal receptor no coração. Sua estimulação provoca efeitos inotrópico e cronotrópico positivos (taquicardia e aumento da força de contração).
- β_2: Relaxamento no músculo liso. Presente nos brônquios promovendo broncodilatação. Altamente polimórfico.
- β_3: Importante para efeitos metabólicos nos tecidos adiposo e gastrointestinal[17,19,20].

Dobutamina

Agente inotrópico positivo e, dependendo da dose, cronotrópico positivo.

Sua ação primária resulta da estimulação dos receptores β1 do coração e tem pouca ação sobre os receptores β2 e α1. Sua ação é direta, eliminando a necessidade de reserva de noradrenalina endógena nas terminações nervosas do coração.

Apesar da sua ação no aumento do débito cardíaco e do volume sistólico, o aumento da pressão arterial não é significativo, por diminuir a pressão de enchimento ventricular e as resistências vascular, pulmonar e periférica, gerando também dilatação nos vasos de capacitância (grandes veias). Nos casos de pacientes com baixo volume sanguíneo (desidratação ou depleção volumétrica medicamentosa proposital para minimizar os efeitos da insuficiência cardíaca congestiva), pode ocorrer a diminuição da pressão arterial com o uso da dobutamina.

Nos casos em que o efeito desejado ocorre antes da taquicardia, o consumo de oxigênio pelo miocárdio não sofre alteração significativa.

A droga também facilita a condução do nó atrioventricular e intraventricular, além de aumentar também a automaticidade do nó sinusal.

É encontrada em ampolas de 250 mg/20 mL e sua diluição padrão para uso endovenoso em bomba de infusão é 250 mg de dobutamina em 230 mL de solução cristaloide, resultando numa solução de concentração 1.000 µg/mL para infusão contínua.

Também é possível diluir 500 mg de dobutamina (duas ampolas) em 210 mL de solução cristaloide, resultando em solução a 2.000 µg/mL, também em qualquer cristaloide, quando houver a necessidade de redução do volume de líquidos a ser oferecido ao paciente. A concentração da dobutamina não deve ultrapassar 5.000 µg/kg, ou seja, 500 mg (duas ampolas) em 60 mL de solução, tanto pela concentração da solução quanto pela dificuldade de titulação da droga.

O diluente a ser usado é qualquer cristaloide (SF0,9%, SG5%, solução de Ringer, solução de Ringer com lactato, soro ao meio (SF0,45%), solução glicofisiológica), dependendo da necessidade do paciente.

A dose terapêutica varia entre 2,5 µg/(kg . min) e 15 µg/(kg . min), havendo relatos de incremento da dose a até 200 µg/(kg . min).

O tempo de meia-vida da dobutamina é de 2 minutos[2,3,5,8,12].

Dopamina

Estimula diretamente os receptores α, β1 e dopaminérgicos. Os receptores dopaminérgicos DA1 são pós-sinápticos para os nervos simpáticos e sua estimulação resulta em vasodilatação dos vasos arteriais renais, mesentéricos, coronarianos e cerebrais. Os receptores dopaminérgicos DA2 (de localização pré-juncional do nervo simpático) promovem a liberação de noradrenalina a partir dos locais de estoque no nervo simpático. Ações indiretas resultam em liberação de noradrenalina.

A dopamina apresenta ação dose-dependente:

- 0,5 µg/(kg.min) a 3,0 µg/(kg.min) – estimulação primária sobre os receptores dopaminérgicos das circulações renal e esplâncnica, gerando, em humanos saudáveis, aumento do fluxo sanguíneo nessas regiões, porém não é um efeito significativo para o paciente enfermo com instabilidade hemodinâmica e que necessite realmente da droga. Afeta também as células epiteliais tubulares renais causando diminuição da natriurese, independentemente das alterações no fluxo sanguíneo renal. Não é recomendado o uso da dopamina na dose dopaminérgica para tratar insuficiência renal aguda;

- 3,0 µg/(kg.min) a 10,0 µg/(kg.min) – estimula receptores beta do coração e da circulação periférica produzindo inotropismo positivo, cronotropismo positivo e vasodilatação periférica. O resultado global é aumento do débito cardíaco. A resposta inotrópica é modesta quando comparada à da dobutamina. Essa faixa de operação é recomendada para aumentar o débito cardíaco e a frequência cardíaca nos casos de bradicardias, antes da implantação de marcapasso;

- acima de 10 µg/(kg.min) – ativação progressiva dos receptores alfa nas circulações sistêmica e pulmonar, resultando em vasoconstrição progressiva pulmonar e sistêmica, com aumento consequente da resistência pulmonar e sistêmica, provocando maior consumo de oxigênio pelo miocárdio na tentativa de vencer a resistência imposta. Essa faixa de operação é recomendada para o aumento da pressão arterial.

Há relatos, em livros mais antigos, sobre o uso de doses superiores a 20 µg/(kg.min), denominando essa faixa de operação como dose irritativa do miocárdio, dose esta que gera efeitos cronotrópicos positivos extremamente exacerbados e nocivos ao miocárdio, com aumento do consumo de oxigênio e da eliminação de radicais livres, elevando o risco de lesão miocárdica por esses radicais livres.

Nos casos de hipotensão arterial refratária à hidratação, se não houver acesso venoso em vaso profundo a dopami-

na pode ser usada em acesso periférico com menor risco de necrose tecidual que a noradrenalina. Mas, assim que possível, deve-se cateterizar um acesso venoso profundo para a infusão das drogas vasoativas.

É encontrada em ampolas de 50 mg com 10 mL de solução. A diluição básica é de 250 mg, ou seja, cinco ampolas de 10 mL cada, 50 mL no total, em 200 mL de solução cristaloide (SF0,9%, solução de Ringer, solução de Ringer com lactato, SG5%, solução glicofisiológica, SF a 0,45%). A concentração da solução total é 250 mg/(200 mL + 50 mL) = 250 mg/250 mL = 1 mg/mL = 1.000 µg/mL.

Pode ser usada em concentração dobrada para pacientes com restrição de volume, diluindo-se dez ampolas em 150 mL de solvente, conforme a necessidade do paciente.

Seu tempo de meia-vida é de 2 minutos[2,3,6-8,12].

Noradrenalina

Neurotransmissor do sistema nervoso simpático e precursor da adrenalina.

Agente vasopressor, também conhecida como norepinefrina, usada para elevar a pressão arterial quando outras medidas já falharam ou estão contraindicadas. É o agente de escolha no choque séptico, atuando de forma atípica e melhorando a função renal.

Estimula os receptores alfa e produz aumento dose-dependente na resistência vascular sistêmica. Apresenta efeito menos intenso sobre os receptores $\beta 1$, mas não estimula os receptores $\beta 2$. Em baixas doses pode produzir efeito $\beta 1$

com pequena melhora do débito cardíaco, mas esse efeito é desprezível quando se usa dose terapêutica para promover elevação da pressão arterial, pela maior resistência vascular, muito intensa em relação ao aumento do inotropismo cardíaco. Em doses muito elevadas causa vasoconstrição em órgãos-alvo, podendo levar à isquemia e à lesão isquêmica desses órgãos (especialmente rins e vísceras), bem como à bradicardia reflexa pela estimulação dos barorreceptores.

É encontrada em ampolas de 8 mg de hemitartarato de noradrenalina, o que equivale a 4 mg de noradrenalina.

A diluição padrão da noradrenalina é de 16 mg de noradrenalina (32 mg de hemitartarato de noradrenalina) em 234 mL de solvente cristaloide (solução glicosada a 5% ou solução fisiológica a 0,9%) e é incompatível com soluções alcalinas. A concentração da droga será de 1,1396 μg . h/(mL . min) e sua dose terapêutica varia entre 0,15 e 1,50 μg/(kg . min), podendo chegar a 2,00 μg/(kg . min). Outras diluições podem ser preparadas para pacientes com restrição hídrica, por exemplo 32 mg em 218 mL de solução cristaloide.

Deve ser feita exclusivamente em acesso venoso central, pois corre o risco de desencadear necrose de pele caso ocorra extravasamento da droga. Quando ocorre o extravasamento da droga para a pele, tenta-se neutralizar a noradrenalina infiltrando-se 10 a 15 mL de uma solução salina contendo 5 a 10 mg de fentolamina em volume abundante, com uma seringa com agulha hipodérmica, na área afetada, que é facilmente reconhecida pela sua temperatura baixa, palidez e intumescimento.

Diluição da droga equivale a 16 mg de noradrenalina (32 mg de hemitartarato de norepinefrina) em 234 mL de solução cristaloide, resultando em uma solução de 64 μg/mL. Porém, há muitas exceções de diluição para essa droga. Nos CTI cardiológicos, encontra-se algumas vezes a concentração de 4 mg em 96 mL ou 40 μg/mL. Em obstetrícia, é recomendada a diluição de 4 mg em 996 mL do solvente cristaloide. Em pacientes com restrição hídrica podem-se diluir 32 mg de noradrenalina em 218 mL de solvente, resultando em solução com concentração de 128 μg/mL.

Vários autores aplicam, para efeitos de cálculo, a massa da droga dividida pelo tempo, e outros defendem que o valor ainda deve ser dividido pela massa do paciente. No primeiro caso (massa dividida pelo tempo), o limite terapêutico fica entre 4 e 12 μg/min, e no segundo caso, a faixa terapêutica fica entre 0,15 e 1,50 μg/(kg . min). A dose máxima diária recomendada é de 68 mg em 24 horas ou 2.833 μg/h ou 47 μg/min ou 44 mL/h da solução de 16 mg em 250 mL de solução, independentemente da massa do paciente.

O desmame da noradrenalina também é uma situação que foge à regra de reduzir a droga até o valor mínimo (0,15 μg/(kg . min)) e suspender a infusão bruscamente. É necessário que se faça um novo escalonamento para reduzir o valor do gotejamento para zero, verificando sempre o efeito da nova redução da droga.

Há casos em que o desmame da noradrenalina se torna difícil e o paciente fica dependente de doses muito pequenas da droga, com gotejamento da ordem de 1 mL/h. Na supressão da dose, o paciente apresenta hipotensão arterial sistêmica severa e a infusão deve ser reiniciada o mais rápido possível. De forma geral, a situação referida descreve um quadro de disfunção de baixa produção das glândulas suprarrenais, subclínica, produzida pelo excesso de catecolaminas circulantes, realimentando de forma negativa o sistema do eixo da suprarrenal, inibindo a produção dos corticosteroides endógenos. A conduta para a situação exposta é a injeção de corticoide em baixas doses (hidrocortisona 50 mg endovenoso de 6/6 horas) e então proceder com a retirada da droga. Depois de completado o total desmame da noradrenalina, retira-se gradativamente o corticoide (redução para 50 mg de 8/8 horas por 3 a 5 dias; 50 mg de 12/12 horas por mais 3 a 5 dias; 50 mg a cada dia por mais 3 a 5 dias).

O tempo de meia-vida da noradrenalina é de 2,5 minutos[2,3,5,7-9,12].

Adrenalina

As faixas de ação da droga são:
- menor que 2 µg/min – efeito predominante sobre os receptores β2;
- entre 2 e 10 µg/min – efeito sobre os receptores β1 e β2;
- acima de 10 µg/mL – efeito sobre os receptores beta (1 e 2) e alfa.

Atua tanto nos receptores alfa (vasoconstrição intensa) quanto beta-adrenérgicos (inotropismo e cronotropismo positivos e vasodilatação). Quando aplicada em pequenas doses, promove o aumento da pressão sistólica e redução da pressão diastólica e da resistência periférica, e quando administrada em altas doses eleva as pressões sistólica e diastólica e a resistência periférica. Deve ser notado que apesar de apresentar três faixas de ação, em cada faixa o efeito do receptor atual é acrescentado ao efeito do receptor ativado na faixa anterior.

As indicações mais frequentes da adrenalina são reanimação cardiorrespiratória e anafilaxia, e choque anafilático.

Em alguns países é usada diluída para tratar hipotensão ou bradicardia sintomática. A diluição é feita em solução fisiológica a 0,9% ou glicosada a 5%, conforme o indicado a seguir:
- uma ampola (1:1.000 = 1 mg/mL) diluída em 49 mL do solvente ou cinco ampolas em 245 mL do solvente para uma solução a 20 µg/mL para uso em bomba de infusão contínua;
- uma ampola (1:1.000 = 1 mg/mL) diluída em 249 mL do solvente para uma solução a 4 µg/mL para uso em bomba de infusão contínua.

Nesses casos, a infusão inicia-se a 1 µg/min, podendo ser incrementada até a resposta desejada a uma infusão máxima de 20 µg/min ou de 0,1 a 1,0 µg/(kg . min), ou no máximo a 60 mL/L para a solução de 20 µg/mL ou 300 mL/h para a solução de 4 µg/mL.

Para os casos de anafilaxia costuma-se usar a dose de 0,10 a 0,50 mg por via subcutânea.

Para os casos de broncoespasmo, 0,5 a 2,0 mg em solução fisiológica a 0,9%, 3 a 5 mL em inalação a cada 15 minutos, podendo estender o intervalo a até 4/4 horas.

Na reanimação cardiorrespiratória utiliza-se 1,0 mg endovenoso a cada 3 a 5 minutos.

O tempo de meia-vida da adrenalina é de 1 minuto[2,3,5-8,10,12].

Fenilefrina

Agente agonista dos receptores α1 adrenérgicos, produzindo assim elevação da pressão arterial pela constrição arterial e venosa, além de um aumento lento do inotropismo cardíaco. A elevação da pressão sem a atuação sobre os receptores β1 cardíacos leva a uma bradicardia reflexa pela sensibilização dos barorreceptores da crossa da aorta e dos seios carotídeos.

Pode ser usada para aumentar a pressão sanguínea e manter a pressão de perfusão coronária enquanto a nitroglicerina é usada para reduzir a pós-carga.

Em pequenos *bolus* de 50 a 100 μg tem o efeito mais rápido de aumentar a pressão arterial sistêmica.

A diluição padrão é 10 mg da droga em 250 mL de solução total de soro fisiológico, resultando em solução a 40 μg/mL ou 15 mg da droga em 250 mL de solução total de soro fisiológico, o que resulta em solução a 60 μg/mL, que deverá ser titulada a uma taxa de infusão entre 0,2 μg/(kg . min) e 0,9 μg/(kg . min), sempre em acesso venoso central para evitar a necrose da pele nos casos de extravasamento de um vaso periférico.

Deve-se também sempre prestar atenção à informação da equipe de transporte de um paciente que se encontrava no centro cirúrgico e foi transferido ao CTI, sobre o uso da fenilefrina em *bolus* antes do transporte, o que dará ao intensivista no máximo mais 20 minutos de paciente estabilizado, devendo então tomar as devidas condutas para manter a pressão elevada mesmo após a metabolização completa da droga.

Seu tempo de meia-vida é de aproximadamente 5 minutos[2,6,12].

Isoproterenol

Agonista beta-adrenérgico com efeito positivo sobre o inotropismo e o cronotropismo cardíaco, além do aumento da velocidade de condução da contração cardíaca, combinação que aumenta a demanda de oxigênio do miocárdio, somado ao efeito de abaixamento da pressão diastólica, levando à redução na pressão de perfusão coronariana e ainda à isquemia coronariana.

Encontrado em ampolas de 1 mL ou 5 mL, na concentração de 0,2 mg/mL, deve ser diluído para infusão contínua, 10 mL (2 mg) em 490 mL de solução glicosada a 5% com concentração final de 4 μg/mL.

A dose terapêutica da droga é entre 1 μg/min e 10 μg/min ou 0,05 μg/(kg . min) a 0,1 μg/(kg . min) para infusões endovenosas de forma contínua.

O tempo de meia-vida é de 5 minutos[2,7,11,12].

Dopexamina

Estimula os receptores dopaminérgicos 1 e 2 e os receptores beta-adrenérgicos com maior intensidade (os $\beta2$) e menor intensidade nos receptores $\beta1$. Não atua sobre os receptores alfa. A ação sobre os receptores $\beta2$ adrenérgicos é 60 vezes maior que a da dopamina e o efeito sobre os receptores dopaminérgicos é cerca de três vezes menos intenso.

Provoca efeito positivo no inotropismo e no cronotropismo cardíaco, associado à queda da resistência vascular sistêmica.

Seu efeito predominante é a vasodilatação periférica e a taquicardia.

O efeito sobre o inotropismo é secundário à vasodilatação e à taquicardia.

Em diversos grupos de pacientes, a dopexamina produziu aumento do fluxo sanguíneo esplâncnico, hepático e renal, superior à elevação no débito cardíaco.

A droga não é produzida no Brasil. É apresentada em ampolas de 50 mg/5 mL (10 mg/mL) e é diluída em solução fisiológica a 0,9% ou glicosada a 5,0% na proporção de 250.000 μg do soluto em 225 mL do solvente, gerando uma solução a 1.000 μg/mL. A titulação terapêutica varia entre 0,5 μg/(kg . min) a 6,0 μg/(kg . min).

Seu tempo de meia-vida plasmático é de 6 minutos[7,13].

Vasopressina

Hormônio hipofisário, antidiurético (diminui a excreção da água livre), com ação de vasoconstrição dos vasos periféricos, cerebrais, pulmonares e coronarianos. Anti-hemorrágico, diminui o fluxo sanguíneo hepático e a pressão venosa portal, aumenta a coagulação e a hemostasia. Estimulante peristáltico.

Está indicado nos quadros de diabetes *insipidus* neurogênico, sangramento gastrointestinal superior (varizes esofagianas), distensão abdominal pós-operatória e radiografia abdominal para eliminação de sombras gasosas.

Por ser destruída no trato gastrointestinal, é administrada por via intranasal ou via parenteral.

A posologia para tratamento de diabetes *insipidus* é dependente da via de administração e do veículo:

- vasopressina aquosa deve ser infundida na dose de 5 a 10 U intramuscular ou subcutânea, de duas a quatro vezes no dia;
- vasopressina oleosa deve ser infundida na dose de 2,5 a 5 U intramuscular ou subcutânea, a cada 1 a 3 dias;
- vasopressina com veículo intranasal: de uma a quatro aplicações na narina de duas a quatro vezes ao dia.

Na distensão abdominal pós-operatória pode ser usada com veículo aquoso 5 a 10 U intramuscular inicialmente, em doses repetidas a cada 3 a 4 horas.

No sangramento gastrointestinal superior pode ser usada em veículo aquoso na dose de 0,2 a 0,4 U/min endovenoso ou 0,1 a 0,5 U/min via intra-arterial.

Na parada cardiorrespiratória pode ser usada em dose única de 40 U endovenosa, substituindo a primeira ou a segunda dose da adrenalina. A próxima dose da adrenalina a ser feita após a vasopressina deve ser injetada após 5 a 10 minutos da injeção da vasopressina.

Deve ser evitada quando o paciente apresentar antecedentes de insuficiência arterial, em especial na insuficiência arterial coronariana.

A duração da ação depende do veículo e da via administrada. Se em veículo oleoso para aplicação intramuscular, atua por 24 a 72 horas. Se em veículo aquoso para aplicação intramuscular ou subcutânea, atua por 2 a 8 horas. Em veículo para aplicação intranasal, atua por 3 a 4 horas.

Para pacientes com choque séptico deve-se utilizar a dose de 0,01 a 0,04 U/minuto (para adultos, não deve ser titulada pela massa do paciente), em infusão contínua, devendo ser mantida por 24 a 96 horas. Outra forma de titular a droga é em UI/(kg . h), os limites de infusão são entre 0,01 e 0,04 U/(kg . h).

Cada ampola da vasopressina apresenta 20 U em 1 mL de solução. A solução deve ser feita com soro fisiológico 0,9% 199 mL e uma ampola de vasopressina (20 U). Também pode ser diluída em uma concentração maior com duas ampolas em 98 mL de soro fisiológico a 0,9%.

A droga não deve ser aplicada por vasos periféricos pelo risco de necrose da pele caso ocorra extravasamento.

Existe uma forma sintética do hormônio antidiurético (vasopressina) que apresenta estabilidade adequada para formulações absorvíveis pelo trato digestivo, respiratório e também pode ser formulada para aplicações endovenosas.

Com a elevação da diurese e elevação concomitante da concentração de sódio na circulação, redução da concentração de potássio circulante e elevação da osmolaridade plasmática, esse hormônio sintético promove a redução da diurese e mantém a osmolaridade sanguínea dentro dos padrões normais. Não atua especificamente nos íons referidos, que devem ser corrigidos conforme identificados laboratorialmente. As alterações dessa molécula em relação à vasopressina anulam seus efeitos vasopressores, e não estimula a liberação do hormônio adrenocorticotrófico nem aumenta as concentrações plasmáticas de cortisol. Essa forma sintética apresenta meia-vida plasmática de 2 a 3 horas.

O tempo de meia-vida plasmática da vasopressina é de 20 minutos[2,7,12].

Inibidores da fosfodiesterase

Derivados da bipiridina, inibem a fosfodiesterase tipo III na membrana celular, resultando em mais altos níveis de AMP-cíclico, aumentando o influxo de cálcio, provocando assim aumento da contratilidade cardíaca, dilatação arterial e venosa e menor demanda de oxigênio do miocárdio pela diminuição da tensão da parede e vasodilatação coronariana. Não atuam em receptores adrenérgicos, podendo ser associados às catecolaminas com relação sinérgica. Pelo mesmo motivo apresentam, no tratamento da insuficiência cardíaca congestiva,, melhores resultados que as catecolaminas para pacientes que usam betabloqueadores.

Amrinone

Apresentado em ampolas de 100 mg em 20 mL de solução, é diluído em solução fisiológica (0,9%) ou ao meio (0,45%) na proporção de 200 mg do soluto em 250 mL da solução total (duas ampolas em 210 mL do diluente), resultando numa solução de 800 µg/mL de solução. A dose de ataque varia entre 0,75 mg/kg e 3 mg/kg em um período de 2 a 3 minutos, seguindo-se de dose de manutenção a ser titulada entre 5 µg/(kg . min) e 20 µg/(kg . min). O início da ação é quase imediato com a dose de ataque. Seu uso deve ser limitado a um período de 48 a 72 horas.

A meia-vida plasmática é de 6 horas[2,7].

Milrinone

É outro derivado da biperidina. Tem mecanismo de ação similar ao do amrinone, apresentando as mesmas qualidades de ação, porém é entre 15 e 20 vezes mais potente que a outra e possui menos efeitos colaterais, por apresentar maior seletividade pelas isoenzimas fosfodiesterase III citoplasmáticas da musculatura lisa dos vasos e da musculatura cardíaca e meia-vida mais curta.

Apresenta-se em ampolas de 20 mg do sal diluídos em 20 mL de solução. Pode ser feito em *bolus* ou diluído para aplicação endovenosa contínua. A diluição para o segundo caso é de 20 mg do sal em 200 mL de solução total (uma ampola em 180 mL de solvente), resultando numa solução a 100 µg/mL ou 20 mg do sal em 100 mL de solução total (uma ampola em 80 mL de solvente) re-sultando em solução a 200 µg/mL. O solvente pode ser solução fisiológica a 0,9% ou solução glicosada a 5%. A dose de ataque é de 50 µg/kg em 10 minutos, seguidos de infusão contínua a ser titulada entre 0,375 µg/(kg . min) e 0,750 µg/(kg . min). O tempo de infusão máximo da droga é de 24 horas e seu limite máximo de massa a ser infundida é de 1,13 mg/kg de massa do paciente. Seu efeito é observado a partir de 5 a 15 minutos após a dose de ataque, incluindo os efeitos de inotropismo positivo e queda da pressão arterial pulmonar.

Para os casos de vasoespasmo cerebral/isquemia cerebral tardia, pode ser utilizada em infusão contínua por um tempo maior que o preconizado, porém com a devida precaução em relação aos efeitos cardíacos da droga. A dose a ser usada pode variar entre 0,200 µg/(kg.min) e 0,500 µg/(kg.min).

A meia-vida plasmática é de aproximadamente 2,5 horas (2 horas e 30 minutos)[7,14].

Sensibilizadores do cálcio

Levosimendana

Droga inotrópica positiva com propriedades vasodilatadoras com atuação sobre a troponina C, como droga "sensibilizadora ao cálcio". Apresenta maior afinidade ao receptor quando a concentração do cálcio está mais elevada, e quando a concentração do cálcio fica reduzida, a afinidade da droga ao receptor também fica reduzida. Pelo seu sistema de ação, a droga não concorre aos receptores beta com os betablo-

DROGAS TITULÁVEIS

queadores e, assim, mantém sua ação mesmo em pacientes que fazem uso de betabloqueadores.

Pelos seus efeitos inotrópico positivo e vasodilatador (aumenta o débito cardíaco mantendo o consumo proporcional), está indicada nos casos de miocárdio hibernante e nos quadros de insuficiência cardíaca aguda por disfunção sistólica, quando não ocorre hipotensão arterial. Não apresenta efeito lusitrópico negativo (não impede a retirada dos íons de cálcio no relaxamento da musculatura cardíaca). Pode ser útil nos casos de síndrome do desconforto respiratório agudo com *cor pulmonale* e também nos casos de insuficiência cardíaca direita com miocárdio viável.

Faz-se uma dose inicial de 12 µg/kg a 24 µg/kg em 10 minutos, acompanhada de 24 horas de infusão contínua da droga, titulando-a entre 0,05 µg/(kg . min) e 0,20 µg/(kg . min).

A droga vem em ampolas de 5 ou 10 mL em uma diluição de 2,5 mg/mL e deve ser diluída para atingir uma concentração de 0,05 mg/mL em soro glicosado a 5%, ou seja, 10 mL da droga em 490 mL de solução glicosada a 5%, podendo dobrar a concentração nos casos extremos em que a restrição hídrica é primordial, diluindo-se 10 mL da solução original em 240 mL da solução glicosada a 5% para a infusão.

A meia-vida da droga é de, aproximadamente, 1,3 hora, porém seus metabólitos ativos podem apresentar meia-vida de até 78 horas[7,15].

Vasodilatadores

Nitroprussiato de sódio

Vasodilatador misto com efeito sobre artérias e veias. Produz ácido nítrico ao ligar-se aos receptores de nitrato. O ácido nítrico leva à formação de cGMP, que ativa um sistema de cascata que culmina com o relaxamento da musculatura vascular pré-capilar e nos vasos de capacitância. Aumenta o volume sanguíneo cerebral e o fluxo sanguíneo cerebral, levando, consequentemente, ao aumento da pressão intracraniana. A vasodilatação arteriolar coronariana e a queda da pressão arterial diastólica, associadas à queda relativa da volemia (sequestro pelos vasos de capacitância) pode levar à isquemia coronariana.

É uma droga muito usada nas práticas de neurointensivismo para o controle da pressão arterial, evitando pioras nos quadros de acidentes vasculares encefálicos tanto isquêmicos quanto hemorrágicos.

Seu metabolismo leva ao cianeto, que é convertido a tiocianato no fígado, e este último é excretado pelos rins.

As intoxicações pela droga são causadas pelo cianeto e pelo tiocianato, sendo esta última droga a que mais persiste no organismo, apresentando meia-vida de aproximadamente 7 dias.

Os sinais e sintomas da toxicidade pelo cianeto são alterações comportamentais, comprometimento da extração de oxigênio e taquifilaxia ao nitroprussiato; nos estágios mais avançados, coma, convulsões generalizadas e acidose lática. O aumento gradual do gotejamento do nitroprussiato para manter-se a meta pressórica inicialmente estabilizada (taquifilaxia) é marcador suficiente para sugerir intoxicação pelo cianeto.

A reversão da intoxicação pelo cianeto é feita pela hidroxicobalamina (vitamina B_{12}) injetada endovenosa, que transforma o cianeto em tiocianato; este, apesar de tóxico, é excretado por via renal.

Para os casos de uso do nitroprussiato de sódio por mais de 48 horas, deve-se monitorar diariamente os valores séricos do tiocianato, que devem ficar sempre inferiores a 10 mg/100 mL (10 mg/dL ou 10 mg%).

A intoxicação por tiocianato é notada por sintomas de ansiedade, constrição pupilar, tinido, alucinações e convulsões generalizadas. É tratada com hidratação e diuréticos de alça e, em casos extremos, com hemodiálise.

A droga é muito instável à luz e a soluções iônicas. Deve ser diluída sempre que possível em solução glicosada a 5%, garantindo estabilidade da solução por aproximadamente 12 horas. Nos casos de haver necessidade de diluir em solução fisiológica a 0,9%, a estabilidade da solução é garantida por no máximo 6 horas. Após a diluição a solução deve ser protegida da luz e correr em equipos de cor âmbar para proteger a droga da luminosidade do ambiente.

A diluição é de 50 mg da droga em 250 mg de solução total, resultando em solução a 200 µg/mL, que tem a faixa terapêutica entre 0,5 µg/(kg . min) a 10 µg/(kg . min), podendo, em casos específicos, ultrapassar a faixa terapêutica da droga para atingir o efeito desejado.

O tempo de meia-vida do nitroprussiato é de 2 minutos, mas o tempo de meia-vida do tiocianato é de 7 dias[2,3,6,16].

Nitroglicerina

Produz relaxamento da musculatura lisa direta. As moléculas entram nas células e são metabolizadas até óxido nítrico.

No coração promove venodilatação e redução na resistência vascular pulmonar, diminuindo a pré-carga e a pressão diastólica final do ventrículo esquerdo. Assim, reduz a tensão da parede ventricular e a demanda de oxigênio miocárdica. Ocorre também vasodilatação coronariana epicárdica dose-dependente. Em doses elevadas pode causar hipotensão arterial sistêmica.

Está indicada para angina aguda, vasoespasmo coronariano, insuficiência cardíaca aguda por isquemia coronariana, espasmo coronariano e hipertensão arterial pulmonar.

É extremamente reativa quanto em contato com polivinilcloreto, ficando ligada às paredes dos frascos e equipos comuns, com polivinilcloreto. Deve então ser diluída em frascos de polietileno ou de vidro e é imperativo o uso de equipo sem polivinilcloreto (PVC *free*).

A solução é feita com 50 mg da droga (uma ampola de 50 mg da droga em 10 mL de solução) adicionada a 240 mL de solução fisiológica a 0,9% ou, se necessário, qualquer outro cristaloide. Resulta em solução a 200 µg/mL que deve ser infundida inicialmente em um gotejamento de 0,5 μg/(kg . min) e incrementada a cada 5 minutos até o controle dos sintomas ou até a pressão arterial apresentar queda com instabilidade hemodinâmica. A cefaleia proporcionada pela droga pode ser tratada com dipirona ou paracetamol.

A meia-vida plasmática é de 4 minutos para as preparações endovenosas[2,3,6].

Antiarrítmicos

São drogas que atuam basicamente no bloqueio dos canais iônicos e controlam as arritmias. Muitas podem ser usadas em dose de ataque seguidas por dose de manutenção. Há várias classificações dessas drogas, mas a mais usada e mais significativa dos pontos de vista fisiológico e didático é a de Vaughan e Williams, datada de 1992, classificando as drogas nos seguintes grupos:

Classe	Mecanismo de Ação
I	bloqueadores dos canais de sódio
II	β-bloqueadores
III	bloqueadores dos canais de potássio
IV	bloqueadores dos canais de cálcio

Esta classificação exclui os purinérgicos representados pela adenosina.

A classe I é dividida em duas subclasses:

- Ia – estabilizam as células atriais e ventriculares, o feixe de Kent e podem acelerar a condução através do nó atrioventricular pelo seu efeito sobre o nervo vago. Podem provocar o aumento do intervalo QT, possibilitando a ocorrência de *Torsade de pointes*. A representante desta classe é a procainamida.
- Ib – Efeito praticamente sobre os ventrículos. Aumenta o intervalo QRS. A representante desta classe é a lidocaína.

A classe II inclui os β-bloqueadores menos o sotalol (classe III). O bloqueio β faz com que o intervalo PR aumente e aumenta também o período refratário do nó atrioventricular.

A classe III é composta pelos bloqueadores dos canais de potássio. Essas drogas têm ação sobre os átrios e ventrículos e bloqueiam o nó atrioventricular. Os representantes deste grupo são a amiodarona e o sotalol (que é β-bloqueador).

A classe IV é composta por verapamil, diltiazem e outras que, ao promoverem o bloqueio dos canais de cálcio, apresentam também efeitos hipotensor, cronotrópico negativo e inotrópico negativo.

Amiodarona

Pertencente à classe III dos antiarrítmicos, promove bloqueio dos canais de sódio inativos (efeito de curta duração τ = 1,6 s), diminui a corrente de cálcio, as correntes regeneradoras tardias de efluxo e as correntes de potássio regeneradoras do influxo, com efeito bloqueador adrenérgico não competitivo efetivo. É indicada nos casos de taquicardia com estabilidade hemodinâmica, QRS estreito, taquicardias ventriculares com intervalo QTc normal, taquiarritmias atriais, síndrome de Wolff-Parkinson-White. É encontrada em ampolas de 3 mL em uma concentração de 50 mg/mL. A dose inicial é de 5 mg/kg em 20 minutos (dose de ataque) diluída em 250 mL de solução de glicose a 5% (não deve ser utilizado outro solvente). Pode ser usada uma segunda dose de 2,5 mg/kg diluída em 250 mL de solução glicosada a 5% em 20 minutos se houver persistência da taquicardia. Para manutenção utiliza-se uma solução de 600 mg de amiodarona (quatro ampolas) em 228 mL de solução glicosada a 5% em 24 horas (10 mL/h). A dose de manutenção pode variar de 600 mg/dia a 1.200 mg/dia, ou de 25 mg/h a 50 mg/h. A dose diária não deve exceder 2.200 mg da droga[18,20].

Lidocaína

Encontrada em frascos a 1% e 2% de 20 mL, com ou sem adrenalina. Para o uso contínuo como antiarrítmico, deve ser usada a lidocaína sem adrenalina (sem vasoconstritor). A droga a 2% é mais usada. Faz-se uma dose de ataque de 1 mg/kg em uma velocidade entre 25 e 50 mg/min, podendo ser repetida após 5 minutos. Logo após a primeira dose, segue-se a infusão contínua de 0,02 a 0,05 mg/(kg . min) (entre 1 e 4 mg/min). A diluição da droga pode ser em soro fisiológico a 0,9%, soro glicosado a 5% ou solução de Ringer lactato. A solução padrão é de 50 mL da droga a 2% em 200 mL do solvente, resultando em uma solução a 4 mg/mL[18,20].

Esmolol

Betabloqueador de uso endovenoso. Encontrado em ampolas de 100 mg/10 mL, deve ser diluído em uma concentração de 200 mg/200 mL (duas ampolas em 180 mL de cristaloides) em cristaloides (Ringer, Ringer lactato, cloreto de sódio a 0,9%, dextrose a 5%, dextrose a 2,5%, solução glicofisiológica) e sua taxa de infusão varia entre 50 e 300 µg/(kg . min), sendo a taxa de ajuste de 25 em 25 µg/(kg . min). No desmame da droga, a retirada deve ser feita de 25 em 25 µg/(kg . min) a cada 10 minutos[18,20].

Labetalol

Betabloqueador de uso endovenoso. Ampolas de 100 mg/20 mL que podem ser usadas na diluição de 1 mg/mL ou duas ampolas em 160 mL de cristaloide (Ringer, Ringer lactato, cloreto de sódio a 0,9%, dextrose a 5%, dextrose a 2,5%, solução glicofisiológica), em uma taxa de infusão entre 0,5 e 2,0 mg/min, independente da massa do paciente[18,20].

Referências bibliográficas

1. Bezerra MJ. Curso de Matemática para os Cursos de Segundo Grau (Antigos Cursos Clássico e Científico) – Curso completo. 32. ed. São Paulo: Companhia Editora Nacional; 1975.

2. Zaloga GP. Manual de drogas em terapia intensiva. Rio de Janeiro: Revinter; 2002.

3. Marino PL. Compêndio de UTI. 3. ed. Porto Alegre: Artmed; 2008.

4. Ansel HC, Prince SJ. Manual de cálculos farmacêuticos. Porto Alegre: Artmed; 2005.

5. P. R. Vade-Mécum Brasil. 2009-2010. Disponível em: <http://br.prvademecum.com/index.php>. Acessado em: 26 de abril de 2018.

6. Soriano FG, Nogueira AC. UTI Adulto – Manual prático. São Paulo: Sarvier; 2010; p. 228-233.

7. Guimarães HP, Falcão LFR, Orlando JMC. Guia prático de UTI. São Paulo: Atheneu/AMIB; 2008.

8. Lopes LC. Formulário Terapêutico Nacional – Rename 2010. Brasília: Ministério da Saúde; 2010.

DROGAS TITULÁVEIS

9. Kulay Jr LK, Kulay MNC, Lapa AJ. Drogas na gravidez e na lactação – Guia prático. Barueri: Manole; 2007.

10. Navarro LJC. Adrenalina (epinefrina). Emergencias y Catástrofes; 2000.

11. Westphal GA, Silva E, Salomão R, et al. Diretrizes para tratamento da sepse grave/choque séptico – Ressuscitação hemodinâmica. Rev Bras Ter Intens. 2011.

12. Lobo SMA, Rezende E, Mendes CL, et al. Consenso Brasileiro de Monitorização e Suporte Hemodinâmico – Parte V: suporte hemodinâmico. Rev Bras Ter Intens. 2006; 18(2):161-176.

13. Perrin G, Papazian L, Martin C. Dopexamine: a new dopaminergic agonist. Annales Françaises d´Anesthésie et de Réanimation. 1993;12(3):308-320.

14. Braunwald E, Zippes DP, Libby P. Tratado de Medicina Cardiovascular. São Paulo: Roca; 2003.

15. Tavares M, Andrade AC, Mebazaa A. Uso de levosimendana em diversos quadros de insuficiên-

cia cardíaca aguda. Arq Bras Cardiol. 2008; 90(3): 231-35.

16. Rodrigues CIS. Tratamento das emergências hipertensivas. Rev Bras Hipertens. 2002; 9(4).

17. Murray RK, Granner DK, Mayes PA, et al. Harper: Bioquímica ilustrada. 26. ed. Rio de Janeiro: Atheneu; 2006.

18. Lullmann H, Mohr K, Hein L. Farmacologia – Texto e Atlas. 6. ed. Rio de Janeiro: Artmed; 2010.

19. Marini, J. John. Terapia Intensiva: O Essencial. Barueri: Editora Manole Ltda.; 1999.

20. Goodman G. Manual de Farmacologia e Terapêutica. Rio de Janeiro: Editora McGraw Hill/Artmed; 2010.

21. Martins, H. S. e outros. Medicina de Emergência. 11ª ed. Barueri: Editora Manole. 2016.

22. Práticas médicas. Protocolos médicos. Controle glicêmico no paciente crítico (arquivo em pdf de 108,95 kb). Disponível em: <www.bpsp.org.br> Acessado em: 26 de abril de 2018..

Capítulo

38

ENCEFALOPATIA TÓXICO-METABÓLICA

Gustavo Maia

Introdução

O sistema nervoso central (SNC) pode ser alvo de qualquer complicação tóxico-metabólica oriunda de doenças orgânicas ou sistêmicas, comprometendo difusamente suas funções, em decorrência do prejuízo de sua perfusão, neurotransmissão e metabolismo, mesmo com a barreira hematoencefálica (BHE) completamente íntegra.

Na prática clínica observamos tais complicações, que podem ser representadas por uma simples alteração de comportamento até um quadro de coma profundo.

A neurotoxicologia é a ciência que estuda o comportamento do neuroeixo (encéfalo e medula espinal) perante qualquer insulto, seja agudo ou crônico, à sua integridade morfofuncional.

O entendimento de alguns de seus princípios básicos ajuda a esclarecer a natureza da agressão tóxico-metabólica.

Um dos principais é a relação dose--exposição, ou seja, quanto mais alto o nível de exposição, maior será a intensidade dos sintomas, podendo contribuir não apenas com alterações funcionais, mas estruturais e potencialmente definitivas.

O segundo mais observado é o comportamento das manifestações. Notoriamente, o comprometimento difuso do encéfalo não se mostra, perifericamente, de forma assimétrica ou focal. Isto significa que a presença de manifestações locorregionais desarticula tal probabilidade.

Cita-se, em terceiro lugar, a baixa capacidade regenerativa do encéfalo após a agressão, bem menor que a de outros órgãos e sistemas, como fígado e hematopoiético, respectivamente. Sinais e sintomas clínicos podem persistir mesmo após a retirada ou o clareamento da toxicidade.

Finalmente, coloca-se o fato do encéfalo, após insulto tóxico-metabólico e mesmo perfusional, tornar-se extremamente vulnerável às próximas agressões em decorrência da queda das suas reservas metabólicas, propiciando, assim como acelerando seu processo de senescência.

Dentre as encefalopatias presentes em um ambiente de terapia intensiva faz-se menção às mais usuais e definidoras de conduta e prognósticos: urêmica, hepática e Wernicke-Korsakoff.

Neste contexto serão colocados os seus mecanismos fisiopatológicos, métodos diagnósticos e alguns pontos referentes ao seu manuseio clinico.

Encefalopatia urêmica (EU)

Pode se desenvolver em portadores de lesão renal aguda, assim como em doentes renais crônicos, desde que o ritmo de filtração glomerular esteja abaixo de 15 mL/min/1,73 m² de superfície corpórea. Alguns sinais e sintomas podem sinalizá-la, entre eles a letargia, confusão mental, crises epilépticas tônico-clônicas generalizadas e até mesmo o coma. A presença de *flapping* se mostra como indicativo de prenúncio de encefalopatia.

Sua fisiopatologia é extremamente complexa. Pesquisadores apontam para diversas causas. Entre elas está o hiperparatireoidismo como motivo da instabilidade neuronal. Em decorrência da sobrecarga de cálcio ao tecido nervoso; nota-se acúmulo de glicina no cérebro e no líquor; formação de espécies reativas de oxigênio contribuindo com o estresse oxidativo; acúmulo de substâncias neuroirritativas como a quinurenina e 3-hidroxiquinurenina; um desbalanço dos níveis de glutamina e GABA, além de dopamina e serotonina, os quais justificam o aparecimento de distúrbios neurossensoriais. A diminuição da atividade GABAérgica é responsável pelas mioclonias e convulsões. O aumento da osmolaridade plasmática também pode ser deflagrador da lesão neuronal, principalmente às custas de hipernatremia, a qual é bastante comum no contexto da insuficiência renal.

A azotemia também é responsável por incitar quadro disautonômico na autorregulação da circulação cerebral, prejudicando a perfusão e, consequentemente, o metabolismo como um todo.

Naqueles doentes que se apresentam num estado azotêmico crônico, sendo tratados conservadoramente para a manutenção de um equilíbrio de toxinas urêmicas dentro de um ritmo de filtração glomerular ao redor dos 10-15 mL/min/1,73 m² (DRC estágio V), a encefalopatia pode ser subclínica. Faz-se necessário ter cautela durante a admissão destes doentes na terapia de substituição renal, em razão da possibilidade de desequilíbrio dialítico e piora do quadro neurológico. Tais manifestações acontecem em decorrência da queda abrupta da osmolaridade plasmática com iminência de *brain swelling*. Por isso, o ingresso de pacientes renais crônicos

ao regime ambulatorial de hemodiálise necessita ser gradual, ponderando-se na dose das primeiras sessões de diálise.

Em pacientes renais crônicos que se encontram em tratamento conservador ambulatorialmente, ou seja, com ritmo de filtração glomerular entre 10-15 mL/min/1,73 m² de superfície corpórea, preconiza-se a utilização de dietoterapia com baixos teores de aminoácidos com o intuito de diminuir as chances de acidemia metabólica, distúrbio eletrolítico, assim como precipitação de encefalopatia urêmica. Nestes casos institui-se uma carga proteica diária que pode variar entre 0,6 a 1,0 g/kg/dia de proteína de alto valor biológico, bem abaixo das necessidades diárias. Quando se necessita de mais restrição proteica, cujas doses não podem ultrapassar 40 g por dia, o uso de suplemento à base em cetoanálogos (*ketosteril*) é indicado concomitantemente à redução proteica alimentar. Situações como estas são consideradas "extremistas", a fim de se manter equilíbrio metabólico, podendo colocar o doente sob risco iminente de desnutrição proteico-energética. Em razão disto, a admissão em diálise, em algumas vezes sendo considerada precoce, é a melhor solução para o paciente sair do risco de encefalopatia e desnutrição proteica severa.

O quadro é potencialmente reversível após a instituição da terapia renal substitutiva através de diálise ou transplante renal.

O eletroencefalograma, nestes casos, demonstra algumas alterações que podem ajudar no favorecimento do diagnóstico. A diminuição ou perda das ondas alfa, desorganização de ondas teta e delta, assim como uma lentificação generalizada da atividade elétrica cortical são características (Figura 38.1), entretanto não específicas. Isto significa que este padrão encontrado em doentes críticos, os quais estão imbuídos de qualquer tipo de agressão neuronal, pode não caracterizar fielmente a toxicidade neuronal da azotemia.

Encefalopatia hepática (EH)

Caracterizada pelo acúmulo de toxinas no sistema nervoso central em decorrência da inabilidade hepática de

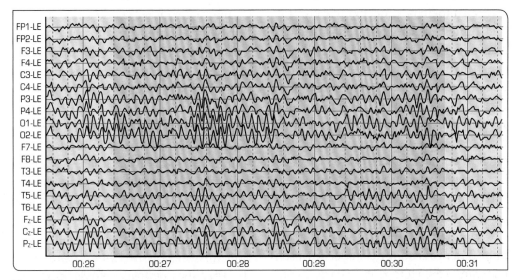

Figura 38.1 – Eletroencefalograma normal.

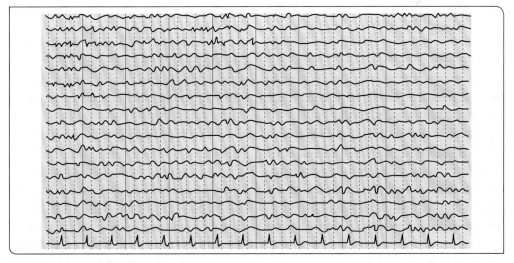

Figura 38.2 – Eletroencefalograma com lentificação difusa. Sinal que pode argumentar a favor do diagnóstico de encefalopatia urêmica.

metabolizá-las. A doença hepática pode ser tanto de caráter agudo quanto crônico, acompanhada ou não de hipertensão portal. Encontramos a síndrome com mais frequência nos hepatopatas crônicos já em vigência de cirrose, pelo simples fato de a doença parenquimatosa se associar à hipertensão portal, potencializando o efeito *shunt* portossistêmico. As neurotoxinas procedentes do trato gastrointestinal são despejadas na circulação sistêmica antes mesmo de passarem pelo parênquima hepático, desencadeando intoxicação de órgãos e tecidos, incluindo o encéfalo. Tal fato acontece mesmo em vigência de integridade anatomofuncional da barreira hematoencefálica, provocando distúrbios motores, da atenção, intensa letargia, graves distúrbios da fala, podendo progredir para estupor e coma profundo.

A amônia continua sendo o grande fator desencadeador de sua gênese, sendo assim o foco terapêutico para as complicações cerebrais. Isto significa que qualquer via endócrino-metabólica que propicie a produção de amônia precisa ser inibida com o intuito de diminuir sua concentração sérica e celular.

Outros motivos para o aparecimento da encefalopatia são o edema cerebral, que pode ser facilitado por: estado hiponatrêmico encontrado no hepatopata (hiponatremia dilucional); aumento da concentração de citocinas inflamatórias, que podem aumentar a permeabilidade capilar cerebral; uso de benzodiazepínicos, que também potencializam o aparecimento de edema cerebral e exacerbam a via inibitória GABAérgica. Sobre este, nota-se um aumento do seu tônus exci-

tatório por falsos neurotransmissores, deflagrando depressão do sistema nervoso central e aumento das sensações extrapiramidais.

É extremamente relevante a disautonomia da circulação cerebral do paciente hepatopata, a qual cursa com vasodilatação locorregional propiciando um aumento da pressão de perfusão cerebral e uma maior descarga de amônia e outras neurotoxinas.

A deficiência de zinco também pode explicar as alterações vigentes, uma vez que atua como cofator da via enzimática de degradação da amônia em ureia. Depósitos excessivos de manganês em globo pálido e substância branca cerebral também traduzem a presença irrevogável da encefalopatia. Isto acontece por falta de clareamento hepático deste componente sanguíneo.

O metabolismo anormal de neurotransmissores, assim como a produção de espécimes reativas de oxigênio, também contribuem para a fisiopatologia do processo.

A encefalopatia hepática pode ser precipitada por inúmeros fatores que contribuam com o desequilíbrio na via de metabolização da amônia. Dentre elas, a peritonite bacteriana espontânea (PBE) é uma das mais frequentes. O processo inflamatório, assim como o sequestro volêmico para terceiro espaço, precipita hipoperfusão hepática e renal, levando a um distúrbio no claremaneto plasmático da toxina. O uso precipitado de diuréticos em hepatopatas crônicos também faz parte deste grupo, principalmente o uso indiscriminado de diuréticos de alça. Episódios imprevisíveis de hemorragia digestiva, principalmente alta, também podem desencadear tal desequilíbrio em decorrência da metabolização sanguínea na luz intestinal. Enfim, todos e quaisquer eventos que contribuam para hipoperfusão hepática e renal podem precipitar tal síndrome.

A escala de West-Haven é útil para avaliar as flutuações do nível de consciência e os sinais neuromusculares da EH (Tabela 38.1).

Assim como na encefalopatia urêmica, não encontramos no eletroencefalograma alterações específicas da encefalopatia hepática, apenas ondas que podem sugerir tal processo tóxico-metabólico. Com certeza, a lentificação difusa da atividade elétrica predomina e se iguala às demais (Figura 38.1).

Como dito anteriormente, a deposição de manganês na substância branca, mais especificamente no globo pálido, gera imagem típica em ressonância nuclear magnética – hipersinal T1 (Figura 38.2).

O alvo do tratamento da EH é a necessidade de redução da produção de amônia, a qual é absorvida no cólon.

A utilização de dissacarídeo não absorvível, do tipo lactulona, ainda é muito defendida pela Sociedade Mundial de Hepatologia, nível de evidência 1, grau de recomendação B.

Não é degradada pelo trato gastrointestinal e pelo seu efeito catártico, induz a redução na síntese de amônia em decorrência da acidificação do pH colônico. A mesma pode ser utilizada por via oral ou através de enema. Efeitos colaterais como distensão abdominal, diarreia,

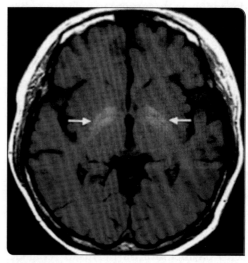

Figura 38.2 – Seta: "hipersinal" no globo pálido – impregnação por manganês.

Tabela 38.1 – Escala de West-Haven para graduação da EH

Estágio	Consciência	Intelecto e Comportamento	Achados Neurológicos
0	Normal	Normal	Exame normal: testes psicomotores prejudicados
1	Leve perda de atenção	Redução na atenção: adição e subtração prejudicadas	Tremor ou *flapping* leve
2	Letárgico	Desorientado: comportamento inadequado	*Flapping* evidente: fala arrastada
3	Sonolento, mas responsivo	Desorientação severa: comportamento bizarro	Rigidez muscular e *clonus*: hiper-reflexia
4	Coma	Coma	Postura de descerebração

flatulência, alterações bioquímicas como hiperglicemia, hipopotassemia e hipernatremia podem se manifestar com seu uso crônico. Casos isolados de descompensação diabética já foram relatados.

O uso de antibióticos com o intuito de diminuir a carga bacteriana metabolizadora de amônia também é muito comum. Isto é possível através da mudança da população de lactobacilos "não produtores" de amônia. Só existem controvérsias quanto ao "melhor antibiótico" a ser utilizado, não havendo níveis de evidência da supremacia de uns sobre os outros. A utilização da neomicina se faz de forma mais frequente em razão da sua facilidade de aquisição e conforto posológico, além de ser um aminoglicosídeo de muita eficiência e desprovido de nefrotoxicidade, em virtude de não apresentar absorção pela mucosa gastrointestinal. Além desta, existem outras possibilidades como a vancomicina via oral, rifaximina e metronidazol.

A instalação precoce de hidratação em pacientes hepatopatas segue o conceito da melhora da perfusão renal de melhorar a perfusão renal com o intuito de aumentar a velocidade de clareamento das escórias. O quadro hipovolêmico nestes doentes é previsível e persistente, oriundo de um desbalanço oncótico pela hipoalbuminemia, a qual pode atingir valores muito baixos. Em razão disto há necessidade de muita parcimônia na infusão de cristaloides, a fim de não precipitar um estado edematoso agudo. Sendo assim, a segurança clínica imediata se faz às custas de solução albuminada associada à terlipressina.

Agentes como a L-ornitina e L-aspartato (LOLA) funcionam como suplemento de aminoácidos que ativam o ciclo da ureia nos hepatócitos. A amônia, neste contexto, é convertida com mais amplitude via hepatócitos periportais. Estudos mostram que o efeito redutor da amônia pelo LOLA é causado pelo aumento da síntese de glutamina. A contraindicação formal para tal agente é a presença de doença renal crônica ou lesão renal aguda.

O transplante hepático é a melhor solução quando as medidas supracitadas não conseguem equilíbrio metabólico.

Encefalopatia de Wernicke-Korsakoff (EWK)

O termo se refere ao um conjunto de sinais e sintomas especificamente relacionado à deficiência de tiamina.

Oftalmoplegia, ataxia e confusão mental são a tríade clássica, havendo um incremento na sintomatologia caso sejam associados ao défice de memória e aprendizado. O estado confusional persistente fala a favor de demência irreversível.

A deficiência de tiamina (vitamina B_1) é o cerne de toda a fisiopatologia da síndrome. Produzida no fígado através da atividade enzimática da tiamina pirofosfato, ela é responsável pela condução elétrica dos neurônios dos sistemas colinérgico e serotoninérgico.

Situações como uso abusivo de álcool, vômitos incoercíveis, desnutrição, neoplasias, tuberculose, pós-operatório de cirurgia bariátrica, doença renal crônica, SIDA e baixo nível socioeconômico estão intimamente relacionadas com o distúrbio carencial. O álcool em si incita um distúrbio disabsortivo vitamínico, assim como gera alterações hepáticas que comprometem a atividade enzimática, depletando suas reservas. A encefalopatia pode ser desencadeada por uma simples privação semanal, equivalente a 3 semanas aproximadamente, de tiamina.

Os aspectos clínicos estão relacionados a distúrbios visuais como estrabismo, diplopia e dor ocular, nistagmo horizontal, paralisia de VI par craniano bilateralmente e até ptose. Desequilíbrio e distúrbio da marcha são evidentes sob o perfil atáxico. Alterações do humor, ideação suicida, inabilidade de soletrar e desorientação temporoespacial. Pequena proporção de pacientes cursa com amnésia de Korsakoff, caracterizada por amnésia retrógrada e anterógrada associada a delírios. Em razão da deficiência vitamínica, será possível encontrar quadros agudos de disautonomia como sudorese, palidez, hipotensão postural e taquicardias ortostáticas paroxísticas, além de quadro sincopal.

O diagnóstico se confirma com a dosagem sérica de tiamina, porém existe um grande e emblemático desafio que se converge aos diagnósticos diferenciais para a síndrome. *Delirium tremens*, hipoglicemia, distúrbio eletrolítico, encefalites, neoplasias, epilepsias são os principais dentro do leque de possibilidades de exclusão.

A RNM pode ser utilizada para argumentar a favor em decorrência do aparecimento de sinais altamente sugestivos como, lesões periaquedutais, dor-

so medial de tálamo, corpos mamilares e periventriculares (principalmente III ventrículo).

O tratamento segue a reposição vitamínica dirigida juntamente com eletrólitos, preferencialmente potássio e magnésio.

Todas as encefalopatias supracitadas se encaixam no contexto tóxico-metabólico do dia a dia de uma unidade de terapia intensiva. É notória a necessidade de se colocar em pauta os diagnósticos diferenciais para cada uma em razão da semelhança nas manifestações, propiciando terapêutica equivocada. O ponto crucial para todas é o diagnóstico precoce e o tratamento direcionado com o intuito de se prevenir quadros degenerativos permanentes.

Bibliografia consultada

1. Albrecht J, Norenberg MD. Glutamine: a Trojan horse in ammonia neurotoxicity. Hepatology. 2006;44(4):788-94.
2. Alcaide ML, Jayaweera D, Espinoza L, et al. Wernicke's encephalopathy in AIDS: a preventable cause of fatal neurological deficit. Int J STD AIDS. 2003;14(10):712-3.
3. Amodio P, Gatta A. Neurophysiological investigation of hepatic encephalopathy. Metab Brian Dis. 2005;20(4):369-79.
4. Biasioli S, D'Andrea G, Feriani M, et al. Uremic encephalopathy: an up gating. Clin Nephrol. 1986;25(2):57-63.
5. Biasioli S. Neurologic aspects of dialysis. In: Nissenson A, Fine R, ed. Clinical dialysis. 2005. p. 855-76.
6. Brouns R, De Deyn PP. Neurological complications in renal failure: a review. Clin Neurol Neurosurg. 2004;107(1):1-16.
7. Córdoba J, Mínguez B. Hepatic Encephalopathy. Semin Liver Dis. 2008;28(1):71-80.
8. Hawkins RA, Jessy J, Mans AM, et al. Neomycin reduces the intestinal production of ammonia from glutamine. Adv Exp Med Biol. 1994;368:124-34.
9. Kesler A, Stolovitch C, Hoffmann C, et al. Acute ophthalmoplegia and nystagmus in infants fed a thia-

mine-deficient formula: an epidemic of Wernicke encephalopathy. J Neuroophthalmol. 2005;25(3):169-72.

10. Moe SM, Sprague SM. Uremic encephalopathy. Clin Nephrol. 1994;42(4):251-6.

11. Romero-Gomez M. Role of phosphate-activated glutaminase in the pathogenesis of hepatic encephalopathy. Metab Brain Dis. 2005;20(4):319-25.

12. Sechi G, Serra A. Wernicke's encephalopathy: new clinical settings and recent advances in diagnosis and management. Lancet Neurol. 2007;6(5):442-55.

13. Shawcross DL, Damink SW, Butterworth RF, et al. Ammonia and hepatic encephalopathy: the more things change, the more they remain the same. Metab Brain Dis. 2005;20(3):169-79.

14. Ueda K, Takada D, Mii A, et al. Severe thiamine deficiency resulted in Wernicke's encephalopathy in a chronic dialysis patient. Clin Exp Nephrol. 2006;10(4):290-3.

Capítulo

39

ASPECTOS LEGAIS EM TERAPIA INTENSIVA

Marcio Correia

O direito à vida. Tratar dos aspectos legais que envolvem o paciente que se encontra internado em unidade de terapia intensiva é, essencial e fundamentalmente, abordar o direito à vida. Isso porque não há direito que dele não seja decorrente.

Há que se compreender tal direito de modo muito mais amplo do que a simples concepção da vida como o resultado do funcionamento do corpo físico, ainda que sob o suporte de equipamentos que auxiliem ou mesmo substituam órgãos ou funções sem os quais vida não mais haveria.

A Constituição Federal de 1988 (CF/88), em seu artigo 1.º, inciso III, faz inserir a dignidade da pessoa humana como um dos fundamentos do Estado de tal sorte que, logo em seu primeiro artigo, o texto constitucional já sinaliza para o fato de que não basta o direito de viver, esse direito deve ser exercido com dignidade.

O Preâmbulo* da Carta Maior (CF/88) afirma que o Estado Brasileiro se destina a assegurar, dentre outros, os direitos sociais (artigo 6.º, CF/88) e o bem-estar do indivíduo, em clara demonstração de que o direito à vida deve necessariamente estar acompanhado de outros direitos tais que permitam um viver condigno.

A dignidade idealizada pelo legislador constituinte se realiza na implementação dos direitos e garantias fundamentais elencados em seu Título II e inaugurados pelo artigo 5.º, *caput*, CF/88, *in verbis*:

> *"Todos são iguais perante a lei, sem distinção de qualquer natureza, garantindo-se aos brasileiros e aos estrangeiros residentes no País, a inviolabilidade do direito à vida, à liberdade, à igualdade, à segurança e à propriedade, nos termos seguintes:"*

O artigo 5.º da CF/88, com seus 78 incisos (alguns acrescidos de alíneas) se dispõe a elencar diversas **garantias constitucionais**, dentre as quais vale mencionarmos algumas que se destacam pela relevância, em razão do tema que ora é tratado. E para que o leitor não tenha nenhum prejuízo na interpretação e possa alcançar todo o conteúdo da norma, tomamos a liberdade de transcrever integralmente os incisos que julgamos pertinentes à matéria. São eles:

Inciso I: homens e mulheres são iguais em direitos e obrigações, nos termos desta Constituição;

Inciso II: ninguém será obrigado a fazer ou deixar de fazer alguma coisa senão em virtude de lei;

Inciso III: ninguém será submetido a tortura nem a tratamento desumano ou degradante;

Inciso VI: é inviolável a liberdade de consciência e de crença, sendo asse-

---

* "Nós, representantes do povo brasileiro, reunidos em Assembleia Nacional Constituinte para instituir um Estado Democrático, destinado a assegurar o exercício dos direitos sociais e individuais, a liberdade, a segurança, o bem-estar, o desenvolvimento, a igualdade e a justiça como valores supremos de uma sociedade fraterna, pluralista e sem preconceitos, fundada na harmonia social e comprometida, na ordem interna e internacional, com a solução pacífica das controvérsias, promulgamos, sob a proteção de Deus, a seguinte CONSTITUIÇÃO DA REPÚBLICA FEDERATIVA DO BRASIL."

gurado o livre exercício dos cultos religiosos e garantida, na forma da lei, a proteção aos locais de culto e a suas liturgias;

Inciso VII: é assegurada, nos termos da lei, a prestação de assistência religiosa nas entidades civis e militares de internação coletiva;

Inciso VIII: ninguém será privado de direitos por motivo de crença religiosa ou de convicção filosófica ou política, salvo se as invocar para eximir-se de obrigação legal a todos imposta e recusar-se a cumprir prestação alternativa, fixada em lei;

Inciso X: são invioláveis a intimidade, a vida privada, a honra e a imagem das pessoas, assegurado o direito à indenização pelo dano material ou moral decorrente de sua violação;

Inciso XIV: é assegurado a todos o acesso à informação e resguardado o sigilo da fonte, quando necessário ao exercício profissional.

Inciso XXXII: o Estado promoverá, na forma da lei, a defesa do consumidor;

Inciso XXXV: a lei não excluirá da apreciação do Poder Judiciário lesão ou ameaça a direito;

Inciso XLI: a lei punirá qualquer discriminação atentatória dos direitos e liberdades fundamentais;

Inciso XLII: a prática do racismo constitui crime inafiançável e imprescritível, sujeito à pena de reclusão, nos termos da lei;

Poderíamos dizer que essas garantias constitucionais são uma verdadeira cartilha de direitos que devem ser, obrigatoriamente, observados em favor de todos os pacientes, tanto aqueles que permanecem nas unidades de internação como aqueles que estão nas unidades ou centros de terapia intensiva.

A análise e a aplicação criteriosa, adequada e cuidadosa dos incisos acima transcritos são, certamente, suficientes para nortear qual a melhor conduta a ser observada pelos profissionais da área médica e assistencial a fim de atuar com legalidade na expressiva maioria das situações que se apresentam no dia a dia da UTI.

A proteção legal ao paciente, contudo, pode ser verificada em outras peças legislativas como, por exemplo, o Código de Defesa do Consumidor (Lei n.º 8.078, de 11 de Setembro de 1990).

Sim, o paciente é um consumidor!

O Capítulo I, do Título I do Código de Defesa do Consumidor (CDC) se dedica a indicar os conceitos basilares da legislação e o faz para, de modo bastante assertivo, indicar que o "Consumidor é toda pessoa física ou jurídica que adquire ou utiliza produto ou serviço como destinatário final." (art. 2.º).

De outro lado, o CDC conceitua o fornecedor afirmando que: "Fornecedor é toda pessoa física ou jurídica, pública ou privada, nacional ou estrangeira, bem como os entes despersonalizados, que desenvolvem atividade de produção, montagem, criação, construção, transformação, importação, exportação, distribuição ou comercialização de produtos ou prestação de serviços." (art. 3.º). Com efeito, em que pese não seja a medicina uma atividade mercantil*, as características da relação jurídica formada entre o médico (e/ou hospital) e o paciente, na qual este presta contrapartida financeira pelos produtos (medicamentos, insumos) fornecidos pelo hospital, e pelos serviços prestados pelos profissionais (diagnóstico, realização de cirurgia, cuidados de enfermagem, de higiene, realização de terapias assistenciais, etc.), se amoldam perfeitamente aos conceitos de consumidor, fornecedor, produtos e prestação de serviços.

Evidentemente que a medicina é uma atividade de meio e não de resultado. Por isso do médico não se exige a cura para a determinada enfermidade tal como se exige do fabricante e do revendedor a entrega de um eletrodoméstico em perfeitas condições mas, de outro lado, exige-se do profissional que atue com diligência e conforme a melhor técnica científica existente no momento para o tratamento do mal que aflige o paciente/consumidor.

Há que se registrar exceção no sentido de que há obrigação de resultado quando se trata de cirurgia plástica estética. Nesse caso, é assente na jurisprudência que o profissional médico está obrigado a entregar o resultado previsto e prometido no contrato.

O enquadramento da relação entre médico e paciente como típica de consumo é de suma importância posto que, uma vez reconhecida, garante ao paciente proteção maior que aquela decorrente

do contrato regulado pelo Código Civil. Na condição de consumidor, o paciente é presumidamente hipossuficiente e, bem por isso, merecedor da proteção estatal que deve garantir-lhe o atendimento de suas necessidades**.

Sob esse prisma e em alinho com os preceitos constitucionais, o Código de Defesa do Consumidor – CDC elenca em seu artigo 6.º quais os direitos básicos do consumidor, dentre os quais nos cumpre destacar o direito à proteção da vida e da saúde, o direito à informação e o direito à reparação dos danos morais e materiais sofridos em razão de defeito no produto ou no serviço.Além do CDC, a Lei n.º 10.241/99, dispõe sobre os direitos dos usuários dos serviços de saúde e das ações de saúde no Estado de São Paulo. Em um extenso rol de direitos, essa lei faz referência, por exemplo, ao direito de o paciente ser identificado e tratado pelo seu nome.

A uma primeira vista pode parecer desnecessário que se faça constar na legislação que o paciente tem o direito de ser identificado e tratado pelo nome, todavia, infelizmente, em não raras oportunidades o paciente é, de fato, tratado pelo número do quarto/leito, por algum apelido pejorativo, ou até mesmo pela doença que o acomete. Tais situações são verdadeiras afrontas à dignidade do paciente.

---

* Código de Ética Médica – Capítulo VIII: "É vedado ao Médico" – Artigo 58: "O exercício mercantilista da Medicina.".

** CDC. Art. 4º: A Política Nacional das Relações de Consumo tem por objetivo o atendimento das necessidades dos consumidores, o respeito à sua dignidade, saúde e segurança, a proteção de seus interesses econômicos, a melhoria da sua qualidade de vida, bem como a transparência e harmonia das relações de consumo, atendidos os seguintes princípios:(Redação dada pela Lei nº 9.008, de 21.3.1995)

A legislação aplicável ao paciente internado é extensa e integrada por leis que, embora não se refiram expressamente aos direitos do paciente internado, incidem diretamente em sua esfera de direitos. É o que podemos dizer, por exemplo, sobre a própria Constituição Federal de 1988, sobre o Código Civil (Lei 10.406/2002), o Estatuto da Criança e do Adolescente (Lei 8.069/1990), o Estatuto do Idoso (Lei 10.741/2003) e o recente Estatuto da Pessoa com Deficiência (Lei 13.146/2015).

Não bastassem esses dispositivos legais aplicáveis ao paciente internado, há outros tantos mais lançados nos Códigos de Ética dos Conselhos Profissionais de Fisioterapia, Enfermagem, Radiologia, Medicina, etc. O CREMESP, de modo exemplar, mantém em seu endereço eletrônico o "Guia da Relação Médico Paciente-2001"*, que se mostra bastante objetivo e de fácil consulta e, por isso, é uma boa e rápida fonte de informação.

Considerando esse extenso e intrincado emaranhado legislativo, bem como a natureza do presente trabalho que se destina a ser um Manual, imperioso que passemos a tratar de algumas questões que são mais comuns e, não raramente, causam desconforto na relação com o paciente e seus responsáveis ou familiares.

Conforme já nos referimos anteriormente, o paciente tem o direito à informação garantido pelo artigo 5.º, inciso XIV da Constituição Federal e, na condição de consumidor, o seu direito também está previsto no artigo 6.º, inciso III do Código de Defesa do Consumidor. Está também previsto na Lei Estadual n.º 10.241/99 (Art. 2.º, VI) e no Código de Ética Médica em seus artigos 22 e 34.

A experiência que temos ao longo de mais de 15 anos de atuação na defesa de hospitais, médicos e profissionais de assistência demonstra que a insuficiência ou a falta de informação ao paciente e/ou seu responsável está presente na maioria dos casos levados à apreciação do poder judiciário e, em grande parte dos casos, constitui um agravante considerável aos olhos do magistrado a quem incumbe o julgamento da causa.

O paciente ou seu representante legal deve ter acesso às informações sobre o seu estado clínico, sobre o tratamento ao qual será submetido, sobre qual será o médico que realizará a cirurgia, quais resultados são esperados no tratamento, quais são os riscos previstos, quais medicamentos serão aplicados e seus respectivos efeitos colaterais esperados, etc.

Importante dizer que não basta comunicar-se com o paciente e/ou seu responsável, é necessário informar. Há a necessidade de certificar-se de que houve entendimento por parte do interlocutor. Para isso, o profissional da saúde deve buscar linguagem que esteja ao alcance do paciente entender e se utilizar das ferramentas que sejam aptas a registrar com credibilidade o que foi dito ao paciente.

Uma das ferramentas que se desenvolveu para a realização do direito à informação é o Termo de Consentimento Livre e Esclarecido (TCLE). O preenchimento desse documento, portanto, não é

---

* http://www.cremesp.org.br/?siteAcao=Publicacoes&acao=detalhes&cod_publicacao=4

mera formalidade institucional, mas sim o exercício de um direito do paciente, além de se constituir em uma garantia para o médico. Nesse contexto, é imperioso que o preenchimento seja realizado na presença do paciente/familiar que esteja em condições de assinar e de bem entender e compreender o que lhe é dito.

O preenchimento do referido termo sem que o paciente ou seu responsável o tenha realmente presenciado, assinado e, especialmente, bem compreendido não atinge o objetivo de informar e fere a garantia constitucional de informação da qual o paciente é titular.

Note-se, por oportuno, que a garantia à informação tem o objetivo de permitir que o paciente ou seu representante legal, no exercício do seu direito à liberdade constitucionalmente garantido, possa decidir se deseja ou não ser submetido a tal ou qual tratamento.

Assim, podemos afirmar que desrespeitar o direito do paciente à informação é violar também o seu direito à liberdade previsto no *caput* do artigo 5.º da Constituição Federal de 1988.

Vale mencionar que o direito à liberdade mencionado na Carta Maior não se refere restritivamente ao direito de ir e vir, mas, sim, ao direito de o indivíduo conduzir-se pela vida conforme bem aprouver, sendo-lhe amplamente permitido pensar livremente, opinar ou não opinar, escolher o local onde vai morar, qual a profissão vai exercer, se vai ou não trabalhar, enfim, é a liberdade para decidir como vai viver e, até mesmo, quando possível, como quer que seus últimos dias de vida sejam conduzidos por particulares e pelas equipes médicas e as-

sistenciais. Nesse contexto, obviamente tem, quase sempre, o direito de decidir o tipo de tratamento ao qual deseja ou não ser submetido.

Nesse ponto o Código de Ética Médica é bem claro ao determinar em seu artigo 31, que é vedado ao médico "Desrespeitar o direito do paciente ou de seu representante legal de decidir livremente sobre a execução de práticas diagnósticas ou terapêuticas, salvo em caso de iminente risco de morte".

A fundamental ferramenta a serviço da garantia do direito à informação, no entanto, é o Prontuário Médico. Esse documento, importa dizer, pertence exclusivamente ao paciente, cabendo ao hospital apenas a sua guarda.

O artigo 87 do Código de Ética Médica prevê, em seu parágrafo primeiro, que: "O prontuário deve conter os dados clínicos necessários para a boa condução do caso, sendo preenchido, em cada avaliação, em ordem cronológica com data, hora, assinatura e número de registro do médico no Conselho Regional de Medicina".

A Lei Estadual n.º 10.241/99 (São Paulo) também trata do prontuário (Art. 2.º, inciso XIII e alíneas 'a' e 'b') prevê que devem ser anotadas no prontuário "todas as medicações, com suas dosagens, utilizadas;" e o "registro da quantidade de sangue recebida e dos dados que permitam identificar a sua origem, sorologias efetuadas e prazo de validade".

É no prontuário que o paciente terá acesso a todas as informações relativas ao seu estado de saúde e aos tratamentos que lhe foram prescritos e realizados. Em que pese seja um documento de conteúdo estritamente técnico, deve ser escrito de forma tal que o paciente possa, minimamente, ler o que nele está escrito.

A péssima caligrafia é um problema recorrente nos prontuários físicos e, mais do que afrontar o direito à informação, prejudica sobremaneira o próprio tratamento do paciente na medida em que cria dificuldade, não raras vezes insuperável, no entendimento pelos profissionais envolvidos no atendimento.

Compreende-se que o dia a dia da UTI é de um dinamismo ímpar, todavia, não é aceitável que, em razão das mais variadas explicações (normalmente relacionadas ao pouco tempo para anotações), as informações necessárias não estejam lançadas no prontuário de modo inteligível.

É importante mencionar que o prontuário médico corretamente e legivelmente preenchido, além de atender ao direito do paciente, constitui-se em prova legítima da regularidade e do acerto da conduta médica. É o prontuário a principal, por vezes a única, prova da qual o médico, o profissional de assistência e o próprio hospital podem se valer para a defesa em processo judicial ou mesmo administrativo perante os Conselhos de Classe.

Em nosso sentir, a anotação correta e legível do prontuário deve ser uma "obsessão" de todo profissional que se dedica aos cuidados médicos, muito especialmente nos centros ou unidades de terapia intensiva nos quais, por óbvios motivos, toda e qualquer informação do paciente é indispensável.

Outra questão relevante e merecedora de referência é o direito do paciente ser informado se houve algum erro médico na condução de seu tratamento, bem como se dele decorre ou não consequência prejudicial à sua saúde.

Trata-se do princípio da transparência que está consolidado pela ordem constitucional e pela legislação do consumidor. Deve ser observado pelo profissional médico e pela própria entidade hospitalar. É, além de um dever legal, uma exigência ética.

Em nosso sentir, um hospital que tem verdadeiro compromisso com a ética e a transparência em suas relações com o paciente deve manter uma equipe multidisciplinar dedicada à *disclosure* e, quando necessário for, franquear ao paciente todo o suporte necessário à eliminação ou minoração das consequências do evento danoso, sem que isso lhe importe custo nenhum. Entendemos, por fim, que a realização da *disclosure* deve ser formalmente registrada em prontuário.

Embora seja importantíssimo que as informações do paciente estejam devidamente registradas e que a elas tenha ele acesso, há que se ponderar que igualmente importante é o relacionamento dos médicos e da equipe assistencial com o paciente e seu familiar ou representante legal.

Assim é que casos há em que a maneira como a comunicação ao paciente é realizada é tão ou mais importante que a própria informação comunicada. A preocupação com a forma pela qual a informação é prestada ao paciente mereceu atenção do Código de Ética Médica.

Referido código apresenta algumas "recomendações", tais como o dever que o médico possui de avaliar a conveniência ou não de prestar ao paciente algumas informações que, por seu estado clínico ou mesmo personalidade, possam lhe causar algum tipo de dano*.

Oportuno mencionar que muito ao contrário do defendido por alguns, especialmente quando se discute a aplicação da *disclosure*, pensamos que quanto melhor e adequadamente informado sobre as questões médicas e assistenciais, tanto menor será a probabilidade de o paciente ajuizar um pedido indenizatório nos Tribunais.

Embora o paciente tenha pleno direito à informação sobre seu estado de saúde e sobre o tratamento ao qual se submeterá, muito especialmente na Unidade de Terapia Intensiva, é comum que o paciente não tenha a lucidez necessária que lhe permita entender e compreender as informações médicas e, por tal razão, se vê incapaz de decidir sobre os assuntos que lhe dizem respeito com o discernimento necessário.

A questão da representação do paciente pode se constituir em um ponto de desconforto para a equipe médica e para a própria instituição hospitalar. Isso porque nem sempre é possível, com segurança, compreender quem é, de fato, a pessoa que tem respaldo legal para responder em nome do paciente incapaz.

A incapacidade do paciente pode decorrer de sua condição etária, quando não atingiu a idade prevista pelo Código Civil para considerá-lo capaz**, ou em decorrência de outras circunstâncias como a debilidade da saúde física ou mental que impeça o paciente de manifestar sua vontade de modo livre e consciente.

Inicialmente, a lei considera que a pessoa menor de 16 anos de idade é absolutamente incapaz, ou seja, não pode praticar nenhum ato da vida civil sem que seja legalmente representada. A lei considera, portanto, que o menor de 16 anos não possui o discernimento necessário para decidir.

Sendo obrigatória a representação do menor, a lei também definiu quem o deve representar. Assim, o artigo 1.634 do Código Civil determina que a responsabilidade pelo menor compete a ambos os pais***.

Na hipótese de divergência de opinião entre os pais e sendo impossível o consenso e a questão médica demandar resposta imediata, deverá o médico agir segundo o que a técnica melhor recomendar em favor da criança, atendendo o que determina o Estatuto da Criança

---

* Art. 34. Deixar de informar ao paciente o diagnóstico, o prognóstico, os riscos e os objetivos do tratamento, salvo quando a comunicação direta possa lhe provocar dano, devendo, nesse caso, fazer a comunicação a seu representante legal

---

** Art. 5oA menoridade cessa aos 18 anos completos, quando a pessoa fica habilitada à prática de todos os atos da vida civil.

*** Art. 1.634. Compete a ambos os pais, qualquer que seja a sua situação conjugal, o pleno exercício do poder familiar, que consiste em, quanto aos filhos: (Redação dada pela Lei nº 13.058, de 2014) (...) VII – representá-los judicial e extrajudicialmente até os 16 (dezesseis) anos, nos atos da vida civil, e assisti-los, após essa idade, nos atos em que forem partes, suprindo-lhes o consentimento; (Redação dada pela Lei nº 13.058, de 2014) (...)

e do Adolescente e o próprio Código de Ética Médica.

Vale pontuar que não há hierarquia entre os pais de modo que não há que se fazer prevalecer a decisão de um sobre a do outro quando divergentes. Nessa hipótese, os pais devem resolver a questão em conjunto ou mesmo por via judicial quando não houver consenso.

Exceção se faz quando o menor está sob a tutela de terceira pessoa quer em razão da falta dos pais (orfandade, por exemplo), quer em razão da destituição judicial dos poderes familiares que aos pais competia. Nessa hipótese, o tutor do menor deverá apresentar o termo de tutela, conferido pelo poder judiciário, de sorte a demonstrar a sua condição de representante legal do menor.

Convém esclarecer que havendo tutor regularmente constituído, a sua decisão sobre o menor deverá ser observada ainda que os pais (destituídos do pátrio poder) decidam de modo diverso.

O paciente que possui entre 16 e 18 anos de idade não é considerado pela lei como absolutamente incapaz, mas, sim, relativamente capaz. Nessa hipótese, a lei considera que o menor tem discernimento para decidir, mas deve ser assistido pelos pais*.

Assim é que para os menores de idade a incapacidade (absoluta ou relativa) independe de sua condição de saúde, mas decorre da lei.

Quanto aos maiores de 18 anos incapazes não há na legislação a definição de quem será o seu responsável legal. Assim é que a incapacidade de uma pessoa maior de 18 anos deve ser judicialmente declarada.

Em que pese não haja previsão legal nesse sentido, a representação do paciente internado e impossibilitado de se manifestar é, informalmente, atribuída ao seu cônjuge, ou companheiro, ou filhos. Normalmente é aquela pessoa que se responsabilizou administrativa e financeiramente pela internação.

É de se pontuar, contudo, que a responsabilidade administrativa e financeira pela internação, *de per si*, não confere responsabilidade legal a quem quer que seja. Assim é que na hipótese de divergência de opiniões entre potenciais representantes legais, deve-se adotar a conduta médica que melhor atender o paciente do ponto de vista técnico médico e sempre no intuito de preservar-lhe a vida até que sobrevenha documento que atribua a responsabilidade legal em favor de um dos conflitantes.

A questão relacionada à divergência entre familiares sobre a condução do tratamento pode ser previamente solucionada se o paciente, tendo condição para tanto, elaborar documento no qual indique quem será o seu representante na hipótese de não mais poder responder por si próprio.

A elaboração prévia desse documento, que alguns têm chamado de "procuração de saúde", é válida e, segundo pensamos, deve ser respeitada desde que o documento demonstre estar cumprindo os requisitos legais previstos na legisla-

---

* Art. 1.690. Compete aos pais, e na falta de um deles ao outro, com exclusividade, representar os filhos menores de 16 anos, bem como assisti-los até completarem a maioridade ou serem emancipados.

ção civil para a manifestação escrita da vontade.

Esse documento poderá, inclusive, indicar quais as diretrizes que o paciente deseja que sejam observadas na condução de seu tratamento ("testamento vital"). É possível, por exemplo, que o paciente em cuidados paliativos opte por renunciar ou mesmo proibir as manobras de socorro que lhe sustentariam vivo sem qualquer perspectiva de melhora e cujo resultado prático seria tão somente o prolongamento desnecessário de seu sofrimento (distanásia).

Com relação a esse ponto o Código de Ética Médica, no capítulo dos princípios fundamentais, é bastante claro no sentido de que o médico deve abster-se de recomendar tratamentos inócuos que apenas prolonguem o sofrimento do paciente*.

No capítulo que trata da relação com pacientes e familiares, o código prevê que é vedado ao médico desrespeitar o direito do paciente decidir livremente sobre os tratamentos a que deseja se submeter**.

É bem verdade que o artigo 31 a que acabamos de nos referir prevê que na hipótese de iminente risco de morte o médico poderá, sim, desrespeitar a decisão

do paciente sobre os tratamentos ao qual quer ser submetido.

Essa questão é bastante tormentosa e há posições antagônicas e respaldadas em bons argumentos de natureza médica, jurídica, religiosa, antropológica, filosófica, etc.

Com efeito, se o paciente se encontra em estado de saúde tal que a manutenção de sua vida se dá em caráter exclusivamente paliativo, pensamos que não deve o médico invocar em seu favor o artigo 31 do Código de Ética médica e desrespeitar-lhe a vontade em nome da preservação da vida.

A interpretação do Código de Ética Médica deve se dar de maneira teleológica, ou seja, mediante a análise de todo o sistema legal de maneira integrada, com o objetivo de alcançar o espírito da legislação em sua inteireza.

Ora, em que pese de validade incontestável e observância obrigatória, o certo é que o Código de Ética Médica é uma norma corporativa, ou seja, não é lei em seu sentido estrito. Assim é que não se lhe pode atribuir maior força e aplicabilidade que a lei quando esta dispuser de modo diverso.

Em outras palavras, se o documento apresentado pelo paciente no sentido de que não deseja se submeter a determinado procedimento médico respeitou os requisitos previstos na lei para sua elaboração e, ainda, se a própria Constituição Federal lhe faculta a inviolabilidade à liberdade de decidir, não se afigura razoável que a norma ética médica se sobreponha à legislação.

---

* XXII - Nas situações clínicas irreversíveis e terminais, o médico evitará a realização de procedimentos diagnósticos e terapêuticos desnecessários e propiciará aos pacientes sob sua atenção todos os cuidados paliativos apropriados.

** Art. 31. Desrespeitar o direito do paciente ou de seu representante legal de decidir livremente sobre a execução de práticas diagnósticas ou terapêuticas, salvo em caso de iminente risco de morte.

Esse aparente conflito de normas, pensamos, deve ser resolvido à luz do caso concreto, ou seja, há que se avaliar a situação de cada paciente de modo que se possa alcançar a solução que melhor se alinhe com o espírito da lei e, especialmente, com a justiça que o paciente merece.

Questão um tanto quanto recorrente e não menos polêmica a respeito do direito do paciente decidir sobre o seu tratamento é a recusa em receber transfusão de sangue por pacientes que se afirmam Testemunhas de Jeová.

Os pacientes seguidores dessa religião sustentam haver proibição divina para a transfusão de sangue e derivados. Tal proibição estaria na compreensão que fazem de alguns trechos da Bíblia*.

Os adeptos dessa religião buscam sustentar a legitimidade de sua opção na legislação constitucional (CF/88, art.

5.º, VI)*, afirmando que a recusa ao tratamento transfusional com suporte na religião é uma garantia constitucional porque a Carta lhes garante a inviolabilidade e o livre exercício da crença.

Outro dos argumentos sustentados é no sentido de que a transfusão sanguínea desautorizada pelo paciente configuraria afronta à sua garantia também constitucional à liberdade, especialmente porque, segundo afirmam, há outros tratamentos alternativos aos quais estariam dispostos a se submeter, afastando, assim, a tese que sustenta ser suicídio a negativa em receber sangue.

Em que pesem os outros mais argumentos favoráveis à recusa ao tratamento em referência, todos bastante respeitáveis, outros há que defendem a possibilidade da transfusão de sangue à revelia da vontade do paciente.

Entre os argumentos defendidos por essa corrente está aquele no qual se afirma que a Constituição Federal de 1988 garante expressamente a inviolabilidade do direito à vida. Nesse passo, sendo laico o Estado brasileiro (CF/88, art.19)**, e sendo a vida o direito maior do qual todos os demais decorrem, deve ela (a vida) ser preservada independentemente de qualquer crença.

---

* **Gênesis 9:3-5** Todo animal movente que está vivo pode servir-vos de alimento. Como no caso da vegetação verde, deveras vos dou tudo. Somente a carne com a sua alma — seu sangue — não deveis comer. **Levítico 7:26, 27** E não deveis comer nenhum sangue em qualquer dos lugares em que morardes, quer seja de ave quer de animal. Toda alma que comer qualquer sangue, esta alma terá de ser decepada do seu povo. **Levítico 17:10, 11** Quanto a qualquer homem da casa de Israel ou algum residente forasteiro que reside no vosso meio, que comer qualquer espécie de sangue, eu certamente porei minha face contra a alma que comer o sangue, e deveras o decaparei dentre seu povo. Pois a alma da carne está no sangue, e eu mesmo o pus para vós sobre o altar para fazer expiação pelas vossas almas, porque é o sangue que faz expiação pela alma [nele]. **Atos dos Apóstolos 15:19, 20** Por isso, a minha decisão é não afligir a esses das nações, que se voltam para Deus, mas escrever-lhes que se abstenham das coisas poluídas por ídolos, e da fornicação, e do estrangulado, e do sangue.

---

* "é inviolável a liberdade de consciência e de crença, sendo assegurado o livre exercício dos cultos religiosos e garantida, na forma da lei, a proteção aos locais de culto e a suas liturgias."
** "É vedado à União, aos Estados, ao Distrito Federal e aos Municípios: I –estabelecer cultos religiosos ou igrejas, subvencioná-los, embaraçar-lhes o funcionamento oumanter com eles ou seus representantes relações de dependência ou aliança, ressalvada, na forma da lei, a colaboração de interesse público. (...) III –criar distinções entre brasileiros ou preferências entre si."(Grifos e destaques nossos.)

Em reforço, afirma-se que a legislação penal permite ao médico sobrepor-se à vontade do paciente quando houver iminente risco de morte. Esse é o teor dos incisos I e II, § 3º, do artigo 146 do Código Penal Brasileiro*, que cuida do crime de constrangimento ilegal.

Segundo esse dispositivo legal, é excludente da tipicidade a intervenção médica à revelia da vontade do paciente quando realizada para lhe preservar a vida em risco ou mesmo para lhe impedir de cometer suicídio. Em outras palavras, não há crime de constrangimento ilegal quando a atuação interventiva do médico contra a vontade do paciente se der em razão de uma ou de ambas as causas indicadas nos incisos.

O Código de Ética Médica, no já mencionado artigo 34, também confere ao médico a possibilidade de "desrespeitar" a vontade do paciente quando estiver sob risco de morte e, no artigo 58, proíbe o médico de omitir socorro médico, situação essa que também se encontra tipificada no artigo 135 do Código Penal**.

A discussão, como dissemos, é bastante acalorada e há defensores de relevo para ambas as posições, de sorte que não há como pretendermos no escopo desse trabalho delinear as respectivas teses de modo detalhado.

Certo é, porém, que nos cumpre posicionar que a Instituição adota entendimento no sentido da preservação da vida, uma vez que o julga eticamente mais correto e juridicamente mais seguro.

Assim é que, atualmente, na iminência de risco de morte para o paciente, a orientação institucional é, em princípio, no sentido de que seja realizada a transfusão de sangue e/ou derivados, ainda que à revelia da vontade do paciente ou seu representante legal.

É evidente, contudo, que o paciente ou seu representante legal deve ser cientificado sobre a postura da instituição a respeito desse assunto já no momento da internação.

Igualmente, é recomendável que antes da infusão o paciente ou seu responsável seja cientificado para que, inclusive, possa optar pela transferência para outro hospital nas hipóteses em que tal procedimento for autorizado pelo médico conforme seu estado clínico.

Não obstante, é de rigor que cada caso seja avaliado conforme suas peculiaridades, de modo a permitir que a condução do tratamento atenda ao melhor interesse do paciente sem prejuízo do atendimento à legislação aplicável.

O direito dos pacientes internados é campo bastante fértil para estudos variados que envolvem não somente os

---

* **Art. 146** – Constranger alguém, mediante violência ou grave ameaça, ou depois de lhe haver reduzido, por qualquer outro meio, a capacidade de resistência, a não fazer o que a lei permite, ou a fazer o que ela não manda: (...) **§ 3º**- Não se compreendem na disposição deste artigo: I- a intervenção médica ou cirúrgica, sem o consentimento do paciente ou de seu representante legal, se justificada por iminente perigo de vida; II- a coação exercida para impedir suicídio.

** Art. 135 – Deixar de prestar assistência, quando possível fazê-lo sem risco pessoal, à criança abandonada ou extraviada, ou à pessoa inválida ou ferida, ao desamparo ou em grave e iminente perigo; ou não pedir, nesses casos, o socorro da autoridade pública: Pena – detenção, de 1 a 6 meses, ou multa. Parágrafo único – A pena é aumentada de metade se da omissão resulta lesão corporal de natureza grave, e triplicada se resulta a morte.

aspectos legais, assim entendidos pela legislação positivada (escrita), mas também pelos aspectos éticos, morais, filosóficos e antropológicos que demandariam obras inteiramente dedicadas.

Procuramos, pois, abordar o tema com a abrangência e conteúdo técnico que nos é possível no contexto dessa obra com a convicção de que os aspectos mais relevantes, e presentes no dia a dia da UTI, tenham sido tratados de forma clara e elucidativa de sorte a traçar um panorama geral, útil e norteador sobre esse assunto tão relevante.

Capítulo

40

CUIDADOS PALIATIVOS EM UNIDADE DE TERAPIA INTENSIVA

Guilherme Rosario

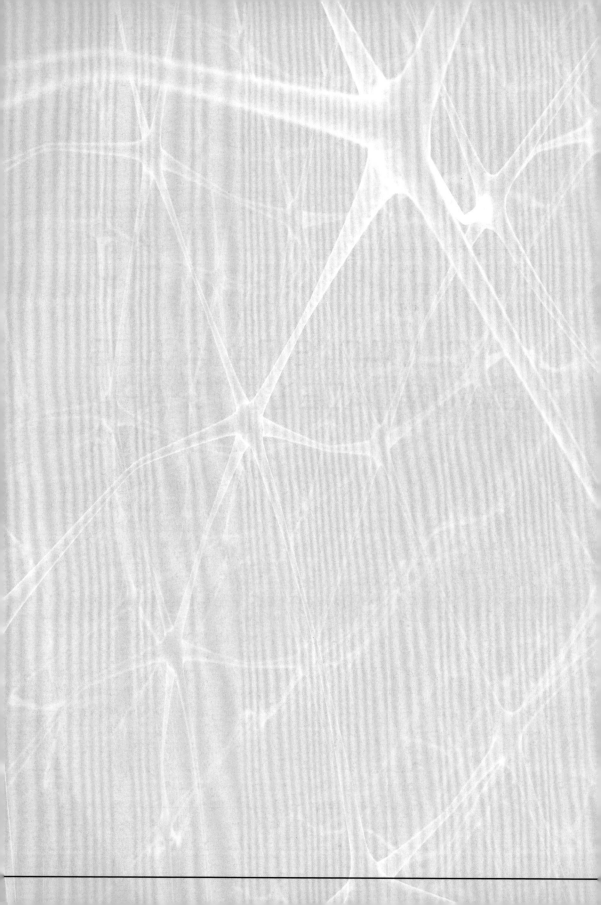

Introdução

É de conhecimento comum, tanto de profissionais de saúde quanto de leigos, que pacientes em fase final de vida podem apresentar sofrimento intenso[1].

Em todo o mundo, e de forma muito acentuada no Brasil, a abordagem e o tratamento de pacientes em fase final de vida não são feitos de forma adequada. Durante a formação acadêmica fomos treinados para preservar a vida a qualquer custo, mas não a encarar a morte como um processo natural da vida, pelo contrário, a morte é encarada como um fracasso ao tratamento proposto.

Por esta razão, deparamo-nos com tratamentos fúteis o tempo todo, e temos uma dificuldade enorme em aceitar a suspensão dessas medidas. É uma obrigação de todos que trabalham na área da saúde de preservar não somente a vida, mas sim a dignidade da vida, tratando do paciente e familiar com humanismo[2]. Somado à falta de cuidados e muitas vezes abandono desses pacientes pelos profissionais de saúde, é incluída a falta de conhecimento dos profissionais no controle dos sintomas relacionados a esse sofrimento, e esses pacientes muitas vezes caem no estigma do "não há mais nada que possamos fazer".

Devido ao envelhecimento da população e aumento da prevalência de câncer e outras doenças crônicas, a prática do cuidado paliativo deveria estar cada vez mais presente no ambiente de trabalho hospitalar, especialmente na terapia intensiva.

Com o avanço tecnológico, doenças consideradas mortais passaram ter tratamento adequado, e os pacientes passaram a ter uma sobrevida maior. Por esse motivo é de fundamental importância que os Cuidados Paliativos estejam presentes na grade curricular de ensino de todas as instituições e em todos os cursos da área da saúde[3].

Definição

Cuidados Paliativos, por definição pela Organização Mundial de Saúde (OMS) em 2002, é a abordagem que promove qualidade de vida para pacientes e seus familiares que enfrentam doenças que ameacem a continuidade da vida, através da prevenção e do alívio do sofrimento. Requer a identificação precoce, avaliação e tratamento da dor e outros problemas de natureza física, psicossocial e espiritual[1].Vale lembrar que pacientes fora de possibilidade de cura não estão fora de possibilidade de vida, e um tratamento adequado deve ser instituído precocemente, ou seja, no momento do diagnóstico da doença ameaçadora de vida. Na definição o cuidado aos familiares é incluído, não cessando no momento da morte, e ampliando-o ao período de luto.

Na fase inicial da doença serão adotadas poucas, ou nenhuma medida paliativa, mas conforme a doença for avançando com o tempo as medidas de conforto e qualidade de vida tendem a ser mais intensas, e o tratamento modificador da doença, menos frequente.

Vale ressaltar que em cuidados paliativos sempre se faz necessária uma equipe multidisciplinar engajada e presente em todas as decisões, onde todos são ouvidos e a opinião de cada um é levada em conta pelos demais profissionais das demais áreas (transdisciplinaridade).

Em cuidados paliativos não existem protocolos, e sim princípios. A OMS listou esses princípios:

1. promover alívio da dor e outros sintomas desagradáveis;

2. afirmar a vida e considerar a morte um processo natural;

3. não acelerar e nem adiar a morte;

4. integrar aspectos psicológicos e espirituais no cuidado ao paciente;

5. oferecer um sistema que possibilite o paciente viver tão ativamente quanto possível, até o momento de sua morte;

6. oferecer um sistema de suporte para auxiliar os familiares durante a doença do paciente e enfrentar o luto;

7. abordagem multiprofissional para focar as necessidades dos pacientes e familiares, incluindo o acompanhamento no luto

8. melhorar a qualidade de vida e influenciar positivamente o curso da doença;

9. as medidas paliativas devem ser iniciadas o mais precocemente possível, juntamente com outras medidas de prolongamento da vida, como quimioterapia e radioterapia, e incluir todas as investigações necessárias para melhor compreender e controlar as situações clínicas estressantes.

Avaliação do paciente

Alguns aspectos principais devem ser avaliados, como a história natural da doença, a cronologia da evolução da doença, as necessidades atuais e os sintomas do paciente, a história pessoal de vida do paciente, seus valores culturais e aspectos emocionais. Para realizar essa avaliação o profissional de saúde deve ter um conhecimento técnico da doença que está tratando, bem como a percepção do ser humano que está tratando.

Para ser realizada a avaliação funcional do paciente, algumas escalas podem ser utilizadas. A mais conhecida, porém não mais utilizada em cuidados paliativos, é a de Karnofsky, que foi desenvolvida para avaliação de pacientes oncológicos. A mais utilizada é a *Palliative Performance Scale* ou PPS, atualizada em 2002, que avalia o grau de deambulação, atividade e evidência da doença, autocuidado, ingesta oral e nível de consciência. A pontuação varia de 0 até 100, onde 0 está o paciente com *performance* mais baixa e 100 a mais alta. Ainda não há validação da escala em português, mas ela foi traduzida no próprio *site* do *Victoria Hospice*, que a desenvolveu[4,5].

Essa avaliação vai determinar a modalidade de atendimento necessária e mais adequada para cada paciente: ambulatorial, domiciliar ou internação (que pode ser em terapia intensiva, enfermaria, *hospice*, hospital de retaguarda, hospedaria ou outros). A avaliação deve ser diária e pode variar conforme a evolução do paciente, doença e tratamento de causas reversíveis. A partir disso é possível fazer um plano de cuidados junto com a equipe multidisciplinar.

A avaliação de sintomas deve também ser diária, e a escala de Edmonton pode ser útil no auxílio dessa avaliação. Os sintomas avaliados são: dor, cansaço, náusea, depressão, ansiedade, sonolência, apetite, falta de ar e bem-estar. Na prática, o que observamos é que quando um dos sintomas está mal controlado, os outros tendem a sair de controle também. Por exemplo, um paciente com dor geralmente se apresenta depressivo, ansioso, com insônia, baixa aceitação alimentar e com pior sensação de bem-estar[6].

Controle de sintomas[2,7]

Deve ser realizado com o mínimo de drogas possível para controle dos sintomas, e se possível utilizando a mesma droga para controle de mais de um sintoma. Pode-se utilizar, por exemplo, um antidepressivo tricíclico para auxílio da insônia, adjuvante de dor, anticolinérgico para broncorreia, orexígeno para ganho de peso, ou codeína como analgésico, antitussígeno, antidiarreico e controle de dispneia.

É importante ressaltar que o paciente paliado (em Cuidados Paliativos exclusivos ou não) tem o enfoque do tratamento no controle de sintomas da doença ameaçadora de vida, mas nada o impede de ter um tratamento para outra doença ou mesmo realizar um procedimento cirúrgico durante a sua evolução. Por exemplo, um paciente com patologia pulmonar avançada pode apresentar uma complicação infecciosa que faça com que ele perca o perfil funcional, e quando a infecção for tratada o paciente voltará à funcionalidade anterior ao tratamento. O mesmo para procedimentos como drenagem pleural ou paracentese para alívio de dispneia, endopróteses em aparelho digestivo para oclusão intestinal, derivação hepática e drenagem biliar quando os sintomas relacionados ao prurido forem muito intensos, esclerose vascular para lesões sangrantes, entre outros.

Dor

A avaliação deve ser individualizada, sempre utilizando escalas ou questionários para melhor interpretação e comparação, uma vez que existem diversos mecanismos de dor e diversas modalidades de tratamento, sendo importante avaliar e tratar cada paciente de forma única.

- **Tratamento não medicamentoso:** psicoterapia, técnicas de relaxamento, TENS (*transcutaneous electrical nerve stimulation* – para analgesia), FES (*functional electrical stimulation* – para ganho muscular), exercícios físicos, órteses, acupuntura, acupressão, hidroterapia, massoterapia.
- **Tratamento medicamentoso:** além dos analgésicos simples e opioides, temos bifosfonatos, antidepressivos, neurolépticos, antiepilépticos, bloqueadores de receptores NMDA, alfa-2 adrenérgicos, corticoides, ansiolíticos, relaxantes musculares e anti-inflamatórios.

Dispneia

É um sintoma que gera muita angústia ao profissional de saúde que, quando não tem o conhecimento técnico necessário para controle do sintoma, acaba por realizar a intubação orotraqueal. Deve-se compreender o mecanismo pelo qual o paciente apresenta a dispneia e tratar o possível de ser corrigido, como uma infecção de via aérea superior ou congestão pulmonar, por exemplo.

- **Tratamento não medicamentoso:** relaxamento de musculatura acessória com o fisioterapeuta, psicoterapia, massoterapia, exercícios respiratórios e técnicas de higiene brônquica, atividades planejadas e técnicas de conservação de energia (banho em cadeira adaptada, vestir-se sentado, comer devagar, menos tempo no telefone, barbeador e escova elétrica), técnicas de posicionamento, acupuntura, oxigenoterapia, uso de ventiladores de mão.
- **Tratamento medicamentoso:** opioides (preferível codeína para dispneia leve e morfina para dispneia grave), benzodiazepínicos (preferível midazolam).

Broncorreia

Deve-se evitar a hipersecreção de via aérea a qualquer custo, já que é um sintoma que incomoda não só o paciente, mas também os familiares ao redor. A respiração ruidosa, chamada de "sororoca", é bastante angustiante, e a obstinação pelo seu controle pode gerar sofrimento ao paciente devido a procedimentos mal indicados.

- **Tratamento não medicamentoso:** posicionamento da cabeça, drenagem postural, aspiração (sempre com resgate analgésico antes do procedimen-

to), ajuste de hidratação (evitar hiper-hidratação; feita principalmente em pacientes em fase final de vida).
- **Tratamento medicamentoso:** corticoides, escopolamina, ipratrópio, propantelina, atropina colírio em uso sublingual (eficácia controversa), macrolídeos, indometacina, octreotide, inibidor de EGFR (gefitinib e erlotinib), furosemida inalatória (eficácia controversa), antidepressivos tricíclicos, anti-histamínicos, injeção de toxina botulínica em glândulas salivares.

Tosse

O tratamento deve ser direcionado à doença de base, e geralmente são utilizados opioides, (preferencialmente codeína, oxicodona e morfina). Fora do Brasil temos a opção do dextrometorfano, com potência semelhante à da codeína, com ação antagonista NMDA porém risco elevado de alucinações. Como opções temos os anestésicos locais como a bupivacaína, xilocaína e o cromoglicato de sódio.

Caquexia

É a perda musculoesquelética e de massa adiposa, muito comum em doenças oncológicas e em idosos, que não pode ser completamente revertida por suporte nutricional convencional e que leva a uma piora funcional progressiva. Geralmente se associa a anorexia (redução do apetite) e perda de peso.

- **Tratamento não medicamentoso:** ofertar dieta em horários nos quais o paciente se sinta melhor (com menos sintomas), fracionar em pelo menos seis dietas por dia, escolher a consistência adequada (geralmente semilíquida e líquida), adaptação de talheres e canudos com válvulas unidirecionais, adicionar complementos.

- **Tratamento medicamentoso:** acetato de megestrol, medroxiprogesterona, corticoides, bluclizina, testosterona e derivados (oxandrolona e nandrolona), hormônio de crescimento recombinante, óleo de peixe (ácido eicosapentaenoico), talidomida, reposição de zinco, antidepressivos (tricíclicos, mirtazapina e olanzapina). Em estudos temos ainda a melatonina, grelina e L-carnitina, que na prática já são utilizadas com bons resultados.

Náusea e Vômito

O objetivo do tratamento medicamentoso é agir em diferentes receptores para controle da náusea, dependendo sempre do fator causal. Medidas não medicamentosas são, na maioria das vezes, adjuvantes, e a via preferencial das medicações acaba sendo subcutânea e endovenosa.

- **Tratamento não medicamentoso:** alimentos de sabor cítrico.
- **Tratamento medicamentoso:** ondansetrona, granisetrona, haloperidol, domperidona, metoclopramida, levomepromazina, hioscina, atropina, dimenidrato, prometazina, corticoides.

Diarreia

Por definição são três ou mais episódios de evacuações com fezes não formadas em 24 horas. Diversas me-

dicações (antibióticos, antiácidos, anti-inflamatórios, preparados contendo ferro), doenças (como HIV, neoplasias) e tratamentos (radioterapia em determinadas localizações) podem causar esse sintoma.

O tratamento deve ser sempre medicamentoso, com agentes absorventes e formadores de bolo (metilcelulose e pectina), agentes adsorventes (atapulgita), inibidores de prostaglandina (subsalicilato de bismuto), ou agentes opioides (loperamida e racecadotrila).

Constipação

Por definição são episódios de evacuações difíceis e dolorosas, associados à diminuição da frequência das evacuações (menos de três vezes na semana) e/ou presença de fezes endurecidas. Sintoma frequente na prática clínica devido à polifarmácia e ao mau uso de opioides, que por agirem em receptores *mu* no intestino, e outras drogas muito utilizadas nos cuidados paliativos, como antidepressivos tricíclicos, antipsicóticos e antiespasmódicos. O tratamento medicamentoso deve ser preferencialmente via oral, deixando a via retal como opção para casos refratários.

- **Tratamento não medicamentoso:** evitar desidratação, inatividade, dar privacidade aos hábitos de higiene, dietas laxativas, estimular a ingesta de fibras.
- **Tratamento medicamentoso:** laxantes que aumentam o volume das fezes – pouco utilizados em Cuidados Paliativos, formando bolo fecal (sena, cássia, *Tamarindus, Psylium*) ou os-

móticos (lactulose, hidróxido de magnésio, macrogol, docusato), laxantes que facilitam o deslizamento das fezes (óleo mineral), laxantes estimulantes da mucosa colônica (metilnaltrexone, bisacodil) e laxantes retais (bisacodil supositório, glicerina supositório, glicerina enema fosfato de sódio).

Prurido

Diversas causas, como pós-herpético e secundário a tumor cerebral, uremia e colestase/icterícia, tireoidopatias, paraneoplásico e medicamentoso (p. ex., opioides). O tratamento inicial deve ser feito com a remoção da causa desencadeante, se possível (drenagem biliar, rotação de p. ex., opioide), para após partir para outra abordagem.

- **Tratamento não medicamentoso:** hidratante pós-banho (preferir com ureia), óleos (como o de amêndoa), prevenir a desidratação de pele (principalmente em idosos), exclusão de dermatoses (como a escabiose), loção de calamine ou mentol, capsaicina creme.
- **Tratamento medicamentoso:** clorfeniramina, ondansetrona, paroxetina, mirtazapina, hidroxizine e se associado à colestase, colestiramina, rifampicina, naltrexone, metiltestosterona ou danazol.

Sudorese

Pode ter diversas causas, como infecções, febre, linfoma, câncer disseminado, abstinência alcoólica, abstinência ao opioide, disautonomias, causas hormonais e medicamentosas. Deve-se lembrar de fazer diagnóstico diferencial com síndrome neuroléptica maligna e realizar o tratamento adequado quando diagnosticado.

- **Tratamento não medicamentoso:** ambiente arejado (janelas abertas), roupa de cama de algodão, roupas soltas (não justas), hidratação.
- **Tratamento medicamentoso:** paracetamol, dipirona e AINE se associado à febre, amitriptilina, levomepromazina, anticolinérgicos, propranolol e olanzapina.

Outros sintomas

Existem quatro emergências em cuidados paliativos, nas quais o tratamento deve ser instituído o mais rapidamente possível. São elas: síndrome da compressão medular, hipercalcemia, síndrome da veia cava superior e fraturas ósseas[8]. Algumas situações com sangramentos volumosos e obstrução de via aérea superior, como no caso de tumores de cabeça e pescoço, são também encaradas como urgências, onde o controle de sintomas (e muitas vezes sedação) é necessário de imediato.

Delirium, ansiedade, fadiga, depressão, soluços, linfedema e obstrução intestinal maligna, são sintomas muito frequentes em cuidados paliativos, e não menos importantes que os anteriormente citados, também com tratamento específico para cada um deles.

A equipe multidisciplinar

A seguir serão listadas algumas das atribuições em cada uma das áreas de atuação:

- **Médico** – foco deixa de ser na doença e passa a ser no doente e no trabalho de equipe. Cabe ao médico realizar os diagnósticos clínicos, conhecer a doença do paciente, sua história natural, os tratamentos propostos e já realizados. O tratamento medicamentoso cabe ao médico realizar, bem como indicar procedimentos a outras especialidades médicas. A ideia retrógrada de que o médico é o membro mais importante da equipe multidisciplinar acaba, apesar de seu papel de coordenar a comunicação entre os membros da equipe ainda ser prevalente. Surgirão casos em que o papel do médico vai ser mais preponderante em relação ao outros, e o mesmo pode ocorrer com os demais membros da equipe.
- **Enfermeiro** – a arte de cuidar e interpretar a resposta do paciente às doenças acaba a cargo da enfermagem. Realização de curativos, desbridamento de lesões, cuidado com feridas e ostomias, higiene global e domínio da técnica de hipodermóclise são atribuições desses profissionais.
- **Assistente social** – suporte social baseado no perfil socioeconômico da família ("família real" e não "família ideal"), fornecer à família orientações legais e burocráticas.
- **Psicólogo** – cuidado com o paciente e os familiares (mesmo após o óbito) e dos membros da equipe multidisciplinar.
- **Terapeuta ocupacional** – promover adaptações para manutenção das atividades de vida diária, reabilitar quando possível, confecção de órte-

ses, criar possibilidades de comunicação e expressão, bem como treino cognitivo e de criatividade.
- **Fisioterapeuta** – técnicas de alongamento, técnicas para poupar energia, posicionamento correto, treino de tosse, marcha, equilíbrio, orientação postural, mobilização global, analgesia fisioterápica, eletroterapia como TENS (*Transcutaneous Electrical Nerve Stimulation*), termoterapia.
- **Nutricionista** – criar um plano terapêutico em nutrição, já que a alimentação exerce um papel essencial na vida de todos, e é relacionado a recordações prazerosas e agradáveis. Pacientes em fase final de vida e em doenças neurodegenerativas avançadas tendem a ter baixa aceitação alimentar, e trabalhar paciente e família para essa situação é um dos papéis do nutricionista na prática dos cuidados paliativos. A nutrição deixa de seguir protocolos que priorizam o aporte nutricional ideal para uma ênfase no conforto emocional e prazer durante a alimentação, promovendo diminuição da ansiedade e aumento da autoestima e independência de paciente e familiares, além de maior integridade entre eles.
- **Fonoaudiólogo** – manter a deglutição via oral segura e possível, principalmente em pacientes com doenças crônicas e neurodegenerativas, manter a capacidade dos pacientes em se comunicar através da fala.
- **Farmacêutico** – checar a prescrição e adequar os itens para cada caso, racionalizar medicamentos (evitar polifarmácia), identificar reações adver-

sas precocemente, adequar horários e vias de administração.

- **Odontólogo** – prevenção de infecções e possíveis lesões, higiene oral adequada, hidratação adequada, prevenção de halitose, ajuste de órteses dentárias.
- **Assistente espiritual/capelão** – permitir a expressão de sentimentos e emoções relacionados à morte, obter a cura espiritual e emocional, cuidar do sofrimento de paciente, familiar e equipe multidisciplinar no aspecto espiritual e lidar com o processo de morte.

Sedação paliativa

Por definição, sedação paliativa é o emprego de medicamentos sedativos buscando-se o alívio do sofrimento intolerável causado por um ou mais sintomas refratários em pacientes com doença ameaçadora de vida em fase avançada. O alívio do sofrimento intolerável é obtido com a redução do nível de consciência, com o consentimento do paciente ou de seu responsável. Em uma minoria dos casos, a sedação pode levar a inconsciência, mas isso não é uma prática frequente[9].

A sedação paliativa não deve ser confundida com prática de eutanásia (do grego "boa morte"), que pode ser definida em medicina como o ato de proporcionar morte sem sofrimento a um doente com doença incurável; o objetivo da sedação paliativa visa controle de sintomas e não a morte do doente. Vale lembrar que no Brasil a prática da eutanásia não é permitida, e é considerada crime de homicídio.

Sintoma refratário é aquele que não foi controlado apesar de repetidas e intensas tentativas de tratamento tolerável, de forma invasiva ou não. Essa refratariedade deve ser consenso entre os membros da equipe assistente, e devem ser considerados sintomas que não são de ordem física. Lembrar sempre de tentar utilizar todos os recursos disponíveis para controle de sintomas, incluindo técnicas de relaxamento e distração, psicoterapia, auxílio do assistente espiritual, assistente social, entre outros. Além disso, é necessário que os profissionais de saúde mais capacitados para o controle de sintomas estejam presentes no auxílio desse cuidado; se o conhecimento em controle de sintomas pelo profissional de saúde é limitado, ele vai indicar a sedação paliativa em mais casos do que o necessário[2].É importante distinguir a sedação paliativa da sedação convencional, e no momento da indicação, orientar todos os profissionais envolvidos sobre o motivo e objetivo da sedação. Como já foi dito, o objetivo é proporcionar alívio pela redução da consciência (podendo em alguns casos chegar até a inconsciência), diferente da sedação convencional, onde o objetivo final é a inconsciência.

A sedação paliativa não é irreversível, e no momento do controle do sintoma ela pode ser cessada. As drogas são ajustadas conforme a resposta do paciente, e na maioria das vezes doses baixas das medicações comumente utilizadas são suficientes para o controle dos sintomas.

A maneira como será feita a sedação, intermitente ou contínua, leve ou profunda, a droga escolhida e a via de administração vão variar a cada caso. Não existem protocolos ou rotinas para serem seguidas. Os casos deverão ser avaliados individualmente e o objetivo é o controle do sofrimento em nível tolerável (alívio adequado).

A sobrevida dos pacientes em sedação paliativa parece não diminuir em relação a pacientes não sedados, conforme relato de trabalhos científicos[10,11]. Skykes e cols. fizeram uma revisão de 237 casos de uma enfermaria de Cuidados Paliativos, dividindo-os em três grupos: que receberam sedação por 7 dias, que receberam nas últimas 48 horas e os que não receberam sedativos. Desses, a sobrevida média foi de 14,3 dias no grupo que não recebeu sedação, 14,2 dias nos que receberam sedação nas últimas 48 horas e 36,6 dias nos que receberam sedação por 7 dias[10].

A prevalência de sedação paliativa varia conforme o estudo e local onde é realizado. Além disso, a população estudada também é determinante no resultado do trabalho; é importante estabelecer se o grupo é oncológico ou não, se é de pacientes neuropatas graves em *hospices*, se são pacientes domiciliares, entre outros. Além disso, valores culturais da sociedade estudada também são relevantes; devem ser considerados os tipos de crenças e valores do grupo estudado[12]. A variação da sedação paliativa é de 16 até 52%[13] entre os pacientes em cuidados paliativos exclusivos. No Brasil, Ferreira e cols. encontraram na enfermaria de cuidados paliativos do Hospital Servidor Estadual a prevalência de 36,7% dos pacientes com sedação paliativa[14]. É im-

portante frisar que a sedação paliativa é necessária na grande minoria dos casos, e que na maioria a morte ocorre de maneira natural e sem intervenções.

Quando indicada a sedação, não necessariamente essa será a última conduta médica tomada pela equipe, e nem a última internação do paciente. Elsayem e cols. fizeram um estudo retrospectivo de 1.207 pacientes, dos quais 186 receberam sedação paliativa e desses, 23% acabaram por receber alta hospitalar[15].

As indicações clássicas e mais citadas pelos autores são: delírio agitado, dispneia e dor[16]. Porém outros sintomas também são incluídos, como náusea e vômito, febre, hemorragia maciça, mioclonias, insônia, prurido, angústia, culpa, medo, pânico, ansiedade, terror[17].

Em pacientes oncológicos, a sedação também é indicada na progressão do câncer, onde ocorre caquexia e falência de órgãos, falha nos tratamentos paliativos para fadiga, secreção brônquica, dor e outros[18].

A via de acesso para uso das medicações deve ser preferencialmente endovenosa ou subcutânea. Como segunda escolha podemos escolher a via oral, retal, jejunostomia e gastrostomia, sendo proscrita a utilização intramuscular.

As principais drogas utilizadas são: benzodiazepínicos (principalmente o midazolam) e neurolépticos (levomepromazina, clorpromazina e haloperidol). Menos utilizados, são: barbitúricos (fenobarbital, pentobarbital e tiopental) e anestésicos (propofol e cetamina). E com a sedação sempre deverá ser associado um analgésico, sendo os mais utilizados a morfina, metadona e o fentanil.

A recomendação é sempre o uso da menor dose possível para controle dos sintomas, não havendo dose máxima para uso das medicações citadas. Na prática, doses bem menores das utilizadas na sedação convencional em terapia intensiva são suficientes. Em um paciente virgem de opioide, por exemplo, 20 a 30 mg de morfina associados a 15 a 30 mg de midazolam em 24 horas são o suficiente para atingir os objetivos esperados.

Uma droga relativamente nova, ainda pouco usada em cuidados paliativos, é a dexmedetomidina. Até o momento existem apenas 19 trabalhos publicados sobre o uso dessa droga em cuidados paliativos, e a maioria deles é relacionada a dor neuropática e *delirium* na fase final de vida. É uma droga conhecida em ambiente de UTI por ser poupadora de opioide, ter leve efeito analgésico e não ter efeito tão sedativo quanto o midazolam (muitas vezes chamada de "sedação consciente")[19,20]. E assim como os benzodiazepínicos e opioides, pode ser feita por via subcutânea ou endovenosa, em adultos e crianças[21].

Um adendo importante sobre o uso da sedação paliativa é o uso de um "coquetel" de drogas, chamado de M1 (sigla que corresponderia a "morte" ou "medicamentos"), que são utilizados quando o paciente está em fase de final de vida e em sofrimento. Mesmo sem nunca serem citados em qualquer artigo científico que evidencie sua eficácia, o M1 é largamente empregado no Brasil, consistindo geralmente da combinação de meperidina e amplictil, ou meperidina e prometazina, diluídos em soro fisiológico ou glicosado e administrados por via intravenosa. Havendo necessidade, aumenta-se a dosagem com a duplicação das ampolas, sendo chamada a solução de M2. Se triplicada a dosagem, é chamada de M3, e assim por diante, sem rigor científico, ético ou preocupação documental. Quando é realizada a busca das drogas geralmente utilizadas, encontramos diversas referências de má prática médica e prescrição inadequada, mais usualmente em publicações de farmacêuticos clínicos e relatos de casos com iatrogenias[22].

Ainda sobre o uso da M1, medicações como a meperidina e prometazina para fins de conforto em final de vida foram citadas numa revisão de uso inapropriado de medicações no ambiente em emergência em idosos acima de 65 anos, realizada entre 1992 e 2000 no *National Hospital Ambulatory Medical Care Survey*. Verificou-se que seis drogas consideradas inapropriadas (respeitando suas indicações e opções mais adequadas) estiveram presentes em 70,8% das prescrições, e as duas mais prevalentes foram prometazina, em 22,2% das prescrições e meperidina, em 18% das prescrições[23].

Cuidados paliativos no ambiente de terapia intensiva

De maneira geral, o óbito no ambiente de terapia intensiva ocorre após esgotadas todas as possibilidades de reversão da situação que ocasiona o óbito. Porém, é sabido que algumas situações clínicas são irreversíveis, e tentativas obstinadas somente levarão a mais sofrimento para o paciente e seus familiares[24].

A utilização de suporte artificial de vida nessas condições se torna muito controversa. Situações como ventilação mecânica, uso de drogas vasoativas, hemodiálise e por fim a reanimação cardiopulmonar se tornam fúteis quando o processo é irreversível, e isso é considerado distanásia (do grego "morte defeituosa").

O suporte artificial de vida, quando instalado, gera enorme desconforto e desconfiança dos familiares e do paciente perante a equipe multidisciplinar, e quando se opta por cessá-lo são gerados questionamentos quanto a sua indicação.

Muitas vezes nos deparamos com controvérsias em relação à interpretação da Constituição Brasileira, do Código de Ética Médica e resoluções do Conselho Federal de Medicina do Brasil. Muitas das definições de inviolabilidade ao direito à vida e utilização de todos os meios disponíveis para tratamento são ultrapassadas, pois foram escritas numa época com tecnologia diferente da atual[25-27]. O que importa, na grande maioria das vezes, é uma boa comunicação com paciente, família ou representante legal, respeitar o princípio da autonomia e seguir os princípios dos cuidados paliativos. Dessa maneira os profissionais não terão implicações éticas, religiosas ou judiciais[28].

O que falta para um bom entendimento da situação do paciente perante os familiares, principalmente no Brasil, é a comunicação, e o Conselho Federal de Medicina do Brasil deixa isso claro em suas resoluções. Foi realizado um estudo em 11 hospitais universitários de São Paulo, onde foram aplicados questionários sobre a questão da terminalidade. Foi constatado que 81% das famílias dos pacientes internados em terapia intensiva gostariam que questões como a retirada de suporte artificial de vida fossem abordadas pelos médicos, mas apenas 60% dos médicos que trabalham nessas UTI responderam que consideram necessário discutir essas questões com a família[29].

A Constituição Brasileira protege a dignidade da pessoa humana, que conduz ao direito de morte digna e garante a inviolabilidade da integridade física, moral e psicológica, incluindo o respeito às crenças e valores do cidadão, assim como o repúdio à tortura, e de acordo com isto a distanásia pode ser considerada uma forma de tortura, tornando-se assim crime.

Conclusão

É possível observar na equipe multidisciplinar um sentimento de impotência ao paciente que está morrendo; a percepção de que "não se fez tudo o que poderia ser feito", e isso pode ser transpassado para o paciente e familiar. A equipe que o assiste dentro de sua impotência operacional participa dessa angústia, às vezes promovendo conflitos decorrentes de tal desgaste[30]. Conflitos, dúvidas e angústias devem ser acolhidos e devidamente trabalhados. Princípio fundamental da prestação dos cuidados paliativos e da assistência no processo de morrer é que a equipe multidisciplinar saiba se comunicar e coloque-se em uníssono para enfrentar as demandas dos pacientes e de seus familiares.

É de fundamental importância esclarecermos para pacientes, familiares e equipe multidisciplinar que o cuidado paliativo não é um tratamento de "fim de linha", e que a sobrevida geral dos pacientes com acompanhamento da equipe de cuidados paliativos é maior que a de pacientes sem esse acompanhamento. Em alguns casos, a sobrevida é ainda maior que a de pacientes submetidos à tratamento modificador de doença. Temel e cols. publicaram em 2010 um trabalho que se tornou muito citado na literatura médica, ao comparar pacientes com tumor de pequenas células de pulmão metastático em tratamento oncológico tradicional e tratamento oncológico com acompanhamento dos paliativistas, que proporcionaram um tratamento oncológico menos agressivo. O óbvio em relação à qualidade de vida e controle de sintomas foi comprovado, mas foi observado também que a sobrevida média desses pacientes foi maior, de 11,6 meses em comparação com 8,9 meses[31].

Com um treinamento e conhecimento adequado, é possível diminuir esses conflitos, e trabalhá-los para melhor cuidar do paciente e da família, tratando-os com a dignidade devida. Vale lembrar que mesmo em um ambiente de alta tecnologia, como a UTI, podemos seguir os princípios dos cuidados paliativos, e evitar medidas fúteis, ou outras que tragam dor ao paciente e à família. Na UTI pode-se promover cuidado paliativo com qualidade; podemos nos utilizar da equipe multidisciplinar já presente (em

número muito maior que no restante do hospital) e agregar novos membros a ela, disseminar conhecimento e criar um ambiente favorável para essa prática. A luta tem que ser a favor da vida, a favor do paciente, e nunca contra a morte.

Referências bibliográficas

1. World Health Organization. WHO Definition of Palliative Care. Disponível em: http://www.who.int/cancer/palliative/en/

2. Carvalho RT, Parsons HT. Manual de Cuidados Paliativos ANCP. 2ª ed. 2012.

3. Monteiro MGF. Transição demográfica e seus efeitos sobre a saúde da população. In: Barata RB, Barreto ML, Almeida Filho N, Veras RP. Equidade e Saúde: Contribuições da Epidemiologia. Rio de Janeiro: Fiocruz/Abrasco, 1997.

4. Anderson F, Downing MG, Hill J, Casorso L, Lerch N. Palliative performance scale (PPS): a new tool. J Palliat Care. 1996;12(1):5e11.

5. Victoria Hospice Society. Palliative Performance Scale (PPSv2). Vol. 2004. Victoria Hospice Society; 2001.

6. Bruera E, Kuehn N, Miller MJ, Selmser P, Macmillan K. The Edmonton Symptom Assessment System (ESAS): a simple method of the assessment of palliative care patients. Journal of Palliative Care. 1991;7(2):6-9..

7. Hanks G, Cherny N, Christakis N, Fallon M, Kaasa S, Portenoy R. Oxford Textbook of Pallitive Medicine. London: *Oxford University Press;* 2010.

8. Fallon M, Falk S. ABC of Palliative Care. BMJ. 1997 Dec 6;315(7121):1525-8.

9. Morita T, Tsuneto S, Shima Y. Definition of sedation for symptom relief: a systematic literature review and a proposal of operational criteria. J Pain Symptom Manag. 2002 Oct;24(4):447-53.

10. Sykes N, Thorns A. Sedative use in the last week of life and the implications for end-of-life decision making. Arch Intern Med. 2003 Feb 10;163(3):341-4.

11. Elsayem A, Curry Iii E, Boohene J, et al. Use of palliative sedation for intractable symptoms in the palliative care unit of a comprehensive cancer center. Support Care Cancer. 2009 Jan;17(1):53-9.

12. Girond JBR. Sedação, Eutanásia e o Processo de morrer do paciente com câncer em cuidados paliativos: compreendendo conceitos e inter-relações. Cogitare Enferm. 2006 Set-Dez; 11(3):258-63..

13. Carvalho RT, Parsons HT. Manual de Cuidados Paliativos ANCP. 2ª ed. São Paulo: s. n., CFM; 2012.

14. Ferreira SP. Sedação paliativa: experiência do programa de Cuidados Paliativos do Hospital Servidor Estadual de São Paulo. Revista Prática Hospitalar. 2006;47:55-8.

15. Elsayem A, Curry IIIE, Boohene J, et al. Use of palliative sedation for intractable symptoms in the palliative care unit of a comprehensive cancer center. Support Care Cancer. 2009 Jan;17(1):53-9.

16. Nabal M, Palomar C, Juvero MT, Taberner MT, León M, Salud A. Palliative sedation: Current situation and areas of improvement. Rev Calid Asist. 2014 Mar-Apr;29(2):104-11..

17. Muller-Busch HC, Andres I, Jehser T. Sedation in palliative care – a critical analysis of 7 years experience. BMC Palliat Care. 2003;2(1):2.

18. Morita T, Chinone Y, Ikenaga M, et al. Ethical validity of palliative sedation therapy: a multicenter, prospective, observational study conducted on specialized palliative care units in Japan. J Pain Symptom Manage, 2005 Oct;30(4):308-19.

19. Komasawa N, Ikegaki J. A case of dexmedetomidine administration for slight end-stage sedation in a patient with sudden continuous bleeding. Masui.2014 May;63(5):568-71..

20. Soares LGL. Dexmedetomidine: A New Option for Intractable Distress in the Dying. Journal of Pain and Sympton Management. 2002 Jul;24(1):6-8..

21. Tobias JD. Subcutaneous dexmedetomidine infusions to treat or prevent drug withdrawal in infants and children. J Opioid Manag. 2008 Jul-Aug;4(4):187-91.

22. Brown ET, Corbett SW, Green SM. Iatrogenic cardiopulmonary arrest during pediatric sedation with meperidine, promethazine, and chlorpromazine. Pediatr Emerg Care. 2001 Oct;17(5):351-3.

23. Caterino JM, Emond JA, Camargo CA Jr. Inappropriate medication administration to the acutely ill elderly: a nationwide emergency department study, 1992-2000. J Am Geriatr Soc. 2004 Nov;52(11):1847-55.

24. Connors AF, Dawson NV, Desbiens NA, et al. A controlled trial to improve care for seriously ill hospitalized patients. The study to understand prognoses and preferences for outcomes and risks of treatments (SUPPORT). JAMA. 1995 Nov 22-29;274(20):1591-8.

25. Código Penal Brasileiro. Decreto 2848, de 1940. Acesso em 26 de abril de 2018.

26. Código Civil Brasileiro, de 10 de janeiro de 2002. Acesso em 26 de abril de 2018.

27. Lautrette A, Darmon M, Megarbane B, et al. A communication strategy and brochure for relatives of patients dying in the ICU. N Engl J Med. *2007* Feb 1;356(5):469-78..

28. Forte DN, Vincent JL, Velasco TD, Park M. Association between education in EOL care and variability in EOL practice: a survey of ICU physicians. Intensive Care Med. 2012 Mar;38(3):404-12..

29. Silveira MH, Gutierrez BA. Percepção da equipe multiprofissional sobre cuidados paliativos. Rev Bras Geriatr Gerontol (Rio de Janeiro). 2014 Jan/Mar;17(1):7-16.31) Temel J. Early Palliative Care for Patients with Metastatic Non–Small-Cell Lung Cancer. N Engl J Med. 2010 Aug 19;363(8):733-42.

Capítulo

41

ENFERMAGEM EM UNIDADE DE TERAPIA INTENSIVA NEUROLÓGICA

Cristiane dos Santos Manoel Resende da Silva
Luciana Souza Freitas

Introdução

A criação das unidades de terapia intensiva (UTI) representa um grande marco na história da medicina. Surgiram da necessidade de oferecer suporte avançado de vida a pacientes agudamente doentes, porém potencialmente recuperáveis, com o objetivo principal de recuperar ou dar suporte às funções vitais.

São unidades aperfeiçoadas com concentração de recursos humanos e equipadas com recursos tecnológicos que permitem a monitoração contínua e suporte especializado ao paciente a fim de reproduzir as funções vitais, como respiradores artificiais, aparelhos de hemodiálises, garantindo melhores condições de recuperação.

Durante a guerra da Crimeia (1853 a 1856) surgiu o conceito logístico de trabalhar com a separação de paciente por classificação de gravidade e intensificação do cuidado/higiene, colocando-o em uma situação favorável de cuidado imediato e observação constante. Identificou-se que com esta ação houve redução da taxa de mortalidade dos soldados de 40% para 2%[1].

Em 1926 foi criada a primeira unidade de tratamento intensivo (UTI) para atendimento de pós-operatório de neurocirurgia, em Boston, pelo médico Walter Edward Dandy. No Brasil as UTI sugiram na década de 1970 do século XX[2,3].

Observou-se que com o decorrer dos anos houve multiplicação do número de UTI em todo o mundo, sendo que no final da década 1990, 95% dos hospitais norte-mericanos possuíam pelo menos uma UTI nas suas dependências[4].

Durante anos, a enfermagem foi fortalecida como uma profissão tecnicista que procurava atender um mercado carente de mão de obra especializada.

Com o avanço da ciência, surgiu a necessidade de mudança no processo de enfermagem, valorizando o raciocínio clínico, com a possibilidade de se organizar a prática, contribuindo para maior autonomia profissional e qualidade assistencial.

Atividades da enfermagem na monitoração neurológica

Na UTI neurológica utilizam-se recursos tecnológicos que são empregados para fornecer dados referentes à avaliação e ao acompanhamento das alterações do sistema nervoso.

A equipe de enfermagem é responsável pelo acompanhamento vigilante e pela percepção aguda da monitoração neurológica, com o objetivo de prevenir e/ou diagnosticar precocemente situações que podem desencadear lesões cerebrais secundárias ou agravar as lesões existentes.

Monitoração neurológica não invasiva

Na monitoração neurológica não invasiva, para acompanhamento da evolução do paciente é necessário que o enfermeiro conheça as alterações do nível de consciência, atentando-se a sedação, função motora, resposta ao comando verbal, postura dos membros superiores e inferiores (flexão, extensão ou rotação dos membros), além de avaliação da reação pupilar, verificando tamanho e simetria, comparando os lados direito e esquerdo, fotorreação e simetria.

A escala de coma de Glasgow (Tabela 41.1) pode ser aplicada no início da avaliação neurológica, e possibilita avaliar abertura ocular, resposta verbal e resposta motora. A pontuação mais alta é 15 e a mais baixa, 3. A menor pontuação caracteriza o coma, e geralmente o paciente com trauma cranioencefálico mais grave se apresenta neste estado[5].

Para pacientes sedados indica-se aplicar a escala de RASS (Tabela 41.2) para avaliação do nível de sedação[6].

Sintomas como agitação podem indicar recuperação de sua consciência ou poderão ser também resultado de má oxigenação cerebral. Para esta situação deve-se proteger o paciente de superfícies duras, manter as grades do leito elevadas, preferencialmente não utilizar contenções no leito, pois podem aumentar a agitação.

Tabela 41.2. Escala de RASS para avaliação do grau de sedação

+4	Abertamente combativo, violento, representa perigo imediato para o pessoal da unidade de terapia intensiva (UTI)
+3	Puxa ou retira tubos ou cateteres, agressivo
+2	Movimentos não intencionais frequentes, luta contra o ventilador
+1	Ansioso, mas os movimentos não são agressivos ou enérgicos
0	Desperto e calmo
-1	Não completamente desperto, mas consegue manter-se acordado- abertura dos olhos ou contato visual em respostas à voz (10 segundos)
-2	Acorda por breves períodos e estabelece contato visual em resposta à voz (< 10 segundos)
-3	Movimento ou abertura dos olhos em resposta à voz, mas sem contato visual
-4	Não responde à voz, mas apresenta movimentos ou abertura dos olhos em resposta à estimulação física
-5	Não responde à voz ou estimulação física

Atenção para tremores em mãos, face e membros inferiores, contraturas musculares, registrar a intensidade (pequena, média ou grande) e a duração.

Em caso de cefaleia, relacionar com variações da pressão arterial e nível de consciência. Investigar as características da dor como intensidade, localização e aspecto.

Convulsões

Nas alterações agudas do sistema nervoso central os pacientes podem apresentar convulsões. Neste momento, é importante observar hora de início e término, nível de consciência, locais de movimentos e contraturas musculares, arritmias, alteração do padrão respiratório, alteração pupilar, eliminação de urina e/ou fezes durante a convulsão[7,8].

Tabela 41.1 – Escala de coma de Glasgow

Variáveis		Escore
Abertura ocular	Espontânea	4
	À voz	3
	Á dor	2
	Nenhuma	1
Resposta verbal	Orientada	5
	Confusa	4
	Palavras inapropriadas	3
	Palavras incompreensivas	2
	Nenhuma	1
Resposta motora	Obedece a comandos	6
	Localiza a dor	5
	Movimento de retirada	4
	Flexão anormal	3
	Extensão anormal	2
	Nenhuma	1

No atendimento do paciente com convulsão, evitar que ele tenha ferimento traumático causado pela movimentação brusca da cabeça e dos membros, e/ou obstrução das vias aéreas.

Oximetria cerebral

Para medir regionalmente a saturação de oxigênio cerebral (rSO_2) é possível utilizar um método não invasivo como a oximetria cerebral, interpretada pelo aumento da variação interpessoal nos valores de rSO_2. Valores basais considerados normais são de 63 a 70%; valores inferiores indicam redução na oferta de O_2 por hipertensão intracraniana, vasoespasmo e/ou oclusão vascular, e valores superiores surgem no coma barbitúrico ou na hipotermia[9].

Monitoração neurológica invasiva

A monitoração invasiva exige do enfermeiro conhecimento anatômico e da alteração dos parâmetros de mensuração, bem como cuidados com os dispositivos assistência ao paciente, prevenindo alteração ou piora do quadro clínico do paciente.

Pressão intracraniana

A pressão no interior do crânio em relação à pressão atmosférica é denominada de pressão intracraniana (PIC). A PIC varia; considera-se normal em torno de 10 mmHg, entre 11 e 20 mmHg, levemente elevada; entre 21 e 40 mmHg, moderadamente elevada; e acima de 41 mmHg, gravemente elevada. Pode ser mensurada nos espaços interventriculares, epidurais, subdurais e no parênquima[10].

Para prevenir alterações indesejáveis na PIC, deve-se[11]:

- promover o alinhamento do tronco encefálico, mantendo a cabeça centralizada e decúbito elevado em 30°, exceto em casos de contraindicação médica;
- a aspiração endotraqueal deve-se limitar a 10 segundos, sendo realizada de forma cautelosa. Níveis elevados de $PaCO_2$ e níveis baixos de PaO_2 e aspiração endotraqueal aumentam a PIC. Preferencialmente utilizar sistema fechado de aspiração traqueal em paciente com monitoração da PIC;
- controle a temperatura corporal e evite hipertermia, a febre aumenta a velocidade para formar edema e o metabolismo cerebral. A PIC se eleva da associação ao edema e tremor gerado pelo aumento da temperatura corporal;
- a dor. como quinto sinal vital, deve ser monitorada e controlada, pois a presença de dor eleva a PIC.;
- diminuir o risco de infecção inspecionando o sítio de entrada do transdutor, substituindo o curativo a cada 24 horas. Atenção para a presença de secreção, hiperemia e edema.

Monitoração da temperatura cerebral

A monitorização da temperatura cerebral é realizada através de cateter intracraniano, nos casos de hipotermia a temperatura cerebral deve ser mantida entre 32 e 34ºC, e sem hipotermia, entre 36,5 a 37,7ºC[9].

A piora de lesões graves pode ser gerada na presença de temperatura maior que 38°C.

Hipotermia terapêutica

Os seres humanos são homeotérmicos e tendem a ter a temperatura corporal interna praticamente constante, em torno de 37° C, através de um controle preciso mantido pelo sistema termorregulador, que permite apenas pequenas variações de temperatura em torno de 0,2º a 0,4ºC[12].

Os limites de temperatura para definição e classificação de hipotermia variam na literatura médica. Considera-se hipotermia a redução de temperatura sanguínea central abaixo de 36ºC[12].

A hipotermia terapêutica (HT) é uma redução controlada da temperatura central dos pacientes com objetivos terapêuticos predefinidos.

A HT pode ser classificada como leve, moderada e profunda. Na HT leve o paciente é induzido a uma queda de temperatura entre 32° a 34°C[12]. Essa terapia tem demonstrado, de forma consistente, melhorar os desfechos neurológicos e redução da mortalidade[13,14].

Os enfermeiros desempenham um papel vital na prevenção, detecção e no tratamento dos efeitos adversos e complicações da hipotermia. Os cuidados prestados a pacientes submetidos a esta terapia são complexos e exigem monitoração de enfermagem[15].

A hipotermia produz diversas alterações fisiológicas e entendê-las é essencial para o benefício do resfriamento. Sendo descritas a seguir[13]:

- redução das demandas metabólicas cerebrais;
- queda no consumo de O_2 e na produção de CO_2;
- redução da pressão intracraniana;
- desvio da curva de hemoglobina para a esquerda;
- tremores;
- bradicardia;
- hipotensão;
- arritmias;
- prolongamento dos espaços PR e QS;
- aparecimento de ondas de Osborne no eletrocardiograma;
- queda do débito cardíaco;
- queda das pressões de enchimento ventricular;
- diminuição da motilidade gastrointestinal;
- diurese profusa;
- resistência insulínica;
- diminuição da imunidade;
- coagulopatia;
- fluxo intracelular de potássio, magnésio e cálcio.

- *Fase da indução e manutenção da hipotermia terapêutica*

Na fase inicial há a necessidade de estabelecer a temperatura-alvo a ser atingida, que possa representar um equilíbrio entre os benefícios clínicos e os efeitos adversos, e a determinação do método de resfriamento.

O resfriamento pode ser iniciado com a utilização métodos invasivos ou não invasivos.

Os métodos não invasivos, ou convencionais, incluem manta térmica ou cobertores térmicos, equipamentos de resfriamento de superfície e a utilização de bolsas de gelo nas superfícies do pescoço, das axilas e virilhas, como uma forma simples e fácil de manter o resfriamento[13,16].

A infusão de solução salina a 4°C na dose de 30 a 40 mL/kg por via periférica ou central, é capaz de produzir uma queda na temperatura de 2° a 4°C[17].

A aplicação de gelo associada a cobertores térmicos é a forma mais fácil de induzir a HT, porém pode levar ao hiper-resfriamento, podendo ter complicações graves caso seja muito profundo ou prolongado[18]. O hiper-resfriamento é menos frequente com o uso de equipamentos comerciais de resfriamento de superfície. Esses equipamentos consistem em pás revestidas de gel condutor de calor, aderidas sobre a pele, que cobrem aproximadamente 40% da superfície corporal e que estão conectadas a uma unidade termorreguladora. O sistema aumenta ou diminui a temperatura da água circulante em resposta à temperatura-alvo e à temperatura do paciente. A velocidade média para atingir a temperatura-alvo com esse sistema é em torno de 1,4°C/hora de redução na temperatura. É um método em que as variações de temperatura podem ser controladas tanto na indução quanto no reaquecimento[19].

O método mais eficaz de produzir hipotermia é através do uso de cateteres endovasculares, que proporcionam um excelente controle de temperatura tanto na indução, quanto na manutenção e no reaquecimento. É muito rápido em induzir hipotermia, diminuindo a temperatura numa velocidade de 2°C a 2,5°C/hora. Esse sistema utiliza um cateter venoso central recoberto de metal, por onde circula água, conectado a um equipamento externo que a refrigera. O cateter pode ser introduzido via femoral, subclávia ou jugular e tem riscos de complicações mecânicas, além de risco de infecção e trombose venosa. Alguns deles podem possuir uma via extra para infusão de medicações e coletas de sangue. É menos trabalhoso para a equipe do que os métodos convencionais, porém o custo é elevado[20].

A temperatura do paciente deve ser monitorada de forma contínua por meio de termômetro esofágico, cateter vesical ou cateter de artéria pulmonar.

Na fase de hipotermia leve ocorre a hiperventilação acompanhada de hiperexcitação simpática. À medida que a temperatura corporal diminui ocorre a progressiva depressão respiratória, originando um quadro de acidose respiratória e metabólica devido à hipoventilação com retenção de CO_2 e hipoxemia, com redução da perfusão hepática e da metabolização hepática de ácidos orgânicos. Ocorre também aumento do ácido lático e acidose devidos à diminuição da perfusão muscular esquelética e ao tremor intenso[13].

O paciente deve ser mantido com intubação traqueal, acoplado ao ventilador mecânico, com sedação contínua.

É necessário aplicar escalas de sedação e monitorar o índice bispectral (BIS) para avaliar a profundidade da sedação, com o objetivo de controle rigoroso de sedativos. A monitoração do índice bispectral pode ser realizada pelo monitor BIS.

Convulsões podem ser mascaradas pela sedação e pelo bloqueio neuromuscular, sendo assim, deve-se incluir a monitoração eletroencefalográfica diante da suspeita de crises convulsivas. As crises convulsivas e os tremores. O tremor aumentam as demandas metabólicas e devem ser tratados rapidamente em qualquer fase[13].

Na monitoração do paciente, incluir eletrocardiograma contínuo, balanço hídrico, medida invasiva da pressão arterial, pois é comum o desenvolvimento de hipotensão, sendo necessário o uso de drogas vasoativas. A diurese profusa também pode levar à hipovolemia, piorando o débito cardíaco[21].

Recomenda-se durante a fase de indução a reposição de eletrólitos, pois devido ao resfriamento ocorre fluxo intracelular de potássio, magnésio, cálcio e fósforo, resultando em baixos níveis séricos desses íons, o que provoca arritmias graves[22].

É indispensável o cuidado com os parâmetros hemodinâmicos do paciente em HT, controle de hemograma, plaquetas, coagulação, eletrólitos e gasometria na hora zero e controle a cada 6 h. A oxigenação do sangue e os ajustes ventilatórios são mais bem avaliados pelas gasometrias, pois a oximetria de pulso não

é um parâmetro adequado durante a hipotermia em função da vasoconstrição cutânea. Pode ocorrer fluxo intracelular de potássio, cálcio, magnésio e fósforo, favorecendo o desenvolvimento de arritmias graves.

É necessário o controle de tremores, o tremor é uma resposta fisiológica normal, na tentativa de manter a temperatura corporal. O desenvolvimento de tremores é contraproducente, pois gera calor e retarda o resfriamento, além de aumentar muito consumo de oxigênio e a pressão intracraniana. Deve-se aplicar a escala de tremores a cada 2 horas (Tabela 41.3). Para a profilaxia de tremores utiliza-se bloqueador neuromuscular.

Deve-se instituir cuidados específicos de acordo com a técnica utilizada para o resfriamento.

Para prevenir lesão por pressão e lesão de pele, inspecionar periodicamente as condições de pele e perfusão, utilizar protetores tópicos de pele, realizar mudança de decúbito de 2/2 h, sempre com a cabeça centralizada. Na impossibilidade de mudança de decúbito devida a instabilidade clínica, considerar a des-

Tabela 41.3 – Escala de Avaliação de Calafrio à Beira do Leito[23]

Gradação	Definição
0	Nenhum: nenhum calafrio observado à palpação do masseter, pescoço ou parede torácica
1	Leve: calafrio localizado no pescoço e/ou tórax somente
2	Moderado: calafrio envolve movimentos grosseiros em extremidades superiores (além de pescoço e tórax)
3	Severo: calafrio envolve movimentos grosseiros de tronco e em extremidades superiores e inferiores

compressão das proeminências ósseas. Importante utilizar colírios para proteção de córneas.

Estabelecer a profilaxia para tromboembolismo venoso, considerar uso de meias elásticas e dispositivo antitrombótico.

A fase de manutenção se inicia ao atingir a temperatura de 34°C, com controle rigoroso de temperatura, a fim de se evitar temperatura abaixo de 32°C. Neste período realizar vigilância hemodinâmica, manter níveis pressóricos acima de 80 mmHg[13].

No traçado eletrocardiográfico de 80% dos pacientes hipotérmicos ocorre aumento da onda J ao ECG (onda de Osborn), nas derivações V3 e V4. Ondas que também são evidenciadas nos quadros de sepse e lesões do sistema nervoso central. Durante a hipotermia profunda há uma intensa redução da contagem leucócitos, plaquetas, atividade tubular renal e liberação de hormônio antidiurético. Ocorre o aumento de hematócrito, elevando a viscosidade plasmática devido à contração esplênica e à desidratação[13].

Também ocorre redução de liberação de insulina e a diminuição da captação periférica de glicose, levando a hiperglicemia. Nos casos de longos períodos de tremores, com frequência há a presença de hipoglicemia.

Há necessidade de controle rigoroso da temperatura, e outras alterações fisiológicas podem ocorrer no estado de hipotermia, como motilidade intestinal diminuída abaixo de 34°C. Não é recomendada a nutrição dos pacientes em hipotermia devido a retardo no esvaziamento gástrico com risco aumentado de pneumonia aspirativa.

Realizar cuidados específicos com infusão de drogas vasopressoras e a utilização de monitoração de pressão intracraniana (PIC), medidas de pressão de perfusão cerebral (PPC) de hora em hora ou individualizada conforme a instabilidade clínica.

A HT leva à resistência insulínica. Recomenda-se utilizar amostras de sangue venoso, pois a vasoconstrição pode prejudicar os resultados da glicemia capilar.

Atenção para a vigilância infecciosa, utilizar *bundle* para prevenção de infecção de corrente sanguínea, pneumonia e infecção do trato urinário.

Monitorar oximetria através da gasometria. A oximetria de pulso não é adequada durante a HT em função da vasoconstrição cutânea induzida pela hipotensão.

Na vigência de arritmias graves ou sangramentos, deve ser avaliada a suspensão da hipotermia.

- *Fase de reaquecimento*

A fase de reaquecimento é muito importante para o sucesso da HT, e deverá ser gradativa e lenta, numa velocidade de 0,2° a 0,4°C/h durante 12 h, até que se atinja temperatura entre 35° e 37°C.

A utilização de técnica de reaquecimento dependerá do grau da hipotermia, podendo ser utilizado calor em contato com a pele através de cobertores térmicos ou manta térmica, sendo efetivo na presença de circulação periférica[24].

Outro método é a infusão de fluidos aquecidos intravenosos a 40°C, oxigênio aquecido umidificado, que aumenta a temperatura corporal 1ºC a 2,5ºC por hora, e aquecimento sanguíneo extracorpóreo associado a *bypass* cardiopulmonar, reaquecimento arteriovenoso, venovenoso ou hemodiálise[25,26].

Recomenda-se a suspensão de reposição de eletrólitos nesta fase e, ao se atingir 35ºC, suspender a sedação contínua.

Atentar para os níveis de potássio, pois o potássio que migrou para o interior celular pode retornar rapidamente para o meio extracelular e levar à ocorrência de arritmias.

Controle rigoroso dos parâmetros hemodinâmicos, instabilidade hemodinâmica, com vasodilatação periférica e hipotensão, faz parte da síndrome pós-reperfusão sendo muito comum na medida em que a temperatura sobe[13,26,27,28].

Prevenção de lesão por pressão

Lesão por pressão (LP) é um dano tissular, localizado na pele e/ou tecidos moles, com maior incidência sobre proeminência óssea ou relacionada a uso e/ou fixação de dispositivos médicos. A lesão pode ser dolorosa e apresentar-se em pele íntegra ou como úlcera aberta. A tolerância do tecido mole à pressão e ao cisalhamento pode também ser influenciada por microclima, nutrição, perfusão e comorbidades do paciente.

Para indicar a extensão do dano tissular as LP são categorizadas da seguinte forma[29]:

- lesão por pressão estágio 1: pele íntegra com eritema não branqueável;
- lesão por pressão estágio 2: perda de espessura parcial da pele com exposição da derme;

- lesão por pressão estágio 3: perda total da espessura da pele;
- lesão por pressão estágio 4: perda total da espessura da pele e perda tissular;
- lesão por pressão não estadiável: perda de pele em sua espessura total e perda tissular não visível;
- lesão por pressão tissular profunda: descoloração vermelho-escura, marrom ou púrpura, persistente e que não embranquece.

A escala de Braden (Tabela 41.4) é um instrumento que determina o risco do paciente de desenvolver lesão por pressão. A aplicação diária é a primeira medida adotada para a prevenção da lesão.

Através da pontuação se determina o escore de risco do paciente. A pontuação varia de 6 a 23 pontos, sendo de risco baixo escores entre 15 e 18; risco moderado, escores entre 13 e 14; risco elevado, escores entre 10 e 12; risco muito elevado, escores de 9 ou menos[5,30].

Nos pacientes críticos neurológicos, fatores extrínsecos e intrínsecos contribuem para o aparecimento de lesão por pressão. São considerados fatores de risco: sequelas motoras como paresia ou plegia de membro ou hemicorpo, restrição do paciente no leito, alterações de sensibilidade dolorosa e tátil, alteração do nível de consciência, fraturas e alterações sensitivas e cognitivas, imobilidade, incontinência urinária e fecal, alteração do sono e repouso, alteração da perfusão tissular, défice nutricional, um ou mais fatores geralmente estão presentes nos pacientes neurológicos[31].

A implantação de programas de prevenção, reduz a LP. Os cuidados para

Tabela 41.4 – Escala de Braden

Percepção sensorial: Capacidade de reagir significativamente à pressão relacionada ao desconforto	1. Totalmente limitado: Não reage (não geme, não se segura a nada, não se esquiva) a estímulo doloroso, devido ao nível de consciência diminuído ou devido a sedação, ou capacidade limitada de sentir dor na maior parte do corpo	2. Muito limitado: Somente reage a estímulo doloroso. Não é capaz de comunicar o desconforto exceto através de gemido ou agitação. Ou possui alguma deficiência sensorial que limita a capacidade de sentir dor ou desconforto em mais da metade do corpo	3. Levemente limitado: Responde ao comando verbal, mas nem sempre é capaz de comunicar o desconforto ou expressar a necessidade de ser mudado de posição ou tem um certo grau de deficiência sensorial que limita a capacidade de sentir dou ou desconforto em uma ou duas extremidades	4. Nenhuma limitação: Responde aos comandos verbais. Não tem déficit sensorial que limitaria a capacidade de sentir ou verbalizar dor ou desconforto
Umidade: Nível ao qual a pele é exposta à umidade	1. Completamente molhada: A pele é mantida molhada quase constantemente por transpiração, urina, etc. A umidade é detectada às movimentações do paciente	2. Muito molhada: A pele está frequentemente, mas nem sempre molhada. A roupa de cama deve ser trocada pelo menos uma vez por turno	3. Ocasionalmente molhada: A pele fica ocasionalmente molhada requerendo uma troca extra de roupa de cama por dia	4. Raramente molhada: Apele geralmente está seca, a troca de roupa de cama é necessária somente nos intervalos de rotina
Atividade: Grau de atividade física	1. Acamado: Confinado à cama	2. Confinado à cadeira: A capacidade de andar está severamente limitada ou nula. Não é capaz de sustentar o próprio peso e/ou precisa ser ajudado a se sentar	3. Anda ocasionalmente: Anda ocasionalmente durante o dia, embora distâncias muito curtas, com ou sem ajuda. Passa a maior parte de cada turno na cama ou cadeira	4. Anda frequentemente: Anda fora do quarto pelo menos 2 vezes por dia e dentro do quarto pelo menos uma vez a cada 2 horas durante as horas em que está acordado
Mobilidade: Capacidade de mudar e controlar a posição do corpo	1. Totalmente imóvel: Não faz nem mesmo pequenas mudanças na posição do corpo ou extremidade sem ajuda	2. Bastante limitado: Faz pequenas mudanças ocasionais na posição do corpo ou extremidade mas é incapaz de fazer mudanças frequentes ou significantes sozinha	3. Levemente limitado: Faz frequentemente mudanças na posição do corpo ou extremidades sem ajuda. embora pequenas	4. Não apresenta limitações: Faz importantes e frequentes mudanças de posição sem auxílio
Nutrição: padrão usual de consumo alimentar	1. Muito pobre: Nunca come uma refeição completa. Raramente come mais de 1/3 do alimento oferecido. Come 2 porções ou menos de proteína (carne ou laticínios) por dia. Ingere pouco líquido. Não aceita suplemento alimentar líquido. Ou é mantido em jejum e/ou mantido em dieta líquida ou IV por mais de 5 dias	2. Provavelmente inadequado: Raramente come uma refeição completa e geralmente come metade do alimento oferecido. A ingesta de proteína inclui somente três porções de carne ou laticínios por dia. Ocasionalmente aceitará um suplemento alimentar. Recebe abaixo da metade satisfatória de dieta líquida ou alimentação por sonda	3. Adequado: Come mais da metade da maioria das refeições. Come um total de quatro porções de alimento rico em proteína (carne ou laticínios todo o dia. Ocasionalmente recusa uma refeição, mas geralmente aceitará um complemento oferecido. É alimentado por sonda ou regime de nutrição parenteral total, o qual provavelmente satisfaz a maior parte das necessidades nutricionais	4. Excelente: Come a maior parte de cada refeição. Nunca recusa uma refeição. Geralmente ingere um total de quatro ou mais porções de carne ou laticínios. Ocasionalmente come entre as refeições. Não requer suplemento alimentar
Fricção e cisalhamento	1. Problema: Requer assistência moderada a máxima para se mover. É impossível levantá-lo ou erguê-lo completamente sem que haja atrito com o lençol. Frequentemente escorrega na cama ou cadeira, necessitando de frequentes ajustes de posição com o máximo de assistência. Espasticidade, contratura ou agitação levam a quase constante fricção	2. Problema em potencial: Move-se, mas sem vigor ou requer mínima assistência. Durante o movimento provavelmente ocorre um certo atrito da pele com o lençol, cadeira ou outros. Na maior parte do tempo mantém posição relativamente boa na cama ou cadeira mas ocasionalmente escorrega	3. Nenhum problema: Move-se sozinho na cama ou cadeira e tem suficiente força muscular para erguer-se completamente durante o movimento. Sempre mantém boa posição na cama ou na cadeira	

prevenção da LP são: higiene da pele com agente suave evitando água muito quente e fricção, usar hidratante ou emoliente como função de barreira, não massagear a pele sobre proeminência óssea, manter a pele livre de exsudatos, controlar o esvaziamento vesical e intestinal, e na impossibilidade de limpeza imediata após a evacuação, aplicar agentes hidratantes de barreira e utilizar fraldas altamente absorventes.

Utilizar dispositivos de redução de LP protegendo as proeminências ósseas com travesseiros ou coxins. Para possibilitar a redução de pressão no leito utilizar cama, colchão e coberturas adequados para pacientes críticos e/ou acamados[32]. Não arrastar o paciente, utilizar dispositivos de elevação ou lençóis de transferência.

Mobilização ativa e passiva precocemente e reposicionamento no leito no mínimo de 2 em 2 horas. Quando posicionar lateralmente, manter decúbito de 30°[32].

Atenção para a fixação e remoção de fitas adesivas e dispositivos médicos, utilizar solução polimérica ou hidrocoloide extrafino, evitando lesão de pele.

O suporte nutricional deve fazer parte da prevenção das LP.

Orientar pacientes e familiares sobre as medidas de prevenção.

Estudo mostrou que 53,3% dos pacientes com risco de LP desenvolveram lesão por pressão no pós-operatório, sendo 85% na unidade de terapia intensiva, com predomínio nas regiões do maléolo, calcâneo, trocanter, sacral, da crista ilíaca e occipital. Os pacientes podem apresentar mais de uma lesão por pressão no corpo, que varia entre os estágios I a IV[31].

Quando a lesão por pressão está instalada, é importante avaliar a localização anatômica e o estádio, comprimento, a largura, profundidade, existência de trajetos fistulosos, cavitação, o aspecto da lesão, como tecidos de granulação e necrótico, sinais de inflamação ou infecção, e as características do exsudato em relação a quantidade, consistência, odor e coloração[33].

Para acompanhar as respostas a medidas terapêuticas, poderão ser realizados registros fotográficos no início e nas reavaliações, com o consentimento do paciente ou responsável.

Nos tratamentos das LP preconiza--se a limpeza da lesão, o desbridamento, a utilização de pomadas, soluções, curativos industrializados e terapias coadjuvantes[34].

Na prevenção e no tratamento da LP é necessária a abordagem da equipe multidisciplinar, com base em evidência e conhecimento científico, oferecendo uma atenção individualizada ao paciente e seus familiares e cuidadores.

Gerenciamento da Enfermagem na UTI Neurológica

Há um elevado investimento tecnológico na UTI Neurológica, de modo que é necessário garantir a qualidade e o controle de utilização dos recursos materiais e humanos, implantando estratégias administrativas eficientes. Importante padronizar o trabalho estabelecendo protocolos e rotinas de enfermagem.

Os recursos deverão ser utilizados considerando a eficácia, eficiência e uso apropriado, sem focar apenas em custo. Atividades educativas direcionadas a programas de treinamento e qualificação devem ser frequentes, com o objetivo de proporcionar qualidade de atendimento. Há o desafio de gerenciar a área de recursos humanos de enfermagem dimensionando os trabalhos de enfermagem por categoria profissional, para assistência prestada direta ou indiretamente ao paciente.

A avaliação da carga de trabalho da enfermagem na UTI permite observar a complexidade dos pacientes, a necessidade de recursos materiais, e estabelecer o número de enfermeiros e técnicos de enfermagem adequado ao tempo necessário para realizar a assistência de enfermagem qualificada[35,36].

O *Nursing Activities Score* (NAS) é um instrumento validado no Brasil que mensura a carga de trabalho de enfermagem em uma unidade de terapia intensiva, contabiliza o tempo de procedimentos e intervenções terapêuticas, contempla atividades administrativas e de suporte aos familiares dos pacientes, auxiliando no dimensionamento de enfermagem[37].

O dimensionamento, além de suprir a demanda assistencial, contribui para que se mantenham condições favoráveis de trabalho e, como consequência, a saúde do trabalhador que lida cotidianamente com situações estressantes – o sofrimento e a morte.

É possível utilizar os critérios da resolução COFEN N° 293/2004, que dimensiona a quantidade e capacitação dos enfermeiros de acordo com o grau de complexidade da atenção ao paciente e define o índice de segurança técnica (IST). O IST estabelece o número de profissionais de enfermagem necessário para cobertura de ausências imprevistas no trabalho, por benefício ou por absenteísmo[38].

Para o gerenciamento adequado é importante idealizar e implementar estratégias de prevenção e/ou de minimização dos riscos e ausência de eventos adversos relacionados aos pacientes e trabalhadores de enfermagem, direcionando para assistência de enfermagem segura e qualificada.

Referências bibliográficas

1. Nightingale F. Notes on Hospitals. 3rd ed. London: Longman Green; 1863. Disponível em: <https://archive.org/details/notesonhospital01nighgoog>. - Acessado em: 20 jan. 2016.

2. Schettino G, Cardoso LF, Junior JM, et al. Pacientes Críticos Diagnóstico e Tratamento Hospital Sírio-Libanês. 1ª ed. Barueri: Editora Manole; 2006.

3. Younes R. As UTIS no Brasil. Publicado em 31 de maio de 2011. Disponível em: <http://www.cartacapital.com.br/saude/as-utis-no-brasil.>. Acessado em: 20 jan. 2016.

4. Ponce de Leon-Rosales SP, Molinar-Ramos F, Dominguez-Cherit G, et al. Prevalence of infections in intensive care units in Mexico: a multicenter study. Crit Care Med. 2000;28:1316:1321.

5. Fernandes LM, Caliri MHL. Uso da escala de Braden e de Glasgow para identificação de risco de úlceras de pressão em pacientes internados em centro de terapia intensiva. Rev Latino-Am Enfermagem (Ribeirão Preto). 2008 nov.-dez.;16:6.

6. Sessler C, Grap M, Ramsay M. Evaluating and monitoring analgesia and sedation in the intensive care unit. Crit Care. 2008;12(Suppl. 3):S2.

7. Mooney GP, Comerford DM. Neurological observations. Nurs Times. 2003;99(17):24-5.

8. Capone Neto A, Silva E. Monitoração neurológica intensiva. In: Knobel E. Terapia intensiva: neurologia. São Paulo: Atheneu; 2003. p. 39-57.

9. Alcântara TFDL, Marques IR. Avanços na monitoração neurológica intensiva: implicações para a enfermagem. Rev bras enferm (Brasília). 2009 nov.-dec.;62:6 .

10. Silva GM. Ferramenta para avaliação neurológica em pacientes com hipertensão intracraniana. [Dissertação]. Uberlândia, Universidade federal de Uberlândia; 2014.

11. Linda Bell. Nursing Care and Intracranial Monitoring. American Journal of critical care. 2009;18(4):4-

338. Disponível em: <http://ajcc.aacnjournals.org/content/18/4/338.full>. Acessado em: 26 abr 2018.

12. Souza VP, Costa JRR. Anestesia e neurologia: Hipotermia – evidências científicas. Disponível em: <http://WWW.saj.med.br/uploaded/file/artigos/hipotermia.pdf>. Acessado em: 26 abr 2018.

13. Rech TH, Vieira SRR. Hipotermia terapêutica em pacientes pós-parada cardiorrespiratória: mecanismo de ação e desenvolvimento de protocolo assistencial. (São Paulo). 2010 apr.-jun.;22(2).

14. Joost JJ, Binnekade J, Paulus F, Vliegen EM, Schultz M, Vroom M. The influence of body composition on therapeutic hypothermia: a prospective observational study of patients after cardiac arrest. Critical Care [online]. 2008 set.;12(4):1-10.

15. Cruz FR, Gentil RC. Hipotermia induzida na parada cardíaca: implicações para enfermagem. Rev Enferm UNISA. 2012;13(2):137-42.

16. Jimmink JJ, Binnekade JM, Paulus F, Marhus-Vieglen EM, Schultz MJ, Vrom MB. The influenceof body composition on therapeutic hypotnermia: a prospective observational study of patients after cardiac arrest. Crit Care. 2008;12(4):R87.

17. Kligel A, Janata A, Wandaller C, Uray T, Spiel A, Loset H, et al. Cold infusion aloneare effective for inductionof therapeutic hypothermia but do not keep patients cool after cardiac arrest. Resuscitation. 2007;73(10):46-53.

18. Merchant RM, Abella BS, Peberdy MA, Soar J, Ong ME, Schmidt GA, et al. Therapeutic hypothermia after cardiac arrest: unintentional overcooling is common using ice packs and conventional cooling blankets. Crit Care Med. 2006;34(12 Suppl.):S490-4.

19. Haugk M, Sterz F, Grassberger M, Uray T, Kligel A, Janata A, et al. Feasibility and efficacy of a new non-invasive surface cooling device in post-resuscitation intensive care medicine. Resuscitation. 2007;75(1):76-81.

20. Polderman KH, Callaghan J. Equipment review: cooling catheters to induce therapeutic hypothermia? Crit Care. 2006;10(6):234. Review.

21. Sunde K, Pytte M, Jacobsen D, Mangskau A, Jensen LP, Smerstud C, et al. Implementation of a standardized treatment protocol for post resuscitation care out of hospital cardiac arrest. Resuscitation. 2007;73(1):29-39.

22. Kupchik NL. Developand implementation of a hypothermia protocol. Crit Care Med. 2009;37(7 suppl.):S279-84.

23. Filho M, Westphal GA. Hipotermia terapêutica. In: Manual Prático de Medicina Intensiva. São Paulo: Segmento Farma; 2010.

24. Mccullough L, Arora S. Diagnosis and treatment of hypothermia. Am Fam Physician. 2004; 70(12):2325-32.

25. Janas R, Jutley RS, Clinton S. Profound hypothermic cardiac arrest treated successfully using minimally invasive cardiopulmonary bypass: a case report. Heart Surg Forum. 2006;09(2):601-3.

26. Frias AMA, Pereira ATG, Fortes IFL. Arrefecimento pós parada cardiorrespiratória: o uso de hipotermia terapêutica. Rev Enferm UFPE (on line). 2012 jul.;6(7):1689-96.

27. Filho GSF, Sena JP, Guimarães HP, Lopes LD. Hipotermia terapêutica pós reanimação cardiorrespiratória: evidências e aspectos práticos. Rev Bras Ter Intens. 2009;21(1):65-71.

28. Moraes EAS, Cruz OO. Cuidados de enfermagem no paciente neurocrítico – Parte II: Cuidados específicos. In Manual de neuro intensivismo da Beneficência Portuguesa. São Paulo: Ed. Atheneu; 2013.

29. Moraes JT, Borges EL, Lisboa CR, Cordeiro DCO, Rosa EG, Rocha NA. Conceito e classificação de lesão por pressão: atualização do national pressure ulcer advisory panel. Enferm Cent O min. 2016 mai.-ago.;6(2):2292-2306.

30. Serpa LF, Santos VLCG, Campanili TCGF, Queiroz M. Validade preditiva da escala de braden para risco de desenvolvimento de úlcera por pressão em pacientes críticos. Rev. Latino-Am. Enfermagem. 2011 jan.-fev.;19(1):[8 telas] .

31. Diccini S, Cadamuro C, Iida LIS. Incidência de úlcera por pressão em pacientes neurocirúrgicos de hospital universitário. Acta paulista enfermagem 2009;22(2):205-9.

32. Rogenski NMB, Kurcgant P. Incidência de úlceras por pressão após a implementação de um protocolo de prevenção. Rev Latino-Am. 2012 mar.-abr.;20(2):[07 telas].

33. Rocha JA, Miranda MJ, Andrade MJ. Abordagem terapêutica das úlceras de pressão – Intervenções baseadas na Evidência. Acta Med Port. 2006;19:29-38.

34. Medeiros ABF, Lopes CHAF, Jorge MSB. Análise de prevenção e tratamento das úlceras por pressão proposto por enfermeiros. Rev Esc Enferm USP. 2009;43(1):223-8.

35. Dias AT, Matta PO, Nunes WA. Índice de gravidade em unidade de terapia intensiva adulto: avaliação clínica e trabalho da enfermagem. Revista Brasileira de Terapia Intensiva. 2006 jul.-set.;18(3).

36. Inoue KC, Matsuda LM. Dimensionamento de pessoal de enfermagem em unidade de terapia intensiva para adultos. Acta Paul Enferm. 2010;23(3):379-84.

37. Queijo AF. Tradução para o português e validação de um instrumento de medida de carga de trabalho de enfermagem em unidade de terapia intensiva: Nursing Activities Score (NAS) [Dissertação]. São Paulo: Escola de Enfermagem da Universidade de São Paulo; 2002.

38. Brasil. Conselho Federal de enfermagem (Internet) – Resolução COFEN n° 293/2004. Fixa e estabelece parâmetros para o dimensionamento do quadro de profissionais de enfermagem nas unidades assistenciais das instituições de saúde e assemelhados. Disponível em: http: <www.saude.mg.gov.br>.

Capítulo

42

ABORDAGEM FISIOTERAPÊUTICA NO PACIENTE NEUROCRÍTICO

Ériton de Souza Teixeira
Lígia Maria Coscrato Junqueira Silva

Introdução

Pacientes acometidos com disfunção neurológica necessitam, em curto e longo prazos, de cuidados com equipe multidisciplinar e interdisciplinar especializada, visando à reabilitação e prevenção de complicações respiratórias e neurológicas. A fisioterapia tem papel fundamental no processo de estabilização, recuperação e reabilitação do paciente neurocrítico. Em conjunto com a equipe médica, o fisioterapeuta é responsável por avaliar e conduzir a ventilação mecânica invasiva (VMI) conforme parâmetros gasométricos, radiológicos e neurológicos, assim como conduzir o desmame ventilatório de forma a reduzir o tempo de VMI e as consequências de seu uso prolongado que levam a declínio funcional, maior tempo de permanência na UTI, aumento da morbidade, mortalidade e custos assistenciais.

Não obstante, é de grande importância a realização de exercícios que visam estimular o paciente, preocupando-se, sobretudo, com os défices neurológicos e motores apresentados, que se instalam agudamente e ocasionam sequelas por vezes permanentes.

Estes pacientes geralmente necessitam de longos períodos de hospitalização e, frente a este cenário, a fisioterapia trabalha com o intuito de melhorar e manter a função cardiorrespiratória adequada, reduzir os efeitos do imobilismo no leito através da reabilitação motora precoce, de forma a promover melhor independência funcional na alta hospitalar, melhor qualidade de vida e redução do impacto socioeconômico.

Neste capítulo abordaremos a atuação da fisioterapia no manejo de pacientes em condições neurológicas comumente encontradas, bem como a importância da traqueostomia precoce, o desmame ventilatório e uso de protocolos para melhorar a condução destes casos e diminuir, assim, o tempo de internação na UTI.

Hipertensão intracraniana (HIC)

A hipertensão intracraniana (HIC) ocorre em lesões tumorais em geral (neoplasias, abscessos, hematomas, cistos congênitos, granulomas), hidrocefalia (congênita, adquirida), edemas cerebrais, encefalopatias metabólicas e algumas formas de meningite e meningoencefalite, e é definida como uma situação resultante do aumento de volume no compartimento intracraniano, causadora de uma desproporção volume-continente com consequente aumento pressórico. Nestas condições, a ventilação mecânica invasiva (VMI) é de extrema valia, tanto no tratamento da HIC já instalada quanto na sua prevenção.

Para o paciente com diagnóstico de lesão cerebral aguda é primordial a manutenção das vias aéreas e oxigenação (pressão arterial de O_2 – PaO_2 > 90 mmHg e pressão arterial de CO_2 – $PaCO_2$ entre 35 e 40 mmHg), se necessário, através de via aérea artificial por tubo orotraqueal e manejo adequado da VMI.

A VMI no paciente neurocrítico tem por objetivo a garantia de proteção da permeabilidade de vias aéreas superiores quando há comprometimento do nível de consciência ou perda de reflexos protetores de vias respiratórias (risco de broncoaspiração) e manutenção da ventilação e adequada oxigenação do tecido cerebral, especialmente no controle de CO_2 em pacientes com HIC.

O gás carbônico (CO_2) tem efeito relaxante na musculatura dos vasos cerebrais, e consequentemente alterações nos seus valores terão grande efeito sobre a resistência vascular, o fluxo sanguíneo cerebral (FSC) e o volume sanguíneo cerebral, entretanto, não agindo diretamente sobre o diâmetro das arteríolas e sim, pela alteração que provoca no pH do líquido extracelular.

Portanto, o acúmulo de CO_2 no espaço intersticial leva à acidose tecidual, que ocasiona o relaxamento da musculatura lisa da microcirculação cerebral, redução da resistência vascular cerebral (RVC) e, portanto, hiperfluxo cerebral. O contrário ocorre quando o CO_2 é eliminado e o pH tecidual aumenta.

No entanto, hiperventilação prolongada e profilática não deve ser utilizada devido ao risco de isquemia por diminuição do FSC. Em casos nos quais há deterioração neurológica súbita ou a HIC é refratária a outras medidas, a hiperventilação otimizada poderá ser adotada por curtos períodos, preferencialmente determinada pela oximetria cerebral (retornar a normoventilação entre 4 e 8 horas).

Medidas de controle e monitoração de CO_2

Para que se tenha um melhor controle sobre os parâmetros do ventilador mecânico é importante a instalação da capnometria de forma contínua, por meio de um sensor adaptado à cânula endotraqueal ou traqueostomia. Permite a monitoração do CO_2 exalado ($ETCO_2$), que representa um parâmetro importante no controle da pressão intracraniana (PIC).

São aceitos, para fins de comparação entre o CO_2 exalado e valores gasométricos de CO_2, a diferença de +/− 5 pontos entre os dois parâmetros. A utilização do capnógrafo não substitui a gasometria arterial e a diferença entre $ETCO_2$ e $PaCO_2$ deve ser considerada durante a monitoração. Por isso, é importante que se observem os valores de $ETCO_2$ mostrados na capnografia no momento da coleta da gasometria, a fim de mensurar essa variação entre os valores do capnógrafo e da $PaCO_2$ gasométrica. Como dito anteriormente, os valores ideais de $PaCO_2$ estão entre 35 e 40 mmHg aferidos na gasometria na fase aguda da injúria.

A monitoração correta nos fornece dados fidedignos que traduzem o real momento da utilização de medidas terapêuticas no controle de PIC, sejam estas medidas tomadas pela equipe médica ou pela equipe fisioterapêutica na UTI.

É importante ressaltar que lesão encefálica não é sinônimo de HIC. Casos como TCE, por exemplo, podem ou não evoluir para HIC. Em outros casos, o aumento da PIC se dá no momento exato da lesão, e em outros pode aparecer horas após. Em um acidente vascular encefálico hemorrágico (AVEh), o aparecimento da HIC pode acontecer até 3 dias após o fato. Além disso, nas 24 horas pós-trauma o FSC na maioria dos pacientes está reduzido em 50% em comparação a indivíduos normais, e hiperventilar estes pacientes reduziria ainda mais o FSC, levando à isquemia cerebral e ao aumento da PIC, o que seria absolutamente indesejável.

Parâmetros de ventilação mecânica

Modalidade e modo ventilatório

Durante o período de controle da HIC, a ventilação assistocontrolada (A/C) no modo pressão controlada (PCV) demonstra um efeito protetor e limitador de pressão, imposto pela própria modalidade. Deve-se atentar ao controle de volume corrente (VC), de 4-6 mL/kg, como estratégia protetora e frequência respiratória ajustada conforme gasometria, para que se mantenha uma $PaCO_2$ entre 35-40 mmHg. O modo volume controlado (VCV) também pode ser utilizado, sendo possível manter um maior controle sobre o VC e evitar oscilações do mesmo.

Vale ressaltar a importância da monitoração da pressão de pico (Ppico) e pressão média de vias aéreas (Pmed), com o objetivo de proteger e evitar lesão ou fibrose pulmonar decorrente do uso de altas pressões ventilatórias.

Recomenda-se que os pacientes com lesão neurológica grave, na fase aguda e com HIC não devem ser mantidos em modo ventilatório espontâneo.

Pressão média das vias aéreas

Deve ser mantida nos níveis mais baixos possíveis, prevenindo assim le-são pulmonar induzida pela VM e diminuindo repercussões da pressão intratorácica sobre a hemodinâmica e o retorno venoso cerebral.

Frequência respiratória – FR

É ajustada avaliando-se $PaCO_2$ e $ETCO_2$. Deve-se atentar quanto à formação de PEEP (*Positive End Expiratory Pressure*) intrínseca com FR mais elevadas. Caso haja necessidade de FR mais altas, deve-se controlar o tempo inspiratório (T_{insp}), com o objetivo de manter uma relação inspiração:expiração (I:E) de 1:2 a 1:3, e assim, dando mais tempo expiratório para que o CO_2 seja exalado.

Fração inspirada de O_2 – FiO_2

Deve ser determinada para manter a SpO_2 (saturação periférica de O_2) entre 94 e 98% e a PaO_2 gasométrica entre 90-120 mmHg. Porém, não existem valores preconizados para FiO_2.

Embora o uso de altas concentrações de O_2 possa aumentar a pressão tecidual cerebral de O_2, isso não parece estar relacionado com melhora de prognóstico. O uso de FiO_2 maior que 0,6 deve ser evitado devido ao seu efeito tóxico. Entretanto, nos casos em que seja necessária, deve ser mantido um valor para manter PaO_2 e SpO_2 conforme descrito anteriormente, haja visto que a oxigenação tecidual é prioridade e deve ser uma meta terapêutica. Alguns estudos relacionam o grau de hipóxia com a mortalidade nos pacientes neurocríticos, demonstrando taxas de mortalidade de 75% na associação de hipóxia e hipotensão.

Pressão positiva no final da expiração – PEEP

Deve ser ajustada conforme a necessidade do paciente, observando-se radiografia de tórax, gasometria e PIC, uma vez que PEEP elevadas provocam aumento da pressão intratorácica com consequente aumento da PIC. No entanto, estudos recentes demonstram que a PEEP < 12 cmH_2O pode ser aplicada com segurança a pacientes neurológicos, com ou sem HIC, não influenciando significativamente os valores da PIC.

Porém, em alguns pacientes que evoluem com SDRA (síndrome do desconforto respiratório agudo), são necessários valores mais altos de PEEP devido ao quadro pulmonar apresentado. Estes casos serão discutidos posteriormente neste capítulo.

Estratégias ventilatórias utilizadas na prevenção das complicações respiratórias no paciente neurocrítico

O paciente na UTI deve estar devidamente monitorado, de forma que os valores de pressão arterial média (PAM) e PIC traduzam o real momento e a situação ideal para a escolha da terapia mais adequada na abordagem de cada caso. A estratégia adotada deve ser dinâmica, e todos os recursos terapêuticos utilizados nestes pacientes devem ter uma visão abrangente para o tratamento que vai atuar na prevenção da isquemia encefálica, como também na lesão pulmonar aguda (LPA) e SDRA, caso estas existam. Observa-se uma incidência de 20 a 81%

de complicações pulmonares na população com lesão encefálica, sendo a LPA e a SDRA as situações que mais acometem estes pacientes.

Nestes casos, o tratamento ventilatório está ligado à PEEP elevada e estratégia protetora de VMI, ou seja, VC baixos (4-6 mL/kg), predispondo ao acúmulo de CO_2. Porém, como visto anteriormente, acúmulo de CO_2 pode provocar HIC, o que não é o desejado para o paciente neurocrítico, que já cursa muitas vezes com HIC.

Então, como realizar o ajuste de VMI em um paciente com HIC, que necessita de $PaCO_2$ entre 35-40 mmHg (ou ≤ 25 em casos mais graves) e, ao mesmo tempo, de VC baixos (4-6 mL/kg) como estretégia protetora e hipercapnia permissiva em pacientes com SDRA, sem prejudicar a PIC e sem provocar lesão pulmonar associada à VMI?

A VMI destes pacientes é de manejo extremamente díficil, não havendo um consenso sobre qual a melhor estratégia a ser utilizada. Por esta razão, estes pacientes devem estar muito bem monitorados, com medidas de PIC, PAM (pressão arterial média), PVC (pressão venosa central), PPC (pressão de perfusão cerebral), $ETCO_2$, SpO_2 e gasometria. De acordo com as necessidades e as respostas do paciente, deve-se contrabalancear os benefícios e riscos das estratégias ventilatórias determinadas.

Em pacientes com relação PaO_2/FiO_2 baixa, determinando SDRA, deve-se tentar aumentar os valores de PEEP, respeitando sempre as condições hemodinâmicas e de PIC do paciente. A intenção de elevar os valores de PEEP é promover melhora da oxigenação tecidual e cerebral, sem causar deterioração neurológica adicional. Portanto, a PEEP deve ser aumentada até valores que não reflitam piora hemodinâmica ou de PIC, que mantenha VC (4-6 mL/kg) e oxigenação adequados e ao mesmo tempo sem elevar valores de $PaCO_2$ e $ETCO_2$.

É importante relatar que, diferentemente de pacientes com SDRA sem acometimentos neurológicos, para estes pacientes a hipercapnia permissiva está contraindicada devido às consequências de lesões encefálicas causadas por ela.

Algumas outras formas de redução de CO_2 podem ser utilizadas, como por exemplo a redução do excesso de espaço morto e o adequado sincronismo paciente/ventilador. Outro método que pode ser de grande valia buscando a redução de $PaCO_2$ é o TGI (*Tracheal Gas Insufflation*), que se mostra uma estratégia muito usada e segura nestes pacientes. Vale lembrar que a presença de derrame pleural volumoso e ascite importante pode reduzir a complacência e aumentar a resistência pulmonar, dificultando a ventilação e podendo levar ao aumento dos valores de $PaCO_2$ e $ETCO_2$ e até mesmo reduzindo os valores de PaO_2 e SpO_2. Nestes casos, a avaliação médica adequada se faz necessária para estabelecer a viabilidade de intervenção para reduzir os efeitos destes fatores.

Já a necessidade de MRA (manobra de recrutamento alveolar) deve ser avaliada criteriosamente, devido aos seus riscos hemodinâmicos e cerebrais. Devem ser realizadas após discussão multidisciplinar, tendo em vista que outras medidas tomadas para melhora da função pulmonar e da oxigenação periférica e gasométrica não obtiveram sucesso. Acima de tudo, a monitoração de parâmetros hemodinâmicos e cerebrais é essencial para realização da manobra, podendo influenciar em sua continuidade ou suspensão, de acordo com a clínica apresentada pelo paciente. A presença de HIC contraindica a MRA.

Cuidados e riscos relacionadas à abordagem da ventilação mecânica no paciente neurocrítico na UTI

- Diminuição do retorno venoso:
  - PEEP elevada;
  - VC elevados;
  - T_{insp} elevado (monitorar relação I:E);
  - pressões elevadas na via aérea.
- Hipóxia tecidual cerebral:
  - PaO_2 menor que 80 mmHg;
  - FiO_2 altas por tempo prologado (> 50%);
  - SpO_2 menor que 94%.
- Hiperventilação:
  - evitar $PaCO_2$ menor que 25 mmHg (MHV);
  - padrões respiratórios neurológicos (Cheyne-Stokes, Biot, Kussmaul);
  - assincronia paciente/ventilador.
- Pneumonias aspirativas:
  - ausência ou diminuição de reflexos da orofaringe;
  - RNC (rebaixamento do nível de consciência);
  - manter elevação de decúbito (cabeceira elevada entre 30-45°);

– pneumonia associada à ventilação mecânica (PAV): é um processo infeccioso pulmonar que atinge pacientes em VMI por mais de 48-72 horas. Sua ocorrência produz aumento significativo no tempo de internação hospitalar, na mortalidade e nos custos assistenciais. Uma forma de reduzir a incidência de PAV é com a adoção dos protocolos mulidisciplinares de prevenção de PAV, que envolvem cuidados com altura da cabeceira (30-45º) para evitar broncoaspiração; manutenção de pressão de *cuff* ideal para evitar broncoaspiração de saliva e evitar traqueomalacia, higiene oral com clorexidine e higienização das VAS.

Desmame de VM

Assim como os demais pacientes, o paciente neurocrítico necessita da redução gradual do suporte ventilatório, evitando sobrecarga muscular e perda de estabilidade alveolar. Deve ser iniciado quando a causa que levou à necessidade de VMI encontra-se em fase consistente de resolução ou esteja resolvida.

Por meio de avaliação clínica, mesmo considerando que este paciente possua capacidade ventilatória, e portanto esteja apto para se manter fora de um ventilador mecânico, sua elegibilidade para a extubação deve ser avaliada de forma mais ampla. Isto se deve ao fato de que, frequentemente, indivíduos que sofreram lesões cerebrais graves permanecem com nível de consciência reduzi-

do, muitas vezes com pontuação na escala de coma de Glasgow ≤ 8, que é um dos critérios indicativos para intubação orotraqueal.

Por si só, o RNC pode determinar impossibilidade ou redução da capacidade de proteção e manutenção da permeabilidade das vias aéreas. No entanto, devemos nos atentar para condições crônicas nas quais, apesar da dificuldade de resposta, a avaliação complementar é essencial para a definição das condutas.

Adicionalmente, na presença da cânula orotraqueal (COT), torna-se um desafio avaliar integralmente a capacidade de proteção e manutenção das vias aéreas pérvias pós-extubação. Neste sentido, alguns fatores devem ser levados em consideração na decisão de extubação de um paciente cuja capacidade de proteger as vias aéreas seja altamente duvidosa: indicação de realização do *cuff leak test;* a relação direta entre tempo de intubação e incidência de PAV, que determina maior morbimortalidade e aumento nos custos de internação; a necessidade de aspiração nasotraqueal dos indivíduos com capacidade reduzida ou incapacidade de proteger as vias aéreas, o que demanda maiores cuidados e capacidade técnica da equipe multidisciplinar.

Algumas recomendações são importantes no processo de desmame da VMI e devem ser consideradas para melhor condução e posterior extubação efetiva. São elas:

- **teste de respiração espontânea – TRE:** realizado com o paciente em modalidade espontânea mantendo pressão de suporte (PS) ≤ 8 cmH_2O. Permite a avaliação do trabalho muscular e *drive* neural respiratório, expansão pulmonar e oxigenação com mínima assistência ventilatória, elementares para retirada segura do suporte ventilatório invasivo;

- **protocolos de desmame de sedação:** devem ser iniciados após 24 horas do uso de VMI, à exceção de instabilidade hemodinâmica ou neurológica, visando facilitar o desmame ventilatório e a retirada precoce da VMI, evitando desta forma as complicações relacionadas ao uso de ventilação assistida. Tão importante quanto a sedação é a analgesia adequada, uma vez que descompensações devidas a quadros álgicos estão associadas a falhas no desmame ventilatório;

- **protocolos de desmame de VMI:** proporcionam desmame mais uniforme, padronizado e mais seguro, gerando menos riscos aos pacientes e maior sucesso no desmame. Uma abordagem sistemática do desmame e extubação pode interferir positivamente no sucesso da extubação e na redução das taxas de reintubação de pacientes neurocríticos. Sendo assim, a decisão pela extubação deve ser tomada por uma equipe multidisciplinar, baseada na experiência da equipe e na possibilidade de cuidados mais próximos após a extubação;

- ***cuff leak test:*** utilizado em casos pontuais, onde existe suspeita de edema de glote que poderia provocar falha de extubação. Importante ressaltar que, caso seja evidenciado o edema de glote durante a realização do teste, podem ser administradas medicações (p. ex., corticoides) por parte da equipe médica para reduzir este edema. Assim, 24 horas após a realização das medidas medicamentosas, o teste é realizado novamente;

- **VNI preventiva:** para pacientes com alto risco de falha de extubação, hipercápnicos, DPOC, insuficência cardíaca congestiva, entre outras comorbidades, a VNI deve ser iniciada logo após extubação. Além da escolha adequada da interface, do modo ventilatório e da individualização de parâmetros nos pacientes neurocríticos, devemos nos atentar às contraindicações, como incompetência glótica, pelo risco de broncoaspiração, o nível de consciência; tolerância à terapêutica e risco de pneumoencéfalo relacionados especialmente em pacientes neurocirúrgicos; e à técnica de abordagem via frontal em fraturas de face.

Traqueostomia

A traqueostomia promove diminuição da resistência das vias aéreas, menos ulcerações orolabiais, facilita a higiene oral e brônquica, reduz o número de infecções pulmonares e necessidade de uso de sedação, além de proporcionar maior conforto ao paciente e reduzir consideravelmente o trabalho muscular pela diminuição do espaço morto, facilitando o processo de desmame ventilatório e, consequentemente o tempo de permanência na UTI.

Em geral, a traqueostomia pode ser considerada quando a expectativa de permanência em VMI seja prolongada, em pacientes que apresentam disfagia alta ou orofaríngea, dificuldade de desmame ventilatório ou falha de extubação devida a incapacidade de manutenção de vias aéreas pérvias. Protelar a realização de traqueostomia nestes pacientes pode resultar em danos evitáveis das cordas vocais, mucosa da laringe e nervos laríngeos recorrentes devido ao decúbito ou à pressão local do tubo endotraqueal.

Apesar dos benefícios proporcionados pela traqueostomia, o desmame da VMI deve seguir protocolos para que não ocorram falhas no processo, gerando mais riscos ao paciente e aumentando o tempo de internação.

O uso de um plano de assistência que respeite as condições clínicas apresentadas pelo paciente durante o processo de desmame, e que produza um processo homogêneo e criterioso, tem se mostrado eficaz quando aplicado em pacientes neurocríticos.

Além da avaliação clínica e ventilatória que permite a inserção do paciente no desmame ventilatório, alguns fatores devem ser atenciosamente observados durante o processo de desmame, incluindo alterações na frequência cardíaca (FC), pressão arterial e pressão arterial média, saturação periférica de oxigênio (SpO_2), volume corrente (VC), frequência respiratória e índice de Tobin, além de alguns fatores indiretos que merecem ser observados pelo profissional, como sudorese, agitação ou RNC.

No paciente neurocrítico devem ainda ser avaliados os padrões respiratórios neurológicos (p. ex., Cheyne-Stokes, Biot, Kussmaul). Estes padrões são muito comuns em pacientes neurológicos e, desde que não produzam esforço ou desconforto respiratório importantes ao paciente, devem ser considerados normais à condição clínica do paciente. Com estes fatores analisados, pode-se ter uma percepção da tolerância do paciente ao desmame, definindo assim a melhor forma (tempo de nebulização por período), a partir da avaliação inicial do primeiro teste de respiração espontânea (TRE).

O planejamento individualizado deve nortear o desmame. A subjetividade na avaliação fisioterapêutica associada à oscilação do nível neurológico destes pacientes, frente à variabilidade ou falta de padrão da manifestação clínica culminam por retardar o desmame ventilatório.

Além disso, respeitar o limite de tolerância ao desmame, não expondo a um tempo de nebulização demasiadamente extenso ou progressão rápida, parece ser a chave para um protocolo de desmame ventilatório eficiente.

Mobilização precoce no paciente em VMI

Como vimos neste capítulo, não é incomum a necessidade de suporte ventilatório invasivo no paciente neurocrítico, especialmente em condições agudas, seja visando a manutenção da oxigenação adequada e permeabilidade de vias aéreas ou em decorrência de acometimentos periféricos que podem gerar um desequilíbrio muscular, com importantes alterações na mecânica ventilatória.

No entanto, apesar de indispensável à segurança e manutenção vital, a ventilação mecânica invasiva (VMI) é considerada um fator de risco independente para o desenvolvimento de fraqueza muscular grave, além de promover prejuízo no declínio funcional do paciente.

A imobilidade surge com maior significância nos músculos respiratórios pelo fato da VMI assumir uma porção maior do trabalho respiratório, reduzindo o trabalho exercido pela respiração espontânea. Isso resulta na ausência completa ou parcial da ativação neural e mecânica muscular, reduzindo assim a capacidade que o diafragma tem de gerar força.

Neste contexto, a mobilização precoce (MP) em pacientes sob VMI está associada a melhor desfecho clínico, além de um melhor prognóstico funcional, e deve ser iniciada imediatamente à admissão do paciente.

Esta intervenção precoce melhora a função pulmonar e o desempenho do sistema respiratório, reduz a incidência e duração do *delirium*, age na manutenção ou ganho de força muscular inspiratória e periférica e mobilidade articular, reduzindo os efeitos deletérios secundários ao imobilismo, facilitando o desmame da ventilação mecânica.

No programa de mobilização precoce são aplicadas atividades terapêuticas progressivas que incluem mobilização passiva, alongamentos, posicionamento, exercícios ativos, ativo-assistidos e resistidos, sedestação e deambulação, além da utilização de recursos adicionais facilitadores (prancha ortostática, cicloergômetro e eletroestimulação). É uma prática segura e viável, inclusive aos pacientes em uso de VMI, respeitando a tolerância do paciente e considerando as contraindicações pontuais.

A MP promove a estimulação sensoriomotora, melhora a relação ventilação-perfusão, minimiza o trabalho respiratório, aumenta o *clearance* mucociliar, além de otimizar o transporte de oxigênio.

Os exercícios terapêuticos propostos em sedestação e especialmente em ortostatismo assistido, aumentam a capacidade residual funcional (CRF) e a mobilidade diafragmática, ocasionando a descida do conteúdo abdominal. Essa alteração da CRF altera o ponto em que cada volume corrente ocorre na curva pressão-volume, resultando em aumento da complacência do sistema respiratório, implicando em maiores volumes inspirados na posição ortostática.

Acredita-se que o aumento da ventilação proporcionado por esta terapêutica, pode prevenr complicações pulmonares. A otimização dos volumes pulmonares pode estar relacionada à redistribuição das secreções pulmonares, facilitando a saída das mesmas.

Um ponto importante a ser ressaltado é que para possibilitar a realização da mobilização precoce se faz necessária a otimização da sedação e adequação da analgesia, potencialmente relacionadas a complicações se utilizadas de forma indiscriminada ou por tempo prolongado. Desta forma, a mobilização precoce também auxilia de forma indireta, interrompendo um ciclo que culminaria com maior tempo de restrição ao leito.

Considerações finais

O alinhamento da equipe multidisciplinar é fundamental para o sucesso da condução de pacientes neurocríticos. O objetivo da fisioterapia é prevenir complicações e, desta forma, diminuir a morbidade e mortalidade, proporcionando uma melhor reabilitação.

Toda a atenção deve estar voltada para a monitoração destes pacientes. Além dos parâmetros hemodinâmicos e neurológicos, o fisioterapeuta deve estar atento aos parâmetros respiratórios, que podem influenciar negativamente na PIC e na evolução clínica do paciente. A conduta do fisioterapeuta deve estar pautada nas alterações destes parâmetros, piora gasométrica, radiológica, alteração na secreção traqueal, necessidade de ajuste de parâmetros e modalidades de VM e piora do padrão respiratório.

Cuidados com o posicionamento antes e após a fisioterapia, com órteses, a escolha da manobra correta e da estratégia ventilatória adequada, devem ser pontos de grande atenção do profissional, uma vez de que se trata de um paciente com alta labilidade neurológica, em que qualquer alteração no nível da PIC pode ser catastrófica.

Estratégias ventilatórias bem definidas em pacientes neurocríticos que evoluem com SDRA podem ser diferenciais para o prognóstico e a recuperação dos mesmos. A PIC deve ser sempre observada, evitando que estratégias ventilatórias que visem a melhora do quadro pulmonar possam influenciar negativamente na PIC. São pacientes de difícil manejo ventilatório, porém com a monitoração adequada e a estratégia correta, suas perspectivas podem melhorar exponencialmente.

Tão importante quanto a estratégia ventilatória adotada é o processo de desmame de sedação e de VM. A avaliação precisa do nível de consciência, padrão respiratório, gasometria, prognóstico e capacidade de manutenção de vias aéreas pérvias pode determinar o sucesso no desmame e consequentemente da extubação. Além disto, considerar a presença ou não de processos infecciosos e inflamatórios pulmonares como pneumonia aspirativa e/ou PAV, assim como a necessidade de suporte ventilatório não invasivo (VNI) no período pós-extubação, verificando a presença de lesões traumáticas na face e em vias aéreas que contraindiquem o uso da VNI.

No caso de algum dos critérios descritos anteriormente influenciar negativamente o processo de desmame e extubação, a traqueostomia protetiva e precoce destes pacientes deve ser indicada. A traqueostomia, além de mais confortável e de facilitar a mobilidade do paciente, pode favorecer o desmame da VM, reduzindo seu tempo e tornando o processo mais eficiente. O uso de protocolos que tornam o desmame homogêneo, seguro e eficiente, através de critérios clínicos e ventilatórios, proporciona maior eficiência e segurança ao desmame e mostra-se uma ferramenta de grande valia para o manejo destes pacientes.

A sedação profunda e o repouso são práticas comuns na rotina de cuidados intensivos. No entanto, a literatura vem direcionando uma nova prática para os pacientes criticamente enfermos, que inclui redução da sedação profunda e mobilização precoce. Por isso, na implantação de um protocolo de mobilização precoce, uma mudança de cultura de toda a equipe multiprofissional é obrigatória em unidades hospitalares.

A avaliação e discussão multidisciplinar proporcionam melhora da atenção e cuidado ao paciente, assim como o uso de protocolos proporciona mais segurança no processo de desmame ventilatório.

São grandes os desafios no cuidado do paciente neurocrítico. Alinhamentos ainda são necessários para cada vez mais otimizar a assistência a estes pacientes, porém muito já pode ser feito para que a estabilização, recuperação e reabilitação sejam feitas da maneira mais segura possível.

Referências bibliográficas

1. Amato MB, Barbas CS, Medeiros DM. Effect of a protective-ventilation strategy on mortality in the acute respiratory distress syndrome. N Engl J Med. 1998;338:347-354.

2. Andrade FC, Andrade FCJ. Usos e abusos da hiperventilação nos traumatismos crânio-encefálicos graves. Arq Neuropsiquiatr. 2000;58(3-A):648-655.

3. Anderson CD, Bartscher JF, Scripko PD, et al. Neurologic Examination and Extubation Outcome in the Neurocritical Care Unit. Neurocritical Care. 2011 Dec;15(3):490-7

4. Barbosa KCA, Gardenghi G. A Influência da Traqueostomia Precoce no Desmame da Ventilação Mecânica. Revista Eletrônica Saúde e Ciência. 2016;6(1):33-44.

5. Bein T, Kuhr LP, Bele S, et al. Lung Recruitment Maneuver in Patients with Cerebral Injury: Effects on Intracranial Pressure and Cerebral Metabolism. Intensive Care Med, 2002;28:554-558.

6. Belda FJ, Aguilar SM, Soro M, et al. Ventilatory Management of the Severely Brain-injured Patient. Rev Esp Anestesiol. 2004; 51:143-150.

7. Brimioulle S, Moraine JJ, Norrenberg D, et al. Effects of Positioning and Exercise on Intracranial Pressure in a Neurosurgical Intensive Care Unit. Phys Ther. 1997 Dec;77(12):1682-9.

8. Caricato A, Conti G, Della Corte F, et al. Effects of PEEP on the Intracranial System of Patients with Head Injury and Subarachnoid Hemorrhage: the Role of Respiratory System Compliance. J Trauma. 2005;58:571-576.

9. Coplin WM, Pierson DJ, Cooley KD, et al. Implications of Extubation Delay in Brain-injured Patients Meeting Standard Weaning Criteria. Am J Respir Crit Care Med. 2000;161:1530-1536.

10. Encinas KSB. Fisioterapia e Ventilação Mecânica na Hipertensão Intracraniana. Fisioterapia Respiratória em Unidade de Terapia Intensiva. São Paulo: Ed Atheneu; 2006.

11. Epstein SK, Moores LK, King CS. Should Patients be Able to Follow Commands Prior to Extubation? Respir Care, 2010; 55(1):56-62.

12. Filho PD, Terzi RG, Falcão ALE, et al. Fatores que Influenciaram a Evolução de 206 Pacientes com Traumatismo Cranioencefálico Grave. Arq Neuropsiquiatr. 2004; 62(2-A): 313-318.

13. Gamberoni C, Colombo G, Aspesi M. Respiratory Mechanics in Brain Injured Patients. Minerva Anestesiol, 2002; 68:291-296.

14. Georgiadis D, Schwarz S, Baumgartner RW. Influence of Positive End- Expiratory Pressure on Intracranial Pressure and Cerebral Perfusion Pressure in Patients with Acute Stroke. Stroke, 2001; 32:2088-2092.

15. Huynh T, Messer M, Sing RF, et al. Positive End-Expiratory Pressure Alters Intracranial and Cerebral Perfusion Pressure in Severe Traumatic Brain Injury. J Trauma, 2002; 53:488-493.

16. Ko R, Ramos L, Chalela JA. Conventional Weaning Parameters do not Predict Extubation Failure in Neurocritical Care Patients. Neurocrit Care, 2009; 10:269-273.

17. Mascia L, Grasso S, Fiore T et al. Cerebro-pulmonary Interactions During the Application of Low Levels of Positive End-Expiratory Pressure. Intensive Care Med, 2005; 31:373-379.

18. Martinez-Perez M, Bernabe F, Pena R. Effects of Expiratory Tracheal Gas Insufflation in Patients with Severe Head Trauma and Acute Lung Injury. Intensive Care Med, 2004; 30:2021-2027.

19. McCredie VA, Alali AS, et al. Effect of Early Versus Late Tracheostomy or Prolonged Intubation in Critically Ill Patients with Acute Brain Injury: A Systematic Review and Meta-analysis. Neurocritical Care, 2017; 26:14-25.

20. Namen AM, Ely EW, Tatter SB, et al. Predictors of Successful Extubation in Neurosurgical Patients. Am J Respir Crit Care Med, 2001; 163:658-64.

21. Navalesi P, Frigerio P, Moretti MP, et al. Rate of Re-intubation in Mechanically Ventilated Neurosurgical and Neurologic Patients: Evaluation of a Systematic Approach to Weaning and Extubation. Crit Care Med, 2008; 36:2986-92.

22. Nemer SN, Souza PC, et al. Alveolar Recruitment Maneuver in Patients with Subarachnoid Hemorrhage and Acute Respiratory Distress Syndrome: a Comparision of 2 Approaches. J Crit Care, 2011, Feb; 26(1):22-7.

23. Oliveira RA, Soares SM, Kosour C. Ventilação Mecânica em Hipertensão Intracraniana. In Sarmento JG. Princípios e Práticas de Ventilação Mecânica. São Paulo: Ed. Manole, 2010.

24. Oullette DR, Patel S, et al. Liberation from Mechanical Ventilation in Critically Ill Adults: An Official American College of Chest Physicians/American Thoracic Society Clinical Practice Guideline. Chest, 2017; 151(1):166-180.

25. Pasini RL, Fernandes YB, Araújo S, Soares SM. A Influência da Traqueostomia Precoce no Desmame Ventilatório de Pacientes com Traumatismo Cranioencefálico Grave. RBTI, 2007; 19(2):176-181.

26. Saback LM, Almeida ML, Andrade W. Trauma Cranioencefálico e Síndrome do Desconforto Respiratório Agudo: Como Ventilar? Avaliação da Prática Clínica. RBTI, 2007; 19(1):44-52.

27. Sato S. Fisioterapia no Paciente Neurocirúrgico. In Sarmento JG. Fisioterapia Respiratória no Paciente Crítico – Rotinas Críticas. São Paulo: Ed. Manole, 2005.

28. Sato SG, Nascimento ERP, Salles Rk. Bundle de Prevenção da Pneumonia Associada à Ventilação Mecânica: uma Construção Coletiva. Texto Contexto Enferm, Florianópolis, 2012 Out-Dez; 21(4):837-44.

29. Schimidt GA, Girard TD, et al. Official Executive Summary of an American Thoracic Society/American College of Chest Physicians Clinical Practice Guideline: Liberation from Mechanical Ventilation in Critically Ill Adults. American Journal of Respiratory and Critical Care Medicine, 2017 January; 105(1)115-119.

30. Mc Guire G, Crosseley D, Richards J, Wong, D. Effects of varying levels of positive end – expiratory pressure on intracranial pressure and cerebral perfusion pressure. Crit Care Med 1997; 25:1059-62.

31. Georgiadis D, Schwarz S, Baumgartner RW, Veltkamp R, Schawab S. Influence of positive end – expiratory pressure on intracranial pressure and cerebral perfusion pressure in patientes with acute stroke. Stroke 2001;32:2088-92.

32. Sisto AS. Cuidados Cardiorrespiratórios em Pacientes com Défice Neurológico: uma Abordagem Baseada em Evidências. In Deturk WE, Cahalin LP. Fisioterapia Respiratória Baseada em Evidências. Porto Alegre: Ed. Artmed, 2007.

33. Thiesen RA, Terzi GZ, et al. A Influência da Fisioterapia Respiratória na Pressão Intracraniana em Pacientes com Traumatismo Cranioencefálico Grave. Arq Neuropsiquiatr, 2005; 63(1):110-113.

34. Zhang XY, Wang QX, Fan HR. Impact of Positive End-Expiratory Pressure on Cerebral Injury Patients with Hypoxemia. Am J Emerg Med, 2010 Apr 30.

35. Durbin CG Jr. Tracheostomy: why, when and how? Resp Care. 2010; 55 (8):1056-68.

36. McCredie A, Alali AS, Scales DC, et al. Effect of early late tracheostomy or prolonged Intubation in Critically ill patients with acute brain injury/; a systematic review and met-analysis. Neurocrit Care. 2017; 26:14-25.

37. Chiang LL ET AL. Effects of physical training on funcional status in patients with prolonged mechanical ventilation. Phys Ther. 2006 Sep; 86(9):1271-81.

38. Gosselink R, Bott J, Johnson M, Dean E, Nava S, Norrenberg M, et al. Physiotherapy for adult patients with critical illness: recommendations of the European Respiratory Society and European Society of Intensive Care Medicine Task Force on Physiotherapy for Critically Ill Patients. Intensive Care Med. 2008 Jul; 34(7):1188-99.

39. Morris PE, Goad A, Thompson C, Taylor K, Harry B, Passmore L, et al. Early intensive care unit mobility therapy in treatment of acute respiratory failure. Crit Care Med. 2008; 36(8):2238-43.

40. Needham DM, Korupolu R, Zanni JM, Pradhan P, et al. Early physical medicine and rehabilitation for patients with acute failure: a quality improvement Project. Arch Phys Med and Reab. 2010 Apr;91(4):536-542.

Capítulo

43

O PAPEL DA FONOAUDIOLOGIA EM UNIDADE DE TERAPIA INTENSIVA NEUROLÓGICA

Maria Angela Ueda Martins
Giszele Previato
Fabiana Hara

Introdução

Em unidades de terapia intensiva neurológica as avaliações e sessões de terapias fonoaudiológicas são, em sua maior parte, dirigidas aos pacientes com risco de broncoaspiração ou disfagia, decorrentes principalmente de acidente vascular encefálico (AVE) e tumores cerebrais, com intubação orotraqueal (IOT) prolongada e/ou com traqueostomia, entre outras patologias neurológicas, oncológicas, cardiológicas e, em geral, pacientes impedidos de alimentar-se por via oral (VO), utilizando vias alternativas de alimentação (VAA).

A disfagia orofaríngea é o distúrbio que mais justifica a presença de um fonoaudiólogo na UTI em caráter emergencial, em razão das complicações que podem ser geradas no estado de saúde do paciente, como a broncoaspiração, a pneumonia aspirativa, o grande prejuízo na qualidade de vida do paciente que é impedido de se alimentar por via oral, além do óbito.

Em pesquisa realizada em UTI neurológicas, observou-se que, com o desenvolvimento das técnicas fonoaudiológicas, 84% dos pacientes com disfagia orofaríngea que estavam sendo alimentados por via alternativa, restabeleceram sua alimentação por via oral num período de 1 a 3 semanas, ou mais especificamente, de uma a quinze sessões de fonoterapia, em média, dependendo do grau da disfagia.

Sabe-se que muitas das patologias neurológicas têm sequelas como alterações funcionais de motricidade orofacial, deglutição, voz, fala, linguagem e cognição, e é o serviço de fonoaudiologia que dispõe de profissionais capacitados para efetuar a avaliação, orientação, habilitação e reabilitação dessas funções neurológicas.

Desde a recente Resolução CFFa n° 492, de 7 de abril de 2016, o Conselho Federal de Fonoaudiologia deliberou que:

"É de competência do fonoaudiólogo na atuação em disfagia: I. avaliar a biomecânica da deglutição; II. definir o diagnóstico fonoaudiológico da fisiopatologia da deglutição; III. solicitar avaliações e exames complementares quando necessário; IV. estabelecer plano terapêutico para tratamento das desordens da deglutição/disfagia orofaríngea; V. realizar prescrição quanto à segurança da deglutição e à consistência de dieta por via oral; VI. prescrever espessante para adequação das consistências do alimento; VII. determinar o volume da dieta por via oral para treino da deglutição; VIII. realizar habilitação da deglutição e reabilitação da disfagia orofaríngea; IX. documentar a evolução em prontuário e determinar critérios para a alta fonoaudiológica; X. orientar equipe multidisciplinar para identificação do risco da disfagia; XI. elaborar programas e ações de educação continuada para a equipe multidisciplinar, cuidadores, familiares e clientes; XII. avaliar os parâmetros respiratórios fisiológicos como frequência respiratória, frequência cardíaca, ausculta cervical dos ruídos da deglutição e saturação de oxigênio, devido ao risco de complicações pulmonares ocasionadas pela disfagia orofaríngea; XIII. usar tecnologias e recursos terapêuticos no tratamento das desordens da deglutição/disfagia orofaríngea, tais como: indicação e adaptação de válvulas unidirecionais de deglutição e fala com e sem ventilação mecânica; realização e interpretação de eletromiografia de superfície; realização de estimulação elétrica transcutânea; aplicação de bandagem elástica, entre outros recursos coadjuvantes; XIV. realizar, quando necessário, procedimentos de limpeza das vias aéreas (aspiração das vias aéreas) antes, durante ou após a execução de procedimentos fonoaudiológicos; XV. participar da equipe para a decisão da indicação e da retirada de vias alternativas de alimentação, quando classificado o risco de aspiração laringotraqueal; entre outras resoluções. (...) Art. 6º A partir da avaliação clínica da deglutição do paciente, o fonoaudiólogo, em consenso com a equipe, deverá avaliar os riscos e os benefícios da ingestão por via oral. § 1º Quando for necessário o monitoramento ou o complemento da avaliação clínica funcional da deglutição, deve-se indicar a realização de exames instrumentais como videofluoroscopia da

Deglutição e videoendoscopia da Deglutição", entre outras competências da mesma resolução.

O fonoaudiólogo no âmbito hospitalar integra a equipe de saúde, atuando em forma multi ou interdisciplinar. Essa atuação é caracterizada com objetivos de prevenção, diagnóstico funcional e reabilitação propriamente dita.

Nos últimos anos a Beneficência Portuguesa (BP) tem promovido um conjunto de ações multidisciplinares visando aprimorar os serviços realizados pela instituição. Para garantir o padrão elevado de atendimento, tem adotado protocolos multiprofissionais como o de "Prevenção ao Risco de Broncoaspiração" e o de "Desmame e Transição de Pacientes em Terapia Nutricional Enteral". A Fonoaudiologia tem participado desse processo e por isso, nesta 2ª edição, teve oportunidade de adicionar o "Protocolo de Avaliação Fonoaudiológica da BP" (Anexo 43.1) e a "Ficha de Acompanhamento Fonoaudiológico da BP" (Anexo 43.2), atualizados para se adequarem aos novos padrões de qualidade do Hospital.

Essas mudanças atendem, também, ao significativo aumento das competências do fonoaudiólogo, determinadas pela recente Resolução CFFa nº 492, de 7 de abril de 2016, do Conselho Federal de Fonoaudiologia objetivando, entre outros, reduzir e prevenir complicações como a pneumonia aspirativa e a broncoaspiração, restabelecer a comunicação e a alimentação por via oral e contribuir para que o processo de alta hospitalar seja abreviado.

Fisiologia da deglutição

Para fins didáticos, divide-se o processo de deglutição normal em quatro estágios: oral preparatório, oral, faríngico e esofágico.

Estágio oral preparatório

Essa fase é voluntária, consciente. A comida é modificada na cavidade oral para assumir uma forma que facilite sua passagem para a faringe e o esôfago. Os sólidos são mordidos, mastigados e misturados à saliva, começando o processo digestivo. É formado um bolo alimentar, moldado em posição contra o palato duro, sobre um canal transversal no dorso da língua, pronto para ser transportado para a orofaringe. A função cerebelar é importante nessa fase, ao coordenar a eferência do núcleo motor dos nervos cranianos V, VII e XII (nervos trigêmeo, facial e hipoglosso, respectivamente). Nessa fase, a língua se encontra em repouso, não ocorrendo contração da musculatura perioral.

Estágio oral

Nessa fase, que dura cerca de 1 segundo, o bolo alimentar é impulsionado para o fundo da boca por intermédio da movimentação da língua. Nesse momento, os lábios se aproximam passivamente; há uma ação muscular com os masseteres, temporais e pterigóideos internos e externos que eleva a mandíbula, contraindo-se e forçando a oclusão dos dentes. A ponta da língua se eleva, posicionando-se de encontro à papila palatina dos dentes incisivos superiores, sem tocar neles. Os limites da língua contatam por todo o palato; ocorre um movimento ondulatório da língua, da frente para trás, e o bolo alimentar é levado para o fundo da boca e, ao tocar os pilares anteriores da faringe estimula as terminações nervosas que transmitem informação sensorial ao córtex e tronco encefálico, começando uma série de contrações musculares que iniciam a deglutição faríngea.

Estágio faríngico

Essa fase também é consciente, porém involuntária, pois depende dos reflexos e dura cerca de 1 segundo. O palato mole eleva-se em direção à nasofaringe, impedindo o refluxo nasal. Simultaneamente a língua entra em contato com a faringe, e o bolo alimentar é forçado para baixo. Ocorre elevação da laringe e há o fechamento primeiramente das pregas vocais, seguido do fechamento da supraglote, e finalmente a cobertura do vestíbulo laríngico pela epiglote.

As verdadeiras pregas vocais são as mais importantes dessas válvulas, pois protegem as vias aéreas, mesmo nos casos de laringectomia supraglótica. A elevação da laringe e o relaxamento do músculo cricofaríngeo abrem o esfíncter superior do esôfago, permitindo a passagem do bolo para o esôfago. O reflexo de deglutição envolve a aferência sensorial da faringe (nervos cranianos IX e X, glossofaríngeo e vago), a qual é transmitida para a formação reticular do cérebro, onde a eferência motora é gerada também pelas vias dos nervos cranianos IX e X.

Estágio esofágico

Assim que o bolo alimentar tenha passado pelo esfíncter esofágico superior, a laringe retorna à sua posição normal e o tônus muscular do esfíncter aumenta, prevenindo a regurgitação da comida e a aerofagia. O bolo é impulsionado ao estômago por meio de movimentos peristálticos. Essa fase requer cerca de 8 a 20 segundos num indivíduo sadio e é involuntária e inconsciente.

Disfagia orofaríngea

A disfagia é uma dificuldade de deglutição de saliva ou de alimentos, em uma determinada consistência ou em todas, como sintoma de uma doença de base que pode acometer qualquer parte do trato digestivo, desde a boca até o esôfago. É caracterizada por comprometimentos no nível de segurança da deglutição (proteção da via aérea) e eficiência, limpeza de resíduos (Rockland A, Santos R, 2016), e pode causar consequências como desnutrição, desidratação e complicações respiratórias. Pode ocorrer em qualquer um de seus estágios – oral preparatório, oral, faríngico ou esofágico –, como resultado de desordem médica geral ou dano estrutural neurológico congênito ou adquirido. Logemann (1990) descreve a disfagia como uma deglutição desordenada que se manifesta mediante tosses, engasgos, broncoaspirações e refluxos, e é classificada como disfagia orofaríngea se o distúrbio acometer as fases oral e faríngea da deglutição.

Os autores Michou e Hamdy, citados por Cola e Gatto (2011), destacam que décadas atrás as pesquisas voltadas para a neurofisiologia da deglutição mostravam que apenas o tronco cerebral estava relacionado com o controle neural do mecanismo da deglutição. Avanços tecnológicos em imagens funcionais do cérebro humano têm revolucionado a compreensão de como o córtex cerebral age no processamento das informações sensoriais e motoras. As áreas corticais mais citadas atualmente, que são ativadas no ato de deglutir, são córtex sensoriomotor primário, áreas de integração sensoriomotora, ínsula, opérculo frontal, córtex cingular anterior e as áreas motoras suplementares.

Os autores explicam também que o controle central neural da deglutição pode ser dividido em centros corticais que, em conjunto com aferências provindas dos receptores sensitivossensoriais, ativam a iniciação e a modulação da deglutição voluntária, enquanto o tronco cerebral (centro da deglutição) gera uma sequência de eventos reflexos via pares V, IX, X e XII dos nervos cranianos. A interação entre cada um desses elementos é responsável por uma deglutição normal, enquanto a ruptura destes levará a uma disfunção na deglutição.

Cola e Gatto (2011), baseados em estudos recentes, referem ainda que a representação da deglutição no córtex se divide, sendo a fase oral da deglutição dominante no hemisfério cerebral esquerdo, enquanto a fase faríngea da deglutição é dominante no hemisfério direito.

Gonzales-Fernandes e cols. (2008) mostram em estudos que lesões cerebrais hemisféricas, como as de tronco cerebral, podem levar a alterações na dinâmica da deglutição, como no caso de AVE.

Segundo Mackay e cols. (1999), lesões axonais difusas (traumatismo cranioencefálico) também acarretam alterações na deglutição e na voz, e, nesses casos, o prognóstico de recuperação das disfagias está associado ao fator cognitivo, além das alterações no desencadear da resposta da deglutição e no controle do movimento da língua.

Etiologia

Segundo Furkim AM e Wolf AE (2011), os grupos mais citados na literatura para potencial risco de disfagia orofaríngea são pacientes com doenças neurológicas e cardiorrespiratórias, pacientes com extensas privações sensoriais, problemas comportamentais e anomalias estruturais do sistema orofaríngeo, pacientes que passaram por intubação orotraqueal prolongada (mais de 24 horas), idosos, em uso de traqueostomia e em ventilação mecânica.

Em geral, as doenças neurológicas que geram solicitação da fonoterapia para reabilitação da disfagia orofaríngea podem ser divididas em dois grupos:

1. grupo de doenças degenerativas (DD), que inclui doença de Alzheimer, demência, Parkinson, esclerose lateral amiotrófica (ELA) e ataxia cerebelar (AE);

2. grupo de lesões encefálicas adquiridas (LEA) que inclui AVE, traumatismo cranioencefálico (TCE), síndrome de Guillan--Barré, meningite, epilepsia, tumor cerebral, aneurisma cerebral, polineuropatia e pós-encefalopatia anóxica.

Além desses, os pacientes traqueostomizados, recém-extubados e pacientes com o uso de sonda nasoenteral também geram solicitação de atendimento fonoaudiológico.

Avaliação Fonoaudiológica

A avaliação fonoaudiológica inicia-se com uma análise do prontuário, contato com a equipe médica, enfermagem, nutrição, fisioterapia, avaliação cognitiva, avaliação estrutural dos órgãos fonoarticulatórios, avaliação vocal e funcional da deglutição, com ou sem alimento.

A análise dos prontuários fornece informações sobre o motivo da internação, a doença de base, diagnóstico médico, tempo de evolução da doença, condição atual do paciente, histórico da alimentação atual e queixa.

Na sequência, inicia-se a atuaçãoà beira do leito, com a avaliação cognitiva, em que se observa se o paciente está consciente, sonolento, se reage aos comandos verbais simples como ordens, nomeação, repetição, automatismos e às vezes escrita.

A condição de alerta do paciente, ou seja, seu nível de consciência e de compreensão, é fator importante para o paciente poder monitorar voluntariamente o processo de proteção das vias aéreas, e a falta dessa condição é considerada fator de risco para disfagia e até mesmo para pneumonia aspirativa, e fator impeditivo para a continuidade da avaliação de deglutição nutritiva.

Furkim e Wolf (2011) recomendam que entre os níveis 13 e 15 na escala de Glasgow, o paciente pode ser avaliado. No entanto, não é recomendado para níveis abaixo de 8, na data da avaliação funcional com alimento. Nos níveis intermediários, a equipe deve avaliar os riscos e benefícios da intervenção fonoaudiológica.

Em seguida, realiza-se a avaliação estrutural dos órgãos fonoarticulatórios, em que se verificam a higiene oral, mobilidade, tonicidade e coordenação de movimentos da musculatura orofacial e cervical, estado dentário e/ou uso de prótese, aspecto da mucosa oral e da língua, sensibilidade peri e intraoral, reflexo faríngeo, presença de reflexos patológicos (mordida, procura, nauseoso anteriorizado), reação de deglutição, reflexos protetivos de via aérea (eficiência e característica da tosse voluntária), ausculta cervical (antes e depois da deglutição) e deglutição voluntária de saliva.

A avaliação funcional da deglutição do paciente pode ser realizada:

a) sem alimento, sem traqueostomia: observa-se a deglutição da saliva;

b) sem alimento e traqueostomizados: com o *cuff* desinsuflado, usa-se um corante azul alimentício na saliva e observa-se o seu percurso;

c) com alimento: observa-se se o paciente mantém estado de alerta e se deglute saliva espontaneamente ou sob comando. No caso de resultado negativo o fonoaudiólogo interrompe a avaliação e inicia sessões de terapia indireta ou para estimulação gustativa. Evolui conduta em prontuário e sinaliza o enfermeiro.

No caso de resultado positivo, realiza o teste de deglutição com pouco volume (no máximo 80 mL de água espessada), na primeira etapa do processo de liberação de VO. Realiza-se a ausculta cervical, acompanha-se a oximetria de pulso e observam-se sinais sugestivos de penetração e/ou aspiração laringotraqueal e, dependendo do grau de disfagia apresentado pelo paciente, repete-se este teste até o paciente ter condições de passar para a segunda etapa.

Na segunda etapa do processo de liberação de VO oferta-se dieta assistida pelo fonoaudiólogo (280 mL, no máximo em consistência pastosa). Após o segundo teste, o paciente, assim como o acompanhante e a enfermagem são orientados. A orientação fonoaudiológica é descrita em prontuário, para que possa ser repassada aos enfermeiros de outros turnos, e as próximas dietas poderão ser assistidas pelo acompanhante e/ou enfermagem.

O fonoaudiólogo continuará treinando e reavaliando a deglutição do paciente nas sessões seguintes, e reorientando quando necessário. Prescreve a consistência do alimento, de acordo com o grau de disfagia do paciente, assim como indica manobras facilitadoras e protetivas; determina a quantidade, velocidade e ritmo das ofertas; orienta o paciente, acompanhante e equipe multiprofissional e realiza sessões de fonoaudiologia para progredir as consistências das dietas.

Durante a avaliação observa-se a captação do bolo alimentar, vedação labial, preparo do bolo, elevação de laringe, refluxo nasal, sinais clínicos de penetração (pigarro, múltiplas deglutições, qualidade vocal "molhada") e sinais clínicos de aspiração (tosse, engasgo, cianose, sonolência, fadiga, dispneia, queda de saturação de O_2), controle postural cervical e de tronco, tempo de trânsito oral, capacidade de limpeza laríngea, necessidade de manobras facilitadoras ou protetivas.

A ausculta cervical geralmente facilita a observação do número de deglutições necessárias para o esvaziamento faríngico ou o acúmulo de alimento em recessos faríngeos. Observa-se também a qualidade vocal antes e depois da deglutição. A voz "molhada" pode ser indício de presença de secreção ou resíduo alimentar na região laríngea; a voz soprosa, de intensidade reduzida, é sugestiva de coaptação insuficiente de pregas vocais, o que caracteriza também aumento do risco de aspiração broncopulmonar de alimentos.

Ausculta cervical caracteriza-se pela audição dos sons da deglutição mediante o uso de um estetoscópio colocado no pescoço do paciente na região da laringe, com o objetivo de ouvir amplificadamente os sons das deglutições que o indivíduo executou para conseguir esvaziar a região faríngea podendo, dessa forma, quantificar o número de deglutições realizadas, assim como a sua duração. Tanada e cols. (2005) pesquisaram a validade da ausculta cervical. Foram avaliados 18 indivíduos voluntários sem queixa de disfagia, de ambos os sexos, adultos que foram submetidos à ausculta cervical e, simultaneamente, ao exame videoendoscopia da deglutição. A fonoaudióloga realizou a ausculta cervical, sem visualização da videoendoscopia, enquanto o médico otorrinolaringologista executou o exame. Num total de 216 deglutições avaliadas, 187 (86,57%) tiveram concordância entre a ausculta cervical e a videoendoscopia em relação ao número de deglutições necessárias para uma deglutição normal.

Ficou comprovado que a ausculta cervical fonoaudiológica é estatisticamente semelhante aos achados da videoendoscopia da deglutição, quanto ao número de deglutições necessárias para o clareamento faríngeo, tanto do alimento pastoso como do alimento líquido, quando realizada por profissional experiente.

A avaliação fonoaudiológica clínica da deglutição do paciente em UTI deve ser realizada quando o quadro clínico deste estiver estável. Deve ser o mais breve possível e mantendo-se o monitoramento. A avaliação fornece ao examinador uma melhor compreensão sobre a causa da disfagia, sobre a capacidade do paciente em proteger as vias aéreas, em se alimentar por via oral de forma competente e segura, e também, sobre a necessidade ou não de solicitar outros exames, como o videodeglutograma e/ou avaliação otorrinolaringológica para exame de videoendoscopia da deglutição por nasofibrolaringoscopia.

O videodeglutograma permite a visualização completa da dinâmica da deglutição, assim como a observação minuciosa da presença de penetração e aspiração e a ocorrência destas antes, durante ou após a deglutição, ou ainda uma combinação destas, assim como a visualização da aspiração silenciosa e a perda prematura (*spelling*). Informa também sobre a fase esofágica. O exame expõe o paciente à radiação, à ingestão de contraste e exige deslocamento do paciente da UTI para o local do exame.

A videoendoscopia (nasofibrolaringoscopia) da alimentação avalia a anatomia, fisiologia e sensibilidade da faringe e laringe, permitindo observar-se o reflexo protetivo da tosse e a incompetência velofaríngea. Detecta-se facilmente a estase de alimentos e/ou saliva nas valéculas e nos seios piriformes, assim como penetrações e aspirações. O exame pode ser realizado à beira do leito.

A deglutição funcional, com alimento, não é avaliada se o paciente se encontrar em estado de torpor ou confusão, principalmente se for muito idoso, ou dependendo das suas condições clínicas. A condição clínica respiratória é outro fator a ser considerado. Em geral, a deglutição do paciente com disfagia orofaríngea neurogênica é avaliada após 24 horas da extubação. Para se testar a possibilidade do uso de válvula de fala, é necessário o procedimento de esvaziamento completo do *cuff*. O paciente deve permanecer monitorado com oximetria de pulso.

A avaliação permite ao fonoaudiólogo identificar o grau da disfagia apresentado, assim como as fases da deglutição afetadas, o grau funcional de ingestão oral e, a partir disso, discutir com a equipe os reais riscos e/ou benefícios que o início da alimentação via oral poderá trazer (Tabela 43.1).

As condutas fonoaudiológicas serão adotadas de acordo com a classificação da disfagia do paciente avaliado (Anexo 43.1 - Protocolo de Avaliação Fonoaudiológica da BP).

Terapia fonoaudiológica

Quando introduzida a alimentação por via oral, devem ser consideradas algumas possibilidades de condutas, como p. ex., se a dieta será ofertada por fonoaudiólogo ou pela equipe de enfer-

Tabela 43.1. Classificação do Grau da Disfagia e Ingestão Oral

Nível I	Deglutição normal	VO total sem restrições/eficaz e segura/independente.
Nível II	Deglutição funcional	VO total com compensações espontâneas/risco de aspiração reduzido/restrição para alguns alimentos/alimentação mais demorada/nutrição e hidratação adequadas
Nível III	Disfagia orofaríngea leve	VO total/preparo especial ou compensações orientadas pelo fonoaudiólogo/pigarro eficaz
Nível IV	Disfagia leve a moderada	VO total: restrita a 1 consistência /tosse reflexa fraca e forte sob comando/gerenciamento
Nível V	Disfagia moderada – Via Alternativa de Alimenteção (VAA)	VAA + VO assistida por cuidador orientado/risco de aspiração para 2 consistências/tosse reflexa fraca ou ausente, e, melhor sob comando/manobras compensatórias ou protetivas
Nível VI	Disfagia moderada a grave	VAA/VO suspensa/tosse voluntária ineficaz/estimulação gustativa
Nível VII	Disfagia grave	VAA/VO suspensa/terapia fonoaudiológica indireta/dificuldade em iniciar deglutição/risco iminente de broncoaspiração

magem e/ou por cuidador orientado, ou o paciente se alimentará sozinho, independente ou assistido.

Em relação à consistência do alimento, geralmente se inicia com a pastosa liquidificada homogênea, pastoso (sólidos macios) e, em geral, líquidos espessados. Em relação à quantidade, se necessário, deverá ser reduzida em cada oferta, com velocidade também reduzida entre as ofertas. Quanto aos líquidos, dependendo do resultado da avaliação, poderão ser espessados.

O posicionamento do paciente, de preferência em decúbito elevado a 90°, e com manobras e posturas de proteção de via aérea, conforme o objetivo e as condições clínicas do paciente. Em relação à administração de medicamentos, este poderá ser macerado e misturado ao alimento pastoso ou ao líquido espessado, ou ainda, comprimido fracionado e misturado ao líquido espessado, assim como serão fornecidas as recomendações gerais sobre manobras facilitadoras e protetivas, higiene oral e outras observações necessárias.

As metas para a reabilitação fonoaudiológica e a escolha da técnica adequada dependem do grau de disfagia apresentado, das fases afetadas, do tempo da evolução da doença, assim como das características comportamentais do paciente (níveis de alerta, cooperação, consciência, impulsividade ou negligência).

Inicia-se o atendimento fonoaudiológico sempre observando a higiene bucal do paciente, que consiste na remoção mecânica da placa bacteriana para manter as condições adequadas da mucosa oral, da gengiva, da língua e dos dentes. Essa higiene oral remove os resíduos alimentares, proporciona conforto ao paciente, facilita a mastigação, a deglutição e a fala, assim como estimula glândulas salivares e reduz a colonização de microrganismos. É um fator importante na prevenção das pneumonias aspirativas e infecções em geral, principalmente dos pacientes disfágicos. No entanto, a escovação bucal muitas vezes é relegada para segundo plano ou realizada de maneira insatisfatória, entre os pacientes disfágicos internados e alimentados por via alternativa.

Masurm e cols. (2009) realizaram pesquisa durante 30 dias, em 493 atendimentos fonoaudiológicos à beira do leito, em 2009, sobre avaliação da higiene oral dos pacientes disfágicos internados. Constatou-se que nos apartamentos e enfermarias 36% dos pacientes apresentaram higiene bucal insatisfatória, e 6% nas UTI. A pesquisa revelou também que a higiene oral melhora 47% após as orientações fonoaudiológicas aos pacientes e cuidadores. Atualmente recomendamos que a higiene bucal dos pacientes disfágicos seja realizada antes do atendimento fonoaudiológico, assim como antes e depois de cada refeição via oral e, no mínimo, três vezes ao dia nos pacientes com alimentação alternativa.

Em seguida, iniciamos a terapia fonoaudiológica propriamente dita utilizando técnicas fisiopatológicas da deglutição específicas para cada paciente no período da internação na UTI, como:

a) terapia indireta: exercícios miofuncionais orofaciais, isométricos e isotônicos, estimulação tátil nas regiões faciais e cervicais, estimulação térmica da região de reflexo do disparo da deglutição, exercícios de elevação de laringe, estimulação gustativa (sem volume), exercícios de voz para melhorar a coaptação das pregas vocais, estimulação de fala e da linguagem;

b) terapia direta: estimulação nutritiva (com alimento), estimulação sensoriomotora oral e treino de controle e propulsão oral do bolo alimentar, treino de deglutição múltipla, deglutição de esforço, manobras facilitadoras da deglutição, mudança postural de cabeça do paciente durante a deglutição, manobras de proteção de vias aéreas, modificação de consistência e do volume.

Os chamados para avaliação fonoaudiológica nas neurocirurgias em UTI geralmente têm ocorrido logo após o processo de extubação, visando à recuperação mais rápida e diminuição da permanência na UTI.

O paciente internado em UTI, em geral, apresenta instabilidade clínica e risco de morte e, portanto, o fonoaudiólogo que atua nesse ambiente deve conhecer o funcionamento dos equipamentos que estão sendo utilizados como sondas, cânulas, ventilação, válvulas de fala, aparelhos de monitoração, oxímetros, entre outros.

Silva e cols. (2007) confirmam que a estimulação sensoriomotora oral determina significativas mudanças no controle oral e facilita a ingestão oral.

Lazzara e cols. (1986) afirmam que estimulação térmica fria aumenta o limiar de excitabilidade do reflexo de deglutição. Também aplicações sistemáticas produzem melhoras significativas na deglutição de volumes específicos.

Logemann e cols. (1997) indicam o uso de manobras posturais de cabeça para proteger a via aérea inferior, facilitar o trânsito do alimento e auxiliar a propulsão do bolo, principalmente quando há paresia ou paralisia unilateral de faringe e/ou laringe.

Segundo Dziadziola e cols., citados por Silva e cols. (2007), a deglutição múltipla retira os restos alimentares da cavidade oral e dos recessos faríngeos, contribuindo indiretamente para a conquista da deglutição funcional.

Groher (1992) aconselha a manipular a consistência e o volume do bolo para modular o desempenho sensoriomotor oral e faríngeo da deglutição orofaríngea, e Bisch e cols., citados por Silva e cols. (2007), afirmam que essas mudanças produzem efeito direto no trânsito orofaríngeo e são eficientes para o controle oral e para o controle da aspiração.

A reabilitação fonoaudiológica tem como objetivo restabelecer a reação faríngea da deglutição; inibir, facilitar ou dosar os reflexos orais primitivos; aumentar o número de deglutições; melhorar a elevação de laringe; diminuir os episódios de engasgos e broncoaspirações; aumentar a sensibilidade oral e faríngea; desmamar o *cuff*; evoluir o calibre da traqueostomia até a decanulação; iniciar dieta por via oral; retornar a voz, fala e/ou linguagem e melhorar a qualidade de vida do paciente, entre outros.

A reabilitação da disfagia, ou seja, a reorganização da deglutição após processos lesionais e/ou terapêuticos, só é possível graças à plasticidade do sistema nervoso.

Segundo Annunciato e Motta (2009), pode-se afirmar que a reabilitação da deglutição se estabelece pela adequação e continuidade (repetição) dos exercícios utilizados na terapia, os quais devem ser ajustados a cada situação, ao paciente e a sua doença, justificando, assim, a plasticidade neural aplicada à disfagia.

A deglutição, definida como a ação responsável por levar o alimento e/ou saliva pelo trato digestivo, desde a boca até o estômago, é resultante de um complexo mecanismo neuromotor. Pode-se citar o ramo mandibular do V par (nervo trigêmeo) e o VII par (nervo facial) relacionados à mastigação, XII par (nervo hipoglosso) na movimentação lingual, IX par (nervo glossofaríngeo) nas estruturas velofaríngeas e o X par (nervo vago) na função da musculatura da faringe e inervação motora de toda a laringe.

Percebe-se, pelo descrito, que a plasticidade neural não tem lugar apenas nas áreas predominantemente sensitivas, sendo também observada nas áreas predominantemente motoras.

Annunciato e Motta (2009) explicam que estimulações sensoriais periféricas (p. ex.,, na pele) podem também desencadear modificações do "mapa cortical". Ocorre, sobretudo, um aumento das dimensões da representação cortical da periferia estimulada.

No tratamento das disfagias, ao se realizarem exercícios neuromusculares, estimulação sensitivomotora oral, exercícios proprioceptivos e mesmo as manobras facilitadoras da deglutição, ofertam-se estímulos periféricos, os quais serão transmitidos por meio dos neurônios sensitivos para a parte central do sistema e, ao chegar ao tronco encefálico e

córtex cerebral, será estabelecido o reconhecimento (decodificação) do estímulo sendo, em seguida, planejada a resposta motora.

Os exercícios fonoterápicos para o treinamento da alimentação via oral visam as adequações das funções orais para retirada da sonda de alimentação com segurança e controle do risco de broncoaspiração, favorecendo e acelerando o processo de alta da UTI.

Vantagens da fonoaudiologia na UTI

O fonoaudiólogo na UTI Neurológica, hoje, é indispensável na manutenção da vida do paciente pois, dentre outras funções, contribui para o diagnóstico e a reabilitação precoces dos distúrbios de deglutição e da comunicação. Evita as complicações decorrentes da disfagia e concorre para a melhora da qualidade de vida, uma vez que voltar a alimentar-se pela boca restabelece sua integridade física, funcional, pessoal, social e emocional, fatores indispensáveis na recuperação da saúde do paciente.

Giannini (2007) enumerou algumas das vantagens que o atendimento fonoaudiológico na UTI traz ao paciente, como sair do risco da broncoaspiração, evitar o desconforto do acúmulo de secreção na cavidade oral, nas valéculas e nos seios piriformes, eliminar ou diminuir os engasgos e as tosses, facilitar sua saída da UTI, aumentar o número de deglutições, diminuir o número de aspirações, recuperar o prazer da nutrição por via oral, recuperar a fala em alguns casos, receber alta da UTI e da fonoaudiologia. Diminui o custo dos convênios, tranquiliza e apoia a família, entre outros benefícios.

MANUAL DE NEUROINTENSIVISMO DA BENEFICÊNCIA PORTUGUESA

ANEXO 43.1. Protocolo de Avaliação Fonoaudiológica Inicial da BP.

Serviço de Terapia Fonoaudiológica

CDI – Fonoterapia

Rua Maestro Cardim, 770 - Paraíso
São Paulo - SP
cdi.fonoterapia@gmail.com

Avaliação Fonoaudiológica Inicial   **DATA** _____

Profissão:	Responsável/profissão:
Endereço:	
Telefones:	Email:
Motivo do encaminhamento:	
Motivo da Internação:	
Patologia de base:	
Alergias / restrições alimentares:	

Exame Físico (S=sim / N=não)

PACIENTE		No leito		Na poltrona		Deambula		Comunicativo		Coopera		Alerta
Nível de consciência aparente		Consciente		Confuso		Orientado		Compreende ordens simples				
Deficiência motora aparente		Braços		Pernas		Face		**Desconforto físico**				
Acuidade auditiva aparente		Adequada		**Acuidade visual aparente**				Adequada				
Higiene Oral		Satisfatória	**Comunicação oral e fala**		Satisfatória		Voz		Adequada			
Dentição		Completa		Ausente		Prótese sup.		Prótese inf.	Obs.:			

Respiração atual (S=sim / N=não)

	Resp. espontânea		Resp. nasal		Resp.bucal		Resp. mista		Resp. ruidosa		Catéter O2
	Máscara de O2		Traqueostomia		*cuff* insuflado		Cânula metálica		Ventilação Mecânica		
	Sat. O2:		Sendo aspirado		BIPAP		Antecedente de BCP				
	Desconforto respiratório		Obs.:								

Órgãos fonoarticulatórios (S=sim / N=não)

Mobilidade/força	**lábios**	**língua**	**bochechas**	**Palato mole**	**Mandíbula**
Adequada					
Tonus adequado / (↓-↑)					

Reações-reflexos orais / tosse / salivação (S=sim / N=não)

	R. deglutição		R. nauseoso ant./ post.		R. mordida	Tosse reflexa	Tosse sob comando
	Saliva adequada		xerostomia		sialorreia	Escape extraoral	acúmulo

Alimentação atual do paciente (S=sim / N=não)

V O ?		Quantidade Suficiente?		Independente?	Tosse/engasgos?		Dor ao deglutir?
Sensação de alimento parado?			Queixa de emagrecimento?		Inapetência?		
Consistência atual:		**SNE?**		Gastrostomia?		Parenteral (intravenosa)?	
Jejum até orientação fonoaudiológica?			Deglute saliva espontaneamente ou sob comando?				

Avaliação Funcional da Deglutição de Saliva Corada (S=sim / N=não)

	Testado		Aspirado antes do teste		*Cuff* insuflado total / parcialmente		Observar em 24 horas

Avaliação Funcional da Deglutição de Alimentos (Paciente alerta? Estabilidade clínica? Sem jejum programado?)

Consistência do alimento e quantidade (S=sim / N=não)	Teste de deglutição (água espessada) até 80ml	Dieta teste até 280ml pastoso liquidificado	Outro
Alimento utilizado / Quantidade			
Escape alimentar anterior? / Refluxo nasal?			

646

43 | O PAPEL DA FONOAUDIOLOGIA EM UNIDADE DE TERAPIA INTENSIVA NEUROLÓGICA

Consistência do alimento e quantidade (S=sim / N=não)	Teste de deglutição (água espessada) até 80ml	Dieta teste até 280ml pastoso liquidificado	Outro
Tempo de trânsito oral aumentado (demorado)?			
Múltiplas deglutições para o esvaziamento?			
Elevação de laringe diminuída?			
Ausculta cervical positiva?			
Voz molhada ? Resíduos em cavidade oral?			
Limpeza laríngea sob comando?			
Tosse/engasgos (durante ou após deglutição)?			
Tosse espontânea fraca e ineficaz ?			
Tosse fraca e ineficaz mesmo sob comando?			
Necessidade de Manobras Facilitadoras ou Protetivas?			
Desconforto respiratório? / Queda saturação O2 ?			
Deglutição sem risco de broncoaspiração?	Testar uma refeição?		
Possibilidade de dieta por VO independente?	VO asistido por cuidador orientado ou enfermagem?		
Testar líquidos?	Obs.:		

Conclusão Fonoaudiológica: Grau da Disfagia - Nível:_____

Adaptação da classificação do Grau de Disfagia e Condutas – Andrade, Cláudia Regina Furkim (USP) – Disfagia: Prática Baseada em Evidências, São Paulo: SARVIER, 2012 e da Escala O'Neil et al.,1999.Dysphagia outcome and severity scale. Full per-oral nutrition (P.O.): Normal diet.		
Nível I	Deglutição normal	**VO total** sem restrições / eficaz e segura/ independente.
Nível II	Deglutição funcional	**VO total** com **compensações espontâneas** / risco de aspiração reduzido / restrição para alguns alimentos / alimentação mais demorada / nutrição e hidratação adequadas.
Nível III	Disfagia orofaríngea leve	**VO total** / preparo especial ou compensações orientadas pelo fonoaudiólogo / **pigarro eficaz.**
Nível IV	Disfagia leve a moderada	**VO total:** restrita a **1 consistência /tosse** reflexa fraca e **forte sob comando** / gerenciamento.
Nível V	Disfagia moderada - VAA (Via Alternativa de Alimentação)	**VAA + VO assistida por cuidador orientado** / risco de aspiração para 2 consistências / **tosse reflexa fraca ou ausente e melhor sob comando** / manobras compensatórias ou protetivas
Nível VI	Disfagia moderada a grave	**VAA / VO suspensa / tosse voluntária ineficaz/** estimulação gustativa.
Nível VII	Disfagia grave	**VAA / VO suspensa** / terapia fonoaudiológica indireta / dificuldade em iniciar deglutição / **Grande risco de broncoaspiração**.

MANUAL DE NEUROINTENSIVISMO DA BENEFICÊNCIA PORTUGUESA

ANEXO 43.2. Ficha de Acompanhamento Fonoaudiológica da BP.

Ficha de Acompanhamento Fonoaudiológico - CDI FONOTERAPIA (cdi.fonoterapia@gmail.com)

Data da avaliação inicial:	Admissão: / /
Doença de base:	
Motivo da internação:	
Motivo do encaminhamento:	Etiqueta
Deglutição(grau e nível):	
	Fono responsável:

Colunas do registro (DATA do atendimento / HORA):

- UNIDADE (UTI / quarto)
- Higiene Oral
- Orientação uso de espessante
- Treino de deglutição de saliva
- Teste de deglutição de água espessada (até 80ml)
- Teste de dieta pastosa liquidificada (até 280 ml)
- Indicação de consistência da dieta, quantidade, ritmo e velocidade das ofertas
- Manobras de limpeza de vias aéreas / tosse /ausculta cerv.
- Manobras facilitadoras e protetivas da deglutição
- Orientação ao paciente, cuidador e enfermagem
- Treino de progressão da dieta. Deglutições fortes e múltiplas.
- Acompanhamento de refeição (A= almoço/ J= jantar/Lanche)
- Terapia indireta: passiva/ativa
- Estimulação sensorial: Térmica = T Gustativa = G (sem volume)
- Treino deglutição nutritiva
- Manipulação digital orofacial e cervical
- Terapia miofuncional
- Teste do Corante Azul: P = presente / A = ausente
- Terapia de voz / fala / lggem
- Colocação de Válvula de Fala
- Cuff : D = desinflar/I = inflar (Uso de cufômetro)
- Análise de VDG / outros
- Grau da disfagia e Nível (de I a VII) Ou Risco de BCA
- Obs./ Fono

Tipo de via alternativa de alimentação: _____ Data de colocação de via alternativa de alimentação: _/_/_ Retirada de via alternativa de alimentação: _/_/_

Data da introdução da dieta por VO: _/_/_ Pneumonia após fono (S / N) _____

Tipo de TQT na aval.: _____ Cuff (S / N) _____ Data da colocação de TQT: _/_/_ Metálica: _/_/_ Retirada de TQT: _/_/_

Motivo de alta com TQT _____ Motivo de alta com Via alternativa

Resultado final: _/_/_ : ( ) alta fono ( ) alta hospitalar ( ) óbito ( ) encaminhamento para fono ambulatorial / domiciliar

Obs.:

Bibliografia consultada

1. Andrade CRF, Limongi SCO. Disfagia: Prática baseada em evidências. São Paulo: Sarvier; 2012.
2. Annunciato NF, Motta L. Processos plásticos aplicados à disfagia. In: Jotz, GP, Angelis EC, Barros APB, eds. Tratado da deglutição e da disfagia no adulto e na criança. Rio de Janeiro: Revinter; 2009.
3. Cherney LR. Clinical management of dysphagia in adult and children. 2. ed. Gaithersburg: Aspen Publisher; 1994.
4. Conselho Federal de Fonoaudiologia. Resolução CFFa n° 492, de 7 de abril de 2016. Dispõe sobre a regulamentação da atuação do profissional fonoaudiólogo em disfagia e dá outras providências". Brasília; 2016.
5. Cola PC, Gatto AR. Fisiopatologias da deglutição e da voz nas doenças neurológicas. In: Rehder MI, Branco A, eds. Disfonia e disfagia: interface, atualização e prática clínica. Rio de Janeiro: Revinter; 2011.
6. Crary MA, Mann GD, Groher ME. Initial psychometric assessment of a functional oral intake scale for dysphagia in stroke patients. Arch Phys Med Rehabil. 2005;86(8):1516-20.
7. Figueiredo ES, Benincasa MM. O trabalho fonoaudiológico realizado à beira do leito: conceitos e condutas. In: Oliveira ST, ed. Fonoaudiologia Hospitalar. São Paulo: Lovise; 2003.
8. Furkim A, Wolf AE. Avaliação clínica e instrumental da deglutição. In: Rehder MI, Branco A, eds. Disfonia e disfagia: interface, atualização e prática clínica. Rio de Janeiro: Revinter; 2011.
9. Furkim AM, Sacco ABF. Eficácia da fonoterapia em disfagia neurogênica usando a escala funcional de ingestão por via oral (FOIS) como marcador. Rev CEFAC. 2008;10(4):503-512.
10. Giannini MLB. Tratamento fonoaudiológico da disfagia e prática bioética. Rio de Janeiro: Revinter, 2007.
11. Goldsmith T. Evaluation and treatment of swallowing disorders following endotracheal intubation and tracheostomy. Int Anesthesiol Clin. 2000;38(3):219-42.
12. Gonzalez-Fernandez M, Kleinman JT, et al. Supratentorial regions of acute ischemia associated with clinically important swallowing: a pilot study. Stroke. 2008;39(11):3022-8.
13. Groher ME. Dysphagia: diagnosis and management. 2. ed. Oxford: Butterworth-Heinemann; 1992.
14. Hinchey JA, Shephard T, Furie K. Formal dysphagia screening protocols prevent pneumonia. Stroke. 2005;36(9):1972-6.
15. Koch W. Swallowing disorders: diagnosis and therapy. Med Clin N Am. 1993;77(3):571-83.
16. Lazzara GI, Lazarus C, Logemann JA. Impact of thermal stimulation on the triggering of the swallowing reflex. Dysphagia. 1986;15(5):73-7.
17. Logemann JA, Pauloski BR, Rademaker AW, et al. Super-supraglottic swallow in irradiated head and neck cancer patients. Head and Neck. 1997;19(6):535-40.
18. Logemann JA. Evaluation and treatment of swalloing disorders. San Diego: College Hill Press; 1990.
19. Logemann JA. Evaluation and treatment of swalloingdisorders. Texas: Pro-ed; 1983.
20. Luiz MOR. UTI: uma nova proposta de atuação e argumentação. Informativo do CRFA. 2001;38:17.
21. Mackay LE, Morgan AS, Bernstein BA. Factors affecting oral feeding with severe traumatic brain injury. J Head Trauma Rehabil. 1999;14:435-47.
22. Martins MASUR, Previato G, Cardoso AC. Atendimento de disfagias no Hospital da Beneficência Portuguesa de São Paulo. In: Furkim AM, Santini CS, et al., eds. Disfagias orofaríngeas. São Paulo: Pró-Fono; 1999. p. 289-93.
23. Martins MASUR, Previato G, Hara F. Higiene bucal e disfagia: pesquisa dos pacientes internados no Hospital da Beneficência Portuguesa de São Paulo. Tema livre: Anais do XVII Congresso Brasileiro de Fonoaudiologia. Salvador; 2009.
24. Netto CRS. Deglutição no adulto. In: Deglutição na criança, no adulto e no idoso – Fundamentos para Odontologia e Fonoaudiologia. São Paulo: Lovise; 2003.
25. Oliveira ST, org. Fonoaudiologia hospitalar. São Paulo: Lovise; 2003.
26. Ott DJ, Hodge RG, Pikna LA, et al. Modified barium swallow: clinical and radiographic correlation and relation to feeding recommendations. Dysphagia. 1996:11(3):187-90.
27. Previato G, Martins MASUR, Hara F. Resultado da fonoterapia para disfágicos da UTI Neurológica do Hospital Beneficência Portuguesa de São Paulo. Tema livre: Anais do 19° Congresso Brasileiro de Fonoaudiologia e 8° Congresso Internacional de Fonoaudiologia. São Paulo; 2011.
28. Ramsey DJ, Smithard DG, Kalra L. Early assessments of dysphagia and aspiration risk in acute stroke patients. Stroke. 2003;34(5):1252-7.
29. Rehder MIBC, Branco AAO. Disfonia e disfagia: interface, atualização e prática clínica. Rio de Janeiro: Revinter; 2011.
30. Rockland A, Santos R. Videofluoroscopia da deglutição no diagnóstico funcional da disfagia. Ribeirão Preto, SP: Book Toy; 2016.
31. Silva RG, Jorge AG, Peres FM, et al. Protocolo para controle de eficácia terapêutica em disfagia orofaríngea neurogênica (Procedon). Rev CEFAC. 2010;12(1);75-81.
32. Silva RG. A eficácia da reabilitação em disfagia orofaríngea. Pró-Fono. 2007;19(1):123-30.
33. Tanada LS, Itimura F, Martins MASUR, et al. Achados comparativos da videoendoscopia da deglutição e ausculta cervical em adultos sem queixa de disfagia. Poster: Anais do 15° Congresso Brasileiro de Fonoaudiologia e 7° Congresso Internacional de Fonoaudiologia. Gramado, 2007.

Capítulo

44

NUTRIÇÃO NO PACIENTE NEUROCRÍTICO

Maria de Lourdes Teixeira da Silva
Patricia Morais de Oliveira

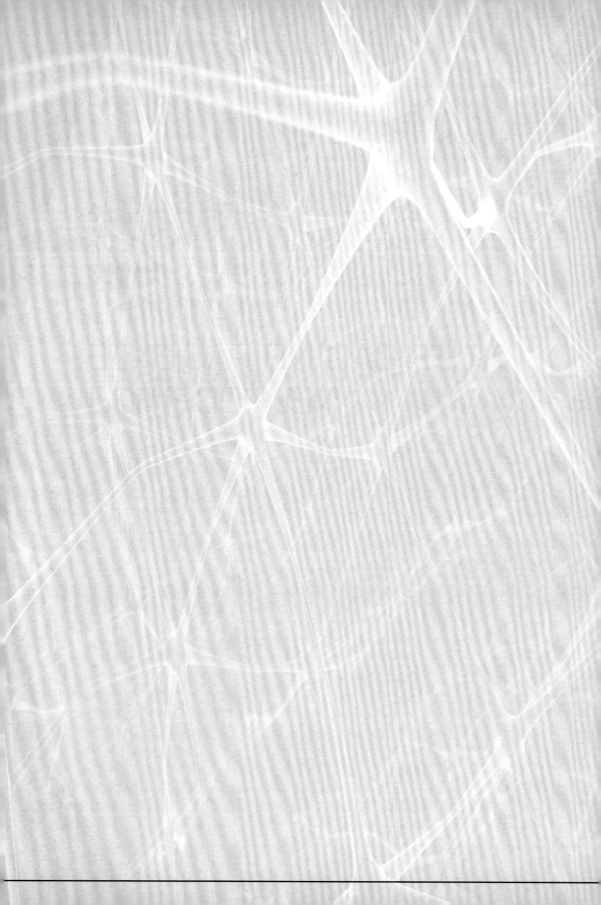

Introdução

As lesões cerebrais agudas induzidas por traumatismo cranioencefálico (TCE), traumatismo raquimedular (TRM) e acidente vascular cerebral (AVC) serão estudadas em separado por razões didáticas, diferenças metabólicas e variáveis implicações nutricionais.

No Brasil, anualmente, meio milhão de pessoas requerem hospitalização por traumatismos cranianos. Destas, 75 a 100 mil pessoas morrem no decorrer de horas, enquanto outras 70 a 90 mil desenvolvem perda irreversível de alguma função neurológica. O TCE constitui a principal causa de óbitos e sequelas em pacientes politraumatizados. Entre as principais causas estão acidentes automobilísticos (50%), quedas (21%), assaltos e agressões (12%), esportes e recreação (10%). O TCE é a maior causa de morte e incapacidade, com incidência estimada em 500.000 novos casos por ano nos EUA. Cerca de 10% desses pacientes são classificados como lesão grave e 33% desses devem morrer.

A lesão da medula espinal (LME) ocorre em cerca de 15 a 20% das fraturas da coluna vertebral. Estima-se que, no Brasil, ocorram cerca de 40 novos casos anuais por milhão de habitantes, ou seis a oito mil casos por ano. A lesão acomete mais o sexo masculino (4:1), na faixa etária entre 15 e 40 anos. Acidentes automobilísticos, queda de altura, acidente por mergulho em água rasa e ferimentos por arma de fogo têm sido as principais causas de TRM.

O AVC é uma das doenças que mais matam no Brasil e no mundo. Em 2008 foi responsável por cerca de 10% do total de mortes no mundo, com aproximadamente seis milhões de óbitos, concentrados principalmente em países pobres. No Brasil, em torno de 40% das mortes são por doença cardiovascular, com predomínio cerebrovascular em relação à mortalidade por doença coronariana. Os números atingem em torno de 100 mil vítimas por ano. Além das mortes, o AVC pode levar a sequelas graves que atingem em torno de 50% dos sobreviventes. Outro ponto a ser destacado é que parte considerável das mortes por AVC no Brasil acontece em uma faixa etária precoce – abaixo dos 65 anos de idade. Trata-se de situação emergencial que requer intervenção imediata para restauração cerebral de sangue e oxigênio e para redução da lesão cerebral.

A lesão neurológica aguda induz uma resposta hipermetabólica caracterizada por catabolismo proteico e alteração da gliconeogênese, perda de peso, ruptura da função mitocondrial no cérebro e nos tecidos. O subsequente aumento do gasto energético pode ter um impacto no substrato energético e conduzir a um rápido estado de desnutrição.

Traumatismo Cranioencefálico

O traumatismo cranioencefálico (TCE) é uma das lesões mais graves encontradas na unidade de terapia intensiva (UTI). Associa-se a consumo proteico exagerado e disfunção gastrointestinal, o que pode ser um risco aumentado para sepse. A terapia nutricional instituída precoce e adequadamente é etapa importante para melhorar o resultado clínico desse grupo de pacientes, pela redução de complicações infecciosas e melhora de resultados nutricionais.

Hartl e cols. (2008) estudaram 797 pacientes com TCE e Glasgow < 9 e observaram que a mortalidade foi duas a quatro vezes maior naqueles que não foram alimentados nos primeiros 5 a 7 dias após o trauma. Os autores mostraram que cada 10 kcal/kg diminuídas na ingestão calórica foram associadas a aumento de 30 a 40% no índice de mortalidade. Esse estudo mostra que a nutrição é um importante preditor de morte em decorrência de TCE, ao lado de hipotensão arterial, idade, estado da pupila, escore inicial de Glasgow e achados na tomografia computadorizada. Dessa forma, a nutrição, associada à prevenção de hipotensão arterial, hipóxia e hipertensão intracraniana constitui uma das poucas intervenções que pode afetar diretamente os resultados no TCE.

Hipermetabolismo e hipercatabolismo

No TCE grave ocorre hipermetabolismo, perda nitrogenada e hipercatabolismo.

O hipermetabolismo está associado à liberação de várias citocinas e hormônios contrarreguladores. Estima-se que o nível de norepinefrina aumenta sete vezes acima do normal no TCE, além do aumento significativo de citocinas, como TNF, IL 1, IL 6, IL 7, IL 8 e proteína inflamatória de macrófago. O grau de hipermetabolismo que ocorre no TCE é proporcional à gravidade da lesão e à disfunção motora.

As consequências metabólicas relevantes são aumento do débito cardíaco, do índice metabólico, do consumo de oxigênio, da glicogenólise e gliconeogênese, da hiperglicemia, do catabolismo proteico e do consumo muscular. A gliconeogênese inicia-se após rápida depleção dos estoques de glicogênio e torna-se o método primário de prover energia na forma de glucose para o cérebro, células sanguíneas e medula óssea.

O hipercatabolismo resulta em quebra de musculatura esquelética e aumento na excreção urinária de nitrogênio. Estima-se que pacientes com TCE grave (Glasgow entre 3 e 8) apresentam perda nitrogenada maior que 30 g/dia. A excreção nitrogenada permanece elevada por até 4 semanas, mantendo catabolismo nesse período. Esse estado de hipercatabolismo que acompanha o TCE resulta em desnutrição e implicações clínicas como hiperglicemia, atraso de cicatrização de feridas e maior risco de falência de múltiplos órgãos.

Perel e cols. (2006), em metanálise, mostrou que NE estabelecida em até 72 h do TCE apresentou melhores resultados quando comparada com a NE iniciada em 3 a 5 dias do TCE. Carney e cols. (2016), nos *guidelines* do doente com TCE, determinaram que a meta calórica deve ser atingida entre o quinto e sétimo dia do TCE para reduzir mortalidade (recomendação de nível IIA).

A terapia nutricional com início precoce e efetiva pode atenuar essa resposta catabólica e evitar os efeitos maléficos do hipermetabolismo prolongado.

Gasto energético

Pacientes com TCE grave apresentam aumento do gasto energético de 135 a 200%, níveis comparados aos da queimadura de 20 a 40% de superfície corporal. Manuais atuais de orientação de pacientes críticos e com neurotrauma têm recomendado 140% do gasto energético em repouso (GER) em pacientes paralisados, podendo variar de 120 a 250%. Foley e cols. (2008), em revisão sistemática de literatura, investigaram o GER nos primeiros 30 dias em pacientes com TCE. Dos 24 estudos analisados, o GER médio variou de 75 a 200%. O índice metabólico foi reduzido em 12 a 32% em pacientes recebendo agentes paralisantes, sedativos ou barbitúricos.

A calorimetria indireta é considerada padrão-ouro para medir o GER em pacientes com TCE e deve ser usada rotineiramente para guiar a suplementação calórica e a terapia nutricional nesses pacientes. Equações preditivas usadas em TCE são geralmente baseadas no peso, que é parâmetro não confiável em razão das mudanças agudas, que envolvem hipoalbuminemia e edema. O índice metabólico é altamente variável em TCE, e, portanto, fórmulas preditivas das necessidades energéticas devem ser evitadas. Entretanto, na falta de calorimetria indireta pode-se optar pelas alternativas apresentadas na Tabela 44.1.

Em situação de hipermetabolismo, como visto no TCE, e na falta de nutrição adequada, ocorrem consumo muscular e perda nitrogenada significativa, que resulta em perda de 15% do peso por semana. Dessa forma, a busca pela oferta calórica adequada deve ser a norma. Por sua vez, a hiperalimentação ou provisão energética exagerada também é prejudicial, com implicações em hiperglicemia, esteatose hepática e transtornos pulmonares.

Necessidades Proteicas

A oferta proteica no TCE agudo deve ser elevada em razão do hipercatabolismo refletido pelo aumento da perda nitrogenada. A oferta de 1,5 a 2,0 g/kg/dia de proteínas parece adequada. Entre-

Tabela 44.1 – Fórmulas estimativas usadas para o cálculo do gasto energético basal e necessidades calóricas

Equação de Harris-Benedict
$IMB_H = 66 + (13,75 \times P) + (5 \times A) - (6,8 \times I)$ $IMB_M = 655 + (9,6 \times P) + (1,8 \times A) - (4,7 \times I)$
a) Necessidade calórica (NC) proposta para TCE
$NC = IMB + 30\% \, TCE + 10\%$ termogênese
P = peso em kg; A = altura em cm; I = idade em anos; IMB = índice metabólico basal
Equação Mifflin-St. Jeor
$IMB_H = (10 \times P) + (6,25 \times A) - (5 \times I) + 5$ $IMB_M = (10 \times P) + (6,25 \times A) - (5 \times I) - 161$
P = peso em kg, A = altura em cm; I = idade em anos; IMB = índice metabólico basal
Equação de Ireton-Jones
a) Dependentes de ventilação mecânica
$GEE_{VM} = 1784 - (11 \times I) + (5 \times PA) + (244 \times S) + (239 \times T) + (804 \times Q)$
b) Respiração espontânea
$GEE_{RE} = 629 - (11 \times I) + (25 \times PA) - (609 \times O)$
I = idade em anos; PA = peso atual em kg; S = sexo (H = 1, M = 0); T = trauma (presente = 1, ausente = 0); Q = queimado (persente = 1, ausente = 0); O = obesidade (IMC > 27: presente = 1, ausente = 0); GEE = gasto energético estimado
Equação de Penn State
$IMR = (IMB \times 0,85) + (V_E \times 33) + (T_M \times 175) - 6433$
IMR = índice metabólico em repouso; VE = ventilação-minuto; TM = temperatura máxima (°C) nas últimas 24 horas

tanto, alguns sugerem até 2,0 a 2,5 g/kg/dia ou 15 a 20% das calorias totais como proteína, com o objetivo de reduzir a perda nitrogenada. A suplementação de excessiva quantidade de calorias não compensa a perda nitrogenada.

O pico do catabolismo proteico ocorre entre 8 e 14 dias após o TCE e se relaciona com a gravidade da lesão. A perda nitrogenada varia de 0,2 a 0,28 g/kg/dia.

Geralmente o balanço nitrogenado positivo é obtido até a segunda ou terceira semana do trauma, se a terapia nutricional adequada é instituída. Embora a reposição proteica não reduza o índice metabólico e o consumo muscular, pode assegurar reposição proteica adequada para garantir anabolismo. O IGF-1 é o único hormônio que mostrou retenção nitrogenada em pacientes com TCE. O uso de hormônio de crescimento não é recomendado em pacientes críticos, em razão do aumento da morbimortalidade.

Nutrientes específicos

Recentemente quatro intervenções nutricionais têm se destacado no tratamento nutricional do TCE: zinco, ômega-3, vitamina D e glutamina. Os novos *guidelines* da ASPEN para o doente crítico (2016), baseados no consenso de *experts*, sugerem uso de fórmula imunomoduladora ou EPA/DHA no TCE. Entretanto, as evidências ainda são poucas.

Zinco

Pacientes com TCE apresentam aumento da excreção urinária e diminuição do nível sérico de zinco. Contudo, o zinco é essencial para cicatrização de feridas, função imune, numerosos processos enzimáticos, incluindo metabolismo de gorduras, proteínas e carboidratos. A suplementação de zinco nesse caso, particularmente no primeiro mês após TCE, pode melhorar o escore de Glasgow, o nível de proteína visceral e favorecer os resultados neurológicos. Entretanto, a dose ótima da suplementação de zinco em TCE é desconhecida.

Ômega-3

Os ácidos graxos poli-insaturados (AGPI) ômega-3 (ω-3) são componentes estruturais importantes da membrana celular, modulando sua fluidez, espessura e sinalização celular, e função mitocondrial. Os AGPI ω-3 incluem ácido eicosapentaenoico (EPA, 20:5, ω-3) e docosapentaenoico (DHA, 22:6, ω-3). O DHA é predominante no sistema nervoso central (SNC). EPA e DHA aumentam resolvinas, e DHA é também precursor de protectinas, ambos potencialmente neuroterapêuticos e neuroprotetores (Serhan et al., 2011). Dessa forma, a ingestão de fontes dietéticas ricas em EPA e DHA pode melhorar a magnitude das funções neuronais, incluindo cognição. Entretanto, o padrão de dieta ocidental, mais rico em ω-6 que ω-3 (10-20:1) contribui para desbalancear a relação de ω-6 e ω-3 que deveria ser 1-2:1, e torna-se deficiente em ω-3. O TCE causa degradação dos fosfolipedes da membrana, resultando em distúrbios da função celular da membrana e secundariamente à lesão neuronal.

A questão é como o nível de elevado de DHA pode beneficiar o cérebro no TCE. Estudos em ratos são bastante animadores. Muitos estudos pré-clínicos sugerem que suplementação de DHA e/ou EPA pode ter potencial benefício neuroprotetor por mecanismos diversos. O tempo de uso e as doses são ainda indefinidos.

Como o ω-3 faz parte da dieta humana, são seguros e bem tolerados, com administração oral ou parenteral. A dose de até 3 g/dia é conhecida como segura.

Vitamina D

A vitamina D é importante para o desenvolvimento do cérebro e osso. É obtida de fontes alimentares como peixe, gema de ovo e ativada na pele pela exposição a raio solar ultravioleta B. Entretanto, tanto a vitamina D dos alimentos, exposição solar e de suplementos é inerte biologicamente e deve ser submetida a hidroxilações para sua ativação. A primeira ocorre no fígado e converte a vitamina D em 25-hidroxivitamina D [25(OH)D] ou calcidiol. A segunda ocorre no rim e converte na forma fisiologicamente ativa 1,25-di-hidroxi-vitamina D [1,25(OH)$_2$D] ou calcitriol. A deficiência de vitamina D é definida como nível sérico de [1,25(OH)$_2$D] menor que 30 nmol/L.

A deficiência de vitamina D tem sido associada a doenças inflamatórias, autoimunes, scardiovasculare, cerebrovasculares, neuromusculares, neurodegenerativas e câncer. Esses achados sugerem que a vitamina D tem potencial efeito neuroprotetor e vasculoprotetor e deve ter relevância no tratamento do TCE.

A combinação de suplementação de vitamina D com progesterona pode significativamente aumentar o efeito neuroprotetor. A progesterona em TCE e AVC está associada a proteção da barreira vascular, redução do edema cerebral, da resposta inflamatória, de necrose e apoptose e estimulação da formação de mielina, redução de radicais livres e redução da perda neuronal. Similar à progesterona, a vitamina D atua como um neuroesteroide no processo neuroprotetivo. Ambas têm alto perfil de segurança, são clinicamente relevantes, fáceis de administrar e não são caras (Cekic et al., 2010). Schnieders e cols. (2012) relataram que 65% dos pacientes com TCE são deficientes em vitamina D. A deficiência de vitamina D associada à deficiência de ômega-3 pode sinergicamente trabalhar para piorar o resultado em pacientes com TCE.

A recomendação parece ser de 800-1.000 UI de vitamina D/dia na produção de citocinas inflamatórias intestinais no intestino humano. Aminmansour e cols. (2012) avaliaram em pacientes com TCE grave (Glasgow ≤ 8) o uso de progestenona e vitamina D. Os 60 doentes foram divididos em três grupos: placebo, progesterona e a combinação de vitamina D. Dentro de 8 h após o trauma a progesterona foi iniciada intramuscular (1 mg/kg) a cada 12 h por 5 dias e a vitamina D (5 µg/kg) uma vez ao dia por 5 dias. Nesse estudo houve melhora dos resultados da terapia combinada *versus* monoterapia, inclusive com redução de mortalidade.

Glutamina

A suplementação de glutamina tem sido considerada em situações de alto estresse metabólico como pós-operatório, doente crítico, sepse e trauma, e apresenta ação trófica em células de rápida divisão, como enterócitos.

Estudos clínicos e experimentais mostraram que a glutamina tem efeito inibitório específico, atenua a resposta inflamatória sistêmica em pós-operatório e reduz a resposta inflamatória intestinal.

Em TCE, reduz a permanência hospitalar, previne perda de massa magra e reduz infecção. Esses resultados sugerem que a NE enriquecida com glutamina (0,5 g/kg/dia) pode melhorar o estado nutricional e acelerar a recuperação de pacientes com TCE leve ou moderado.

Os doentes críticos se beneficiaram de glutamina em doses de 0,3 a 0,5 g/kg/dia. Doses mais elevadas via enteral ou parenteral se associaram com maior mortalidade. O estudo de Heyland e cols. (2013) examinou a associação de glutamina com antioxidantes em 1.223 pacientes críticos. Entretanto, os pacientes tinham falência de dois ou mais órgãos, 70% dos doentes em choque séptico, com início de glutamina nas primeiras 24 h e o dobro da dose de glutamina: 30 g via enteral associada com 0,35 g/kg/dia via parenteral. Essa dose significou mais de 50% do aporte de aminoácidos como glutamina. Os autores mostraram aumento da mortalidade entre os pacientes que receberam doses elevadas de glutamina e em condições clínicas não habituais.

O *guideline* da ASPEN (*American Society for Parenteral and Enteral Nutrition*) e SCCM (*Society of Critical Care Medicine*) para o doente crítico (2016) recomenda não usar glutamina rotineiramente, seja enteral ou parenteral.

Imunonutrição

Um estudo nacional (Falcão de Arruda, 2004) feito com 40 pacientes com TCE sugere que pode haver benefício com a NE precoce enriquecida com glutamina e probiótico, com redução da morbidade infecciosa e da permanência na UTI.

Fórmulas para uso enteral contendo elevado nível de nutrientes associadas a modulação imune devem influenciar positivamente a resposta imune ao estresse em cirurgia e trauma. Resultados promissores foram encontrados com dieta enteral com glutamina, arginina, ω-3, probióticos, simbióticos e nucleotídeos, sugerindo redução de complicações sépticas, custo hospitalar e eventualmente mortalidade.

Recentemente, Painter e cols. (2015) avaliaram, em estudo retrospectivo, 240 pacientes com TCE que receberam fórmula imune (FI = 126) ou fórmula padrão (FP = 114). Os que receberam FI apresentaram menos bacteremia e infecção da corrente sanguínea (10,3% x 19,3%, $p < 0,05$) e aumento da pré-albumina, talvez refletindo melhora nutricional, após a primeira semana.

Terapia nutricional – quando iniciar e escolha da via de acesso

Os benefícios da nutrição enteral (NE) precoce, que se inicia entre 24 e 48 horas após a lesão, têm sido documentados em muitos estudos (Tabela 44.2). A oferta adequada, aliada ao início precoce da NE, pode reduzir infecção e demais complicações não infecciosas, além de melhorar os resultados do escore de Glasgow em 3 meses. Recomenda-se que a oferta calórica seja plena após os primeiros 7 dias do TCE. A ESPEN (Sociedade Europeia de Nutrição Parenteral e Enteral) sugere que, quando possível, a oferta calórica superior a 50 a 65% após a primeira semana do TCE promove o retorno mais rápido das funções cognitivas. Entretanto, até 80% dos pacientes com TCE exibem intolerância à NE. Essa intolerância dificulta a sobrevivência e a reabilitação desses pacientes.

Dentre as complicações mais frequentes relacionadas à NE destacam-se o atraso do esvaziamento gástrico com alto resíduo gástrico, diarreia, distensão abdominal, aspiração e pneumonia.

Muitas estratégias têm sido adotadas para aumentar a tolerância gástrica de pacientes com TCE. A elevação da cabeceira a 30º-45º é prática bem estabelecida e de grau I de recomendação para reduzir o refluxo gástrico e a broncoaspiração. O posicionamento intestinal da sonda pós-pilórico, quando possível, aumenta a tolerância à NE e tem sido reservado para os casos de risco de aspiração brônquica da dieta ou intolerância gástrica, conforme diretrizes da ASPEN (Sociedade Americana de Nutrição Parenteral e Enteral, 2016). Carney e cols. (2016) nos *guidelines* do doente com TCE, recomendam a sonda em posição jejunal para reduzir a pneumonia associada a ventilação mecânica (nível IIB).

NE contínua também pode favorecer a aceitação, assim como fórmulas mais concentradas, que permitem menor volume. A NE deve ser iniciada com baixo volume (20 mL/hora) e aumentada com cautela (10 a 20 mL/hora cada 6 a 8 horas).

E, finalmente, agentes pró-motilidade devem ser incluídos. A metoclopramida isolada tem sido muito usada, mas apresenta taquifilaxia. A combinação de metoclopramida com eritromicina é mais eficiente e considerada terapia de primeira linha para favorecer o melhor esvaziamento gástrico.

Acosta-Escribano e cols. (2010) avaliaram, em estudo prospectivo e randomizado, a eficácia da sonda transpilórica comparada com posicionamento gástrico em pacientes com TCE grave, sob ventilação mecânica. O grupo que recebeu dieta transpilórica teve mais baixa incidência de pneumonia (p = 0,01), recebeu maior quantidade de dieta (92 x 84%, p < 0,01) e mais baixo resíduo gástrico (p = 0,003).

Pacientes com TCE grave em coma barbitúrico induzido apresentam pouca tolerância à NE, com dismotilidade não responsiva a procinéticos ou ao posicionamento pós-pilórico da sonda. Os autores recomendam a prescrição de nutrição parenteral (NP) precoce nessas condições.

Chapple e cols. (2015) realizaram estudo prospectivo observacional de 1.045 pacientes críticos com TCE. Os pacientes receberam 58% das necessidades energéticas e 53% das necessidades proteicas estimadas. Em análise uni e multivariada, a deficiência energética e proteica foi significativamente associada à permanência em UTI e hospitalar prolongada e maior tempo de ventilação mecânica.

Recente metanálise (Wang et al., 2013) avaliou o tempo para início da terapia nutricional, fórmulas, vias de acesso nutricional em TCE grave e concluiu que o início precoce da terapia nutricional (TN) pode reduzir a mortalidade, as complicações e facilitar a recuperação. NP parece ser superior à NE na redução da mortalidade e de complicações na fase de intolerância intestinal aguda do TCE. Fórmulas imunes são superiores a fórmulas-padrão na redução de infecção. O posicionamento intestinal da sonda enteral é recomendado, se possível.

Ming-Chao e cols. (2016) avaliaram em 120 pacientes o uso de NE, NP e a combinação de NE com NP na função imune, estado nutricional e resultados no tratamento nutricional de TCE grave. O estudo foi prospectivo, randomizado, controlado, em UTI específica. No grupo NE + NP os marcadores imunológicos foram aumentados significativamente após 20 dias (%CD3+, %CD4+, CD3+/CD25+, CD4+/CD8+, IgA, IgM, IgG, linfócitos T). Os marcadores nutricionais foram mais elevados nos grupos NE e NE + NP (proteínas, albumina, pré-albumina, hemoglobina). A ocorrência de úlcera de estresse, infecção intracraniana, diarreia, hipoproteinemia, pneumonia aspirativa, permanência na UTI e óbito foi reduzida estatisticamente significativa no grupo NE + NP. Os autores concluíram que NE + NP pode promover recuperação da função imune, melhora nutricional, diminuição de complicações e melhora dos resultados em pacientes com TCE grave.

Tabela 44.2. Benefícios da nutrição enteral precoce em traumatismo cranioencefálico

| Reduz resposta inflamatória |
| Reduz morbidade séptica |
| Reduz tempo de UTI |
| Previne atrofia e alteração da imunidade da mucosa |
| Preserva e repõe massa celular corpórea |
| Melhora os resultados clínicos e neurológicos |
| Reduz permanência hospitalar |

Traumatismo raquimedular

O trauma raquimedular (TRM) é uma agressão à medula espinal que pode ocasionar danos neurológicos, com alteração da função motora, sensitiva e autônoma. Ocorre com predomínio em homens (4:1), em idade produtiva (18-35 anos). Acidentes automobilísticos, queda de altura, acidentes por mergulho em água rasa e ferimentos por arma de fogo são as principais causas de TRM. O dano à medula espinal pode ser transitório, com recuperação completa, até transecção total da medula, tornando o paciente paralisado abaixo do nível da lesão traumática.

As demandas metabólicas podem mudar durante a evolução dos pacientes com lesão medular espinal (LME), muitas vezes com redução das necessidades nutricionais, a despeito dos fatores de estresse previstos, mesmo nos estágios agudos após a lesão.

Hipermetabolismo e Hipercatabolismo

Hipermetabolismo, hipercatabolismo e perda nitrogenada acelerada ocorrem pelo menos nas 2 primeiras semanas após lesão traumática, tanto em TCE quanto em TRM. A resposta hipermetabólica vista no TCE é reduzida em TRM pela flacidez da musculatura desnervada após transecção ou LME. A consequência é a redução do gasto energético em repouso.

Gasto energético

Em geral, o gasto energético em repouso após TCE é de 140% do gasto energético basal previsto. Entretanto, a calorimetria indireta é o método preferencial para se avaliar as necessidades energéticas individuais após um trauma.

A extensão da conectividade neuronal e o estímulo neurogênico (tônus muscular) para a musculatura esquelética são importantes para determinar o gasto metabólico após o trauma. Pacientes com TCE e que estejam muito agitados podem ter o gasto energético em repouso até 200% do gasto energético basal esperado. Por sua vez, pacientes com TCE e paralisia farmacológica podem reduzir o gasto energético em 20 a 30%. Em TRM agudo frequentemente ocorre aumento do gasto metabólico, quando comparado com o gasto energético normal. Entretanto, por causa da paralisia e da flacidez associadas ao TRM agudo, o gasto energético é considerado mais baixo que o previsto pela equação de Harris-Benedict, baseada em idade, sexo, área da superfície corporal, atividade e gravidade da lesão. Paciente com maior défice neurológico e tônus muscular mínimo após TRM (pacientes quadriplégicos por lesão cervical alta) têm valores mais baixos de gasto energético em repouso, se comparados com pacientes com lesão medular incompleta ou mais baixa (pacientes paraplégicos por lesão torácica).

Pacientes com LME podem apresentar necessidades nutricionais tão baixas quanto 90% a 94% do previsto pela equação de Harris-Benedict. A estimativa calórica inicial para os pacientes paraplégicos deve ser de 28 kcal/kg/dia, e para os tetraplégicos, de 23 kcal/kg/dia. Entretanto, a calorimetria indireta permanece a única forma adequada de medir o gasto energético (Nevin et al., 2015).

Necessidades proteicas

A excreção nitrogenada é muito alta em razão da combinação da resposta metabólica sistêmica, altas doses de corticosteroides e atrofia muscular por desnervação. A opção por fórmulas hiperproteicas é a condula ideal.

O catabolismo proteico ocorre após TRM agudo, com perda significativa de massa magra devida à atrofia muscular, que resulta em enorme perda nitrogenada, balanço nitrogenado negativo prolongado e rápida perda de peso. A terapia nutricional adequada em TRM é segura e pode reduzir os efeitos deletérios do catabolismo.

Terapia nutricional – escolha da via de acesso e quando iniciar

A NE deve ser iniciada precocemente em até 48 horas. Dismotilidade gástrica pode ocorrer em lesão aguda, mas é menos frequente. Entretanto, metoclopramida não deve ser usada para facilitar o deslocamento da sonda para o intestino porque pode ser inefetiva em estimular a motilidade devido ao desequilíbrio da inervação do trato gastrointestinal após lesão raquimedular. Há também o risco da metoclopramida exacerbar espasmos musculares ou reações distônicas. Dependendo da extensão da lesão neurológica e da função neurológica residual, podem ser necessários dispositivos de NE permanentes, como gastrostomia.

Acidente vascular cerebral

Pacientes que apresentam AVC agudo, trombótico ou hemorrágico, muitas vezes já colecionam doenças crônicas, como doenças cardiovasculares ou diabetes. A área do cérebro comprometida ou a extensão da perda dos tecidos devem indicar os sinais e sintomas associados à lesão aguda e subsequentes complicações. Além disso, doenças associadas podem comprometer o estado nutricional e afetar o resultado. A desnutrição, se presente, aumenta o risco de infecção e úlceras por pressão nesses pacientes. Dessa forma, a terapia nutricional deve ser prontamente instituída após AVC agudo, o que determina redução da permanência hospitalar. Em um grande estudo multicêntrico randomizado e controlado, os autores mostraram que a NE iniciada nos primeiros dias seguintes ao AVC reduziu o risco de morte.

A complicação mais frequente desses pacientes é a pneumonia; ela ocorre em 44% dos pacientes com AVC e NE nas primeiras 72 horas. Outros fatores de risco para pneumonia são a própria gravidade do AVC, ventilação mecânica, diminuição da consciência e parali-

sia facial. A aspiração brônquica é causa comum de pneumonia nos casos de distúrbio de deglutição, que é importante complicação sistêmica do AVC.

A gastrostomia realizada por via endoscópica deve ser indicada se a NE for necessária por mais que 2 a 3 semanas. A maior complicação dos sobreviventes do AVC relacionada à nutrição é a disfagia, e os esforços envolvidos para recuperar a deglutição devem ser implementados precocemente. A disfagia seguida ao primeiro episódio de AVC pode ocorrer em até 43% dos casos, sendo que 86% destes podem recuperar a capacidade de deglutição em 2 semanas.

Runios e cols. (2004) encontraram disfagia em 57% dos pacientes admitidos com AVC. A consequência imediata dessa complicação foi a permanência hospitalar três vezes maior que aqueles que não estavam disfágicos. Durante a hospitalização, 70% dos casos melhoraram a capacidade de deglutição.

Os pacientes disfágicos podem ter dificuldade em receber a medicação oral. Deve ser criada condição para facilitar a aplicação das medicações, como apresentações líquidas ou maceração dos comprimidos para infusão por sonda enteral. Com a fenitoína, por exemplo, recomenda-se manter intervalo sem dieta 30 minutos antes e depois da administração. A sonda deve ser lavada com 30 mL de água antes e depois da administração de cada medicação.

Pacientes com AVC, mesmo que não apresentem dificuldade de deglutição, constituem um grupo de risco para desenvolver desnutrição ou piorar seu estado nutricional durante a internação hospitalar. Gariballa e cols., em estudo prospectivo, randomizado, controlado e cego, mostraram que pacientes após AVC agudo sem disfagia que foram suplementados com NE apresentaram melhora dos resultados clínicos e menor mortalidade quando comparados com os que só receberam a dieta padronizada do hospital. Além disso, a diferença de ingestão foi de 723 kcal/dia e 21 g/dia de proteínas a mais para o grupo suplementado, que recebeu em média 1.800 kcal/dia com 65 g de proteínas. O outro grupo recebeu 1.100 kcal e 44 g de proteínas. Rabd e cols. (2008) avaliaram, em estudo prospectivo, randomizado, duplo-cego, 116 pacientes desnutridos com suplementação nutricional, com AVC agudo. Os pacientes suplementados evoluíram com melhora nutricional e da função motora (p < 0,002).

Hipermetabolismo e hipercatabolismo

A hemorragia subaracnoide (HSA) cria um estado catabólico, com elevado gasto energético em repouso (GER), comparado ao trauma craniano grave, quando medido por calorimetria indireta. O estado catabólico da HSA seguida por clipagem cirúrgica, e acompanhado de elevado GER e perda nitrogenada, é significativamente mais alto nos piores graus de HSA (Hunt/Hess III-IV). De outro lado, Nagano e cols. (2016) mostraram que o tratamento endovascular da HSA apresenta significativamente GER mais elevado quando comparado com AVC isquêmico. Os níveis elevados de catecolaminas se assemelham aos achados no TCE. Estudo recente mostrou que os níveis mais elevados de catecolaminas no líquor se associaram com morte precoce e incapacidade (Moussoutas et al., 2012). Badjatia e cols. (2015), em estudo prospectivo e observacional, avaliaram 229 pacientes com HSA, e mostraram que o balanço nitrogenado negativo se associou ao aumento do GER, maior intensidade da hemorragia, maior infecção e piora neurológica.

Necessidades proteicas

Recente estudo japonês de Zang e cols. (2014) avaliou ofertas proteicas diferentes nos indicadores nutricionais de pacientes com AVC grave. Os 89 pacientes estavam em risco nutricional (NRS-2002 menor que 3). Foram divididos em três grupos de acordo com oferta proteica de 1,6 g/kg, 1,2 g/kg e 0,9 g/kg. A oferta calórica foi de 25 kcal/kg em todos os grupos. O efeito nutricional da ingestão proteica de 1,6 g/kg foi melhor que dos outros grupos, com melhora significativa do estado nutricional.

Terapia nutricional – quando iniciar e escolha da via de acesso

Disfagia ocorre em 30 a 50% dos pacientes após AVC agudo, com incidência caindo para 10% após 6 meses. Disfagia com pneumonia aspirativa e ingestão nutricional insuficiente levam a piora dos resultados após AVC. A Tabela 39.3 mostra as principais orientações Nutricionais conforme a recomendação do *guideline* da Sociedade de Nutrição Clínica Alemã (Wirth et al., 2013).

Geeganage e cols. (2012) em meta-análise com 33 estudos, avaliaram 6.779 pacientes com AVC agudo e subagudo. A comparação de NE por SE ou ostomia mostrou que a ostomia reduz a falha de tratamento e hemorragia digestiva, melhora a albumina sérica e a oferta nutricional. Quando ao grupo em dieta oral foi associado suplemento nutricional, houve menor prevalência de úlcera por pressão e aumento da ingestão energético-proteica, em comparação com o grupo de dieta oral e sem suplemento.

Nutrição enteral no edema cerebral e hipertensão intracraniana

A desnutrição pode, teoricamente, exacerbar o edema cerebral e complicar o manuseio da hipertensão intracraniana, uma vez que acelera a hipoalbuminemia e reduz a pressão oncótica. Oertel e cols. (2009) avaliaram a oferta proteica em pacientes neurocirúrgicos, de forma prospectiva em coorte observacional. Os autores compararam os pacientes que recebem NE + NP com dieta hiperproteica e o outro grupo com NE e dieta baixa em proteína e alta em gordura. Os pacientes que receberam fórmula hiperproteica apresentaram maior recuperação neurológica, menor tempo de hipertensão intracraniana (HIC > 20), necessitaram de menos drogas vasopressoras e reposição de coloide, e significativa concentração de albumina sérica mais alta no período de 2 semanas.

Nutrição enteral durante hipotermia

A hipotermia terapêutica é uma estratégia prevalente para a população neurocrítica após lesão cerebral. É baseada na hipótese da diminuição da demanda metabólica cerebral em 6 a 10% para redução de cada 1ºC de temperatura corporal. A neuroproteção dessa forma é somente indicada após parada cardíaca, TCE, hemorragia subaracnoide, AVC isquêmico ou hemorrágico.

Tabela 39.3. Diretrizes para Principais Condutas Nutricionais no Paciente com Trauma Cranioencefálico Preconizadas pela Sociedade de Nutrição Clínica Alemã (Wirth et al., 2013)

Avaliação Nutricional	
Realizar rastreamento nutricional no 1.º dia de internação (NRS-2002)	
Se risco nutricional ou disfagia, realizar avaliação nutricional	
Terapia Nutricional oral (suplemento oral)	
Pacientes que comem, mas desnutridos ou em risco de desnutrição ou risco de úlcera por pressão devem receber suplemento oral	B
NE por sonda enteral	
Iniciar NE precoce se ventilação mecânica ou rebaixamento de consciência	C
Iniciar NE se disfagia se disfagia por mais de 7 dias	
Iniciar NE por sonda se não é possível dieta oral	A
NE deve ser contínua se refluxo ou risco de aspiração brônquica ou sonda pós-pilórica	B
SE deve ser posicionada no estômago preferencialmente	B
SE não interfere nos treinamentos de deglutição e disfagia ou dieta oral quando indicado	A
NE por ostomia	
Realizar ostomia após 14-28 dias, em paciente estável, se previsto NE por mais que 28 dias,	A
Realizar ostomia precoce se ventilação mecânica	B
Realizar ostomia precoce se retirada acidental repetida da SE e NE prevista para mais que 14 dias	B
Nutrição Parenteral	
NP é indicada se NE contraindicada ou inviável	
Em pacientes nutridos, NP suplementar é indicada se NE incompleta por mais que 7 dias	

O gasto energético em repouso tem se mostrado reduzido na hipotermia moderada de 25 a 30,3%. De acordo com a equação de Harris-Benedict, excede o gasto energético em 16,7 a 25% nessa população. A calorimetria indireta é considerada o padrão-ouro para determinar a necessidade energética. A oferta nutricional adequada é importante em razão do hipermetabolismo prolongado e hipercatabolismo. A temperatura abaixo dos 34ºC pode reduzir a motilidade intestinal e resultar em íleo.

Pacientes com AVC hemorrágico e hipotermia moderada (33-34ºC) foram estudados para definir o melhor regime nutricional (Dobak et al., 2016). Os autores mostraram que ocorreu redução do gasto energético em repouso. Dessa forma, equações usadas como Harris-Benedict e Penn State hiperestimaram o gasto energético em 35% e 16%, respectivamente. Os autores mostraram que a NE é viável, mas o início é atrasado, apresentam volume residual alto, e a oferta nutricional é reduzida. Muitos sugerem manter NE trófica nesse período (10-20 mL/h) com sonda pós-pilórica. Entretanto, os estudos têm um número muito reduzido de pacientes.

Conclusão

A terapia nutricional é imperativa para a recuperação de pacientes com lesão cerebral aguda. Embora frequentemente se trate de pacientes previamente hígidos, o TCE grave associa-se ao estado de prolongado hipermetabolismo, hipercatabolismo e perda nitrogenada, o que determina prejuízo da imunocompetência. A consequência é o risco aumentado de perda de peso, consumo muscular e desnutrição. Em condições ideais, esses pacientes devem ter o gasto energético em repouso medido pela calorimetria indireta. O estado proteico pode usar por base o nitrogênio ureico urinário. A NE deve ser instituída precocemente em até 48 horas, com objetivo de reduzir a infecção e complicações gerais, acelerar a recuperação neurológica, além de preservar as condições nutricionais. Entretanto, o manuseio nutricional pode ser complicado por dismotilidade do trato gastrointestinal. Dessa forma, recomenda-se estabelecer protocolos para garantir a oferta nutricional ótima.

As demandas metabólicas nas LME são diferentes, com muitos pacientes apresentando necessidades calóricas mais baixas, sobretudo nas lesões medulares mais altas. Contudo, a excreção nitrogenada é muito alta – combinação de resposta metabólica sistêmica, altas doses de corticosteroides e atrofia pela denervação.

A Tabela 44.4 mostra as principais diretrizes com orientações nutricionais para o paciente crítico.

MANUAL DE NEUROINTENSIVISMO DA BENEFICÊNCIA PORTUGUESA

Tabela 44.4. Diretrizes para Principais Condutas no Paciente Neurocrítico

Diretrizes para terapia nutricional do paciente crítico		
Canadense (2015)	**ASPEN (2016)**	**ESPEN (2009, 2006)**
NE versus NP		
NE: primeira opção	NE: primeira opção	NE: primeira opção
Como otimizar e atingir as metas nutricionais		
1. NE precoce: 24-48h 2. Usar procinéticos 2. Maior tolerância do volume gástrico residual	1. NE precoce: 24-48h 2. Primeira semana: ofertar 50%-65% da NC 2. Adequação proteica	1. Ofertar 25 kcal/kg/dia e aumentar em 2-3 dias 2. Considerar NP se não atingir a meta após 2 dias
NE imunomoduladora com arginina		
Não recomendado	1. Não recomendado; considerar no perioperatório e trauma	1. Cirurgia eletiva e trauma (A) 2. Sepse leve (B) 3. Sepse grave: não usar
NE imunomoduladora com óleo de peixe e antioxidante		
Sara e lesão pulmonar aguda: considerar	SARA e lesão pulmonar aguda: não usar	SARA e lesão pulmonar aguda: usar (B)
NE imunomoduladora com glutamina		
Não recomendado	Não recomendado	Trauma e queimados: indicado (A)
NE com fibras		
Dados insuficientes	Fibra solúvel – uso rotineiro Mix de fibras – diarreia persistente Não usar fibras – risco de isquemia	-
NE polimérica ou com peptídeos		
NE com fórmula polimérica	NE com fórmula polimérica	NE com fórmula polimérica
Controle do volume residual gástrico (VRG)		
1. VRG de 250-500ml e checar cada 4 ou 8h : considerar 2. Estratégia: procinético, sonda pós-pilórica e VRG>250ml	1. Não suspender NE se resíduo menor que 500 ml 2. Sugere não medir VRG	
Uso de procinéticos		
1. Uso de procinético 2. Preferir metoclopramida	1. Uso de procinéticos (metoclopramida ou eritromicina)	1. Usar metoclopramida ou eritromicina se alto resíduo gástrico
Posição da sonda		
1. Sonda jejunal , se possível: recomendado 2. Sonda jejunal , se alto risco para intolerância :considerar,	1. NE pós-pilórica, se alto risco de aspiração ou intolerância gástrica	Indiferente: gástrica ou pós-pilórica
Cabeceira da cama elevada		
Cabeceira da cama a 45°	Cabeceira da cama elevada	
NP suplementar		
1. Não associar NP até que todas as estratégias de maximizar NE sejam adotadas	NP: iniciar em 7-10 dias se NE < 60% . Iniciar antes se paciente em risco.	Considerar NP se não atingir a meta após 2 dias

Continua...

666

Tabela 44.4. Diretrizes para Principais Condutas no Paciente Neurocrítico *(continuação)*

Diretrizes para terapia nutricional do paciente crítico		
Canadense (2015)	**ASPEN (2016)**	**ESPEN (2009, 2006)**
NP: uso de lipídeos		
1. NP – curto prazo (< 10 dias): evitar óleo de soja 2. NP – longo prazo (> 10 dias): dados insuficientes	1. NP na primeira semana de UTI: não usar óleo de soja 2. Considerar outras emulsões lipídicas	1. Administrar EL: dose 0,7 a 1,5 g/kg em 12 a 24 horas (B) 2. EL mistas: bem toleradas 3. Óleo de oliva ou óleo de peixe: bem tolerados
NP: glutamina		
1. Não usar m choque e FMO: fortemente recomendado 2. Deve ser considerado	Não usar rotineiramente	NP: recomendado glutamina 0,2 a 0,4 g/kg/d de L-glutamina ou 0,3 a 0,6 g/kg/dia de alanil glutamina (A)
NP: insulinoterapia intensiva		
Manter glicemia em 140mg/dl: recomendado Evitar glicemia > 179mg/dl	Manter glicemia 140-150 a 180mg	Evitar hiper e hipoglicemia (A)
Suplementar com antioxidantes, vitaminas e oligoelementos		
Vitaminas, minerais e selênio : considerar	Vitaminas, antioxidantes e minerais (incluindo selênio) devem ser ofertados na NP	Incluir vitaminas e minerais diariamente na NP

NC: necessidade calórica; NE: nutrição enteral; NP: nutrição parenteral; Q: queimado; T: trauma; TGI: trato gastrointestinal; EL: emulsão lipídica; SARA: síndrome da angústia respiratória aguda; ASPEN: Sociedade Americana de Nutrição Parenteral e Enteral; ESPEN: Sociedade Europeia de Nutrição Parenteral e Enteral; Canadense: Guia Canadense para Paciente Crítico.

Bibliografia consultada

1. Aminmansour B, Nikbakht H, Ghorbani A, et al. Comparison of the administration of progesterone versus progesterone and vitamin D in improvement of outcomes in patients with traumatic brain injury: A randomized clinical trial with placebo group. Adv Biomed Res. 2012;1:58.

2. Badjatia N, Monahan A, Carpenter A, Zimmerman J, Schmidt JM, Claassen J, et al. Inflammation, negative nitrogen balance, and outcome after aneurysmal subarachnoid hemorrhage. Neurology. 2015;84:680-7.

3. Bertolini G, Iapichino G, Radrizzani D, et al. Early enteral immunonutrition in patients with severe sepsis: results of an interim analysis of a randomized multicentre clinical trial. Intensive Care Med. 2003;29:834-40.

4. Bochicchio GV, Bochicchio K, Nehman S, et al. Tolerance and efficacy of enteral nutrition in traumatic brain-injured patients induced into barbiturate coma. JPEN J Parenter Enteral Nutr. 2006;30(6):503-6.

5. Carney N, Totten AM, O´Reilly C, Ullman JS, et al. Guidelines for the Management of Severe Traumatic Brain Injury. 4th ed. Neurosurgery. 2016 Sep 20.

6. Cekic M, Stein DG. Traumatic brain injury and aging: is a combination of progesterone and vitamin D hormone a simple solution to a complex problem? Neurotherapeutics. 2010;7:81-90.

7. Charrueau C, Belabed L, Besson V, et al. Metabolic response and nutritional support in traumatic brain injury: evidence for resistance to renutrition. J Neurotrauma. 2009;26(11):1911-20.

8. Chapple LS, Chapman MJ, Lange K, Deane AM, Heyland DK. Nutrition support practices in critically ill head-injured patients: a global perspective. Crit Care. 2015;20:6.

9. Cook AM, Hatton J. Neurological Impairment. The A.S.P.E.N. Nutrition Support Core Curriculum. 2007; p. 424-39.

10. Cook AM, Peppard A, Magnuson B. Nutrition considerations in traumatic brain injury. Nutr Clin Pract. 2008;23:608-20.

11. Cruse JM, Lewis RE, Dilioglou S, et al. Review of immune function, healing of pressure ulcers, and nutritional status in patients with spinal cord injury. J Spinal Cord Med. 2000;23:129-35.

12. Davis JP, Wong AA, Schluter PJ, et al. Impact of pre-morbid undernutrition on outcome in stroke patients. Stroke. 2004;35:1930-4.

13. Dennis MS, Lewis SC, Warlow C. Effect of timing and method of enteral tube feeding for dysphagic

stroke patients (FOOD): a multicentre randomised controlled trial. Lancet. 2005;365:764-72.

14. Dent DL, Heyland DK, Levy H, et al. Immunonutrition may increase mortality in critically ill patients with severe sepsis with pneumonia: results of a randomized trial. Crit Care Med. 2003;A17.

15. Dickerson RN, Mitchell JN, Morgan LM, Maish GO 3rd, et al. Disparate response to metoclopramide therapy for gastric feeding intolerance in trauma patients with and without traumatic brain injury. JPEN J Parenter Enteral Nutr. 2009;33(6):646-55.

16. Dobak S, Rincon F. "Cool" Topic: Feeding During Moderate Hypothermia After Intracranial Hemorrhage. JPEN J Parenter Enteral Nutr. 2016 Jun 20.

17. Dvorak MF, Noonan VK, Belanger L, et al. Early versus late enteral feeding in patients with acute cervical spinal cord injury: a pilot study. Spine. 2004;29:E175-E180.

18. Dziewas R, Ritter M, Schilling M, et al. Pneumonia in acute stroke patients fed by nasogastric tube. J Neurol Neurosurg Psychiatry. 2004;75:852-6.

19. Falcão de Arruda IS, Aguilar-Nascimento JE. Benefits of early enteral nutrition with glutamine and probiotics in brain injury patients. Clin Sci (Lond). 2004;106:287-92.

20. Foley N, Marshall S, Pikul J, et al. Hypermetabolism following moderate to severe traumatic acute brain injury: a systematic review. J Neurotrauma. 2008;25:1415-3.

21. FOOD Trial Collaboration. Poor nutritional status on admission predicts poor outcomes after stroke: observational data from the FOOD trial. Stroke. 2003;34:1450-6.

22. Frankenfield D. Energy expenditure and protein requirements after traumatic injury. Nutr Clin Pract. 2006;21:430-7.

23. Geeganage C, Beavan J, Ellender S, Bath PM. Interventions for dysphagia and nutritional support in acute and subacute stroke. Cochrane Database Syst Rev. 2012 Oct 17;10:CD000323.

24. Härtl R, Gerber LM, Ni Q, et al. Effect of early nutrition on deaths due to severe traumatic brain injury. J Neurosurg. 2008;109(1):50-6.

25. Hasadsri L, Wang BH, Lee JV, et al. Omega-3 fatty acids as a putative treatment for traumatic brain injury. J Neurotrauma. 2013;30(11):897-906.

26. Lotufo PA, Goulart AC, Bensenor IM. Race, gender and stroke subtypes mortality in São Paulo, Brazil. Arq Neuropsiquiatr. 2007;65(3B):752-7.

27. Marino LV, Kiratu EM, French S, et al. To determine the effect of metoclopramide on gastric emptying in severe head injuries: a prospective, randomized, controlled clinical trial. Br J Neurosurg. 2003;17:24-8.

28. McClave SA, Taylor BE, Martindale RG, et al. Guidelines for the Provision and Assessment of Nutrition Support Therapy in the Adult Critically Ill Patient: Society of Critical Care Medicine [SCCM] and American Society for Parenteral and Enteral Nutrition [A.S.P.E.N.]. JPEN J Parenter Enteral Nutr. 2016;40(2):159-211.

29. Ming-Chao F, Qiao-Ling W, Wei F, Yun-Xia J, Lian-di L, Peng S, et al. Early Enteral Combined with Parenteral Nutrition Treatment for Severe Traumatic Brain Injury: Effects on Immune Function, Nutritional Status and Outcomes. Chin Med Sci J. 2016 Nov 20;31(4):213-220.

30. Moussouttas M, Huynh TT, Khoury J, Lai EW, Dombrowski K, Pello S, et al. Cerebrospinal fluid catecholamine levels as predictors of outcome in subarachnoid hemorrhage. Cerebrovasc Dis. 2012 ;33:173-81.

31. Nagano A, Yamada Y, Miyake H, Domen K, Koyama T. Increased resting energy expenditure after endovascular coiling for subarachnoid hemorrhage. J Stroke Cerebrovasc Dis. 2016;25(4):813-8.

32. Nevin AN, Steenson J, Vivanti A, Hickman IJ. Investigation of measured and predicted resting energy needs in adults after spinal cord injury: a systematic review. Spinal Cord. 2016 Apr;54(4):248-53.

33. Oertel MF, Hauenschild A, Gruenschlaeger J, Mueller B, Scharbrodt W, Boeker DK. Parenteral and enteral nutrition in the management of neurosurgical patients in the intensive care unit. J Clin Neurosci. 2009;16:1161-7.

34. Painter TJ, Rickerds J, Alban RF. Immune enhancing nutrition in traumatic brain injury – A preliminary study. Int J Surg. 2015 Sep;21:70-4.

35. Perel P, Yanagawa T, Bunn F, Ig R, Wentz R. Nutritional support for head-injured patients (Review). Cochrane Rev. 2008;(4).

36. Rabadi MH, Coar PL, Lukin M, et al. Intensive nutritional supplements can improve outcomes in stroke rehabilitation. Neurology. 2008;71(23):1856-61.

37. Rhoney DH, Parker DJ, Formea CM, et al. Tolerability of bolus versus continuous gastric feeding in brain-injured patients. Neurol Res. 2002;24:613-20.

38. Rowan CJ, Gillanders LK, Paice RL, et al. Is early enteral feeding safe in patients who have suffered spinal cord injury? Injury. 2004;35:238-42.

39. Runions S, Rodrigue N, White C. Practice on an acute stroke unit after implementation of a decision-making algorithm for dietary management of dysphagia. J Neurosci Nurs. 2004;36:200-7.

40. Schnieders J, Willemsen D, de Boer H. Factors contributing to chronic fatigue after traumatic brain injury. J Head Trauma Rehabil 2012;27:404-412.

41. Section on Disorders of the Spine and Peripheral Nerves. The American Association of Neurological Surgeons. Nutritional support after spinal cord injury. Neurosurgery. 2002;50:S81-S84.

42. Serhan CN, Petasis NA. Resolvins and protectins in inflammation resolution. Chem Rev. 2011;111:5922-5943.

43. Takala J, Ruokonen E, Webster NR, et al. Increased mortality associated with growth hormone treatment in critically ill adults. N Engl J Med. 1999;341:785-92.

44. Tan M, Zhu JC, Yin HH. Enteral nutrition in patients with severe traumatic brain injury: reasons for intolerance and medical management. Br J Neurosurg. 2011;25(1):2-8.

45. Venketasubramanian N, Chang HM, Chan BP. Update in the management of stroke. Ann Acad Med Singapore. 2002;31:717-21.

46. Vizzini A, Aranda-Michel J. Nutritional support in head injury. Nutrition. 2011;27(2):129-32.

47. Wang X, Dong Y, Han X, Qi XQ, Huang CG, Hou LJ. Nutritional support for patients sustaining traumatic brain injury: a systematic review and meta-analysis of prospective studies. PLoS One. 2013;8(3):e58838.

48. Williams ML, Nolan JP. Is enteral feeding tolerated during therapeutic hypothermia? Resuscitation. 2014 Nov;85(11):1469-72.

49. Wilson RF, Tyburski JG. Metabolic responses and nutritional therapy in patients with severe head injuries. J Head Trauma Rehabil. 1998;13:11-27.

50. Young B, Ott L, Kasarskis E, et al. Zinc supplementation is associated with improved neurologic recovery rate and visceral protein levels of patients with severe closed head injury. J Neurotrauma. 1996;13:25-34.

51. Young B, Ott L, Twyman D, et al. The effect of nutritional support on outcome from severe head injury. J Neurosurg. 1987;67:668-76.

52. Zhang L, Li Z, Luo B, Li Z, Min L, Jing Y. Effects of different intakes of protein on nutritional status in severe stroke patients. Wei Sheng Yan Jiu. 2014 Nov;43(6):929-32.

53. Zhou M, Martindale RG. Arginine in the critical care setting. J Nutr. 2007;137:1687S-92S.

Capítulo

45

INTERAÇÕES FARMACOLÓGICAS

Maria Eduarda Pedroso
Cinthia Yone Kubota
Daniani Baldani da Costa Wilson
Anderson Paes da Silva

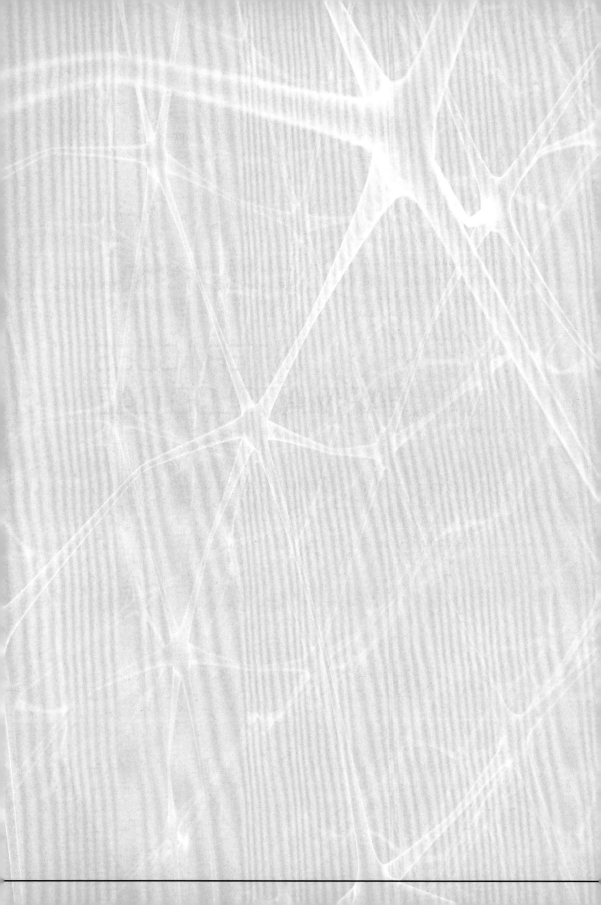

Introdução

Com a crescente descoberta de novos mecanismos fisiológicos, bioquímicos e farmacológicos, novas formulações foram desenvolvidas resultando no advento de novos fármacos ainda mais específicos e de manejo mais delicado. Somando-se a essas descobertas renova-se o conceito sobre farmacocinética e biodisponibilidade, juntamente com a descrição mais profunda e significativa de reações adversas, interações medicamentosas (IM) mais complexas e interferência dos medicamentos em exames laboratoriais, que dificultam muitas vezes o trabalho do profissional de saúde.

A interação medicamentosa pode ser definida como a interação entre dois ou mais fármacos que podem anular ou diminuir a ação de um ou de ambos, podendo também potencializar o efeito farmacológico. Embora em alguns casos os efeitos das interações sejam benéficos, a grande maioria das interações é indesejável, podendo causar toxicidade inesperada ou perda do efeito desejado do fármaco.

O risco de interação fármaco-fármaco aumenta com o número de medicamentos usados, ocorrendo em 13% dos pacientes utilizando dois medicamentos e 85% em pacientes utilizando mais de seis medicamentos. Em unidades de terapia intensiva (UTI) estudos observacionais recentes revelam que potenciais interações medicamentosas podem ocorrer em 44,3% a 86% dos pacientes.

Muitas das interações têm importância relativa, com baixo potencial lesivo aos pacientes, no entanto, em contrapartida podem causar efeitos colaterais graves, podendo acarretar o óbito do paciente. Neste cenário, faz-se necessário o alerta para a importância do conhecimento do tema e da prévia identificação dos pacientes de risco.

A maior parte das interações de alto risco ocorre com fármacos de índice terapêutico estreito e os efeitos são condicionados a vários fatores, como: a dosagem utilizada, a vulnerabilidade, gravidade das doenças apresentadas pelo paciente e até mesmo a falência de múltiplos órgãos.

A politerapia é uma prática usual em esquemas terapêuticos, que fornece subsídio para um maior índice de interações farmacológicas. Tem como intuito melhorar a eficácia dos medicamentos, tratar doenças preexistentes ou até mesmo diminuir a toxicidade, mas deve ser especialmente monitorada em decorrência das interações que podem ocorrer com as substâncias químicas entre si, com agentes químicos ambientais, ou até mesmo com nutrientes, implicando em respostas indesejadas ou até iatrogênicas.

Observamos o emprego da politerapia em pacientes com comorbidades isoladas ou associadas, como hipertensão arterial, insuficiência cardíaca, diabetes, Parkinson, Alzheimer, além de outras patologias, com o objetivo de incrementar a terapia medicamentosa, permitindo uma melhor resposta ao tratamento.

O trabalho integrado entre o prescritor e o dispensador é um fator que permite a combinação de conhecimentos especializados e complementares almejando a obtenção de resultados benéficos e ideais ao paciente. Contribuem diretamente para isso o trabalho da equipe multidisciplinar e as visitas diárias à beira do leito visando principalmente a segurança do paciente.

Os efeitos das interações medicamentosas podem ser imediatos ou tardios (frequentemente quando envolvem o citocromo P450), portanto a informação sobre a ocorrência de interações medicamentosas tardias em UTI é muito importante, já que seus efeitos podem ser manifestados e observados após a transferência para a unidade de internação, garantindo assim a continuidade do cuidado.

O desfecho de uma interação farmacológica pode ser danoso ao paciente e requer acompanhamento clínico diário. No entanto, a avaliação das interações farmacológicas não deve estar restrita às avaliações fármaco-fármaco, mas estender-se para as interações fármaco-nutrientes. Sobre estas, a incidência em unidades de terapia intensiva ainda não está definida, de acordo com os resultados dos últimos estudos.

A incidência de interações medicamentosas na unidade de terapia intensiva neurológica

A prevalência de interações medicamentosas potenciais nas Unidades de Terapia Intensiva (UTI) é muito alta, uma vez que podemos encontrar o perfil de pacientes de maior risco: pacientes idosos, submetidos a um grande número de fármacos por dia, imunodeprimidos, com infecção grave e em uso de esquema antimicrobiano múltiplo, presença de distúrbios eletrolíticos e/ou

alterações fisiológicas. Somando-se a esses fatores existem também as condições clínicas desfavoráveis ao metabolismo dos fármacos como choque, insuficiência renal e hepatopatias, desordens estas que restringem o uso de medicamentos, favorecendo o desencadeamento de várias interações. Nesse contexto as menos significativas tornam-se relevantes na prevenção de efeitos indesejáveis.

Os aumentos de interações em UTI estão relacionados a três fatores:

- a gravidade do quadro clínico e a instabilidade apresentada pelos pacientes, e consequentemente uma grande e diversificada quantidade de medicamentos e prescritos e administrados;
- a grande maioria dos fármacos é administrada por via parenteral, aumentando risco de eventos adversos; e
- fator relacionado aos pacientes sob sedação, em que é mais difícil detectar os eventos adversos após a administração dos medicamentos.

A elevada frequência de pacientes idosos é uma situação que torna o ambiente favorável à incidência de interação medicamentosa. São pacientes que sofrem alterações farmacocinéticas em decorrência da idade avançada e na maioria das vezes estão submetidos ao uso da politerapia exigida no tratamento intensivo.

As interações farmacológicas podem ser denominadas como:

- **farmacocinéticas:** ocorrem quando a liberação do composto no seu lugar de ação é alterada por outro fármaco. Essas modificações são decorrentes das alterações da absorção, distribuição, biotransformação ou eliminação dos fármacos;

- **farmacodinâmicas:** ocorrem quando a resposta do órgão-alvo é modificada por um segundo fármaco, em receptores ou em estruturas intimamente associadas a eles e se caracterizam dentro do conceito de antagonismo farmacológico.

As interações que modificam a absorção gastrointestinal podem aumentar a absorção do fármaco, podendo causar elevação do seu efeito farmacológico, risco de toxicidade ou possibilidade de redução na velocidade de absorção do fármaco, interferindo em sua eficácia.

A interação clinicamente relevante pode escalonar-se em quatro níveis, relacionados à gravidade (grave, moderada, leve) e à estimativa de ocorrência (definida, provável, possível) e condicionados à qualidade a evidência disponível:

- **nível 1:** altíssimo risco, estando a associação contraindicada quando se combinam os critérios "grave e definida" e "grave e provável";
- **nível 2:** alto risco, caracterizada pela combinação de critérios "grave e possível", "moderada e definida" e "moderada e provável". Nesse caso, o uso associado dos medicamentos requer cuidados especiais, ajuste posológico e avaliação do risco-benefício;
- **nível 3:** risco médio, quando os critérios são: 'moderada e possível", "leve e definida" "leve e provável". O uso simultâneo dos fármacos

enseja ajuste posológico e acompanhamento dos desfechos terapêuticos esperados, inclusive quanto à segurança;

- **nível 4:** baixo risco, quando a combinação de critérios é "leve e possível". Sugere pequena relevância clínica.

Quando ocorrem modificações que afetam a liberação do fármaco no seu local indicado de ação, torna-se relevante a administração de fármacos por via oral, que sofrem interferência direta dessas alterações. Podem-se citar os íons de alumínio presentes em alguns antiácidos, ou os íons ferrosos que fazem parte dos suplementos orais de ferro, formando quelatos insolúveis com as tetraciclinas, deste modo impedindo sua absorção. Um exemplo de estratégia benéfica é o aumento na absorção de ferro ao ser administrado concomitantemente com a vitamina C. Outro exemplo que pode trazer benefícios é a alcalinização da urina com bicarbonato de sódio, podendo auxiliar na eliminação de salicilatos em casos de intoxicação. No caso do antifúngico cetoconazol, o mesmo é uma base fraca, que se torna solúvel apenas em pH ácido. Os fármacos que elevam o pH gástrico, entre eles os inibidores da bomba de prótons e os antagonistas de receptores H2 da histamina dificultam a dissolução e absorção do cetoconazol.

Um dos fatores importantes que leva ao desencadeamento das interações medicamentosas é a interação do fármaco com as enzimas do citocromo P450 (CYP). As enzimas do CYP hepáticas desempenham funções importantes no metabolismo de inúmeros fármacos e sua indução e inibição podem ocorrer após utilização de diversos fármacos. Os fármacos conhecidamente indutores enzimáticos são: a rifampicina e os anticonvulsivantes fenobarbital, fenitoína e carbamazepina, os quais possuem grande utilização em unidades de terapia intensiva (UTI) neurológicas. Quando estas enzimas são induzidas, pode ocorrer aceleração do metabolismo dos fármacos, que funcionam como seus substratos, tendo como resultado final a redução da biodisponibilidade oral, por ampliarem o metabolismo hepático de primeira passagem.

A determinação dos níveis plasmáticos da fenitoína é um instrumento adequado para monitorar a evolução da interação e realizar o manejo com o ajuste da dose. As interações com omeprazol, nifedipina ou amiodarona são exemplos em que a fenitoína é o fármaco objeto da interação. Em contrapartida, a fenitoína pode ser o agente precipitante da interação, reduzindo os níveis plasmáticos do outro fármaco que participe da interação. A redução do nível plasmático ocorre devido à atividade indutora da fenitoína e contribui para diminuição da efetividade do fármaco que sofre o efeito da indução enzimática, o que pode ocasionar a falha terapêutica.

Alguns fármacos administrados isoladamente e que produzem inibição enzimática são utilizados na terapêutica. Os fármacos indutores reduzem os níveis plasmáticos das substâncias que são metabolizadas preferencialmente por essas enzimas, incluindo-se ciclosporina, tacrolimus, varfarina, verapamil, dexametasona e metilprednisolona. Fárma-

cos cuja depuração é totalmente dependente da biotransformação, a inibição de uma enzima metabolizadora diminui sua depuração, prolongando seu tempo de meia-vida, levando a acúmulo dos fármacos no organismo, podendo ocorrer toxicidade. Como exemplos são citados os imunossupressores ciclosporina e tacrolimus, inibidores da HMG-CoA redutase, sinvastatina e atorvastatina, os antagonistas do canal de Ca^{2+} felodipino, nifedipino, nimodipino e diltiazem, os glicocorticoides como dexametasona e metilprednisolona e os benzodiazepínicos como alprazolam, midazolam e triazolam.

A inibição das isoformas do CYP, como a CYP3A, pode variar mesmo entre componentes estruturalmente relacionados da mesma classe farmacológica. Por exemplo, os antifúngicos cetoconazol e itraconazol inibem intensamente as enzimas CYP3A, enquanto o fármaco relacionado fluconazol causa inibição mínima, sendo uma boa opção no tratamento clínico, porém em altas doses esta inibição pode ser maior, bem como em pacientes com insuficiência renal.

As interações farmacológicas mediadas pela inibição da CYP3A podem ser graves. Exemplos são a nefrotoxicidade induzida pela ciclosporina e pelo tacrolimus, e a miopatia e rabdomiólise graves resultantes dos níveis altos dos inibidores da HMG-CoA redutase (ou-hidroxi-3-methyl-glutaril-CoA redutase 3 ou HMGR), como as estatinas.

A inibição de outras isoenzimas pode causar interações farmacológicas. Como exemplo clássico pode-se citar a amiodarona e seu metabólito ativo desetilamiodarona sendo um grande inibidor de diversas enzimas, incluindo-se a CYP2C9, enzima principal que elimina o metabólito ativo da varfarina, podendo ocorrer complicações hemorrágicas significativas.

Um estudo de coorte retrospectivo demonstrou associação entre o risco de resultados adversos e o uso concomitante de omeprazol x clopidrogrel em pacientes após hospitalização por síndrome coronariana aguda. Esses estudos comprovaram hipóteses geradas em estudos experimentais que demonstraram que o omeprazol atua no citocromo P4502C19 inibindo a bioativação do pró-fármaco clopidogrel em sua forma ativa, reduzindo seu efeito antiagregante plaquetário.

Além das possíveis situações descritas anteriormente referentes às ocorrências de interações medicamentosas, podem-se citar as que interferem no transporte do fármaco. Os transportadores de fármacos são de extrema importância na biodisponibilidade. Caso ocorra algum processo de inibição deste transportador, pode ocorrer interações medicamentosas clinicamente significativas. O transportador de fármaco mais bem estudado é a glicoproteína P, que foi definida como um fator que transportava ativamente vários quimioterápicos para fora das células neoplásicas, tornando-as, desta forma, resistentes à ação destes agentes.

Potenciais interações de significância clínica ocorrem com a amiodarona em função de sua atividade inibidora do CYP4503A4 e da glicoproteína P. Seu uso concomitante com a nifedipina e outros fármacos que aumentam o bloqueio atrioventricular pode intensificar a bradicardia e os sinais de bloqueio cardíaco. O uso da amiodarona associada à sinvastatina aumenta o risco de miopatia ou rabdomiólise devido à função da inibição do seu metabolismo pela amiodarona.

A digoxina também é um fármaco que depende em grande parte da glicoproteína P para sua eliminação e os fármacos que inibem esse transportador podem aumentar as concentrações plasmáticas do digitálico, chegando a níveis tóxicos. Os inibidores da glicoproteína P são verapamil, diltiazem, amiodarona, quinidina, cetoconazol, itraconazol e eritromicina. A inibição da glicoproteína P pela amiodarona implica em redução do *clearance* da digoxina, aumentando o nível plasmático e as chances de intoxicação digitálica. A redução da dose e a monitoração plasmática periódica da digoxina são fundamentais para reduzir os efeitos desta interação.

O anticoagulante oral varfarina é um fármaco de baixo índice terapêutico e está sujeito a várias interações farmacológicas relevantes. Os anti-inflamatórios não esteroides causam úlceras gástricas e duodenais e sua administração simultânea com varfarina aumenta em quase quatro vezes o risco de sangramento gastrointestinal. Devido à inibição da agregação plaquetária, o ácido acetilsalicílico aumenta a incidência de sangramento nos pacientes tratados com varfarina. Por fim, os antibióticos que alteram a flora intestinal reduzem a síntese bacteriana da vitamina K e, desta maneira, aumentam o efeito da varfarina. Outro exemplo de grande importância é a interação entre a fenitoína e a varfarina, em que a primeira desloca a segunda das proteínas plasmáticas aumentando o risco de hemorragias graves, uma vez que eleva a disponibilidade da varfarina.

Deve-se considerar a importância dos fármacos com propriedade de prolongar o intervalo QT, devido ao risco de cardiotoxicidade com *torsade de pointes* e parada cardíaca. Esses eventos adversos podem ser determinados por potenciais interações farmacocinéticas que inibem o metabolismo de fármacos com essa propriedade ou por sinergismo farmacodinâmico. As potenciais interações: metronidazol x amidorana, fluconazol x sulfametoxazol/trimetoprim, fluconazol x haloperidol, risperidona x haloperidol e amiodarona x haloperidol foram detectadas nos últimos estudos e merecem atenção durante o acompanhamento clínico dos pacientes.

O conhecimento desses mecanismos oferece suporte para as intervenções clínicas durante o tratamento medicamentoso do paciente e nas tomadas de decisões da equipe multidisciplinar. Nem todas as interações medicamentosas exigem interrupção do medicamento. Estes medicamentos podem necessitar de um ajuste de dose, redefinição do aprazamento ou monitoramento de seus níveis séricos.

Principais interações medicamentosas e condutas

No Brasil, os estudos sobre interações medicamentosas são escassos e na sua grande maioria foram limitados a quantificar a frequência de interações medicamentosas potenciais, sem especificar a relação destes com a politerapia, com grupos terapêuticos ou fatores de suscetibilidade do paciente, como a idade e a gravidade do quadro clínico.

As atividades de Farmácia Clínica na Unidade de Terapia Intensiva Neurológica do Hospital BP – A Beneficência Portuguesa de São Paulo se iniciaram em 2011 e, desde então, a atuação do farmacêutico clínico tem mostrado dados relevantes na prática de promoção da terapia medicamentosa segura aos pacientes.

As interações medicamentosas mais significativas foram listadas levando-se em consideração a gravidade. As análises das interações medicamentosas graves e contraindicadas foram realizadas em bases de dados internacionais (Tabela 45.1).

Ao decorrer destes anos de acompanhamento do farmacêutico clínico na Unidade de Terapia Intensiva Neurológica do Hospital BP – A Beneficência Portuguesa de São Paulo, observamos que interações frequentes e graves como o omeprazol × clopidogrel ou metoclopramida × tramadol foram praticamente extintas, havendo a substituição do

45 | INTERAÇÕES FARMACOLÓGICAS

Tabela 45.1. Relação de medicamentos com interações medicamentosas graves

Risco	Interação Medicamentosa
Grave	Cilostazol × Venlafaxina: pode aumentar o risco de sangramento
Grave	Valproato de sódio × Ertapenem: diminuição da concentração plasmática do ácido valpórico, podendo acarretar convulsão
Grave	Fluconazol × Levofloxacino: pode resultar em cardiotoxicidade (Torsade de Pointes, parada cardíaca)
Grave	Espironolactona × Sotalol: pode resultar em cardiotoxicidade (Torsade de Pointes, parada cardíaca)
Grave	Fluconazol × Sinvastatina ou Atorvastatina: pode resultar em risco de miopatia e/ou rabdomiólise
Grave	Metoprolol × Venlafaxina: pode resultar em diminuição da eficácia do metropolol
Grave	Varfarina × Sinvastatina: pode resultar em risco de miopatia ou rabdomiólise
Grave	Anlodipino × Sinvastatina: pode resultar em risco de miopatia ou rabdomiólise
Grave	Haloperidol × Quetiapina: o uso concomitante de quetiapina e agentes prolongadores do intervalo QT pode resultar em aumento do risco de prolongamento do intervalo QT, podendo ocasionar eventos cardíacos adversos graves
Grave	Olanzapina × Quetiapina: o uso concomitante de quetiapina e agentes prolongadores do intervalo QT pode resultar em aumento do risco de prolongamento do intervalo QT, podendo ocasionar eventos cardíacos adversos graves
Grave	Metoclopramida × Tramadol: pode resultar em aumento do rsico de convulsões
Grave	Omeprazol × Clopidogrel: pode resultar em redução da eficácia do clopidogrel e aumento do risco de trombose
Grave	Anlodipino × Clopidogrel: pode reduzir o efeito antiplaquetário e aumentar o risco de eventos trombóticos
Grave	Ciprofloxacino × Sinvastatina: pode resultar em risco de miopatia ou rabdomiólise
Grave	Vancomicina × Gentamicina: pode ocasionar nefrotoxicidade
Grave	Meropenem × Ácido Valproico: pode causar diminuição dos níveis séricos do ácido valpróico com consequente perda do efeito anticonvulsivante
Grave	Ciprofloxacino × Fluconazol: pode ocorrer o aumento do risco de prolongamento do intervalo QT, podendo ocasionar eventos cardíacos adversos graves
Grave	Digoxina × Amiodarona: pode ocorrer toxicidade da digoxina (náuseas, vômitos, arritmias cardíacas)
Grave	Amiodarona × Atorvastatina: pode resultar em risco de miopatia ou rabdomiólise
Grave	Citalopram × Quetipina: pode resultar em aumento do risco de prolongamento do intervalo QT, podendo ocasionar eventos cardíacos adversos graves
Grave	Amicacina × Vancomicina: pode acarretar ototoxicidade e/ou nefrotoxicidade
Grave	Claritromicina × Tramadol: pode aumentar o risco de convulsões, síndrome serotoninérgica e toxicidade relacionada ao opioide
Grave	Furosemida × Gentamicida: aumento da concentração de gentamicida levando a possível ototoxicidade e nefrotoxicidade
Grave	Quetiapina × Risperidona: pode resultar em aumento do risco de prolongamento do intervalo QT.
Grave	Ciprofloxacino × Metronidazol: aumento do risco de prolongamento do intervalo QT, arritmias e podendo ocasionar eventos cardíacos adversos graves
Contraindicada	Fluconazol × Citalopram: aumento do risco de prolongamento do intervalo QT, podendo ocasionar eventos cardíacos adversos graves e síndrome serotoninérgica
Contraindicada	Fluconazol × Quetiapina: aumento da concentração sérica de quetiapina e um aumento do risco de prolongamento do intervalo QT, podendo ocasionar eventos cardíacos adversos graves

Fonte: Micromedex (2016); Drug Information Handbook (2013-2014).

protetor gástrico e do antiemético por similares terapêuticos, através da aceitação positiva por parte da equipe médica, que prescreve as opções terapêuticas favoráveis ao não aparecimento de interações medicamentosas. A possibilidade de ocorrência da síndrome serotoninérgica também é um fator que contribui para a escolha ou substituição do antiemético. Já as interações envolvendo a sinvastatina nas doses maiores de 20 mg também tiveram seu percentual de aparecimento menor que 10%, com a equipe médica aceitando a sugestão de substituição por similar terapêutico disponível na instituição.

A conduta farmacêutica da abordagem das interações medicamentosas deve ser discutida individualmente, de forma pontual para cada paciente. Sabe-se que a maioria pode ser controlada por meios que não a suspensão da combinação, mas sim com ajustes de dose e monitoração dos possíveis eventos adversos, sinais ou sintomas do paciente, troca ou suspensão de um dos medicamentos, mudanças de horários da administração, ou seja, uma avaliação individualizada de risco e benefício.

Segundo estudos, a integração do farmacêutico à equipe multidisciplinar, por meio das atividades de acompanhamento do tratamento medicamentoso, da resolução de problemas, do monitoramento e, quando necessária, a intervenção para aumentar o efeito benéfico dos medicamentos, resultou na redução de aproximadamente 66% da ocorrência de eventos adversos relacionados aos medicamentos, decorrentes da prescrição médica.

É importante considerar também que nem todas as possíveis interações medicamentosas detectadas em literaturas serão realmente desencadeadas na prática clínica, sendo necessária a avaliação individual do paciente, devido à dificuldade de estabelecer o potencial da interação.

Os clínicos, por sua vez, devem estar atentos às combinações de fármacos que possam representar perigo, sendo estes os inibidores ou indutores enzimáticos da monoxigenase hepática e os que possuem baixo índice terapêutico.

A atenção por parte de todos os profissionais que atuam no cuidado intensivo do paciente deve ser máxima, com a intenção de evitar a ocorrência de algum desfecho desfavorável ao uso de medicamentos, com o objetivo sempre voltado a prevenir a sua ocorrência ou minimizar seu papel como fator desencadeante de iatrogenias e eventos adversos.

Assim sendo, o profissional farmacêutico possui papel importante na equipe multidisciplinar, cooperando na detecção de interação medicamentosa por meio da disseminação de informação, bem como na participação clínica frequente dentro da UTI.

Monitoramento do uso de medicamentos em unidade de terapia intensiva neurológica

A farmácia clínica prioriza a orientação e o acompanhamento farmacoterapêutico dos pacientes, demonstrando ser eficaz na redução de agravamentos da patologia, na prevenção de erros e eventos adversos relacionados a medicamentos e na adequação da prescrição, promovendo assim um serviço de qualidade individualizado ao cuidado de cada paciente.

Um facilitador do processo são os sistemas de prescrição eletrônica, que compreendem uma variedade de programas especialmente elaborados para prescrição automatizada de medicamentos, em um formato padrão, legível e com totalidade de conteúdo. Praticamente todos os sistemas de prescrição eletrônica incluem em sua interface o suporte à decisão clínica, com maior ou menor grau de sofisticação. A implantação dos sistemas de prescrições eletrônicas está em sua grande maioria associada à revisão das mesmas por farmacêuticos clínicos. Esta associação proporciona o envolvimento do farmacêutico no processo de avaliação do tratamento medicamentoso, de resolução de problemas, de monitoramento e, quando necessário, de intervenção para aumentar o efeito benéfico dos medicamentos, além de reduzir seus efeitos adversos.

A reconciliação medicamentosa também é uma estratégia importante para identificar as possíveis interações e divulgar as informações na transição do cuidado.

Existem alguns fatores que devem ser analisados diariamente no acompanhamento do paciente, a fim de evitar erros.

Identificação do paciente

Ausência de identificação correta e omissão de partes do nome dos pacientes, trazendo risco ao paciente de eventos adversos, resultando em erros na terapia medicamentosa.

Identificação do prescritor e conteúdo da prescrição

Há uma padronização a ser seguida com as seguintes definições: assinatura do médico contendo identificação com nome, CRM ou CRO legível, forma farmacêutica, concentração, via de administração e intervalo.

Acompanhamento farmacoterapêutico através da implantação de farmácia clínica

Avaliação diária das prescrições contemplando dose, posologia, diluição, duplicidade terapêutica e via de administração. Acompanhamento diário da resposta clínica do paciente à terapia medicamentosa, reações adversas, resultados dos exames como creatinina, com avaliação da função renal do paciente, modificando dose ou posologia dos antimicrobianos nefrotóxicos quando necessário, acompanhamento do exame de Índice Internacional Normalizado (INR) em pacientes que utilizam a anticoagulação oral com varfarina, acompanhamento dos valores de exames de eletrólitos e suas respectivas reposições, acompanhamento dos níveis séricos de fenitoína, digoxina e imunossupressores, avaliação de medicamentos administrados pela sonda nasoenteral ou gastrostomia e avaliação de possíveis interações medicamentosas de fármaco x nutrientes. O cuidado ao paciente continua quando este recebe alta, em que o farmacêutico realiza uma orientação referente ao uso correto, desde sua indicação até os melhores horários para cada medicamento prescrito ser administrado.

Restrição de líquidos

O excesso de volume de líquidos pode estar relacionado à simples sobrecarga hídrica ou à diminuição da função dos mecanismos homeostáticos responsáveis pela regulação do organismo. Os pacientes críticos que têm restrição de líquidos devem ser acompanhados, pois surgem complicações como sobrecarga cardíaca, edema pulmonar, principalmente em pacientes nefropatas e cardiopatas. Nesses casos é de extrema importância que o farmacêutico sugira o menor volume para diluição permitida dos medicamentos em unidade de terapia intensiva.

Drogas vasoativas

Devem ser monitoradas, pois são medicamentos que apresentam efeitos vasculares periféricos, pulmonares ou cardíacos, sejam eles diretos ou indiretos, atuando em pequenas doses e com respostas dose-dependentes de efeito rápido e curto, através de receptores situados no endotélio vascular. Torna-se necessária a monitoração hemodinâmica, quando da utilização desses medicamentos, pois suas potentes ações determinam mudanças drásticas tanto em parâmetros circulatórios como respiratórios podendo do seu uso inadequado advir efeitos colaterais indesejáveis, graves, que obrigam sua suspensão.

Os medicamentos de uma forma geral são administrados para levar melhorias ao quadro clínico do paciente. Desse modo, devemos ter cautela na administração, observando seus efeitos benéficos, efeitos secundários e contraindicações, avaliando posteriormente a eficácia do medicamento para cada paciente. Este cuidado se aplica não somente ao preparo, mas também à forma de administração, evitando futuras complicações.

A conduta dentro de uma UTI deve ir além da avaliação já especificada. Monitorar os medicamentos de alto risco com as possíveis incompatibilidades de administração e interações farmacológicas, que podem ser letais aos pacientes é essencial para o sucesso da terapia medicamentosa.

Medicamentos de alto risco

Medicamentos de alto risco ou medicamentos de alta vigilância são aqueles que apresentam risco aumentado de provocar danos significativos ao paciente quando há erros em sua prescrição, preparo e/ou administração. Tais erros não são tão frequentes, porém quando ocorrem as consequências têm tendência a ser mais graves, podendo causar desde lesões permanentes até risco de morte.

Devido ao risco que esses medicamentos apresentam, são implantadas barreiras nos estabelecimentos de saúde para minimizar possíveis erros na utilização dos mesmos, como por exemplo: dupla checagem na preparação e administração dos medicamentos, uso de etiquetas de alerta identificando que o medicamento é de alto risco, armazenamento destes medicamentos em local trancado e separado dos demais medicamentos. Medicamentos que mesmo quando utilizados corretamente podem trazer danos ao paciente são considerados de alto risco.

É de extrema importância a redução de danos causados por esses medicamentos, pois além do dano em si e sofrimento ao paciente, há também custos adicionais com a assistência.

Existe uma lista mundial de medicamentos de alto risco que sofre atualização constante e diversas classes terapêuticas fazem parte dela.

Dentre as classes terapêuticas, foram escolhidos quatro grupos que representam grandes danos e diversas oportunidades de melhoria: anticoagulantes, inibidores do fator Xa e inibidores diretos da trombina, narcóticos e opiáceos, insulinas e sedativos. Os danos mais comuns causados por esses medicamentos são hipertensão, hemorragias, tromboses, hipoglicemia, hiperglicemia, parada cardiorrespiratória, *delirium*, letargia e bradicardia.

- *Anticoagulantes/inibidores do fator Xa/inibidores diretos da trombina*

Os antitrombóticos, como os anticoagulantes (enoxaparina, heparina e a varfarina oral), inibidores do fator Xa (fondaparinux, rivaroxabana e apixabana) e inibidores diretos da trombina (dabigatrana) são utilizados com frequência para profilaxia e tratamento de tromboembolismo, em pacientes internados ou não. Todo paciente em uso de medicamentos antitrombóticos deve ser monitorado e exames de TTPA e INR também devem ser avaliados constantemente, pois a dose inadequada pode levar tanto a hemorragias quanto à ineficácia terapêutica, ocasionado tromboses.

A varfarina, por exemplo, é um medicamento de baixo índice terapêutico em que a dose terapêutica é próxima da dose tóxica e que pode sofrer diversas interações, tanto com medicamentos quanto com alimentos, portanto o monitoramento da dosagem e exames de INR devem ser seguidos criteriosamente.

A elaboração de guias de orientação para pacientes que recebem alta em uso de tais medicamentos também deve ser realizada, pois muitos pacientes continuam o tratamento em domicílio e devem receber orientações como qual o melhor horário a serem administrados os medicamentos, alimentos a serem evitados, reações que podem aparecer, entre outros.

- *Narcóticos e opiáceos*

O monitoramento da dor é de grande importância no cuidado ao paciente. Um controle bem definido e realizado da dor colabora para uma boa qualidade de vida (no caso de pacientes paliativos) e para ajudar na recuperação de lesões, cirurgias e doenças. Muitos pacientes são vítimas de danos, mesmo quando recebem a dose adequada de narcóticos. Os danos mais comuns são depressão respiratória, confusão, letargia, náusea, vômito e constipação. Muitos desses danos ou lesões podem ser evitados com dosagem adequada ao paciente de forma individual ou com outra terapia medicamentosa que alivie a dor.

- *Insulinas*

As insulinas são fármacos de margem terapêutica estreita, em que uma dose excessiva pode causar desde hipoglicemia até coma hipoglicêmico e morte, e uma subdose pode resultar em hiperglicemia e cetoacidose. O mecanismo de ação e toda a complexidade da dosagem contribuem para o erro e danos associados. O acompanhamento do uso de insulina é primordial, pois a insulina está entre os medicamentos que mais causam danos a pacientes adultos e pediátricos.

Pacientes em uso de insulina devem realizar leitura dos níveis glicêmicos (dextro) diariamente, várias vezes ao dia (dependendo do tipo de diabetes) para melhor controle da glicemia e melhor ajuste posológico das insulinas, além de associar a alimentação correta para o perfil do paciente.

Deve ser feita também a orientação a pacientes internados que recebam alta em uso de insulinas, priorizado armazenamento, esquema posológico e aplicação.

- *Sedativos*

No paciente crítico, os principais objetivos da analgossedação são: realização de cirurgias e procedimentos invasivos, redução da resistência à ventilação mecânica, diminuição do consumo de oxigênio, tratamento de distúrbios psiquiátricos ou problemas relacionados

à abstinência de substâncias de abuso, restauração da temperatura corporal, alívio da ansiedade, indução do sono e redução do metabolismo basal. O uso irregular, excessivo, desnecessário e prolongado dessa classe terapêutica pode resultar em diversas complicações, como risco de queda, coma ou dificuldade no despertar do paciente, hipotensão e *delirium*.

O uso da sedação deve cumprir seu papel de conforto ao paciente e todo paciente deve ser monitorado e avaliado constantemente quando em analgossedação para ajuste de tipos de drogas, velocidade de infusão e/ou concentração.

Todo o processo do cuidado ao paciente deve ser acompanhado desde sua admissão no hospital e deve continuar quando ele é transferido para diferentes níveis de cuidado e, posteriormente quando recebe alta, proporcionando um cuidado em que os danos são evitados por meio do controle dessas classes medicamentosas que apresentam risco ao paciente.

Incompatibilidades físico-químicas

As incompatibilidades medicamentosas caracterizam-se por ocorrer *in vitro*, isto é, antes da administração no organismo, quando misturados dois ou mais fármacos em uma mesma seringa, equipo de soro ou outro recipiente. Devem-se a reações físico-químicas entre os fármacos e podem resultar em diminuição da atividade dos fármacos originais, em inativação dos fármacos, em formação de novo composto ativo, inócuo ou tóxico, em aumento de toxicidade dos fármacos envolvidos e em alterações organolépticas, evidenciadas por mudança de cor, consistência, opalescência, turvação, formação de cristais, floculação, precipitação, associadas a mudanças ou não da atividade farmacológica.

A incompatibilidade pode ser terapêutica ou farmacêutica, sendo a farmacêutica classificada em química ou física; pode ser um precipitado, a presença de partículas, formação de gás ou mudança de coloração da solução. A incompatibilidade química é o resultado de uma reação química que altera a integridade e potência do medicamento ou do seu princípio ativo. Em diversos casos, uma incompatibilidade química pode causar uma incompatibilidade terapêutica sem uma evidência física na solução.

A incompatibilidade de medicamentos nas soluções para infusão aumenta consideravelmente quando há mistura de duas ou mais drogas em uma mesma solução na qual está acondicionada. Vários fatores influenciam a incompatibilidade na mistura de medicamentos em uma mesma solução para infusão: o pH da mistura, o tipo de solução parenteral, medicamentos adicionais, os excipientes da formulação, a presença de conservantes no diluente, o grau de diluição da solução, o período de estocagem da solução, a ordem da mistura, luz e temperatura.

Os doentes internados em UTI estão frequentemente submetidos a uma grande diversidade terapêutica, uma vez que a maioria dos medicamentos é administrada por via intravenosa na fase mais aguda da doença. Nos pacientes em terapia intensiva, a infusão contínua de medicamentos vasoativos e a administração intermitente de outros fármacos como antimicrobianos, analgésicos, ansiolíticos e antieméticos são comuns e necessárias. O aparecimento e a difusão de cateteres centrais de múltiplos lúmens vieram permitir a separação da administração da nutrição parentérica, dos medicamentos vasopressores e de outros mediante suas administrações por vias exclusivas. No entanto, é frequente a necessidade de administrar vários medicamentos em "Y", ou seja, pelo conector de polifix ou as "torneirinhas" de várias vias, cuja incompatibilidade física e química das medicações ali administradas é muitas vezes ignorada por falta de informação clara ou pesquisas realizadas na área.

Administrar o medicamento é um processo multidisciplinar que vai exigir do responsável pela administração conhecimento variado, consistente e profundo, tendo em vista que as necessidades terapêuticas levam frequentemente a se misturarem medicamentos na mesma seringa ou em uma solução líquida.

A reconstituição de um soluto injetável é obtida em geral pelo acréscimo de uma ampola de diluente ou solvente: água para injeção, solução de cloreto de sódio ou de glicose mais raramente, solução de lidocaína etc.; a lista não é limitativa. É preciso, em geral, utilizar o diluente ou solvente distribuído com o medicamento: é essa solução que será em seguida eventualmente administrada com outro soluto, no caso em que a compatibilidade é conhecida.

Quando a adição é feita no frasco de infusão, este deve ser agitado várias vezes para assegurar uma mistura homogênea – uma sedimentação do medicamento acrescentado pode ser produzida caso essa precaução não seja respeitada, tendo como resultado sua administração excessivamente rápida. É necessário observar minuciosamente a mistura para se detectar alguma modificação na solução.

Os pacientes internados em UTI estão sujeitos a um índice elevado de incompatibilidades medicamentosas, pelo grande número de fármacos prescritos, necessários em decorrência de sua complicação clínica. As incompatibilidades podem ser identificadas e evitadas com a presença do farmacêutico na unidade de internação, diminuindo a ocorrência de efeitos indesejáveis ao paciente.

Interação fármaco-nutriente

As interações entre fármacos e nutrientes ocorrem frequentemente e podem ter um impacto negativo na evolução do paciente, sendo um problema de grande relevância na prática clínica, em razão das alterações na relação risco/benefício do uso do medicamento.

O fenômeno de interação fármaco--nutriente pode ocorrer durante a administração de medicamento e alimento, durante o processo digestivo ou na distribuição e/ou eliminação do fármaco.

O nutriente influi nos efeitos farmacológicos, colaterais, toxicidade e na metabolização do fármaco, alterando a eficácia terapêutica. O fármaco modifica a utilização do nutriente e compromete a nutrição. Essas interações são facilitadas, pois os medicamentos, na sua maioria, são administrados por via oral.

No entanto, alguns pacientes podem necessitar de medicamentos por vias alternativas à via oral. A administração de medicamentos orais via sonda é geralmente considerada pela boa disponibilidade desses medicamentos e pelo custo mais baixo em relação aos medicamentos para administração intravenosa. Quando da administração por essa via, a interação fármaco-nutriente deve ser monitorada.

Identificar as interações clinicamente significativas pode ajudar na prevenção ou no tratamento precoce das consequências negativas das interações fármaco-nutriente. Para se potencializar um efeito benéfico ou se evitar associações prejudiciais, é necessário entender como essas interações ocorrem. Para isso, torna-se necessário diagnosticar a doença e seu estágio, escolher a intervenção nutricional e minimizar o número e o tempo de drogas administradas.

Mecanismos que levam a interações fármaco-nutriente

O consumo de alimentos com fármacos pode ter efeito marcante sobre a velocidade e extensão de sua absorção. As administrações de fármacos com alimentos, segundo as recomendações, ocorrem por três razões fundamentais:

1. possibilidade de aumento da sua absorção;
2. redução do efeito irritante de alguns fármacos sobre a mucosa gastrointestinal;
3. uso como auxiliar no cumprimento da terapia, associando sua ingestão com uma atividade re-

lativamente fixa, como as principais refeições.

No entanto, cada fármaco e cada nutriente possuem sua particularidade, e a administração concomitante pode causar interações que alteram a disponibilidade, a ação ou a toxicidade de uma dessas substâncias ou de ambas, que podem ser físico-químicas, fisiológicas e fisiopatológicas. As fisiológicas incluem as modificações induzidas por medicamentos no apetite, na digestão, no esvaziamento gástrico, na biotransformação e no *clearance* renal. As fisiopatológicas ocorrem quando os fármacos prejudicam a absorção e/ou inibem o processo metabólico dos nutrientes.

A influência dos nutrientes sobre a absorção dos fármacos depende do tipo de alimento, da formulação farmacêutica, do intervalo de tempo entre a refeição e sua administração e do volume de líquido com o qual ele é ingerido.

A maioria das interações clinicamente significantes ocorre no processo de absorção. A absorção dos nutrientes e de alguns fármacos ocorre por mecanismos semelhantes e frequentemente competitivos, apresentando como principal sítio de interação o trato gastrointestinal. Como exemplo, pode-se citar a interação entre a fenitoína e a nutrição enteral, em que ocorre a quelação entre o fármaco e cátions divalentes da fórmula enteral, bioinativação e incompatibilidade, tendo como consequência uma biodisponibilidade reduzida do medicamento.

A ingestão de alimentos também é capaz de desencadear no trato digestivo a liberação de secreção que age hidrolisando e degradando ligações químicas específicas, pela ação do ácido clorídrico e de enzimas. A ação de fármacos sensíveis a pH baixo pode ser alterada ou até inativada pelo ácido gástrico quando ingeridos com alimentos, por exemplo no caso da inativação da penicilina e da eritromicina. O pH também interfere na estabilidade, assim como na ionização dos fármacos, promovendo uma alteração na velocidade e extensão de absorção. Os ácidos e sais biliares, pelas suas propriedades tensoativas, auxiliam a solubilização e favorecem a absorção de fármacos lipossolúveis, mas podem formar complexos não absorvíveis com substâncias como a colestiramina. De forma geral, as secreções ampliam a disponibilidade do fármaco, como é o caso da griseofulvina, que tem sua absorção aumentada quando ingerida com dietas hiperlipídicas.

A presença de alimentos no estômago contribui para o retardo do esvaziamento gástrico, pelos sinais de retroalimentação duodenal, incluindo principalmente o reflexo enterogástrico e a retroalimentação hormonal. Portanto, a velocidade do esvaziamento do estômago é limitada pela quantidade de quimo que o intestino delgado pode processar. O consumo de alimentos gordurosos, sólidos, ácidos e hipertônicos pode induzir a um acentuado retardo do esvaziamento gástrico, mais do que quando consumidos alimentos proteicos. A influência do alimento na permanência do fármaco no trato digestivo aumenta ou diminui sua absorção. O esvaziamento gástrico retardado pode possibilitar a chegada gradativa do fármaco a partir do estômago até o local de absorção do intestino delgado, ou ocorrer absorção sem saturação do processo absortivo, o que geralmente resulta em níveis séricos do fármaco com picos mais baixos.

A ingestão de alimentos aumenta o fluxo sanguíneo esplâncnico (FSE), e o grau de modificação depende do tipo e da quantidade da refeição ingerida. Dietas hiperproteicas e hiperlipídicas elevam o FSE, o qual é maior para as grandes refeições do que para as pequenas. O aumento do FSE pós-prandial tem sido implicado na diminuição do efeito de primeira passagem, levando, portanto, à ampliação da disponibilidade sistêmica de um número de fármacos, incluindo alguns bloqueadores beta-adrenérgicos.

Interferências do fármaco no estado nutricional

Os frequentes casos de anemia, diarreia e perda de peso reportados como associados à doença podem estar relacionados com alguma interação. A deficiente absorção de nutrientes pode ser sintomática e causar deficiências nutricionais originadas pelo uso crônico ou abuso dos fármacos.

No tratamento de doenças crônicas, o uso prolongado de fármacos pode provocar a perda de nutrientes. Nesses casos, a suplementação dietética é necessária para restabelecer as condições nutricionais normais do paciente.

Substâncias como antiácidos, laxativos e antibióticos podem causar a perda de nutrientes. O uso prolongado de laxativos estimulantes, como bisacodil,

induz o aumento da velocidade do trânsito intestinal e consequentemente reduz a absorção de glicose, proteína, sódio, potássio e algumas vitaminas, enquanto o uso excessivo daqueles que contêm fenolftaleína diminui a absorção de vitaminas C e D.

O uso de emolientes, como óleo mineral, depleta a absorção das vitaminas lipossolúveis. Nesses casos, a recomendação é que a administração do medicamento seja feita 1 hora antes ou 2 horas após as dietas dos pacientes, com alimentos ricos em vitaminas A, D, E e K, para que não ocorra absorção inadequada ou ineficiente desses nutrientes.

A má absorção primária é uma consequência dos efeitos diretos dos fármacos sobre a mucosa intestinal ou sobre o processo intraluminal.

A má absorção secundária é causada pelo estado fisiológico deficiente ou pela interferência do fármaco sobre o medicamento de um nutriente que, por sua deficiência, poderá ocasionar a má absorção de outros.

Principais interações fármaco-nutriente dos medicamentos mais prescritos em unidade de terapia intensiva neurológica

A crescente complexidade dos regimes terapêuticos dos fármacos tem aumentado o potencial de interação fármaco-nutriente, o que reforça a necessidade de desenvolver métodos para evitar interações clinicamente significativas.

O acompanhamento farmacêutico durante o momento da prescrição dos pacientes e na administração dos fármacos – com orientações específicas adequadas ao tratamento, por exemplo, evitar alimentos por 1 hora antes ou algumas horas depois de ter sido administrado um fármaco – pode contribuir de forma satisfatória para prevenir, detectar e resolver as possíveis interações entre fármacos e nutrientes de forma a proporcionar qualidade de vida ao paciente.

A intervenção clínica farmacêutica ocorre principalmente nas UTI, onde a gravidade do quadro clínico e a instabilidade apresentada pelos pacientes resultam na prescrição e administração de uma variedade de medicamentos.

A Tabela 45.2 mostra os principais medicamentos utilizados em uma UTI neurológica com as considerações de interações entre fármaco, alimentos e nutrição enteral. Apesar de a via oral não representar uma via de administração importante para esses pacientes críticos, as sondas enterais são utilizadas com frequência, sendo dessa forma necessária a intervenção do farmacêutico clínico. A orientação adequada do manejo desse medicamento, bem como as considerações dos horários corretos a serem administrados, de forma a minimizar as interações fármaco-nutriente, são essenciais para a qualidade do tratamento do paciente.

De acordo com os dados da Tabela 45.2, a administração concomitante de levodopa + cardiodopa com as dietas hiperproteicas retarda a absorção e reduz as concentrações plasmáticas máximas. Para diminuir essa interação existem três estratégias. A primeira consiste em separar as fontes de proteína da administração do fármaco, administrando o fármaco em horário diferente da dieta; a segunda limita a quantidade total de ingestão diária de proteína; e a terceira estratégia é aumentar a dose de levodopa + cardiodopa. O paciente deve ser monitorado quanto à resposta clínica para possíveis alterações sintomáticas da doença (doença de Parkinson) e evitar dietas hiperproteicas, impedindo que ocorra competição entre fármacos e proteínas da dieta.

O anticonvulsivante levatiracetam também tem seu nível sérico reduzido quando administrado em paciente com dieta enteral.

O uso de antibióticos com dieta enteral também deve ser monitorado. O uso de voriconazol com alimentos leva a um aumento da concentração do fármaco e, portanto, o fármaco deve ser administrado 1 hora antes ou 1 hora após as refeições. A apresentação do comprimido pode ser feita via sonda enteral; no entanto, a possibilidade da interação deve ser considerada no momento da escolha por essa via.

A administração de anticoagulantes e nutrição enteral evidencia a interação entre ambos, com diminuição da biodisponibilidade da varfarina, principalmente com alimentos ricos em vitamina K. É importante a necessidade da interrupção da dieta nos pacientes que utilizam varfarina, para evitar que desencadeie uma diminuição do efeito terapêutico esperado.

A levotiroxina pode ter dois tipos de interações: redução da absorção por perda do fármaco junto às paredes da sonda

MANUAL DE NEUROINTENSIVISMO DA BENEFICÊNCIA PORTUGUESA

Tabela 45.2. Interações fármaco-nutriente/ações com a equipe multidisciplinar

Fármaco	Interação	Ação com a Nutrição	Ação com a Enfermagem
Alendronato de sódio (Bonalen® / Fosamax®)	Com laticínios: diminui a biodisponibilidade do alendronato de sódio[3] Com alimentos: diminui da biodisponibilidade do alendronato de sódio[3] Com suco de laranja: diminuição da absorção do alendronato em 60%[2]	Dieta pobre em laticínios quando possível e evitar suco de laranja	Corrigir o aprazamento, administrando o medicamento pelo menos 30 minutos antes da primeira refeição, bebida ou medicação do dia[1,2]
Carbonato de cálcio (Os-Cal® / Calcium®)	Com alimentos lácteos: pode alterar cálcio sérico[2]	Dieta pobre em laticínios quando possível	Deve ser administrado durante as refeições, que não contenham alimentos lácteos[3]
Carbonato de lítio (Carbolitium®)	Com alimentos: as concentrações séricas do lítio podem ser aumentadas[2]	Pausar a NE por 1-2 h antes da medicação	Administrar com intervalo de 1-2 h longe das refeições
Ciprofloxacino (Cipro® / Proflox® / Quinoflox®)	Com alimentos ou suplementos contendo cálcio: diminuição da absorção do fármaco[2] Com nutrição enteral: diminuição em 30% da absorção do fármaco[2] Com cafeína: aumento da concentração sérica de cafeína e estimulação do SNC[2]	Dieta pobre em laticínios e cafeína Pacientes com dieta enteral intermitente, a mesma deve ser pausada em 2 h antes e depois da administração Recomenda-se que para pacientes com nutrição enteral contínua seja administrada ciprofloxacino parenteral	Administrar com intervalos de no mínimo 2 h da ingestão de produtos contendo cálcio e/ou cafeína[1]
Digoxina (Lanoxin®)	Com alimentos/NE: diminuição da concentração do pico de digoxina[2]	Manter quantidade adequada de potássio na dieta, para diminuir o risco de hipocalemia[1]	Administrar com intervalo de no mínimo 30 minutos das refeições/NE
Fenitoína (Hidantal® / Fenital® / Unifenitoin®)	Com dieta enteral: diminuição da absorção e conseqüente efeito da fenitoína Com dieta oral: não altera significativamente absorção do medicamento como com a dieta enteral[2]	Pacientes com dieta enteral intermitente, a mesma deve ser pausada em 2 h antes e depois da administração Recomenda-se que para pacientes com nutrição enteral contínua seja administrada fenitoína parentera.	Pacientes com dieta enteral intermitente, a mesma deve ser pausada em 2 h antes e depois da administração Recomenda-se que para pacientes com nutrição enteral contínua seja administrada fenitoína parenteral
Furosemida (Lasix® / Furosetron®)	Com alimento/NE: diminuição da concentração de furosemida e sua eficácia[2]	Manter quantidade adequada de potássio na dieta, para diminuir o risco de hipocalemia	Para manter o efeito diurético, deve-se administrar com estomago vazio, evitando diminuição da biodisponibilidade[2]
Hidralazina	Com dieta enteral: diminuição da concentração plasmática de hidralazina[2]	—	—
Itraconazol (Sporanox®)	Com alimento: alteração da biodisponibilidade do fármaco (em cápsula há aumento e em solução há redução)[2]	—	Administrar cápsulas com alimento[2]
Levofloxacino (Tamiran®)	Com suplementos contendo magnésio, alumínio, ferro ou zinco: diminuição da eficácia do medicamento[2]	Se o paciente pode receber nutrição enteral intermitente, deve-se pausar a dieta 2 h antes e retomar 2 h após administração do medicamento. Recomenda-se que para pacientes com nutrição enteral contínua seja administrada levofloxacino parenteral	Administrar 2 h antes ou 2 h após administração de suplementos contendo magnésio, alumínio, ferro ou zinco, além de multivitamínicos[1]

Continua...

45 | INTERAÇÕES FARMACOLÓGICAS

Tabela 45.2. Interações Fármaco-Nutriente/Ações com a Equipe Multidisciplinar *(continuação)*

Fármaco	Interação	Ação com a Nutrição	Ação com a Enfermagem
Levotiroxina (Puran T4® / Levoid® / Euthyrox®)	Com nutrição enteral: o uso pode diminuir a ação do fármaco[2] Dieta rica em fibras pode diminuir a absorção de levotiroxina no TGI	Dieta pobre em fibras	Administrar com estômago vazio, pelo menos 30 minutos antes das refeições/enteral
Levotiracetam (Keppra®)	Com nutrição enteral: o uso pode diminuir a ação do fármaco.	Se o paciente pode receber nutrição enteral intermitente, deve-se pausar a dieta 2 h antes e retomar 2 h após administração do medicamento	Se o paciente pode receber nutrição enteral intermitente, pausar a dieta 2 h antes e retomar 2 h após administração
Metoprolol (Seloken® / Selozok®)	Com alimentos: pode resultar em aumento das concentrações metoprolol	—	Administrar com o estômago vazio para evitar a variabilidade de absorção
Metformina (Glifage® / Glucoformin® / Teutoformin®)	Com vitamina B12 e ácido fólico: pode diminuir absorção destes[1] Com alimento: pode diminuir absorção da metformina[1]	Dieta pobre em vitamina B12 e ácido fólico	Recomenda-se administrar com as refeições/enteral somente quando houver irritação gástrica[1]
Norfloxacino (Floxacin® / Uni Forflox®)	Com laticínios: podem resultar em redução média da concentração plasmática de pico Com cafeína: pode resultar em aumento dos níveis séricos de cafeína	Dieta pobre em laticínios e cafeína	2 h depois ou 6 h antes da administração Evitar administração com alimentos ricos em cafeína 2 h depois ou 6 h antes da administração
Omeprazol (Uniprazol® / Omeprazin® / Gaspiren®)	Com alimento/NE: diminuição da absorção do omeprazol[2]	—	Deve ser administrado com estômago vazio, de preferência em jejum[1]
Poliestirenossulfato de cálcio (Sorcal®)	Com suco de frutas e alimentos com potássio: pode quelar o cálcio e perder eficácia[3]	Manter quantidade adequada de potássio na dieta	Não administrar com suco de frutas e alimentos ricos em potássio
Sulfato ferroso (Sulferrol®)	Com alimentos ricos em ácido fítico: redução da absorção de ferro Com laticínios: diminui biodisponibilidade do ferro[2]	Dieta pobre em alimentos ricos em ácido fítico Dieta pobre em laticínios	Administrar com intervalos de pelos menos 2 h com alimentos contendo ácido fítico (castanhas, sementes, arroz e grãos) e alimentos lácteos[2]
Varfarina (Coumadin® / Marevan® / Warfarin®)	Com alimentos contendo vitamina K: diminuição do efeito anticoagulante Com alimentos ricos em proteína: reduz efeito da varfarina. Com nutrição enteral: pode ocorrer resistência à varfarina, mesmo com baixas concentrações de vitamina K[2]	Dieta pobre em vitamina K, dieta hipoproteica Maior intervalo entre as nutrições enterais	Para pacientes com nutrição enteral, deve-se considerar intervalos longos entre a administração do medicamento e da nutrição[2]
Verapamil (Dilacoron Retard® / Dilacoron®)	Com cafeína: aumento da concentração sérica da cafeína e estimulação do SNC acentuada[2]	Dieta pobre em cafeína	Orientar aprazamento longe das refeições
Voriconazol (Vfend®)	Com alimento: aumento da concentração do fármaco[2]	-	Administrar 1 h antes ou 1 h após refeições. Comprimido contém lactose[2]

Fontes: 1 - Lacy CF, Armstrong LL, Goldman MP, Lance LL. Drug information handbook. 2010-2011. Hudson: Lexi-Comp; 2010 2 - Micromedex. Healthcare series, [base de dados Internet]. Greenwood Village: Thomson MICROMEDEX; 2009 [acesso em 05.2010]. Disponível em URL: http://www.micromedex.com/products/drugdex. 3 – Bula do medicamento. Site ANVISA. 4 - Lopes EM, Carvalho RBN, Freitas RM. Análise das possíveis interações entre medicamentos e alimento/nutrientes em pacientes hospitalizados. Einstein. 2010; 8(3 Pt 1):298-302.

691

e competição pela dieta administrada através da sonda.

Cabe ao farmacêutico a supervisão da terapia medicamentosa, na escolha da melhor forma farmacêutica para administração no paciente e suas possíveis complicações, como as interações fármaco-nutriente.

Conclusão

O sucesso da terapia medicamentosa do paciente depende do uso racional e seguro dos medicamentos e do monitoramento farmacológico dos mesmos. Considerando que em muitas vezes a politerapia estará presente no tratamento deste paciente, é necessário e de extrema importância demandar atenção às possíveis interações farmacológicas existentes.

A prescrição médica é a instrução dos prescritores para os dispensadores e pacientes. A análise de uma prescrição promove a base para sua revisão e desenvolve medidas para o uso racional dos fármacos, prevenindo problemas relacionados aos medicamentos.

Identificar e classificar as interações, conhecer o manejo clínico, saber como minimizar ou até evitar as interações, bem como monitorar parâmetros que proporcionam uma maior interação farmacológica (fármaco-fármaco, fármaco-nutriente ou relacionados à incompatibilidade) e o conhecimento dos medicamentos de alto risco é fundamental para os profissionais da saúde no tratamento de pacientes hospitalizados. Esse conhecimento permitirá aos profissionais da saúde optar por regimes te-

rapêuticos e horários de administração de medicamentos mais seguros, conduzindo assim à assistência de qualidade e livre de danos para o paciente.

Diagnosticar a doença e seu estágio, escolher a intervenção, seja relacionada à terapia do fármaco ou nutricional e minimizar o número e o tempo de drogas administradas é uma das estratégias para reduzir as interações. A instabilidade, a idade avançada e a administração dos fármacos na maioria por via parenteral, com uso de politerapia, promovem interações que podem ser graves, havendo necessidade de suspensão do fármaco ou de ajustes de doses e monitoramento, avaliando-se risco e benefício.

A atuação do farmacêutico clínico e o entrosamento da equipe multidisciplinar contribuem para a detecção das interações farmacológicas, para a divulgação de informações sobre medicamentos e para o manejo de uma prática segura e racional na terapia medicamentosa do paciente, proporcionando a qualidade assistencial na UTI.

Bibliografia consultada

1. Alcatá M, A. Ibáñeza, Garcíaby J, et al. Interacciones medicamentosas em pacientes de um serviço de medicina interna. Farm Hosp. 2008;32(5):293-7.

2. Azevedo EA, Silva EV. Medicamentos Potencialmente Perigosos de uso hospitalar e ambulatorial. Boletim ISMP Brasil. Belo Horizonte. 2015;4(3):1-8.

3. Bianchetti ES. Estudo da interferência de diferentes dietas nutricionais sobre as ações antiinflamatórias e analgesia do etoricoxib [dissertação]. Alfena: Universidade José do Rosário Vellano; 2006.

4. Bisson MP. Farmácia clínica e atenção farmacêutica. 2. ed. São Paulo: Manole; 2007.

5. Brunton LL, Chabner BA, Knollmann BC, et al. As bases farmacológicas da terapêutica. 11. ed. Rio de Janeiro: McGraw-Hill; 2006.

6. Bueno D, Moraes CG, Silva D, et al. Análise de incompatibilidades de medicamentos intravenosos no

centro de tratamento intensivo adulto do Hospital de Clínicas de Porto Alegre. Rev HCPA. 2011;31(1):31-8.

7. Bueno D, Silva D, Moraes CG. Análise de incompatibilidades de medicamentos intravenosos no centro de tratamento intensivo adulto do hospital de clínicas de Porto Alegre. Rev HCPA. 2011;31(1):31-38.

8. Camargo AL, Heineck I, Ferreira MBC, et al. Interações medicamentosas potenciais em prescrições de pacientes hospitalizados. Revista Infarma. 2003;15:9-10.

9. Carvalho REFLC, Reis AMM, Faria LMP, Zago KSA, Cassiani SHB. Prevalência de interações medicamentosas em unidades de terapia intensiva no Brasil. Acta Paul Enferm (Belo Horizonte). 2013;26(2):150-157.

10. Filho AP, Ostini FM, Antoniazzi P, et al. O uso de drogas vasoativas em terapia intensiva. Medicina (Ribeirão Preto). 1998;31:400-11.

11. Filho RMO, Delucia R, Planeta CS, et al. Farmacologia integrada. 2. ed. Rio de Janeiro: Revinter; 2004.

12. Fontenele RE, Araujo TL. Análise do planejamento dos horários de administração de medicamentos em unidade de terapia intensiva cardiológica. Rev Enferm UERJ. 2006;14:342-9.

13. Franco R. Fisiologia da coagulação anticoagulação e fibrinólise. Medicina Rib Preto. 2001;34:229-37.

14. Freitas RM, Lopes EM, Carvalho RBN. Análise das possíveis interações entre medicamentos e alimento/nutrientes em pacientes hospitalizados. Einstein: Educ Contin Saúde. 2010;8(3 Pt 1):298-302.

15. Gama CS. Saúde baseada em evidências. Einstein: Educ Contin Saúde. 2010;8(4 Pt 2):169-71.

16. Gastaldi AB. Hipervolemia e flebite relacionadas à administração de medicamentos. Terra e Cultura. Ano XX; n. 39.

17. Heldt T. Interação fármaco nutriente em unidade de terapia intensiva: revisão da literatura e recomendações atuais. Rev Bras Ter Intensiva (Porto Alegre). 2013;25(2):162-167.

18. Lisboa CD, Silva LD. Consequências da interação entre nutrição enteral e fármacos administrados por sondas: uma revisão integrativa. Cogitare Enferm. 2011;16(1):134-41.

19. Manenti S, et al. Adverse occurrences with drugs in intensive care unit: analysis of the administration of electrolyte solutions and antibioctis. Rev Esc Enf USP. 1998;32:362-8.

20. Moritz RD. Sedação e analgesia em UTI: velhos fármacos, novas tendências. Rev Bras Ter Intens. 2005;17:52-5.

21. Nascimento JWL, Sobrinho FF. Avaliação de interações medicamentosas em prescrições de pacientes hospitalizados. Racine. 2006;16(94):67-70.

22. Padilha AL, Manenti S. Chaves AB, et al. Ocorrências adversas com medicação em unidade de terapia intensiva: análise da administração de soluções hidroeletrolíticas e antibióticos. Rev Esc Enferm USP. 1998;32(4):369-76.

23. Padilha KG, Kitahara PH, Gonçalves CCS, et al. Ocorrências iatrogênicas com medicação em unidade de terapia intensiva: condutas adotadas e sentimentos expressos pelos enfermeiros. Rev Esc Enferm USP. 2002;36(1):50-7.

24. Padilha KG. Consequências de medicação em unidades de terapia intensiva e semi-intensiva. Rev Esc Enferm USP. 2006;40(2):247-52.

25. Peres CM. Interações droga-nutriente. Informativo técnico-científico. Farmacoterápica, março/2006.

26. Reis AMM. Fatores associados a interações medicamentosas potenciais e aos eventos adversos a medicamentos em uma unidade de terapia intensiva. 2009. 195 f. Trabalho de doutorado (Doutorado em Ciências, Programa Enfermagem Fundamental) – Escola de Enfermagem de Ribeirão Preto da Universidade de São Paulo, USP, Ribeirão Preto, 2009.

27. Reyes FGR, Moura MRL. Interação fármaco–nutriente: uma revisão/Drug–nutrient interaction: a review. Rev Nutrição. 2002;15(2):223-38.

28. Rodrigues AE. Importância do conhecimento interação fármaco–nutriente [monografia]. Porto: Universidade Fernando Pessoa; 2009.

29. Routledge PA, Seymour RM. Important drug-drug interactions in the elderly. Drugs & Aging. 1998;12(6):485-94.

30. Sacks GS. Drug-nutrient considerations in patients receiving parenteral and enteral nutrition. Pract Gastroenterol. 2004;19:39-48.

31. Santos SS, Sampaio HAC. Potenciais interações entre medicamentos e terapia nutricional enteral em pacientes internados em Unidade de Terapia Intensiva. Rev Bras Nutr Clin. (Fortaleza). 2014;29(2):152-158.

32. Souza GB. Estabilidade de medicamentos injetáveis. Rio de Janeiro: H.P. Comunicação Associados; 2007.

33. Wannmacher L, Fuchs FD. Farmacologia Clínica-Fundamentos da Terapêutica Racional. 4ª ed. Rio de Janeiro: Guanabara Koogan; 2012.

Capítulo

46

QUALIDADE EM UNIDADE DE TERAPIA INTENSIVA

Regina Stella Lellis de Abreu

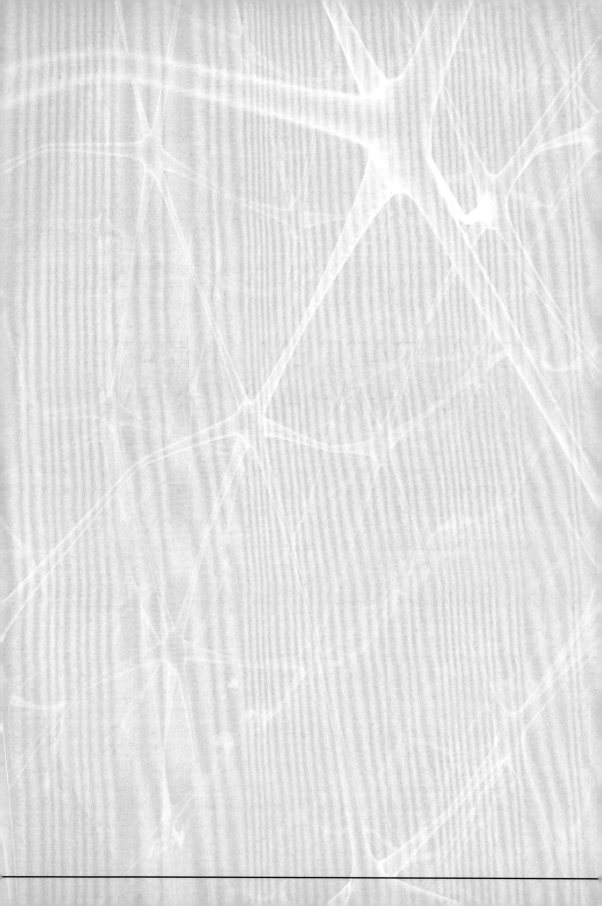

Introdução

No contexto das instituições de saúde, é determinante a adoção de práticas assistenciais que prezam pela qualidade e segurança. Não está no escopo deste capítulo detalhar historicamente sobre a qualidade em saúde, no entanto, para situar o leitor, caso haja interesse em pesquisar sobre o tema, faço referência ao grande precursor *Avedis Donabedian*.

Na área da saúde, *Avedis Donabedian* surge como um grande filósofo da qualidade. Ele desenvolveu um método para o entendimento da avaliação da qualidade neste setor. Este método é constituído por uma tríade, a partir dos conceitos de estrutura, processo e resultado. A estrutura consiste em recursos que se encontram à disposição para oferecer o serviço, ou seja, recursos físicos, humanos, materiais e financeiros necessários para a assistência médica, incluindo financiamento e disponibilidade de mão de obra. O processo é conceituado como o atendimento, a prestação de serviço, atividades envolvendo profissionais de saúde e pacientes, com base em padrões aceitos. Para definir-se o processo como uma cadeia interativa de clientes e fornecedores para que se possa avaliar a sua qualidade no âmbito de um hospital, precisa-se, antes de tudo, conhecê-los e identificá-los. É importante, portanto, perguntar-se qual é o processo que se pretende conhecer, melhorar e identificar uma característica deste processo que seja mensurável. Resultado é definido como o produto final da assistência prestada, considerando saúde, satisfação de padrões e de expectativas. São considerados como consequências do atendimento, mudanças no estado de saúde real ou potencial, não só de pessoas ou grupos, mas também da própria comunidade (Donabedian, 1994).

Saltando nesta linha histórica, vamos à década de 1990, onde começaram a se consolidar os Programas de Acreditação.

A acreditação hospitalar é uma ramificação do programa de qualidade total, porém voltada para instituições da área da saúde. Pode ser definida como um processo usualmente voluntário, temporário, periódico de avaliação contínua, pelo qual uma agência governamental ou não garante o reconhecimento de uma instituição de saúde (CBA/JCI - *Joint Commission International*). Ou ainda, um método de avaliação dos recursos institucionais voluntário, periódico e reservado que busca garantir a qualidade da assistência por meio de padrões previamente definidos, constituindo, essencialmente, um programa de educação continuada, e jamais uma forma de fiscalização (ONA).

Os planos para melhorar a segurança do cuidado de saúde frequentemente ignoram a perspectiva do paciente. O papel ativo dos pacientes em seu cuidado deve ser reconhecido e incentivado. Os pacientes têm um papel fundamental a desempenhar, ajudando os profissionais de saúde a chegar a um diagnóstico preciso, decidindo sobre o tratamento adequado, escolhendo prestadores experientes e seguros, assegurando a administração, o monitoramento e a adesão adequada ao tratamento, identificando eventos adversos e tomando medidas apropriadas. Eles podem sofrer grandes traumas psicológicos, causados tanto pelos resultados adversos como pela forma como os incidentes são geridos. Quando ocorrem danos no cuidado de saúde, é importante ouvir o paciente e/ou a sua família, reconhecer os danos, dar uma explicação honesta e aberta, pedir desculpas, perguntar sobre o trauma emocional e a ansiedade em relação ao tratamento futuro e oferecer ajuda prática e financeira rapidamente.

O fortalecimento da cultura de segurança do paciente é imprescindível para que os padrões de qualidade de uma unidade de terapia intensiva sejam atingidos.

Estabelecer, orientar e propiciar a compreensão de quais os comportamentos esperados para a promoção da segurança do paciente na instituição são fortemente recomendados para o fortalecimento da cultura institucional. É imprescindível que sejam claros os comportamentos da alta administração, da liderança e dos colaboradores de todos os níveis, incluindo corpo clínico.

É importante destacar que a Unidade de Terapia Intensiva está inserida no contexto do Sistema de Gestão da Qualidade do hospital, e desenvolverá os padrões de acordo com a diretriz institucional.

Este capítulo considera uma abordagem prática, de acordo com a experiência da BP – A Beneficência Portuguesa de São Paulo, na implementação do Programa de Acreditação da *Joint Commission International* (JCI) em uma de suas Unidades Hospitalares que foi acreditada pelo CBA/JCI em dezembro de 2010. Destacam-se de forma sucinta os principais pontos a serem considerados quando se busca oferecer cuidados prezando pela qualidade e segurança dos pacientes e profissionais.

Gestão da UTI

Alinhado ao programa de acreditação institucional, é imprescindível que o gestor da unidade de terapia intensiva esteja comprometido com a qualidade contínua do cuidado. Este profissional tem o importante papel de conduzir a equipe na implementação do programa de qualidade e zelar sua pela manutenção.

No caso de uma instituição, verificamos que é desejável que o gestor e os líderes de equipe possuam competências como agentes de mudanças, gestores de pessoas, ter foco em resultados, propiciar e saber trabalhar em equipe e possuir visão sistêmica.

O sistema de liderança da unidade de terapia intensiva (UTI) deve proporcionar a integração multidisciplinar dos profissionais que prestam o cuidado (médicos, enfermeiros, farmacêuticos, fisioterapeutas, nutricionistas, fonoaudiólogos etc.), e também das equipes de apoio (laboratório, imagem, serviço de controle de infecção hospitalar – SCIH, engenharia clínica, higienização etc.), desenvolvendo o engajamento e espírito de equipe em todos os profissionais, de forma organizada, cooperativa, complementar e responsável (Gutis, 2010).

A implantação do plano terapêutico determina com clareza papéis e responsabilidades de cada membro da equipe multidisciplinar para o alcance dos resultados assistenciais traçados para cada paciente.

O Plano Terapêutico Multiprofissional integra e direciona a assistência ao paciente por meio do levantamento dos problemas ativos durante o período de internação, a definição de meta ou resultado esperado para o respectivo problema ativo e a avaliação do resultado atingido.

Para a mensuração da eficiência dos resultados de desempenho a equipe da UTI define os indicadores de monitoramento clínico e administrativo. Um sistema de acompanhamento dos resultados por meio de reuniões de análise crítica dos indicadores, com desdobramentos de ações de melhoria, facilita a integração da equipe e o comprometimento frente aos resultados.

A divulgação dos principais indicadores, metas e ações, em um quadro visível a todos, demonstra ser interessante para o envolvimento dos colaboradores operacionais.

Como prática da qualidade, os registros das reuniões de gestão, bem como das ações propostas, devem ser realizados em atas de reuniões.

A equipe deve buscar o estabelecimento de uma cultura focada na melhoria dos processos, contemplando os riscos por meio de uma metodologia bem desenhada de gerenciamento de riscos (ações preventivas e notificação de eventos adversos). O foco deve ser sempre os processos e não as pessoas. O que se busca é o aumento da confiança de todos os profissionais, e desta forma propiciar a notificação de eventos para a melhoria contínua dos processos.

Equipamentos médicos e infraestrutura

Para garantir o suporte à vida dos pacientes que necessitam de cuidados de uma UTI existe muita tecnologia agregada nos diversos equipamentos médicos. No contexto da qualidade é importante que haja na instituição um programa de gerenciamento dos equipamentos médicos, a ser conduzido pelo departamento de engenharia clínica.

Este programa aborda desde o planejamento da aquisição dos equipamentos, a padronização, os planos de manutenção preventiva, a inspeção regular para garantir o pleno funcionamento dos equipamentos, calibração e a política de recolhimento dos equipamentos para a manutenção ou descarte.

A grande verdade é que os avanços na tecnologia médico-hospitalar têm alto impacto na longevidade, porém acabam sendo paradoxais os benefícios que essas tecnologias podem causar para a segurança do paciente caso a instituição não tenha uma política clara de incorporação de novas tecnologias, definindo um conjunto de ações e atividades com vistas à segurança, padronização, eficiência dos processos envolvidos na incorporação de tecnologias médicas, considerando desde o levantamento de demanda até sua incorporação.

Outro ponto importante é o programa de educação e treinamento sistemático dos profissionais, sobretudo o grupo de Enfermagem, que deve estar apto para utilizar os equipamentos e reconhecer corretamente qualquer problema que interfira no desempenho adequado do equipamento, antes de sua utilização.

É fundamental que as instalações físicas e as equipes de profissionais estejam adequadas de acordo com as leis e regulamentos, e dimensionadas considerando a demanda da unidade. Citamos a publicação recente da Agência Nacional de Vigilância Sanitária (ANVISA) – RDC 7 (Resolução da Diretoria Colegiada), que estabelece os parâmetros mínimos, mas não propriamente adequados a todas as necessidades.

Também fundamental é o plano institucional de segurança contra incêndio, que deve prever treinamentos e simulações periódicas de evacuação segura do prédio aos profissionais que atuam na UTI, incluindo os médicos. Todos devem participar do programa conhecendo suas atribuições.

A equipe da UTI, em conjunto com as equipes de manutenção, engenharia clínica e SESMT (Serviço Especializado em Engenharia de Segurança e Medicina do Trabalho) deve estabelecer os planos de contingências para problemas com os equipamentos e sistemas utilitários. Nestes planos devem ser consideradas também as atribuições dos profissionais assistenciais, dentro de uma situação de urgência e emergência.

Alinhado ao contexto institucional, o programa de gerenciamento de riscos deve ser pró-ativo e disseminado na UTI, para a identificação de sistemas vulneráveis à ocorrência de eventos adversos, sendo constante o monitoramento do ambiente e das práticas assistenciais.

Educação e qualificação dos profissionais

A participação do gestor da UTI na definição do dimensionamento do quadro de colaboradores (número de profissionais), da formação e habilidades, definindo as exigências específicas para os cargos, é fundamental.

A atuação de uma equipe multidisciplinar especializada e integrada é condição imprescindível quando se preconiza a qualidade assistencial. A avaliação de desempenho destes profissionais deve ser realizada de acordo com a política da instituição. Os resultados desta avaliação, juntamente com os dados do monitoramento da qualidade, como a introdução de novas tecnologias, novos procedimentos clínicos, são demandas para os programas de treinamento e educação continuada.

O treinamento sistemático e outras formas de educação continuada fazem parte do programa de aprimoramento das habilidades e conhecimento dos profissionais, o que também impacta na qualidade da assistência prestada.

Qualidade de vida e humanização

O modelo de UTI surgiu durante a 2ª Guerra Mundial, quando se concluiu que era mais seguro isolar os pacientes em estado grave. A partir de 1995 iniciou-se um movimento para humanização do atendimento, tanto do paciente quanto de seus familiares, em unidades de terapia intensiva, com intuito de tornar estes locais menos impessoais e estressantes.

Durante o processo de humanização a equipe multiprofissional deve conscientizar a família da situação do paciente, da necessidade de permanecer com tubos, drenos e aparelhos, que muitas vezes amedrontam a família.

Dentre as medidas a serem adotadas na humanização da UTI temos: o aumento do tempo de permanência dos familiares junto ao paciente; aumento do número de visitas; presença de janelas, relógios e televisores na UTI; permissão para utilização de aparelhos auditivos, próteses dentárias e óculos quando possível, e respeito ao ciclo sono-vigília.

Qualidade no cuidado intensivo

A definição clara e consistente dos critérios de admissão e alta da UTI, baseados em aspectos fisiológicos é fundamental. Estes critérios devem estar alinhados à elegibilidade dos pacientes a serem tratados na instituição, sendo esta a diretriz que embasa a política do cuidado a ser prestada na UTI.

Na admissão de um paciente, é obrigatório que este ou seus familiares ou responsáveis estejam adequadamente informados sobre os fatores relacionados ao cuidado proposto e resultados esperados, para que possam tomar uma decisão informada. Esta decisão é expressa por meio da assinatura de um Termo de Consentimento Livre e Esclarecido.

Outro aspecto importante a ser considerado é a educação do paciente e seus familiares ou responsáveis, que não deve ocorrer somente para a decisão informada. O processo de educação permite que o paciente tenha conhecimento e habilidade para poder participar melhor do seu cuidado na instituição e também aqueles necessários após a alta.

Reconhecemos que esta prática não é tão facilmente identificada no dia a dia da instituição e da UTI. Os profissionais atuam muitas vezes focados na prestação dos cuidados da assistência e o registro do processo educativo requer a quebra de paradigmas. No nosso aprendizado prático, verificamos que o primeiro passo em busca desta cultura foi o estabelecimento de tópicos a serem abordados no processo de educação do paciente, de acordo com cada tipo de assistência (médica, enfermagem, fisioterapia, nutrição e farmácia clínica), e alinhados à missão e aos serviços prestados, desta forma facilitando o registro da prática.

Entrando no escopo do cuidado, um processo eficaz de avaliação do paciente resulta em decisões sobre as necessidades imediatas e continuadas de tratamento, o que deriva um plano terapêutico que contempla as necessidades de cuidados médicos, de enfermagem e dos demais profissionais.

Mais uma vez ressaltamos a importância do trabalho em conjunto, para a integração dos achados resultantes das avaliações multidisciplinares. A integração propicia a facilidade na coordenação do cuidado, e o cuidado coordenado traz benefícios para os pacientes.

O estabelecimento de um plano de cuidado coordenado é efetivo e permite o uso eficiente dos recursos disponíveis. A assistência pautada em diretrizes e protocolos permite a tomada de decisão com base nas melhores evidências científicas disponíveis e a padronização dos processos de cuidado.

Para populações de pacientes de alto risco (idade e/ou condição ou natureza crítica de suas necessidades) e procedimentos considerados de alto risco, devido ao uso de equipamentos de alta complexidade, ou a natureza do tratamento ao potencial dano para o paciente, é importante a definição de protocolos e procedimentos específicos que permitam que o cuidado seja mais rigorosamente padronizado, para a atuação precisa e competente do profissional que presta e monitora estes cuidados.

Durante o processo do cuidado, muitas intervenções por diferentes profissionais são necessárias. Uma maneira simples e efetiva de se diminuir a variabilidade e assegurar que tudo o que deve ser feito seja realizado considerando a segurança do paciente é o uso de *checklists,* que servem como um guia de aspectos que devem ser considerados na determinação do plano terapêutico do paciente.

O plano terapêutico multiprofissional é elaborado durante as visitas multiprofissionais, mas também pode ser elaborado por cada membro da equipe multiprofissional em formulário específico contendo também a previsão de alta do paciente.

As visitas multiprofissionais ocorrem com a participação do médico, enfermeiro, fisioterapeuta, farmacêutico e nutricionista. O paciente deve ser avaliado diariamente e o plano terapêutico atualizado pelos profissionais da equipe multidisciplinar de acordo com as mudanças do quadro clínico. Como *checklist* é

utilizado o *fast hug* (abraço rápido), com os pontos importantes de intervenção e monitoração da evolução dos pacientes: **F** – (*feeding*) – alimentação, **A** – (analgesia) – controle da dor, **S** – (*sedation*) – sedação, **T** – (*thromboprophylaxis*) – profilaxia de tromboembolismo, **H** – (*head os the bed elevated*) – Elevação da cabeceira do leito, **U** - (*stress ulcer*) – prevenção de úlcera de estresse, **G** – (*glucose control*) – controle de glicemia.

Os resultados do uso desta ferramenta devem ser avaliados periodicamente, sendo feitos os ajustes sempre que necessário.

A utilização de um instrumento que permita a fácil visualização dos riscos e barreiras existentes nos processos contribui para a redução da probabilidade da ocorrência de um incidente, além de promover a identificação de fatores críticos para o desempenho de uma unidade assistencial.

Para elaboração do instrumento é necessária a participação da equipe multiprofissional envolvida no processo, onde são realizadas reuniões e por meio da aplicação da ferramenta de *brainstorming* são identificados e validados os itens: produto: o que se espera do processo; tarefa: macroetapas do processo; perigo: circunstância, agente ou ação com potencial para provocar danos; barreiras: medidas necessárias para a redução da probabilidade de ocorrência de incidentes; fornecedores: áreas que provêm materiais, informações e recursos que serão trabalhados no processo; clientes: áreas que recebem o produto do processo e indicadores de resultado.

O estabelecimento de uma cultura de notificação de incidentes deve ser incentivada, determinando a atuação da liderança como protagonista na busca contínua pela remodelagem de processos, estabelecimentos de protocolos e determinação de políticas que promovam e fortaleçam o comportamento seguro em todos da instituição.

Como já pontuamos, a abordagem do cuidado em UTI, resultante da combinação da atuação dos diversos profissionais que cuidam do paciente, não é eficaz e eficiente se não considerarmos a coordenação e integração deste cuidado. Toda esta abordagem integrada deve estar refletida no prontuário do paciente.

O gerenciamento dos protocolos é um componente essencial na prestação do cuidado. Protocolos clínicos que contemplem a avaliação periódica e as medidas a serem adotadas, de acordo com o resultado do gerenciamento, devem ter sua aplicação sistemática dentro dos cuidados de enfermagem, da mesma forma o seu monitoramento, tamanha a influência da presença da dor nos efeitos físicos e psicológicos dos pacientes.

Quando se aborda a qualidade assistencial, outro aspecto fundamental que temos que citar é a atuação para a prevenção e o controle das infecções. Na UTI, assim como nos demais setores de cuidado ao paciente, as infecções urinárias associadas ao uso de cateter, as infecções da corrente sanguínea e as pneumonias têm a sua importância. Um aspecto fundamental neste tópico, quando se considera a qualidade assistencial: a prática da higiene das mãos deve ser destacada. Assim como em todos os serviços de saúde e UTI de todo o mundo, o estabelecimento da cultura da lavagem das mãos, de maneira ampla e sistemática entre os diversos profissionais assistenciais e outros que eventualmente prestam algum serviço na UTI, além dos visitantes, é o grande desafio de todos nós.

É preciso a atuação constante dos representantes do Serviço de Controle de Infecção Hospitalar (SCIH), no entanto o exemplo e a vigilância dos líderes, principalmente de enfermagem, é que faz a diferença no estabelecimento desta cultura. Educar pacientes e visitantes neste tema também é de grande relevância. As campanhas de apoio e a manutenção dos treinamentos aos profissionais contribuem de maneira significativa na adoção da prática sistemática de lavagem das mãos.

A adoção de protocolos clínicos e os procedimentos operacionais-padrão permitem a padronização das condutas, o que reduz a variabilidade, aumenta a eficiência e permite a compreensão por toda a equipe. Apesar de todos estes aspectos favoráveis, a qualidade na assistência também considera que cada paciente é único, com suas próprias necessidades, sendo importante permitir antecipadamente que pequenas adaptações possam ser feitas.

O cuidado na UTI deve compreender e preservar os direitos dos pacientes, por meio de profissionais preparados para tratá-los com consideração e respeito, protegendo sua dignidade. Uma equipe preparada e sustentada pelos procedimentos preestabelecidos que orientem a maneira correta de lidar com situações, algumas vezes peculiares relacionadas às crenças e aos valores do paciente, favorece o impacto significativo que estas situações têm no processo de cuidado e na resposta do paciente ao tratamento.

O respeito aos direitos dos pacientes também permeia pela atuação e cuidado dos profissionais com a confidencialidade no tratamento das informações sobre os pacientes, e contempla uma das questões mais difíceis de enfrentar durante o tratamento, que é o respeito aos desejos e preferências do paciente em submeter--se ou não a medidas de ressuscitação ou a outros tratamentos de sustentação da vida.

A participação dos dirigentes médicos da UTI nas discussões para o estabelecimento da política institucional que orienta todos os aspectos do cuidado nos últimos estágios da vida é de suma importância para direcionar a tomada de decisão conjunta nestas situações, considerando principalmente a participação dos pacientes e/ou familiares nas decisões.

Não se pode falar em qualidade no cuidado intensivo sem abordar a questão da comunicação efetiva, como um pilar na prestação de um cuidado seguro ao paciente. Muitos são os erros decorrentes da comunicação inadequada, principalmente as prescrições verbais, sendo que outro aspecto bastante crítico nesta abordagem consiste na informação de resultados de exames críticos, também por meio da comunicação verbal.

Como prática para minimizar a ocorrência de erros provenientes da falha na comunicação, a UTI deve adotar procedimentos-padrão de conhecimento de todos, que permitam a introdução de barreiras, como a releitura da prescrição ou repetição da ordem em uma situação de emergência, sendo imprescindível que todos os profissionais compreendam a importância destes procedimentos, adotando-os na prática do dia a dia.

Em um momento de reflexão, a maioria dos profissionais que atuam na assistencia se lembra de ter ouvido ou presenciado uma situação em que uma falha na comunicação resultou em erro com consequência ao paciente. A reflexão e discussão destes exemplos ajudam na conscientização da importância da adoção das práticas de comunicação efetiva entre os profissionais.

Gerenciamento da informação

Neste tópico abordamos o prontuário clínico do paciente, considerando a importância deste documento que contém todas as informações relativas ao paciente.

O prontuário clínico é reflexo do cuidado prestado, por isso as informações contidas neste documento devem ser suficientes para apoiar o diagnóstico, justificar o tratamento e documentar a evolução e os resultados da terapêutica instituída, além de propiciar a continuidade do cuidado entre os diversos profissionais prestadores de cuidados.

O gerenciamento da informação contempla a necessidade de se medirem os resultados em cuidados intensivos e compará-los. Para tanto, as premissas básicas para a garantia do registro seguro devem compor práticas institucionais que garantam o acesso, a guarda, o sigilo, o transporte, a qualidade da informação e a continuidade do cuidado.

A instituição de todas as práticas citadas neste capítulo somente será efetiva se houver o devido acompanhamento por meio de indicadores, pois somente podemos melhorar o que medimos. Trabalhar com a análise dos resultados é condição mínima para se caracterizar uma UTI como sendo de alto desempenho e de qualidade.

Mais do que definir, implementar e monitorar os indicadores, é necessário entender o impacto dos processos no desfecho clínico dos pacientes, e essa abordagem é extremamente relevante no contexto da qualidade assistencial.

Merece destaque a importância das reuniões de análise crítica dos indicadores, cujas metas devem ser discutidas e definidas pelos líderes em conjunto com a administração. Não se podem estabelecer indicadores com metas impossíveis ou de fácil alcance. Quando estas metas apresentam tendências favoráveis, novas metas devem ser definidas, para estimular melhorias. Indicadores que não trazem nenhuma informação relevante devem ser descartados. Para que seja um trabalho significativo, essas reuniões devem resultar em melhorias contínuas, e uma das formas mais usuais de demonstrar esta melhoria é por meio do ciclo PDSA (*Plan, Do, Study e Act*).

Conclusão

A Qualidade em UTI, assim como a Qualidade na instituição não é um tópico isolado. A Qualidade tem uma abordagem global, não se pode considerar que trabalhamos com qualidade se considerarmos somente alguns aspectos da abordagem resumida neste capítulo. A junção de todos os tópicos, interagindo de maneira coordenada, na integração dos processos, é sustentável e permite a melhoria contínua do sistema.

A adoção de uma metodologia eficiente para a melhoria contínua da qualidade de uma UTI deve ser considerada. Destacamos neste capítulo o ciclo PDSA, método disseminado entre os profissionais da saúde, pelo seu conceito simples e eficiente.

As quatro fases que compreendem o PDSA são: *Plan* (planejamento), *Do* (execução), *Study* (estudar) e *Act* (ação). O ciclo PDSA praticado de forma cíclica e ininterrupta promove a melhoria contínua e sistemática, consolidando a padronização de práticas.

Muito resumidamente, o primeiro passo é o **P**lanejamento com metas, implantação e **D**esenvolvimento. O **C**ontrole se dá por meio de indicadores, considerando a avaliação contínua. **A**ções corretivas e preventivas e reavaliações são realizadas e se os objetivos não forem alcançados, roda-se um novo ciclo PDSA.

Para finalizar, reforçamos que o envolvimento da alta administração no estabelecimento da política de qualidade e segurança a ser adotada na instituição é fundamental. Muitos esforços são empreendidos na implementação de um programa de acreditação, no entanto, se a conquista de um selo de acreditação não for considerada consequência da adoção de práticas seguras e de qualidade, o sistema implementado não se torna perene e sustentável ao longo do tempo, sendo considerado somente um impulso comercial de cunho burocrático dentro das instituições.

Bibliografia consultada

1. Accreditation Canada. Disponível em: <http://accreditation.ca>. Acessado em: mai. 2011.
2. Guia da UTI Segura (GUTIS). AMIB – Associação de Medicina Intensiva Brasileira. 1 ed. 2010.
3. Consórcio Brasileiro de Acreditação. Disponível em: <http:// www.cbacred.org.br>. Acessado em: mai. 2011.
4. Donabedian A. The quality of medical care, 1978. Trad. de Roberto Passos Nogueira, A Gestão da Qualidade Total na Perspectiva dos Serviços de Saúde, Rio de Janeiro: Qualitymark; 1994.
5. Joint Commission International – JCI. Disponível em: <http://jointcommissioninternational.org>. Acessado em: mai. 2011.
6. Organização Nacional de Acreditação – ONA. Disponível em: <http://www.ona.org.br>. Acessado em: mai. 2011.
7. Colenghi VM. O&M e qualidade total: uma integração. Rio de Janeiro: Qualitymark; 1997.
8. Manual Padrões de Acreditação da Joint Commission International para Hospitais. 5ª ed. JCI; 2015.
9. Estrutura Conceitual da Classificação Internacional sobre Segurança. Lisboa; 2011.
10. Livre de Danos – Acelerar Melhoria da Segurança do Paciente Quinze anos depois. Errar é humano. NPSF; 2016.
11. IOM Institute of Medicine. Committee on Quality of Health Care in America. To Err is Human. Washington DC: National Academy Press; 2000.
12. Boysen II PG. Fundação para responsabilidade equilibrada e segurança do paciente. Departamento de Anestesiologia. Ochsner Clinic foundation. New Orleans, LA: University of Notrh.
13. Dekker S. Patient Safety. Boca Raton: CRC Press; 2011.
14. Vieira, FKR. Disponível em: <www.proqualisnet/sites/oserrosdosistemadoprofissionaoudainstituição-responsabilizaçãoeculturajusta.pdf.> Acessado em: 26 abr 2018.
15. Improvement Map. Getting Started Kit: Multidisciplinary Rounds How-to Guide. Cambridge, MA: Institute for Healthcare Improvement; 2010. (Disponível em: <www.IHI.org>.

Capítulo

47

GESTÃO EM UNIDADE DE TERAPIA INTENSIVA

Ricardo Hutter

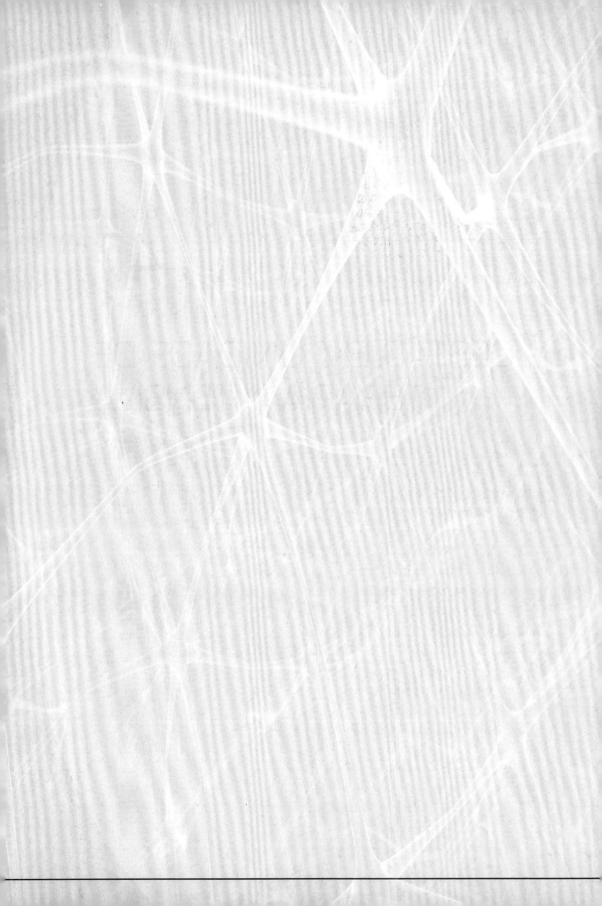

O sucesso de todo negócio requer adaptação contínua para manter a competitividade. Tido com uma das maiores autoridades na gestão da qualidade em todo o mundo, William Edward Deming dizia que "não se gerencia o que não se mede, não se mede o que não se define, não se define o que não se entende e não há sucesso no que não se gerencia". Como um hospital está diariamente envolvido em uma série de atividades e fluxos complexos, que vão desde a recepção do paciente até sua alta, seus resultados, bem como sua imagem no mercado dependem do desempenho global de todos estes intrincados processos. Este macrocenário demanda a adoção imediata de indicadores para melhorar a gestão hospitalar.

Os indicadores são decorrentes da gestão estratégica (valores, missão, visão de futuro, fatores críticos para êxito e metas estratégicas), da gestão operacional (macroprocessos e processos) e das partes interessadas (clientes, servidores, sociedade, fornecedores, etc.). Há necessidade de se manter alinhamento e integração entre os indicadores.

Os principais indicadores, segundo Takashina[1], são:

a) indicadores estratégicos – informam o "quanto" a organização se encontra na direção da consecução de sua visão. Refletem o desempenho em relação aos fatores críticos para o êxito;

b) indicadores de produtividade (eficiência) – medem a proporção de recursos consumidos com relação às saídas do processo;

c) indicadores de qualidade (eficácia) – focam as medidas de satisfação dos clientes e as características do produto/serviço;

d) indicadores de efetividade (impacto) – focam as consequências nos produtos/serviços. Fazer a coisa certa da maneira certa; e

e) indicadores de capacidade – medem a capacidade de resposta de um processo através da relação entre as saídas produzidas por unidade de tempo.

Na área hospitalar o Ministério da Saúde, por meio da Portaria nº 312, de 02 de maio de 2002[2], estabeleceu a Padronização da Nomenclatura no Censo Hospitalar, assim, os indicadores hospitalares consistem em:

a) média de pacientes-dia – relação entre o número de pacientes-dia e o número de dias, em determinado período. Representa o número médio de pacientes em um hospital;

b) média de permanência – relação entre o total de pacientes-dia e o total de pacientes que tiveram saída do hospital em determinado período, incluindo os óbitos. Representa o tempo médio em dias que os pacientes ficaram internados no hospital;

c) taxa de ocupação hospitalar – relação percentual entre o número de pacientes-dia e o número de leitos-dia em determinado período, porém considerando-se para o cálculo dos leitos-dia no denominador os leitos instalados e constantes do cadastro do hospital, incluindo os leitos bloqueados e excluindo os leitos extras;

d) taxa de ocupação operacional – relação percentual entre o número de pacientes-dia e o número de leitos-dia em determinado período;

e) taxa de ocupação planejada – relação percentual entre o número de pacientes-dia e o número de leitos-dia em determinado período, porém considerando-se para o cálculo dos leitos dia no denominador todos os leitos planejados no hospital, inclusive os não instalados ou desativados;

f) taxa de mortalidade hospitalar – relação percentual entre o número de óbitos ocorridos em pacientes internados e o número de pacientes que tiveram saída do hospital, em determinado período. Mede a proporção dos pacientes que morreram durante a internação hospitalar;

g) taxa de mortalidade institucional – relação percentual entre o número de óbitos ocorridos em pacientes após 24 horas de internação e o número de pacientes que tiveram saída do hospital em determinado período. Mede a mortalidade ocorrida até 24 horas após a internação hospitalar. Couto e Pedrosa[3] explicam que os indicadores são valores que se originam da visão de um numerador (número de eventos ocorridos) por um denominador (população exposta ao evento). O número obtido nesta divisão é chamado de taxa e os resultados podem ser expressos em percentagem ou por 1.000, de acordo a cada situação.

Os hospitais existem para restaurar a saúde dos pacientes e sua principal missão será sempre a prestação de atendimento de alta qualidade, com foco central na segurança. Estimativas sugerem que mais de 200.000 pacientes anualmente sofrem danos nos hospitais norte-americanos devido a erros evitáveis. Esta estimativa não é melhor do que as previsões de mais de 1 década atrás. Compreender os hospitais como empresas não é contrário à missão de prestar bons cuidados. Em vez disso, o uso das experiências e do conhecimento de outras empresas de sucesso, independentemente do segmento em que atuam, é sempre bem-vindo para ajudar os hospitais a atingir este objetivo.

A aplicação destas ferramentas e técnicas tem potencial para reduzir substancialmente os danos, melhorar os resultados e reduzir o custo dos cuidados através de processos melhores, colaboradores mais produtivos e gestores mais eficazes.

Criar uma cultura que aceita e abraça a mudança facilitará provavelmente este processo. Além disso, o desenvolvimento de uma compreensão sólida da UTI dentro de um sistema hospitalar permitirá um maior sucesso de programas que, quase por necessidade em cuidados intensivos, estendem-se para além das paredes da UTI.

O sucesso dos projetos de melhoria da qualidade depende muito da concepção do projeto e das métricas escolhidas para avaliar a mudança. Como Avedis Donabedian[4] detalhou 50 anos atrás, definir métricas em saúde pode ser um grande desafio. A determinação do melhor tipo de métrica (resultado, processo ou estrutura) pode ajudar os gestores da unidade de terapia intensiva a iniciar esse processo. A escolha de dados em forma de gráficos pode levar a discussões sobre como podemos melhorar a qualidade. Da mesma forma, os painéis/ *score cards* são úteis na apresentação de dados de melhoria de desempenho de uma forma visualmente atraente.

Para que os dados sejam mostrados de forma convincente, os gestores da UTI devem planejar bem os projetos de melhoria de qualidade, podendo usar listas de verificação (*checklists*), metodologia Seis Sigma, Lean e Kaizen. As listas de verificação tornaram-se comuns em muitas UTI para melhorar a qualidade dos cuidados. As metodologias Seis Sigma, Lean e Kaizen são técnicas que utilizam equipes multidisciplinares para organizar o pensamento sobre a melhoria de processos, formalizar estratégias de mudança, atualizar iniciativas e medir o progresso. Nenhuma delas se originou no âmbito da saúde, mas cada uma tem sido utilizada no ambiente hospitalar com sucesso.

Determinar quais dados coletar e como coletá-los

Um dos desafios mais difíceis em medir o desempenho objetivamente é decidir quais métricas específicas usar. Embora a escolha de um resultado concreto (p. ex., a mortalidade) seja atraente por sua precisão e, muitas vezes, a sua importância tanto para pacientes e médicos, tal seleção pode ser problemática.

Depois que as métricas apropriadas forem identificadas, a próxima pergunta é como melhor capturar e registrar dados que sejam confiáveis e exatos.

No passado, os dados de desempenho eram registrados manualmente em prontuários de papel. Esses processos eram sujeitos a vários erros de transcrição. O aumento do uso de registros médicos e de enfermagem informatizados passou a permitir com maior facilidade a extração de grandes massas de informações que tornam a coleta de dados mais simples e menos propensa a erros. Contudo, existem obstáculos à implementação desses sistemas e a aceitação tem sido incompleta, fazendo com que o uso dessas estratégias para a coleta de dados ainda fique limitado. As métricas evidenciam informações que podem ajudar a identificar gargalos e entender melhor como se deve lidar com quaisquer que sejam os problemas. A ideia é que a análise dos dados contribua para encontrar soluções.

Compreendendo a necessidade de utilizar indicadores-chave de desempenho (KPI – Key Performance Indicator). O que são?

Principais Indicadores de Desempenho (KPI):

- indicadores-chave de desempenho (KPI) são definidos como medidas ou métricas escolhidas pela equipe de liderança de uma organização como representantes dos resultados mais importantes a serem alcançados;
- os KPI são desenvolvidos para medir os resultados das políticas, práticas e

procedimentos organizacionais;KPI representam os fatores críticos de sucesso para a organização;

- a organização precisa monitorar os resultados dessas métricas de desempenho para determinar a qualidade de suas operações financeiras e assistenciais.

A partir da adoção e realização de análise crítica dos resultados dos KPI, conseguiremos:

- tomar as medidas de gestão adequadas como resultado da realização ou da falta dela;
- escolha dos indicadores mais importantes para a organização;
- definir os objetivos (usando *benchmarks*);
- criar planos de ação para alcançar os objetivos;
- implementar os planos de ação;
- monitorar os resultados da implementação;
- comunicar os resultados de volta para as partes afetadas (*feedback*);
- desenvolver consequências positivas e negativas com base nos resultados.

Com KPI orientados a resultados, pode-se fazer comparações consistentes e, com isso, aprimorar o desempenho da instituição. As boas práticas de mercado sugerem que para cada indicador de resultado deve-se criar um indicador de tendência correspondente. Indicadores de tendência são aqueles capazes de trazer inferências sobre os indicadores de resultado. Sua função principal será a de antecipar uma tendência referente ao comportamento do indicador de resultado, permitindo ao estrategista mais tempo para reflexão sobre a melhor intervenção para mudar a trajetória da situação presente. Por isso, as principais métricas estabelecidas devem estar relacionadas à produtividade do negócio, aos processos operacionais existentes e à sua eficiência administrativa. Nesse sentido, alguns indicadores bastante utilizados são:

1. média de permanência;
2. índice de renovação ou giro de rotatividade;
3. índice intervalo de substituição.

Na realidade, este é um índice que mede o tempo em que o leito fica desocupado, ou a ociosidade dos leitos. Se analisado com outros índices, baseados na capacidade de planejamento ou de operação da unidade, poderá se transformar num indicador de produtividade.

Tem-se verificado que a média de permanência nas instituições vem se reduzindo ao longo do tempo.

Índice de funcionários/leito e/ou cama

A análise desta relação como indicador de produtividade passa pelo conhecimento, na organização dos hospitais, das áreas e subáreas de diagnóstico e terapia colocadas à disposição dos pacientes e médicos, e também internamente, daquelas áreas que servem de apoio para as atividades administrativas e técnicas.

Segundo Harju e Sabatino[5], em determinadas áreas o dimensionamento de pessoal é importante para que se obtenham resultados na produtividade, por exemplo: enfermagem, laboratório, centro cirúrgico, arquivo médico e radiologia.

Do ponto de vista financeiro, podemos apurar mensalmente, em uma UTI, do ponto de vista de unidade de negócio, os seguintes indicadores, que devem ser comparados com o planejamento orçamentário da área:

- Volume: pacientes-dia;
- Receita: *ticket* médio (R$);
- Receita bruta (R$): produto entre número de pacientes-dia em 1 mês e o *ticket* médio.

O que é uma DRE (demonstração de resultados do exercício)?

A DRE demonstra o desempenho financeiro de uma empresa. É um resumo ordenado das receitas e despesas de qualquer instituição, que demonstra, discriminadamente, em que áreas ocorreram lucro e prejuízo. Para um gestor, esse relatório também pode ser executado mensalmente, servindo como um poderoso instrumento de análise do desempenho da sua instituição.

Quais as vantagens da DRE?

Dá ao administrador uma visão clara sobre gastos, despesas, lucro ou prejuízo. Fornece dados importantes, que ajudam na tomada de decisões mais seguras.Auxilia na análise do desempenho dos gestores, no que diz respeito à conquista de resultados e avaliação de desempenho. Ajuda a identificar fraquezas e tomar medidas de prevenção ou correção a tempo.

Na Tabela 47.1 encontraremos uma DRE típica de um hospital, que pode ser utilizada também em cada uma das unidades de negócios que compõem um serviço de saúde.

Tabela 47.1. Demonstração de resultados do exercício (detalhamento mensal)

Receita Bruta (1)
Imposto sobre receita
Glosas
Receita Líquida (2)
Materiais, Medicamentos e OPME
Gasoterapia
Outros Custos Variáveis
Empresas Médicas
Custo dos Serviços Prestados (3)
Margem de Contribuição (4)
% Margem de Contribuição
Gastos com Pessoal
Consumo de Materiais
Serviços de Terceiros
Utilidades
Manutenção e Conservação
Aluguel e condomínio
Propaganda/Marketing
Outras despesas
Custos Corporativos
Despesas Operacionais (5)
EBITDA (6)

(1) Receita Bruta: representa todas as receitas operacionais geradas pelo Hospital, tais como: diárias, taxas, procedimentos, materiais e medicamentos e OPME.

(2) Receita Líquida: Receita Bruta deduzida de glosas e imposto sobre a receita (dependendo da natureza do Hospital: privado, público ou filantrópico).

(3) Custo dos serviços prestados = Custos Variáveis: são aqueles que, como o próprio nome já diz, variam de acordo com a produção.

(4) Margem de contribuição: Receita Líquida – Custo dos serviços prestados. A margem de contribuição representa quanto o resultado contribuirá para o hospital cobrir todos os seus custos fixos.

(5) Despesas Operacionais = Custos fixos: são aqueles que não sofrem alteração de valor em caso de aumento ou diminuição da produção. Independem, portanto, do nível da atividade produtiva.

(6) EBITDA = Receita líquida – (custos dos serviços prestados + despesas operacionais): é a sigla em inglês de *Earnings Before Interest, Taxes, Depreciation and Amortization*, que significa Lucros antes de juros, impostos, depreciação e amortização. Podemos definir EBITDA como sendo "a geração operacional de caixa" do Hospital, ou seja, quanto hospital ou a unidade de negócio gera de lucro (ou prejuízo) apenas em suas atividades operacionais, sem considerar os efeitos financeiros e de pagamento de tributos. O EBITDA é um indicador muito importante para os gestores, pois possibilita que sejam analisados não apenas o resultado final da organização, mas o processo de geração de valor com um todo. Sua margem percentual pode ser calculada através de seguinte fórmula:

EBITDA (R$)/Receita Líquida (R$) × 100

Conclusão

Para uma gestão efetiva de uma UTI, necessitamos de uma interação entre a equipe assistencial e a alta administração da instituição, para que se garanta a sustentabilidade do negócio, mantendo a segurança do paciente e a qualidade da assistência.

Referências bibliográficas

1. Takashina NT. Indicadores da Qualidade e do Desempenho. Disponível em: <http://www.ubq-rj.com.br/artigos/iqid.htm>.

2. Portaria no. 312, de 30 de abril de 2002 – Ministério da Saúde – Padronização da Nomenclatura no Censo Hospitalar.

3. Couto RC., Pedrosa TMG. Hospital – Gestão Operacional e Sistemas de Garantia de Qualidade. Rio de Janeiro: Editora Médica e Científica Ltda; 2003.

4. Donabedian A. Evaluating the Quality of Medical Care. Milbank Mem Fund Q. 1966;44:166Part 2.

5. Harju M L, Sabatino F. Productivity efforts on the rise. Hospitals. 1984;58:89-90.

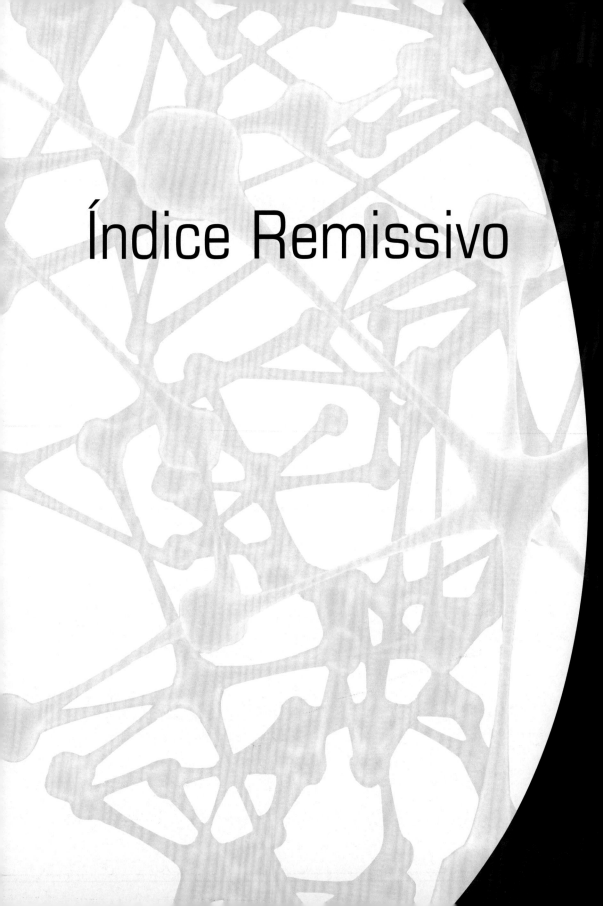
Índice Remissivo

> **Obs.:** Números em *itálico* indicam figuras; números em **negrito** indicam tabelas, quadros e anexos.

A

ABCGS (*Airways, Breathing, Circulation, Glucose, Seizures*), 51
Abertura bucal, 502
Abscesso(s)
    cerebrais, 541
    decorrente de infecção do sítio cirúrgico, achados compatíveis em estudo por RM do encéfalo, *71*
Acidente(s)
    vascular cerebral
        hemorrágico, **208**
        tratamento cirúrgico, 203-209
    vascular encefálico, 154
        hemorrágico, 165
        características segundo sua localização, **166**
            fatores etiológicos, **165**
        isquêmico, 64, 524
            cardioembólico, 100
            condutas gerais e tratamento, 107
            de grandes artérias, 99
            de pequenas artérias, 100
            em jovem, 105
            epidemiologia, 99
            etiologia, 99
Ácido araquidônico, 30
Acidose
    metabólica, 438
        características, **440**
        causas frequentes de, 439
    respiratória, 435, **437**
Adenoma de hipófise, 272, 320
Adrenalina, 554
Agentes barbitúricos, 288
Agressões vasculares encefálicas, 517
Alcalose
    netabólica, 442
        características, **443**
    respiratória, 441
        características, **442**
Alimentação via oral após terapia fonoaudiológica, *656*
Alteplase, critérios de eleição para, **117**
Alteração(ões)
    em "pipoca", 173
    miccionais, 159, 158
    motoras, 154

    ventilatórias, 151
Amido, 451, 452
Amiodarona, 568
Amiotrofias espinais, 297
Amrinone, 557
Analgo-sedação no paciente neurocirúrgico, avaliação
    da analgesia, 381
    da sedação, 382
Andexanet alfa, 523
Aneurisma(s)
    cerebrais, pós-operatório de correção de, 358
    de comunicante anterior, *199*
    do septo interatrial, 127
    multilobulado da carótida interna, *197*
    na fase aguda, tratamento endovascular do, 183
Angiografia
    3D da carótida interna esquerda, *197*
    por subtração digital, indicações, 56
Angioma cavernoso, 172
Anion gap, cálculo da diferença do, 438
Anóxia, 27
Antiagregação plaquetária, 113
Antiarrítmicos, 567
Anticoagulação
    após um evento cerebral hemorrágaico, 529
    no paciente neurocrítico
        acidente vascular encefálico isquêmico, 524
        anticoagulação após um evento cerebral hemorrágico, 529
        AVE paradoxal, 528
        calcificação anular da valva mitral, 530
        cardiomiopatia, 529
        cascata de coagulação, 518
        definição do paciente neurocrítico, 523
        doença valvar cardíaca, 530
        estenose carotídca, 530
        fibrilação atrial, 528
        forame oval patente, 530
        infarto agudo do miocárdio, 529
        profilaxia de TEV em pacientes gravemente doentes com HIC, 525
        profilaxia de TEV para pacientes com lesão na medula espinhal, 527
        profilaxia de TEV para pacientes com tumores cerebrais, 526
        profilaxia de TEV para pacientes com HSA, 526
        profilaxia de TEV para pacientes com trauma cranioencefálico, 526
        profilaxia de TEV para pacientes submetidos à neurocirurgia, 528
        prótese valvar cardíaca, 530
        terapia anticoagulante plena em AVC, 528
        trombo do ventrículo esquerdo, 529

tromboembolismo venoso em neurocríticos, 524

Anticoagulantes orais novos, 522
   dose dos, **522**
   neutralização dos, 522

Anticonvulsivantes, 170

Aorta, placas de ateroma na, 127

Apneia, 328
   técnica para realização do teste de, 329

Apoptose, 29

Aporte energético, 344

Aripazine®, 523

Arritmia, 517

Artéria
   basilar, oclusão da, 119
   carótida interna, segmentos da, 6
   cerebral anterior, *8*
   cerebral média, *9*
   radial, cateterização da, *80*

Aspectos legais em terapia intensiva, 581-593

Assoalho pélvico, reabilitação do, 140

Astrócitos, 19

Ataque isquêmico transitório, 101

Atelectrauma, 485

Atendimento fonoaudiológico, patologias de base que geraram solicitações para, *655*

Aterosclerose, 517

Atracúrio, 566

Aura de mal epicontínua, 255

Ausculta cervical e videoendoscopia, concordância entre, *650*

Avaliação fisioterapêutica urológica, 137

B

Bexiga, 132
   neurogênica, 131, 135
      hipoativa, 136
      técnicas fisioterapêuticas utilizadas na UTI para
         eletroestimulação do nervo tibial, 139
         modificação do padrão comportamental, 138
         reabilitação do assoalho pélvico, 140

Biotrauma, 485

Bomba de Na^+/K^+, *22*

Botulismo, 306

Bradicardia, 280

Broncorreia, 600

Bulbo da jugular
   cateter de, radiografia para controle do local do, *92*
   monitoração do, 92

C

Calafrio à beiro do leito, escala de avaliação, **618**

Calcificação anular da valva mitral, 530

Cálcio sérico, 419

CAM (*Confusion Assessment Method*), 392

CAM-ICU, 392
   fluxograma do, *393*
   reconhecimento de figuras da escala, 394

Canais iônicos, 20

Caquexia, 600

Carcinotomia de fossa posterior, 272

Cardiomiopatia, 529

Carótida interna esquerda, ântero-posterior, *190*

Cascata, 214
   bioquímica, 214
   de coagulação, 518, *519*
      com local de ação dos anticoagulantes orais, 521
   vasodilatadora, 214

Catecolaminas, 548

Cateter
   de pressão intracraniana, *268*
   venoso central, 78

Cateterização da artéria radial, *80*

Cefaleia, 279

Célula de glia, 19

Cerebrite, 66

Cicatriz cirúrgica, cuidados com, 269

Cicloergômetro, 157

Cirurgia
   da coluna vertebral, 243
   endoscópica endonasal transesfenoidal, *273*
   oncológica, princípios, 270

Cisatracúrio, 566

Cistatina C, 472

Cisterna
   ambiens, 282
   crural, 282
   da base
      apagamento de, 282
      compressão de, 282
   da lâmina quadrigêmia, 282
   interpeduncular, 282

Classificação
   das fontes cardioembólicas, **125**
   das lesões baseadas na TC de crânio, 219
   de Cormack e Lehane, *505*
   de Samson e Young
      para o teste de Mallampati, *503*
   do grau da disfagia, **651**

Clostridium botulium, 306

Código de Ética Médica, 590

Coleção hemática subdural heterogênea, imagens de TC, *57*
Coloides, 453
Coma
  estado não convulsivo epiléptico no, 255
  não perceptivo, 327
Complicações
  hemorrágicas, manejo das, 116
  pulmonares, no paciente neurocrítico, 481-495
  respiratórias, 151
Concussão cerebral, 226
Consciência, alterações no nível de, 279
Constipação, 601
Contraste espontâneo, ecocardiograma transesofágico evidenciando, *126*
Controle
  das vias aéreas, 499
  de sintomas
    broncorreia, 600
    caquexia, 600
    constipação, 601
    diarreia, 601
    dispneia, 600
    dor, 599
    náusea e vômito, 601
    prurido, 602
    sudorese, 602
    tosse, 600
  de vias aéreas, preditores de dificuldade no, 504
  eletrolítico, 345
  glicêmico, 344, 353
  hidroeletrolítico, 285
  térmico, 284
Contusão
  cerebral, 225
    frontal, *225*
  frontal associada a hematoma subdural agudo, TC de crânio evidenciando, *283*
Convulsão, 614
Coração
  como foco embólico, 125
  como fonte emboligênica
    fibrilação atrial e presença de trombos intracardíacos, 125
    forame oval pérvio e aneurisma do septo interatrial, 127
    placas de ateroma na aorta, 127
Corticoides, 170
Cortisol, 343
Craniectomia descompressiva, 230, 288
Craniotomia para drenagem de hematomas, 287
Crise(s)
  convulsivas, 178, 358
  epiléptica, probabilidades diagnosticadas pelo eletroencefalograma contínuo, **94**

histérica, 254
miastênica, 304
Cristaloides, **451**
Critérios
  AKIN, **468**
  RIFLE, **468**
Cuidados
  paliativos
    definição, 597
    em unidade de terapia intensiva, 595-609
      controle de sintomas, 599
      equipe multidisciplinar, 603
      sedação paliativa, 604
    no ambiente de terapia intensiva, 607
  ventilatórios, 342
Curares, 566
Curva
  de Langfitt, *89*, 217, *217*, 278
  de monitoração hemodinâmica, *81, 82*
  de pressão venosa central, *79*
Custo entre cristaloides e coloides, comparação, **453**

D

Dano cerebral provocado pelo acidente vascular cerebral hemorrágico, 205
"Dedo de luva", aspecto de, 282
Deficiência
  de vitamina D, 669
  de zinco, 576
Déficit(s)/défice(s)
  de cloro, 444
  de memória, 103
  motor, 102, 307
  neurológicos, 44, 154
Deglutição, fisiologia da, estágio
  esofágico, 646
  faríngico, 645
  oral, 645
Delirium
  fatores predisponentes para desenvolvimento de, **391**
    ocorrência, 391
  prevenção, medidas
    farmacológicas, 396
    não farmacológicas para, 395
Derivação ventriculoperitoneal, 287
  pós-operatório de, 357
Derrame pleural, 486
Desequilíbrio muscular, 151
Desmame neurocrítico na Unidade de Terapia Intensiva, cuidados e riscos relacionados à abordagem da ventilação mecânica, 633

MANUAL DE NEUROINTENSIVISMO DA BENEFICÊNCIA PORTUGUESA

Despolarização anóxica, 214
Detrusor, 131
Dextrans, 452
Diabetes, 517
   insipidus central, 459
      manejo da ressuscitação volêmica, 459
Diálise, indicação no doente crítico, 476
Diâmetro cervical, 504
Diarreia, 601
Diplopia, 280
Direito à vida, 583
Disclosure, 589
Disfagia
   classificação do grau de, **651**
   grau pré e pós-terapia
      fonoaudiológica, *655*
   orofaríngea, 646
Disfunção(ões)
   do trato urinário inferior, 131
   neurogênica do trato urinário inferior na UTI,
      tratamento fisioterapêutico das, 138
Dispneia, 600
Dispositivo(s)
   óticos e videolaringoscópios, 510
   supraglóticos, 509
      de primeira e de segunda geração, **509**
Distanásia, 590
Distância
   esternomentoniana, 503
   tiromentoniana, 503
Distrofia muscular de Duchenne, 310
Distúrbio(s)
   do cálcio
      hipocalcemia, 420
      hipercalcemia, 421
   do fósforo
      hiperfosfatemia, 428
      hipofosfatemia, 429
   do magnésio
      hipermagnesemia, 425
      hipomagnesemia, 426
   do potássio
      hipercalemia, 416
      hiperpotassemia, 416
      hipocalemia, 413
      hipopotassemia, 413
   do sódio
      hipernatremia, 409
      hiponatremia, 402
   hidroeletrolíticos
      do cálcio, 419
      do fósforo, 428
      do magnésio, 424
      do potássio, 413
      do sódio, 401

Diving pressure, 485
Dobutamina, 550
Doença(s)
   da junção neuromuscular, 302
   de Parkinson, 133
   dos neurônios motores, 297
   neuromusculares, 291-312
      botulismo, 306
      distrofia muscular de Duchenne, 310
      doença dos neurônios motores, 296
      doenças da junção neuromuscular, 304
      miopatias congênitas, 310
      miopatias, 307
      neuropatias periféricas, 297
      paralisia periódica, 310
      síndrome de Eaton-Lambert, 306
   reumática de valva mitral, 530
   valvar cardíaca, 530
Doente crítico, polineuropatia do, 155
Dopamina, 551
Dopexamina, 555
Doppler
   transcraniano, 93, 283
      velocidades de fluxos normais das artérias
         avaliados pelo, **93**
   transesofágico, 457
Dor, escala numérica da, *354*
Droga(s)
   anestésicas, 260
   de sedação e analgesia e seus efeitos no TCE,
      229
   de segunda linha, 260
   de terceira linha, 260
   inotrópicas, **456**
   para o controle da dor, 562
   tituláveis
      antiarrítmicos, 567
      bloqueadores neuromusculares, 565
      heparina, 569
      insulina, 569
      para o controle da dor, 562
      sedação, 560
      vasoativas, 548
   vasoativa(s), 454
      catecolaminas, 548
      inibidores da fosfodiesterase, 557
      sensibilizadores do cálcio, 558
      vasodilatadores, 559
   vasopressoras, **456**
DTI (*diffusion tensor imaging*), 271

E

Ecocardiograma, 80

Índice Remissivo

Edema, 58
  cerebral, 359
    vasogênico, 28
  citotóxico, 28
  hidrostático, 28
  intersticial, 28
  osmótico, 28
  pulmonar neurogênico, 484
  vasogênico, 282
Eletroencefalograma
  com lentificação difusa, *575*
  contínuo, 94
Eletroestimulação do nervo tibial posterior, 139
Elevação da cabeceira, 284
Encefalite, 540
  herpética, imagens de RM, *70*
  virais, 67
Encefalopatia
  de Wernecke-KorsaKoff, 578
  hepática, 575, 576
  tóxico-metabólica, 571-590
  urêmica, 573
Enfermagem
  em unidade de terapia intensiva neurológica
    convulsões, 614
    fase da indução e manutenção da hipotermia
      terapêutica, 616
    gerenciamento da, 623
    hipotermia terapêutica, 616
    monitoração neurológica não invasiva, 613
    monitoração neurológica, atividades da
      enfermagem na, 613
    monitorização da temperatura cerebral, 615
    monitorização neurológica
      invasiva, 615
    oximetria cerebral, 615
    pressão intracraniana, 615
    prevenção de lesão por pressão, 620
Enoxaparina, 520
Envelhecimento populacional, 517
Equação
  de Harris-Benedict, 667
  de Ireton-Jones, 667
  de Penn State, 667
Equilíbrio
  acidobásico, alterações do
    acidose, 435
    alcalose, 441
  hidroeletrolítico, 37
Equipe multidisciplinar, 603
Escala
  BPS, *355*
    para avaliação e dor, **382**
  CCPOT, **383**
  CPOT (*Critical-Care Observation Tool*), *355*

de Ashworth, para avaliação da espasticidade, **242**
de avaliação de calafrio à beira do leito, **618**
de Braden, **621**
de coma de Glasgow, **206**, **215**, 614
de Fischer modificada, **64**
de Fisher, **177**
de Hunt Hess, **177**
de Karnowsky, 269
de Marshall, **216**
de pH, 435
de Ramsay, **614**
de West-Haven, para graduação de
  encefalopatia hepática, **577**
funcional de ingestão oral, **656**
numérica da dor, *354*
RASS, **383**
visual analógica para avaliação da
  dor, **382**
Esclerose
  lateral amiotrófica, 296
  múltipla, 134
Escore MACOCHA, 504
Esmolol, 568
Espasmos musculares, 242
Espasticidade, 242
  escala de Ashworth para avaliação da, 242
Estado
  ácido-base, 435
  de choque na morte encefálica, fisiopatologia
    do, *339*
  de mal mioclônico, 253
  de mal mioclônico-ausência, 255
  de mal não convulsivo, 254
    tratamento do, 256
      particularidades no, 258
  de mal tônico, 254
  de mal convulsivo
    após crise convulsiva, 255
    generalizado, 253
  de mal de ausência, 255
  de mal epiléptico, 252
    convulsivo focal, 253
    focal com perda do nível de consciência, 255
    focal com preservação do nível de
      consciência, 255
    generalizado, 253
    psicogênico, 254
    tratamento, 256
    tratamento, fluxograma, *259*
  não convulsivo epiléptico no coma, 255
Estatina, terapia com, 112
Estenose carotídea, 530
Euvolemia, 404
EVLW (*extra-vascular lung water*), mensuração

MANUAL DE NEUROINTENSIVISMO DA BENEFICÊNCIA PORTUGUESA

do, 80
Evolução filogenética da espécie humana, 3
Exame
   de Holter, 107
   do LCR, 169
   neurológico
      em unidade de terapia intensiva, 41-52
         abordagem neurológica para o paciente
            crítico, 44
         anatomia do sistema sono/vigília, 43
      motor, **240**
      no paciente crítico
         Glasgow, 51
         presença de fraqueza muscular, 51
         reflexos de tronco, 51
         respostas motoras patológicas, 51
   pupilar, 228
Excitotoxicidade, 29
Extensão
   cervical, 504
   occipito-atlanto-axial, 504

F

Feixe(s)
   convergentes de radiação, **317**
   de radiação convergentes, **317**
Fenilefrina, 555
Fentanila, 563
FES (*functional electrical stimulation*), 599
Fibrilação atrial, 114, 125, 517, 528
   aumento crescente de, *518*
Ficha de acompanhamento fonoaudiológico da
   Beneficência Portuguesa, **660**
Fisioterapia
   uroginecológica, 159
   urológica na unidade de terapia intensiva
      neurológica, 129-146
Fissura sylviana, 3
Fixador de Mayfield, posicionamento cirúrgico
   com, *270*
Fonoaudiologia
   na UTI, vantagens, 657
   papel em unidade de terapia intensiva
      neurológica, 641- 662
Fontes
   cardioembólicas
      classificação das, **125**
      recomendações para utilização do
         ecocardiograma transtorácico e/ou
         transesofágico, **128**
Forame
   de Monro, 14

oval
   patente, 530
   pérvio, 127
Força
   motora, avaliação da, **240**
   muscular, 52
Fórmula de Adrogué-Medias, **460**
Fósforo, 428
Fossa posterior, craniotomia de, *272*
Fração inspirada de O_2-FiO_2, 631
Fraqueza muscular, 51
Fratura
   de crânio, 219, *220*
   de Hangman, 244
   do "enforcado", 244
   do côndilo occipital, 244
Furosemida, 476

G

Gap junctions, 26
Gasto energético, fórmulas estimativas usadas para
   o cálculo do, **667**
Gelatinas, 452
Gene L-FABP, 473
Gestão
   da UTI, 710
   em unidade terapia intensiva, 719-726
Giro(s)
   cerebrais, anatomia dos, *4*
   de rotatividade, 724
   pré-central, 3
Glicemia, 110
Glicocorticoides, 285
Gliding contusions, 227
Glioblastoma multiforme, 265
Glioma de baixo grau, 266
Glote, visualização à laringoscopia direta, 505
Glutamato, 27, 93
Glutamina, 670
Gradiente venoso-arterial de CO_2, 79

H

Halo-Vest, 244
Hematoma
   agudo, 169
   cortes axiais do cérebro de cadáver
      demonstrando localização em cada tipo de
      lesão, *207*
   crônico, 169
   epidural, 59
      agudo, 220

extradural, imagem TC, *222*
intraparenquimatoso, 60, 225
    capsulolenticular, imagens de TC, *62*
    cerebral, 226
subagudo, 169
subdural, 60
    agudo, 221
        TC axial, 222
    crônico, TC axial, *224*
    laminar, 221
Hemisférios cerebrais, 3
Hemoderivados, 342
Hemorragia, 359
    cerebral, 59
    encefálica intraparenquimatosa
        diagnóstico diferencial, 169
        epidemiologia, 165
        etiopatogenia, 165
        exames de imagem e LCR, 168
        quadro clínico, 166
        tratamento, 169
    intracerebral, cirurgia minimamente
        invasiva, 206
    intracraniana, 116
    intraparenquimatosa, imagens de TC, *59*
    lobar, 167
    pontina, 168
    putaminal, 167
    subaracnóidea/subaracnoide, 63
        complicações, 178
        diagnóstico, 177
        difusa nas cisternas da base do crânio,
          TC, *185*
        nos sulcos entre as folias cerebelares,
          imagens de TC, *73*
        terapêutica endovascular na, 183
        tratamento, 178
         endovascular, 181-202
        traumática, 227
    talâmica, 167
    ventricular, TC mostrando, *186*
Heparina, 569
    não fracionada, correção de dose, **520**
Herniação(ões)
    central
        estruturas envolvidas, **281**
        sinais e sintomas, **281**
    cerebelar ascendente
        estrutura evolvida, **281**
        sinais e sintomas, **281**
    cerebrais
        subfalcina, 56
        tonsilar, 58
    encefálicas, tipos de, **281**
    subfalcina, 56

        estrutura envolvida, **281**
        sinais e sintomas, **281**
    tonsilar, 58
        estrutura envolvida, **281**
        sinais e sintomas, **281**
    transtentorial, 56
    uncal
        estrutura envolvida, **281**
        sinais e sintomas, **281**
Hidratação, 110
Hidrocefalia, 178
Hipercalcemia, 421
Hipercalemia, 416
Hipercapnia, **437**
Hipercatabolismo, 666
Hiperfosfatemia, 428
Hiperglicemia, 353
Hipermagnesemia, 425
Hipernatremia, 409
Hiperpotassemia, 416
Hipersinal globo pálido, 577
Hipertensão
    arterial, 279, 517
        em pacientes com AVE isquêmico,
          abordagem na, **111**
    intracraniana
        aguda, 277
        causas, **284**
        diagnóstico, 280
        etiologia, 280
        fluxograma do atendimento, *232*
        intervenção para o manejo invasivo da,
          possibilidades, **287**
        mecanismos fisiopatológicos, **284**
        medidas empregadas após a identificação de
          diagnóstico etiológico de
          agentes barbitúricos, 288
          cirurgia, 286
          craniotomia
           descompressiva, 288
           para drenagem de hematomas, 287
          derivação ventriculoperitoneal, 287
          DVE e monitoração da PIC, 286
          glicocorticoides, 285
          soluções hiperosmolares, 286
          terceiroventriculostomia endoscópica, 287
          uso de glicocorticoides, 285
        quadro clínico, 279
        tratamento, 170, 284
    sistêmica, lesão aguda traumática da medula
        espinal e, 242
Hipertermia, 112, 354
Hipervolemia, 404
Hipocalcemia, 420
Hipocontratilidade detrusora, 136

Hipofosfatemia, 429
Hipomagnesemia, 426
Hiponatremia, 402
    esquematização para diagnóstico etiológico, *405*
Hipoperfusão e lesão celular nos diversos órgãos,
    tempo decorrido entre, *457*
Hipotermia
    cerebral, avaliação clínica, 363
    em UTI neurológica × controle de
        temperatura, 361-378
    terapêutica, 363, 616
Hipovolemia, 404
Hipermetabolismo, 666
Hormônios tireoideanos, 343
HSA, ver Hemorragia subaracnóidea
Humanização, 712

I

Idarucizumabe, 522
IGRT (*Image Guided Radiation Therapy*), 316
Imunonutrição, 670
Inchaço
    cerebral, 58, 227
        sinais de, imagens de TC, *58*
Incompatibilidades físico-químicas, 696
Índice
    de funcionários/leito e/ou cama, 724
    de intervalo de substituição, 724
    de renovação, 724
Indução sequencial rápida, 499
Infarto agudo do miocárdio, 529
Infecção(ões)
    de ferida operatória, 358
    do sistema nervoso central, 65
        abscessos cerebrais, 541
        avaliação inicial do paciente com
         suspeita de, 535
        encefalite, 540
        meningite fúngica, 539
        meningite viral, 540
        meningites bacterianas, 537
        tuberculose meningoencefálica, 540
Informação, gerenciamento da, 716
Ingestão oral, **651**
Inibidores de fosfodiesterase, 557
Inotrópicos, 341
Insuficiência respiratória aguda, definições e
    fisiopatologia, 483
Ínsula, 6
Insulina, 569
Intensive Care Delirium Screening Checklist, **395**
Interação(ões)
    fármaco-fármaco, risco, 685

farmacológicas, 686
fármaco-nutriente, 698, 700
    ação
        com a enfermagem, **702**
        de nutrição, **702**
    medicamentosa, 685, 690, **691**
        na UTI neurológica, incidência de, 686
Interleucina 18, 473
Internação em unidade de terapia intensiva,
    indicações por sistemas e patologias, 36, 37
Intervalo QT, prolongamento do,
    eletrocardiograma, *414*
Intoxicação por tiocinato, 560
Intubação com paciente acordado, 508
Isoproterenol, 555

J

Jovem, acidentre vascular encefálico
 isquêmico em, 105
Junção neuromuscular, 294

K

KIM-1, 471

L

Labetolol, 568
Lactato, medida do, 78
Legislação aplicável ao paciente internado, 585
Leptomeningite, 66
Lesão(ões)
    axonal difusa, 226
    baseadas na TC crânio, classificação, 219
    cervical(is)
        classificações para, 245
        mecanismos da, 87
    com captação anelar, imagens de RM, *69*
    da medula espinhal, 665
    difusas
        axonal difusa, 226
        concussão cerebral, 226
        hemorragia subaracnóidea traumática, 227
        tumefação cerebral difusa, 227
    focais
        contusão cerebral, 225
        fratura de crânio, 219
        hematoma
         epidural agudo, 220
         intraparenquimatoso, 225
        subdural
         agudo, 221

crônico, 223
medular
   aguda, fisiopatologia da, 240
   incidência no Brasil, 239
metastáticas, 267
neurológicas na unidade de terapia intensiva
   acidente vscular encefálico, 132
   doença de Parkinson, 133
   esclerose múltipla, 134
   trauma raquimedular, 135
   traumatismo cranioencefálico, 134
por pressão, 153
   prevenção, 620
renal aguda
   causas, 468
   classificação, 467
   definição, 467
   diagnóstico diferencial, 470
   em unidade de terapia intensiva,
      465-479
   epidemiologia, 467
   incidência no doente grave, 473
   indicação de diálise no doente crítico, 476
   novos biomarcadores para, 470
suprapontinas, 159
vascular, 243
Levosimendana, 558
L-FABP, gene, 473
Lidocaína, 568
Linha média, desvios da, 281
Lipocaína associada à gelatinase neutrofílica, 471
Líquor, análise do, 536
Localização estereotáxica, 271
Luxação atlanto-occipital, 244

M

Magnésio, 424
Malformação(ões)/Má formação(ões)
   arteriovenosas, 171
      pós-operatório de correção de, 357
   radiocirurgia e, 319
   vascular do encéfalo, 171
Manobra de elevação dos membros inferiores, 77
Mapeamento eletrofisiológico, 271
Máscara termoplástica, 315
Medicamento
   de alta vigilância, 694
   de alto risco, 694
   em UTI neurológica, monitoramento
    do uso de, 692
   para controle das vias aéreas, **507**
Membrana
   basal, 19

neuronal mostrando camada bilipídica, *21*
Meningioma, 264, 320
   sintomas relacionados à localização dos, **265**
Meningite(s)
   bacterianas, 537
     tratamento, 537
   fúngica, 539
   pelo vírus Coxsackie, imagens de TC, *67*
   viral, 540
Metabotrópicos, 261
Metástase(s), 267
   cerebrais, indicação para radiocirurgia, 318
   de adenocarcinoma mucinoso de cólon
     sequência FLAIR, *72*
Metilprednisolona, 241
Método de Fick, 80
Miastenia *gravis,* 304
Micção, fisiologia da, 132
Microdiálise cerebral, 92
Micróglia, 19
Micro-hemorragias, focos de marcado baixo sinal
   compatíveis com, imagens de RM, *62*
Midazolan, 560
Milrinone, 558
Miocardiopatia dilatada, 517
Miofibrilas, 295
Miopatia
   alcoólica, 307
   congênitas, 310
   do paciente crítico, 307
   inflamatórias, 308
   necrosante e vascular, 307
   tóxicas, 307
Miótomo, 293
Mobilização precoce, 155
   atividades terapêuticas do Programa de, *156*
Modelo
   de parâmetros objetivos para admissão na UTI
     achados agudos, 38
     eletrocardiografia, 38
     laboratório, 38
     métodos de imagem, 38
     sinais vitais, 37
   de priorização de leitos, 35
Monitoração/Monitorização
   da temperatura cerebral, 615
   do bulbo da jugular, 92
   hemodinâmica
     cateter venoso central, 78
     curvas de, *81, 82*
     ecocardiograma, 80
     exame clínico, 77
     invasiva, 80
     invasiva, diagnóstico diferencial através da, *82*
     lactato, 78

MANUAL DE NEUROINTENSIVISMO DA BENEFICÊNCIA PORTUGUESA

manobra de elevação dos membros
inferiores, 77
pressão arterial invasiva, 78
pressão arterial média, 79
valores de referência, **83**
neurológica
avaliação clínica, 88
Doppler transcraniano, 93
eletroencefalograma contínuo, 94
invasiva, 615
micrólise cerebral, 92
monitoração da pressão intracraniana, 88
monitoração da PtiO$_2$, 91
monitoração do bulbo da jugular, 92
não invasiva, 613
Morfina, 563
Morte
celular, mecanismos de, 28
encefálica
causas mais frequentes, 325
conduta após definição do diagnóstico de,
333
definição, 325
diagnóstico de, 327, 332
diagnóstico no Brasil, 332
etiologia, 325
exames complementares, 330
fisiopatologia, 326
fisiopatologia do estado de choque na, *339*
fluxograma para diaagnóstico de, 333
manejo da ressuscitação volêmica, 463
pré-requisitos, 326
protocolo de diagnóstico
drogas depressoras do sistema
nervoso central e bloqueadores
neuromusculares *versus* intervalo de
tempo para abertura do, **332**
quando abrir, 331
Motor, avaliação do nível, **239**
Musculaturas esquelética, 293

N

"Não ventilo e não intubo", 509
National Institutes of Health Stroke Scale, **109**
Náusea, 601
Necessidades calóricas, fórmulas estimativas
usadas para o cálculo do, **667**
Necrose muscular, 307
Necrose, 29
Neoplasia(s)
primárias cerebrais
glioblastoma multiforme, 265
gliomas de baixo grau, 266

meningioma, 264
neurinoma do acústico, 266
Neurinoma do acústico, 266
Neuroanatomia
sistema
arterial cerebral, 6
de drenagem venosa encefálica, 10
ventricular cerebral, 14
sulcos e giros cerebrais, anatomia dos, 3
Neurofisiologia
fisiopatologia
anóxia, 27
edema, 28
mecanismos de morte celular, 28
membrana neuronal, 19
o neurônio e as células da glia, 19
potencial de membrana, 22
sinapses, 15
Neuróglia, 19
Neuroimagem
acidente vascular encefálico isquêmico, 64
funcional, 271
hemorragia cerebral, 59
herniações cerebrais, 56
inchaço cerebral, 58
infecções, 65
métodos de imagem e suas indicações, 55
pacientes em pós-operatório neurocirúrgico, 73
tumores, 72
Neuronavegação, 271
intraoperatória, *272*
Neurônio, 19
representação do, *20*
Neuropatias periféricas
amiotrofias espinais, 297
polineuropatia do paciente crítico, 299
porfiria aguda intermitente, 302
síndrome de Guillain-Barré, 297
Neurotransmissores, 26
Neutralização dos novos anticoagulantes orais, 522
Nimodipina, 200
Nitroglicerina, 560
Nitroprussiato de sódio, 559
Nível funcional de ingestão oral (FOIS), *656*
Nódulo de Ranvier, *25*
Noradrenalina, 552
Normotermia restrita, 363
Nutrição
enteral
durante hipotermia, 676
precoce em traumatismo cranioencefálico,
benefícios, *672*
no paciente neurocrítico, 663-681
no trauma, 233
Nutrientes específicos, 668

726

O

Obesidade, 517
  intubação difícil, incidência, 505
Oclusão
  completa do aneurisma, *200*
  da artéria basilar, 119
Oligodendrócitos, 19
Onda
  A, 89
  B, 90
  C, 90
  em platô, 89
Opioides, 562
Órtese estática de posicionamento, 158
Osmolaridade sérica, 402
Óxido nítrico, 30
Oxigênio, oferta de, 77
Oximetria cerebral, 615

P

Paciente
  acordado, intubação com, 508
  em pós-operatório neurocirúrgico, 73
  neurocrítico
    abordagem fisioterapêutico no, hipertensão
      intracraniana, 629
    analgo-sedação no, 379-387
    complicações pulmonares no, 481-495
    definição do, 523
    diretrizes para condutas no, **678**
    na unidade de terapia intensiva, cuidados
      e riscos relacionados à abordagem da
      ventilação mecânica, 633
    nutrição no, 663-681
    prevenção das complicações
      respiratórias no, 632
Papaverina, 198
Papiledema, 279
Paquimeningite, 66
Paralisia periódica, 310
Passive Leg Raising (PRL), 77
Patologia de base que geraram solicitações para
  atendimento fonoaudiológico, *655*
PEEP (pressão positiva no final da expiração), 631
PER 977, 523
Perfusão normal, *458*
Pesquisa fonoaudióloga em UTI neurológica, 654
"Pior dor de cabeça da vida", 177
Placa(s)
  ateromatosas na aorta torácica, ecocardiograma
    transesofágico evidenciando, *127*
  de ateroma

graduação das, 127
na aorta, 127
Pneumoencéfalo, 359
Pneumonia
  aspirativa, 490
    apresentação clínica, 491
    e pneumonia química, diferenças entre, **492**
    tratamento, 492
  química e pneumonia aspirativa, diferenças
    entre, **492**
Polígono de Willis, 6
  porção posterior do, variações, *7*
Polineuropatia
  do doente crítico, 155
  do paciente crítico, 299
Politerapia, 685
Pontos para exame de sensibilidade, **239**
Porfiria aguda intermitente, 302
Pós-operatório em neurocirurgia
  admissão na unidade de terapia intensiva, 351
  cuidados
    específicos, 355
    gerais, 352
Potássio, 413
  redução de, 418
Potencial
  de ação, 23
  de membrana, 22
  doador, manutenção do, 335-348
  evocado, fases do, *24*
Preditores de dificuldade
  de ventilação sob máscara facial e intubação
    difícil associados, 504
  no controle de vias aéreas, 504
Pressão
  arterial
    invasiva, 78
    manejo da, 110
    média, 79
  de distensão alveolar, 485
  de oclusão da artéria pulmonar, 457
  de perfusão tecidual, 457
  intracraniana, 615
    com diminuição da complacência, curva
      de, *89*
    monitoração da, 88
    normal, curva de, *89*
    técnicas de monitoração da, **90**
  média das vias aéreas, 631
  parcial de oxigênio intersticial cerebral
    monitoração da, 91
  positiva no final da expiração, 631
  venosa central, 79
Profilaxia de TEV em paciente
  com doença neuromuscular, 527

com hemorragia subaracnóidea, 526
com lesão da medula espinhal, 527
com tumores cerebrais, 526
com trauma cranioencefáico, 526
gravemente doentes com hemorragia
intracraniana, 525
submetidos à neurocirurgia, 528
Programa de Mobilização Precoce, atividades
terapêuticas do, **156**
Propofol, 561
Prótese valvar cardíaca, 530
Protocolo de avaliação fonoaudiológica inicial da
Beneficência Portuguesa, **658**
Prurido, 602
Pseudocrise, 254
Pseudo-hipopotassemia, 416
PtiO$_2$, ver Pressão parcial de oxigênio intersticial
cerebral

Q

Qualidade
de vida, 712
no cuidado intensivo, 713
Qualificação dos profissionais, 712

R

Rabdomiólise, 307
Radicais livres, 30
Radiocirurgia
aplicações clínicas, 318
etapas e execução da, 316
paciente com cabeça imobilizada para ser
tratado com, *315*
princípios de, 313-322
Radiografia simples, indicações, 55
Reabilitação
do assoalho pélvico, 140
na unidade de terapia intensiva neurológica
fisioterapia, 151
terapia ocupacional, 158
uroginecológica, 159
Recanalização, 118
Receptor GABA, 27
Reflexo
de Cushing, 88
de tronco encefálico
ausência de, 327
versus pares cranianos avaliados, *328*
Regra de arredondamento, 547
Remifentanila, 564
Reposição

e ressuscitação volêmica, 449
monitorização, 457
soluções disponíveis, 450
hormonal
aporte energético, 344
controle eletrolítico, 345
controle glicêmico, 344
cortisol, 343
hormônios tireoideanos, 343
vasopressina, 343
volêmica na unidade terapia intensiva, 447-464
Resfriamento
intensidade e velocidade de indução do, 369
método de, 370
Resistência vascular cerebral, 88
Respostas motoras patológicas, 51
Ressangramento, 178
Ressonância magnética, indicações, 55
Ressuscitação
graus de, 78
volêmica, manejo nas condiçõs clínicas
especiais
diabetes *insipidus* central, 459
morte encefálica, 463
síndrome cerebral perdedora de sal, 461
síndrome da secreção inapropriada de
hormônio antidiurético, 461
traumatismo cranioencefálico com
hipertensão intracraniana, 459
Ritmo respiratório, alterações do, 280
Rocurônio, 566

S

Sangramento sistêmico, 116
Sarcolema, 295
Saturação venosa, 79
Sedação
dexmedetomidina, 562
estratégias de, 384
midazolan, 560
paliativa, 604
propofol, 561
tiopental, 562
Segmento C4, 7
Seio(s)
cavernosos, 11
de convexidade, 10
esfenoparietal, 11
petroso inferior, 12
petroso superior, 12
reto, 10
sagital superior, 10, *12*
sigmóideo, *12*

tentoriais, 11
transverso, 11, *12*
venosos, 10
anatomia, *11*
Sensibilidade
avaliação do nível de, **239**
pontos para exame de, **239**
Sensibilizadores do cálcio, 558
Sinal(is)
de Brudzinsky, 535
de Kernig, 535
de mancha, 168
de ventriculite, imagens de RM de encéfalo,
inferindo, *68*
Sinapses, 25, *26*
Síndrome(s)
cerebral perdedora de sal, manejo da
ressuscitação volêmica, 461
da artéria
basilar, 104
carótida, 101
cerebelar, 104
cerebral
anterior, 102
média, 103
posterior, 104
coróidea anterior, 102
oftálmica, 102
vertebral, 103
da secreção inapropriada de hormônio
antidiurético, manejo da ressuscitação
volêmica, 461
de hipertensão intracraniana, 279
de Claude, 105
de Eaton-Lambert, 306
de Guillain-Barré, 297
de Schwartz-Bartter, 461
de Weber, 105
do desconforto agudo, em pacientes sob
ventilação mecânica, 484
isquêmica de zona de fronteira, 105
lacunares, 105
neurovasculares, 101
Sistema
arterial cerebral, 6
de drenagem venosa encefálica, 10
nervoso central, infecções do, 533-541
venoso superficial, *13*
ventricular, *15*
cerebral, *14*
Sódio, 401
correção de, 412
urinário, 405
Solução(ões)
coloides, **453**

cristaloides, 450
hiperosmolares, 286
hipertônicas, 450
Subcascata
dos radicais livres, 215
inflamatória, 215
Succinilcolina, 565
Sudorese, 602
Sufentanila, 564
Sulco(s)
central, 3
cerebrais
anatomia dos, *4, 5*
corticais, apagamento de, 282
da alta convexidade frontal, conteúdo
hipertenso nos, imagem de TC, *63*
Swelling, 227

T

Tabagismo, 165, 517
Taquicardia sinusal, eletrocardiograma de paciente
com hipercalemia apresentando, *417*
TCE, ver Traumatismo cranioencefálico
Tecido hipoperfundido, *458*
Técnica de monitoração da pressão
intracraniana, **90**
Temperatura, controle de, 354
TENS (*Transcutaneous electrical nerve stimulation*),
599
Terapia(s)
com estatinas, 112
fonoaudiológica, 651
guiada por metas no potencial doador de
órgãos, 337
intensiva
aspectos legais em, 581-593
delirium em, 389-398
qualidade em, 707-718
Terceiroventriculostomia endoscópica, 287
Teste
da mordida do lábio superior, 503
de apneia, **329**
interpretação do, 329
quando interromper, 329
técnica para realização do, 329
TEV, ver Tromboembolismo venoso
Thionembutal, 562
Tiopental, 562
Tomografia
computadorizada
de crânio 18 horas após hemorragia
subaracnóidea, *189*
de crânio dois dias após *ictus, 194*

indicações, 55
duas horas após o *ictus, 199*
seis dias após HSA, *192*
Tórcula, *12*
Tosse, 600
Toxicidade pelo cianeto, 559
Tramadol, 565
Translational Research Investigating Biomarker
   Endpoins in AKI, dados da, *474*
Transplante
   de orgãos, 337
   processo de, tempo ideal para conclusão do, 345
Traqueostomia, 635
Trato urinário
   inferior, 131, 132
   superior, 131
Trauma
   cranioencefálico, diretrizes para condutas
      nutricionais no paciente com, **676**
   da medula espinal, 239
   nutrição no, 233
   raquimedular, 135, 154, 239
Traumatismo
   cranioencefálico, 134, 154, 665
      benefícios da nutrição enteral precoce
         em, **672**
      com hipertensão intracraniana, manejo da
         ressuscitação volêmica, 459
      drogas de sedação e analgesia e seus
         efeitos no, **229**
      fisiopatologia, 213
      gasto energético, 667
      glutamina, 670
      hipermetabolismo e hipercatabolismo, 666
      imunonutrição, 670
      necessidades proteicas, 667
      nutrientes específicos, 668
      ômega-3, 668
      terapia nutricional, 665
      vitamina D, 669
      zinco, 668
   raquimedular
      farmacoterapia, 241
      gasto energético, 673
      hipermetabolismo e hipercatabolismo, 672
      lesão vascular, 243
      necessidades proteicas, 673
      pressão arterial, 242
      terapia intensiva, 240
      tratamento cirúrgico, 243
Trombectomia mecânica, 118
Trombo(s)
   de ventrículo esquerdo, 529
   hiperdensidade compativel com, estudo por
      TC, *65*

intracardíacos, 125
   no átrio esquerdo, ecocardiograma
      transesofágico evidenciando, *126*
Tromboembolismo
   pulmonar, 487
      diagnóstico, 487
      manifestação clínica, 487
   venoso em neurocríticos, 524
Trombólise
   endovenosa, 115
   endovenosa combinada, 119
   intra-arterial, 119
Tromboprofilaxia em cuidados neurocríticos,
   abordagem, 524
Trombose venosa profunda, profilaxia de, 352
Tuberculose meningoencefálica, 540
Tumefação cerebral difusa, 227
Tumor(es)
   benignos cerebrais, radiocirurgia, 320
   cerebrais
      aspectos relacionados ao pós-operatório, 268
      epidemiologia, 263
      metástases, 267
      neoplasias primárias cerebrais, 264
      pós-operatório de ressecção de, 355
      primários
         localização dos, 264
         por diagnóstico histopatológico,
            frequência
            dos, 264
      princípios da cirurgia oncológica, 270
      quadro clínico, 264
   hipofisários, 271
Twist drill, 224

U

Unidade
   de terapia intensiva
      critérios para a admissão na escolha
         do paciente, 38
         indicações para internação por sistemas e
            patologias, 36
         modelo de priorização de leitos, 35
         modelos de parâmetros objetivos para, 37
      cuidados paliativos em, 595-609
      exame neurológico em, 41-52
      lesão renal aguda em, 465-479
      neurológica
         fisioterapia urológica na, 129-146
         papel da fonoaudiologia em, 641-662
         pesquisa fonoaudiológica em 654
         reabilitação em, 149-161
         reposição volêmica em, 447-464

motora, 293
Ureter, 131

V

Valor de referência de monitoração hemodinâmica, 83
Varfarina, 520
Vasoconstrição reflexa, 77
Vasodilatador, 559
Vasoespasmo
    cerebral, 178
    clínico, 190
    definição, 188
    fisiopatogenia, 189
    incidência, 188
    tratamento endovascular do, 191
Vasopressina, 343, 556
Vasopressores, 341
Vecurônio, 567
Veia(s)
    anastomóticas, 12
    basal, 14
    cerebral interna, 13
    cerebral magna, 13
    corticais, 13
    da fossa posterior, 14
    de Labbé, 13
    de Troilard, 12
    meníngeas, 13
    profundas, 13
    superficiais, 12
    sylviana superficial, 13

Velocidade de fluxos normais das artérias, **93**
Ventilação
    mecânica
        desmame de, 634
        invasiva, mobilização precoce no paciente em, 636
        parâmetros de
            modalidade e modo ventilatório, 631
            pressão média das vias aéreas, 631
            pressão positiva no final da expiração, 631
    terapias de, 230
"Ventilo, mas não intubo", 509
Ventriculite, 66
Verapamil, 200
Via(s)
    aérea(s)
        difícil
            definições, 500
            incidência, 499
            preditores, 501
        dispositivos de, 507
        invasiva de energência, 510
        no paciente de UTI, estratégias de controle das, 506
        proteção de, 285
        superiores, proteção de, 152
    extrínseca e extrínseca, *519*
Volutrauma, 485
Vômitos, 279, 601

Z

Zinco, 668

IMPRESSÃO:

Santa Maria - RS | Fone: (55) 3220.4500
www.graficapallotti.com.br